PHTLS

Secours et soins préhospitaliers aux traumatisés

Nouvelle édition

« Le sort du blessé est dans les mains de celui
qui fait le premier pansement. »

Nicholas Senn, chirurgien américain (1844–1908)
Fondateur de l'Association américaine des chirurgiens militaires.

PHTLS

Secours et soins préhospitaliers aux traumatisés

Nouvelle édition

Traduction et adaptation de la 6e édition originale

Norman E. McSwain, Jr, MD, FACS, NREMT-P

Jeffrey P. Salomone, MD, FACS, NREMT-P

Peter T. Pons, MD, FACEP

Coordination scientifique de l'édition française

Stéphan Graesslin

Traduction

Stephan Graesslin
Patrick Wick
Elisabeth Wick
Dr Bruno Goulesque
Dr Fabien Trabold
Dr Jean-Cyrille Pitteloud
Dr Francis Lévy
Georges Brand
Fabien Boch
Christophe Jenn
Mallory Loriol
Michelle Bronner
Dr Fadi Khoury

ELSEVIER
MASSON

Norman E. McSwain, Jr, MD, FACS, NREMT-P
PHTLS Editor-in-Chief
Medical Director, PHTLS
Tulane University Department of Surgery
New Orleans, Louisiana, États-Unis

Jeffrey P. Salomone, MD, FACS, NREMT-P
PHTLS Editor
Senior Associate Medical Director, PHTLS
Associate Professor of Surgery
Emory University School of Medicine
Atlanta, Georgia, États-Unis

Peter T. Pons, MD, FACEP
PHTLS Editor
Associate Medical Director, PHTLS
Professor of Emergency Medicine
University of Colorado Health Sciences Center
Denver, Colorado, États-Unis

L'édition originale, *PHTLS Prehospital Trauma Life Support, Sixth Edition* (ISBN-13 : 978-0-323-03331-2), a été publiée Mosby, une marque d'Elsevier Inc.

Édition originale : *PHTLS Prehospital Trauma Life Support, Sixth Edition*
Executive Editor : Linda Honeycutt
Senior Development Editor : Laura Bayless
Publishing Services Manager : Patricia Tannian
Senior Project Manager : Sarah Wunderly
Design Direction : Julia Dummitt

Édition française : *PHTLS Secours et soins préhospitaliers aux traumatisés, Nouvelle édition*
Responsable éditoriale : Marie-José Rouquette
Éditrice : Muriel Chabert
Chef de projet : Benjamin Scias
Conception graphique et maquette de couverture : Véronique Lentaigne

---

Photocomposition : SPI Publisher Services, Pondichéry, Inde
Imprimé en Espagne par Grafos, 02040 Barcelone
Dépôt légal : Octobre 2007

ISBN-13 : 978-2-84299-886-8

Table des matières

5. Le patient 91

6. Prise en charge des voies aériennes et de la ventilation 117

7. États de choc 157

8. Traumatismes crâniens 191

9. Traumatismes du rachis 221

10. Traumatismes thoraciques 261

11. Traumatismes abdominaux 285

12. Traumatismes musculosquelettiques 299

13. Les brûlures 321

14. Traumatismes chez l'enfant 343

15. Traumatismes chez la personne âgée 373

16. Traumatismes liés à l'environnement I : chaleur et froid 393

17. Traumatismes liés à l'environnement II : noyade, foudre, plongée sous-marine et altitude 439

18. Principes d'or des soins préhospitaliers aux patients traumatisés 475

19. Gestion des événements catastrophiques 487

20. Armes de destruction massive 501

21. Tactique civile de soutien médical d'urgence 527

22. Secours en milieu isolé 541

Glossaire 559

Traduction et adaptation

Coordination scientifique de l'édition française : **Stephan Graesslin**

L'équipe des traducteurs

Stephan Graesslin
Coordinateur national, PHTLS France
Cadre supérieur de santé et qualiticien
Pôle Samu/Smur/Urgences, CH de Mulhouse
Membre fondateur de l'association Life Support France

Patrick Wick
Officier des sapeurs-pompiers, instructeur PHTLS
Centre d'incendie et de secours de Mulhouse
Membre fondateur de l'association Life Support France

Elisabeth Wick
IDE, Instructeur PHTLS
Pôle Samu/Smur/Urgences, CH de Mulhouse
Membre de l'association Life Support France

Dr Bruno Goulesque
Directeur médical adjoint, PHTLS France
Praticien hospitalier
Pôle Samu/Smur/Urgences, CH de Mulhouse
Membre fondateur de l'association Life Support France

Dr Fabien Trabold
Anesthésiste-réanimateur, instructeur PHTLS
Hôpital du Kremlin-Bicêtre, Paris
Médecin-commandant, service de santé
des sapeurs-pompiers du Haut-Rhin

Dr Jean-Cyrille Pitteloud
Anesthésiste FMH
Directeur médical, Swiss French Regional Faculty
Hôpital de Sion, Suisse

Dr Francis Lévy
Directeur médical, PHTLS France
Médecin chef du service départemental d'incendie
et de secours du Haut-Rhin
Membre fondateur de l'association Life Support France

Georges Brand
Coordinateur national adjoint, PHTLS France
Sapeur-pompier professionnel
Centre d'incendie et de secours, Mulhouse
Membre fondateur de l'association Life Support France

Fabien Boch
IDE, Instructeur PHTLS
Service de réanimation chirurgicale, CH de Mulhouse

Christophe Jenn
Sapeur-pompier professionnel, instructeur PHTLS
Centre d'incendie et de secours, Mulhouse

Mallory Loriol
Sapeur-pompier professionnel, instructeur PHTLS
Centre d'incendie et de secours, Mulhouse

Michelle Bronner
Cadre de santé
Pôle Samu/Smur/Urgences, CH de Mulhouse

Dr Fadi Khoury
Médecin-assistant
Pôle Samu/Smur/Urgences, CH de Mulhouse

Site de l'association Life Support France : www.phtls.fr

Hommage

Scott B. Frame, MD, FACS, FCCM

1952–2001

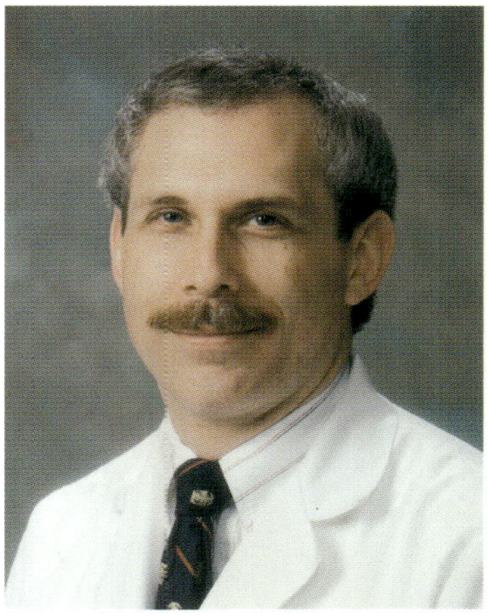

Avec l'aimable autorisation de Joyce Frame

Scott a été le directeur médical associé du programme PHTLS. Ses plus importantes contributions concernent la création des supports audiovisuels et le développement international du PHTLS. À l'aube de sa mort, il a assumé la responsabilité de la finalisation de la 5e édition américaine du PHTLS. Ce travail supposait la mise à jour du manuel, mais également du livre instructeur et de l'ensemble des supports pédagogiques. Il a accepté la proposition d'être nommé directeur médical associé du programme PHTLS seulement après la publication de la 5e édition. Scott a par ailleurs publié de nombreux chapitres et articles relatifs aux secours préhospitaliers et aux traumatismes dans la plupart des ouvrages et revues scientifiques de référence.

Le programme PHTLS a incroyablement évolué sous la direction de Scott. Tous ses développements à l'avenir n'auront été rendus possibles que grâce à ce que Scott aura accompli, et à la part de vie qu'il aura laissée au PHTLS et à ses patients.

Richard W. « Rick » Vomacka

1946–2001

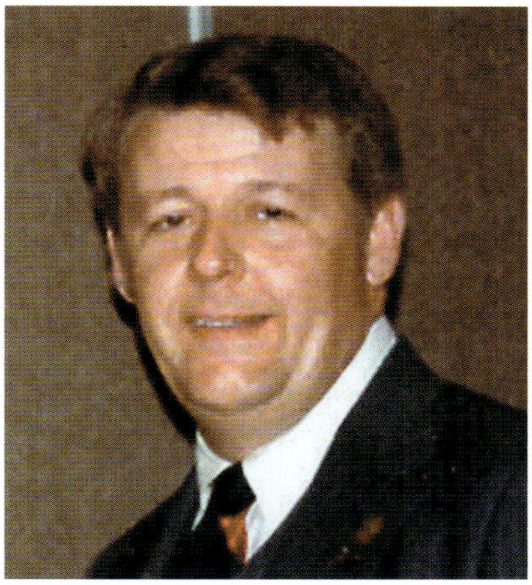

Rick a été un membre particulièrement actif de l'équipe qui a développé le PHTLS, fondé sur le programme Advanced Trauma Life Support (ATLS) de l'American College of Surgeons. Le PHTLS est devenu pour lui une passion lorsque ces deux formations ont été associées. Il a alors parcouru les États-Unis pour délivrer des formations pilotes et créer des facultés régionales pour développer cet enseignement. Il a longuement travaillé avec le Dr McSwain et d'autres membres fondateurs du PHTLS pour adapter et finaliser le concept. Il a été un acteur principal dans les rapports étroits qui se sont développés entre le PHTLS et l'armée américaine. Enfin, il a participé à la création des premiers centres internationaux de formation PHTLS. Rick a été un contributeur majeur dans la genèse du PHTLS, et nous voulons rendre hommage à son imposant travail et à son dévouement à la cause des patients traumatisés.

Joseph D. « Deke » Farrington, MD, FACS

1909–1982

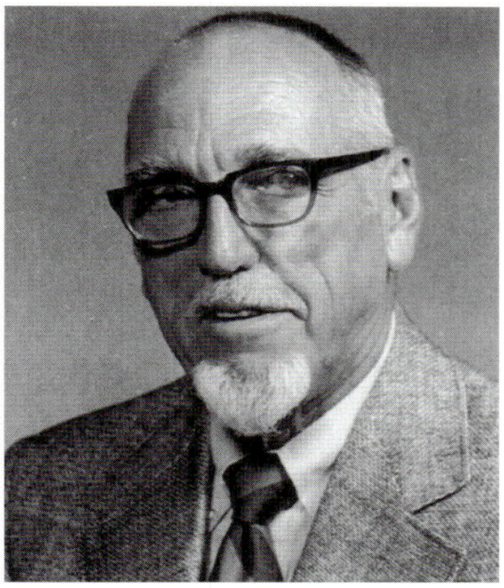

Habituellement reconnu comme le « père du système de secours préhospitalier », le Dr Farrington est l'auteur de l'article « La mort dans un fossé », qui représente pour beaucoup le tournant majeur des secours préhospitaliers modernes. En 1958, il a réussi à convaincre les responsables des pompiers de Chicago que les soldats du feu devaient être formés à la prise en charge des blessés. C'est ainsi qu'il a créé, avec le Dr Sam Banks, un programme de formation à la prise en charge des patients traumatisés à Chicago. Des millions de sauveteurs ont depuis été formés selon les recommandations issues de ce programme. Par la suite, Deke a continué à tous les niveaux de formation des intervenants préhospitaliers, s'affairant autant dans le domaine de la formation que dans celui de la législation, constituant ainsi le socle du système de secours actuel. Les principes érigés par Deke bâtissent le noyau du PHTLS, sur lequel nous nous appuyons tous.

Contributions pour l'édition originale

Editors

Jeffrey P. Salomone, MD, FACS, NREMT-P
Senior Associate Medical Director, PHTLS
Associate Professor of Surgery
Emory University School of Medicine
Atlanta, Georgia

Peter T. Pons, MD, FACEP
Associate Medical Director, PHTLS
Professor of Emergency Medicine
University of Colorado Health Sciences Center
Denver, Colorado

Editor-in-Chief

Norman E. McSwain, Jr., MD, FACS, NREMT-P
Medical Director, PHTLS
Tulane University Department of Surgery
New Orleans, Louisiana

Associate Editors

Will Chapleau, EMT-P, RN, TNS, CEN
Chairman, PHTLS Executive Council
Chief, Chicago Heights Fire Department
Chicago Heights, Illinois

Gregory Chapman, EMT-P, RRT
Vice Chairman, PHTLS Executive Council
Director, Institute of Prehospital Emergency Medicine
Hudson Valley Community College
Troy, New York

Stephen D. Giebner, MD, MPH
Chairman, Committee on Tactical Combat Casualty Care
CAPT, MC, USN (Ret)
Naval Operational Medicine Institute
San Diego, California

Jeffrey S. Guy, MD, FACS, EMT-P
Associate Medical Director, PHTLS
Associate Professor of Surgery
Director, Regional Burn Center
Vanderbilt University School of Medicine
Nashville, Tennessee

Contributors

Melissa Alexander, MS, NREMT-P
Director, EMS Academy
University of New Mexico
Albuquerque, New Mexico

Jameel Ali, MD, Med, FRCSC, FACS
Professor of Surgery
Division of General Surgery
University of Toronto
Toronto, Ontario, Canada

Brad L. Bennett, PhD
CAPT U.S. Navy
Commanding Officer
Naval School of Health Sciences
Portsmouth, Virginia
Adjunct Faculty
Department of Military and Emergency Medicine
Uniformed University of the Health Sciences School of Medicine
Bethesda, Maryland
Adjunct Faculty
Emergency Medical Technology
Tidewater Community College
Virginia Beach, Virginia

Matthew Bitner, MD
Chief Resident
Department of Emergency Medicine
Emory University School of Medicine
Atlanta, Georgia

Ernest F. J. Block, MD, FACS, EMT-P
Director of Trauma Services
Orlando Regional Healthcare System
Orlando, Florida

Susan M. Briggs, MD, MPH, FACS
Associate Professor of Surgery
Harvard University, Massachusetts General Hospital
Boston, Massachusetts

Jonnathan Busko, MD, WEMT-P
Medical Director, CDS Outdoor School
Professional Emergency Services
Eastern Maine Medical Center
Bangor, Maine

Christain E. Callsen, Jr., LP
Assistant Director, EMS Operations
Austin-Travis County EMS
Austin, Texas

Howard Champion, MD, FRCS, FACS
Senior Advisory in Trauma
Professor of Surgery and Military and Emergency Medicine
Uniformed Services University of the Health Sciences
Washington, DC

Will Chapleau, EMT-P, RN, TNS, CEN
Chairman, PHTLS Executive Council
Chief, Chicago Heights Fire Department
Chicago Heights, Illinois

Gregory Chapman, RRT, EMT-P
Vice Chairman, PHTLS Executive Council
Director, Institute of Prehospital Emergency Medicine
Hudson Valley Community College
Troy, New York

Hank Christen, MPA
Director, Emergency Response Operations
Unconventional Concepts, Inc.
Battalion Chief (Ret.)
Atlanta Fire Department
Mary Esther, Florida

David L. Ciraulo, DO, FACS, MPH
Associate Clinical Professor of Surgery
University of Vermont College of Medicine
Portland, Maine

Victoria Cleary, RN
EMS Manager
Newport Beach Fire Department
Newport Beach, California

Frederick J. Cole, MD, FACS
Associate Professor of Surgery
Eastern Virginia Medical School
Norfolk, Virginia

Keith Conover, MD, FACEP
Medical Director, Wilderness EMS Institute
Department of Emergency Medicine
Mercy Hospital of Pittsburgh
Clinical Assistant Professor, Department of Emergency Medicine
University of Pittsburgh
Pittsburgh, Pennsylvania

Arthur Cooper, MD, MS, FACS
Professor of Surgery

Columbia University College of Physicians and Surgeons
Director of Trauma and Pediatric Surgical Services
Harlem Hospital Center
New York, New York

Jel Coward, MD, MBBS, MRCGP
Medical Director, WEMSI-Europe
Pemberton, British Columbia, Canada

Mark Elcock, MBChB, FACEM, FFAEM
Director, Statewide Coordination and Retrieval Services
The Townsville Hospital
Douglas, Queensland, Australia

Mary E. Fallat, MD, FACS
Professor of Surgery
Director, Division of Pediatric Surgery
University of Louisville
Louisville, Kentucky

Jack Grandey, NREMT-P, CCEMT-P
Operations Director
Wilderness EMS Institute
Pemberton, British Columbia, Canada

Jeffrey S. Guy, MD, FACS, EMT-P
Associate Medical Director, PHTLS
Associate Professor of Surgery
Director, Regional Burn Center
Vanderbilt University School of Medicine
Nashville, Tennessee

Nita J. Ham, EMT-P
PHTLS Executive Council
Consultant, EMS Education
Atlanta, Georgia

Mark C. Hodges, BS, NREMT-P, FP-C
PHI Air Medical
Lexington, Kentucky

Alex Isakov, MD
Co-Director, Center for Prehospital and Disaster Medicine
Assistant Professor of Emergency Medicine
Emory University School of Medicine
Atlanta, Georgia

Joseph Pearce, MSN, RN, EMT-P
EMS and Trauma Operations Manager
Orlando Regional Healthcare System
Orlando, Florida

Jon A. King, EMT-P
Performance Improvement Coordinator
WellStar Kennestone Hospital
Marietta, Georgia

Jon R. Krohmer, MD, FACEP
Associate Professor
College of Human Medicine
Michigan State University
Grand Rapids, Michigan

Peter Letarte, MD
Chief of Neurosurgery
Hines VA Hospital
Hines, Illinois

Robert W. Letton, Jr., MD, FACS, FAAP
Director, Pediatric Trauma and Burns
Children's Hospital of Oklahoma
Associate Professor of Pediatric Surgery
Oklahoma University Health Science Center
Oklahoma City, Oklahoma

Gregg C. Lord, BA, NREMT-P
Co-Principal Investigator and Senior Policy Analyst
Homeland Security Policy Institute
George Washington University
Washington, DC

Paul M. Maniscalco, MPA, PhD(c), EMT-P
Assistant Professor and Senior Research Scientist
George Washington University
Washington, DC
Deputy Chief/Paramedic (Ret.)
Fire Department, New York EMS Command

Merry McSwain, MSN, ACNP, EMT-P
Tulane University Hospital and Clinics
New Orleans, Louisiana
Norman E. McSwain, Jr., MD, FACS, REMT-P
Medical Director, PHTLS
Professor of Surgery
Tulane University School of Medicine
New Orleans, Louisiana

Peter T. Pons, MD, FACEP
Associate Medical Director, PHTLS
Professor of Emergency Medicine
University of Colorado Health Sciences Center
Denver, Colorado

Lou Romig, MD, FAAP, FACEP
Pediatric Emergency Medicine
Miami Children's Hospital
Pediatric Medical Advisor
Miami-Dade Fire Rescue Department
Miami, Florida

Jeffrey P. Salomone, MD, FACS, NREMT-P
Senior Associate Medical Director, PHTLS
Associate Professor of Surgery
Emory University School of Medicine
Atlanta, Georgia

Joseph A. Salomone, MD, FAAEM
Associate Professor of Emergency Medicine
University of Missouri, Kansas City
Kansas City, Missouri

Donald Scelza, BS, EMT-P, WEMT-P
CDS Outdoor School, Inc.
Valencia, Pennsylvania

Brian M. Tibbs, MD
Fellow, Trauma and Surgical Critical Care
Emory University School of Medicine
Atlanta, Georgia

Josh Vayer, EMT-P
Chief, Protective Medicine Branch
Special Operations Division
Federal Protective Service
US Department of Homeland Security
Washington, DC

Carl Werntz, DO, MPH
Assistant Clinical Professor
Institute of Occupational and Environmental Health
West Virginia University
Morgantown, West Virginia

David E. Wesson, MD, FACS
Professor of Pediatric Surgery
Baylor College of Medicine
Houston, Texas

REVIEWERS

Alberto Adduci, MD
Emergency Surgeon
Anesthesiology/Intensive Care Specialist
Piemonte 118 EMS (HEMS/SAR)
Emergency Department–San Giovanni Battista Hospital ("Molinette")
Torino, Italy

Christopher Born, MD, FAAOS, FACS
Director, Orthopedic Trauma Service
Rhode Island Hospital
Professor of Orthopedic Surgery
Brown Medical School
Providence, Rhode Island

Barbara Brennan, EMT-P
Kapiolani Community College
Honolulu, Hawaii

Jeffrey R. Brosius, BS, NREMT-P, FP-C
Banner Health Systems
Phoenix, Arizona

Quirico Manuel Canario, MD, FACS
General Surgery
Assistant Professor, Department of Surgery
University of Puerto Rico School of Medicine
San Juan, Puerto Rico

Lisa K. Cannada, MD
Assistant Professor
University of Texas Southwestern
Dallas, Texas

Jo Ann Cobble, EdD, NREMT-P, RN
Dean, Health Professions
Oklahoma City Community College
Oklahoma City, Oklahoma

Keith Conover, MD, FACEP
Medical Director, Wilderness EMS Institute
Clinical Assistant Professor, Department of Emergency Medicine
University of Pittsburgh
Pittsburgh, Pennsylvania

Arthur Cooper, MD, MS, FACS
Professor of Surgery
Columbia University College of Physicians and Surgeons
Director of Trauma and Pediatric Surgical Services

Harlem Hospital Center
New York, New York

Orlando J. Dominguez, Jr., REMT-P, MA/MBA
Chief of EMS
Brevard County Fire Rescue
EMS Program Administrator
Health First Training Center
EMS Instructor
Webster University
Space Coast Fire Chief's Association
American Heart Association
Melbourne, Florida

Douglas Fischer, EMT-P
Firefighter/Paramedic
Chicago Heights Fire Department
Chicago Heights, Illinois

Denis J. FitzGerald, MD
Emergency Medicine Physician
Bethesda, Maryland

Greg Friese, MS, NREMT-P, WEMT
President
Emergency Preparedness Systems LLC
Plover, Wisconsin

Rudy Garrett, AS, CCEMT-P, NREMT-P
Flight Paramedic, Training Coordinator
LifeNet Kentucky, Somerset Fire/EMS
Somerset, Kentucky

Ian Greenwald, MD
Assistant Professor of Emergency Medicine
Emory University School of Medicine
Atlanta, Georgia

Jeffrey Hammond MD, MPH
Chief, Trauma/Surgical Critical Care
Professor of Surgery
Robert Wood Johnson Medical School
New Brunswick, New Jersey

Seth C. Hawkins, MD
Physician
Burke County EMS
Morganton, North Carolina

Kevin High, RN, MPH, EMT
Flight Nurse
Vanderbilt LifeFlight
LifeFlight Skyport
Vanderbilt University Medical Center
Nashville, Tennessee

Art Hsieh, MA, NREMT-P
Chief Operating Officer
San Francisco Paramedic Association
San Francisco, California

Andy S. Jagoda
Professor, Emergency Medicine
Mount Sinai School of Medicine
New York, New York

M. Margaret Knudson, MD
Professor of Surgery
University of California San Francisco School of Medicine
San Francisco, California

Peter Letarte, MD
Chief of Neurosurgery
Hines Veterans Hospital
Hines, Illinois

Robert W. Letton, Jr., MD, FACS, FAAP
Director, Pediatric Trauma and Burns
Children's Hospital of Oklahoma
Associate Professor of Pediatric Surgery
Oklahoma University Health Science Center
Oklahoma City, Oklahoma

Mark Lockhart, EMT-P, NREMT-P
Maryland Heights Fire Protection District
Maryland Heights, Missouri

Michelle M. McLean, EMT-P, MD
Emergency Physician
Covenant Hospital
Saginaw, Michigan

Sindre Mellesmo, MD, MHA
Medical Director, PHTLS-Program
Norway
Norwegian Air Ambulance
Norway

James B. Miller, NREMT-P
San Antonio, Texas

Fernando da Costa F. Novo, MD
General Surgeon
Hospital das Clínicas
University of São Paulo
São Paulo, São Paulo, Brazil

Gurkan Ozel, BS, NREMT-P
Boulder, Colorado

James Richardson, EMT-P, MBA
EMS Instructor/Field Coordinator
Health One EMS
Englewood, Colorado

Janet Schulte, AS, BS, CCEMT-P, EMT-P
Training Center Coordinator
St. Charles County Ambulance District
St. Peters, Missouri

Henry E. Wang, MD, MPH
Assistant Professor
Department of Emergency Medicine
University of Pittsburgh School of Medicine
Pittsburgh, Pennsylvania

National Association of EMTs Board of Directors

Ken Bouvier, NREMT-P
President

Jerry Johnston, NREMT-P
President Elect

Patrick Moore, EMT
Vice President

Bob Loftus, EMT
Secretary

Edward Sawicki, EMT-P
Treasurer

John Roquemore, EMT
Immediate Past President

Will Chapleau, EMT-P, RN, TNS
Director

CMSgt Richard Ellis, NREMT-P
Director
Gregg Lord, EMT-P
Director

Jennifer Frennette, EMT-I
Director

Connie Meyer, EMT-P
Director

PHTLS Executive Council

Will Chapleau, EMT-P, RN, TNS, CEN
Chairman, PHTLS Executive Council
Chief, Chicago Heights Fire Department
Chicago Heights, Illinois

Gregory Chapman, EMT-P, RRT
Vice Chairman, PHTLS Executive Council
Director, Institute of Prehospital Emergency Medicine
Hudson Valley Community College
Troy, New York

Melissa Alexander, MS, NREMT-P
Director, EMS Academy
University of New Mexico
Albuquerque, New Mexico

Augie Bamonti, EMT-P
AFB Consulting
Chicago Heights Fire Department (Ret.)
Chicago Heights, Illinois

Mary-Ann Clarkes, EMT
Director of Administration
Canadian College of Emergency Medical Services
Edmonton, Alberta, Canada

Corine Curd
PHTLS International Office Director
NAEMT Headquarters
Clinton, Mississippi

Jeffrey S. Guy, MD, FACS, EMT-P
Associate Medical Director, PHTLS
Associate Professor of Surgery
Director, Regional Burn Center
Vanderbilt University School of Medicine
Nashville, Tennessee

Nita J. Ham, EMT-P
Consultant, EMS Education
Atlanta, Georgia

Craig H. Jacobus EMT-P, DC
Schuyler, Nebraska

Norman E. McSwain, Jr., MD, FACS, NREMT-P
Medical Director, PHTLS
Professor of Surgery
Tulane University School of Medicine
New Orleans, Louisiana

Steve Mercer, EMT-P, MEd
Iowa Department of Public Health
Des Moines, Iowa

Peter T. Pons, MD, FACEP
Associate Medical Director, PHTLS
Professor of Emergency Medicine
University of Colorado Health Sciences Center
Denver, Colorado

Dennis Rowe, EMT-P
Director, Rural/Metro EMS
Lenoir City, Tennessee

Jeffrey P. Salomone, MD, FACS, NREMT-P
Senior Associate Medical Director, PHTLS
Associate Professor of Surgery
Emory University School of Medicine
Atlanta, Georgia

PHTLS Honor Roll

Le PHTLS continue de prospérer et réalise la promotion de recommandations de haut niveau, s'agissant des soins aux patients traumatisés, partout à travers le monde. Cela n'aurait pas été possible sans la contribution consacrée et inspirée de nombreuses personnalités ces 25 dernières années. Certaines des personnes mentionnées ci-dessous ont été les expérimentateurs de la première édition du PHTLS. D'autres ont été sans cesse « sur la route ». D'autres encore se sont chargés « d'éteindre les feux » et de solutionner certains problèmes qui ont permis l'enrichissement progressif du programme PHTLS. Le conseil exécutif du PHTLS, les éditeurs et leurs collaborateurs qui ont permis la publication de cette 6e édition tiennent à exprimer leurs vifs remerciements à toutes les personnes listées ci-après. Le PHTLS vit, respire et se développe grâce aux efforts de tous ceux qui consacrent volontairement leur temps à ce en quoi ils croient.

Gregory H. Adkisson
Augie Bamonti
J.M. Barnes
Morris L. Beard
Ann Bellows
Chip Boehm
Don E. Boyle
Susan Brown
Frank K. Butler, Jr.
Alexander Butman
H. Jeannie Butman
Steve Carden
Edward A. Casker
Bud Caukin
Philip Coco
Michael D'Auito
Alice "Twink" Dalton
Judith Demarest
Joseph P. Dineen
Leon Dontigney
Blaine L. Endersen
Betsy Ewing
Milton R. Fields, III
Scott B. Frame†
Sheryl G.A. Gabram
Bret Gilliam
Vincent A. Greco
Larry Hatfield
Walter Idol
Len Jacobs
Craig Jacobus
Lou Jordan
Richard Judd
Dawn Loehn
Mark Lockhart
Robert Loftus
Fernando Magallenes-Negrete
Scott W. Martin
Don Mauger
William McConnell
John Mechtel
Claire Merrick
Bill Metcalf
George Moerkirk
Stephen Murphy
Lawrence D. Newell
Jeanne O'Brien
Joan Drake-Olsen
Dawn Orgeron
Eric Ossmann
James Paturas
Thomas Petrich
Valerie J. Phillips
James Pierce
Brian Plaisier
Mark Reading
Brian Reiselbara
John Sigafoos
Paul Silverston
David Skinner
Dale C. Smith
Richard Sobieray
Sheila Spaid
Michael Spain
Don Stamper
Kenneth G. Swan
Kenneth G. Swan, Jr.
David M. Tauber
Joseph J. Tepas III
Richard Vomacka†
Robert K. Waddell, II
Michael Werdmann
Elizabeth Wertz
Keith Wesley
Roger D. White
Kenneth J. Wright
David Wuertz
Al Yellin
Steven Yevich
Doug York
Alida Zamboni

Encore une fois, merci à vous tous, et merci à tous ceux qui, autour du monde, contribuent au PHTLS.
PHTLS Exectutive Council
Editors and contributors of PHTLS

† Décédé.

Préface à l'édition française

La traduction française de la 6e édition américaine du Prehospital Trauma Life Support (PHTLS) est la 2e édition à paraître en français. Comme dans beaucoup d'endroits dans le monde, le programme PHTLS se développe en France ainsi que dans d'autres pays francophones, et les contributions des intervenants et instructeurs français sont d'une grande valeur pour le PHTLS.

La 6e édition américaine sera le manuel accompagnant les cours PHTLS utilisé partout dans le monde pour les quatre prochaines années ; nous fêterons alors les 25 ans du PHTLS. Alors que nous écrivons cette préface, le PHTLS a permis de former un demi-million d'intervenants dans 38 pays différents, et le programme touche tous les continents.

La famille du PHTLS travaille continuellement à améliorer le devenir des patients traumatisés. Nous communiquons tous les jours grâce à notre site Internet www.phtls.org et grâce à de nouveaux outils comme nos podcasts sur www.phtlspodcast.com.

Alors qu'il peut exister des différences d'un pays à l'autre pour déterminer si les traumatismes fermés ou pénétrants sont les lésions les plus répandues, le traumatisme demeure la première cause de décès chez les personnes âgées de moins de 40 ans. Le traumatisme tue notre futur. Durant nos années les plus productives, les années où nous apprenons, où nous enseignons, où nous construisons nos carrières et nos familles, le traumatisme constitue le tueur et l'élément perturbateur de la vie numéro un.

Nous remercions notre centre français d'avoir rendu la publication de ce livre possible, et nous espérons que vous, lecteurs de ce livre, serez en mesure d'appliquer les meilleurs principes de traitement à vos patients. Nous attendons de vos nouvelles ainsi que vos éventuelles contributions pour le PHTLS dans le futur.

The French Translation of the 6th edition of Prehospital Trauma Life Support marks the second edition of PHTLS to be translated into French. As in many places in the world, the PHTLS program is growing in France and other French speaking countries and the contributions of French speaking providers and instructors are enhancing PHTLS.

The 6th edition will be the companion text for PHTLS courses all over the world for the next four years and during that time, PHTLS will have become 25 years old. As we write this forward, PHTLS has trained nearly half a million providers in 38 countries and the reach of the program touches every continent.

The PHTLS family works continually to improve outcomes for trauma victims. Our family communicates every day through our website at www.phtls.org and using new vehicles like our podcasts at www.phtlspodcast.com.

While there may be differences from one nation to the next as to whether blunt or penetrating trauma is the most prevalent traumatic injury, all over the world, trauma remains the number one cause of death in people below the age of 40. Trauma kills our future. In our most productive years, the years we learns, teach, build careers and families, trauma is the number one killer and life changer.

We thank our French faculty for making this book possible and we hope that all of you reading this book are able to apply the principles of optimal trauma care to your patients. We look forward to hearing from you and the contributions you may make to the future of PHTLS.

Dr Norman E. McSwain FACS
Directeur médical du PHTLS

Will Chapleau EMT-P, RN, TNS
Président du PHTLS

Avant-propos à l'édition française

Cinq ans après l'introduction du PHTLS en France, la publication de cette nouvelle édition s'inscrit naturellement dans une double logique. Il s'agit tout d'abord de répondre à une demande de formation forte, exprimée par de nombreux intervenants préhospitaliers, dont plus d'un millier a déjà bénéficié du cours *Advanced provider*, pour lequel cet ouvrage représente l'un des supports pédagogiques. Il s'agit ensuite de proposer à ces mêmes professionnels l'accès à des connaissances actualisées et, de surcroît, largement enrichies dans cette nouvelle édition fondée sur l'*Evidence Based Medicine*.

Ces cinq années nous ont permis de constater l'adéquation qui existe entre l'attente des professionnels de l'urgence dans le domaine de la traumatologie préhospitalière et le contenu du programme de formation PHTLS. Le PHTLS ne vient pas se substituer à d'autres formations, mais constitue certainement une offre complémentaire originale dont les bénéficiaires apprécient essentiellement deux qualités :

- le recours à des techniques pédagogiques proactives, notamment fondées sur une alternance entre théorie et pratique tout au long du stage ;
- le fait de rassembler et fédérer en un même lieu des intervenants préhospitaliers dont la formation initiale et les compétences sont particulièrement différentes, variées et diversifiées ; tous les participants auditionnent le même contenu, collaborent en équipes constituées aux mêmes ateliers et sont évalués sur des critères similaires, sans pour autant s'exonérer du nécessaire respect des niveaux de prérogatives variables selon les participants.

À l'heure de ce bilan, l'une de nos satisfactions a été de constater que plus de 40 % des participants à ce cours sont médecins ou chirurgiens. Cette observation nous conforte dans le bien-fondé du choix que nous avons fait en important le PHTLS sur le territoire français et procède d'une forme de reconnaissance tendant à valoriser ce programme. La mixité de nos auditoires nous rappelle aussi que le travail en équipe, où la place de chacun est essentielle, constitue l'un des principes fondamentaux de la prise en charge adéquate des patients traumatisés.

Cette 6e édition américaine, devenue au fil du temps un ouvrage international de référence, intègre désormais des modifications et enrichissements en lien avec les pratiques françaises. En la traduisant et en l'adaptant, nous avons souhaité ainsi contribuer en toute modestie à l'amélioration de la prise en charge préhospitalière des victimes.

Merci à tous ceux qui nous ont soutenus et accompagnés dans l'élaboration et la mise en œuvre de ce programme.

Stephan Graesslin
Coordinateur national, PHTLS France
stephan.graesslin@phtls.fr
Dr Francis Levy
Directeur medical, PHTLS France
francis.levy@phtls.fr

Préface à l'édition originale

Il y a 25 ans, l'American College of Surgeons Committee on Trauma (ACS-COT) et la National Association of Emergency Medical Technicians (NAEMT) se sont unis pour développer un cours semblable à l'ATLS, mais destiné à des intervenants préhospitaliers non médecins. Les premiers cours ont eu lieu en 1983, date à laquelle le premier manuel PHTLS a été publié.

Depuis, le cours PHTLS est dispensé dans 37 pays et a permis de former près d'un demi-million d'intervenants préhospitaliers. Le bénéfice direct pour les soins délivrés aux patients est globalement énorme mais reste cependant difficile à quantifier. L'export de ces concepts de valeur inestimable dans le monde entier, de manière culturellement adaptée, se révèle également bénéfique pour la pratique de soins préhospitaliers. Le PHTLS s'inscrit, dans une certaine mesure, comme un outil diplomatique pour concourir à la santé, à la paix et à la sécurité dans un monde particulièrement difficile. La plupart des nombreuses relations et alliances qui se sont forgées à travers les années servent à établir un pont entre les différences politiques et idéologiques et signifient que nos pratiques préhospitalières ne connaissent pas les contours géopolitiques. Nous servons le monde. En tant que chirurgien général des États-Unis, médecin des forces spéciales, intervenant préhospitalier, policier, infirmier et chirurgien traumatologique, j'ai expérimenté et je continue à apprécier que le monde devient plus petit, et que la vaste gamme des défis et des menaces ne respecte pas les frontières géopolitiques. Lorsqu'il s'agit de délivrer des soins traumatologiques préhospitaliers aux États-Unis ou à l'étranger, nous ne sommes qu'un, et le PHTLS représente les meilleures pratiques qui soient.

Avec une vision relativement vaste des choses et beaucoup de passion, un petit groupe de leaders a persévéré pour développer le PHTLS ces 25 dernières années. Son succès repose sur sa croissance nationale et internationale ainsi que sur la demande accrue et continue de recherche d'amélioration des compétences.

Alors que cette 6e édition voit le jour, nous continuons à affiner nos pratiques. Dans ce cadre, nous avons une dette particulière envers la médecine militaire pour de nombreux concepts que nous reprenons aujourd'hui et qui ont été générés à l'occasion de pratiques réalisées en situation de guerre. La dispensation de soins sur les lieux par des intervenants bien formés, le transport rapide vers les *trauma centers* ou les lieux appropriés pour la dispensation de soins définitifs représentent juste quelques-unes des meilleures pratiques militaires qui ont été institutionnalisées et qui constituent aujourd'hui la pierre angulaire de notre système d'aide médicale d'urgence. Comme un pays en guerre, nous tirons beaucoup de leçons des pratiques dans le domaine des soins traumatologiques préhospitaliers qui seront finalement utilisées dans le monde civil. Cependant, les bases scientifiques, l'évaluation et le traitement s'appliquent de la même manière qu'il s'agisse d'intervenants militaires ou civils. L'environnement dans lequel chacun travaille est unique et, de ce fait, l'application des concepts PHTLS varie en fonction de paramètres tels que la géographie, l'environnement climatique et le niveau d'exposition aux dangers.

Les éditions civile et militaire de cette 6e édition du PHTLS sont identiques pour les 18 premiers chapitres; elles se différencient dans les derniers chapitres pour mettre en perspective les considérations particulières spécifiques aux intervenants militaires ou civils. Le devenir d'un patient blessé représente un continuum sur le plan des soins dispensés qui commence dans l'environnement préhospitalier. Les connaissances et compétences nécessaires pour diminuer la mortalité et la morbidité et améliorer la survie, qu'il s'agisse du contexte militaire ou civil, sont contenues dans le programme de formation du PHTLS. Faites-en usage avec sagesse, et votre communauté et le monde entier, au service duquel nous sommes, en bénéficieront grandement.

Richard H. Carmona, MD, MPH,
FACS, VADM, USPHS
Chirurgien général des États-Unis

Avant-propos à l'édition originale

Les intervenants préhospitaliers devraient accepter la responsabilité de dispenser des soins aux patients aussi parfaits que possible. Cet objectif ne peut être atteint avec un niveau insuffisant de connaissances s'agissant de ce vaste domaine de compétences. Nous devons nous rappeler que le patient n'a pas choisi d'être impliqué dans une situation où il se retrouve traumatisé. À l'opposé, l'intervenant préhospitalier a choisi d'être là pour prendre soin du patient. Le secouriste se voit donc dans l'obligation de se donner à 100 % au contact de tous les patients. Le patient a connu une mauvaise journée; l'intervenant ne peut pas avoir eu une mauvaise journée. Les soins préhospitaliers doivent être pointus et adaptés dans la compétition qui oppose le patient, la mort et la maladie.

Le patient est la personne la plus importante sur la scène d'une urgence. Il n'y a pas de temps pour réfléchir sur l'ordre dans lequel le patient doit être évalué ou sur les choix de priorité dans l'administration de traitements. Il n'y a pas de temps pour s'entraîner à la pratique d'une technique avant de la mettre en œuvre sur un patient. Il n'y a pas de temps pour s'interroger sur le contenu ou la localisation des équipements. Il n'y a pas de temps pour savoir quel est le bon endroit vers lequel un patient blessé doit être transporté. Toutes ces informations et de nombreuses autres doivent être ancrées dans l'esprit de chacun des intervenants. Le matériel doit être disponible et en état de fonctionnement à l'arrivée sur les lieux d'un accident. S'il n'a pas les connaissances ou l'équipement requis, l'intervenant peut oublier de faire certaines choses qui pourraient potentiellement accroître les chances de survie du patient. Les responsabilités d'un intervenant préhospitalier sont trop grandes pour faire ce genre d'erreur.

Les professionnels qui délivrent les soins préhospitaliers font partie intégrante de l'équipe pluriprofessionnelle de traumatologie, comme les infirmières ou les médecins du service des urgences, du bloc opératoire, des unités de soins intensifs. Les intervenants préhospitaliers doivent avoir une pratique, des connaissances et des compétences adaptées de telle manière qu'ils soient en mesure de traiter et transporter rapidement et de manière efficace un patient depuis la scène de l'accident jusqu'à l'hôpital approprié.

Pourquoi le PHTLS ?

Philosophie du cours

Le cours Prehospital Trauma Life Support (PHTLS) est centré sur des principes et non sur des préférences.* En se centrant sur la promotion de principes de soins traumatologiques adaptés, le PHTLS favorise la pensée critique. Le comité exécutif de la division PHTLS de la National Association of Emergency Medical Technicians (NAEMT) considère que, en donnant aux intervenants préhospitaliers un solide bagage de connaissances, ces derniers sont capables de prendre des décisions réfléchies en ce qui concerne les soins à prodiguer aux patients. L'apprentissage par cœur de moyens mnémotechniques est considéré comme inopportun. En outre, il n'y a pas « une manière PHTLS de faire » pour opérer une technique particulière. Le principe d'une pratique est d'abord enseigné, puis est présentée une méthode de mise en œuvre de la pratique qui puisse rejoindre le principe. Les auteurs conviennent qu'il n'existe pas une méthode unique applicable à la myriade de situations particulières rencontrées dans la pratique préhospitalière.

Actualisation des informations

Le développement du programme PHTLS a commencé en 1981, immédiatement après l'introduction de l'Advanced

* NdT : Les principes constituent les fondements de « ce qui devrait être fait » compte tenu de l'état actuel des connaissances. Les préférences représentent « ce qu'il est possible de faire » en égard au contexte, aux ressources disponibles et au niveau de compétence et prérogatives des intervenants préhospitaliers. Prenons l'exemple d'un patient dont les voies aériennes sont obstruées parce qu'il présente une altération de l'état de conscience. Le principe de traitement est la désobstruction rapide des voies aériennes supérieures (VAS). Les préférences dépendront, en France, du niveau de compétence de l'intervenant : un ambulancier ou un sapeur-pompier appliquera une libération manuelle des VAS, éventuellement associée à une aspiration des mucosités dans la cavité buccale ; un médecin procédera probablement, en plus, à une intubation trachéale.

Trauma Life Support (ATLS), programme de formation destiné aux médecins. Au même titre que le cours ATLS est révisé tous les 4 à 5 ans, des modifications pertinentes sont incorporées au fil des nouvelles éditions du PHTLS. Cette 6e édition américaine du programme PHTLS a été significativement révisée en se fondant sur le cours ATLS de 2005. Tout en restant fidèle aux principes de l'ATLS, le PHTLS est spécifiquement destiné à la dispensation de soins pour les patients traumatisés durant la phase préhospitalière. Plusieurs nouveaux chapitres ont été ajoutés, tandis que d'autres ont été complètement révisés. Les nouveaux chapitres incluent des informations sur l'évaluation de la scène de l'accident et la prise en charge, les urgences environnementales, les situations de catastrophe, les armes de destruction massive, le soutien médical aux unités d'intervention, et les secours aux patients traumatisés en milieu isolé. Un DVD est également inclus, avec des séquences vidéo relatives aux questions de compétences et de pratiques.

Bases scientifiques

Les auteurs et coordinateurs de l'ouvrage ont adopté une approche fondée sur les preuves (*evidence-based approach*) et ont inclus de multiples références à la littérature médicale appuyant les principes clés, ainsi qu'à des articles publiés par des organisations, qui sont citées en fonction de leur application possible. Nombre de références ont été ajoutées dans cette édition, permettant aux intervenants préhospitaliers qui le souhaitent de se reporter à des données scientifiques sur lesquelles nous appuyons nos recommandations.

Soutien de la NAEMT

La NAEMT constitue la structure administrative du programme PHTLS. Il est à noter qu'aucun droit d'auteur issu de la diffusion du programme PHTLS ne va aux auteurs ou coordinateurs qui ont réalisé ce travail, ni à l'American College of Surgeons Committee on Trauma, ni à aucune autre organisation. Tous les profits générés par le programme PHTLS sont reversés à la NAEMT afin de financer des programmes de recherches ou de formation, qui sont de première importance pour les personnels de secours; il s'agit par exemple de l'organisation de colloques et du lobbying auprès des législateurs pour plaider la cause des intervenants préhospitaliers.

Le PHTLS est un leader mondial

En raison du succès sans précédent de la 5e édition américaine du PHTLS, le programme a poursuivi son développement. Les cours PHTLS continuent à se développer dans tous les États-Unis, et l'armée américaine les a adoptés, enseignant le programme aux forces armées dans plus d'une centaine de sites de formation à travers le monde. Le PHTLS a été exporté dans plus de 37 pays, et de nombreux autres manifestent leur désir d'importer le PHTLS afin d'améliorer les soins préhospitaliers aux patients traumatisés.

Les intervenants préhospitaliers ont la responsabilité d'assimiler ces nouvelles connaissances et pratiques dans l'objectif de les mettre en œuvre pour le bénéfice des patients dont ils sont responsables. Les coordinateurs et auteurs de cette nouvelle édition et le comité exécutif de la division PHTLS de la NAEMT espèrent que les lecteurs intégreront ces informations dans leurs pratiques quotidiennes afin d'en faire bénéficier les personnes qui ne peuvent plus prendre soin d'elles-mêmes : les patients traumatisés.

Jeffrey P. Salomone, MD, FACS, NREMT-P
Peter T. Pons, MD, FACEP
Coordinateurs
Norman E. McSwain, Jr, MD, FACS, NREMT-P
Coordinateur principal
Will Chapleau, EMT-P, RN, TNS, CEN
Gregory Chapman, EMT-P, RRT
Jeffrey S. Guy, MD, FACS, EMT-P
Coordinateurs associés

Remerciements

En 1624, John Donne écrivit : « Aucun homme n'est une île à lui tout seul. » Sur de nombreux points, cette phrase s'applique au processus de publication d'un livre. De manière certaine, aucun coordinateur d'une publication n'est une « île à lui tout seul ». Un ouvrage comme celui-ci et, plus particulièrement, les formations qui impliquent la conception de supports audiovisuels, de manuels pour les formateurs et, bien sûr, d'un ouvrage support de cours ne peuvent pas être publiés par un auteur isolé. En fait, une grande partie, si ce n'est la majeure partie, du travail de publication d'un ouvrage de ce type n'est pas réalisée par les coordinateurs ni par les auteurs dont les noms apparaissent sur la couverture ou à l'intérieur du livre, mais bien par l'équipe éditoriale. La nouvelle édition de ce livre ne déroge pas à cette règle.

Alex Butman et Rick Vomacka ont travaillé avec diligence, employant fréquemment leurs propres deniers pour permettre la sortie des deux premières éditions américaines du programme Prehospital Trauma Life Support (PHTLS). Sans leur aide et leur travail, le PHTLS n'aurait jamais vu le jour.

Mary Fallat, MD, FACS, présidente de l'Emergency Services Committee-Prehospital au sein de l'American College of Surgeons Committee on Trauma ; Steve Parks et Christoph Kaufmann, MD, FACS, ancien et actuel présidents de l'Advanced Trauma Life Support (ATLS) Subcommittee ; et bien sûr, Irvene Hughes, RN, coordinatrice nationale et internationale de l'ATLS, ont fourni de manière générale une aide précieuse au PHTLS, et plus spécifiquement à la présente édition du manuel. Carol Williams, secrétaire générale du Committee on Trauma, Wayne Meredith, MD, FACS, son actuel président, et David Hoyt, MD, FACS, directeur de la commission traumatologie de l'American College of Surgeons, ont également fourni une aide immense à cette édition aussi bien qu'au programme PHTLS dans sa globalité.

Un merci tout particulier au corps des sapeurs-pompiers du Chicago Heights Fire Department qui nous ont permis d'utiliser leurs locaux, et aux différentes équipes qui ont participé aux séances photographiques pour ce livre.

Au sein de la maison d'éditions Mosby, Linda Honeycutt a permis, par ses efforts, que cette édition voit le jour dans les délais. Joy Knobel a réalisé un travail immense de relations publiques pour ce livre. Merci également à Jeanne Robertson pour les nouvelles illustrations. L'équipe de production, dirigée par Sarah Wunderly, a œuvré pour assurer que les textes fournis ont été fidèlement restitués, et les figures et tableaux actualisés avant l'impression de l'ouvrage.

Une personne doit faire l'objet d'une gratitude particulière : Laura Bayless. Elle a travaillé avec diligence et ténacité, soumise aux pressions de délais, de remise tardive des manuscrits, d'intégration des illustrations ; elle a effectué ce travail de la meilleure manière qui soit. Laura a été une source intarissable de contributions pour nous assister dans tous les aspects de création de cet ouvrage. Il est absolument clair que, sans Laura, cette 6e édition n'aurait pu voir le jour.

Les familles des coordinateurs et des auteurs, leurs femmes et enfants, mais aussi tous ceux qui ont su accepter les innombrables heures passées à préparer ce livre constituent évidemment le pivot de toute publication.

Norman E. McSwain, Jr, MD, FACS, NREMT-P
Jeff Salomone, MD, FACS, NREMT-P

Naissance de l'ATLS

Ainsi que cela se passe souvent dans la vie, une expérience personnelle a conduit à instituer des changements dans le domaine des soins d'urgences, qui a résulté dans la création du cours ATLS. Ma contribution personnelle dans la création de l'ATLS a commencé il y a 29 ans lorsqu'un avion s'est écrasé dans une zone rurale du Nebraska. Le cours ATLS est né d'une masse métallique, de blessés et de morts. Voici ce dont je me souviens.

Le 17 février 1976, ma famille quitta Los Angeles pour retourner à Lincoln, dans le Nebraska, après un mariage. J'étais aux commandes d'un bimoteur de 6 places. Ma femme, Charlene, avait pris place sur le siège du copilote. Notre fils aîné, Christopher, âgé de 10 ans, était assis derrière moi en face de la bouteille d'oxygène qui était attachée au dos du siège du pilote. Kimberly, sa petite sœur âgée de 3 ans, avait pris place sur ses genoux ; elle était ceinturée avec son grand frère. Les deux autres enfants étaient assis à côté de la porte à bagages arrière ; Randy, âgé de 7 ans, était du côté droit, à côté de son frère âgé de 8 ans, Richard. La température était de –2 °C cette nuit-là.

Cinq heures après notre départ (il était alors 18 heures), alors que je tentais de me maintenir au-dessous d'une épaisse couche de nuages, j'ai été désorienté et l'avion a perdu de l'altitude. Nous avons atterri dans une rangée d'arbres à 311 km/h. Les ailes de l'avion ont été déchiquetées, les cuves de kérosène vidées, le côté droit de l'avion a été endommagé par une large brèche. Nous sommes tombés dans un bosquet qui a amorti l'atterrissage et avons été propulsés vers un champ. Une partie du propulseur est venue s'encastrer dans la fenêtre du poste de pilotage ; elle ne m'a pas atteint mais a heurté la tête de Charlene. Elle est morte sur le coup. Au moment de l'impact, Charlene a été éjectée. La carcasse a poursuivi sa route durant encore 90 mètres, effectuant une dernière rotation de 180° mais est restée bien droite.

Ce qui m'a paru une éternité n'a duré en fait que 2 secondes et demie. Il y avait un vacarme énorme. J'attendais de mourir. Je me souviens alors du silence.

Mon visage avait heurté le tableau de bord. Je souffrais de fractures de côtes au-dessus de la rate. Mon front et mon visage étaient lacérés. Mon œil gauche était fermé et j'avais beaucoup de difficultés à voir encore quelque chose avec mon œil droit. Je souffrais également d'une fracture de l'arc zygomatique droit. Je souffrais, par ailleurs, de séquelles de gelures consécutives à une chute dont j'avais été victime 2 mois auparavant. Le visage

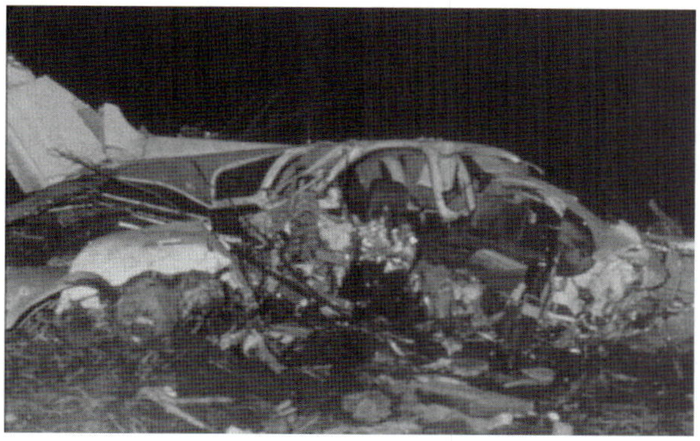

de Kimberly avait heurté la bouteille d'oxygène. Elle souffrait d'une fracture de l'orbite et de multiples plaies du front. Richard présentait de multiples lacérations au niveau du front et de l'orbite droit. Lui et Kimberly furent plongés dans le coma durant 7 jours. Christopher s'était écrasé sur le dos de Kimberly ; il ne présentait pas de lésion au niveau de la tête, mais souffrait d'une fracture de l'avant-bras droit et de plaies délabrantes de la main droite. Randy, quant à lui, souffrait d'une fracture ouverte du crâne. Sa jambe droite pendait au travers de la porte à bagages, et était empalée au niveau du genou par une pièce de métal. Il resta dans le coma durant 3 jours.

Je ne sais pas combien de temps je suis resté assis après que le monde est devenu silence. La première chose à laquelle j'ai pensé est le feu, et je me suis extrait de la carcasse et me suis retrouvé pris dans le barbelé dans lequel l'avion s'était empêtré. C'est alors que j'ai pris conscience que les enfants étaient restés dans l'avion. J'ai vu Randy et j'ai commencé à le tirer vers moi, lorsque j'ai compris qu'il était coincé au niveau du fuselage. Christopher m'a tendu Kimberly. Je l'ai déposée loin de l'avion et j'ai fait de même avec Richard. Christopher a été en mesure de s'extraire tout seul de l'avion. Je suis retourné voir Randy pour l'extraire de sa position inconfortable. Sa jambe avait été arrachée suite à l'empalement, et j'attendais l'hémorragie qui n'a jamais commencé.

Une fois que nous avons été à distance de l'avion et alors que le feu ne représentait plus un problème, j'ai compris le danger potentiel que représentait l'hypothermie. Nous avons rassemblé les vêtements sortis des valises éventrées avec lesquels nous avons fait un lit dans le compartiment arrière dans lequel j'ai placé les enfants, que j'ai abondamment couverts avec les vêtements disponibles. Christopher et moi-même étions assis en face et attendions. L'aide ne vint jamais. Je suis allé rechercher mon épouse et ne l'ai trouvée qu'à la troisième tentative. Je l'ai examinée et ai dû me rendre à l'évidence qu'elle était décédée. Je m'y suis repris à trois fois pour être sûr qu'elle était bien partie.

Nous pouvions apercevoir une route assez lointaine depuis le lieu du crash. Après avoir attendu jusqu'à environ 2 heures du matin, j'ai décidé d'aller chercher de l'aide. J'ai expliqué à Christopher qu'il devait rester avec ses frères et sœur. J'ai marché environ 1 km le long d'une voie forestière en direction d'une autoroute sur laquelle j'ai réussi à faire arrêter une voiture, deux camions ne s'étant pas arrêtés. Les passagers s'appelaient Rick et David. Je leur ai expliqué ce qui s'était passé, puis nous nous sommes dirigés sur les lieux du crash et avons installé les enfants dans la voiture. Je ne sais plus comment nous sommes parvenus à installer sept personnes dans cette voiture ni comment je m'y suis pris pour protéger le rachis cervical des enfants.

Immédiatement après l'accident, je ne ressentais pas de douleurs, même en dégageant Randy ou en portant les enfants. Après l'arrivée de Rick et David, j'étais incapable de porter quoi que ce soit en raison de douleurs au niveau du thorax et l'épaule. Mon visage ne me procurait aucune douleur. Les vertus de l'adrénaline sont étonnantes.

Sur le site du crash, j'avais à m'inquiéter des risques d'incendie et d'hypothermie. Les blessures des uns et des autres pouvaient donner lieu à problèmes hémorragiques. Nous avons protégé le rachis cervical des enfants aussi bien que nous le pouvions. J'ai consacré toute l'énergie qui me restait à transporter les enfants. Christopher ne pouvait pas m'aider en raison de sa fracture du bras. Il fixait sans cesse mon regard et, sans lui, la tâche aurait été impossible. Nous avons immobilisé son bras, j'ai dit adieu à ma femme, et nous avons repris la route pour l'hôpital d'Hebron situé à quelques kilomètres au sud du site du crash.

Nous sommes arrivés à la porte fermée du service d'urgences de cet hôpital rural. Nous nous sommes manifestés et l'infirmière de nuit est alors venue nous ouvrir la porte. Nous lui avons expliqué la situation dans laquelle nous nous trouvions et lui avons demandé si nous pouvions laisser entrer les enfants. Elle nous a expliqué qu'il fallait attendre l'arrivée du médecin avant toute chose. Je n'arrive pas à me rappeler ce que nous avons répondu mais nous avons fini par y entrer. Un peu plus tard, les Drs Penbry et Bunting, les deux praticiens généralistes, sont arrivés. Je me rappelle m'être mis devant un miroir en tentant de nettoyer le sang qui maculait mon visage. Richard a commencé à présenter des signes d'agitation. L'un des médecins l'a alors porté et conduit en salle de radiographie, sans aucune autre forme de précaution. Un peu plus tard, il est revenu avec Richard, et a annoncé qu'il ne souffrait pas d'une fracture du crâne. La colonne cervicale n'avait pas été examinée. Le chirurgien a ensuite entrepris de suturer les multiples plaies du visage de Richard. Une voie veineuse lui a été posée et on lui a administré du Valium®. Je ne me rappelle pas que l'un des autres blessés ait bénéficié de la pose d'une voie veineuse. J'ai appelé mon collègue, Bruce Miller, pour lui expliquer ce qui s'était passé et que nous arriverions à Lincoln dès que possible; il a informé l'hôpital.

À l'évidence, les médecins et leurs équipes dans cet hôpital d'Hebron étaient peu préparés à faire face à ce type de situation. Ils manquaient manifestement d'entraînement à la pratique de triage et à l'administration d'un traitement approprié.

Un hélicoptère de la police piloté par Larry Russel a décollé à midi pour effectuer des recherches. Un avion appelé *Looking Glass* est arrivé du Dakota du Sud et a repéré la balise de détresse sur les lieux du crash. Le pilote de l'avion a dirigé l'hélicoptère sur les lieux du crash. Celui-ci a atterri environ une demi-heure après notre départ des lieux et est revenu à l'hôpital après avoir été prévenu de notre arrivée.

À ce moment-là, une patrouille aérienne civile était aussi à notre recherche. Ils sont arrivés sur le site du crash plusieurs heures plus tard. On nous a expliqué par la suite qu'avant d'engager des recherches il fallait interroger tous les aéroports des États-Unis, ce qui prenait au minimum 6 heures!

Le pilote d'hélicoptère a évalué la situation et a suggéré de demander un hélicoptère de la Garde nationale pour effectuer le transport vers Lincoln. Ils sont arrivés avec un hélicoptère de transport dans lequel nous avons été installés pour effectuer un trajet d'environ 200 km. L'équipage était constitué de trois personnels navigants, du Dr Penbry, d'une infirmière et de nous cinq. Rick et David avaient disparu et je ne les ai jamais revus. Nous avons quitté l'hôpital et j'ai remarqué que la voie veineuse qui avait été posée à Richard ne coulait plus.

Il s'agissait de la première évacuation aérienne sanitaire effectuée par la Garde nationale depuis sa création en 1950.

Nous avons atterri à l'aéroport de Lincoln, et une ambulance nous a transportés vers le Lincoln General Hospital. Le service d'urgences et les blocs opératoires étaient prêts à nous accueillir. Nous sommes arrivés à 8 heures du matin, soit 14 heures après le crash. Le Dr Ron Craig, un médecin urgentiste, mon collègue, le Dr Bruce Miller, et un chirurgien plastique, le Dr Larry Ruth, nous attendaient. C'est ainsi que s'est achevée la plus longue nuit de mon existence.

L'ATLS est né

Dans les années qui ont suivi, nous avons tenté de panser nos blessures physiques et morales.

Mon entourage était lassé de mes critiques incessantes par rapport aux traitements qui nous avaient été administrés avant notre transfert vers l'hôpital de Lincoln. Je ne me plaignais pas des soins reçus dans un hôpital particulier, mais je m'interrogeais sur la capacité d'un hôpital rural de prendre en charge et de traiter des patients traumatisés à la phase aiguë. Je me disais surtout : « Si je peux délivrer des soins de meilleure qualité sur le lieu d'un accident avec des ressources limitées que ceux dont mes enfants et moi-même avons bénéficié dans le premier hôpital dans lequel nous avons été transportés, il y a quelque chose qui ne va pas dans le système et ce système doit être changé. » Cependant, on ne peut pas blâmer les gens s'ils n'ont pas été formés. Ron Craig et moi-même avons entamé des discussions pour savoir comment éviter que pareille situation se reproduise. Il a probablement répondu quelque chose du genre : « Arrête de ronchonner et mets ton argent là où est ta bouche. » Nous avons alors décidé que nous voulions mettre en place un système d'éducation pour les médecins ruraux afin de les former à la prise en charge des patients traumatisés. Nous avons donc contacté Jodie Bechtel, une infirmière qui travaillait avec l'équipe mobile de cardiologie de l'hôpital de Lincoln. Nous avons tous les trois décidé d'organiser une formation au Nebraska. Jodie travaillait avec Steve Carvith (également de l'hôpital de Lincoln) lorsque celui-ci créa le cours ACLS. Nous avons alors décidé d'utiliser le même format de cours et l'avons baptisé ATLS.

Un programme a été créé et organisé selon une approche logique de la prise en charge d'un patient traumatisé. Nous avons développé l'idée de traiter immédiatement un problème vital lorsqu'il était identifié avant de poursuivre l'évaluation complète du patient, plutôt que d'évaluer sa fonction dans un ordre chronologique et de ne commencer le traitement que lorsque l'examen est achevé.

Irvene Hughes, une infirmière travaillant également dans l'équipe mobile de cardiologie de l'hôpital Lincoln, nous a rejoint dans notre aventure. Elle est actuellement en charge du programme ATLS. Paul (Skip) Collicott, un chirurgien vasculaire, nous a également rejoint dès le début. Il bénéficiait de nombreuses connaissances politiques et prit la tête du groupe. Plusieurs médecins se sont joints à nos efforts, et chacun de nous a écrit des chapitres dans sa spécialité respective afin de finaliser le programme. L'ABC du traumatisme a alors été développé pour prioriser l'ordre d'évaluation et du traitement d'un blessé. Un prototype de formation a été testé à Auburn, dans le Nebraska, en 1978 avec l'aide de beaucoup de personnes. Skip a présenté le cours à l'Université du Nebraska, qui lui a notamment permis d'accéder à un laboratoire animal et à des structures opératoires pour effectuer des interventions sur des chiens endormis. Skip s'est impliqué dans l'American College Of Surgeons Committee on Trauma. Nous avons présenté le cours dans ses versions finales aux 13 régions du College. Il a été développé dans chacune d'entre elles.

Depuis le premier cours à Auburn, 28 années ont passé, et l'ATLS continue sa progression et sa croissance. Ce qui était originellement pressenti comme programme d'éducation pour les médecins en zone rurale du Nebraska est devenu une formation pour le monde entier dans tout type de structure de prise en charge de patients traumatisés – 500 000 étudiants ont été formés dans 46 pays, à travers 25 000 cours, et 24 000 médecins sont formés chaque année. Ainsi, chacun des professionnels qui est impliqué dans la prise en charge de patients traumatisés parle le même « langage » ATLS. Cette capacité de communiquer et d'anticiper à tous les niveaux diminue la morbidité et la mortalité dans la période précieuse qu'est la *« golden hour »* (ou *golden period*).

L'ATLS aujourd'hui

Face au récent tsunami, à l'attentat du World Trade Center, aux ouragans, et à d'autres catastrophes, naturelles ou provoquées par l'homme, qui ont eu lieu ces 20 dernières années nous avions relativement peu d'expérience. Nous espérons que la grande famille de l'ATLS a joué son rôle en sauvant des vies, depuis cette nuit où, il y a maintenant de nombreuses années, ma famille et moi-même avons été en péril.

Les gens me demandent souvent ce que mes enfants et moi-même sommes devenus depuis ce crash. Les enfants vont tous bien.

Kimberly a obtenu un diplôme en psychologie, un master en ressources humaines, et est devenue directrice des ressources humaines dans une petite entreprise. Christopher a commencé l'Université mais n'est jamais allé jusqu'au bout. Lui et son épouse travaillent dans le domaine de l'immobilier et vont bien. Randy est diplômé en biologie et travaille pour Orange County en Californie. Richard a obtenu un diplôme en éducation à l'Université de Brown. Il enseigne l'informatique, la biologie et l'astronomie à la San Leandro High School, au sud d'Oakland en Californie.

James K. Styner, MD, FACS
Chirurgien orthopédique retraité

Le PHTLS : hier, aujourd'hui et demain

Dès 1979, les soins administrés aux patients traumatisés ont connu des progrès considérables avec l'instauration du programme de formation ATLS (*Advanced Trauma Life Support*). Le Dr Norman E. McSwain, Jr, FACS, premier responsable médical du comité ATLS et du sous-comité préhospitalier auprès de l'American College of Surgeon savait que ce qui venait d'être institué allait avoir des effets profonds sur le devenir des patients traumatisés. Au-delà, il eut le fort pressentiment que ces effets positifs pourraient être encore majorés par la formation des intervenants préhospitaliers à des techniques de prise en charge similaires.

Le Dr McSwain, en qualité de membre fondateur des dirigeants de la National Association of Emergency Medical Technicians (NAEMT) obtint l'assentiment de Gary Labeau, alors président de la NAEMT, pour développer une version préhospitalière du programme ATLS. Le Président Labeau confia au Dr McSwain et à Robert Nelson, NREMT-P, la tâche de déterminer la faisabilité d'un programme de type ATLS adapté à la pratique des intervenants préhospitaliers.

En sa qualité de professeur de chirurgie à la faculté de médecine de Tulane à la Nouvelle-Orléans (Louisiane), le Dr McSwain bénéficia du soutien des collègues de son université et ils ébauchèrent ensemble le programme d'étude qui allait devenir le *Prehospital Trauma Life Support* (PHTLS). Cette ébauche élaborée, un comité PHTLS fut constitué en 1983. Ses membres entreprirent d'affiner le contenu du programme et un peu plus tard, la même année, un cours pilote était dispensé à Lafayette, à la Nouvelle-Orléans, et dans trois autres états.

Le PHTLS connut son véritable essor à l'occasion de trois séminaires dispensés à Denver (Colorado), Bethesda (Maryland) et Orlando (Floride) entre septembre 1984 et février 1985. Les premiers diplômés PHTLS furent les véritables pionniers de ce programme, en firent la promotion, parcoururent les États-Unis en dispensant le cours.

Les toutes premières formations reposaient sur une approche de type *Advanced Life Support* (techniques avancées). En 1986, un programme davantage destiné aux intervenants « basiques » (BLS ou *Basic Life Support*) fut développé. La formation se développa de manière exponentielle. Débutant avec quelques membres enthousiastes, des dizaines puis des centaines et des milliers d'intervenants participent désormais annuellement au cours PHTLS à travers le monde.

Lorsque le programme PHTLS s'est véritablement développé, le comité PHTLS est devenu une division à part entière de la NAEMT. La demande de formation, autant que la nécessité de pérenniser la qualité de l'enseignement, a amené à la création d'un réseau constitué de centres régionaux, nationaux ou affiliés. Il existe dans chaque pays un coordinateur national, assisté de coordinateurs régionaux qui œuvrent ensemble pour transmettre toutes les informations et s'assurer que l'intervenant formé au PHTLS le sera dans les mêmes conditions que le cours ait lieu à Chicago (Illinois) ou à Buenos Aires (Argentine).

Tout au long de ce processus de croissance, la supervision médicale a été réalisée par l'American College Of Surgeons Committee on Trauma (ACSCOT). Durant ces 20 années, le partenariat entre la NAEMT et l'ACSCOT a pleinement contribué à offrir aux participants du programme PHTLS l'opportunité de donner à leurs patients, où qu'ils soient, les meilleures chances de survie possibles.

Le PHTLS dans les forces armées

Dès 1988, l'armée américaine décida de former massivement ses médecins au PHTLS. Coordonné par le Defense Medical Readiness Training Institute à Fort Sam Houston au Texas, le PHTLS est enseigné à travers les États-Unis, l'Europe, l'Asie, et partout ailleurs où flotte le drapeau des forces militaires américaines. En 2001, le programme intitulé *Army's 91WB* permit de former 58 000 intervenants médicaux militaires au PHTLS. Un chapitre spécifique à la médecine militaire a été inclus dans la quatrième édition américaine. Après la parution de la cinquième édition américaine, une collaboration particulièrement étroite s'est forgée entre l'organisation PHTLS et un comité militaire récemment constitué (Committee on Tactical Combat Casualty Care). L'objectif de ce partenariat fut d'enrichir le chapitre dédié à la médecine militaire, ce qui fut réalisé dans la cinquième édition révisée ; une version militaire du livre fut publiée en 2004. Cette collaboration a donné lieu à l'intégration, dans la sixième édition (version militaire), de nombreux nouveaux chapitres. Le PHTLS a été enseigné à de multiples reprises sur le théâtre d'affrontements en Afghanistan et en Iraq ; le taux de mortalité observé a été le plus faible dans l'histoire des conflits dans lesquels les États-Unis ont été impliqués.

Le PHTLS international

Les principes développés dans le programme PHTLS ont conduit de nombreux médecins et intervenants préhospitaliers à vouloir importer ce cours dans les pays où ils exercent. Les responsables du programme ATLS qui dispensent des cours dans le monde entier ont également observé cela. Ce réseau permet la supervision médicale des programmes et la continuité de l'enseignement.

Alors que le PHTLS s'est déplacé à travers les États-Unis et développé dans le monde entier, nous avons été frappés par les différences culturelles ou climatiques, mais également par des similitudes : celles de personnes qui consacrent leur vie à s'occuper de malades et de blessés. Tous ceux d'entre nous qui ont bénéficié de l'opportunité d'enseigner dans d'autres nations ont éprouvé cet esprit de camaraderie qui agrémente nos partenariats, et observé que notre objectif commun est d'offrir des soins à ceux qui en ont le plus besoin.

Les pays suivants composent aujourd'hui la grande famille du PHTLS : Argentine, Australie, Barbade, Bolivie, Brésil, Canada, Chili, Chine, Colombie, Danemark, Royaume Uni, France, Grèce, Grenade, Hollande, Irlande, Israël, Italie, Luxembourg, Mexique, Nouvelle-Zélande, Norvège, Panama, Pérou, Portugal, Arabie Saoudite, Écosse, Espagne, Suède, Suisse, la Trinité, Émirats Arabes Unis, États-Unis, Uruguay, Venezuela. Des cours de démonstration ont été dispensés en Bulgarie, en Macédoine, et le seront prochainement en Croatie, avec l'espoir d'y constituer de nouveaux centres de formation. Le Japon, la Corée, l'Afrique du Sud, l'Allemagne, l'Équateur, le Paraguay, la Lituanie, la Pologne et le Nigéria espèrent joindre notre « famille » dans un futur proche.

Traductions

Le développement du PHTLS a engendré la traduction du manuel original américain. L'ouvrage est disponible dans les langues suivantes : anglais, espagnol, grec, portugais, français, allemand et italien. Des négociations sont en cours afin de réaliser des traductions dans d'autres langues. Dans ce contexte polyglotte, les documents contenus dans le DVD qui accompagne cet ouvrage sont sous-titrés.

Une vision du futur

Cette vision pour le futur du PHTLS est celle de la famille. Le Dr McSwain constitue la racine de la famille grandissante qui fournit la formation essentielle et contribue à la connaissance et au partage d'expériences à travers le monde. Le symposium international inaugural du PHTLS s'est tenu en 2000 près de Chicago. Les programmes de ces rencontres doivent permettre aux praticiens et aux chercheurs du monde entier de définir les standards pour les soins préhospitaliers aux patients traumatisés pour le XXIe siècle.

L'appui des membres de la famille du PHTLS, les heures innombrables de leur vie qu'ils offrent permettent au PHTLS de continuer son développement dont la conduite est assurée comme suit :

Conseil exécutif du PHTLS

Directeur médical international du PHTLS
Norman E. McSwain, Jr., MD, FACS, NREMTP
1983–ce jour

Directeurs médicaux associés du PHTLS

Scott B. Frame, MD, FACS, NREMT-P	1994–2001
Jeffrey Salomone, MD, FACS, NREMT-P	1996–ce jour
Peter T. PONS, MD, FACEP	2000–ce jour
Jeffrey S. Guy, MD, FACS-EMT-P	2001–ce jour

Coordinateurs internationaux du PHTLS

Richard Vomacka, REMT-P	1983–1985
James L. Paturas	1985–1988
David Wuertz, EMT-P	1988–1990
John Sinclair, EMT-P	1990–1991
James L. Paturas	1991–1992
Elizabeth M. Wertz, RN, BSN, MPM	1992–1996
Will Chapleau, EMT-P, RN, TNS	1996–ce jour

Alors que nous poursuivons l'exploitation du potentiel du PHTLS et son développement à travers le monde entier, nous devons rappeler ici nos engagements :

1. Évaluation rapide et précise.
2. Identification des états de chocs et de l'hypoxémie.
3. Initiation d'une prise en charge adaptée dans le temps nécessaire.
4. Transport opportun vers l'établissement d'accueil le mieux adapté.

Il est par ailleurs nécessaire de consolider notre rapport de mission qui fut rédigé lors d'une session marathon à l'occasion d'une conférence de la NAEMT en 1997. La mission du PHTLS est d'offrir à ceux qui le souhaitent une formation de grande qualité aux soins préhospitaliers pour les patients victimes de traumatismes. En ce sens, le PHTLS contribue pleinement à l'accomplissement des missions de la NAEMT. Le PHTLS trouve sa raison d'être dans un processus d'amélioration continue de la qualité et de la performance. Ainsi, les responsables du PHTLS sont en permanence attentifs aux évolutions et changements technologiques ou méthodologiques afin de délivrer des soins préhospitaliers qui visent l'amélioration qualitative des pratiques et du service rendu.

La NAEMT

La NAEMT représente les intérêts des intervenants en soins préhospitaliers partout dans le monde. Cette association a été fondée en 1975 avec l'aide du registre national des techniciens médicaux d'urgence (NREMT). Depuis sa création, la NAEMT a œuvré pour promouvoir le statut professionnel des intervenants préhospitaliers, du premier répondant jusqu'à l'administrateur. Ses programmes de formation ont été institués afin d'offrir une éducation continue à l'ensemble des intervenants préhospitaliers et sont reconnus dans le monde entier.

La NAEMT entretient des partenariats avec plusieurs dizaines d'organisations similaires, publiques ou privées, aux États-Unis et partout dans le monde. Cette collaboration influence positivement chaque aspect des soins préhospitaliers. La participation et l'implication de la NAEMT garantit ainsi que la voix des intervenants préhospitaliers est entendue pour déterminer le futur de nos pratiques.

LES MISSIONS DE LA NAEMT

La mission de la NAEMT est d'être une organisation professionnelle qui fédère et représente les points de vue et opinions des intervenants préhospitaliers et influence les évolutions des services d'urgence comme une profession de santé se positionnant à la manière d'une alliée objective. La NAEMT propose à ses adhérents, par le biais de ses programmes d'éducation continue, d'activités communes, le développement de standards nationaux et de nouveaux programmes de formation au bénéfice des personnels des services de secours.

Forte de cette mission clairement définie et poursuivie avec passion, la NAEMT s'efforcera de continuer à se positionner en leader dans l'évolution des soins préhospitaliers.

Partie I

ÉNERGIE ET BLESSURES

Chapitre 1

Introduction au PHTLS

PHTLS – Secours et soins préhospitaliers aux traumatisés

Nos patients ne nous ont pas choisis. Nous avons choisi de les traiter. Nous aurions pu choisir un autre métier, mais nous ne l'avons pas fait. Nous avons accepté la responsabilité de soigner des patients dans certaines des pires situations : quand il fait froid ou lorsque nous sommes fatigués, quand il pleut et qu'il fait nuit, et souvent lorsque les situations sont les plus imprévisibles. Nous devons accepter ces responsabilités ou les laisser à d'autres. Nous nous devons de donner à nos patients les meilleurs soins possibles, c'est-à-dire avec du matériel vérifié, des équipements complets, des connaissances à jour et, surtout, sans indifférence. Il ne nous est pas possible de connaître toutes les données médicales, mais nous ne pouvons pas prétendre être prêts à soigner nos patients sans lire et apprendre tous les jours. La formation Prehospital Trauma Life Support (PHTLS) contribue aux connaissances des intervenants préhospitaliers et, plus important encore, bénéficie aux patients. À la fin de chaque intervention, nous devons sentir que le patient n'a reçu rien de moins que ce que nous avions de mieux à lui offrir.

Les soins aux patients traumatisés au XXIe siècle

Pour un intervenant préhospitalier, l'opportunité d'aider une autre personne est plus grande lors de la prise en charge des patients traumatisés que dans tout autre situation de soins. Le nombre de patients traumatisés est plus important que celui des autres groupes de patients, et les chances de survie d'un patient traumatisé qui reçoit des soins préhospitaliers adaptés sont probablement plus grandes que pour n'importe quel autre patient. Les intervenants préhospitaliers peuvent augmenter la durée de vie d'un patient traumatisé et, grâce aux années de vie active sauvées, apporter un bénéfice à la société. Les sauveteurs, par l'intermédiaire d'une prise en charge efficace des patients traumatisés, ont donc une influence significative sur la société.

Comprendre, apprendre et pratiquer les principes du PHTLS est plus bénéfique aux patients que n'importe quel autre programme éducatif. Les faits suivants ont mené à réviser et approfondir le chapitre 2 sur la prévention des blessures dans ce livre.

Les traumatismes sont la principale cause de décès des personnes âgées de 1 à 44 ans. Environ 80 % des décès d'adolescents et 60 % des décès d'enfants sont liés aux traumatismes. Les traumatismes représentent la septième cause de décès chez les personnes âgées. Trois fois plus d'Américains meurent suite à un traumatisme chaque année qu'il n'y a eu de morts au cours de la guerre du Viêtnam. Tous les 10 ans, le nombre d'Américains qui meurent en raison d'un traumatisme est plus important que le nombre total de militaires morts au cours de l'ensemble des conflits dans lesquels les États-Unis ont été engagés. C'est seulement au-delà de l'âge de 50 ans que les cancers et les maladies cardiaques rivalisent avec les traumatismes comme principales causes de décès. Environ 80 fois plus de patients meurent chaque année de traumatismes pénétrants et fermés que les personnes qui sont mortes les trois premières années du conflit en Iraq.

La prise en charge préhospitalière ne peut pas faire grand-chose pour améliorer la survie de patients ayant un cancer. Cependant, pour le patient traumatisé, les soins préhospitaliers peuvent souvent faire la différence entre la vie et la mort; entre une incapacité temporaire, sérieuse ou permanente; ou entre une vie productive et une vie de misère assortie de la nécessité d'aides de toutes sortes. Aux États-Unis, environ 60 millions de blessures surviennent chaque année, 30 millions d'entre elles nécessitant des soins médicaux et 9 millions de celles-ci donnant lieu à des lésions invalidantes. Environ 8,7 millions de personnes seront handicapées temporairement, alors que 300 000 souffriront d'un handicap permanent.

Le coût de la prise en charge des patients traumatisés est effarant. Des milliards sont dépensés pour la prise en charge des patients traumatisés, ces coûts n'incluant pas les pertes de salaires, les coûts d'assurance, les dommages aux biens, ni les dépenses des employeurs. La perte de productivité des patients traumatisés invalides est équivalente à 5,1 millions d'années, pour un coût supérieur à 65 milliards de dollars. Pour les patients qui décèdent, 5,3 millions d'années de vie sont perdues (34 ans par personne) pour un coût de plus de 50 milliards. Comparativement, les coûts (mesurés en dollars et en années de vie perdues) pour les cancers et les maladies cardiaques sont nettement moindres, comme cela est illustré dans la figure 1-1. Par exemple, la protection adéquate d'une fracture de la colonne cervicale par un intervenant préhospitalier peut faire la différence entre une tétraplégie définitive et une vie saine, productive et sans contraintes physiques. Les intervenants préhospitaliers rencontrent bien d'autres exemples de ce type presque tous les jours.

Les soins aux patients traumatisés sont divisés en trois phases : le préévénement, l'événement et le postévénement. Les intervenants préhospitaliers ont des responsabilités dans chacune de ces trois phases.

Phase préévénementielle

Le traumatisme n'est pas un accident. Un *accident* est défini comme étant « un événement survenant par hasard ou pour des raisons inconnues », ou bien comme une « circonstance malheureuse résultant de l'imprudence, de l'inconscience ou de l'ignorance ». La plupart des

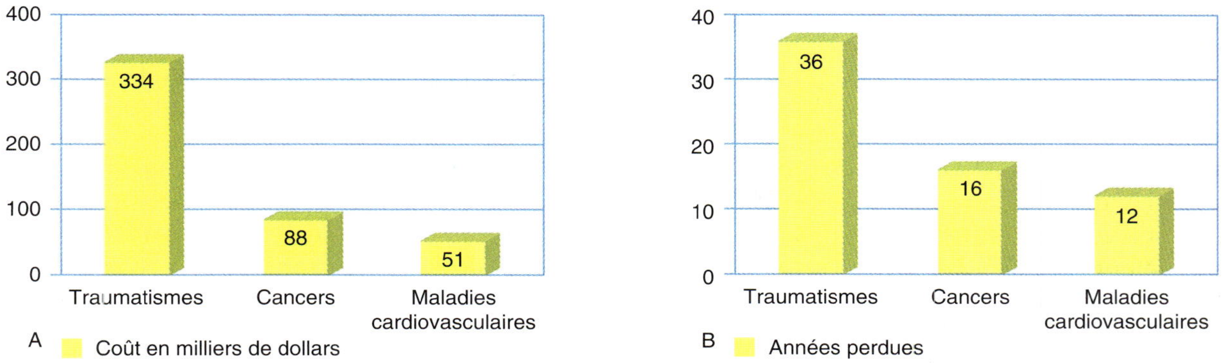

Fig. 1-1. *A* : Coûts comparatifs en milliers de dollars entre victimes traumatisées, victimes de cancers et de maladies cardiovasculaires aux États-Unis chaque année. *B* : Nombre comparatif d'années de vie perdues résultant des traumatismes, des cancers et des maladies cardiovasculaires.

décès et des blessures dus aux traumatismes correspondent à la seconde définition et peuvent être prévenus. Les accidents traumatiques sont classés en deux catégories : *intentionnels* et *non intentionnels*.

Par l'intermédiaire des mesures de prévention, dans ces deux cas de figure, l'intervenant préhospitalier doit éduquer le public à l'usage de la ceinture de sécurité dans les véhicules, promouvoir la réduction de l'usage d'armes dans les activités criminelles, et promouvoir les résolutions de conflits non violents. En plus des soins aux patients traumatisés, les membres des équipes de soins ont tous une part de responsabilité dans la réduction du nombre de victimes. Actuellement, violence et traumatismes non intentionnels provoquent chaque année plus de décès aux États-Unis que toutes les autres maladies combinées. La violence entre en ligne de compte dans plus d'un tiers de ces décès (figure 1-2). Les véhicules motorisés et les armes à feu sont impliqués dans plus de la moitié des décès d'origine traumatique, la plupart de ceux-ci pouvant être prévenus (figure 1-3).

Les lois sur l'obligation du port du casque de moto sont un exemple de l'influence de la législation sur la prévention des blessures. En 1966, le Congrès américain donna au ministère des Transports l'autorisation de rendre obligatoire le port du casque à moto. Le port du casque a alors augmenté de manière substantielle jusqu'à atteindre presque 100 %, diminuant ainsi de façon très significative le taux de mortalité. En 1975, sous l'influence de divers groupes de pression, le Congrès abrogea cette loi. Plus de la moitié des États modifièrent la législation existante, ce qui eut pour conséquence d'augmenter le nombre de décès associés. Récemment, plusieurs États ont validé l'abrogation de ces lois, entraînant une augmentation du taux de mortalité en 1998 et 1999 (figure 1-4).

Un autre exemple de décès traumatiques pouvant être prévenus concerne la conduite en état d'ivresse. Du fait de la pression exercée pour modifier les lois sur le taux d'alcoolémie au volant, et au travers d'activités éducatives de certaines organisations comme l'association Mother Against Drunk Drivers, le nombre de conducteurs sous l'effet de l'alcool impliqués dans des accidents mortels a considérablement diminué depuis 1989.

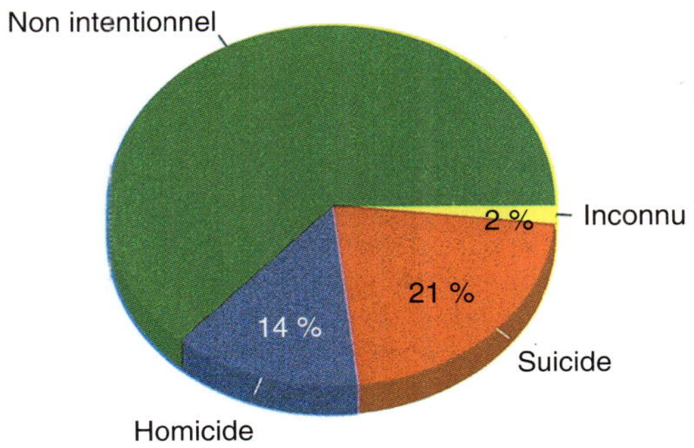

Fig. 1-2. Les traumatismes non intentionnels et les violences occasionnent plus de décès que toutes les autres causes combinées de décès aux États-Unis.

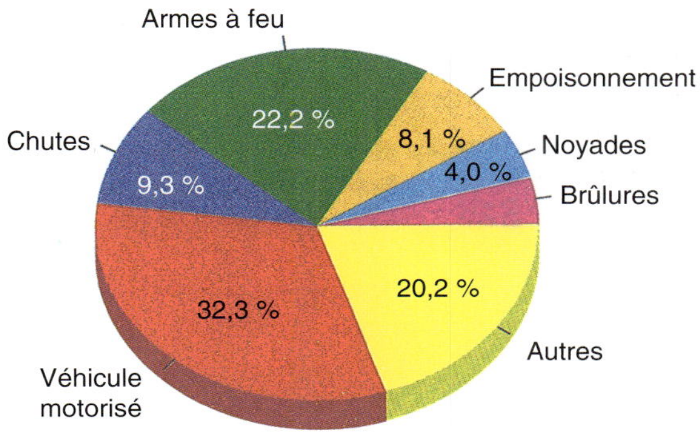

Fig. 1-3. Les traumatismes liés aux accidents de circulation et aux armes à feu comptent pour plus de la moitié des décès résultant de traumatismes et de violences aux États-Unis.

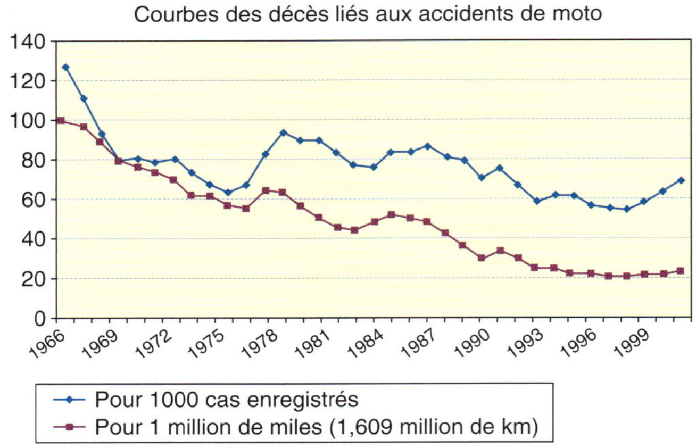

Fig. 1-4. La loi américaine sur l'obligation du port du casque a réduit de manière significative le taux de mortalité chez les motards. L'abrogation de cette loi en 1975 a provoqué une nette augmentation du nombre de décès. Beaucoup d'États ont réinstauré leur propre loi, le nombre de décès revenant aux chiffres connus avant 1975.

Une autre manière de prévenir les traumatismes réside dans l'usage des sièges de sécurité pour enfants. De nombreux *trauma centers*, services de police et *emergency medical services* (EMS; services médicaux d'urgences) conduisent des programmes pour enseigner aux parents comment installer et employer les sièges de sécurité pour enfants.

Phase événementielle

Que ce soit dans leur véhicule personnel ou dans une ambulance, les intervenants préhospitaliers doivent se protéger eux-mêmes et enseigner par l'exemple. Ils devraient toujours conduire avec prudence, respecter le code de la route, et utiliser les systèmes de protection disponibles comme les ceintures de sécurité, aussi bien dans la cabine avant que dans la cellule sanitaire de l'ambulance.

Phase postévénementielle

Donald Trunkey, MD, a déterminé trois phases dans les décès d'origine traumatique [1]. La *première phase* apparaît dans les premières minutes et jusqu'à une heure après l'accident. Ces décès surviennent même avec une intervention médicale rapide. La meilleure façon de combattre ce type de décès est de prévenir les lésions et d'adopter des stratégies de sécurité. La *deuxième phase* survient dans les premières heures après l'accident. Ces décès peuvent être prévenus par une bonne prise en charge préhospitalière et des soins hospitaliers efficaces. La *troisième phase* apparaît plusieurs jours à plusieurs semaines après l'accident. Ces décès sont généralement dus à des syndrome de défaillance multiviscérale. Nous devons encore apprendre de nombreuses choses sur la façon de prendre en charge et de prévenir les syndrome de défaillance multiviscérale. Cependant, la prise en charge précoce et agressive de l'état de choc peut prévenir certains de ces décès (figure 1-5).

R. Adams Cowley, MD, fondateur du Maryland Institute of Emergency Medical Services, l'un des premier *trauma centers* aux États-Unis, décrivit et définit ce qu'il appela la *golden hour* (heure d'or). Se fondant sur ses recherches, Cowley pensait que les patients qui reçoivent des soins définitifs rapidement après leur accident ont un taux de survie plus élevé que ceux pour lesquels ces soins sont retardés. Une des raisons de cette amélioration du taux de survie est la préservation de la capacité du corps de produire de l'énergie pour maintenir le fonctionnement de ses organes. Pour l'intervenant préhospitalier, cela se traduit par le maintien de l'oxygénation et de la perfusion, et par un transport rapide vers une structure équipée pour poursuivre ce processus.

Un service médical d'urgences classique en zone urbaine a un *temps de réponse* (du moment de l'appel des services d'urgences jusqu'à l'arrivée sur les lieux) de 6 à 8 minutes. NdT : en France, les temps d'intervention ne sont pas opposables au sens réglementaire du terme. Des recommandations sont cependant formulées dans chaque département par les SDACR (schémas départementaux d'analyse et de couverture des risques) et par les SROS (schémas régionaux d'organisation sanitaire). Un transport classique vers le centre hospitalier receveur prend entre 8 et 10 minutes. Entre 15 et 20 minutes de la fameuse heure d'or sont ainsi utilisées rien que pour arriver sur les lieux et pour transporter le patient. Si les soins préhospitaliers sur les lieux ne sont pas efficaces, ou bien sont mal organisés, 30 à 40 minutes peuvent encore s'écouler sur les lieux. Avec ce temps passé sur place, auquel s'ajoute

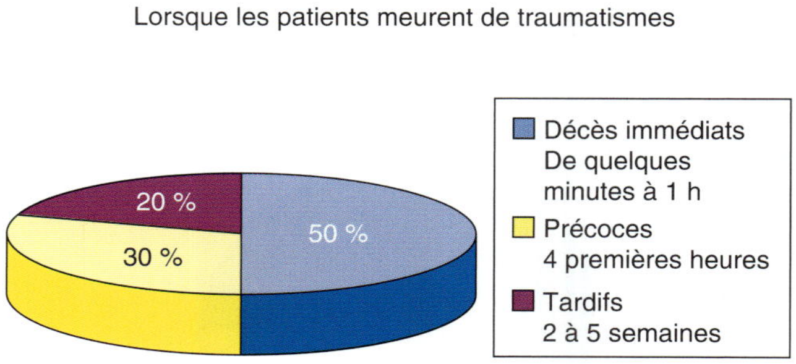

Fig. 1-5. Lorsque les patients meurent d'un traumatisme. Les décès immédiats peuvent être prévenus uniquement par l'éducation et la prévention, car la seule chance qu'ont ces patients est que l'accident ne se produise pas. Les décès précoces peuvent être prévenus par le biais d'une prise en charge préhospitalière adéquate et rapide, dans le but de réduire les taux de mortalité et de morbidité. Les décès tardifs peuvent uniquement être prévenus au travers d'un transport rapide vers un hôpital adapté aux soins aux patients traumatisés.

le temps de transport, l'heure d'or est dépassée avant même qu'un médecin n'ait eu l'opportunité de traiter le patient. Les données de plusieurs études commencent à valider cette notion [2,3]. Une étude a montré que des patients dont l'état est critique ont un taux de mortalité significativement plus bas (17,9 % contre 28,2 %) lorsqu'ils sont transportés par un véhicule privé plutôt que par une ambulance. Ce résultat inattendu était plus particulièrement dû au fait que les intervenants préhospitaliers passaient trop de temps sur les lieux. Un *trauma center* situé dans la zone où l'étude fut conduite montra que le temps moyen passé sur les lieux était de 23 minutes pour les patients « critiques » victimes d'un accident de la circulation, et de 22 minutes pour les patients « critiques » victimes d'une plaie pénétrante. Cela doit amener tous les intervenants à se poser les questions suivantes : « Est-ce que ce que je fais va être réellement bénéfique pour le patient ? Est-ce que ce bénéfice justifie le risque de retarder le transport ? » Une des plus importantes responsabilités d'un sauveteur préhospitalier est d'essayer de rester le moins longtemps possible sur les lieux. Durant les précieuses premières minutes, l'intervenant doit rapidement évaluer le patient, réaliser les manœuvres salvatrices et préparer le patient pour le transport.

Une seconde responsabilité est de transporter le patient vers une structure appropriée. Le facteur le plus important pour la survie de tout patient est le temps qui s'écoule entre l'accident et les soins définitifs. Pour un patient en arrêt cardiaque, les soins définitifs sont la restauration d'un rythme cardiaque normal et d'une perfusion adéquate. Une réanimation cardiopulmonaire ne constitue qu'un moyen de maintenir en vie. Pour un patient dont les voies aériennes sont compromises, les soins définitifs sont la libération des voies aériennes et la restauration d'une ventilation adéquate. Le rétablissement d'une ventilation ou d'un rythme cardiaque normal par défibrillation est assez facilement obtenu sur le terrain ; c'est pourquoi le temps de transport n'est pas aussi impératif pour un patient cardiaque.

La prise en charge des patients traumatisés est différente. Les soins définitifs correspondent souvent au contrôle d'une hémorragie et à la restauration d'une perfusion adéquate. L'hémostase (contrôle de l'hémorragie) ne peut pas toujours être réalisée sur le terrain, ou au service d'accueil des urgences ; elle doit souvent être effectuée au bloc opératoire. C'est pourquoi, lors du choix de la destination d'accueil, l'intervenant préhospitalier doit prendre en compte le temps de transport vers cette structure, mais aussi les capacités de prise en charge de celle-ci.

Un *trauma center* ayant un chirurgien et une équipe de bloc opératoire immédiatement disponibles peut, la plupart du temps, recevoir un patient traumatisé présentant une hémorragie menaçant le pronostic vital dans les 10 à 15 minutes après son admission. Un hôpital n'ayant pas de chirurgien de garde sur place doit attendre l'arrivée de celui-ci et de son équipe avant de transporter le patient du service des urgences jusqu'au bloc opératoire. Ce temps qui s'écoule avant que l'hémorragie ne puisse être contrôlée résulte en une augmentation du taux de mortalité (figure 1-6).

Histoire des *emergency medical services* (services médicaux d'urgences)

Ce livre, la formation PHTLS ainsi que les soins aux patients traumatisés sont fondés sur des objectifs qui ont été développés par les pionniers des soins préhospitaliers. La liste de ces innovateurs est longue ; toutefois, certains d'entre eux méritent toute notre reconnaissance.

Au début du XVIIIe siècle, le baron Dominique Jean Larrey, médecin-chef militaire de Napoléon, reconnut la nécessité de soins préhospitaliers précoces. Il développa alors les « ambulances volantes » tirées par des chevaux, pour retrouver rapidement les hommes blessés sur le champ de bataille, et, le premier, introduisit le fait que les individus qui servaient dans ces « ambulances volantes »

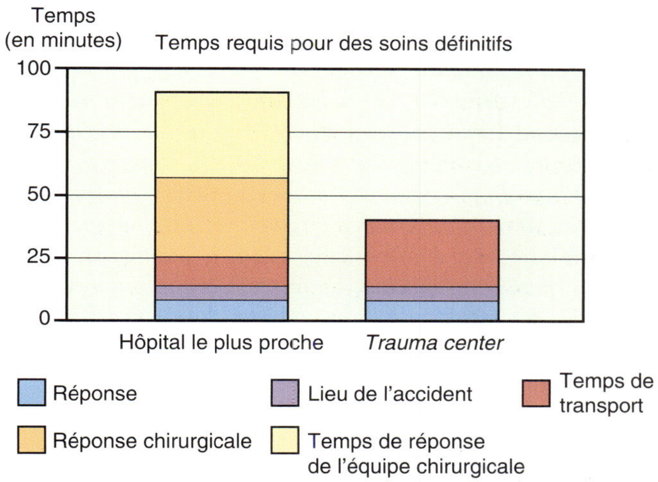

Fig. 1-6. Dans les zones où des *trauma centers* existent, ne pas transiter par les hôpitaux non spécialisés dans la prise en charge des patients traumatisés peut permettre d'améliorer significativement les soins aux patients. Pour les patients traumatisés sévèrement blessés, les soins définitifs doivent être réalisés au bloc opératoire. De 10 à 20 minutes supplémentaires dans le trajet pour se rendre dans un hôpital disposant d'une équipe chirurgicale de garde dans les locaux permettent de réduire le délai d'accès aux soins définitifs. *Bleu* : temps de réponse des équipes médicales d'urgences. *Violet* : temps passé sur les lieux. *Rouge* : temps de transport. *Orange* : délai d'intervention du chirurgien ne se trouvant pas dans les locaux de l'hôpital. *Jaune* : délai d'intervention d'une équipe chirurgicale se trouvant à l'extérieur de l'hôpital.

devaient être formés aux soins médicaux afin de soigner sur place et en route pour l'hôpital.

J.D. « Deke » Farrington, MD, père des EMS (services médicaux d'urgences) « modernes » aux États-Unis (équivalent des services de secours préhospitaliers en France), stimula le développement de soins préhospitaliers plus efficaces avec son célèbre article intitulé « La Mort dans le fossé » [4]. Son travail en tant que président de commission sur trois des documents initiaux ayant établi les bases des EMS aux États-Unis (la liste des équipements essentiels pour les ambulances de l'American College of Surgeons, le standard KKK du ministère des Transports, et le premier programme de formation initiale d'*emergency medical technician* [technicien médical d'urgences ; NdT : la profession d'EMT (*emergency medical technician*) ne connaît pas d'équivalent en France.)] permit également de propager l'idée et le développement de soins préhospitaliers. Robert Kennedy, MD, lui, fut l'auteur de « Soins précoces aux patients malades et blessés » [5]. Sam Banks, MD, qui, avec le Dr Farrington, donna le premier cours de soins préhospitaliers au corps des sapeurs-pompiers de Chicago en 1957, initia les soins adéquats à prodiguer aux patients traumatisés. Des changements minimes ont eu lieu entre les années 1700 et la période où Farrington et les premiers leaders, comme Oscar Hampton, MD, ou Curtis Arts, MD, conduisirent les États-Unis dans l'ère moderne des EMS et des soins préhospitaliers [6,7].

Georges J. Curry, MD, un dirigeant de l'American College of Surgeons et de son Committee on Trauma, écrivit, dans un texte édité en 1965 :

« Les blessures occasionnées par les accidents affectent toutes les parties du corps humain. Elles vont des simples dermabrasions et contusions jusqu'aux blessures complexes impliquant plusieurs systèmes du corps humain. Cela demande des soins initiaux efficaces et intelligents, réalisés sur une base individuelle, avant le transport. Il est évident que l'intervention d'équipiers ambulanciers bien entraînés est essentielle. Si nous attendons une efficacité maximale de la part de ces ambulanciers, une formation spécifique doit leur être dispensée. »

Bien que les soins préhospitaliers fussent plutôt rudimentaires au moment où Curry écrivit ces lignes, ces mots restent d'actualité dans le domaine des soins aux patients traumatisés, aussi bien que dans le contexte plus général des soins d'urgences préhospitaliers.

Les nombreux appels de Curry pour une formation spécialisée des ambulanciers trouvèrent une réponse ces 25 dernières années à travers le présent ouvrage et le célèbre Livre blanc, *Décès accidentels et handicaps : la maladie négligée de la société moderne*. Le conseil de recherche de la National Academy of Sciences publia ce document juste un an après l'appel de Curry. Les premiers efforts pour répondre à l'appel de Curry furent pour le moins primitifs. Cependant, en dépit du flot continu de nouveaux développements, procédures, équipements, niveaux de formation et standards, il est nécessaire de revenir en arrière et de repenser les choses pour combler les vides laissés par la marche du progrès dans le domaine des soins d'urgences préhospitaliers [7,8].

Tous ces innovateurs ont pensé et élaboré des principes de base qui ont été étendus et affinés au fil du temps. Ces principes sont les suivants :

- arrivée rapide auprès du patient ;
- soins efficaces et rapides dans le but de rétablir une ventilation adéquate, de fournir une oxygénation suffisante et de préserver une perfusion adéquate afin de maintenir la production d'énergie nécessaire à la préservation des organes ;
- transport rapide du patient vers l'hôpital approprié le plus proche [7].

L'accès rapide au patient dépend d'un système préhospitalier lui-même capable d'offrir un accès facile à ses services. Cet accès peut être facilité par le biais d'un numéro d'appel unique (comme le 911 en Amérique du Nord ou le 112 en Europe), d'un bon système de répartition des secours, ainsi que d'une préparation et d'un entraînement adaptés des intervenants préhospitaliers. De nombreuses personnes savent qu'une alerte et une réanimation cardiopulmonaire précoces peuvent sauver la vie d'une personne victime d'un arrêt cardiaque. Les traumatismes peuvent être traités selon les mêmes principes. Les trois principes cités plus haut peuvent sauver des vies.

Des soins médicaux efficaces sur les lieux nécessitent des sauveteurs bien formés à l'identification rapide de l'état d'un patient, à la prise en charge de l'état de choc et aux techniques d'immobilisation adéquates. L'intervenant préhospitalier doit exercer son jugement de manière appropriée afin de décider quelle action mener sur les lieux, comment la réaliser efficacement et quels gestes faire en route vers l'hôpital receveur.

Le sauveteur doit s'assurer que le patient est transporté vers un hôpital approprié. Cet hôpital est celui qui peut dispenser les soins définitifs au patient, de la manière la plus rapide et la plus appropriée possibles. En zone rurale, les sauveteurs n'ont bien souvent pas le choix, avec un seul hôpital disponible dans leur zone. L'autre hôpital le plus proche peut se trouver à plusieurs dizaines de kilomètres, et le *trauma center* être encore plus éloigné. Dans ce cas de figure, l'intervenant préhospitalier doit décider si un transport héliporté est plus approprié. Il s'agit d'un calcul très simple. Le délai de transport terrestre se trouve d'un côté de l'équation ; de l'autre côté se trouve le temps nécessaire à l'alerte de l'hélicoptère, à son décollage, au temps de vol, à la prise en charge du patient sur les lieux et au transport vers l'hôpital. L'intervenant préhospitalier détermine le vecteur de transport le plus approprié en fonction du délai de transport le plus court.

Le PHTLS est conçu de manière à évaluer rapidement les patients et à débuter les thérapies vitales de manière précoce et appropriée. Deux études conduites par le Dr Jameel Ali et al. à Trinité-et-Tobago ont démontré une amélioration générale de la prise en charge des patients, résultant en une diminution du taux de mortalité après l'enseignement du PHTLS à tous les intervenants préhospitaliers [9,10] (figure 1-7). Cet ouvrage ainsi que les cours PHTLS fournissent les outils nécessaires pour sauver des vies.

La lecture de la littérature relative aux soins préhospitaliers

L'un des objectifs majeurs du programme PHTLS a été de s'assurer que les recommandations pratiques présents dans ce texte reposent actuellement, et à la date d'édition de cet ouvrage, sur les meilleures données médicales disponibles. Pour ce faire, nous avons enrichi chaque chapitre de ce livre, en ajoutant à l'issue de chacun des références bibliographiques, des renvois à des ouvrages ou autres sources qui représentent autant de contributions fondamentales. Nous souhaitons vivement que chaque praticien, chaque intervenant puisse effectuer une lecture et une évaluation critique des données de la science et conforter ainsi ses connaissances qui représentent le fondement de leur pratique quotidienne.

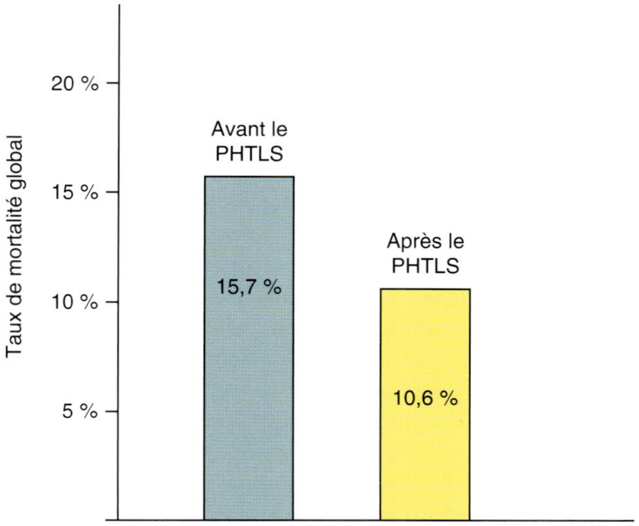

Fig. 1-7. Les décès liés aux traumatismes ont diminué d'un tiers après l'introduction du programme de formation PHTLS à Trinité-et-Tobago. (D'après Ali J, Adam RU, Gana TJ, et al. Trauma patient outcome after the prehospital trauma life support program. *J Trauma* 1997 ; 42 : 1018.)

Pour cela, il est important de comprendre précisément ce qui constitue la littérature médicale, et comment il convient d'interpréter différentes sources d'informations. Dans la plupart des cas, la manière la plus simple d'accéder à des informations relatives à un domaine particulier est de consulter un ouvrage médical. Alors que notre niveau d'intérêt et de sophistication se développe, une recherche a été entreprise pour trouver les références spécifiques qui sont mentionnées dans les chapitres de cet ouvrage, ou pour trouver, le cas échéant, des études et recherches qui ont été menées et publiées. Puis, après avoir passé en revue et analysé les différentes sources, une décision peut être prise au sujet de la qualité et du niveau de preuve, qui guidera nos interventions, de la prise de décision à la dispensation de soins pour nos patients.

Les différents niveaux de preuves

Il existe différents systèmes pour évaluer la qualité et la force d'une preuve médicale. Indépendamment du système exact d'estimation utilisé, des évaluations communes peuvent être trouvées parmi les différentes publications. Les sources de la plus grande qualité, qui donnent lieu aux recommandations les plus pertinentes, sont celles issues d'études contrôlées, randomisées en double aveugle. Ces études sont référencées en *preuves de classe I*. Ce type d'études est considéré comme la meilleure dans la mesure où chaque patient inclus dans l'étude est randomisé : chaque patient dispose d'une chance égale de bénéficier du traitement étudié. Les investigateurs ne savent pas quel traitement va être administré à quel patient (concept de *double aveugle*). Ces modalités réduisent considérablement le risque de biais dans l'étude susceptibles d'affecter les résultats ou leur interprétation.

Les niveaux de *preuve de classe II* concernent d'autres types d'études que l'on retrouve dans la littérature médicale : études effectuées sans double aveugle, non randomisées, analyses rétrospectives contrôlées d'une série, études de cohortes.

Enfin, le niveau de *preuve de classe III* s'applique à des études de documents de consensus, des ouvrages, ou encore des opinions médicales. Le niveau de preuve de classe III est le plus faible qui soit ; il est toutefois le plus aisé à obtenir.

Malheureusement, si la littérature relative aux soins préhospitaliers est passée en revue critique, la majorité considère qu'elle représente un niveau de preuve de classe III. Il y a eu de remarquables études, certes limitées, qui auraient pu prétendre à un niveau de preuve plus élevé. La plupart des pratiques médicales qui ont été appliquées au domaine préhospitalier sont issues de l'adaptation de pratiques intrahospitalières. Par conséquent, les soins préhospitaliers sont aujourd'hui majoritairement fondés sur des niveaux de preuve de classe III. Spécifiquement, à peu d'exceptions près, la pratique médicale préhospitalière repose sur des opinions d'experts, la qualification et la renommée de ces derniers apparaissant comme un facteur de crédit.

Les étapes dans l'évaluation

Il est important que chaque intervenant préhospitalier consulté régulièrement la littérature médicale et fasse une évaluation critique de toute publication susceptible de modifier ses pratiques, notamment de manière à isoler les décisions ou techniques de soins périmées ou inadéquates compte tenu de l'état actuel de la science. Ainsi, comment doit-on s'y prendre pour consulter une étude et réaliser une évaluation critique de la littérature médicale ?

La première étape du processus consiste à élaborer une liste de périodiques qui constituera les fondements d'une revue de littérature régulière. Cette liste ne devrait pas être restreinte à une seule spécialité, mais à l'ensemble des spécialités concourant à l'évolution de la médecine d'urgence, pour lesquelles les niveaux de preuves et l'applicabilité des publications sont avérés.

Une méthode alternative pour effectuer un repérage des nombreuses publications consiste à réaliser une recherche de littérature sur Internet. Cet outil, faisant appel à des bases de données puissantes (Medline, Ovid), permet d'accéder automatiquement à de très nombreuses publications et études.

L'étape suivante consiste à consulter la table des matières à la recherche de chacun des articles correspondant le mieux au sujet étudié. Il est impossible de procéder à la lecture de chaque revue, page par page ; cela n'est d'ailleurs pas nécessaire. En consultant la table de matières, les articles qui ne présentent pas d'intérêt manifeste peuvent ainsi être exclus d'emblée de la liste de lecture.

Lorsque la sélection a été effectuée, il reste certaines actions préliminaires à mener avant d'entamer la lecture des textes choisis. Un regard sur la liste des auteurs permettra de repérer certains rédacteurs réputés pour leurs travaux. L'étape suivante consiste à lire le résumé de l'article afin de s'assurer que son contenu correspond bien à ce qui est recherché. Il faut ensuite passer l'article en revue à la recherche de similitudes, de différences tout en évaluant le niveau d'applicabilité. Il est à noter que la lecture d'un résumé n'est pas une fin en soi. Cette lecture doit se concevoir comme une énigme dont l'enjeu est de savoir si l'article doit être lu en entier ou non. Il n'est pas concevable d'envisager de modifier ses pratiques à la seule lecture d'un résumé.

Lorsque ces considérations initiales auront été faites, l'article doit être lu en entier et faire l'objet d'une évaluation critique. En agissant ainsi, il est important de déterminer certains objectifs spécifiques. Le premier est d'évaluer *le contexte de l'étude et les modalités de randomisation des patients inclus*. Chaque patient inclus devrait avoir la même probabilité de recevoir l'un ou l'autre traitement ou intervention comparés dans l'étude, et cette probabilité doit être connue à l'avance. La méthode pour affecter son traitement à un patient devrait être décrite et devrait être semblable à la rotation rapide d'une pièce de monnaie.

Ensuite, la *population des patients* inclus dans l'étude doit être évaluée afin d'observer les similarités et différences avec la population cible pour laquelle les conclusions sont faites. À cette fin, des informations adéquates doivent être fournies dans le texte, décrivant les données cliniques et les caractéristiques sociodémographiques de la population étudiée.

L'élément suivant de considération repose sur le *choix de mesure* des résultats effectué par les auteurs. Tous les résultats qui sont médicalement appropriés devraient être considérés et rapportés dans l'étude. Par exemple, dans le cadre d'études relatives aux arrêts cardiaques, certains résultats et indicateurs devraient être décrits : cardioversion, retour à une circulation spontanée, survie à l'admission, survie à la sortie de l'hôpital.

L'analyse de la section relative à l'exposé des *résultats* de l'étude requiert une lecture critique. Au même titre qu'il est important d'évaluer la population étudiée et les critères d'inclusion, il est tout aussi fondamental de s'assurer que l'ensemble des patients intégrés initialement dans la cohorte sont bien retrouvés à l'issue de l'étude. Les auteurs doivent décrire spécifiquement chacun des critères utilisés pour exclure un patient de la phase analytique de l'étude. L'addition simple, par le lecteur, des différents groupes et sous-groupes de traitements confirmera rapidement si tous les patients ont bien été décomptés. Les auteurs devraient également décrire les occurrences susceptibles d'introduire des biais dans l'analyse des résultats. Les investigateurs devraient rapporter les dysfonctionnements éventuels : patients de référence recevant accidentellement le traitement par exemple, et étudier les patients inclus ayant bénéficié d'autres diagnostics ou interventions.

En outre, il est important de considérer les résultats sur le plan clinique et sur le plan statistique. Même si les analyses *statistiques* peuvent se révéler difficiles à comprendre, une compréhension basique du choix et de l'utilisation des tests statistiques permettra de valider les tests utilisés. La signification *clinique* des résultats est aussi importante, sinon plus importante que la signification statistique. Prenons un exemple. Dans l'évaluation des effets d'un nouveau médicament antihypertenseur, l'analyse statistique peut montrer que la nouvelle spécialité provoque une diminution statistiquement significative de 4 mmHg de la pression artérielle. Cependant, cliniquement, cette diminution est insignifiante. Ainsi, le professionnel de santé ne doit pas se contenter d'évaluer la signification statistique des résultats, mais également leur sens clinique.

Si toutes les étapes antérieures ont été réalisées de manière satisfaisante, la dernière est relative à l'*exécution* des résultats et à la conclusion de l'étude. Afin de déterminer l'applicabilité d'une nouvelle thérapeutique, les auteurs doivent décrire le traitement avec un niveau de détail suffisant, et le geste technique ou la thérapeutique proposée doivent être disponibles à l'utilisation.

Des différences existent entre l'évaluation d'un rapport de consensus, des revues de littérature et des ouvrages médicaux. Idéalement, les revues de littérature et ouvrages médicaux devraient concerner des sujets très spécifiques. Les auteurs devraient décrire les critères utilisés pour sélectionner les articles retenus comme références, et le lecteur devrait apprécier le bien-fondé du choix de ces critères. Cela permettra d'aider à déterminer la probabilité que des études antérieures importantes ont été incluses ou oubliées. En outre, la liste de référence devrait être passée en revue pour les études connues qui devraient avoir été incluses.

Une revue de littérature ou une conférence de consensus de haut niveau doivent inclure une discussion sur le processus de *validation* des études incluses. L'évaluation de validité devrait être reproductible indépendamment de la personne qui l'a réellement réalisée.

De la même manière que pour l'examen de différentes études, la revue et l'évaluation des rapports de conférences de consensus et des chapitres d'ouvrages médicaux, il importe de ne pas omettre d'évaluer si, du point de vue médical, tous les résultats appropriés ont été considérés et si les recommandations formulées peuvent être appliquées par le lecteur à ses patients.

L'étape finale dans l'évaluation consiste à déterminer quand une publication devrait générer des *modifications dans la pratique médicale quotidienne*. Idéalement, ces changements ne devraient intervenir que sur le fondement des conclusions d'une étude de la plus grande qualité, randomisée, contrôlée et réalisée en double aveugle. Les conclusions d'une telle étude doivent se fonder sur des résultats qui ont été évalués de manière critique, qui sont significatifs sur le plan statistique et clinique, et qui ont été passés en revue et jugés pour être validés. Cette étude devrait alors représenter la meilleure information disponible. En outre, l'intégration des changements doit être faisable dans le système, et les bénéfices supérieurs aux risques.

L'ensemble des pratiques médicales préhospitalières devrait se fonder sur des niveaux de preuve de classe I. Cependant, ainsi que cela a déjà été dit, l'essentiel de la littérature relative à l'aide médicale urgente relève de niveaux de preuve de classe III.

Références

1. Trunkey DD: Trauma, *Sci Am* 249:28, 1983.
2. Demetriades D, Chan L, Cornwell EE, et al: Paramedic vs. private transportation of trauma patients: effect on outcome, *Arch Surg* 131:133, 1996.
3. Cornwell EE, Belzberg H, Hennigan K, et al: Emergency medical services (EMS) vs. non-EMS transport of critically injured patients: a prospective evaluation, *Arch Surg* 135(3):315, 2000.
4. Farrington JD: Death in a ditch, *Bull Am Coll Surg* 52:121, 1967.
5. Kennedy R: *Early care of the sick and injured patient*, Chicago, 1964, American College of Surgeons.
6. Rockwood CA, Mann CM, Farrington JD, et al: History of emergency medical services in the United States, *J Trauma* 16:299, 1976.
7. McSwain NE: Prehospital care from Napoleon to Mars: the surgeon's role, *J Am Coll Surg* 200:487, 2005.
8. National Academy of Sciences/National Research Council: *Accidental death and disability: the neglected disease of modern society*, Washington, DC, 1966, NAS/NRC.
9. Ali J, Adam RU, Gana TJ, et al: Effect of the prehospital trauma life support program (PHTLS) on prehospital trauma care, *J Trauma* 42:786, 1997.
10. Ali J, Adam RU, Gana TJ, et al: Trauma patient outcome after the prehospital trauma life support program, *J Trauma* 42: 1018, 1997.

Pour en savoir plus

Callaham M: Quantifying the scanty science of prehospital emergency care, *Ann Emerg Med* 30:785, 1997.

Cone DC, Lewis RJ: Should this study change my practice? *Acad Emerg Med* 10:417, 2003.

Haynes RB, McKibbon KA, Fitzgerald D, et al: How to keep up with the medical literature. II. Deciding which journals to read regularly, *Ann Intern Med* 105:309, 1986.

Keim SM, Spaite DW, Maio RF, et al: Establishing the scope and methodological approach to out-of-hospital outcomes and effectiveness research, *Acad Emerg Med* 11:1067, 2004.

Lewis RJ, Bessen HA: Statistical concepts and methods for the reader of clinical studies in emergency medicine, *J Emerg Med* 9:221, 1991.

MacAvley D: Critical appraisal of medical literature: an aid to rational decision making, *Fam Pract* 12:98, 1995.

Reed JF III, Salen P, Bagher P: Methodological and statistical techniques: what do residents really need to know about statistics? *J Med Syst* 27:233, 2003.

Sackett DL: How to read clinical journals. V. To distinguish useful from useless or even harmful therapy, *Can Med Assoc J* 124:1156, 1981.

Chapitre 2
Prévention des blessures

Objectifs

À la fin de ce chapitre, le lecteur devra être capable :

- de décrire le concept de l'énergie en tant qu'élément causal de blessure ;
- de construire une matrice de Haddon pour un certain type de blessure ;
- de lier l'importance de l'observation précise et attentive de la scène pour la collecte de données au succès des initiatives de prévention ;
- d'aider au développement, à l'implantation et à l'évaluation des programmes de prévention des traumatismes dans sa ville ou son service de secours ;
- de soutenir le rôle des services d'urgences dans la prévention des traumatismes ;
- d'identifier les stratégies que les intervenants préhospitaliers peuvent mettre en place pour réduire le risque de blessure.

Scénario

Les « gars » étaient assis dans la salle de détente après la réunion de service mensuelle. Comme c'était souvent le cas, les conversations avaient vite dérivé vers des « histoires de chasse ». Cette soirée-là était particulièrement animée car trois nouveaux collègues, Steve, Bill et Marilyn, venaient d'être affectés dans le service après la réussite à leur examen. Tout le monde y allait de son histoire d'intervention la plus extraordinaire. Les histoires étaient devenues plus exagérées encore que d'habitude. Mike, membre de l'équipe depuis 10 ans, avait fait s'ouvrir les yeux des « débutants » lorsqu'il avait raconté comment il avait mis l'ambulance numéro 1 sur deux roues dans la courbe d'entrée sur l'autoroute A138. Bien sûr, ses années d'expérience étaient la seule chose qui l'avaient sauvé. « Mais tu dois rouler comme un fou sur l'A138, parce que la route est très longue jusqu'à l'hôpital quand tu interviens en limite de secteur ! » Il se souvenait qu'il avait pensé à mettre sa ceinture de sécurité à ce moment-là, mais que finalement il avait déjà passé la portion la plus dangereuse de l'autoroute. Sa collègue sur cette intervention, Belinda, en rajouta une couche en expliquant comment elle était allée « embrasser » le vieux monsieur allongé sur le brancard à l'arrière de l'ambulance lors de cet épisode. « Mais ça fait partie des risques à prendre quand tu bosses dans ce genre de métier ».

Deux semaines plus tard, Steve et Marilyn se dire qu'ils envisageaient de raccrocher parce que « ça ne valait pas le coup ». L'enterrement de Bill leur avait cassé le moral. Il conduisait l'ambulance numéro 1 cette nuit pluvieuse lorsqu'il avait abordé trop vite la bretelle d'entrée sur l'autoroute A138. S'il avait porté sa ceinture, il aurait probablement survécu. Tout le monde s'accordait à dire que le patient qu'il transportait à l'arrière de l'ambulance ne pourrait certainement jamais être débranché de son respirateur, et que la famille allait probablement porter plainte.

Quels sont les facteurs qui ont contribué à ces blessures ? Comment cette tragédie aurait-elle pu être prévenue ? Que peuvent faire Steve et Marilyn en tant qu'intervenants préhospitaliers pour réduire l'incidence des traumatismes dans leur secteur d'intervention, mais aussi dans leur propre service de secours ? Comment pensez-vous que la perception qu'ont les intervenants préhospitaliers de leur travail affecte leurs actions en tant que personnels soignants ?

L'impulsion majeure dans le développement du système moderne des services médicaux d'urgences (*emergency medical services* [EMS] aux États-Unis) en préhospitalier fut la publication en 1966, par la National Academy of Science/National Research Council (NAS/NRC), du « Livre blanc » intitulé : *Décès accidentels et handicaps : la maladie négligée de la société moderne*. Cette étude dévoila au grand jour les défauts de la prise en charge des traumatisés aux États-Unis, ce qui permit de mettre en place un système de soins préhospitaliers et de transports rapides des patients blessés suite à un traumatisme. Cette initiative éducationnelle fut l'instrument d'un système préhospitalier plus efficace, tant pour les malades que pour les patients traumatisés [1].

Le nombre de morts et d'handicapés liés à des accidents a chuté aux États-Unis depuis la publication de ce Livre blanc [2]. Malgré ces progrès, les blessures restent un problème majeur de santé publique. Plus de 152 000 Américains meurent chaque année d'un processus traumatique, et plusieurs millions sont affectés par un handicap plus ou moins lourd pour les mêmes raisons [3]. Dans le monde entier, en 2002, environ 5,2 millions de personnes sont décédées suite à une blessure. Les blessures restent la cause principale de mort, toutes tranches d'âge confondues [4]. Pour certains groupes, particulièrement les enfants, les adolescents et les adultes jeunes, les blessures sont *la* première cause de décès.

Le désir de s'occuper des patients traumatisés prend beaucoup de place dans le champ d'action des services médicaux d'urgences. Le programme Prehospital Trauma Life Support (PHTLS) apprend aux intervenants préhospitaliers à être plus efficaces dans la prise en charge des urgences traumatiques. La nécessité d'avoir des équipes bien entraînées existera toujours. Cependant, la meilleure façon de réduire le taux de mortalité et de morbidité des accidents est d'éviter qu'ils ne prennent la première place ; c'est ce que l'on appelle la prévention. Les intervenants préhospitaliers de tous niveaux doivent jouer un rôle actif dans la prévention des blessures pour avoir de meilleurs résultats.

Déjà en 1966, les auteurs du livre blanc ont reconnu l'importance de la prévention en écrivant :

« La solution à long terme au problème des blessures est la prévention […]. La prévention des accidents implique des actions au domicile, à l'école et sur les lieux de travail, associée à des campagnes dans les différents médias ; des formations de secourisme et des informations publiques ; ainsi que des inspections et contrôles par des organismes reconnus. [1] »

Les personnels des services d'urgences préhospitaliers peuvent facilement jouer un rôle actif dans la rédaction et l'application de la plupart des recommandations – si ce n'est toutes – en terme de prévention.

La prévention de certaines maladies comme la rage a été si efficace que la découverte d'un seul cas suffit à faire la une des journaux. Les autorités publiques reconnaissent que la prévention donne les meilleurs résultats en terme de diminution des problèmes médicaux. Pour encourager les services médicaux d'urgences à prendre un rôle plus actif, *L'Agenda du futur des services médicaux d'urgences préhospitaliers* (*EMS Agenda for the Future*), développé par et pour cette communauté de soins aux États-Unis, liste la prévention comme un des 14 attributs essentiels pour développer davantage « l'amélioration de la santé communautaire, qui résultera en une utilisation plus appropriée des moyens de santé publique » [5]. Dans cette ligne, le dernier programme scolaire du ministère des Transports des paramédicaux inclut un module de formation en prévention.

Les systèmes de soins préhospitaliers sont en train de se transformer d'une discipline principalement réactionnaire en une discipline plus large et de plus grande efficacité car elle inclut la prévention. Ce chapitre vise à présenter aux intervenants préhospitaliers les concepts clés de la prévention des blessures.

Étendue du problème

Les décès d'origine traumatique sont un problème majeur à travers le monde, puisqu'il en résulte près de 14 000 morts *par jour* (encadré 2-1). Dans la plupart des pays, quel que soit leur niveau de développement, les traumatismes apparaissent dans les cinq premières causes de décès [4].

Encadré 2-1 Statistiques mondiales concernant les lésions, 2000

Vue d'ensemble des lésions

- Les huit principales causes de mortalité sont dans l'ordre :
  - les accidents de la route
  - les violences auto-infligées
  - les violences interpersonnelles
  - les noyades
  - les empoisonnements
  - la guerre
  - les chutes
  - les incendies
- On estime à 5,2 millions les personnes mortes suite à des traumatismes dans le monde.
- Les traumatismes sont la cause de 9 % des décès dans le monde.
- Le nombre d'infections en relation avec les traumatismes, particulièrement les accidents de circulation, les violences interpersonnelles, la guerre, et les blessures volontaires sont malheureusement susceptibles d'augmenter de manière très importante jusqu'en l'an 2020.
- Les hommes décèdent deux fois plus que les femmes suite à des traumatismes ; les décès liés aux incendies représentent une exception.
- Les hommes en Afrique ont le taux de mortalité dû aux traumatismes le plus élevé.
- L'Asie du Sud-Est et le Pacifique Ouest représentent la moitié des cas de décès dus à des traumatismes.
- Les traumatismes sont à l'origine de 12 % de « pertes de vie par an » soit par décès prématuré, soit par invalidité.

Traumatismes dus au trafic routier

- On estime à 1,2 million le nombre de décès dus au trafic routier.
- 90 % des traumatismes surviennent dans les régions à revenus moyens ou faibles.
- La mortalité est trois fois plus importante chez les hommes que chez les femmes.
- L'Asie du Sud-Est possède le plus fort pourcentage de décès dus au trafic routier.
- Plus 50 % de la totalité des décès dans le monde touchent les 15–44 ans.

Brûlures liées aux incendies

- Les femmes d'Asie du Sud-Est ont le taux de mortalité lié aux brûlures le plus élevé.
- Les enfants âgés de moins de 5 ans et les personnes âgées ont le taux de mortalité lié aux brûlures le plus élevé.
- L'Asie du Sud-Est à elle seule représente plus de la moitié des décès liés aux brûlures.

Noyades

- 450 000 personnes se sont noyées en 2000.
- 97 % des décès liés aux noyades surviennent dans les régions à revenus moyens ou faibles.
- Parmi les groupes d'âge, les enfants de moins de 5 ans représentent plus de 50 % du taux de mortalité dû aux noyades.

(Suite)

Encadré 2-1 ***(Suite)***

- Les hommes en Afrique et dans le Pacifique Ouest ont le taux de mortalité dû aux noyades le plus élevé.

Chutes

- 283 000 personnes sont décédées suite à une chute en 2000.
- Un quart de toutes ces chutes fatales surviennent dans les pays développés.
- Dans toutes les régions du monde, les adultes de plus de 70 ans, particulièrement les femmes, ont le taux de mortalité dû aux chutes le plus élevé.
- L'Europe et le Pacifique Ouest représentent 60 % de l'ensemble des décès dus aux chutes.

Empoisonnements

- On estime à 315 000 le nombre de décès dus à un empoisonnement dans le monde.
- Plus de 94 % de ces décès surviennent dans les régions à revenus moyens ou faibles.
- Le taux d'empoisonnement en Europe est approximativement trois fois plus élevé chez les hommes que le taux des deux sexes dans n'importe quelle région du monde.
- L'Europe représente plus d'un tiers des empoisonnements mortels dans le monde.

Violences interpersonnelles

- On estime à 520 000 les décès dus aux violences interpersonnelles dans le monde.
- 95 % des homicides surviennent dans les régions à revenus moyens ou faibles.
- Le taux de violence interpersonnelle le plus élevé est retrouvé chez les hommes de 15 à 29 ans en Amérique.
- Parmi les femmes, l'Afrique a le taux de mortalité le plus élevé.

Suicides

- 815 000 personnes se sont suicidées dans le monde en 2000.
- 86 % des suicides surviennent dans les régions à revenus moyens ou faibles.
- Le taux de suicide chez les femmes en Chine est approximativement le double de celui des femmes dans le reste du monde.
- Plus de 50 % des suicides surviennent chez les personnes âgées de 15 à 44 ans.

Bien que les causes de traumatismes mortels ne varient que peu entre les différents pays, des variations significatives existent entre les causes qui ont l'impact le plus important sur les groupes d'âge spécifiques. Du fait de facteurs économiques, sociaux, et culturels, les causes de décès traumatiques varient d'un pays à l'autre et même d'une région à l'autre au sein d'un même pays.

Dans les pays occidentaux à revenus moyens ou bas, par exemple, les principales causes de décès traumatiques sont les accidents de la circulation, les noyades et les suicides, alors qu'en Afrique, les accidents de la circulation, les violences interpersonnelles et les guerres constituent les principales causes de décès d'origine traumatique. Dans les pays à revenus élevés des deux Amériques, la première cause de décès dans la population des 15 à 29 ans est les blessures dues aux accidents de la route. Dans les pays à revenus moyens ou bas sur le continent américain, les violences interpersonnelles constituent la première cause de mortalité pour le même groupe d'âge [4]. La figure 2-1 démontre que les traumatismes jouent un rôle majeur dans le problème global des problèmes de santé.

Aux États-Unis, les blessures sont la troisième cause de mortalité, après les maladies cardiovasculaires et les cancers, et sont responsables de 152 000 décès annuels [3] (figure 2-2). Les traumatismes constituent un problème particulièrement sérieux pour la jeunesse, aussi bien en Amérique que dans la plupart des pays industrialisés. Aux États-Unis, les traumatismes tuent plus d'enfants et de jeunes adultes que toutes les affections médicales réunies (presque 19 000 en 1997) [6].

Malheureusement, les décès d'origine traumatique ne sont que la partie visible de l'iceberg. Le « triangle des blessures » donne une image plus complète de l'impact de ce problème sur la santé publique (figure 2-3). Aux États-Unis en 2002, plus de 161 000 personnes sont mortes suite à des traumatismes, mais parallèlement, près de 2,8 millions ont été hospitalisées du fait de lésions non fatales. Les traumatismes ont aussi entraîné plus de 40 millions de consultations dans les services d'urgences hospitaliers [3].

L'impact de ce problème peut être encore mieux appréhendé par l'étude du nombre d'*années de vies potentielles perdues* (AVPP) suite à un traumatisme. Les AVPP sont calculées en soustrayant l'âge au moment du décès à un âge prédéterminé pour le groupe étudié, généralement 65 ou 70 ans de l'espérance de vie du groupe en question. Les traumatismes tuent ou handicapent des personnes de tous âges, mais affectent de manière disproportionnée les enfants, les adolescents et les adultes jeunes, surtout dans les pays industrialisés. Parce que les traumatismes sont la principale cause de décès des Américains âgés de 1 à 44 ans, ils sont responsables de plus d'AVPP que n'importe quelle autre cause. En 1995, les traumatismes ont « pris » environ 3,5 millions d'années de vie potentielle, contre 2 millions pour les cancers, même si les cancers tuent plus de personnes que les traumatismes [7].

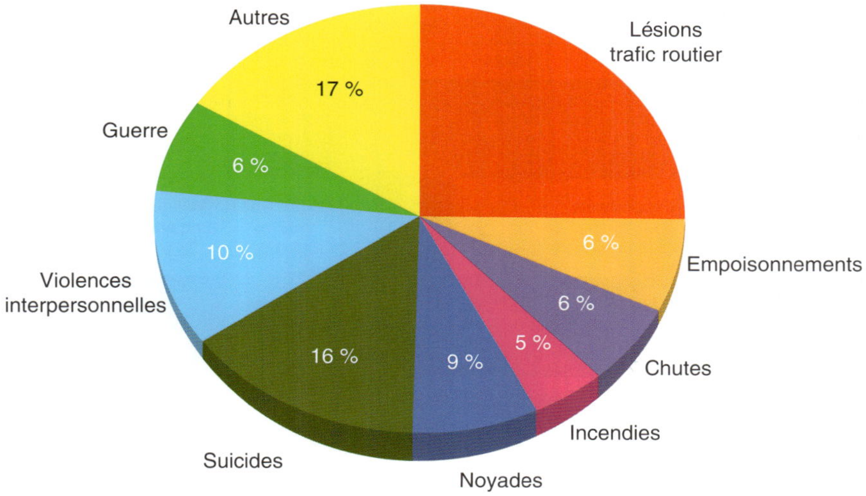

Fig. 2-1. Répartition par causes de la mortalité globale due aux traumatismes en 2000. (Source : Organisation mondiale de la santé, *The injury chart book*, Genève, OMS, 2002.)

Une troisième mesure de la gravité des traumatismes peut être démontrée financièrement. L'*aspect économique des traumatismes* s'étend bien au-delà du patient et de ses proches. Le coût financier se répartit sur un large spectre. Tous les membres d'une société ressentent les effets parce que les coûts des traumatismes sont supportés par les organismes d'État, les sociétés d'assurance qui répercutent ces coûts sur leurs assurés, les entreprises, mais aussi les patients. Le résultat est que chacun paie lorsqu'une personne est gravement blessée. Le coût estimé des traumatismes est de 325 milliards de dollars par an, ce qui inclut les coûts directs des soins médicaux et les coûts indirects comme les années de vies perdues [8].

Le prix à payer en termes de morbidité, de mortalité et de coût économique est excessif :

« Les blessures ont toujours été une menace pour le bien-être public, mais jusqu'au milieu du XXe siècle, les maladies infectieuses masquaient la terrible contribution des traumatismes sur la mortalité et la morbidité humaines. Les succès de santé publique dans d'autres domaines ont conduit à négliger les traumatismes en tant que problème majeur de santé publique, ce qui lui a valu l'appellation d'"épidémie négligée". [8] »

La société actuelle appelle à une augmentation des activités de prévention dans tous les domaines de la santé. Avec plus de 600 000 intervenants préhospitaliers rien qu'aux États-Unis, les services d'urgences peuvent apporter une énorme contribution à la prévention des blessures au sein des communautés.

Les blessures dans les services d'urgences

Obtenir une image claire de l'impact des traumatismes sur les intervenants préhospitaliers est difficile car il n'existe aucun processus de recueil de données d'ampleur nationale. Même déterminer le nombre d'intervenants en service aux États-Unis est difficile, les estimations variant de 600 000 à 832 000. Toutefois, plusieurs études se sont penchées sur la question.

Les personnels des services d'urgences sont exposés sans aucun doute à une grande variété de situations pouvant entraîner des accidents du travail. Nous nous rendons là où des gens sont blessés et malades. Parfois, ces endroits ne sont pas sûrs, en dépit de nos efforts et de ceux des services de police, parce que nous nous occupons de gens en situation de crise physique et émotionnelle. La nature même de notre travail présente des risques. Le simple fait de conduire jusqu'à une intervention peut être dangereux. La manutention de personnes, l'exposition à des risques environnementaux, à des maladies infectieuses, et le stress induit par ce travail génèrent également des risques de traumatisme.

De 1992 à 1997, le taux d'accidents mortels du travail aux États-Unis a été de 12,7 pour 100 000 par an dans les services d'urgences préhospitaliers [9]. Ce chiffre est à comparer à un taux de mortalité moyen de 5,0 pour 100 000 sur la même période. Plus de 58 % de ces décès étaient liés à des accidents de la circulation ; 9 % impliquaient des agressions ou des homicides. Comme pour les décès, il est difficile d'avoir des chiffres sur les accidents du travail non mortels. Cependant, une étude a montré qu'il y a une blessure sérieuse et invalidante, nécessitant une hospitalisation, pour 31 616 interventions impliquant des intervenants préhospitaliers en milieu urbain [10].

Ces chiffres révèlent une vérité dérangeante. « Le moment le plus dangereux pour les personnels de service d'urgences est lorsqu'ils sont à l'intérieur de leur véhicule en mouvement, ou lorsqu'ils travaillent sur une intervention à proximité de véhicules en mouvement

	Groupes d'âge										
Rang	< 1	1–4	5–9	10–14	15–24	25–34	35–44	45–54	55–64	> 65	Tous âges
1	Anomalies congénitales 5623	non intention-nelles 1641	Blessures non intention-nelles 1176	Blessures non intention-nelles 1562	Blessures non intention-nelles 15 412	Blessures non intention-nelles 12 569	Néoplasmes malins 16 710	Néoplasmes malins 49 637	Néoplasmes malins 93 391	Maladies cardiaques 576 301	Maladies cardiaques 696 947
2	Grossesses écourtées 4637	Anomalies congénitales 530	Néoplasmes malins 537	Néoplasmes malins 535	Homicides 5219	Suicides 5046	Néoplasmes malins 16 085	Maladies cardiaques 35 570	Maladies cardiaques 64 234	Néoplasmes malins 391 001	Néoplasmes malins 557 271
3	Mort subite du nourrisson 2295	Homicides 423	Anomalies congénitales 199	Suicides 260	Suicides 4010	Homicides 4489	Maladies cardiaques 13 688	Blessures non intentionnelles 14 675	Bronchites chroniques Maladies respiratoires 11 280	Maladies cérébro-vasculaires 143 293	Maladies cérébro-vasculaires 162 672
4	Compli-cations maternelles 1708	Néoplasmes malins 402	Homicides 140	Anomalies congénitales 218	Néoplasmes malins 1730	Néoplasmes malins 3872	Suicides 6851	Maladies hépatiques 7216	Diabètes 10 022	Bronchites chroniques Maladies respiratoires 108 313	Bronchites chroniques Maladies respiratoires 124 816
5	Placenta Cordon Membranes 1028	Maladies cardiaques 165	Maladies cardiaques 92	Homicides 216	Maladies cardiaques 1022	Maladies cardiaques 3165	VIH 5707	Suicides 6308	Maladies cérébrovas-culaires 9897	Pneumonies et grippes 58 826	Blessures non intentionnelles 106 742
6	Blessures non intentionnelles 946	Pneumonies et grippes 110	Néoplasmes bénins 44	Maladies cardiaques 163	Anomalies congénitales 492	VIH 1839	Homicides 3239	Maladies cérébrovas-culaires 6055	Blessures non intentionnelles 8345	Maladie d'Alzheimer 58 289	Diabètes 73 249
7	Détresse respiratoire 943	Septicémies 79	Septicémies 42	Bronchites chroniques Maladies respiratoires 95	Bronchites chroniques Maladies respiratoires 192	Diabètes 642	Maladies hépatiques 3145	Diabètes 5496	Maladies hépatiques 6097	Diabètes 54 715	Pneumonies et grippes 65 681
8	Sepsis bactériens 749	Bronchites chroniques Maladies respiratoires 65	Bronchites chroniques Maladies respiratoires 41	Maladies cérébrovas-culaires 58	VIH 178	Maladies cérébrovas-culaires 567	Maladies cérébrovas-culaires 2425	VIH 4474	Suicides 3618	Néphrites 34 316	Maladies d'Alzheimer 58 866
9	Maladies système circulatoire 667	Période périnatale 65	Pneumonies et grippes 38	Pneumonies et grippes 53	Maladies cérébrovas-culaires 53	Anomalies congénitales 475	Diabètes 2164	Bronchites chroniques Maladies respiratoires 3475	Néphrites 3455	Blessures non intentionnelles 33 641	Néphrites 40 974
10	Hypoxies intra-utérines 583	Néoplasmes bénins 60	Maladies cérébrovas-culaires 33	Septicémies 53	Diabètes 171	Maladies hépatiques 374	Bronchites chroniques Maladies respiratoires 1008	Hépatites virales 2331	Septicémies 3360	Septicémies 26 670	Septicémies 33 865
11	Atélectasies 400	Maladies cérébrovas-culaires 53	Anémies 29	Néoplasmes bénins 45	Pneumonies et grippes 167	Pneumonies et grippes 345	Pneumonies et grippes 971	Septicémies 2074	Pneumonies et grippes 2987	Hypertension 17 345	Suicides 31 655
12	Hémorragies néonatales 387	Bronchites aiguës 23	Période périnatale 15	Diabètes 29	Septicémies 118	Septicémies 314	Septicémies 856	Pneumonies et grippes 1918	Hypertension 1526	Maladie de Parkinson 16 577	Maladies hépatiques 27 257
13	Entérocolites nécrosantes 352	Anémies 21	Méningites 10	Anémies 24	Anémies 111	Bronchites chroniques Maladies respiratoires 301	Néphrites 749	Homicides 1915	Anévrismes aortiques 1460	Pneumonies 16 236	Hypertension 20 261
14	Traumatis-mes à la naissance 345	Méningites 19	Néphrites 9	VIH 21	Grossesses compliquées 89	Néphrites 269	Hépatites virales 740	Néphrites 1893	VIH 1347	Athérosclé-roses 13 085	Homicides 17 638
15	Maladies respiratoires chroniques 314	Néphrites 14	Trop serrés 7	Méningites 21	Néoplasmes bénins 87	Anémies 180	Anomalies congénitales 572	Hypertension 923	Néoplasmes bénins 1193	Anévrismes aortiques 12 187	Pneumonies 17 593

Fig. 2-2. Principales causes de décès aux États-Unis par groupes d'âge, 2002. *Bleu* : morts dues à une blessure non intentionnelle. *Rouge* : morts dues à une blessure intentionnelle causée par d'autres. *Vert* : morts dues à une blessure intentionnelle causée par soi-même.
Produit par : Office of Statistics and Programming, National Center for Injury Prevention and Control, CDC. Source de données : National Center for Health Statistics (NCHS), Vital Statistics System.

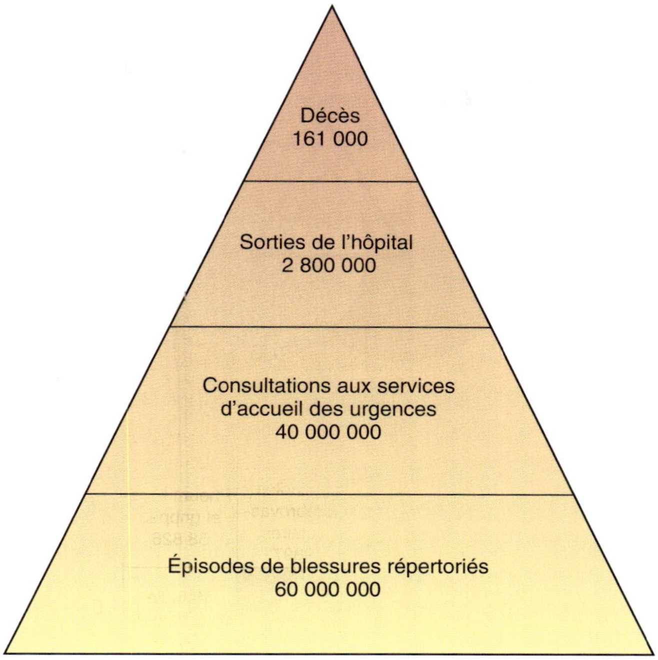

Fig. 2-3. Triangle des blessures.

[11]. » Il est très important que les intervenants préhospitaliers connaissent et comprennent le concept de blessure et de prévention des blessures afin que les risques inhérents à leur profession puissent être identifiés et anticipés. Depuis le tout début des formations d'intervenants préhospitaliers, il est enseigné que personne n'est plus important sur les lieux d'une intervention que le sauveteur lui-même – sa sécurité doit donc être la priorité. L'emploi des ceintures de sécurité est la première étape dans la sécurité des intervenants.

Le concept de blessure

Définition d'une blessure

Toute discussion sur la prévention des blessures se doit de commencer par une définition du terme « blessure ». La multitude des mécanismes responsables de blessures constitue un obstacle majeur dans les études et la prévention de ces causes. Par exemple, quels points communs peuvent avoir une fracture du col du fémur suite à une chute chez une personne âgée et une tentative de suicide par arme à feu chez un jeune adulte ? Toutes les causes possibles de blessures, qu'il s'agisse d'accident de la circulation, d'une tentative de suicide, d'un coup de couteau, ou d'une noyade ont un facteur en commun : le transfert d'énergie. Les blessures sont communément définies comme un événement nocif survenant lors de la libération de formes spécifiques d'énergie, ou lors de la mise en place d'obstacles à la diffusion ou au flux normal de l'énergie [12].

Classiquement, l'énergie existe sous cinq formes physiques : mécanique, chimique, thermique, irradiante ou électrique. L'*énergie mécanique*, la cause la plus fréquente des blessures, s'exprime quand un conducteur non ceinturé vient percuter le pare-brise de son véhicule au cours d'une collision. Les blessures liées à l'*énergie chimique* surviennent quand un enfant curieux avale de l'ammoniaque trouvée dans un placard non fermé de la cuisine. L'*énergie thermique* cause des blessures quand une personne subit un retour de flammes d'un barbecue chaud arrosé de liquide inflammable. Les phénomènes d'*irradiation* sont responsables des coups de soleil et des brûlures chez l'adolescent qui veut un bronzage hâlé pour l'été. L'*énergie électrique* endommage la peau, les nerfs et les vaisseaux d'un intervenant préhospitalier qui touche par erreur un câble sous tension au cours d'une intervention où l'évaluation de la sécurité des lieux aura été omise ou mal réalisée.

Le corps a besoin d'éléments de base comme l'oxygène et la chaleur pour pouvoir produire l'énergie nécessaire au maintien de ses fonctions. Si un événement survient pouvant empêcher l'utilisation de ces éléments basiques, des blessures peuvent apparaître. L'asphyxie et l'hypothermie sont des blessures physiques qui résultent de l'interruption du flux normal d'énergie dans le corps.

Toute forme d'énergie physique en quantité suffisante peut entraîner des lésions tissulaires. L'organisme est capable de tolérer des transferts d'énergie jusqu'à une certaine limite. Si ce seuil de tolérance est dépassé, des blessures apparaissent. Une balle tirée d'un pistolet à courte distance traverse aisément la peau et les tissus mous, provoquant ainsi des lésions massives. En théorie, si la victime potentielle se trouvait suffisamment loin de l'arme, elle pourrait arrêter la balle d'un simple revers de la main, et la faire retomber au sol. L'énergie de la balle se dissipe dans l'air au cours de son trajet aérien ; elle ne possède donc plus assez d'énergie pour dépasser le seuil de tolérance de la peau et elle ne causera aucune lésion. Cette situation est malheureusement très rare.

Énergie hors de contrôle

Les gens maîtrisent et emploient les cinq formes d'énergie existantes tous les jours. Dans ces situations, l'énergie est sous contrôle et ne peut pas blesser l'organisme. La capacité d'une personne de garder le contrôle de l'énergie dépend de deux facteurs : la réalisation de la tâche et la demande de la tâche [13]. Aussi longtemps que la capacité d'une personne d'accomplir une tâche est supérieure à la demande de cette tâche, l'énergie est libérée de façon contrôlée et utilisable.

Cependant, dans les trois situations suivantes, la demande peut surpasser les capacités, menant à une libération incontrôlée de l'énergie.

1. *Quand la difficulté de la tâche excède soudainement les capacités de l'individu.* Par exemple, un intervenant préhospitalier peut conduire une ambulance de manière tout à fait sûre dans des conditions normales de conduite, mais en perdre soudainement le contrôle sur une plaque de verglas. L'augmentation soudaine de la demande de la tâche dépasse les capacités du sujet, ce qui conduit à l'accident.
2. *Quand la performance d'un individu chute en dessous de ce que demande la tâche.* S'endormir au volant d'un véhicule sur une route de campagne entraîne une diminution soudaine des performances, sans que la demande de la tâche soit augmentée pour autant, ce qui mène à l'accident.
3. *Quand ces deux facteurs changent simultanément.* Communiquer avec un téléphone portable tout en conduisant peut réduire la concentration du conducteur sur la route. Si un animal surgit devant le véhicule, la demande liée à la tâche augmente subitement. Dans des circonstances normales, le conducteur peut être capable de gérer l'augmentation de la demande de cette tâche. Une baisse de la concentration au moment précis où des compétences supplémentaires sont requises peut mener à l'accident.

Le traumatisme en tant que maladie

Le processus pathologique est étudié depuis des années. Il est maintenant bien acquis que trois facteurs doivent être présents et interagir simultanément pour qu'une maladie survienne : (1) un agent qui cause la maladie ; (2) un hôte dans lequel l'agent peut résider ; et (3) un environnement adapté dans lequel l'hôte et l'agent causal peuvent se rencontrer. À partir du moment où les professionnels de santé ont réussi à identifier ce « triangle épidémiologique », ils ont découvert comment combattre cette maladie (figure 2-4). L'éradication de certaines maladies a été rendue possible par la vaccination de l'hôte, en détruisant l'agent causal avec des antibiotiques, en diminuant la transmission environnementale au travers d'améliorations sanitaires, ou en combinant ces trois pôles d'action.

Ce n'est qu'à la fin des années 1940 que des études importantes ont été menées sur les *processus lésionnels*. Des pionniers ont montré que, malgré des résultats à l'évidence différents, maladies et traumatismes ont un comportement similaire. Tous deux nécessitent la présence des trois éléments du triangle épidémiologique ; c'est pourquoi tous deux sont traités comme une maladie.

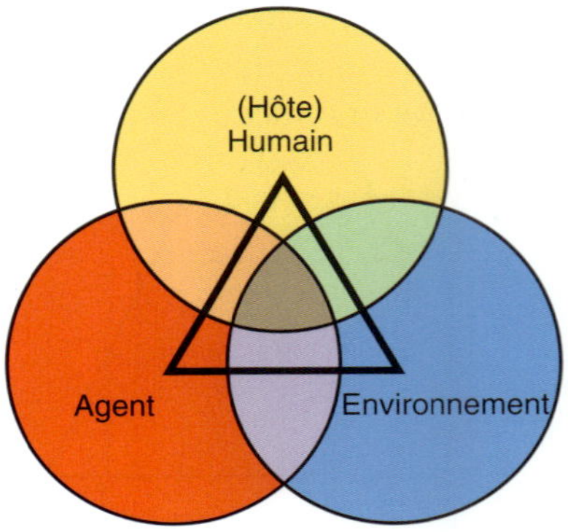

Fig. 2-4. Triangle épidémiologique.

1. Pour qu'une blessure survienne, un hôte (l'être humain par exemple) doit exister. Comme avec les maladies, la *sensibilité* de l'hôte n'est pas constante d'un individu à l'autre ; cela dépend de facteurs intrinsèques et extrinsèques. Les facteurs *intrinsèques* incluent l'intelligence, le sexe et le temps de réaction. Les facteurs *extrinsèques* incluent les intoxications, la colère et les croyances sociales. La sensibilité varie aussi au cours du temps chez une même personne.
2. Comme décrit précédemment, l'« agent » des traumatismes est l'*énergie*. La vitesse, la forme, le matériel et le temps d'exposition à l'objet libérant l'énergie jouent tous un rôle quant à la possibilité de dépassement du seuil de tolérance de l'hôte.
3. L'hôte et l'agent doivent être réunis dans un environnement qui leur permet d'interagir. Classiquement, l'environnement est divisé en composantes physiques et en composantes sociales. Les facteurs environnementaux *physiques* peuvent être vus et touchés. Les facteurs environnementaux *sociaux* comprennent les attitudes, les croyances et les jugements. Par exemple, les adolescents se mettent plus facilement dans des situations de prise de risques car ils ont une sensation d'invulnérabilité plus prononcée (la composante sociale) que les individus des autres tranches d'âge.

Les caractéristiques de l'hôte, de l'agent et de l'environnement changent avec le temps et les circonstances :

« Pour illustrer le propos, imaginons les composantes de la triade épidémiologique comme des roues tournant constamment. L'intérieur de chaque roue est divisé en sections en formes de parts de gâteau, une pour chaque variable circonstancielle possible – bonne et mauvaise. Les trois roues tournent à des vitesses différentes, donc différentes caractéristiques interagissent (se rencontrent) à différents moments et en différentes combinaisons. Certaines combinaisons ne prédisent la survenue d'aucun traumatisme, alors que d'autres conduisent au désastre. [14] »

Dans le cas des traumatismes, l'hôte peut être un enfant de 2 ans curieux et très mobile ; l'agent causal peut être une piscine avec un ballon flottant tout près du bord ; l'environnement peut être un portillon d'accès à la piscine, resté ouvert alors que la baby-sitter a couru à l'intérieur pour répondre au téléphone. Avec l'hôte, l'agent et l'environnement réunis au même moment, un traumatisme non intentionnel (dans ce cas, une noyade) peut survenir.

Matrice de Haddon

Le Dr William J. Haddon Jr est considéré comme le père de la science de la prévention des blessures. Travaillant dans le milieu des années 1960 sur le concept de triangle épidémiologique, il a montré qu'un accident peut être divisé en trois phases temporelles :

- le *préévénement*; avant le traumatisme;
- l'*événement*; le moment où une énergie dangereuse est libérée;
- le *postévénement*; les conséquences de la blessure.

En examinant les trois facteurs du triangle épidémiologique durant chaque phase temporelle, Haddon a créé une matrice à neuf cases « phase/facteur » (tableau 2-1). Cette grille est devenue connue sous le nom de *matrice de Haddon*. Elle représente un moyen de représenter graphiquement les événements ou les actions qui augmentent ou diminuent le risque de survenue d'une blessure. Elle peut aussi être utilisée dans la mise au point de stratégies de

Tableau 2-1 Matrice de Haddon lors d'un accident en ambulance

Triade épidémiologique / Phases temporelles	Hôte	Agent	Environnement
Préévénement	Vision du conducteur Expérience et jugement Durée du voyage Niveau de fatigue Nourriture appropriée Niveau de stress Respect des règles de conduite Qualité des leçons de conduite	État des freins, de la direction, des pneus, etc. Équipement défectueux Centre de gravité Vitesse Facilité de contrôle	Visibilité réduite Route sinueuse et raide Surface d'adhérence Étroitesse de la route Signalisation Limites de vitesse
Événement	Port de la ceinture de sécurité État physique Seuil de lésion Éjection	Vitesse maximale possible Taille de l'ambulance Système de protections automatiques Dureté et coupant des surfaces de contact Dureté et coupant des objets perdus (clignotants, etc.) Colonne de direction Habitudes de la pratique de conduite en sécurité : vitesse, usage des lumières/sirène, franchissements de carrefours, marche arrière Habitudes du coéquipier en route : surveillance de la route et des intersections Stationnement en sécurité	Absence de rail de sécurité Barrière centrale Distance entre la route et les obstacles fixes Limitation de vitesse Circulation en sens inverse Attitudes vis-à-vis du port de la ceinture Maintien libre de la bande d'arrêt d'urgence Ne pas présumer que l'environnement est sûr Météo
Postévénement	Âge Condition physique Type et étendue des blessures	Intégrité du système d'alimentation essence Incarcération	Système de communication d'urgence Distance et compétence des secours Entraînement des secours Disponibilité de matériel de désincarcération Système de soins d'urgence Programmes de rééducation

prévention. La matrice de Haddon montre que de *multiples* facteurs peuvent mener à la survenue d'une blessure et que, de fait, il existe de multiples opportunités de prévenir ou de réduire la sévérité de celle-ci. Cette matrice a largement contribué à casser le mythe qu'une blessure était le résultat d'une cause unique, la malchance.

Le tableau 2-1 dépeint la matrice de Haddon pour un accident d'une ambulance. Les composantes de chaque cellule de la matrice diffèrent en fonction des lésions qui sont étudiées. La *phase préévénementielle* comporte des facteurs qui peuvent contribuer à la probabilité de survenue d'un accident ; cependant, l'énergie est toujours sous contrôle. Cette phase peut durer de quelques secondes à plusieurs années. La *phase événementielle* décrit les facteurs qui influencent la gravité de la lésion. Durant cette phase, de l'énergie incontrôlée est libérée et des lésions surviennent si le transfert d'énergie excède le seuil de tolérance de l'organisme. La phase événementielle est classiquement très brève. Elle peut ne durer que quelques fractions de seconde, et rarement plus de quelques minutes. Les facteurs de la *phase postévénementielle* affectent le devenir du patient une fois que les lésions sont survenues. En fonction du type d'événement, elle peut ne durer que quelques secondes ou tout le reste de la vie de l'hôte (voir aussi chapitre 1).

Classification des blessures

Une méthode commune de classification des blessures est fondée sur l'*intentionnalité*. Les blessures peuvent résulter de causes aussi bien intentionnelles que non intentionnelles. Bien qu'il s'agisse d'une manière logique de voir les blessures, cette méthode sous-estime les difficultés liées aux efforts de prévention.

Les *lésions intentionnelles* sont classiquement associées à un acte de violence interpersonnelle ou auto-infligée. Les problèmes comme les homicides, les suicides, les violences conjugales et les blessures de guerre entrent dans cette catégorie. Auparavant, la prévention d'une blessure intentionnelle ne semblait être l'affaire que du seul système judiciaire ou de la psychiatrie. Bien que ces deux institutions soient impliquées dans la prévention de tels actes, une approche multidisciplinaire incluant le corps médical est plus efficace.

Dans le passé, les *blessures non intentionnelles* étaient appelées « accidents ». Les auteurs du livre blanc de la NAS/NRC faisaient référence à des décès ou des handicaps « accidentels » car c'était la terminologie de l'époque [1]. Parce que nous savons maintenant que des facteurs très spécifiques doivent survenir en même temps pour que survienne une blessure, les intervenants préhospitaliers comprennent que l'adjectif « accidentel » ne décrit pas au mieux les blessures non intentionnelles résultant de différentes situations. Certains services de secours d'urgences ont bien intégré ce concept en employant l'expression « collision de véhicules à moteur » plutôt que celle d'« accident de la voie publique » (AVP). Cependant, la perception du grand public change beaucoup plus lentement. Les journalistes parlent encore de personnes « blessées lors d'un accident ». Le terme *accident* laisse à penser qu'une personne a été blessée par malchance, ou du fait d'une intervention divine. Cela implique que les blessures sont en quelque sorte distribuées au hasard et donc imprévisibles. Aussi longtemps que cette conception erronée des choses persistera, il sera difficile de faire accepter la pertinence des mesures et des campagnes de prévention.

La prévention comme solution

La prévention des blessures est plus importante que le traitement de celles-ci. Lorsqu'une lésion est prévenue, cela permet au patient et à la famille d'éviter de souffrir physiquement et financièrement. Le National Center for Injury Prevention and Control (NCIPC) et les Centers for Disease Control and Prevention (CDC) américains estiment que [6] :

- 1 $ dépensé en détecteur de fumée permet d'économiser 69 $;
- 1 $ dépensé en casque de vélo permet d'économiser 29 $;
- 1 $ dépensé en siège enfant permet d'économiser 32 $;
- 1 $ dépensé en glissières centrales et en glissières latérales de sécurité permet d'économiser 3 $ rien qu'en dépenses médicales ;
- 1 $ dépensé en conseils dispensés par les pédiatres pour la prévention des blessures permet d'économiser 10 $;
- 1 $ dépensé pour les centres antipoison permet d'économiser 7 $ en termes de dépenses médicales ;
- une étude faite par le CDC dans le *trauma center* régional de Portland (Oregon) a montré une diminution de 35 % du risque de décès des patients grièvement blessés qui ont été traités dans cette structure de soins ;
- un programme de distribution de détecteurs de fumées en Oklahoma a réduit de 83 % la fréquence des lésions secondaires aux incendies.

Du fait de la variabilité entre l'hôte, l'agent causal et l'environnement à chaque instant, il n'est pas toujours possible de prédire ou de prévenir chaque blessure de façon individuelle. Cependant, il est possible d'identifier les populations à risque (ce qui inclut les intervenants préhospitaliers), les produits à haut risque, et les environnements à haut risque. Les efforts de prévention centrés sur ces groupes ou contextes à haut risque influent de manière aussi large que possible sur ces parties de la société. Le personnel soignant peut faire de la prévention de multiples façons. Certaines stratégies ont prouvé leur efficacité à travers les États-Unis et dans le monde ; cependant, d'autres peuvent très bien fonctionner dans une région et pas dans une autre. Avant de mettre en place une stratégie de prévention des blessures, les efforts doivent se concentrer sur la détermination des chances de succès de cette stratégie. Bien qu'il ne soit pas nécessaire de « réinventer la roue », le personnel soignant peut avoir à modifier une stratégie de prévention pour augmenter les chances de succès. Les méthodes pour y parvenir sont abordées dans la section suivante.

Concepts de prévention des blessures

Buts

Le but des programmes de prévention des blessures est d'apporter un changement des connaissances, des attitudes et du comportement dans une partie prédéfinie de la population. La seule diffusion d'informations à des victimes potentielles n'est pas suffisante. Le programme doit être fait de manière à influencer l'attitude de la société et, plus important encore, à modifier les comportements. L'espoir est que tout changement dans le comportement sera à long terme. Cette tâche est monumentale mais n'est pas insurmontable.

Opportunités d'intervention

Les stratégies de prévention peuvent être adaptées en fonction de leur effet sur les événements lésionnels. Cela coïncide avec la phase temporelle de la matrice de Haddon. Les actions préévénementielles, appelées *interventions primaires*, visent à prévenir la survenue de blessures. Les actions visant à empêcher un conducteur en état d'ivresse de prendre sa voiture, à limiter la vitesse, ou à mettre en place des feux tricolores visent à prévenir la survenue de collisions de véhicules à moteur. Les actions sur la phase événementielle ont pour objectif de réduire la gravité des lésions survenant. Le port de la ceinture de sécurité, l'installation de tableaux de bord en composantes souples, ou l'obligation légale d'utilisation de sièges enfants dans les voitures visent à réduire la gravité des blessures subies durant la collision. Les actions postévénementielles fournissent un moyen d'augmenter la probabilité de survie de ceux qui ont été blessés. Encourager le maintien d'un bon niveau de forme physique, mettre au point des systèmes d'alimentation en carburant qui n'explosent pas en cas de choc, et mettre en place des systèmes de soins d'urgences préhospitaliers de haute qualité sont toutes des mesures visant à diminuer la durée de la convalescence des patients traumatisés.

Traditionnellement, les intervenants préhospitaliers ont toujours limité leurs interventions à la phase postévénementielle. Cela a permis de sauver un grand nombre de vies humaines. Cependant, de meilleurs résultats auraient pu être obtenus si une action avant la survenue de l'événement traumatique avait pu être effectuée. Les services de secours doivent chercher à intervenir de manière plus précoce dans le cercle lésionnel. En utilisant la matrice de Haddon, ces services peuvent identifier les opportunités de collaboration avec les autres organisations de santé et de sécurité publiques pour prévenir la survenue de blessures, ou atténuer leur impact.

Stratégies potentielles

Aucune stratégie n'est la meilleure en terme de prévention des blessures. La ou les options les plus efficaces dépendent du type de blessure étudié. Cependant, Haddon a développé une liste de dix stratégies génériques élaborées pour rompre en différents points la chaîne d'événements générateurs de traumatismes (tableau 2-2). Ces stratégies représentent des moyens de prévenir la libération incontrôlée d'énergie ou, au moins, de la réduire à des seuils que l'organisme peut mieux tolérer. Le tableau 2-2 présente aussi des contre-mesures qui peuvent être prises dans les phases préévénementielle, événementielle et postévénementielle, et qui sont dirigées vers l'hôte, l'agent ou l'environnement. Cette liste n'est pas exhaustive, mais sert de point de départ pour aider à déterminer les options les plus efficaces pour un problème bien précis.

La plupart des stratégies de prévention sont soit actives soit passives. Les *stratégies passives* demandent peu ou pas d'implication des individus ; les systèmes d'extinction automatiques ou les airbags dans les véhicules en sont de bons exemples. Les *stratégies actives* nécessitent la participation de la personne protégée ; les exemples incluent le port de la ceinture de sécurité en voiture, ou du casque pour les motards et les cyclistes. Les mesures passives sont généralement plus efficaces car les gens n'ont pas besoin de faire quelque chose consciemment pour bénéficier de la protection. Néanmoins, les stratégies passives sont habituellement plus difficiles à mettre en place parce qu'elles peuvent être coûteuses ou nécessiter une décision législative. Parfois, la combinaison de mesures actives et passives constitue la meilleure option.

Mise en place des stratégies de prévention

Trois approches communes de mise en place d'une stratégie de prévention des blessures sont l'éducation, l'application des lois et la conception des équipements.

Tableau 2-2 Stratégies de base de prévention des blessures*

Stratégies	Contre-mesures possibles
Prévenir l'apparition initiale du risque	Ne pas produire de pétards, d'engins tout terrain à trois roues, ou de substances toxiques Éliminer les activités sportives violentes en collège
Réduire la quantité d'énergie contenue dans le facteur de risque	Limiter la puissance des véhicules Conditionner les médicaments en petites quantités et dans des emballages sécurisés Diminuer les vitesses maximales autorisées Favoriser les transports en commun pour réduire le nombre de véhicules circulants Limiter la température de l'eau au robinet Réguler l'accession aux armes Limiter la quantité de poudre des pétards
Prévenir la libération d'un facteur de risque qui existe déjà	Stocker les armes à feu dans des armoires sous clé Clôturer les piscines ou les plages non surveillées Faire des revêtements de baignoire moins glissants Faire des containers sécurisés pour les substances toxiques domestiques Préférer des téléphones portables mains libres dans les véhicules Imposer des grilles de protection sur certains engins agricoles Améliorer la formation en conduite de véhicules
Modifier la répartition spatiale du facteur de risque	Utiliser des ceintures de sécurité Avoir des systèmes de freins antibloquants Imposer les airbags Favoriser des pare-chocs absorbants hydrauliques Imposer des filets de protection pour certains travaux Porter des vêtements ignifugés
Séparer dans le temps et dans l'espace le risque et ce qui doit être protégé	Faire des passerelles pour piétons sur les grands axes Garder les bas-côtés libres de tout arbre ou poteau Ne pas avoir d'aires de jeux à proximité de plans d'eau non surveillés Créer des pistes cyclables Vaporiser des pesticides en l'absence de population Créer des trottoirs Réguler les transports de substances dangereuses
Séparer le risque de ce qui doit être protégé par une barrière matérielle	Poser des barrières autour d'une piscine Utiliser des lunettes de protection pour les sports comme le tennis ou le squash Construire des terre-pleins centraux sur les autoroutes Installer des rails entre les trottoirs et la chaussée Renforcer les portières de voiture Imposer aux soignants de placer les aiguilles souillées dans des containers rigides
Modifier la nature du facteur de risque	Mettre des airbags dans les voitures Fournir des colonnes de direction déformables Installer des surfaces non glissantes dans les salles de bains Arrondir les angles du mobilier dans une ambulance Emballer les bases des poteaux de rugby dans de la mousse Faire des attaches pour rideau trop étroites pour pouvoir étrangler un bébé
Rendre ce qui doit être protégé plus résistant aux facteurs de risque	Favoriser la prévention de l'ostéoporose Favoriser un bon état musculaire chez les athlètes Interdire la vente et la consommation d'alcool à proximité d'un lieu de baignade Traiter des pathologies comme l'épilepsie pour diminuer le risque de blessure induite par une crise Réaliser des immeubles antisismiques dans les zones à risque

(Suite)

Commencer à contrecarrer les dommages déjà faits	Mettre en place des structures d'urgence Former les personnels soignants Faire de l'information à l'école sur les moyens de prévenir les secours Faire de l'enseignement de premiers secours
Stabiliser, réparer et réhabiliter l'objet du dommage	Développer des programmes de rééducation précoces Créer des centres de rééducation pour paraplégiques

* Ces exemples sont donnés à titre indicatif et ne correspondent pas forcément aux recommandations officielles du PHTLS, de la National Association of EMTs, ou de l'American College of Surgeons.

Éducation

Les stratégies éducationnelles ont pour but de transmettre des informations. Pour être efficace, la population cible doit intégrer avec suffisamment d'enthousiasme les connaissances nouvellement acquises pour modifier son comportement de la manière préconisée par le programme. Parce qu'elle nécessite une action de la part de la population visée, l'éducation est une contre-mesure active. Les populations cible peuvent être des individus ayant des activités à risque, des politiciens ayant de fait un pouvoir décisionnel législatif, ou des intervenants préhospitaliers apprenant à devenir des participants actifs dans la prévention des traumatismes. Le livre blanc du NAS/NRC constitue un exemple d'initiative d'éducation.

L'éducation a longtemps été le principal moyen de mise en place de programmes de prévention, parce que la société pensait que la plupart des traumatismes étaient simplement le fait d'erreurs humaines. Bien que cela soit en partie vrai, cette approche du problème occultait totalement les rôles de l'énergie et de l'environnement dans la genèse du processus lésionnel. L'éducation est toujours largement utilisée, et est probablement la plus facile des trois stratégies à mettre en place.

L'expérience a montré que les stratégies éducatives ne rencontrent pas un succès total pour plusieurs raisons. La population cible peut ne jamais entendre le message délivré. S'il est entendu, il peut ne pas être accepté ou pas suffisamment pour engendrer une modification des comportements. Ceux qui adhèrent aux recommandations peuvent le faire de manière sporadique ou avec un enthousiasme déclinant avec le temps [15]. Cependant, les mesures éducatives peuvent être particulièrement utiles dans les quatre domaines suivants [9].

1. *Enseigner aux jeunes enfants des comportements sûrs et des compétences qu'ils garderont tout au long de leur vie.* Les exemples incluent savoir ce qu'il faut faire lorsqu'un détecteur de fumée sonne, savoir composer le 112 (Europe) ou le 911 (Amérique du Nord) en cas d'urgence, ou encore apprendre le port systématique de la ceinture de sécurité en voiture.
2. *Donner des enseignements sur certains types de blessures et leurs causes à des tranches d'âge de la population.* Les méthodes éducatives peuvent représenter le seul moyen de prévention pour ces populations.
3. *Modifier la perception du grand public de la notion de risque et de risque acceptable, afin de changer les normes sociales et les attitudes.* Cela a été utilisé à propos de l'alcool au volant, et commence à se voir à propos du port du casque lorsque l'on fait du vélo, du roller ou du skate-board.
4. *Promouvoir des changements de politique et une éducation des consommateurs pour qu'augmente la demande de produits plus sûrs.*

Utilisés seuls, les programmes éducatifs n'ont pas obtenu de bons résultats. Cependant, lorsqu'ils sont couplés à d'autres stratégies de prévention, ils deviennent des outils très utiles. L'éducation sert bien souvent de point de départ pour la mise en place des processus légaux ou bien pour la mise au point des avancées ou des modifications techniques.

Application des lois

La notion d'application des lois consiste à utiliser la puissance de persuasion des lois pour forcer l'adhésion à des stratégies préventives simples mais efficaces. Certaines entités gouvernementales ont le pouvoir de rédiger des textes, de faire voter des lois ayant pour but d'améliorer la santé publique, la sécurité et le bien-être général de la société, même si cela entraîne une certaine diminution des libertés individuelles. Généralement, les cours de justice tendent à confirmer les lois qui imposent une contrainte limitée aux individus si elles sont correctement appliquées et que le bénéfice pour la santé publique est substantiel.

Les lois peuvent soit *imposer* soit *prohiber*, et elles peuvent être dirigées contre des comportements individuels (personnes), des produits (choses ou objets), ou des conditions environnementales (lieux) comme suit [8] :

- les obligations légales s'appliquant aux personnes sont le port de la ceinture de sécurité, l'emploi des sièges auto enfants et le port du casque en moto ;

- les interdits qui s'appliquent aux personnes sont les lois sur l'alcool au volant, les limitations de vitesse et la répression des comportements agressifs ;
- les lois qui s'appliquent aux produits incluent la conception et les standards de performance, telles les normes de sécurité automobile gouvernementales ;
- les interdits qui s'appliquent aux objets sont l'interdiction de posséder certains animaux dangereux, ou des matériaux inflammables ;
- les lois s'appliquant aux lieux incluent l'obligation de clôturer les piscines, la pose de bornes d'urgence sur les autoroutes ;
- les interdits s'appliquant aux lieux sont par exemple l'interdiction de construire sur certaines zones géographiques ou l'interdiction de porter une arme dans les terminaux d'aéroports.

Ces mesures légales sont des mesures dites *actives* car les individus doivent les suivre. Leur application est large puisqu'elles touchent tous les membres de la société au sein d'une juridiction. Leur efficacité dépend du bon vouloir des individus à suivre ces lois et de la faisabilité ainsi que de la divulgation de ces lois. Elles ont peu de chance d'être suivies si elles sont ressenties comme trop contraignantes, et si le risque d'être pris ou les pénalités en cas de violation de la loi sont faibles.

Parce que la société a tendance à respecter les lois ou, tout du moins, à rester dans les limites plus ou moins larges du cadre légal, les mesures de prévention d'ordre législatif sont souvent plus efficaces que les mesures éducatives. Enfin, quand ces deux types de mesures sont associés, les résultats sont meilleurs que quand ils sont appliqués séparément.

Équipement (ingénierie)

L'une des façons les plus efficaces de prévenir la survenue de blessures est de séparer de manière permanente la libération d'énergie de l'hôte. Les mesures passives demandent peu ou pas d'effort de la part des individus. Les stratégies en matière d'équipement permettent la fabrication de produits à prévention intégrée en matière de blessures, ce qui évite à l'hôte d'avoir à agir de manière différente pour être protégé. De plus, ces équipements aident les gens qui en ont réellement besoin, et qui s'en servent systématiquement. Des équipements comme les systèmes d'extinction automatiques dans les immeubles, les coques de bateaux insubmersibles, ainsi que les services d'urgences préhospitaliers ont tous prouvé leur efficacité à sauver des vies avec peu ou pas du tout d'effort de la part de l'hôte.

L'équipement semble être la réponse parfaite en terme de prévention ; il est passif, efficace et constitue la moins contraignante des trois stratégies. Malheureusement, c'est la solution souvent la plus coûteuse. Transformer une solution de sécurité en un produit demande des finances et, fréquemment, une forme de normalisation. Le coût de production peut être supérieur à celui que le constructeur peut vouloir investir, et le prix d'achat supérieur à celui que le consommateur est prêt à payer. La société détermine quelle quantité d'équipement elle désire et quel prix elle est prête à payer.

Les mesures de répression et l'ingénierie devraient être précédées par des campagnes éducatives. Quand ces trois modes de prévention sont simultanés, il semble que l'efficacité soit optimale.

Approche dans le cadre de la santé publique

On a beaucoup appris à propos des blessures et de leur prévention. Malheureusement, il existe encore un fossé entre ce qui est connu et ce qui est fait réellement [8]. Les organismes de secours préhospitaliers peuvent aider à combler ce trou. La blessure est un problème complexe dans toutes les sociétés du monde. Les organismes de santé publique ont prouvé leur efficacité pour la prévention de nombreux problèmes d'ordre médical et font également des progrès en matière de traumatologie.

Une approche de type santé publique crée une coalition au sein de la communauté pour combattre des pathologies qui sévissent au sein de cette même communauté selon un processus en quatre étapes :

- la surveillance (récolte de données) ;
- l'identification des facteurs de risque ;
- l'évaluation des interventions choisies ;
- la mise en place des mesures.

Cette coalition est composée d'experts d'horizons divers comme l'épidémiologie, la communauté médicale, les écoles de santé publique, les organismes de santé publique, l'économie, des sociologues et des magistrats. Les services de soins préhospitaliers ont un rôle important à jouer dans le cadre de l'approche santé publique pour la prévention des blessures. Faire partie d'un groupe de travail visant à améliorer la sécurité des aires de jeu publiques peut ne pas avoir d'effet immédiat aussi visible que de prodiguer des soins sur les lieux d'une collision entre véhicules, mais les résultats auront bien plus d'étendue.

Surveillance

La surveillance est la procédure de récolte des données. Une récolte de données fondées sur la communauté permettra d'évaluer le véritable impact et les effets des blessures sur cette population. Une communauté peut être un quartier, une ville, une région ou un pays entier. Parce que les styles de blessures peuvent différer d'un pays à un autre et même d'une région à une autre, les mesures de prévention valables dans un cas peuvent ne pas produire des résultats similaires dans un autre. Le soutien accordé au programme, l'attribution appropriée de moyens et même savoir qui compose l'équipe interdisciplinaire dépendent de la compréhension de l'étendue du problème.

Il existe de multiples sources d'information :

- les données sur la mortalité ;
- les statistiques hospitalières (admissions, retours à domicile) ;
- les dossiers médicaux ;
- les rapports de police ;
- les rapports d'interventions préhospitalières ;
- les rapports d'assurance.

Identification des facteurs de risque

Une fois un problème identifié et documenté, il est important de savoir qui est à risque afin de pouvoir focaliser une campagne de prévention sur une population donnée. Des campagnes ciblées ont plus de chances d'être efficaces que des campagnes trop dispersées. L'identification des facteurs de risque et des causes des blessures permet de définir qui est blessé, quels types de lésions sont trouvés, et où, quand et pourquoi ces lésions surviennent [16]. Pour déterminer quel facteur de risque est prépondérant, on peut comparer les statistiques entre une population où ce facteur de risque existe et une population où il n'existe pas. Dans certains cas, il peut être évident, comme l'alcool dans les blessures liées à la route. Dans d'autres situations, la mise en évidence d'un facteur de risque peut être plus difficile. Les services d'urgences préhospitaliers peuvent faire office d'yeux et d'oreilles pour la santé publique quand ils sont sur les lieux d'interventions liées à des traumatismes, et ce pour identifier les facteurs de risque réels que personne d'autre ne serait capable de découvrir. Les facteurs de risque peuvent être classés sur la matrice de Haddon dès qu'ils sont correctement identifiés.

Évaluation des interventions

Quand un facteur de risque devient clair, des stratégies préventives peuvent commencer à voir le jour. La liste de Haddon des dix stratégies de prévention sert de base de départ (voir tableau 2-2). Bien que chaque communauté ait ses caractéristiques, la modification d'une initiative de prévention d'une communauté peut fonctionner dans une autre. Une fois le potentiel d'intervention sélectionné, il est possible de débuter un programme pilote utilisant les trois composantes de la prévention – éducation, lois et équipement –, lequel donnera des indications sur les chances de réussite de la mise en place à grande échelle.

Mise en place des mesures

La dernière étape du processus pour la santé publique est la mise en place et l'évaluation des interventions effectuées en terme de prévention. Il est important que les détails de la procédure soient précisés et enregistrés, et que l'efficacité soit mesurée, afin de pouvoir les réutiliser ou les modifier pour d'autres campagnes similaires. Trois questions peuvent aider à évaluer le succès d'un programme de prévention [12] :

- Est-ce que les attitudes, le jugement ou les compétences ont changé ?
- Est-ce que les comportements ont changé ?
- Est-ce que les modifications de comportement ont eu un effet positif ?

Les programmes de santé publique ont prouvé leur efficacité pour les problèmes médicaux. À partir d'une approche pluridisciplinaire, fondée sur des efforts communautaires, il est possible de déterminer les questions des « qui, quand, comment, où, pourquoi » en ce qui concerne les traumatismes physiques, et de développer un plan d'action. Les services médicaux d'urgences préhospitaliers ont besoin de jouer un rôle bien plus substantiel pour aider à combler le vide entre ce qu'ils savent au sujet des blessures et ce qui peut être fait à ce sujet.

Rôle évolutif des services d'urgences médicaux préhospitaliers

Traditionnellement, le rôle de l'intervenant préhospitalier se cantonne presque exclusivement au postévénement, avec un traitement au cas par cas de l'individu. L'accent est rarement placé sur la compréhension des causes de l'accident ou sur ce que peuvent faire les intervenants pour prévenir ce dernier. Cela peut avoir pour effet de voir le patient se remettre en situation à risque identique et se blesser à nouveau. De plus, les informations qui pourraient aider au développement de programmes de prévention, à l'échelle communautaire, qui permettraient aux autres de ne pas devenir victimes peuvent rester non documentés et donc non disponibles pour les autres secteurs de la santé publique.

L'approche santé publique des traumatismes est plus proactive, cherchant à déterminer comment altérer l'hôte, l'agent et l'environnement afin de prévenir les blessures. À travers des coalitions dont la mission est la surveillance et la mise en place d'interventions, la santé publique travaille au développement de programmes de prévention à l'échelle communautaire. Aux États-Unis, *L'Agenda du futur des services médicaux d'urgences préhospitaliers* envisage des liens plus étroits entre les systèmes de soins préhospitaliers et la santé publique, ce qui pourrait aboutir à de meilleurs résultats pour les deux systèmes [5].

Les sauveteurs peuvent avoir un rôle plus actif dans le développement de programmes de prévention communautaires. Les systèmes de secours préhospitaliers bénéficient d'une place à part au sein de la société. Avec plus de 600 000 intervenants rien qu'aux États-Unis, les intervenants de niveaux tant de base qu'avancé sont largement répartis sur tout le territoire. Les intervenants préhospitaliers jouissent d'une bonne réputation auprès de la population, qui les considère comme des modèles. De plus, ils sont généralement bien accueillis dans les domiciles et sur les lieux de travail. Toutes les phases de l'approche santé publique en matière de prévention des traumatismes bénéficient de la présence des services de soins d'urgences préhospitaliers.

Interventions au cas par cas

Les services d'urgences médicaux préhospitaliers n'ont pas à renoncer à leur approche au cas par cas des patients pour conduire des opérations de prévention valables. L'approche au cas par cas fait que les services préhospitaliers sont capables de prendre de manière spécifique des initiatives sur le plan de la prévention. Les intervenants de ces services peuvent apporter un message de prévention directement aux personnes à haut risque. Un indicateur de réussite d'un système éducationnel est que l'information est reçue avec suffisamment d'enthousiasme pour changer les comportements. Les intervenants peuvent utiliser leur statut de modèles pour délivrer d'importants messages de prévention. Implicitement, la population est toujours à la recherche de modèles à écouter et à imiter.

Le fait de dispenser des conseils de prévention sur le lieu même d'une intervention tire avantage de certains « créneaux libres pour de l'enseignement ». Un créneau d'enseignement est une période pendant laquelle le patient ne requiert pas de soins médicaux urgents, ou lorsque les membres de la famille sont dans un état d'écoute attentive de ce que ces « modèles » ont à leur dire. L'intervenant préhospitalier pourrait penser qu'il s'agit de gaspillage de temps s'il est évident que le patient n'a plus besoin de soins médicaux. Pourtant, cela peut être le meilleur moment pour délivrer un message de prévention [17].

Toutes les interventions ne se prêtent pas au fait de dispenser des conseils de prévention, la prise en charge de patients gravement blessés nécessitant de la concentration. Cependant, 95 % des interventions d'ambulances ne sont pas des situations de détresse vitale, une proportion importante ne nécessitant qu'une prise en charge limitée, voire aucune. Les conseils de prévention au cas par cas peuvent être appropriés durant ces interventions non critiques.

Les interactions avec les patients sont classiquement de courte durée, en particulier celles qui ne nécessitent que peu ou pas de traitement. Cependant, ces situations fournissent suffisamment de temps pour discuter et démontrer aux patients ou à leur famille des pratiques ou des comportements qui pourront prévenir un futur traumatisme. L'intervenant qui explique l'importance de remplacer une ampoule grillée, ou qui enlève un tapis glissant dans un vestibule sombre peut prévenir une chute chez une personne âgée. Les sauveteurs bénéficient d'une écoute attentive lors du trajet vers l'hôpital. La prévention est un sujet bien plus utile que la météo ou les résultats de l'équipe de foot locale. Les « créneaux d'enseignement » ne nécessitent qu'une à deux minutes, et n'interfèrent pas avec le traitement ou le transport.

Des programmes éducationnels ont été développés pour former le personnel préhospitalier à donner des conseils sur le lieu même de l'intervention [17,18]. Ces types de programmes doivent être encore développés et évalués pour découvrir lesquels sont les plus valables et, par conséquent, valent d'être inclus dans la formation de base des sauveteurs.

Interventions à l'échelon communautaire

La prévention des blessures, dans le cadre de la santé publique, est une approche pluridisciplinaire et communautaire. Les services d'urgences préhospitaliers ont l'expérience requise pour être des collaborateurs efficaces de ce type d'équipes. Les stratégies de prévention à l'échelle communautaire dépendent de données pour pouvoir prendre correctement en compte les « qui, quoi, quand, où et pourquoi » du problème des blessures. De multiples sources d'informations ont été décrites précédemment pour obtenir ces données. Les intervenants préhospitaliers, probablement plus que n'importe quel autre membre de l'équipe pluridisciplinaire, ont l'opportunité de voir les interactions entre les patients et leur environnement. Cela peut permettre l'identification des personnes, des attitudes ou des comportements à haut risque qui ne sont pas visibles au moment de l'arrivée dans les services des urgences hospitaliers.

Les renseignements acquis en route vers les hôpitaux peuvent être utilisés de deux manières pour faciliter l'intervention médicale.

1. Données qui peuvent être employées immédiatement par le personnel des urgences qui reçoit le patient. Les médecins et infirmiers hospitaliers ont également commencé à améliorer et à accroître leur rôle dans la prévention des traumatismes. Leurs « créneaux d'enseignement » peuvent renforcer et compléter les conseils dispensés par

les intervenants préhospitaliers s'ils connaissent la teneur des conseils déjà prodigués.
2. Les autres intervenants de la santé publique peuvent utiliser de manière rétrospective les données fournies par les sauveteurs pour aider à développer un programme préventif communautaire efficace.

Les intervenants préhospitaliers ne récoltent habituellement pas les données permettant de soutenir des programmes de prévention à l'échelle communautaire. Savoir quelles données récolter et quand les acquérir pour documenter des programmes de prévention nécessite un dialogue ouvert avec les autres membres des équipes pluridisciplinaires. Les différents responsables des services de sauvetage préhospitaliers doivent se regrouper avec les divers responsables en santé publique pour promouvoir ces formes de documentation et de prévention.

Les services d'urgences peuvent être à l'avant-garde pour l'établissement de programmes de prévention qui fonctionnent, et qui ont impact profond sur la communauté. Aux États-Unis, des programmes de prévention de la mortalité infantile sont nés de la seule volonté de petits groupes de professionnels des secours [19]. Les efforts des services en Louisiane, en Floride, dans l'État de Washington, dans l'Oregon et à Hawaii en matière de conception, de coordination et de conduite de programmes de prévention des blessures ont été récompensés par le prix Nicholas Rosecrans [20,21].

Prévention des blessures chez les intervenants préhospitaliers

« Qui est la personne la plus importante sur une scène d'accident ? » Cette question est toujours posée aux étudiants en soins d'urgences préhospitaliers au début de leurs études pour les sensibiliser à leur propre sécurité. Invariablement, un ou deux étudiants répondent « le patient », ce qui est ce que veut entendre le formateur. Cela fournit une opportunité à l'instructeur pour commencer à enseigner quelque chose qu'il répétera jusqu'à la fin du programme de formation : l'autoprévention des traumatismes est la chose la plus utile que puisse faire un intervenant préhospitalier.

Les environnements hostiles liés à un acte terroriste ou à une fuite de matière dangereuse font malheureusement la une trop souvent. Cependant, l'activité quotidienne d'un sauveteur fournit suffisamment d'occasions de mettre fin à sa carrière ou même à sa vie. Le Bureau des statistiques du ministère du Travail américain dépeint une image précise des risques « normaux » pour les intervenants préhospitaliers :

« *Les intervenants préhospitaliers travaillent aussi bien à l'intérieur qu'à l'extérieur, par tous les types de temps. Ils doivent s'agenouiller, se courber et soulever des charges lourdes. Ces travailleurs risquent des pertes d'audition du fait des sirènes, et des problèmes de dos du fait des relevages de patients. De plus, les sauveteurs peuvent être exposés à des maladies comme l'hépatite B ou le sida, ou à des comportements violents du fait de troubles mentaux ou d'overdoses. Le travail est non seulement laborieux, mais aussi stressant, impliquant des situations de vie ou de mort et le contact avec la souffrance des patients. [22]* »

Les sauveteurs peuvent devenir inconscients des risques quotidiens de leur activité. Cette *inconscience* se traduit par un sentiment de sécurité ou de sûreté face à une part non reconnue du danger potentiel. S'ajoutent à cette situation l'idéalisme et le sentiment d'invincibilité de la jeunesse chez certains professionnels [23]. Le personnel de management de ces services doit créer une culture de prévention des blessures en instituant des règlements, en s'assurant du respect des procédures, et en récompensant la performance positive. Il est nécessaire que les sauveteurs adhèrent eux-mêmes aux principes de la prévention des blessures. La défaillance en la matière, aussi bien de la part des équipes de management que des personnels, peut avoir des effets potentiellement dévastateurs.

Dans un service de secours préhospitalier, les employés ne sont pas seulement le meilleur investissement, mais également le plus coûteux. Par conséquent, le service, la communauté et – plus important encore – les employés eux-mêmes bénéficieront d'une politique de sécurité permettant d'éviter d'être blessé. Un effort interne de prévention des accidents de travail peut être un choix judicieux pour conduire une approche préventive de type santé publique. Dans ce cas-là, la communauté est réduite (un service d'ambulance par exemple), l'accès des personnes à ces programmes est total, et la possibilité de surveillance est aisée, puisque ce type de service a accès à la plupart des sources d'informations importantes. L'identification des facteurs de risque est simplifiée, la population cible étant constituée de collègues de travail. L'obtention des informations d'évaluation devrait être presque immédiate, ce qui est utile pour une éventuelle modification en cours de processus. Un registre des données devrait également être disponible.

Kinnane et al. [18] mentionnent des programmes internes de prévention qui utilisent les trois stratégies de mise en place : éducation, lois et équipement. L'importante variabilité des programmes démontre les dangers auxquels font face les services de secours et le besoin d'initiatives de prévention. Bien que tous les services d'urgences préhospitaliers soient similaires, chaque service (communauté) a des facteurs de risque différents, tout comme des divergences dans les priorités de prévention.

Comme décrit précédemment, les programmes éducatifs améliorent le bien-être, favorisent la prévention des blessures du dos, et font prendre conscience des risques liés à la prise en charge de patients violents. Certains programmes obligent à suivre un programme de remise en forme, et établissent des protocoles de prise en charge des patients violents. Les initiatives en matière d'équipement visent à accroître l'emploi de ceintures de sécurité dans les ambulances en évaluant la position des équipements et la localisation des sièges; il s'agit aussi de prévenir les blessures du dos grâce aux visites de contrôle avant l'embauche et à un renforcement physique et musculaire.

À petite échelle, les programmes internes de prévention peuvent être bénéfiques et aller bien au-delà de la simple amélioration de la santé des employés. Les petits succès peuvent susciter la participation à des efforts plus importants et plus complexes; ils fournissent aussi des outils valables pour la formation continue sur la prévention des blessures. De plus, les programmes de prévention internes permettent d'introduire le service médical d'urgences par rapport aux autres organismes de santé publique au sein de la communauté, organismes qui vont par la suite aider à la mise en place et à l'évaluation des programmes internes.

Résumé

Les traumatismes représentent actuellement l'épidémie la plus négligée. Bien que la qualité des systèmes de soins préhospitaliers ait augmenté de façon importante depuis la publication en 1966 du « Livre blanc » de la NAS/NRC, les différentes mesures de santé publique n'ont pas réussi à faire diminuer de manière significative l'incidence des blessures. Aux États-Unis, plus de 161 000 personnes meurent chaque année des suites de traumatismes, en dépit du développement d'un système d'urgences médicales préhospitalières très évolué. Les intervenants préhospitaliers ont une position privilégiée pour influencer le taux de mortalité et de morbidité par le biais de la prévention. Cette position a été reconnue, et le rôle des sauveteurs en matière de prévention des maladies ou blessures est en train d'évoluer.

Il est nécessaire que les personnels des services d'urgences intègrent les connaissances, les compétences et les outils utilisés en santé publique dans leur pratique quotidienne. Il s'agit d'une opportunité pour les services d'urgences préhospitaliers d'avoir un effet important sur la santé des individus. L'avancement des services de secours dans la prévention des traumatismes dépend de l'adoption de ce nouveau rôle par chaque intervenant. Les intervenants doivent avoir les connaissances et les compétences dans la prévention des blessures, croire en leur importance, faire des efforts et servir de défenseurs pour leurs pairs.

Solution du scénario

Après bien des hésitations, Steve et Marilyn décidèrent ne pas quitter leur service d'ambulance. Ils se dirent qu'ils pouvaient faire mieux que de simplement partir en intervention. Ils interpellèrent leur équipe de direction dans l'idée de créer un groupe de sécurité afin que des tragédies similaires puissent être évitées.

Un an plus tard, Marilyn et Steve avaient créé différents protocoles de sécurité pour leur service et travaillé avec une société locale dans le but de développer un système de fixation pour tous les équipements qui se trouvaient libres dans la cellule. Ils avaient également entrepris de former les derniers arrivés à la sécurité en intervention. Ils avaient obtenu une grande quantité d'informations sur Internet, dans les journaux et dans les revues spécialisées ainsi qu'en communiquant avec différents services d'ambulance.

Références

1. National Academy of Sciences/National Research Council: *Accidental death and disability: the neglected disease of modern society*, Washington, DC, 1966, NAS/NRC.
2. National Center for Health Statistics: *Health, United States, 2000, with adolescent health chartbook*, Hyattsville, Md, 2000, NCHS.
3. National Center for Health Statistics: *Fastats A to Z*, http://www.cdc.gov/nchs/fastats/injury.htm (accessed April 2006).
4. Peden M, McGee K, Sharma G: *The injury chart book: a graphical overview of the global burden of injuries*, Geneva, 2002, World Health Organization.
5. National Highway Traffic Safety Administration, US Department of Health and Human Services, Health Resources and Services Administration, Maternal and Child Health Bureau: *Emergency medical services agenda for the future*, Washington, DC, 1999, NHTSA.
6. National Center for Injury Prevention and Control: *Fact book for the year 2000: working to prevent and control injury in the United States*, 2000, http://www.cdc.gov/ncipc/pub-res/FactBook/default.htm (accessed May 2001).
7. National Committee for Injury Prevention and Control: *Injury prevention: meeting the challenge*, New York, Oxford University Press, *Am J Prev Med* 5(suppl):4, 1989.
8. Christoffel T, Gallagher SS: *Injury prevention and public health: practical knowledge, skills, and strategies*, Gaithersburg, Md, 1999, Aspen.
9. Maguire BJ, Huntington KL, Smith GS, Levick NR: Occupational fatalities in emergency medical services: a hidden crisis, *Ann Emerg Med* 40:6, 2002.
10. Tortella BJ, Lavery RF: Disabling job injuries among EMS providers, *Prehosp Disaster Med* 9, 1994.
11. Garrison HG: Keeping rescuers safe, *Ann Emerg Med* 40:6, 2002.
12. Martinez R: Injury control: a primer for physicians, *Ann Emerg Med* 19:1, 1990.
13. Waller JA: *Injury control: a guide to the causes and prevention of trauma*, Lexington, Mass, 1985, Lexington Books.
14. PIER: Public Information, Education, and Relations for EMS injury prevention modules, DOT HS 809 520, Washington, DC, 2002, US Department of Transportation, National Highway Traffic Safety Administration.
15. Kellerman AL, Hutson HR: Injury control. In Schwartz GR: *Principles and practice of emergency medicine*, Philadelphia, 1992, Lea & Febiger.
16. Kellerman AL, Todd KH: Injury control. In Tintinelli JE, Kelen GD, Stapczynski JS, editors: *Emergency medicine: a comprehensive study guide*, New York, 1999, McGraw-Hill.
17. Todd KH: *Accident's aren't: proposal for evaluation of an injury prevention curriculum for EMS providers: a grant proposal to the National Association of State EMS Directors*, Atlanta, 1998, Department of Emergency Medicine, Emory University School of Medicine.
18. Kinnane JM, Garrison HG, Coben JH, Alonzo-Serra HM: Injury prevention: is there a role for out-of-hospital emergency medical services? *Acad Emerg Med* 4:306, 1997.
19. EPIC Medics: http://www.epicmedics.ord (accessed July 2004).
20. Griffiths K: Best practices in injury prevention, *J Emerg Med Serv* 27:8, 2002.
21. Krimston J, Griffiths K: Best practices in injury prevention, *J Emerg Med Serv* 28:9, 2003.
22. Emergency Medical Technicians and Paramedics. In *Occupational Outlook Handbook, 2004-2005 Edition*, US Department of Labor, Bureau of Labor Statistics, http://stats.bls.gov/oco/ocos101.htm (accessed July 2004).
23. Federal Emergency Management Agency, US Fire Administration: EMS safety: techniques and applications, International Association of Fire Fighters, FEMA contract EMW-91-C-3592.

Pour en savoir plus

American College of Surgeons Committee on Trauma: *Advanced trauma life support for doctors, student course manual*, ed 7, Chicago, 2004, ACS.

Chapitre 3

Cinématique des traumatismes

Objectifs

À la fin de ce chapitre, le lecteur devra être capable :

- de définir la notion d'énergie dans le contexte d'un processus lésionnel ;
- de décrire l'association entre les lois de l'énergie cinétique et la cinématique des traumatismes ;
- de décrire la croissance exponentielle du potentiel lésionnel avec la vitesse ;
- de discuter de l'échange d'énergie et de la cavitation ;
- d'utiliser la notion de cinématique dans l'évaluation des accidents de la circulation de façon à prévoir les lésions les plus fréquentes chez les occupants d'un véhicule non ceinturés ;
- de comprendre comment les principes de transfert d'énergie s'appliquent aux lésions de la tête, du rachis, du thorax, de l'abdomen et des extrémités ;
- d'utiliser les dégâts constatés à l'intérieur d'un véhicule pour prédire certaines lésions ;
- de décrire la fonction des systèmes de retenue des occupants d'un véhicule ;
- d'appliquer les lois du mouvement et de l'énergie à des mécanismes lésionnels autres que les accidents de la circulation (explosion, chute, etc.) ;
- de décrire les cinq phases du blast et les lésions produites dans chacune d'elles ;
- de décrire les différences de lésions produites avec des armes de moyenne et haute vélocité ;
- d'indiquer la relation entre la surface frontale d'un objet effectuant un impact et l'échange d'énergie dans la production des lésions ;
- d'intégrer les principes de la cinématique des traumatismes dans l'évaluation du patient.

PHTLS – Secours et soins préhospitaliers aux traumatisés

Scénario

À 17 h 50, un dimanche pluvieux et froid, vous êtes envoyé vers un accident à une intersection d'une voie rapide encombrée. Le central vous informe que deux véhicules sont impliqués, avec un nombre inconnu de victimes et que la police est en route.

À votre arrivée sur les lieux, vous notez qu'un des véhicules a un impact frontal et le second un impact latéral. Les airbags sont déployés dans les deux véhicules. Les dommages sur la première voiture sont modérés à l'avant; une vapeur sort du capot et les amortisseurs sont au niveau des roues. L'occupant non ceinturé est toujours dans la voiture. Le deuxième véhicule a une intrusion côté conducteur d'environ 45 cm. Le conducteur est encore dans le véhicule, effondré sur le volant.

En vous fondant sur ces informations, quelles lésions allez-vous suspecter chez ces deux patients? En tant que responsable paramédical sur les lieux, quel patient évaluez-vous en premier, et lequel confiez-vous à votre collègue, qui a fini sa formation il y a 3 mois?

Des lésions traumatiques accidentelles sont responsables de la mort de plus de 161 000 personnes aux États-Unis chaque année. Les collisions de véhicules ont provoqué 44 000 décès et plus de 3 millions de blessés en 2002. Ce problème n'est pas limité aux États-Unis; d'autres pays ont une fréquence égale de traumatismes liés aux véhicules, ceux-ci pouvant être différents. Les traumatismes pénétrants par armes à feu sont très fréquents aux États-Unis. Les traumatismes dus aux blasts sont en augmentation dans plusieurs pays en raison du terrorisme. Le succès de la prise en charge de ces patients dépend de l'identification des lésions ou lésions potentielles et de bonnes compétences d'évaluation.

Quand le sauveteur, à tous les niveaux de soins, ne comprend pas les principes de cinétique ou les mécanismes impliqués, des lésions peuvent passer inaperçues. La compréhension de ces principes va augmenter le niveau de suspicion des lésions, fondé sur le mécanisme lésionnel probablement associé à l'examen des lieux à l'arrivée. L'information appropriée et les lésions suspectées peuvent être transmises au médecin régulateur. Sur les lieux et en route, ces lésions suspectées peuvent être prises en charge de la manière la plus appropriée pour ne pas « causer plus de mal ».

Des lésions qui ne sont pas évidentes mais tout de même sévères peuvent être fatales car mal prises en charge sur les lieux ou en route vers l'hôpital approprié. Savoir où regarder et comment évaluer les lésions est aussi important que de savoir quoi faire après avoir découvert une blessure. Une évaluation et un historique complets des traumatismes ainsi qu'une bonne interprétation de ces informations peuvent apporter de tels renseignements. Bien des lésions peuvent être prédites en évaluant la scène avant d'examiner le patient.

Ce chapitre développe les principes généraux et les principaux mécanismes impliqués dans la cinématique des traumatismes; les sections sur les blessures contondantes et pénétrantes rendent compte des lésions physiopathologiques. Les principes généraux sont les lois physiques qui gouvernent les échanges d'énergie et les effets généraux de ces échanges d'énergie. Les principes mécaniques s'appliquent à l'interaction avec le corps humain et les composants des traumatismes contondants, pénétrants et des blasts dus à l'impact (voitures, véhicules à deux ou trois roues, chutes, etc.). Un accident est un échange d'énergie qui survient quand une force, habituellement un objet solide, percute le corps humain. Ce n'est pas seulement la collision avec un véhicule, mais également la chute d'un corps sur le trottoir, l'impact d'une balle sur les tissus internes du corps, ainsi que la surpression et les débris d'un blast. Tous impliquent des lésions. Tous impliquent des lésions potentiellement critiques. Tous demandent une prise en charge correcte de la part d'un intervenant préhospitalier bien formé et perspicace.

Principes généraux

Les conditions d'évaluation et de prise en charge du blessé sont divisées en trois phases : le préimpact, l'impact et le post-impact. Une fois de plus, le terme *impact* ne veut pas dire nécessairement accident de voiture. L'impact du piéton et du véhicule, la balle dans l'abdomen, l'ouvrier chutant sur l'asphalte sont tous des impacts. Dans chaque cas, l'énergie est échangée entre un objet en mouvement et les tissus du corps, ou entre le mouvement du corps et un objet immobile.

La *phase de préimpact* inclut tous les événements avant l'incident, tels que l'ingestion d'alcool ou de drogues. Les conditions qui sont présentes avant l'accident mais qui sont importantes dans la prise en charge des lésions du patient sont évaluées dans l'historique; il s'agit des antécédents médicaux, de l'ingestion de substances comme de l'alcool ou une drogue, et de l'état d'esprit du patient. Habituellement, les jeunes traumatisés n'ont pas de maladies chroniques. Avec les personnes âgées, cependant, des problèmes médicaux présents avant l'accident peuvent causer de sérieuses complications dans l'évaluation et la prise en charge du patient, et peuvent influencer de manière importante son devenir. Par exemple, le conducteur âgé d'un véhicule qui heurte un poteau peut avoir des douleurs thoraciques indiquant un infarctus du myocarde. A-t-il heurté le poteau suite à sa douleur, ou la douleur est-elle survenue après l'impact? Le patient prend-il des médicaments (comme des β-bloquants) qui vont empêcher l'élévation du pouls en cas de choc? La plupart de ces conditions influencent directement les stratégies d'évaluation et de prise en charge abordées aux chapitres 4 et 5, mais elles sont importantes à prendre en compte en général même si elles n'influent pas nécessairement sur la cinématique de l'accident.

La *phase d'impact* commence au moment de l'impact entre un objet en mouvement et un second objet. Le second objet peut être en mouvement ou statique, et peut être un objet ou une personne. Trois impacts apparaissent dans la plupart des accidents de voiture : (1) l'impact entre les deux objets, (2) l'impact des occupants dans la voiture, et (3) l'impact des organes vitaux à l'intérieur du corps. Par exemple, quand un véhicule percute un arbre, le premier impact est la collision du véhicule avec l'arbre. Le deuxième impact est le conducteur contre le volant ou le tableau de bord. S'il est ceinturé, l'impact se fait avec le corps et la ceinture. Le troisième impact a lieu entre les organes internes et la cage thoracique ou la paroi abdominale.

Lors d'une chute, seuls les deuxième et troisième impacts ont lieu.

La direction, la quantité et l'effet de l'énergie développée sont des éléments importants à considérer lorsque débute l'évaluation.

Durant la *phase de post-impact*, les informations rassemblées sur l'accident et la phase préaccident sont utilisées pour prendre en charge le patient. Cette phase commence aussitôt que l'énergie de l'accident est absorbée. La prise en compte sur les lieux des complications peut être faite lentement ou rapidement (ou ces complications peuvent être « prévenues » ou réduites significativement), selon (en partie) les soins apportés sur les lieux et en route vers l'hôpital. Dans la phase de post-impact, la compréhension de la cinématique des traumatismes, le niveau de suspicion des lésions et l'évaluation sont tous importants pour le devenir du patient.

Pour comprendre les effets des forces qui produisent des lésions corporelles, l'intervenant préhospitalier doit d'abord connaître deux composants, l'énergie et l'anatomie.

Énergie

Pour se faire une idée du mécanisme lésionnel, il faut commencer par essayer de comprendre ce qui a pu se produire lors de l'accident (figure 3-1). Par exemple, lorsque vous arrivez sur les lieux d'un accident de voiture, essayez de comprendre ce qui s'est passé lorsque vous arrivez sur les lieux. Qu'est-ce qui a heurté quoi, et à quelle vitesse? Le véhicule s'est-il arrêté d'un coup? Les passagers portaient-ils leur ceinture de sécurité? Les airbags se sont-ils déclenchés? Les enfants étaient-ils attachés dans leur siège ou ont-ils été projetés à l'intérieur du véhicule? Des passagers ont-ils été éjectés? Ont-ils heurté des obstacles? Si oui, combien? Il est important de se poser ces questions si l'on veut comprendre quel transfert d'énergie a eu lieu et savoir quelles lésions l'on peut s'attendre à trouver chez la victime, et comment les prendre en charge.

Examiner le lieu de l'accident pour déterminer quelles lésions les forces en mouvement ont pu provoquer, c'est ce que nous appelons l'évaluation du mécanisme lésionnel. Comme cette appréciation se fonde largement sur les lois de la physique, il est utile de les rappeler ici.

Lois de l'énergie et du mouvement

La *première loi de Newton* indique qu'un objet au repos reste immobile à moins qu'il ne subisse l'effet d'une force extérieure. La moto sur la figure 3-2 était immobile avant que la force du moteur ne la déplace sur la piste. Une fois en mouvement, même si elle quitte le sol, elle restera en mouvement jusqu'à ce qu'elle heurte un obstacle ou alors qu'elle retombe au sol et que le pilote freine. Le même phénomène se produit pour une personne assise sur le siège avant d'une voiture. Même si la voiture emboutit un arbre et s'arrête, une personne non attachée continuera en avant jusqu'à ce qu'elle heurte le volant ou le tableau de bord, ce qui stoppera le mouvement de la tête

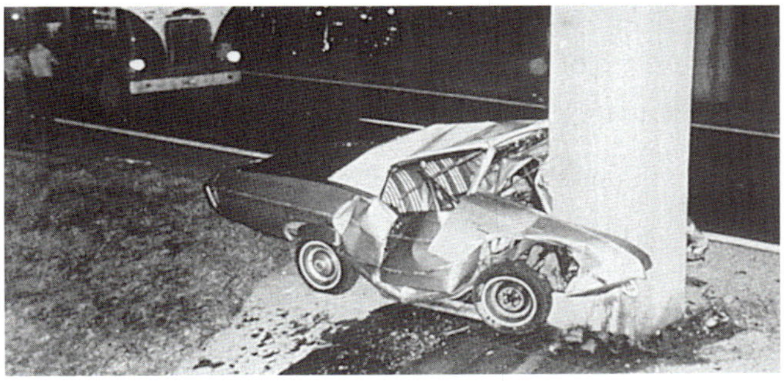

Fig. 3-1. Il est vital d'évaluer la scène de l'accident. Des informations telles que la direction de l'impact, la déformation de l'habitacle et la violence du choc permettent d'anticiper les lésions des occupants. Cette photographie est tirée de la première édition de ce livre et, même s'il s'agit d'une voiture d'un modèle ancien, elle illustre bien la notion de mécanisme lésionnel.

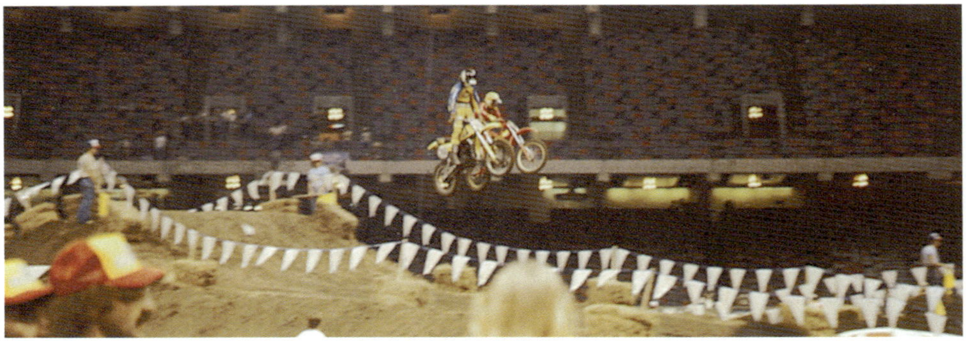

Fig. 3-2. Un coureur de motocross exécutant un saut ne s'arrête pas une fois qu'il a quitté le sol. L'énergie cinétique de la moto continue à l'entraîner en avant jusqu'à ce que quelque chose stoppe ce mouvement.

ou du torse. Mais les organes internes, eux, continueront sur leur lancée jusqu'à ce qu'ils heurtent à leur tour la paroi thoracique ou abdominale.

Pourquoi l'arrêt brusque d'un mouvement cause-t-il des lésions ? La *loi de conservation de l'énergie* indique que l'énergie ne peut ni être créée ni être détruite mais peut changer de forme. Le mouvement d'une voiture est une forme d'énergie. Quand le mouvement s'arrête, l'énergie change de forme. Elle peut prendre la forme d'énergie thermique, électrique ou chimique. Un exemple : quand un conducteur freine, son véhicule ralentit. L'énergie cinétique est transformée en chaleur par la friction des freins et la friction des pneus sur la route. De même, l'énergie mécanique d'un véhicule s'écrasant contre un mur est absorbée par la déformation du pare-choc et de la structure du véhicule. L'énergie restante est transmise aux occupants et à ses organes internes.

L'énergie cinétique d'un objet est fonction de sa masse et de sa vitesse. La masse d'une victime est égale à son poids. L'équation déterminant l'énergie cinétique à partir de la masse et de la vitesse est donc la suivante :

Énergie cinétique = 1/2 de la masse multipliée par le carré de la vitesse, soit

$$E = 1/2\ MV^2$$

L'énergie cinétique d'une personne de 70 kg lancée à 50 km/h se calcule donc comme suit :

$$(70/2) \times 50^2 = 87\,500 \text{ Unités}$$

Notre propos étant de démontrer une relation entre la vitesse et l'énergie cinétique, nous donnons le résultat sans le convertir en unités spécifiques. Cette formule nous permet simplement d'illustrer les variations d'énergie cinétique en fonction de la masse et de la vitesse. Comme nous venons de le démontrer, une personne de 70 kg lancée à 50 km/h a 87 500 Unités d'énergie cinétique qui changeront de forme quand le mouvement sera stoppé. Ce changement peut prendre la forme d'une déformation du véhicule ou d'une lésion corporelle, à moins que cette énergie ne se dissipe de façon plus inoffensive dans une ceinture de sécurité ou un airbag.

Quel facteur aura le plus d'effet sur l'énergie cinétique, la masse ou la vitesse ? Considérons une personne pesant 10 kg de plus lancée à la même vitesse :

$$(80/2) \times 50^2 = 100\,000 \text{ Unités}$$

Prenons à présent notre personne de 70 kg et augmentons sa vitesse dans les mêmes proportions, ce qui donne à peu près 57 km/h :

$$(70/2) \times 57^2 = 113\,715 \text{ Unités}$$

Ces petits calculs nous montrent que la vitesse a beaucoup plus d'influence sur l'énergie cinétique que la masse. Un impact à haute vitesse causera beaucoup plus de dégâts humains ou matériels ou les deux qu'un impact à basse vitesse.

Bien que la vélocité soit exponentielle et que la masse soit linéaire, cela peut être critique lorsqu'il existe une grande disparité de masse entre les deux objets. Lors d'une collision entre une petite voiture et un semi-remorque ou bien entre une voiture et un piéton, l'avantage revient au véhicule ayant le plus d'impulsion (force).

$$\text{Masse} \times \text{accélération} = \text{force} = \text{masse} \times \text{décélération}$$

Un autre facteur important lors d'une collision est la *distance d'arrêt*. Un véhicule qui s'arrête contre un mur de briques ou quand les freins sont bloqués dégage la même quantité d'énergie, juste de manière différente et à une distance différente. Dans le premier cas, l'énergie est absorbée par l'écrasement de la carrosserie du véhicule. Dans le second cas, l'énergie est absorbée par la chaleur des freins. Le mouvement vers l'avant de l'occupant du véhicule (énergie) est absorbé dans le premier cas en endommageant les tissus mous et les os de l'occupant. Dans l'autre cas, l'énergie est dissipée avec l'énergie du véhicule dans les freins.

Cette relation inverse entre la distance d'arrêt et la gravité des lésions s'applique également aux chutes. Une victime a de meilleures chances de survivre à une chute si elle atterrit sur une surface compressible comme de la neige poudreuse. Cette même chute se terminant sur une surface dure comme du ciment produira des lésions beaucoup plus graves. Le matériau de la surface compressible augmente la distance d'arrêt et absorbe au moins une partie de l'énergie. De cette façon, toute l'énergie n'est pas absorbée par le corps de la victime, et les lésions seront donc moins graves. Ce principe s'applique à d'autres sortes d'impact. Par exemple, un véhicule qui heurte le pilier d'un pont sera plus sévèrement endommagé qu'un véhicule qui heurte l'arrière d'un autre véhicule. Dans ce dernier exemple, la structure des deux véhicules absorbe une part importante de l'énergie, ce qui réduit l'énergie absorbée par les occupants des deux véhicules. De plus, un conducteur sans ceinture sera plus gravement atteint qu'un conducteur attaché, car une part importante de l'énergie sera absorbée par la ceinture plutôt que par le corps de la victime.

Donc, une fois qu'un objet est en mouvement et possède une énergie cinétique donnée, cet objet doit, pour s'arrêter, perdre son énergie cinétique soit en la transformant soit en la transférant à un autre objet. Par exemple, si un véhicule heurte un piéton, le piéton est projeté loin du véhicule (figure 3-3). Le véhicule est ralenti par l'impact, mais cette énergie est transmise au corps de la victime et provoque des lésions. L'énergie cinétique perdue par l'objet en mouvement est transférée au corps de la victime.

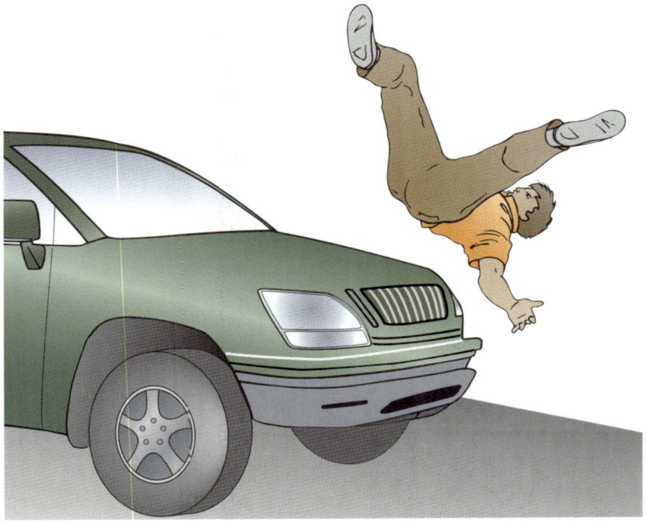

Fig. 3-3. Une partie de l'énergie cinétique transmise par une voiture heurtant un piéton se dissipe en écrasant les tissus et transfère de l'énergie cinétique à celui-ci ; il est alors projeté dans la direction opposée à l'impact. La victime peut subir des lésions dues à l'impact du véhicule, puis à un second impact lorsqu'elle va heurter le sol ou un autre véhicule.

Masse × décélération = force = masse × accélération

L'énergie en terme d'accélération impartie au piéton est bien plus élevée que le véhicule n'est ralenti. Les parties molles du corps versus les parties dures du véhicule seront plus nuisibles au piéton qu'au véhicule.

Échange d'énergie entre un objet solide et le corps humain

Lorsque le corps humain entre en collision avec un objet solide ou vis versa, le nombre de particules de tissus subissant l'impact par l'objet solide détermine la quantité d'énergie transmise et explique les dommages (les lésions) qui apparaissent chez le patient. Le nombre de particules de tissus affectés est déterminé par (1) la densité (particules par volume) de tissus, et (2) la taille de la zone de contact de l'impact.

Densité

Plus grande est la densité d'un tissu (mesurée en particules par volume), plus important est le nombre de particules qui vont être percutées par l'objet en mouvement. Mettre un coup de poing dans un oreiller et un coup de poing à la même vitesse dans un mur de briques produira différents effets. Le poing absorbera plus d'énergie lors de la collision avec la densité de la brique qu'avec la densité moindre de l'oreiller.

Plus simplement, le corps a trois types différents de densité de tissus : *densité de l'air* (plus dans les poumons et quelques parties de l'intestin), *densité de l'eau* (les muscles et la plupart des organes solides, par exemple le foie, la rate), et la *densité solide* (les os). C'est pourquoi l'échange d'énergie (avec des lésions en résultant) va dépendre du type d'organe impacté.

Surface de contact

Le vent exerce une pression sur la main lorsqu'elle est mise hors de la fenêtre d'une voiture en mouvement. Lorsque la paume de la main est horizontale et parallèle au flux du vent, une certaine pression est ressentie sur les doigts lorsque les particules d'air percutent la main. Tourner la main de 90° vers la position verticale augmente la surface de contact avec le vent ; il y a plus de particules d'air entrant en contact avec la main, augmentant ainsi la pression. La zone de surface peut être modifiée par la taille de l'objet, son mouvement avec le corps et la fragmentation. Les exemples de cette variation sur le corps humain peuvent inclure l'avant d'un véhicule, une batte de baseball et une cartouche. La surface avant d'une voiture aura un impact plus important sur le corps qu'une batte de baseball. La quantité d'énergie échangée qui produira des lésions sur le corps dépendra de l'énergie de l'objet et de la densité des tissus se trouvant sur son passage.

Cavitation

Le mécanisme de base des échanges d'énergie est relativement simple. L'impact d'un objet sur des particules de tissu accélère le retrait de ces dernières du point d'impact. Ces tissus deviennent eux-mêmes des objets mobiles et s'écrasent sur d'autres particules de tissu, produisant une chute par « effet domino ». Le billard permet de se représenter visuellement cet effet.

L'impact d'une canne de billard sur une boule de billard transfère son énergie à toutes les boules de la pile. La boule blanche perd son énergie cinétique et ralentit ou s'arrête (figure 3-4). Les autres boules absorbent cette énergie et sont poussées loin du point d'impact. Il en est de même lorsqu'une boule de bowling heurte une rangée de quilles : les quilles sont projetées dans tous les sens.

La même chose se passe quand un objet solide heurte le corps d'une victime, ou quand le corps est projeté contre un objet immobile. Les tissus du corps sont repoussés hors de leur position habituelle, laissant un vide. Ce processus est appelé *cavitation*.

La cavitation peut créer deux types de cavités. Une cavité temporaire se forme au moment de l'impact, mais, après l'impact, les tissus peuvent du fait de leur élasticité reprendre leur forme initiale. Cette cavité ne sera plus visible lorsque le secouriste examinera le patient. Une cavité temporaire est provoquée par l'étirement des tissus. L'impact peut aussi créer une cavité permanente, qui est due à l'arrachement ou à l'écrasement des tissus. Cette cavité est aussi provoquée par l'étirement, mais comme les tissus ne reprennent pas leur forme d'origine, elle restera visible après l'impact (figure 3-5).

La différence entre la taille de deux cavités dépend de l'élasticité des tissus. Si vous frappez avec une batte de baseball sur un fût en tôle, cela laissera une marque. Si vous frappez de la même manière une masse de mousse de même taille, aucune marque ne sera visible (figure 3-6). Cette différence est due à l'*élas-*

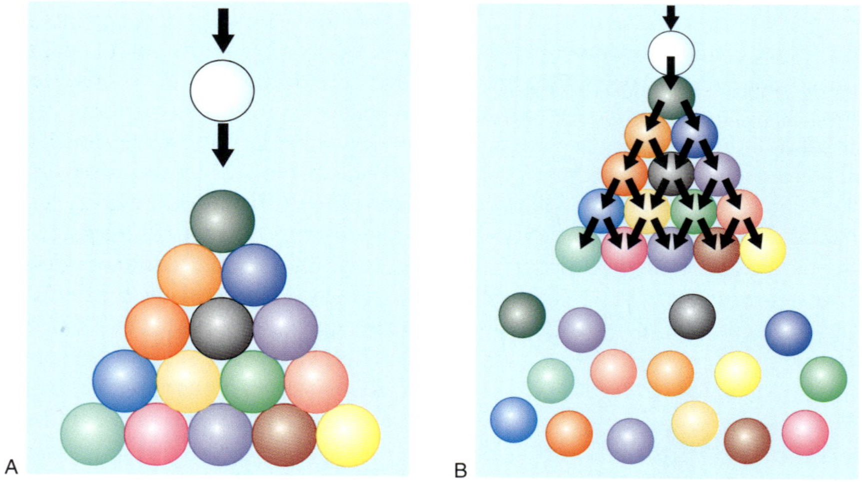

Fig. 3-4. *A* : L'énergie d'une boule de billard est transférée à toutes les autres boules. *B* : Le transfert d'énergie disperse les boules, créant un vide.

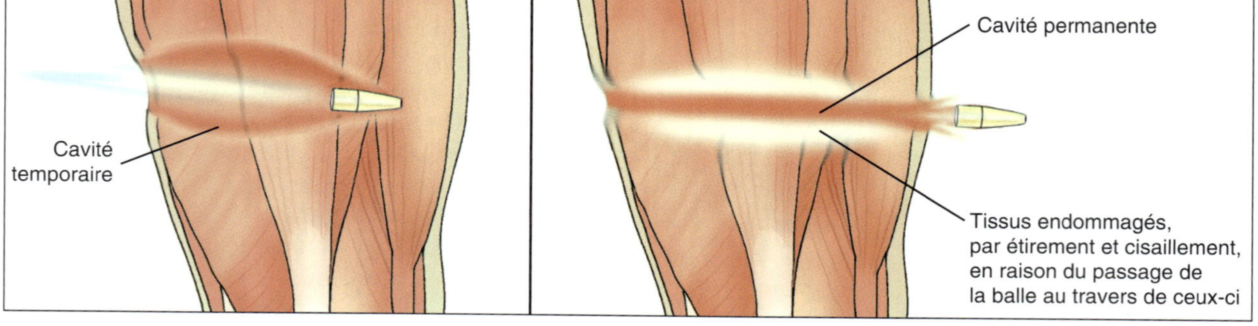

Fig. 3-5. L'étendue des lésions tissulaires dues à une plaie par balle est plus importante que le trou laissé par la balle. Plus la balle va vite ou plus elle est lourde, plus la cavité temporaire et donc les dommages tissulaires seront importants.

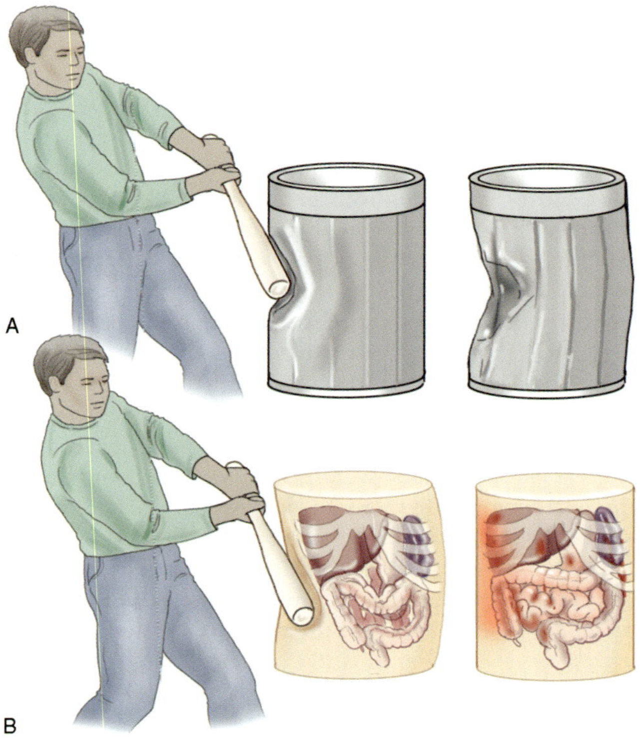

Fig. 3-6. *A* : Un coup de batte de baseball dans un fût de tôle laisse une déformation visible. *B* : Le même coup porté dans un rouleau de mousse ne laisse pas de déformation visible.

ticité, la mousse étant plus élastique que la tôle. Le corps humain se comporte plutôt comme la mousse que comme la tôle. Si une personne reçoit un coup de poing dans le ventre, elle sentira le poing rentrer dans son ventre, mais une fois que l'attaquant aura retiré son poing, aucune déformation ne sera visible sur le ventre de la victime. De même, un coup d'une batte de baseball dans la poitrine ne laissera pas de déformation externe, mais il provoquera des dégâts. C'est la description du mécanisme lésionnel qui permettra d'estimer la déformation au moment de l'impact et de prédire les lésions.

Lorsque le chien d'une arme est libéré, il vient percuter l'amorce qui produit une explosion dans la cartouche. L'énergie libérée par l'explosion se répercute sur la balle, qui s'échappe du canon. La balle a maintenant une énergie, ou force (accélération × masse = force).

Une fois que cette force est transmise, la balle ne peut pas décélérer tant qu'elle ne rencontre pas une force extérieure (première loi de Newton sur le mouvement). Pour que la balle s'arrête dans le corps, une explosion équivalente à l'explosion dans l'arme doit intervenir dans les tissus (accélération × masse = force = masse × décélération) (figure 3-7). Cette explosion est le résultat de l'échange d'énergie accélérant les particules des tissus hors de leur position normale, créant une cavitation.

Traumatismes contondant et pénétrant

On distingue habituellement les mécanismes lésionnels pénétrants et contondants. Cependant, le transfert d'énergie et les lésions provoquées sont similaires. La seule différence est l'effraction de la peau. Si l'énergie cinétique d'un objet est concentrée sur une très petite surface cutanée, la barrière cutanée va se déchirer et l'objet va pénétrer à l'intérieur du corps où le transfert d'énergie sera plus concentré. La force destructrice sera plus concentrée sur une surface donnée. Un objet plus grand, dont l'énergie cinétique est dispersée sur une plus grande surface lors de l'impact, ne pénétrera pas à l'intérieur du corps. Mais l'énergie cinétique sera dispersée sur une plus grande surface, et la distribution des lésions sera plus diffuse.

Le transfert d'énergie est directement proportionnel à la densité du tissu au point d'impact et à la surface de contact. Dans le traumatisme contondant, les tissus sont lésés par écrasement, accélération ou décélération. Dans le traumatisme pénétrant, les tissus sont écrasés et divisés le long de la trajectoire de l'objet. Les deux mécanismes créent une cavité en poussant les tissus hors de leur position normale.

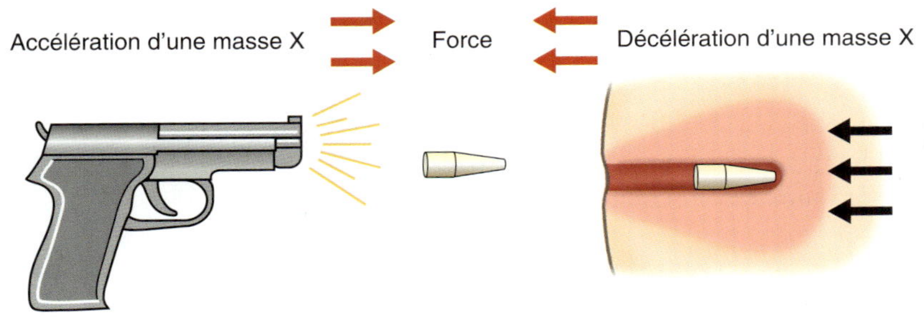

Fig. 3-7. Alors que la balle traverse les tissus, son énergie cinétique est transférée aux tissus qui entrent en contact avec elle, accélérant leur écartement par rapport à la balle.

Le traumatisme contondant provoque à la fois un déchirement des tissus et un effet de cavitation. La cavité ainsi créée ne se forme souvent qu'un court instant dans la direction opposée à l'impact. Le traumatisme pénétrant, lui, créera une cavité temporaire et une cavité permanente. L'énergie cinétique d'un objet heurtant le corps à haute vitesse sur une petite surface de contact, plus concentrée dépassera la solidité du tissu et le déchirera. La cavité temporaire ainsi créée s'écartera de la trajectoire du projectile vers l'avant et sur les côtés.

Principes mécaniques

Traumatisme contondant

Les observations des traumatismes contondants qui surviennent au cours des accidents de circulation fournissant des indices sur le mécanisme lésionnel, la gravité des blessures et les organes potentiellement impliqués sont (1) la direction de l'impact, (2) les dommages externes du véhicule (type et sévérité), et (3) les dommages internes (par exemple l'intrusion du côté de l'occupant, la destruction du volant, la déformation de la colonne de direction, les déformations du pare-brise, et l'impact du tableau de bord par les genoux).

Dans le traumatisme contondant, l'impact crée deux forces : cisaillement et compression. Le *cisaillement* a lieu quand un organe ou une structure change de vitesse plus rapidement qu'un autre organe ou qu'une autre structure qui lui est rattaché. La *compression* a lieu quand un organe est écrasé entre deux autres structures. Ces lésions peuvent être provoquées par n'importe quel type d'impact, que ce soit un accident de la circulation, un véhicule heurtant un piéton, une chute, une blessure lors d'activités sportives ou une explosion. Tous ces mécanismes sont abordés séparément, suivis de l'effet de l'énergie cinétique sur les différentes parties du corps.

Accidents de la circulation

Il existe une infinité de mécanismes de traumatismes contondants, mais les accidents de la circulation sont les plus courants. Au cours de l'année 1999, 86 % des victimes de traumatisme contondant étaient passagers ou conducteurs d'un véhicule. Les 14 % restants étaient piétons, cyclistes ou autres (National Highway Traffic Safety Administration [NHTSA]). Les accidents de voiture peuvent être divisés schématiquement en cinq types :

- collision frontale ;
- impact arrière ;
- collision latérale ;
- impact rotatoire ;
- tonneaux.

Bien que ces mécanismes soient souvent combinés, il est important de connaître et d'identifier ces cinq mécanismes de base.

Lors d'un accident de voiture ou de tout autre accident entraînant une décélération rapide, tels les accidents de moto, de bateau ou les chutes d'une grande hauteur, il se produit trois collisions successives : (1) le véhicule en mouvement heurte un objet immobile ou un autre véhicule, (2) les occupants non ceinturés sont projetés contre l'intérieur du véhicule, et (3) les organes internes des occupants heurtent un autre organe ou la paroi de la cavité dans laquelle ils se trouvent.

Prenons l'exemple d'un véhicule heurtant un arbre. La première collision a lieu quand la voiture heurte l'arbre. La voiture s'arrête brutalement, mais le conducteur, s'il ne porte pas sa ceinture de sécurité, poursuit sa course en avant (première loi de Newton). La deuxième collision a lieu quand le conducteur heurte le volant ou le pare-brise. Bien que le corps du conducteur soit stoppé par l'impact, plusieurs de ses organes internes continuent leur trajectoire (toujours la première loi de Newton) jusqu'à ce qu'ils heurtent un autre organe, ou la paroi d'une cavité, ou qu'ils soient retenus par un ligament, un vaisseau ou un muscle. C'est la troisième collision.

Une façon simple d'estimer le profil lésionnel est d'examiner le véhicule pour déterminer lequel des cinq impacts a eu lieu. Les occupants du véhicule ont subi le même type de force que le véhicule et dans la même direction. La quantité est réduite par l'absorption d'énergie par le véhicule. L'énergie échangée est similaire et prend place dans une direction identique. Dans la figure 3-8 par exemple, le véhicule a heurté en son centre un poteau. Le point d'impact a stoppé le mouvement vers l'avant, mais le reste de la voiture a continué d'avancer jusqu'à ce que l'énergie ait été absorbée par la déformation du véhicule.

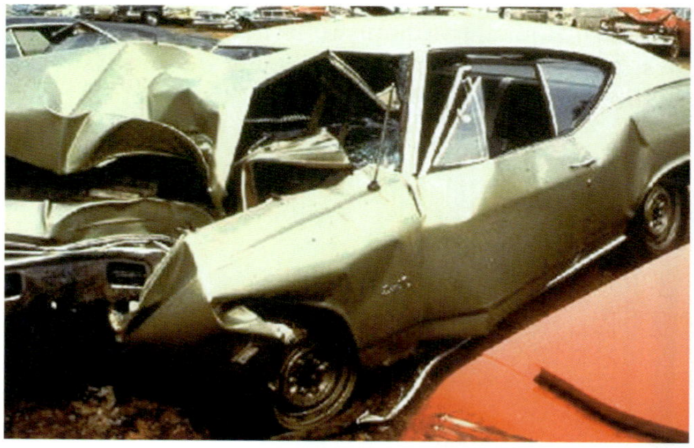

Fig. 3-8. Quand un véhicule heurte un poteau, l'avant du véhicule stoppe mais l'arrière poursuit son chemin vers l'avant, entraînant les déformations du véhicule.

Le même type de lésion apparaît chez le conducteur si la colonne de direction heurte le centre du sternum. La voiture continue d'avancer, suffisamment pour le déformer ; le thorax du conducteur en fait de même.

Dans la figure 3-9, la voiture a été stoppée contre un talus, mais l'arrière ne s'est pas arrêté jusqu'à ce que l'énergie ait été absorbée par la déformation du châssis. Il se produit la même chose dans le thorax. Alors que le sternum stoppe son mouvement vers l'avant contre le tableau de bord, la paroi thoracique postérieure continue jusqu'à ce que l'énergie soit absorbée par la déformation et une possible fracture de côtes.

Collision frontale. Lorsqu'un véhicule subit un impact frontal (ou collision frontale), par exemple quand une voiture emboutit un mur, la première collision se produit lorsque la voiture heurte le mur, ce qui déforme l'avant du véhicule. La déformation du véhicule vous fournit une bonne estimation de sa vitesse au moment du choc. Si vous trouvez une voiture complètement enfoncée, c'est signe qu'elle se déplaçait probablement à grande vitesse, et il est probable que ses occupants sont gravement atteints.

Le véhicule s'arrête lors de l'impact, mais si les occupants ne sont pas attachés et donc freinés en même temps que leur véhicule, ils continueront leur trajectoire. En fait, il y a deux trajectoires possibles : par-dessus le volant ou en dessous. La ceinture de sécurité et le déploiement de l'airbag vont absorber une partie de l'énergie et donc réduire la survenue de lésions chez la victime.

Bascule vers le haut (*up and over*). Dans ce cas, l'élan du corps du conducteur l'entraîne tête la première par-dessus le volant (figure 3-10). C'est la tête qui va heurter en premier le pare-brise. Le tronc va s'écraser contre le volant. Si c'est la poitrine qui heurte le volant, la cage thoracique, les muscles et les organes internes seront touchés. Si c'est

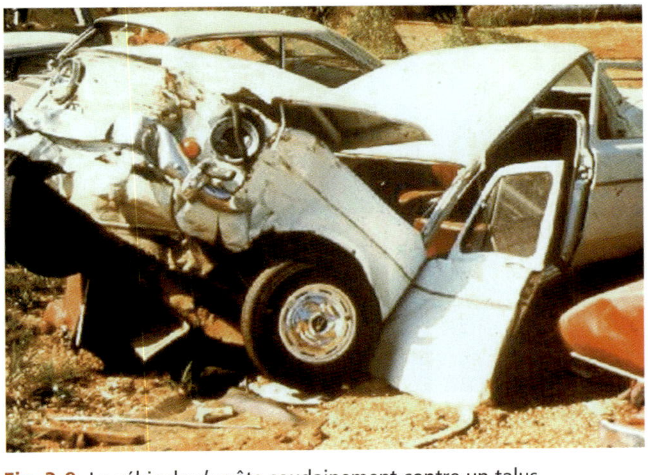

Fig. 3-9. Le véhicule s'arrête soudainement contre un talus.

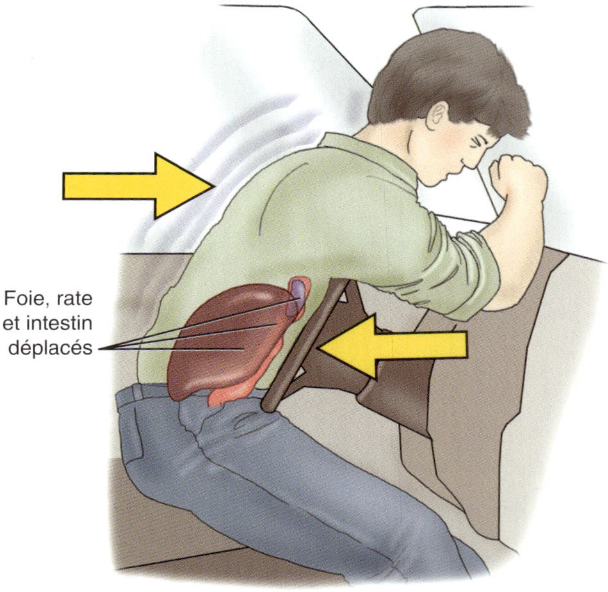

Fig. 3-10. La configuration du siège et la position de l'occupant peuvent diriger la force initiale vers la partie supérieure du thorax, avec la tête en premier point d'impact.

l'abdomen qui heurte le volant, les organes internes, tels la rate, les reins et le foie, seront violemment comprimés. Bien que les organes solides soient les plus vulnérables, les organes creux, tel l'intestin grêle, peuvent aussi être endommagés par compression. Mais les reins, le foie et la rate peuvent aussi être lésés par cisaillement lorsque le tronc du patient est brusquement stoppé par le volant. Un organe peut être arraché de ses attaches anatomiques. Par exemple, les reins peuvent être projetés en avant alors que la colonne vertébrale s'est déjà arrêtée, ce qui peut provoquer un arrachement des vaisseaux rénaux à leur départ de la veine cave ou de l'aorte abdominale. En effet, les gros vaisseaux sont fixés si solidement à la colonne vertébrale qu'un mouvement brusque des reins vers l'avant peut étirer ces vaisseaux jusqu'à la rupture. Le mouvement continu vers l'avant des reins peut étirer les vaisseaux rénaux jusqu'au point de rupture. Une action similaire peut déchirer l'aorte alors que la crosse aortique, non attachée, subit une tension de l'aorte descendante.

Bascule vers le bas (« sous-marinage »). Dans ce cas de figure, la victime s'enfonce dans son siège en direction du volant et du tableau de bord (figure 3-11). La manière dont les membres inférieurs seront blessés illustre bien l'intérêt qu'il y a à comprendre le mécanisme lésionnel. Beaucoup de blessures sont difficiles à identifier si elles ne sont pas suspectées par le mécanisme en cause.

Le pied, qui est posé sur le plancher ou sur le frein, risque de se tordre et de briser l'articulation de la cheville.

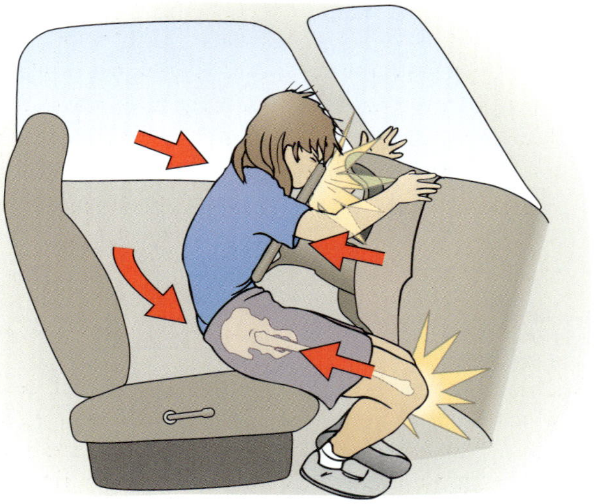

Fig. 3-11. Le véhicule et son occupant se déplacent ensemble vers l'avant. Si le véhicule est brusquement stoppé, l'occupant non ceinturé continue sa trajectoire vers l'avant jusqu'à ce qu'un obstacle stoppe son mouvement.

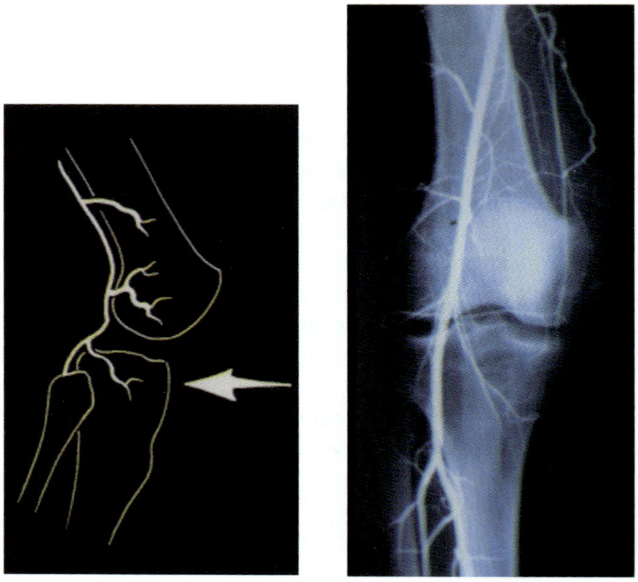

Fig. 3-13. L'artère poplitée passe derrière l'articulation du genou, contre le tibia et le fémur. Une luxation de l'articulation du genou peut comprimer ou déchirer l'artère.

Dans la plupart des cas, toutefois, le genou va se plier et heurter le tableau de bord.

Le genou peut heurter le tableau de bord en deux endroits : au niveau du tibia ou au niveau du fémur (figure 3-12). Si le tibia est le premier à être bloqué par le tableau de bord, le fémur continue son mouvement vers l'avant et passe par-dessus, ce qui va provoquer une luxation du genou avec déchirure des ligaments et des structures de l'articulation. L'artère poplitée étant située juste derrière l'articulation du genou, une luxation de l'articulation s'accompagne fréquemment d'une lésion vasculaire. Il peut s'agir d'une rupture complète de l'artère ou bien, plus fréquemment, d'une lésion du revêtement intérieur de l'artère, ou intima (figure 3-13). Dans un cas comme dans l'autre, un caillot peut se former à l'intérieur de l'artère, obstruant le flux sanguin en dessous de la lésion.

Le diagnostic précoce d'une lésion de l'artère poplitée et une intervention chirurgicale rapide permettent de rétablir la circulation artérielle vers la jambe et le pied, et réduisent significativement le risque d'amputation. Si le diagnostic de la lésion ou la correction chirurgicale sont retardés, l'ischémie due à l'interruption du flux sanguin va gravement endommager les tissus. Si la circulation n'est pas rétablie dans un délai de 6 heures, une amputation sera souvent nécessaire. Si l'intervenant préhospitalier n'essaie pas de comprendre le mécanisme lésionnel ou s'il ne sait pas interpréter les traces de l'accident, la lésion risque d'être reconnue trop tard.

Bien que les traces de l'impact soient probablement visibles sur le genou du patient, l'enfoncement du tableau de bord là où le genou l'a heurté donne une idée de la violence du choc subi par l'articulation (figure 3-14).

Quand c'est le fémur qui reçoit le choc, l'énergie cinétique est absorbée par la diaphyse, qui peut se rompre

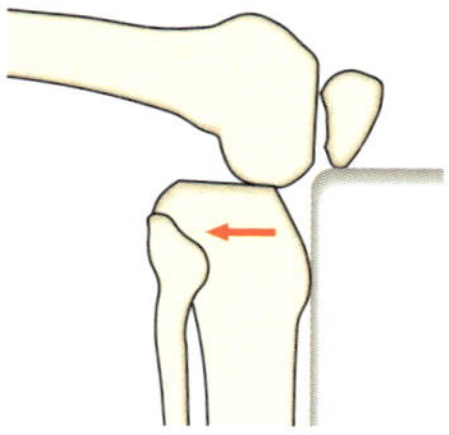

Fig. 3-12. Le genou peut heurter le tableau de bord en deux endroits : le fémur et le tibia.

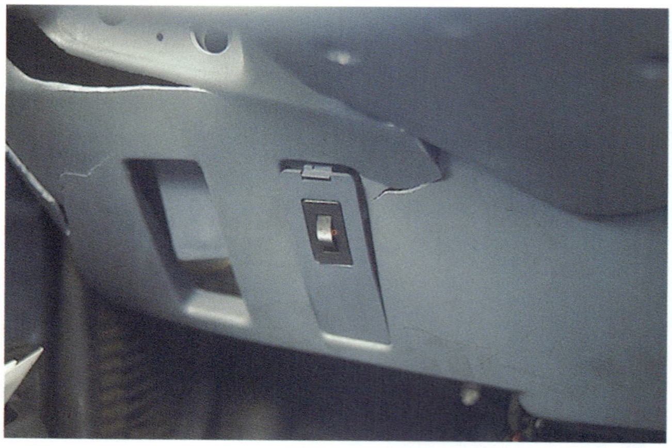

Fig. 3-14. Les traces d'impact sur le tableau de bord indiquent que le patient a suivi une bascule vers le bas (sous-marinage) et que les membres inférieurs ont subi un choc violent.

(figure 3-15). Le fémur est stoppé net, et le bassin, qui continue son mouvement vers l'avant, peut passer au-dessus du fémur, provoquant une dislocation postérieure de la hanche (figure 3-16).

Une fois que les genoux ont été stoppés par le tableau de bord, le tronc peut basculer vers l'avant contre le volant ou le tableau de bord. La victime risque alors les mêmes lésions que dans le mécanisme de bascule vers le haut décrit précédemment.

Reconnaître ces lésions potentielles et les transmettre au médecin des urgences peut être bénéfique pour le patient à long terme.

Collision arrière. La collision arrière se produit lorsqu'une voiture est heurtée par l'arrière par un autre véhicule se déplaçant plus vite que lui. Dans ce type de collision, l'énergie cinétique est transformée en accélération. Plus la différence de vitesse entre ces deux véhicules est importante, plus l'énergie cinétique sera grande lors de l'impact, et plus le mécanisme lésionnel sera important.

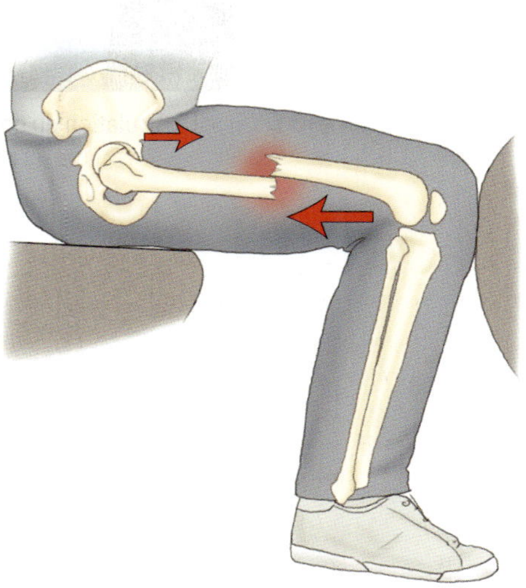

Fig. 3-15. Si c'est le fémur qui absorbe le choc, l'énergie est absorbée par la diaphyse du fémur, qui peut se rompre.

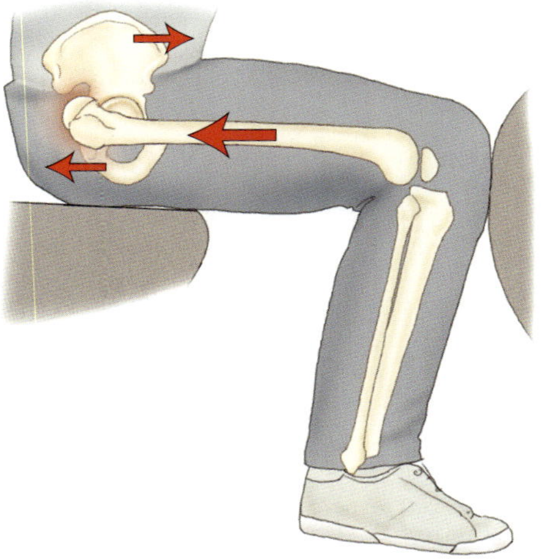

Fig. 3-16. Le bassin continuant sur sa lancée peut passer au-dessus de la tête du fémur, provoquant une luxation postérieure de l'articulation de la hanche.

S'il peut être prouvé que l'appuie-tête de la victime n'était pas correctement positionné lors de la survenue d'un traumatisme cervical, certaines cours de justice américaines atténuent le niveau de responsabilité de la partie en faute lors d'un accident de la circulation, sur le motif que la négligence de la victime a contribué à la survenue de la lésion (négligence contributive). Des mesures similaires ont également été prises dans des cas de non-utilisation des ceintures de sécurité.

Lors de l'impact, le véhicule est lancé vers l'avant comme une balle sortant d'un fusil. Toute la structure du véhicule ainsi que ses occupants vont suivre le même mouvement. Si l'appuie-tête du passager n'est pas positionné correctement derrière sa tête, la tête ne se déplacera pas en même temps que le reste du corps ; autrement dit, seuls le tronc et les membres inférieurs seront accélérés vers l'avant. Ce mouvement va provoquer une hyper extension de la nuque par-dessus l'appuie-tête. Ce mouvement peut arracher les ligaments de la colonne cervicale (figure 3-17). Si l'appuie-tête est correctement relevé, la tête suivra le mouvement du corps (figure 3-18).

Dès lors, si le véhicule peut continuer son mouvement vers l'avant jusqu'à l'arrêt sans heurter aucun obstacle, le passager ne sera probablement pas blessé parce que la plupart des mouvements corporels sont soutenus par le siège de manière similaire à un astronaute lancé en orbite. Mais si la voiture heurte un autre véhicule ou si le conducteur freine brusquement, il sera projeté vers l'avant et subira alors les lésions décrites pour les collisions frontales. Une telle collision comporte deux impacts

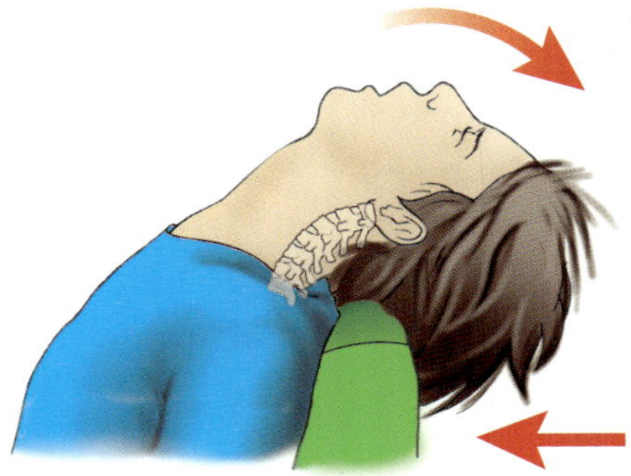

Fig. 3-17. Une collision arrière pousse le tronc vers l'avant. Si l'appuie-tête est mal positionné, la tête subit une violente extension par-dessus l'appuie-tête.

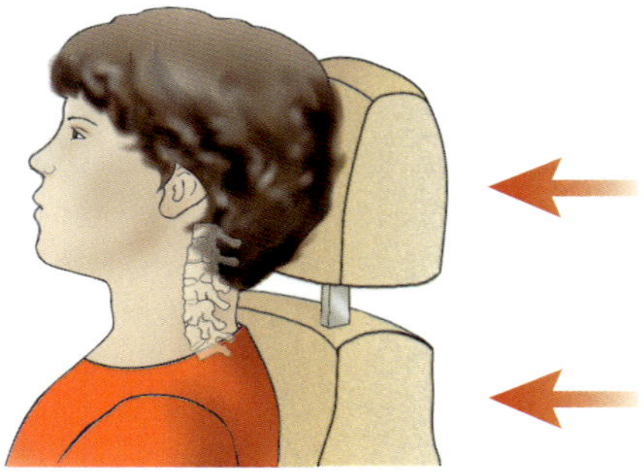

Fig. 3-18. Si l'appuie-tête est relevé, la tête se déplace en même temps que le tronc et la colonne cervicale n'est pas lésée.

successifs : arrière et frontal. Ce double choc augmente la probabilité de lésions.

Impact latéral. Le choc latéral se produit lorsqu'un véhicule est heurté par le côté. Le véhicule touché est projeté dans la direction opposée. La portière du véhicule est projetée contre le flanc des occupants. Ceux-ci risquent d'être blessés (1) par l'impact de l'autre véhicule (figure 3-19), (2) par le corps d'un autre occupant si celui-ci n'était pas attaché, et (3) par le déplacement de la porte à l'intérieur du compartiment passagers (figure 3-20). Les lésions causées par ce choc seront moins graves si les occupants portent leur ceinture et se déplacent donc avec le véhicule.

Lors d'un impact latéral, quatre régions du corps sont exposées à des lésions.

1. *Le thorax*. La compression de la cage thoracique peut entraîner des fractures de côtes du côté de l'impact (figure 3-21), une contusion pulmonaire, une déchirure de l'aorte (25 % des ruptures de l'aorte sont dus à des impacts latéraux) ou à une lésion des organes pleins. La clavicule peut aussi être comprimée et fracturée (figure 3-22).

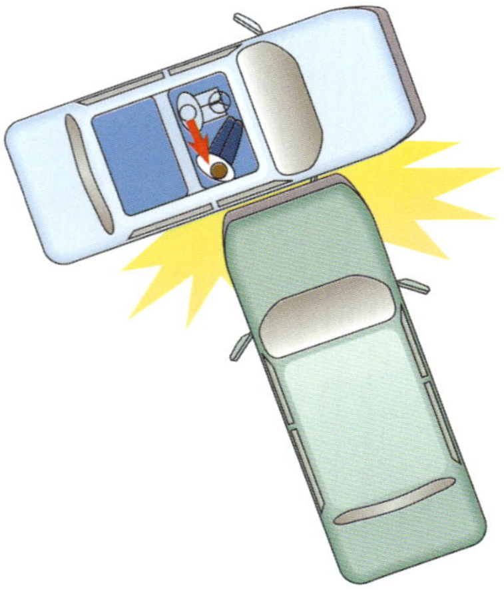

Fig. 3-19. Un impact latéral pousse tout le véhicule contre le passager non ceinturé. À l'inverse, un passager ceinturé se déplace avec le véhicule.

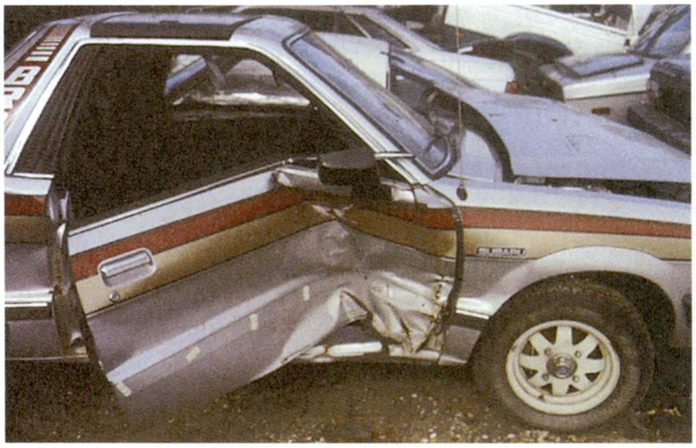

Fig. 3-20. L'enfoncement des portières dans l'habitacle est une autre source de lésions.

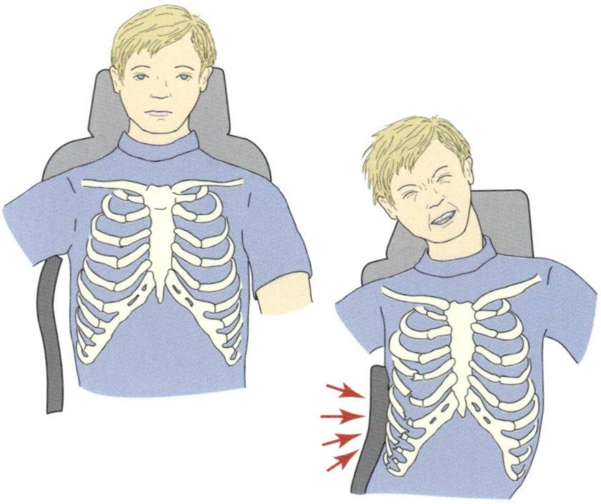

Fig. 3-21. Une compression contre la partie latérale du tronc peut causer des fractures de côtes et des lésions du foie, de la rate et des reins.

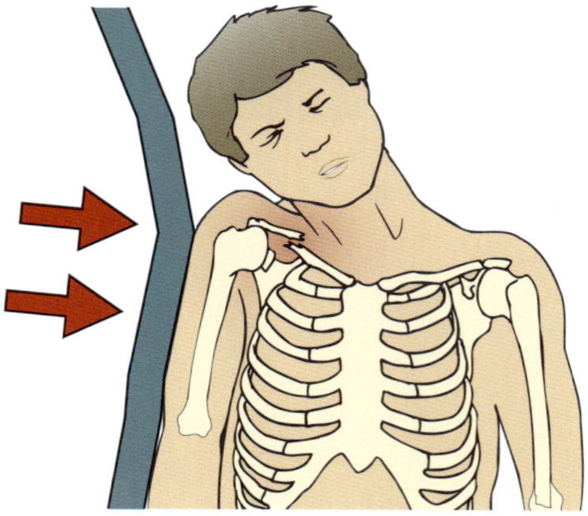

Fig. 3-22. Une compression de l'épaule contre la clavicule peut la fracturer en son milieu.

2. *L'abdomen et le bassin.* L'enfoncement de la cabine écrase et fracture le bassin en même temps qu'il pousse la tête du fémur à travers l'acétabulum (figure 3-23). Les occupants du côté conducteur risquent également des lésions de la rate, puisque celle-ci se trouve dans le flanc gauche, tandis que les occupants du côté passager risquent surtout des lésions du foie.
3. *Le cou.* Le torse risque d'être déplacé au-dessous de la tête. Le mouvement de rotation et de flexion latérale qui en résulte risque de fracturer ou de luxer les vertèbres cervicales (figure 3-24).
4. *La tête.* La tête peut aller heurter le montant de la portière.

Les impacts rapprochés produisent plus de lésions que les impacts à distance.

Impact rotatoire. Un impact rotatoire se produit quand l'avant gauche ou droit du véhicule heurte un objet immobile, un autre véhicule ou un véhicule se déplaçant plus lentement, voire en direction opposée. Selon la première loi de Newton, l'avant du véhicule sera stoppé alors que le reste du véhicule continuera son mouvement vers l'avant jusqu'à ce que son énergie cinétique soit épuisée.

Les collisions rotatoires entraînent des lésions combinant les profils lésionnels des impacts frontal et latéral. La victime est projetée vers l'avant puis est heurtée par la partie latérale du véhicule lorsque celui-ci pivote autour du point d'impact. *Les lésions les plus graves sont observées chez la victime qui était la plus proche du point d'impact.*

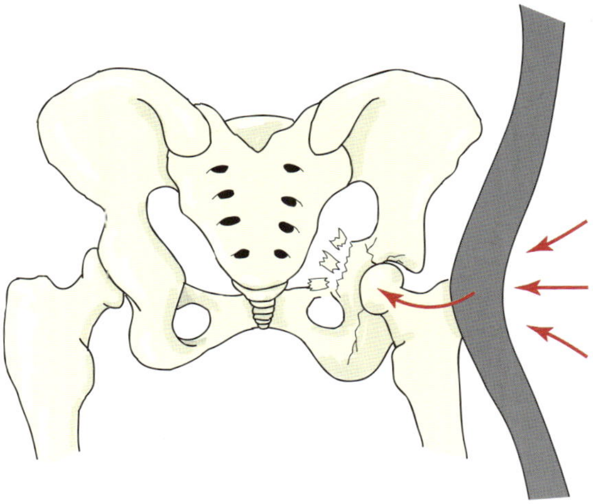

Fig. 3-23. Un choc latéral sur le fémur pousse la tête du fémur à travers l'acétabulum ou fracture le bassin.

Tonneaux. Un véhicule faisant des tonneaux subit une succession d'impacts de différentes directions, tout comme le corps et les organes internes des occupants (figure 3-25). Chacun de ces impacts peut provoquer des lésions. Il est presque impossible de prédire les lésions de ces patients. Lorsqu'un véhicule fait des tonneaux, le patient portant sa ceinture de sécurité peut subir des lésions par cisaillement, du fait de la force centrifuge du véhicule en mouvement. Cette force est semblable à celle d'un carrousel tournant à toute vitesse. Même si les occupants du véhicule sont retenus par leur ceinture de sécurité, les organes internes sont entraînés par le mouvement et peuvent subir des arrachements. Les lésions sont encore plus graves si les occupants ne portent pas leur ceinture de sécurité. Dans la plupart des cas, ils sont éjectés du véhicule et sont alors écrasés par leur propre véhicule ou sont projetés sur le sol. De plus, si les occupants sont éjectés sur la chaussée, ils peuvent être heurtés par d'autres véhicules.

Différences selon les véhicules. Le type de véhicule impliqué dans les accidents a un rôle important dans les lésions et le décès potentiels des occupants. Par exemple, lors d'un impact latéral entre deux voitures qui ne possèdent pas d'airbags, les occupants du véhicule heurtés latéralement ont 5,6 fois plus de risques de mourir

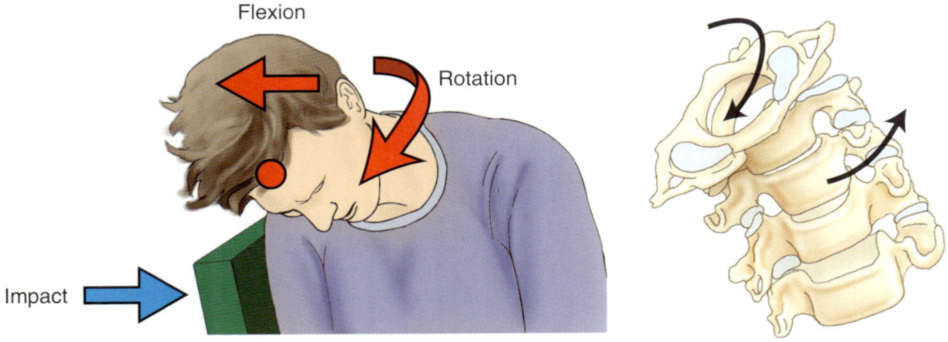

Fig. 3-24. Le centre de gravité de la tête est situé en avant de la jonction entre le crâne et la colonne cervicale. Lors d'un choc latéral, le torse se dérobe sous la tête qui se tourne vers le point d'impact en pivot et en flexion latérale. Ce mouvement écarte les corps vertébraux du côté opposé à l'impact et les fait pivoter. Il en résulte des luxations, des déchirures de ligaments et des fractures latérales par compression.

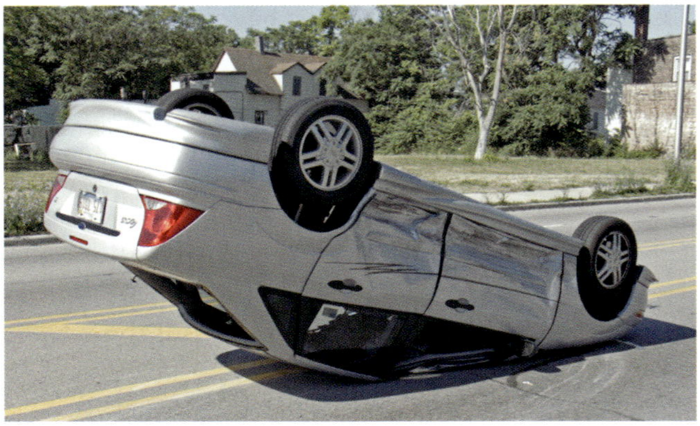

Fig. 3-25. Lorsqu'une voiture fait des tonneaux, un occupant non ceinturé peut être totalement ou partiellement éjecté du véhicule ou alors être ballotté à l'intérieur de l'habitacle. Ce mécanisme provoque des lésions multiples, qui sont parfois difficiles à prédire mais qui sont généralement graves.

que les occupants du véhicule percutant. Cela s'explique surtout par le peu de protection sur le côté latéral de la voiture en comparaison avec la grande surface de déformation qui se produit en impact frontal avant l'intrusion dans l'habitacle. Cependant, lorsque le véhicule touché latéralement (par une voiture) est un 4×4, un van, ou un pick-up plutôt qu'une voiture, le risque de décès des occupants est relativement identique pour tous les véhicules impliqués. Les vans, les 4×4 et les pick-up assurent une meilleure protection pour leurs occupants, car les sièges de l'habitacle sont plus hauts que ceux d'une voiture, et les occupants subissent moins l'impact latéral.

Des lésions plus sérieuses et une augmentation du risque de décès ont été rapportés lorsqu'une voiture est heurtée par un van, un 4×4 ou un pick-up. Lors de collisions latérales entre un van et une voiture, les occupants de la voiture ont 13 fois plus de risques de décès que ceux d'un van. Si le véhicule percutant est un pick-up ou un 4×4, les occupants de la voiture touchée sur le côté ont 25 à 30 fois plus de risques de décéder que ceux dans le pick-up ou le 4×4. Cette disparité énorme provient de l'élévation du centre de gravité et de l'augmentation de la masse du van, du 4×4, ou du pick-up. La connaissance des types de véhicule dans lesquels les occupants se trouvent lors d'un accident peut conduire l'intervenant préhospitalier à avoir un niveau de suspicion plus élevé.

Ceintures de sécurité. Dans la description des mécanismes lésionnels qui précèdent, nous avons supposé que la victime ne portait pas sa ceinture de sécurité, comme la plupart des automobilistes aux États-Unis (67 % des conducteurs et passagers confondus lors d'une enquête de la NHTSA en 1999). Environ 25 % des 44 000 personnes tuées sur la route en 2002 ont été éjectés de leur véhicule. Environ 75 % des occupants totalement éjectés de leur véhicule ont été tués. Un patient éjecté sur 13 a subi une fracture de la colonne. Après avoir été éjecté du véhicule, le corps de la victime a heurté le sol ou un autre obstacle situé hors du véhicule. Ce second impact peut provoquer des lésions encore plus graves que le premier. Le risque d'être tué est 6 fois plus grand pour une victime éjectée du véhicule que pour les autres occupants. Il ne fait donc aucun doute que la ceinture de sécurité sauve des vies.

La NHTSA a révélé que 49 États ainsi que le district de Columbia avaient une loi sur l'usage de la ceinture de sécurité. En 1999, 11 000 personnes ont été sauvées par la ceinture de sécurité, et plus de 123 000 depuis 1975. Si tous les automobilistes portaient leur ceinture de sécurité, plus de 20 000 personnes auraient pu être sauvées rien qu'en 1999.

Que se passe-t-il quand la victime porte sa ceinture de sécurité ? Si la ceinture est positionnée correctement, la pression de l'impact est absorbée par le bassin et le thorax, ce qui provoquera des lésions mineures, voire pas de lésions du tout (figure 3-26). L'usage correct de la ceinture de sécurité permet le transfert de la force de l'impact du corps du patient à la ceinture de sécurité puis au dispositif de fixation de la ceinture. Grâce à ce système, les lésions subies ne sont plus vitales ou, tout au moins, le risque de subir des lésions vitales est très réduit.

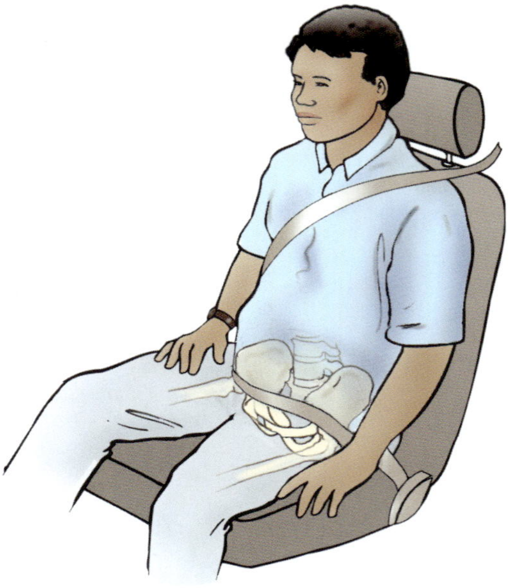

Fig. 3-26. Une ceinture de sécurité placée correctement passe en dessous des deux crêtes iliaques et au-dessus du fémur, et est assez serrée pour rester dans cette position. La forme du bassin protège les organes abdominaux plus fragiles.

La ceinture de sécurité doit être portée correctement pour être efficace. Une ceinture de sécurité mal portée peut ne pas protéger des lésions lors d'une collision, et elle peut même provoquer des lésions. Si la partie ventrale de la ceinture est portée sans être serrée ou serrée au-dessus des crêtes iliaques, le contenu de l'abdomen peut être violemment comprimé par la partie ventrale de la ceinture. Les organes pleins de l'abdomen, tels que la rate, le foie et le pancréas, vont être comprimés entre la partie ventrale de la ceinture et la paroi postérieure de l'abdomen (figure 3-27). Une augmentation brusque de la pression intra-abdominale peut provoquer une rupture du diaphragme et le déplacement du contenu de l'abdomen dans la cavité thoracique. En pivotant au-dessus des premières vertèbres lombaires, qui sont fixées par la partie ventrale de la ceinture, le mouvement du torse peut provoquer des fractures par compression du mur antérieur de la colonne lombaire. Il faut aussi rappeler que la partie ventrale de la ceinture de sécurité ne devrait jamais être portée seule. Beaucoup d'automobilistes portent la partie diagonale de leur ceinture de sécurité sous les bras et non par-dessus l'épaule.

Depuis que le port de la ceinture de sécurité est devenu obligatoire, la gravité des blessures a diminué, et le nombre d'accidents mortels a été considérablement réduit.

Airbags. Afin de garantir une protection optimale, l'usage de l'airbag devrait toujours être combiné avec l'usage de la ceinture de sécurité. À l'origine, le système d'airbag frontal du conducteur et du passager n'était prévu que pour amortir le choc des passagers avant contre le volant ou le tableau de bord. Il absorbe l'énergie cinétique en augmentant la distance d'arrêt du corps de la victime. Ils sont extrêmement efficaces lors du premier impact d'une collision frontale (c'est-à-dire 65 à 75 % des collisions qui se produisent dans un angle de 30° devant les phares). Cependant, du fait que la plupart des airbags se dégonflent immédiatement après l'impact, ils sont inefficaces lors d'une série de collisions ou lors d'une collision arrière. Un airbag se déploie et se dégonfle en une demi-seconde. Si le véhicule est alors projeté contre un autre véhicule, ou contre un arbre, il n'offre plus aucune protection. Le fait qu'un airbag frontal ne soit d'aucune utilité lors d'un impact latéral ou de tonneaux a poussé de nombreux constructeurs automobiles à développer des systèmes d'airbags latéraux.

Lors de son déploiement, un airbag peut produire des lésions, certes sans gravité, mais que les intervenants préhospitaliers doivent savoir reconnaître et traiter. Ce sont principalement des abrasions sur les bras, la poitrine et le visage (figure 3-28), des corps étrangers projetés sur le visage, et des lésions causées par les lunettes de l'occupant (figure 3-29). Un airbag non déployé peut être dangereux aussi bien pour le patient que pour l'intervenant préhospitalier. Les systèmes airbags peuvent être désactivés par un spécialiste de la désincarcération familier avec la procédure. Cette désactivation doit être réalisée sans pour autant retarder les soins d'un patient ou l'extraction rapide d'un patient critique.

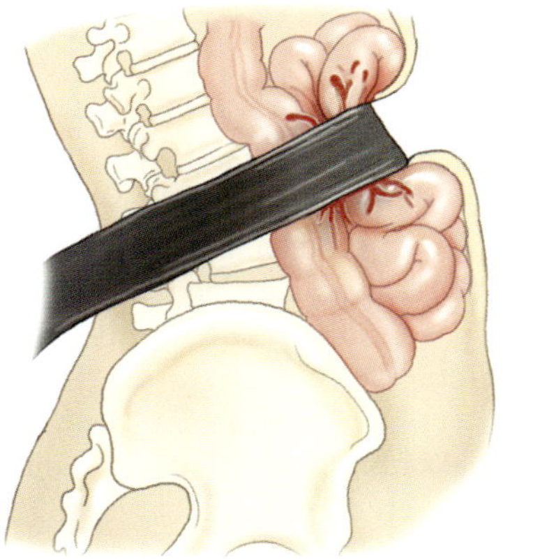

Fig. 3-27. Une ceinture de sécurité passant au-dessus des crêtes iliaques peut aller écraser les organes intra-abdominaux contre la paroi postérieure, provoquant des lésions des organes rétropéritonéaux et du pancréas ainsi que des ruptures de l'intestin grêle ou du côlon.

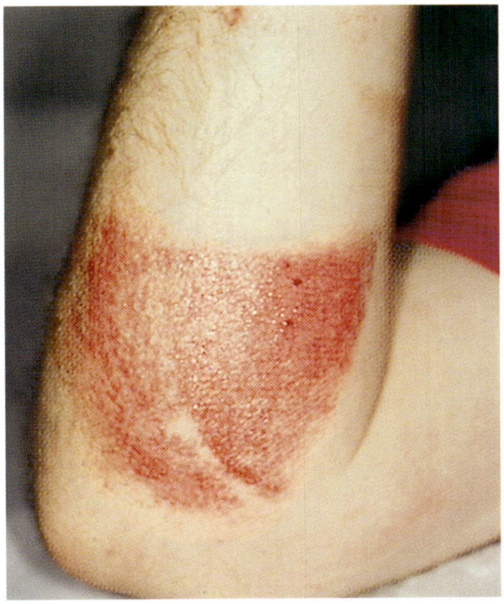

Fig. 3-28. Le gonflage rapide de l'airbag provoque des éraflures sur les avant-bras lorsque ceux-ci sont appuyés sur le volant au moment de l'impact. (Source : McSwain NE Jr, Paturas JL, *The basic EMT : comprehensive prehospital patient care*, 2nd ed, St Louis, Mosby, 2001.)

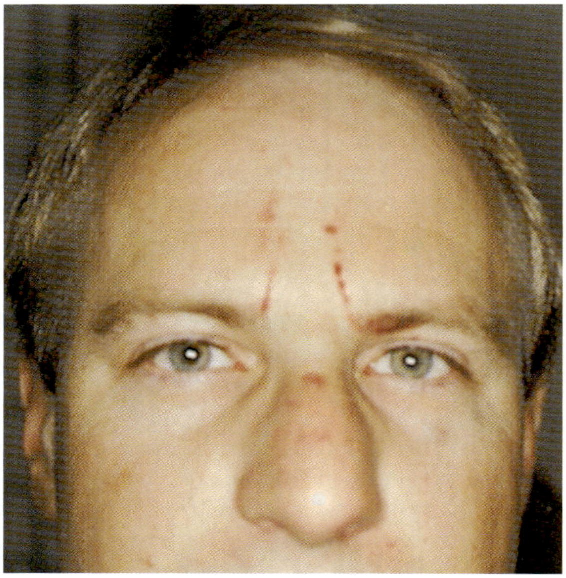

Fig. 3-29. Le gonflage de l'airbag contre le visage d'un patient portant des lunettes laisse des traces d'éraflures. (Source : McSwain NE Jr, Paturas JL, *The basic EMT : comprehensive prehospital patient care*, 2nd ed, St Louis, Mosby, 2001.)

Accidents de deux roues

Les accidents de moto constituent une part importante des morts sur la route. Les lois de la physique sont les mêmes, mais le mécanisme lésionnel est légèrement différent des accidents de voiture ou de camion, et ce dans les trois types d'impact : frontal, diagonal ou éjection.

> Les airbags avant passagers se sont révélés dangereux pour les enfants et les adultes de petite taille, particulièrement quand les enfants sont placés de façon incorrecte sur un siège avant ou sur des sièges enfant mal installés. Les enfants de 12 ans ou moins devraient toujours être dans un siège adapté à leur taille à l'arrière du véhicule.
>
> Le conducteur devrait toujours être à au moins 25 cm et le passager du siège avant à au moins 45 cm du couvercle de l'airbag. Dans la plupart des cas, quand les passagers sont positionnés de façon correcte par rapport à l'airbag, les lésions se limitent à de simples éraflures.

Impact frontal. Une collision frontale avec un objet solide stoppe le mouvement de la moto vers l'avant (figure 3-30) du fait que le centre de gravité de la moto se trouve au-dessus et en arrière de l'axe de la roue avant, qui va fonctionner comme un pivot lors d'une telle collision. La

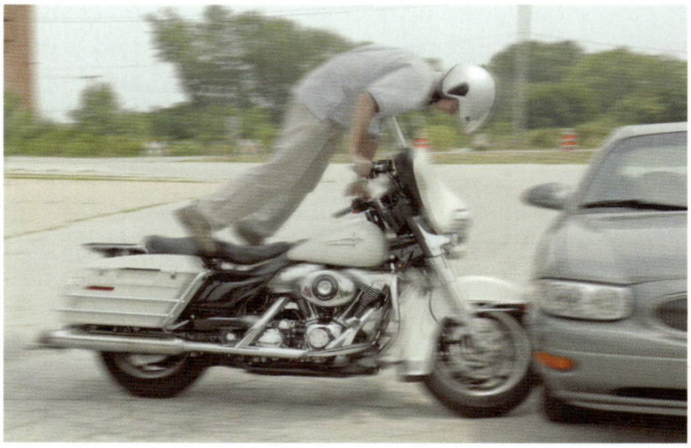

Fig. 3-30. Lorsqu'une moto entre en collision frontale avec un obstacle, le motocycliste est situé au-dessus de la roue avant qui sert de pivot.

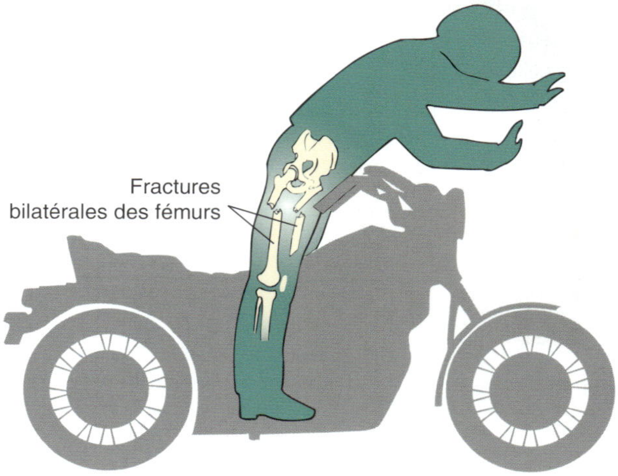

Fig. 3-31. Le corps du motocycliste est projeté vers l'avant par-dessus la moto et va heurter le guidon avec les deux fémurs. Il peut aussi être éjecté.

moto va alors basculer en avant et le motard va aller s'écraser sur le guidon. Le motard peut alors subir des lésions à la tête, au thorax, à l'abdomen ou au bassin suivant la partie du corps qui va heurter le guidon. Si les pieds du motard sont restés sur les pédales, l'énergie cinétique sera absorbée par la diaphyse fémorale, ce qui provoque souvent des fractures des deux fémurs (figure 3-31).

Impact diagonal. Lors d'un impact diagonal, la moto heurte un objet selon un angle donné. La moto vient alors s'écraser sur le motocycliste, qui sera écrasé entre sa moto et l'objet qu'il a heurté. Cela peut provoquer des lésions étendues des membres inférieurs et supérieurs (figure 3-32). Les organes abdominaux peuvent aussi être lésés par le transfert d'énergie cinétique.

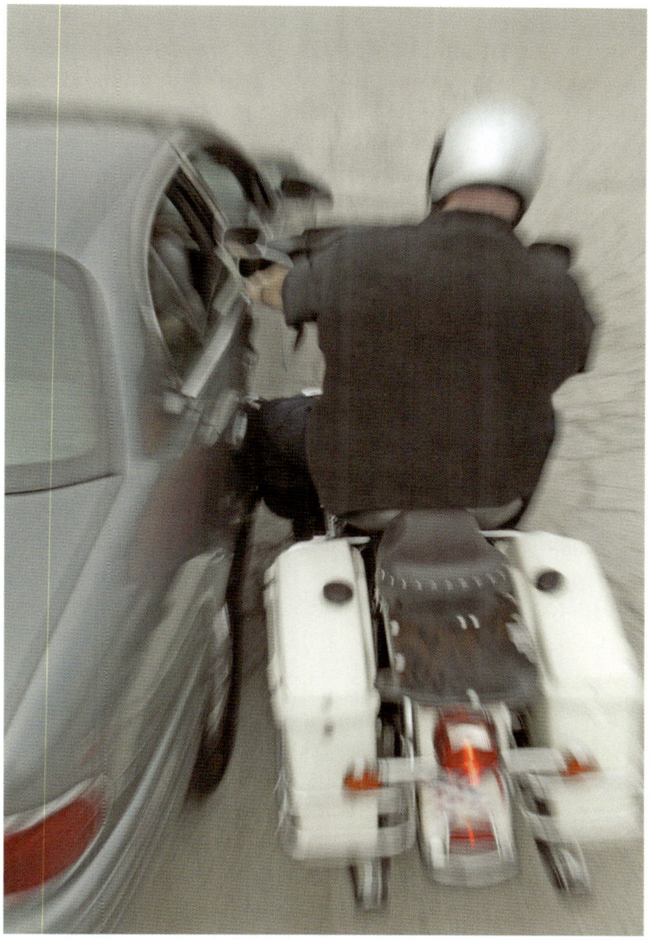

Fig. 3-32. Si un motard est heurté par le côté, la moto se rabat comme un ciseau et va coincer sa jambe entre la moto et l'objet heurté.

Impact avec éjection. Lors d'un impact avec éjection, le motocycliste est catapulté de sa moto comme un projectile. Il va continuer sa trajectoire en l'air jusqu'à ce que sa tête, ses bras, sa poitrine, son abdomen ou ses jambes heurtent un autre objet, comme une voiture, un poteau téléphonique ou la route. Beaucoup de motards ne portent pas de casque. Il y aura des lésions au point d'impact et elles se propageront au reste du corps avec l'absorption de l'énergie.

Mesures préventives. Un motard bien protégé doit porter un casque, des bottes et une combinaison en cuir. De tout cet équipement, c'est le *casque* qui garantit la meilleure protection. Il offre, tout comme le crâne, une protection rigide vers l'extérieur et un système d'amortisseur souple à l'intérieur. La coque rigide du casque amortit la majeure partie du choc, évitant des lésions graves du visage, du crâne et du cerveau. Le casque ne protège pas en soi la

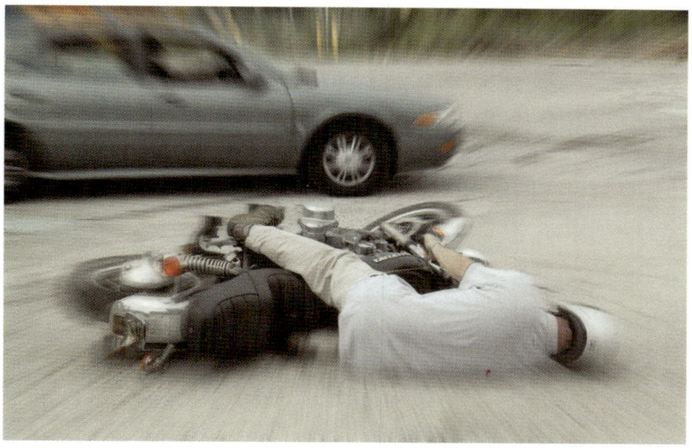

Fig. 3-33. Pour éviter d'être écrasé entre sa moto et un autre véhicule, le motard « couche sa moto ». Le frottement de son corps contre l'asphalte provoque alors souvent des éraflures (« eczéma du goudron »).

colonne cervicale, mais ne risque pas de la blesser. Le fait de ne pas porter de casque lors d'un accident augmente les risques de lésions à la tête de 300 %. La plupart des États qui ont rendu le port du casque obligatoire pour les motards ont vu diminuer le nombre des victimes d'accidents. Par exemple, on a observé dans l'État de Louisiane une réduction de 60 % des traumatismes crâniens dans les 6 ans qui ont suivi l'introduction du port obligatoire du casque pour les motocyclistes.

« Coucher la moto » est une manœuvre d'urgence utilisée par les motocyclistes professionnels et par certains motards pour se séparer de leur moto quand l'accident est inévitable (figure 3-33). Le motocycliste tourne brusquement sa moto et la couche sur le côté tout en appuyant sa jambe intérieure contre le sol. Cette manœuvre ralentit le motocycliste plus que sa moto, si bien que la moto glisse sous son conducteur. Le motard glisse alors sur la route mais ne sera pas écrasé entre sa moto et l'objet qu'elle ira heurter. Lors d'une telle manœuvre, le motard subira d'importantes éraflures (« l'eczéma du goudron ») voire quelques fractures, mais évitera les graves lésions dues aux autres sortes d'impact (figure 3-34).

Piétons renversés

Les collisions entre un piéton et une voiture se déroulent en trois phases, chacune avec son propre profil lésionnel.

1. L'impact initial se fait au niveau des jambes, parfois au niveau des hanches (figure 3-35, A).
2. Le torse bascule sur le capot du véhicule (figure 3-35, B).
3. La victime glisse du véhicule sur le sol, souvent la tête la première, avec souvent un impact au niveau des cervicales (figure 3-35, C).

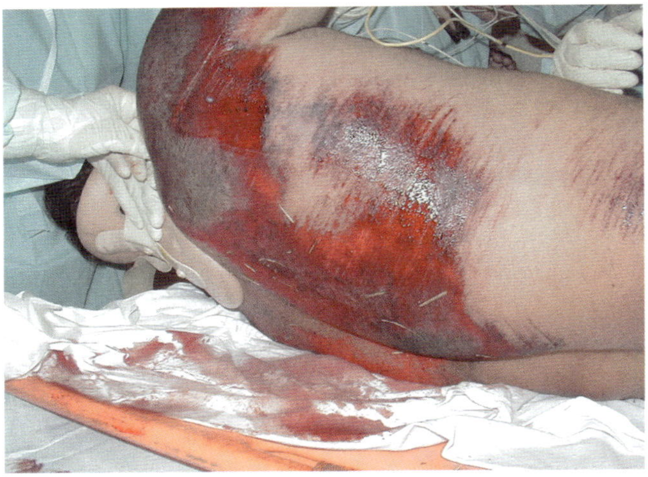

Fig. 3-34. Un exemple spectaculaire d'« eczéma du goudron » chez un motard qui ne portait pas d'habits de protection. (Source : McSwain NE Jr, Paturas JL, *The basic EMT : comprehensive prehospital patient care*, 2nd ed, St Louis, Mosby, 2001.)

Les lésions produites lors d'accidents impliquant des piétons varient selon la taille de la victime. Visualisez les points d'impact chez l'enfant et l'adulte debout face au véhicule. De plus petite taille, les enfants subissent généralement l'impact plus haut que les adultes (figure 3-36, A). Le premier impact se produit généralement quand le pare-choc de la voiture heurte les jambes de l'enfant, le plus souvent au-dessus des genoux ou au niveau des hanches, entraînant des fractures à ce niveau. Le deuxième impact se produit presque immédiatement après, quand l'avant du véhicule continue sur sa lancée et touche l'enfant au niveau du thorax. La tête et la face vont heurter l'avant ou le sommet du capot (figure 3-36, B). Du fait de leur petite taille et de leur poids réduit, les enfants ne sont pas projetés à distance du véhicule comme le sont souvent les adultes. Un enfant aura plutôt tendance à rouler sous le véhicule (figure 3-36, C). Si l'enfant a glissé sur le côté du véhicule, un de ses membres risque d'être écrasé par la roue avant. S'il tombe vers l'arrière, il risque de finir complètement sous le véhicule ; dès lors, à peu près n'im-

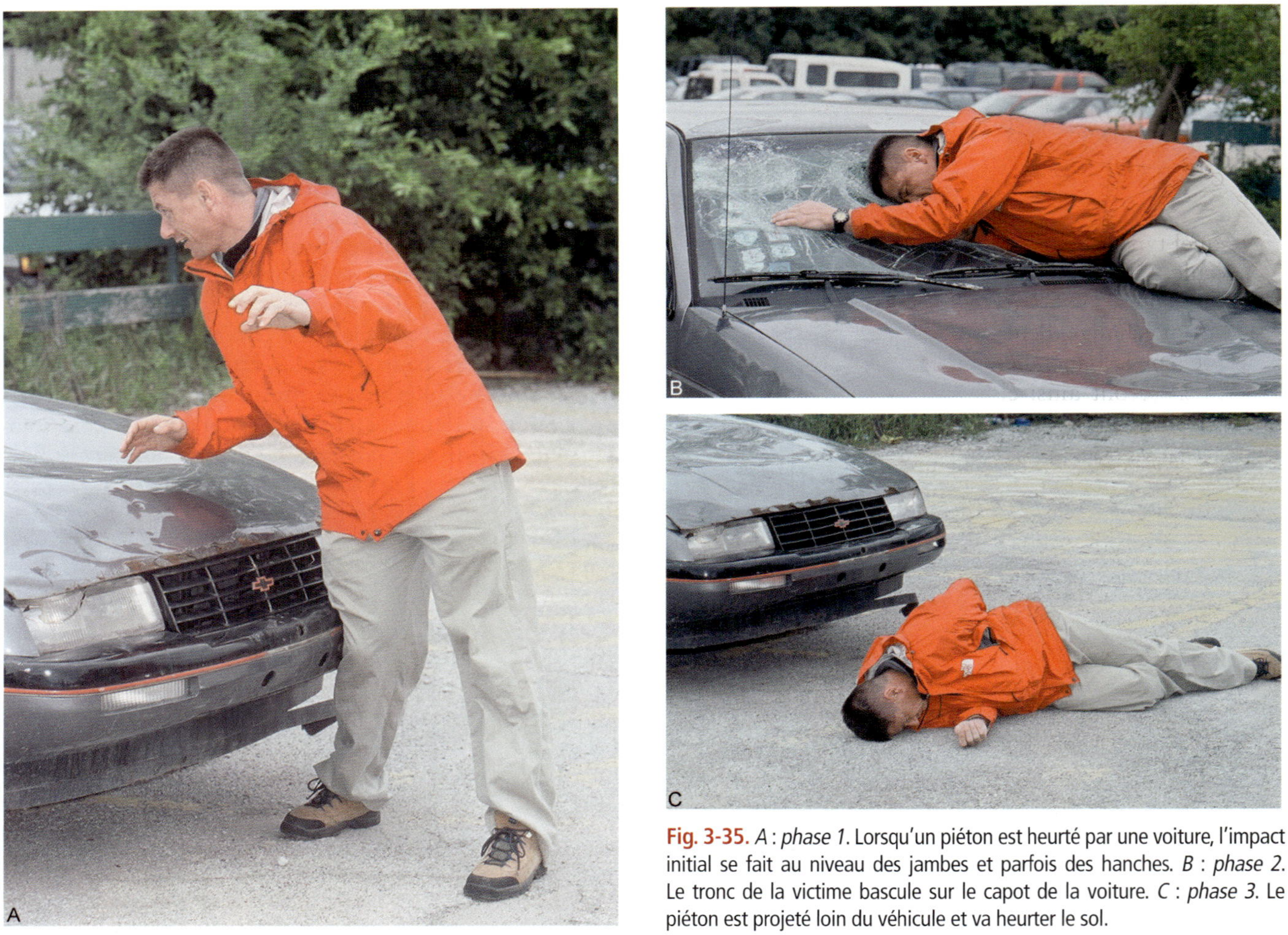

Fig. 3-35. *A : phase 1.* Lorsqu'un piéton est heurté par une voiture, l'impact initial se fait au niveau des jambes et parfois des hanches. *B : phase 2.* Le tronc de la victime bascule sur le capot de la voiture. *C : phase 3.* Le piéton est projeté loin du véhicule et va heurter le sol.

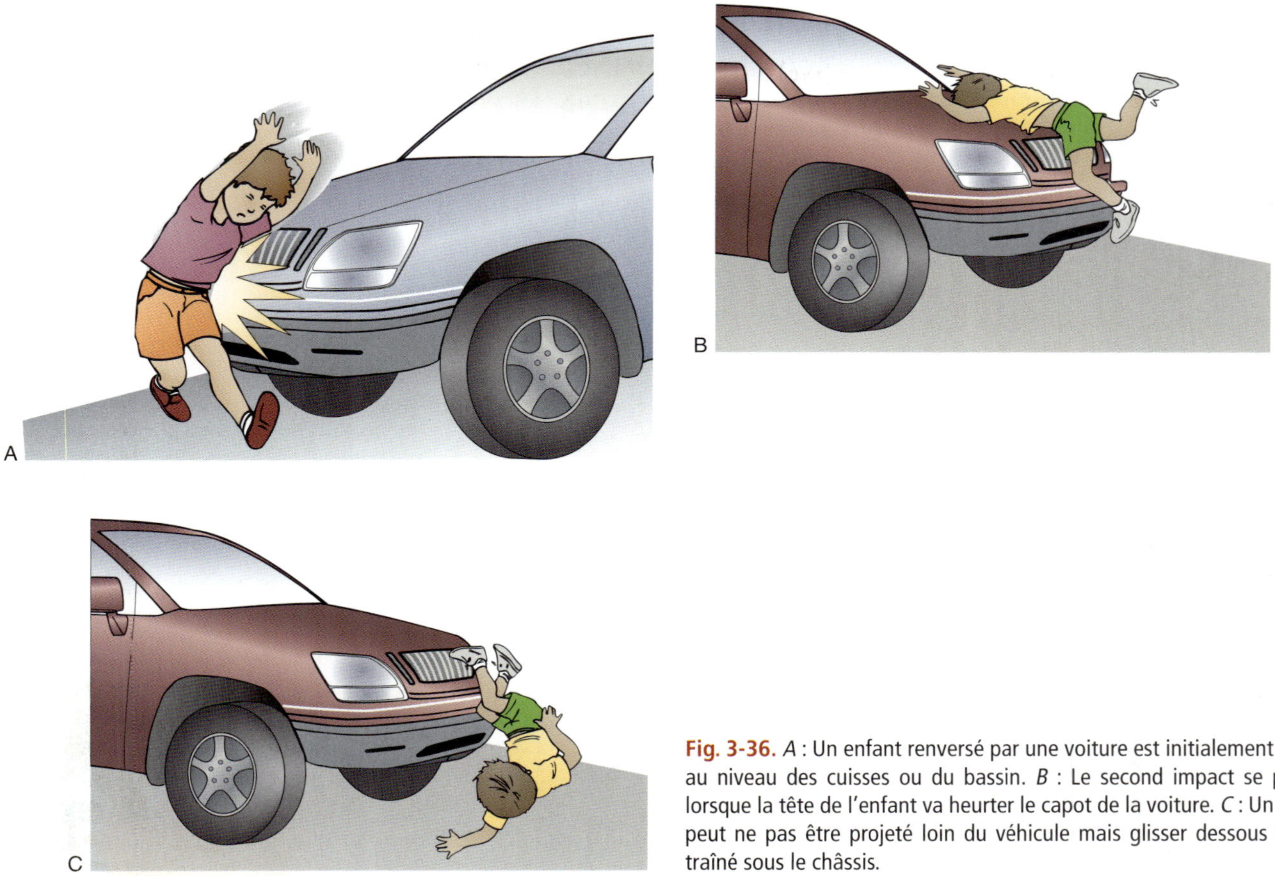

Fig. 3-36. *A* : Un enfant renversé par une voiture est initialement heurté au niveau des cuisses ou du bassin. *B* : Le second impact se produit lorsque la tête de l'enfant va heurter le capot de la voiture. *C* : Un enfant peut ne pas être projeté loin du véhicule mais glisser dessous et être traîné sous le châssis.

porte quel type de lésion est possible (enfant traîné sous le véhicule, écrasé par les roues, etc.).

Si le pied est au sol au moment de l'impact, l'enfant va subir un échange d'énergie sur la partie supérieure de la jambe, sur la hanche et sur l'abdomen. La hanche et l'abdomen seront ainsi éloignés du point d'impact. La partie supérieure du thorax suivra ultérieurement, tout comme le pied au sol. L'angulation importante du point d'impact peut produire des fractures de la colonne et du fémur.

Pour encore compliquer ces lésions, l'enfant fera face au véhicule sans être surpris, exposant la partie antérieure du corps et le visage aux lésions, alors que l'adulte essaiera de fuir et sera touché à l'arrière ou sur le côté.

Chez l'adulte, les jambes sont presque toujours heurtées en premier, l'impact entraînant des fractures du tibia et du péroné (fibula), et privant brusquement d'appui le torse et le bassin. La victime bascule alors vers l'avant, le bassin et le fémur venant heurter le capot du véhicule. Entraînés par le mouvement, le torse et l'abdomen vont heurter le haut du capot. Ce second impact, souvent très violent, peut entraîner des fractures du fémur, du bassin, des côtes et de la colonne ainsi que de graves lésions intrathoraciques et intra-abdominales. Quant aux lésions de la tête et du visage, à ce stade, elles dépendent de la capacité de la victime de les protéger avec ses bras. Si la tête de la victime heurte le capot ou si elle glisse sur le capot jusqu'à heurter le pare-brise de la tête, il peut y avoir un traumatisme crânien, des lésions de la face et une atteinte de la colonne cervicale.

Le troisième impact se produit quand la victime glisse du véhicule et tombe sur la chaussée. L'impact touchera généralement un côté du corps, principalement la hanche, l'épaule et la tête. Un traumatisme crânien est fréquent, la tête de la victime heurtant le capot du véhicule et/ou la chaussée. Il devrait toujours être recherché. De même, du fait que les trois impacts successifs provoquent des mouvements brusques et violents au niveau du torse, du cou et de la tête, l'intervenant préhospitalier doit toujours partir du principe qu'une lésion instable de la colonne vertébrale est présente. Pour que l'évaluation du mécanisme lésionnel soit complète, il faut se demander si la victime, après avoir heurté la chaussée, n'a pas été touchée par un autre véhicule circulant derrière le premier ou en sens inverse.

Tout comme l'adulte, un enfant renversé par une voiture peut subir un traumatisme crânien plus ou moins important. De plus, du fait de l'accélération violente subie par le torse, le cou et la tête, l'intervenant préhospitalier doit partir du principe qu'une lésion instable de la colonne vertébrale est présente.

La connaissance et la compréhension des impacts successifs que subit un piéton renversé par une voiture sont essentielles pour faire l'évaluation initiale et déterminer la prise en charge appropriée.

Chutes

Le patient victime d'une chute peut lui aussi subir des lésions dues à une série d'impacts. Pour évaluer correctement une victime ayant fait une chute, il faut considérer la hauteur de la chute, la nature de la surface sur laquelle la victime est tombée, et quelle partie du corps a heurté le sol en premier. Les victimes tombées d'une grande hauteur ont un plus grand risque de lésions graves, la vitesse de la chute augmentant avec la hauteur. D'une façon générale, une chute d'une hauteur supérieure à trois fois la taille de la victime est à considérer comme grave. La nature de la surface sur laquelle la victime est tombée, et en particulier son degré de *compressibilité* (capacité d'être déformée par un transfert d'énergie), aura aussi un effet sur la distance d'arrêt.

Le fait de savoir quelle partie du corps a heurté le sol en premier permet de prédire le profil lésionnel. Une victime atterrissant sur ses pieds présentera souvent un profil lésionnel appelé le *syndrome de Don Juan*. Malheureusement, ce n'est qu'au cinéma que Don Juan peut sauter d'un balcon, atterrir sur ses pieds et s'éloigner comme si de rien n'était. En réalité, des fractures du calcanéus (l'os du talon), des chevilles et des tibias se produiront quand la victime touchera le sol. Dès que les pieds et les chevilles ont stoppé, c'est au tour des jambes d'absorber l'énergie cinétique, qui peut entraîner des fractures du genou, du fémur et des hanches. Le corps est ensuite entraîné dans un mouvement de flexion par le poids de la tête et du torse, qui peut entraîner des fractures des colonnes dorsale et lombaire. Un mouvement d'hyperflexion se produit dans les parties concaves du « S » formé par la colonne vertébrale, qui peut entraîner des fractures par compression. On dit souvent que la victime « casse son S » (figure 3-37).

Si la victime tombe en avant les mains tendues, des fractures classiques des deux poignets en résulteront. Si la victime n'est pas tombée sur ses pieds, il faut se demander quelle partie a été heurtée en premier, évaluer la direction du transfert d'énergie, et estimer les lésions possibles.

Si la victime tombe directement sur la tête, le corps presque aligné, comme c'est souvent le cas lors des accidents de plongeon en eau peu profonde, le poids du corps entier se portera sur la colonne cervicale. Une fracture de la colonne cervicale peut en résulter, tout comme dans le phénomène de bascule avant lors d'une collision frontale.

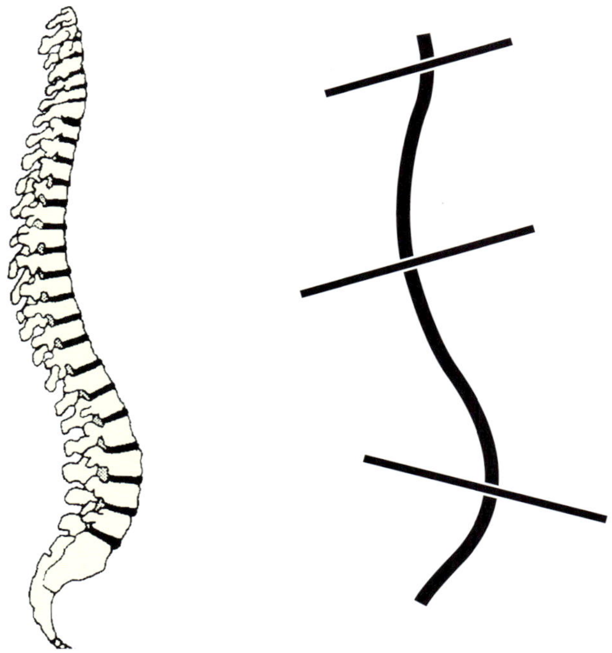

Fig. 3-37. Au moment où la partie inférieure de la colonne vertébrale est stoppée, le tronc et la tête, entraînés par leur élan, viennent comprimer la colonne vertébrale. Cette force produit des fractures par compression au niveau des concavités, et des luxations au niveau des convexités.

Accidents de sport

De nombreux sports et activités de loisirs comme le ski, le baseball, le football et la plongée peuvent provoquer des lésions graves en cas d'accident. Ces lésions peuvent être dues à des forces de décélération, de compression, d'hyperextension ou de torsion. Depuis ces dernières années, de nombreuses activités sportives sont accessibles à un large public de participants occasionnels qui n'ont souvent ni l'entraînement ni la condition physique ni l'équipement requis nécessaires à ce genre d'activité. Les sports et les loisirs concernent toutes les tranches d'âge. Des sports comme le ski alpin, le cyclisme, le ski nautique et le skateboard se pratiquent souvent à haute vitesse. D'autres sports comme le VTT, la moto des neiges et la conduite tout terrain sont susceptibles de produire des décélérations comparables à celles rencontrées dans les accidents de la circulation.

Les lésions potentielles d'une victime d'une collision à grande vitesse éjectée d'une moto des neiges, d'un skateboard ou d'un vélo seront similaires à celles d'une personne éjectée d'une voiture, l'énergie cinétique étant la même. Les profils lésionnels spécifiques aux accidents de voiture et de moto ont déjà été décrits dans ce chapitre.

Les mécanismes lésionnels spécifiques à chaque sport sont trop nombreux pour être énumérés en détail. Mais les principes d'évaluation restent les mêmes que pour les accidents de la circulation. En évaluant le mécanisme lésionnel, l'intervenant préhospitalier doit se poser les questions suivantes.

- À quelles forces a été soumis le corps de la victime ?
- Quelles sont les lésions visibles ?
- À quelle partie du corps l'énergie a-t-elle été transmise ?
- Quelles lésions ont pu être provoquées par cette force ?
- Comment la victime était-elle protégée ?
- Quels ont été les mouvements d'accélération, de décélération, de compression ?
- Quels mouvements dangereux (hyperflexion, hyperextension, flexion latérale) ont été provoqués par cette force ?

Quand le mécanisme lésionnel implique une collision à grande vitesse, comme une collision entre deux skieurs, la description exacte des événements sera souvent difficile. Lors d'une telle collision, ce sont souvent les lésions du premier skieur qui aideront à prédire les lésions du second. Il faut généralement chercher à savoir quelle partie du corps a heurté quoi et provoqué quelle lésion. Par exemple, si l'une des victimes présente une fracture au niveau de la hanche, il est probable qu'une partie du corps de l'autre skieur ait frappé à cet endroit avec une force considérable, et donc subi elle aussi une lésion. Si c'est la tête du second skieur qui a heurté la hanche du premier, l'intervenant préhospitalier doit s'attendre à un traumatisme crânien et à des lésions de la colonne cervicale chez le second skieur.

Des protections individuelles brisées ou endommagées sont aussi un indice important et devraient faire partie de l'évaluation du mécanisme lésionnel. Un casque brisé témoigne clairement de la violence du choc. Les skis étant construits avec des matériaux très résistants, un ski brisé indique un choc extrêmement violent, même si le mécanisme lésionnel a l'air bénin à première vue. Un scooter des neiges très déformé a probablement heurté un arbre à grande vitesse. La vue d'une canne de hockey brisée doit faire se demander quelle partie du corps de la victime l'a heurté suffisamment fort pour la casser.

De telles lésions doivent être prises au sérieux et il est prudent d'examiner la victime soigneusement avant de l'emmener. Il convient de suivre les procédures suivantes.

1. Examiner le patient à la recherche de lésions menaçant la vie.
2. Examiner le patient en recherchant le mécanisme lésionnel (que s'est-il passé exactement et comment ?).
3. Déterminer si la force de l'impact a pu blesser une autre victime.
4. Déterminer si la victime portait des protections (elles ont peut-être déjà été enlevées).
5. Regarder si les protections sont endommagées, et quels ont pu être les effets sur la victime.
6. Rechercher les lésions associées.

Les chutes à grande vitesse, les collisions et les chutes sans blessure sérieuse se produisent couramment lors de la pratique de sports de contact. La capacité que développent certains athlètes de subir des collisions et des chutes incroyablement violentes – souvent largement due à leur équipement de protection – risque d'induire en erreur. Le risque de lésions graves peut être négligé. En appliquant les principes de la cinétique et en reconstituant soigneusement la séquence des événements, les intervenants préhospitaliers seront capables, face à un accident de sport, de savoir si des forces inhabituellement importantes étaient en jeu. La cinétique est un outil essentiel pour reconnaître les lésions possibles et déterminer quels patients doivent être examinés et pris en charge en milieu hospitalier.

Lésions dues au blast

La fréquence des lésions dues à des explosions est augmentée en temps de guerre, mais ce type de lésion tend à devenir plus fréquent dans la vie civile avec l'augmentation des activités terroristes et des accidents industriels. Une explosion blesse 70 % des personnes à proximité immédiate, alors qu'une rafale d'arme automatique dirigée vers le même groupe des personnes n'en blessera que 30 %. Les installations minières ou portuaires, les usines de produits chimiques, les raffineries, les fabriques de feux d'artifice et les silos à grains sont quelques exemples d'installations où le risque d'explosion accidentelle est bien réel. Cependant, du fait que beaucoup de matériaux explosifs sont transportés par voie routière ou ferroviaire, et que des bouteilles ou des conduites de gaz se trouvent dans de nombreux ménages, une explosion accidentelle peut se produire à peu près n'importe où. Toutefois, le danger le plus insidieux lors de lésions par blast provient de l'augmentation des attentats terroristes partout dans le monde durant ces dernières années. Il s'en produit souvent, et les militaires comme les services civils d'urgences sont appelés régulièrement sur place pour traiter des lésions dues aux explosions. Les lésions par blast ont une cinématique particulière qui les distingue d'autres types de traumatismes.

Une explosion comprend trois phases : primaire, secondaire et tertiaire (figure 3-38) et deux phases ultérieures (quaternaire et quinaire). Chaque phase de l'explosion provoque un profil lésionnel spécifique.

Lésions primaires. L'onde de pression du blast se propage à une vitesse supérieure à 3 000 mètres/s et peut provoquer

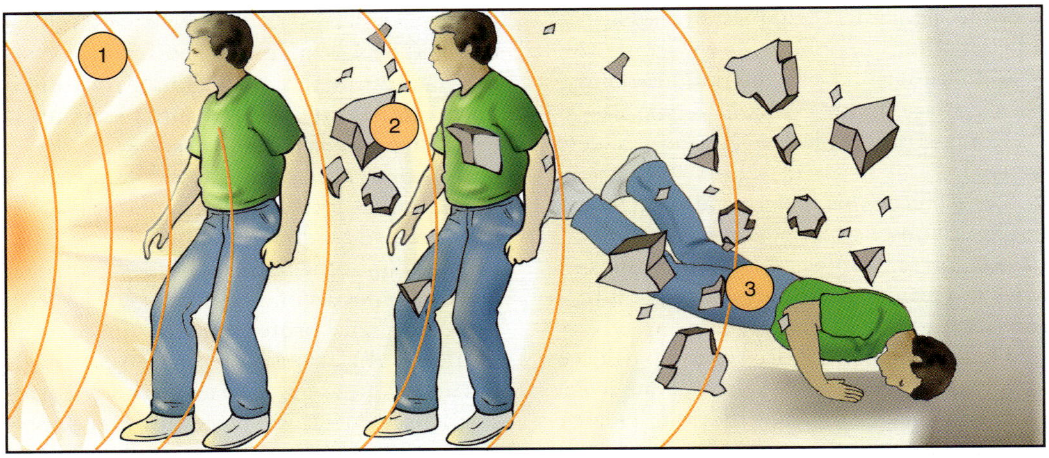

Fig. 3-38. Lors d'une explosion, les lésions se produisent en trois temps. Dans le premier temps, la victime est atteinte par l'onde de choc. Dans le deuxième temps, elle est touchée par des débris projetés par l'explosion. Le troisième temps se produit quand la victime est elle-même projetée par l'explosion et va heurter le sol ou un autre obstacle.

différents types de lésions, dont le démembrement. Celles-ci touchent généralement les cavités aériques, comme la cavité tympanique, les poumons ou les intestins. Ces lésions primaires comprennent hémorragie pulmonaire, pneumothorax, embolie gazeuse ou perforation intestinale. L'onde de pression déchire les petits vaisseaux et les membranes des organes creux par cavitation, et peut également endommager le système nerveux central. Un signe classique de blast est la rupture tympanique. Ces ondes de pression peuvent entraîner des lésions graves ou même mortelles sans qu'aucune lésion externe soit visible. Un arrêt cardiorespiratoire et des lésions pulmonaires sont typiques, ces dernières (connues sous le nom de « blast pulmonaire ») représentant la cause la plus fréquente de décès associée au blast primaire. Ces signes cliniques peuvent être immédiats ou différés ; c'est pourquoi les soins d'urgences pour ces patients avec un niveau de suspicion élevé de blast primaire doivent inclure ce qui suit :

- surveillance continue de la détresse respiratoire et recherche de sécrétion mousseuse buccale, caractéristique ;
- mesure périodique de la saturation en oxygène (O_2) ;
- administration d'oxygène.

Les mines antipersonnel, du fait de la proximité du corps lorsqu'elles explosent, produisent des lésions dévastatrices dues à la surpression du blast, avec une propagation des ondes du pied vers le haut.

Les explosions sous-marines provoquent également des lésions de blast primaire, avec l'augmentation de la densité et la réduction de la compressibilité de l'eau qui augmente également le risque de lésion.

Lésions secondaires. Les lésions secondaires, ou fragmentation, surviennent quand la victime est touchée par des éclats de verre, de ciment ou d'autres débris projetés par l'explosion. Les lésions secondaires comprennent des lacérations, des fractures et des plaies pénétrantes. Le triage des victimes avec ce type de lésion est orienté par la localisation et la gravité de la lésion. Beaucoup de plaies superficielles de la peau et des extrémités en résultent, mais les lésions oculaires et thoraciques ont une association de morbidité supérieure et sont d'une plus grande priorité. Les lésions aux yeux dues aux verres ou objets tranchants ou bien aux métaux sont une cause importante de morbidité associée à des fragments secondaires.

Lésions tertiaires. Les lésions tertiaires se produisent quand la victime est elle-même projetée contre un obstacle. Des lésions se produiront au point d'impact, puis l'énergie cinétique sera transmise au reste du corps. Les lésions tertiaires sont souvent bien visibles, mais il faut se méfier des lésions associées provoquées par l'impact contre l'obstacle. Ces lésions sont similaires à celles observées lors de chutes d'une grande hauteur ou de l'éjection d'un véhicule.

Lésions quaternaires et quinaires. Deux catégories supplémentaires de lésions peuvent survenir lors d'explosions. Les lésions quaternaires sont celles provoquées par la chaleur et les fumées créées par l'explosion, qui peuvent entraîner des brûlures, des lésions d'inhalation, ou même une asphyxie. La nouvelle catégorie des lésions quinaires inclut la myriade d'effets sur la santé pouvant être provoqués par d'autres bombes, notamment bactériologiques, radiologiques et chimiques. Une autre catégorie récemment ajoutée aux lésions quinaires lors des attentats suicide en Israël sont les projections de fragments humains (par exemple osseux) qui se logent dans les corps des victimes ; en plus des lésions provoquées, elles ont des conséquences infectieuses et psychologiques dévastatrices.

Traitement. Les lésions secondaires et tertiaires sont les plus évidentes, et sont souvent reconnues et traitées d'emblée. Les lésions primaires peuvent être les plus graves, mais elles sont souvent méconnues et parfois même non suspectées. Une évaluation adéquate est essentielle pour une prise en charge correcte. En effet, les explosions provoquent souvent des lésions qui peuvent être mortelles si elles sont méconnues ou sous-estimées. Pour cette raison, les individus qui étaient près de la source d'explosion et qui ne présentent pas de lésion apparente devraient être monitorés soigneusement afin de dépister des sécrétions mousseuses et une détresse respiratoire, avec des mesures régulières de la saturation en O_2 et une administration d'oxygène si besoin. Une diminution de la saturation en O_2 est un signe précoce de « blast pulmonaire » en l'absence d'autres symptômes.

Même si chaque plaie devrait être traitée individuellement, les explosions de bombes génèrent habituellement un grand nombre de victimes, ce qui peut réduire la capacité de fournir des traitements individuels. Le scénario de victimes nombreuses typiquement créé par les explosions est généralement pris en charge en utilisant le modèle « soins minimaux acceptables », développé en Israël, où les ressources et le personnel sont centrés sur la survie du plus grand nombre de patients.

Effets régionaux du traumatisme contondant

Le corps peut être divisé en plusieurs régions : la tête, le cou, le thorax, l'abdomen, le pelvis et les extrémités. Chaque région du corps est subdivisée en plusieurs parties : (1) la partie externe, comprenant la peau, les os, le tissu sous-cutané, les vaisseaux et les nerfs; et (2) la partie interne du corps, contenant les organes internes. Les lésions provoquées par un cisaillement, une cavitation et une force de compression sont utilisées pour fournir une vue d'ensemble de chaque composant et de chaque région potentiellement lésés.

Tête

Une déchirure du scalp, une bosse ou un pare-brise étoilé (impact dit en « toile d'araignée ») sont souvent les seuls signes indiquant qu'une force de compression ou de cisaillement a été portée sur la tête du patient (figure 3-39).

Forces de compression. Quand le corps est projeté en avant la tête la première, comme lors de l'éjection d'un véhicule ou lors d'une chute tête la première, c'est la tête qui recevra le premier choc et, avec lui, le transfert d'énergie cinétique. Le torse, en poursuivant sur sa lancée, vient comprimer la tête. Le transfert d'énergie touchera tout d'abord le scalp et les os du crâne. La voûte crânienne risque alors de se fracturer, poussant des esquilles d'os dans le cerveau (figure 3-40).

Forces de cisaillement. Lorsque le mouvement du crâne vers l'avant est stoppé, le cerveau continue sur sa lancée, et va s'écraser contre la voûte du crâne, intacte ou fracturée, ce qui entraînera des contusions ou des lacérations. Mais le cerveau est souple et élastique; il sera donc comprimé, et la partie postérieure du cerveau continuera vers l'avant, se séparant du crâne qui, lui, a déjà été stoppé. Le cerveau va en quelque sorte se séparer du crâne, arrachant ou étirant les vaisseaux (figure 3-41). Cela peut provoquer des hémorragies dans les espaces sous-dural, extradural ou sous-arachnoïdien. Si le cerveau est arraché de la moelle épinière, cela se produit dans la plupart des cas au niveau du tronc cérébral.

Cou

Forces de compression. La voûte du crâne est habituellement très solide et peut amortir l'impact d'une collision;

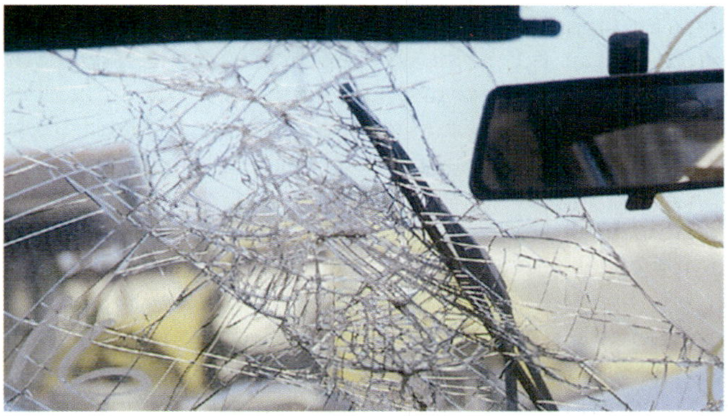

Fig. 3-39. Une cassure en toile d'araignée du pare-brise peut avoir été faite par le crâne, et signifie que ce dernier et la colonne cervicale ont été soumis à un choc violent.

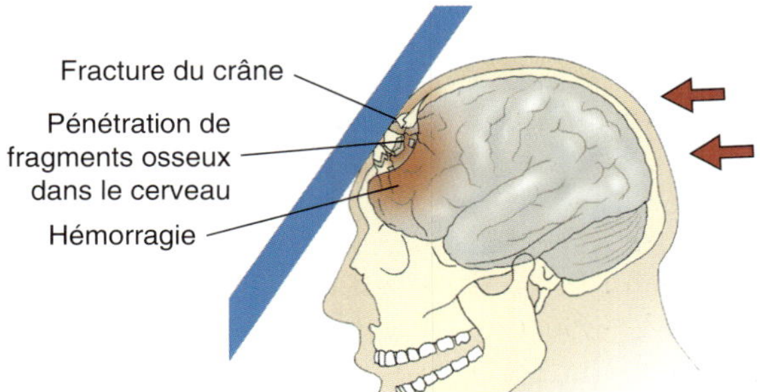

Fig. 3-40. Quand le crâne va heurter un obstacle, des débris d'os sont poussés dans le cerveau.

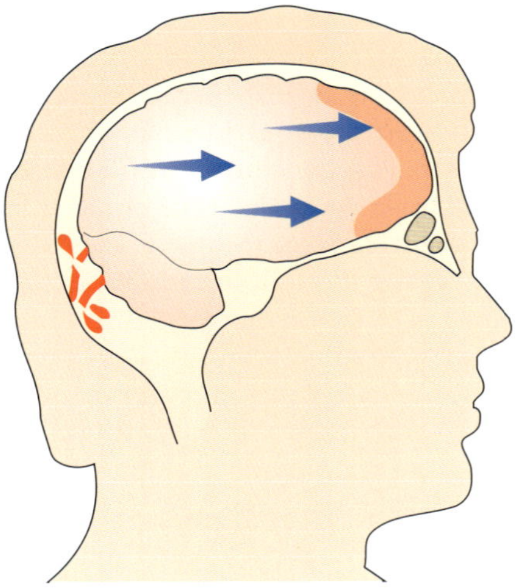

Fig. 3-41. Une fois le crâne stoppé dans son mouvement, le cerveau continue sur sa lancée. La partie du cerveau la plus proche de l'impact est contusionnée, écrasée et déchirée, tandis que la partie la plus éloignée du point d'impact est séparée du crâne, entraînant des déchirures des vaisseaux.

cependant, la colonne cervicale est beaucoup plus fragile. La pression continue exercée par le poids du tronc sur le crâne, qui a été stoppé par l'obstacle, provoque une compression ou une angulation (figure 3-42). Les mouvements d'hyperflexion ou d'hyperextension de la colonne cervicale qui en résultent provoquent souvent des fractures et/ou des luxations de la colonne cervicale (figure 3-43). Une compression axiale peut provoquer des tassements des corps vertébraux. Les mouvements de compression comme les mouvements de flexion peuvent provoquer des lésions instables de la colonne cervicale.

Forces de cisaillement. Le centre de gravité du crâne est situé en avant et distalement par rapport à l'endroit où le crâne se rattache à la colonne cervicale. De ce fait, un impact latéral au niveau du torse entraînera une rotation

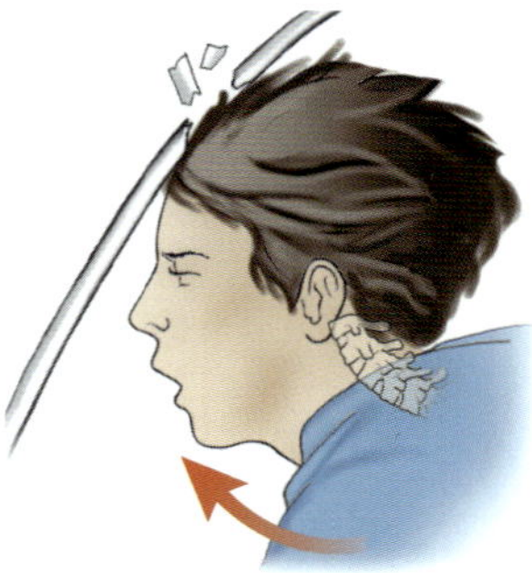

Fig. 3-42. Le mouvement de la tête vers l'avant est stoppé mais pas celui du torse. Tout comme le cerveau comprimé à l'intérieur du crâne, le torse continue son mouvement vers l'avant jusqu'à ce que l'énergie cinétique soit dissipée. Le point le plus faible lors de ce mouvement est constitué pas la colonne cervicale.

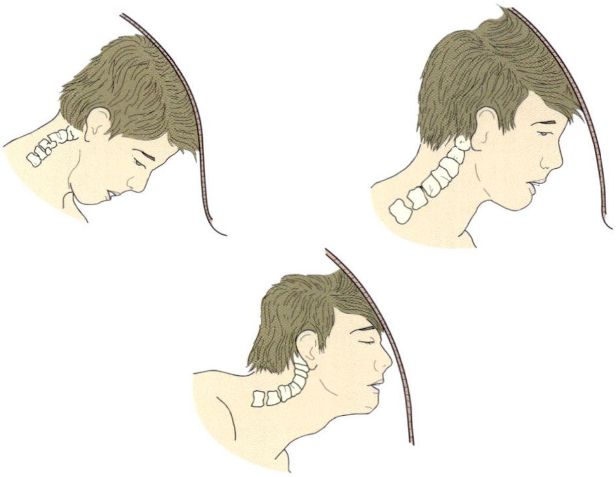

Fig. 3-43. La colonne cervicale peut être comprimée de façon axiale, en hyperflexion ou en hyperextension.

et une flexion latérale de la colonne cervicale (voir figure 3-24). Des mouvements d'hyperextension ou d'hyperflexion extrêmes peuvent également causer des arrachements au niveau des parties molles.

Thorax

Compression. Si l'impact a lieu au milieu de la poitrine, c'est le sternum qui subira en premier le transfert d'énergie. Une fois le sternum stoppé par l'obstacle, la paroi postérieure du thorax (muscles et colonne thoracique) ainsi que les organes internes continueront leur mouvement vers l'avant jusqu'à ce qu'ils aillent heurter le sternum.

Ce déplacement de la partie postérieure du thorax vers l'avant va forcer les côtes à se plier jusqu'au point de rupture, ce qui va provoquer des fractures de côtes ou même un volet costal (figure 3-44). C'est le même méca-

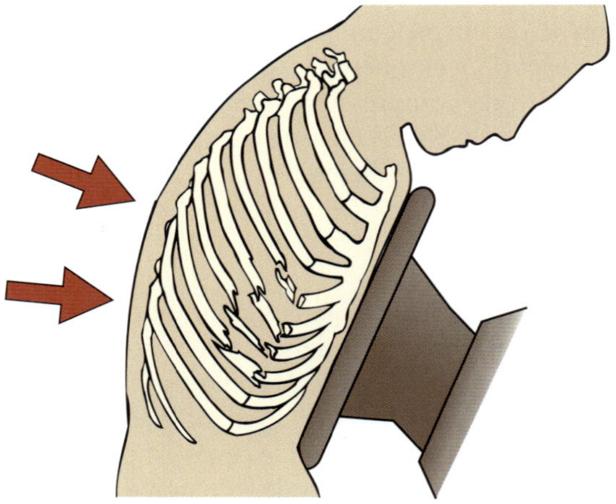

Fig. 3-44. Les côtes enfoncées vers l'intérieur du thorax par une compression externe se fracturent en plusieurs endroits, produisant ce que l'on appelle un *volet* costal.

nisme qu'une voiture heurtant un obstacle : la structure du véhicule se déforme, absorbant une partie de l'énergie cinétique (voir figure 3-9). L'arrière du véhicule continue à avancer jusqu'à ce que la déformation de la structure ait absorbé toute l'énergie cinétique. De même, la partie postérieure du thorax continue son mouvement vers l'avant jusqu'à ce que les côtes aient absorbé toute l'énergie.

La compression du thorax est courante lors des impacts frontaux et latéraux, et produit un effet intéressant appelé l'*effet sac en papier*, qui peut provoquer un pneumothorax. La victime prend instinctivement une inspiration profonde et retient son souffle juste avant le choc. Ce faisant, elle ferme sa glotte, fermant hermétiquement ses poumons. Si l'impact produit une compression trop importante, les poumons éclatent comme un sac en papier rempli d'air sur lequel on frappe de la main (figure 3-45). Les poumons peuvent également être comprimés et écrasés, ce qui va compromettre la ventilation.

Les lésions par compression des organes internes peuvent aussi provoquer des lésions cardiaques, qui se produisent quand le cœur est comprimé entre le sternum et la colonne vertébrale, et peuvent entraîner d'importants troubles du rythme.

Forces de cisaillement. Le cœur, l'aorte ascendante et la crosse de l'aorte sont relativement peu fixés à l'intérieur du thorax. L'aorte descendante, elle, est fixée très solidement à la colonne vertébrale et à la partie postérieure du thorax. Le mouvement qui en résulte en cas de choc frontal ressemble à celui qu'on obtient si l'on balance un stéthoscope en le tenant par les pièces auriculaires. Lorsque la paroi thoracique est brutalement stoppée au moment d'une collision, le cœur et la partie proximale de l'aorte continuent leur mouvement vers l'avant. Les forces de cisaillement ainsi produites peuvent déchirer l'aorte à la jonction entre sa partie fixée et sa partie libre (figure 3-46).

Une déchirure de l'aorte peut provoquer sa rupture complète. Plus souvent, les déchirures de l'aorte sont partielles, et une ou plusieurs couches de tissus demeurent intactes. Cependant, les couches restantes sont soumises à une forte pression, et un anévrisme traumatique se

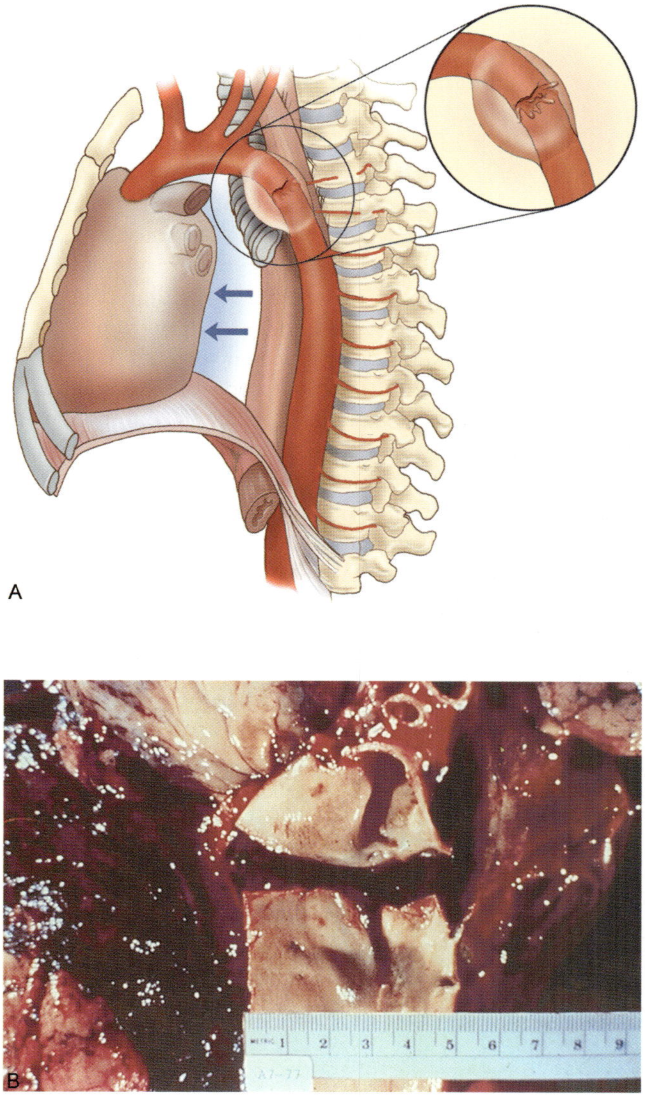

A

B

Fig. 3-46. *A.* L'aorte descendante est une structure fixée à la colonne thoracique. La crosse de l'aorte, l'aorte ascendante et le cœur sont fixés de façon beaucoup plus lâche. Lors d'une brusque accélération latérale ou d'une décélération rapide au moment d'un choc frontal, le cœur et l'aorte descendante ne suivront pas le même mouvement. (Source : McSwain NE Jr, Paturas JL, *The basic EMT : comprehensive prehospital patient care*, 2nd ed, St Louis, Mosby, 2001.). *B.* Déchirure à la jonction de la crosse de l'aorte et de l'aorte descendante.

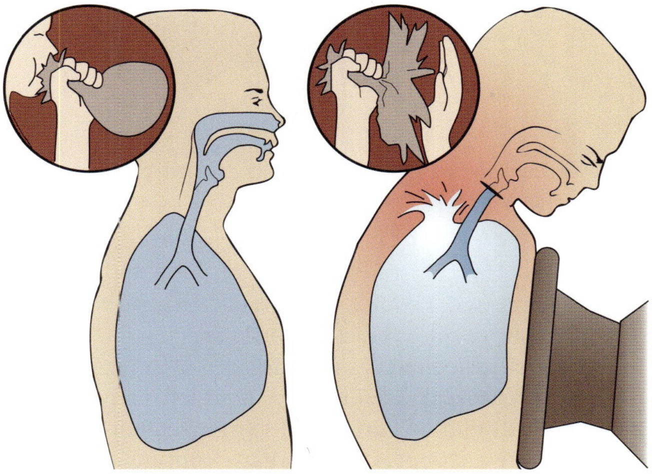

Fig. 3-45. Une compression des poumons alors que la glotte est fermée, par un impact frontal ou latéral, produit un effet semblable à celui que l'on obtient en frappant un sachet en papier tenu fermé : le sachet éclate sous la pression, le poumon aussi.

développe la plupart du temps, comme une bulle sur une chambre à air. Cet anévrisme peut finir par se rompre en quelques minutes, quelques heures ou même plusieurs jours après l'accident. À peu près 80 % de ces patients décèdent sur les lieux de l'accident. Parmi les 20 % qui restent, un tiers va décéder dans les 6 heures qui suivent, et seul un tiers survivra plus de 3 jours. Il est important que les intervenants préhospitaliers sachent quand de telles lésions sont possibles, et transmettent l'information au personnel hospitalier.

Abdomen

Forces de compression. Les organes internes qui sont comprimés par la colonne vertébrale contre le volant ou le tableau de bord lors d'une collision frontale peuvent se rompre. L'effet de cette compression est le même que si on posait l'organe sur une enclume et qu'on le frappait avec un marteau. Les organes solides qui sont souvent lésés de cette manière sont le foie, la rate, le pancréas et les reins.

Les lésions peuvent aussi être le résultat d'une surpression à l'intérieur de l'abdomen. Le *diaphragme* est un muscle de 5 mm d'épaisseur placé au sommet de la cavité abdominale et séparant la cavité abdominale de la cavité thoracique. Quand il se contracte, il cause une expansion de la cavité thoracique qui permet la ventilation. La paroi antérieure de l'abdomen, elle, est constituée de deux couches de fascia et d'un muscle très puissant. La paroi latérale comprend trois couches de muscles avec leur propre fascia, et la colonne lombaire entourée de muscles constitue la paroi postérieure de l'abdomen. Le périnée vient se plaquer sous le diaphragme. Le diaphragme est donc la plus faible des parois de la cavité abdominale. Il peut se rompre si la pression augmente brusquement dans l'abdomen (figure 3-47). Une telle lésion aura les conséquences suivantes.

1. L'action du diaphragme sur la respiration est perdue.
2. Les organes de l'abdomen peuvent être poussés dans la cavité thoracique, et réduire l'espace disponible pour l'expansion du poumon.
3. Les organes ainsi déplacés sont coupés de la circulation normale et deviennent ischémiques.
4. Si une hémorragie intra-abdominale est présente, elle entraînera aussi un hémothorax.

Une autre lésion causée par une surpression dans l'abdomen est une déchirure de la valve aortique, provoquée par un brusque flux rétrograde de sang dans l'aorte (figure 3-48). Bien qu'une telle lésion soit rare, les intervenants préhospitaliers doivent savoir qu'elle existe. Elle se produit lorsqu'un choc contre un volant, ou un autre type de choc (par exemple un ensevelissement), provoque une brusque augmentation de la pression intra-abdominale. Cette brusque augmentation de pression entraîne une augmentation tout aussi brusque de la pression dans l'aorte.

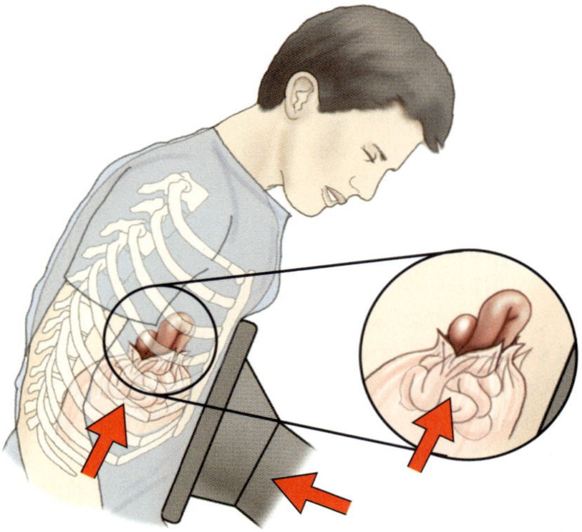

Fig. 3-47. Une brusque augmentation de pression dans l'abdomen peut provoquer une rupture du diaphragme.

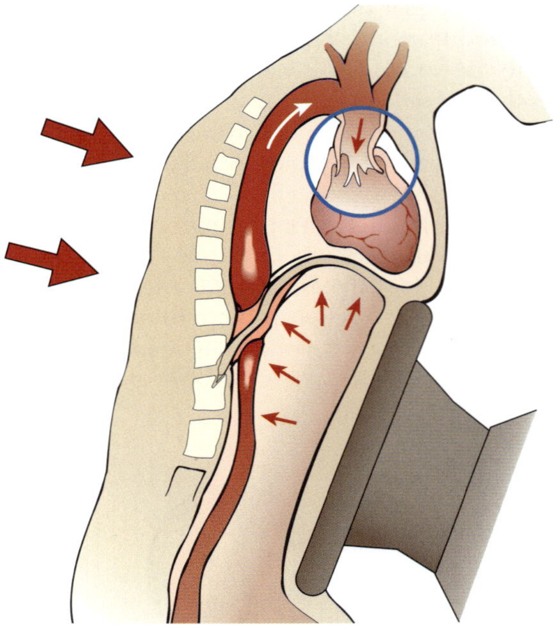

Fig. 3-48. Une brusque augmentation de la pression intra-abdominale peut faire remonter le sang de l'aorte vers le cœur et la valve aortique, qui peut se rompre sous la pression.

Le sang est poussé à contre-courant dans l'aorte avec assez de force pour déchirer la valve aortique.

Forces de cisaillement. Les lésions des organes abdominaux se produisent à leur point d'attachement avec le mésentère. Lors d'une collision, le mouvement du corps vers l'avant est stoppé, mais l'organe continue son mouvement vers l'avant, ce qui cause un arrachement à son point d'ancrage dans la cavité abdominale. Si l'organe est attaché par un pédicule, la déchirure peut se produire au point de jonction entre l'organe et le pédicule, à son point d'ancrage dans la cavité abdominale, ou n'importe où le long du pédicule (figure 3-49). Les organes qui peuvent subir ce genre de lésions sont les reins, l'intestin grêle, le gros intestin et la rate.

Une autre lésion fréquente lors d'une décélération est une déchirure du foie causée par son impact sur le ligament rond. Le foie est rattaché au diaphragme mais n'est fixé que très lâchement à la paroi postérieure de l'abdomen. Le ligament rond est fixé à la paroi abdominale antérieure au niveau de l'ombilic et au lobe gauche du foie sur la ligne médiane du corps (le foie n'est pas une structure médiane, il est situé plutôt sur la droite que sur la gauche). Un mécanisme de « sous-marinage » lors d'une collision frontale ou une chute de grande hauteur sur les pieds entraîne le foie vers le bas sur le ligament rond (figure 3-50). Le ligament rond va alors partager le foie comme un fil à couper le beurre.

Les fractures du bassin sont le résultat d'une lésion de la paroi extérieure de l'abdomen, et peuvent entraîner des lésions de la vessie ou des lacérations des gros vaisseaux situés dans la cavité pelvienne. Environ 10 % des patients ayant une fracture du bassin présentent également une lésion de l'appareil urogénital.

Traumatisme pénétrant

Physique du traumatisme pénétrant

Les principes de physique qui ont été exposés au début de ce chapitre sont tout aussi importants quand on parle du traumatisme pénétrant. Comme nous l'avons déjà dit, l'énergie cinétique qu'un projectile transmet aux tissus du corps est évaluée par la formule

$$E = 1/2\ MV^2$$

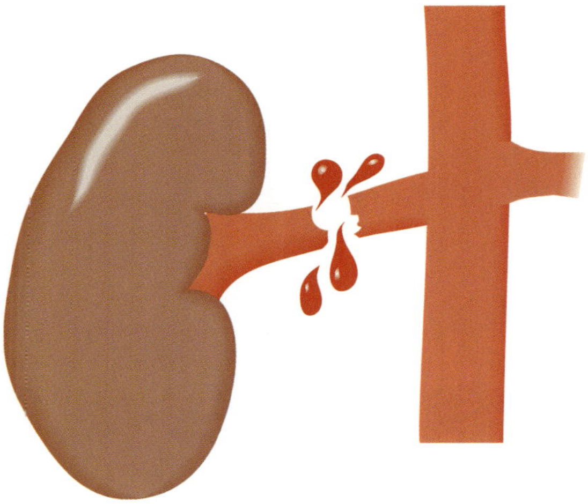

Fig. 3-49. Des organes peuvent être arrachés de leurs attaches avec la paroi abdominale. La rate, les reins et l'intestin grêle sont particulièrement exposés à ce mécanisme.

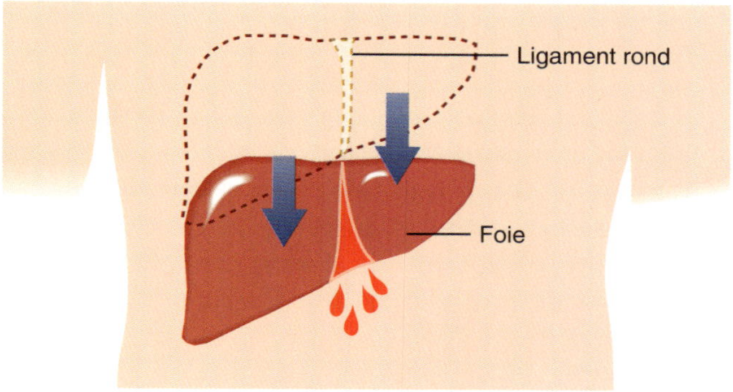

Fig. 3-50. Le foie n'est rattaché à aucune structure fixe. Il est principalement relié au diaphragme, qui est une structure mobile. Lorsque le corps suit un mouvement de bascule vers le bas (sous-marinage), le foie est entraîné avec le reste du corps. Quand le torse est stoppé, le foie continue sur sa lancée à travers le ligament rond, qui va le déchirer comme un fil à couper le beurre.

L'énergie ne peut ni être créée ni être détruite, mais elle peut changer de forme. Ce principe est important pour comprendre les traumatismes pénétrants. Par exemple, une balle en plomb placée dans une cartouche remplie de poudre n'exerce aucune force. Mais lorsque l'amorce explose, la poudre va brûler, provoquant un dégagement très rapide de gaz sous pression qui va exercer une force sur la balle, laquelle va être projetée hors du canon de l'arme en direction de sa cible.

Conformément à la loi de Newton, une fois que cette force a été transmise au projectile, il conservera cette vitesse et cette énergie jusqu'à ce qu'une force extérieure agisse sur lui. Si la balle heurte alors un obstacle, par exemple un corps humain, elle touchera les cellules des tissus. L'énergie (vitesse et masse) de la balle est alors transformée en une force qui écrase les cellules et les écarte violemment de la trajectoire de la balle (cavitation).

Facteurs déterminant la taille de l'orifice d'entrée

Plus la surface frontale du projectile est grande, plus nombreuses seront les particules qui seront touchées, et donc plus grands seront le transfert d'énergie et la cavité ainsi créée. La surface frontale d'un projectile est déterminée par trois facteurs : le profil, le ricochet et la fragmentation. Le transfert d'énergie et l'énergie potentielle peuvent être analysés suivant ces principes.

Profil. Le terme de profil désigne la taille initiale du projectile et le changement de taille qui se produit lors de l'impact. La surface frontale d'un pic à glace est beaucoup plus petite que celle d'une batte de baseball, qui est elle-même beaucoup plus petite que celle d'un camion. Une balle à pointe creuse, si elle s'écrase et se déforme en touchant un corps, aura une surface frontale bien plus grande qu'avant l'impact (encadré 3-1). Un tel projectile

Encadré 3-1 Balle « dum-dum »

Une fabrique de munition à Dum Dum, en Inde, produisait des balles qui s'ouvraient à l'impact. Les experts en balistique reconnurent que ce type de balle produisait des lésions plus graves que ce qui était considéré comme nécessaire en temps de guerre ; ces balles furent donc interdites en temps de guerre. La convention de Genève (1880) et le traité de Petersburg (1899) dénoncèrent tous deux les balles « dum-dum » et d'autres projectiles comme les balles à pointe creuse.

s'aplatit lors de l'impact, de sorte que plus de particules de tissus sont touchées et plus d'énergie transférée aux tissus. La cavité formée est plus grande et les lésions sont donc plus graves (figure 3-51).

En général, quand une balle traverse l'air après être sortie du canon de l'arme, elle heurtera peu de particules d'air et conservera sa vitesse puisque sa surface frontale est petite et sa forme aérodynamique. Si, à présent, la balle heurte la peau et se déforme, sa surface frontale deviendra beaucoup plus importante et l'échange d'énergie sera beaucoup plus grand que si sa surface était restée la même. C'est pourquoi la balle idéale garde sa forme pendant son parcours dans l'air et se déforme uniquement au moment de l'impact.

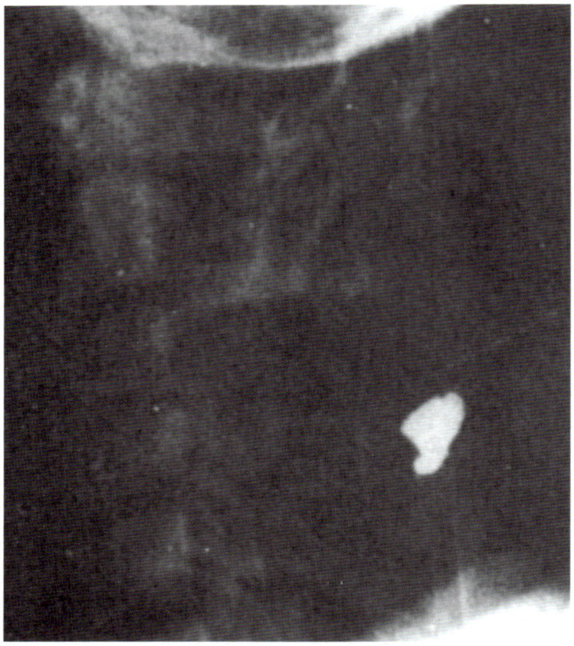

Fig. 3-51. La déformation d'un projectile augmente le nombre de particules en contact avec les tissus, et donc la quantité d'énergie transmise. (Source : McSwain NE Jr, Pulmonary chest trauma. In : Moylan JA, ed., *Principles of trauma*, New York, Gower, 1992.)

Ricochet. Ce terme de ricochet décrit le mouvement d'un projectile qui bascule et se présente sous un angle différent. Le centre de gravité d'une balle en forme d'obus est situé plus près de sa base que de sa pointe. Quand la pointe de la balle heurte un obstacle, elle ralentit brusquement. L'énergie cinétique continue à pousser l'arrière de la balle, alors que le centre de gravité tend à partir vers l'avant. Cela va entraîner un mouvement de bascule, ou ricochet. Lorsque la balle bascule, c'est sa surface latérale qui va entrer en contact avec les tissus, et toucher donc beaucoup plus de particules que sa pointe (figure 3-52). L'échange d'énergie est plus important et les dommages sont donc plus graves.

Fragmentation. On parle de fragmentation lorsqu'une balle se brise en plusieurs fragments en entrant dans le corps. Des balles à pointes molles, ou avec une incision verticale sur la pointe, ou bien certaines balles contenant plusieurs petits fragments entraînent des dégâts encore plus importants en se brisant en fragments lors de l'impact. L'ensemble de ces fragments forme une surface frontale plus importante qu'une seule balle compacte, et l'énergie est dissipée plus efficacement dans les tissus. Si le projectile se fragmente, il se dispersera sur une plus grande surface, ce qui aura un double effet : (1) plus de particules seront exposées au transfert d'énergie, et (2) les lésions seront réparties sur une plus grande surface et plus d'organes seront touchés (figure 3-53). Les multiples projectiles d'une cartouche de fusil à pompe produisent le même résultat. Les blessures dues à des fusils à pompe sont d'excellents exemples de lésions par fragmentation (figure 3-54).

Dégâts tissulaires et niveaux d'énergie

Les dégâts causés par un traumatisme pénétrant peuvent être estimés en classant les projectiles en trois catégories selon leur énergie cinétique : les armes à faible, à moyenne et à haute énergie. Bien que les traumatismes pénétrants soient généralement dus à des blessures par balle ou par arme blanche, ils peuvent également être dus à un empalement sur des objets pointus, tels que des piquets ou des clôtures lors d'accidents de la circulation.

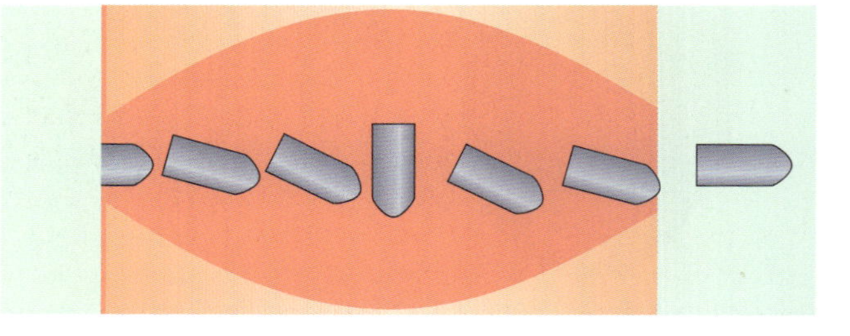

Fig. 3-52. Le mouvement de bascule à 90° d'un projectile augmente les dégâts.

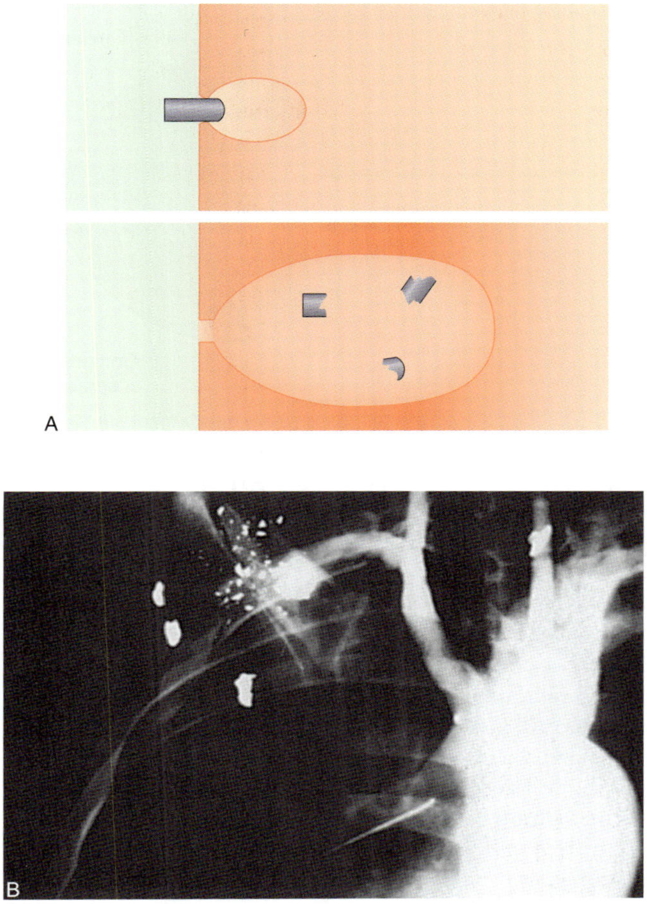

Fig. 3-53. *A* : Un projectile de plomb mou qui se brise à l'impact causera des lésions plus étendues, car plus de particules seront en contact avec les tissus. *B* : Quand un projectile se brise en plusieurs fragments, cette fragmentation augmente la surface frontale et donc la transmission d'énergie. (Source : McSwain NE Jr, Pulmonary chest trauma. In : Moylan JA, ed., *Principles of trauma*, New York, Gower, 1992.)

Armes à faible énergie. Cette catégorie d'armes comprend les armes blanches, telles que les couteaux ou les pics à glace. Celles-ci ne blessent qu'avec la pointe ou le tranchant. Du fait que ces armes sont propulsées à basse vitesse, elles causent moins de dommages secondaires (l'effet de cavitation est minime voire absent). Les lésions de ces victimes pourront être prédites par la trajectoire de l'arme à l'intérieur du corps. Si l'arme a été retirée du corps, l'intervenant préhospitalier doit chercher à identifier son type et, si possible, le sexe de l'assaillant : les hommes ont tendance à frapper avec la lame vers le haut alors que les femmes frappent la lame vers le bas.

Il arrive qu'un assaillant plante un couteau dans le corps de sa victime puis le retourne à l'intérieur du corps. La vue d'une seule plaie peut donc donner un faux sentiment de sécurité. La plaie d'entrée peut être modeste alors que les dégâts à l'intérieur du corps sont graves. Le cône de mobilité de l'arme à l'intérieur du corps détermine la zone à risque (figure 3-55).

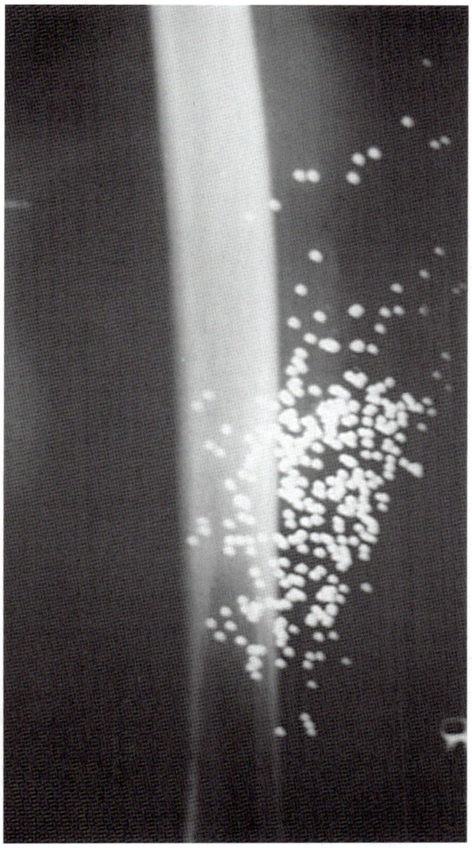

Fig. 3-54. Le fusil à pompe est un exemple extrême de fragmentation des projectiles.

La recherche de lésions associées est importante. Par exemple, le diaphragme peut monter jusqu'à la hauteur des mamelons lors d'une expiration profonde. Une plaie par arme blanche au bas de la poitrine peut léser aussi bien des organes du thorax que ceux de l'abdomen.

Armes à moyenne et haute énergie. Les armes à feu se divisent en deux groupes : les armes à moyenne et à haute énergie. Le groupe des armes à moyenne énergie comprend les revolvers et certains types de fusils. Au fur et à mesure que la charge de poudre dans la cartouche augmente, la vitesse de la balle et donc son énergie cinétique seront augmentées (figure 3-56).

Les projectiles à moyenne et haute énergie n'endommagent pas seulement les tissus qui se trouvent directement sur leur trajectoire, mais aussi les tissus environnants. Différents facteurs tels que le profil de la balle, une trajectoire tournoyante ou la fragmentation détermineront l'étendue des dégâts. La pression exercée sur les tissus qui sont violemment poussés loin de la trajectoire de la balle

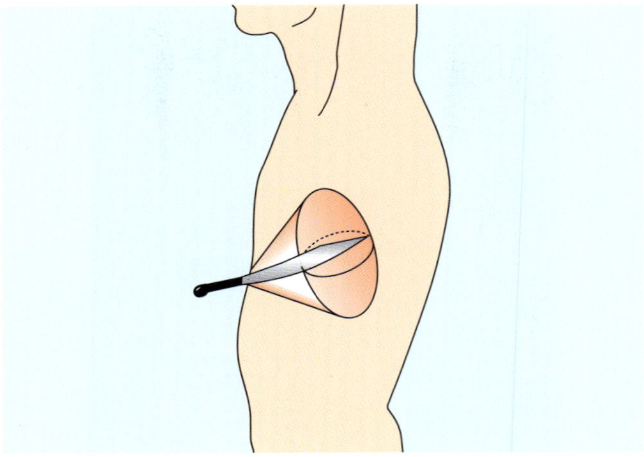

Fig. 3-55. Les lésions provoquées par un couteau dépendent du mouvement de la lame à l'intérieur du corps de la victime.

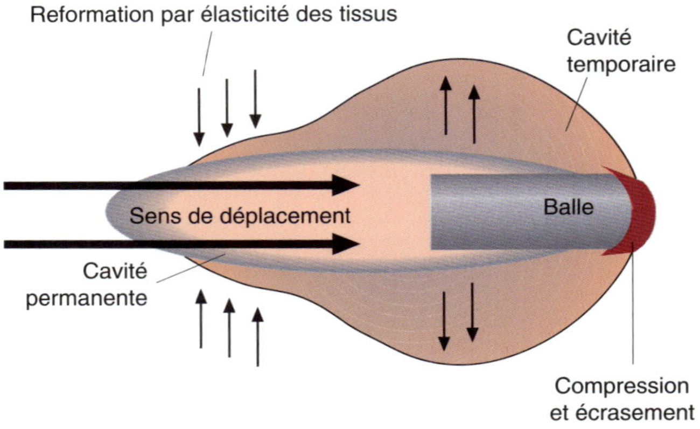

Fig. 3-57. Une balle écrase les tissus situés directement sur sa trajectoire, mais une cavité temporaire est aussi créée autour de la balle. Les tissus écrasés laissent un trou, mais la cavité temporaire peut aussi créer des lésions.

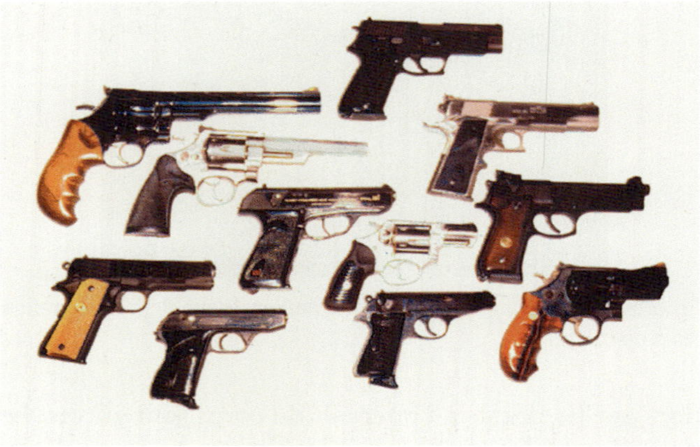

Fig. 3-56. L'exemple typique d'arme à moyenne énergie est le pistolet qui a un canon court et des cartouches contenant relativement peu de poudre. (Source : McSwain NE Jr, Paturas JL, *The basic EMT : comprehensive prehospital patient care*, 2nd ed, St Louis, Mosby, 2001.)

comprime et étire les tissus. Les projectiles à moyenne ou haute énergie provoquent toujours une cavité temporaire. La taille de cette cavité est trois à six fois plus importante que le calibre de la balle (figure 3-57).

Les armes à haute énergie comprennent les fusils d'assaut, les fusils de chasse et autres armes à haute vélocité (figure 3-58). Les projectiles de telles armes provoquent non seulement une trace permanente, mais aussi une cavité temporaire beaucoup plus importante que les balles à faible énergie. L'étendue de cette cavité temporaire dépasse de beaucoup les limites de la trajectoire de la balle et endommage un volume de tissu beaucoup plus important que l'examen initial ne le laisse penser. Les dégâts au niveau des tissus sont beaucoup plus importants quand ils sont dus à des projectiles à haute énergie qu'à des projectiles à moyenne énergie. Le vide créé par cette cavité aspire des débris d'habits, des bactéries et d'autres débris dans la plaie.

Un facteur important pour prédire les dégâts provoqués par une arme à feu est la *distance* à laquelle le coup a été tiré. La résistance de l'air ralentit la balle, et donc une balle tirée à distance aura moins d'énergie et provoquera moins de dégâts. La plupart des blessures provoquées par des armes de poing ont été tirées à courte distance, et donc le risque de lésions graves est élevé.

Orifices d'entrée et de sortie

Quand on examine la victime d'une plaie par balle, il faut toujours examiner l'orifice d'entrée et l'orifice de sortie. Les dégâts aux tissus se produiront au point d'entrée, au point de sortie et sur la trajectoire de la balle. Il est essentiel de connaître la position de la victime, la position de l'assaillant et le type d'arme utilisé pour pouvoir prédire les lésions.

L'examen des blessures donne des indications importantes pour la prise en charge du patient sur le terrain et à l'hôpital. Deux trous dans l'abdomen d'une victime indiquent-ils qu'une balle est entrée et ressortie de son ventre, ou que deux balles l'ont touché et sont toujours à l'intérieur du corps ? La balle a-t-elle traversé la partie médiane du corps, ce qui cause généralement des dégâts plus graves, ou est-elle restée du même côté ? Quelle était la direction du projectile ? Quels organes ont pu être touchés ?

Les points d'entrée et de sortie provoquent des blessures généralement bien reconnaissables. Les tissus lésés par le point d'entrée de la balle sont appuyés sur les tissus sous-jacents, mais ce n'est pas le cas du point

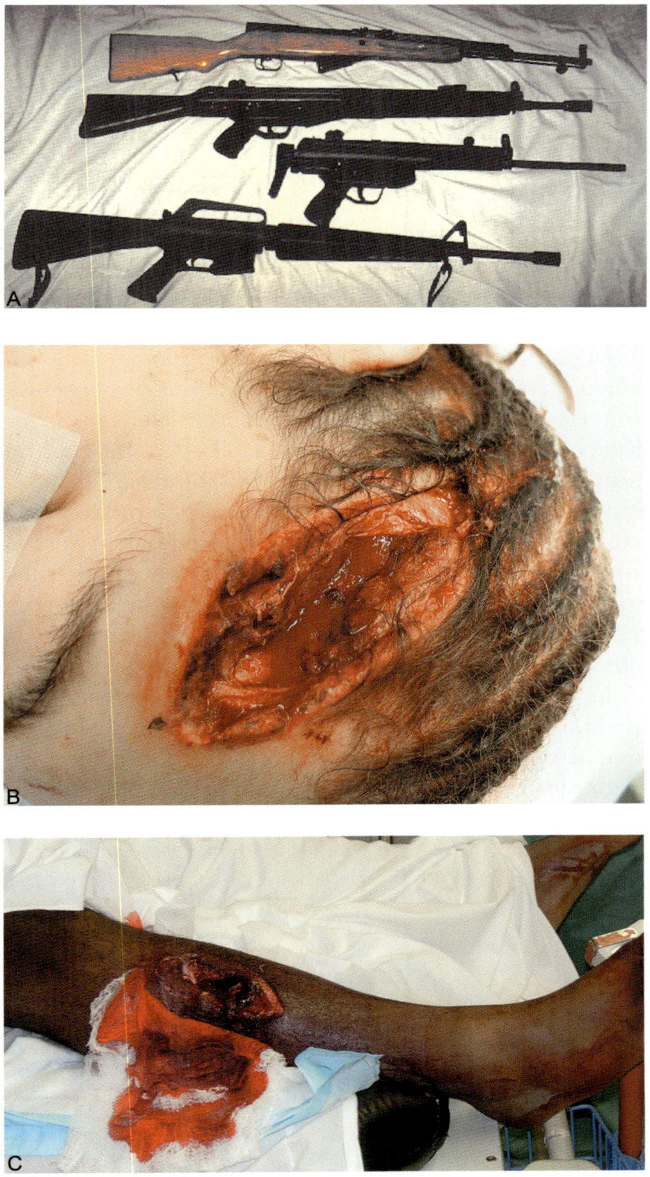

Fig. 3-58. *A* : Armes à haute énergie. *B* : Plaie écorchée du scalp créée par un projectile d'une arme à haute vélocité. Le crâne n'a pas été fracturé. *C* : Plaie par arme à haute vélocité à la jambe montrant la grande cavitation permanente. (Source : McSwain NE Jr, Paturas JL, *The basic EMT : comprehensive prehospital patient care*, 2nd ed, St Louis, Mosby, 2001.)

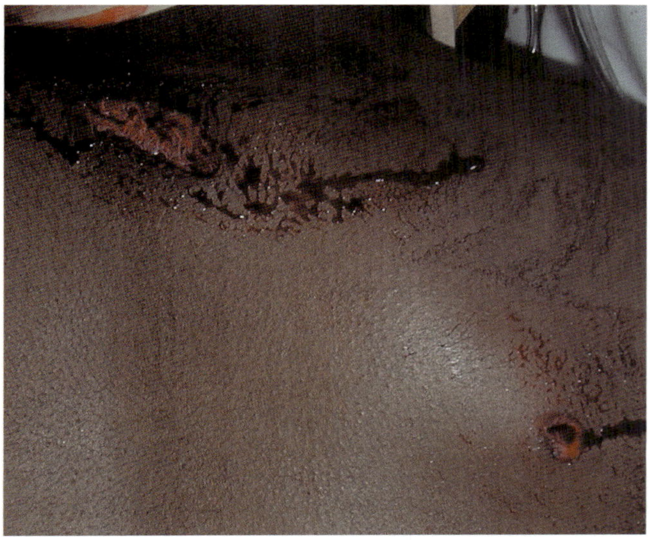

Fig. 3-59. L'orifice d'entrée est typiquement rond ou ovale, alors que l'orifice de sortie est étoilé ou linéaire. (Source : McSwain NE Jr, Paturas JL, *The basic EMT : comprehensive prehospital patient care*, 2nd ed, St Louis, Mosby, 2001.)

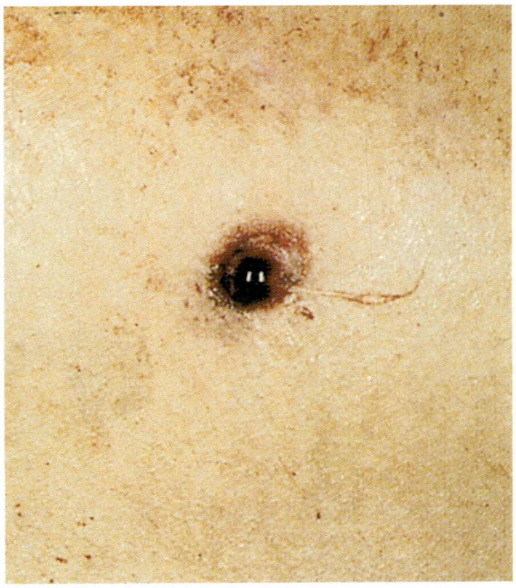

Fig. 3-60. Les éraflures sur les bords de l'orifice d'entrée montrent que la balle est allée d'en haut à droite vers le bas et la gauche.

de sortie. C'est pourquoi la blessure du point d'entrée sera une plaie ovale ou ronde suivant la trajectoire de la balle, alors que le point de sortie sera une déchirure *en étoile* (figure 3-59). Du fait qu'une balle tourne sur elle-même lorsqu'elle pénètre la peau, elle laisse une petite couronne d'éraflure de couleur noire ou rouge, généralement large de 1 à 2 mm (figure 3-60). Cette zone d'éraflure ne sera pas présente au point de sortie. Si le canon de l'arme était placé directement sur la peau quand le coup a été tiré, les gaz dégagés par l'explosion auront pénétré sous la peau et produiront une crépitation à la palpation (figure 3-61). Si le canon était à 5 à 7 cm, les gaz brûlants laisseront des brûlures sur la peau, de 5 à 15 cm, des traces de fumée seront visibles sur la peau, et à moins de 25 cm la poudre enflammée laissera de petites brûlures de 1 à 2 mm de diamètre (figure 3-62).

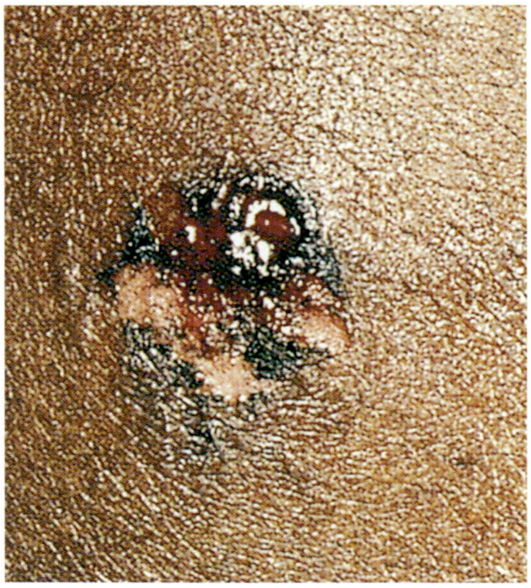

Fig. 3-61. Les gaz brûlants projetés hors du canon lorsqu'un coup est tiré à bout portant provoquent des brûlures de la peau.

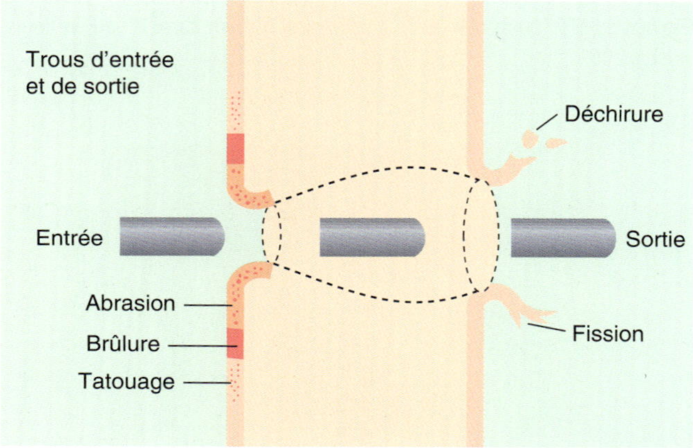

Fig. 3-62. Sur l'orifice d'entrée, la peau est poussée dans les tissus ; à l'orifice de sortie, elle est déchirée.

Effets régionaux du traumatisme pénétrant

Dans ces paragraphes vont être examinés les effets du traumatisme pénétrant sur les différentes parties du corps.

Tête. Quand un projectile pénètre dans le crâne, l'énergie est transmise dans un espace clos. Les tissus repoussés par le projectile sont écrasés contre l'intérieur du crâne qui, contrairement à la peau, ne peut pas se distendre. Le tissu cérébral sera écrasé contre l'intérieur du crâne, ce qui provoquera plus de dégâts que s'il pouvait se déplacer librement. Si l'énergie est suffisamment grande, le crâne peut littéralement exploser.

Une balle peut suivre l'intérieur de la voûte crânienne si elle entre tangentiellement et si elle n'a pas assez d'énergie cinétique pour ressortir. Une telle trajectoire provoque des dégâts très importants (figure 3-63). C'est à cause de cette caractéristique que les armes à moyenne énergie de calibre 22 sont surnommées « l'arme de l'assassin ».

Thorax. Il existe trois grands groupes de structures dans la cavité thoracique : le système pulmonaire, le système vasculaire et le tractus gastro-intestinal.

Système pulmonaire. Le tissu pulmonaire est moins dense que le sang, les organes solides ou les os ; donc un projectile entrant dans le poumon provoquera moins de dégâts qu'aux autres tissus du thorax. La plus grande partie du milieu traversé étant constituée d'air, moins de particules sont touchées et donc moins d'énergie transmise ; les dégâts seront donc moindres. Mais ils peuvent tout de même être cliniquement importants (figure 3-64).

Système vasculaire. Les petits vaisseaux qui ne sont pas fixés à la paroi thoracique peuvent être poussés vers le côté sans dommage significatif. Cependant, si de plus gros vaisseaux, comme l'aorte ou la veine cave, sont touchés, ils ne peuvent pas se déplacer et risquent de subir plus de dégâts.

Le myocarde peut se distendre quand il est traversé par la balle, puis se rétracter, laissant un orifice de petite taille. L'épaisseur du myocarde permet de contrôler une perforation due à un projectile à faible ou moyenne énergie, comme un couteau ou une balle de calibre 22, évitant l'hémorragie immédiate et laissant le temps d'amener la victime à l'hôpital.

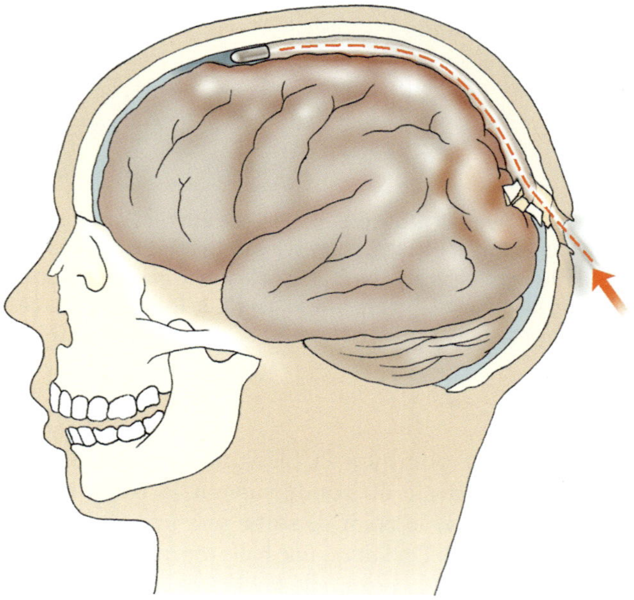

Fig. 3-63. Une balle peut suivre l'intérieur de la voûte crânienne. (Source : McSwain NE Jr, Paturas JL, *The basic EMT : comprehensive prehospital patient care*, 2nd ed, St Louis, Mosby, 2001.)

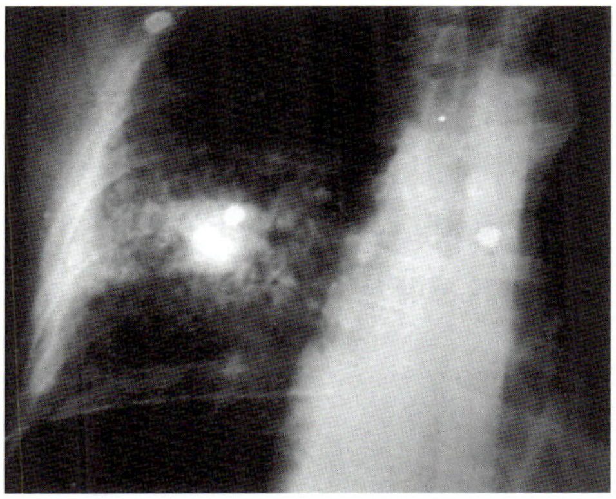

Fig. 3-64. Lésion pulmonaire par cavitation à distance du point d'impact.

Tractus gastro-intestinal. L'*œsophage* est la partie du tractus gastro-intestinal qui traverse le thorax. S'il est perforé, son contenu peut s'écouler dans la cavité thoracique. Les symptômes et les signes d'une telle lésion peuvent n'apparaître qu'après plusieurs heures.

Abdomen. L'abdomen contient trois types de structures : solides, creux et osseux. Une perforation par une arme à faible énergie peut ne pas causer de lésions graves ; seuls 30 % des plaies par arme blanche à l'abdomen nécessitent une exploration chirurgicale. Un projectile à moyenne énergie est plus dangereux : une blessure par arme de poing à l'abdomen nécessitera une intervention chirurgicale dans 85 à 95 % des cas. Cependant, même avec des projectiles à moyenne énergie, les dégâts ne provoquent pas toujours une mort immédiate par hémorragie. Les intervenants préhospitaliers peuvent souvent contrôler provisoirement l'hémorragie à l'aide d'un pansement compressif ou d'un pantalon antichoc. Cela laisse le temps de transporter la victime jusqu'à l'hôpital et au bloc opératoire.

Extrémités. Les traumatismes pénétrants des extrémités peuvent endommager les os, les muscles ou les vaisseaux. Quand les os sont touchés, les esquilles d'os, projetées dans tous les sens, deviennent des projectiles secondaires qui vont lacérer les tissus environnants (figure 3-65). Les muscles sont souvent repoussés de la trajectoire du projectile, entraînant des hémorragies. Les vaisseaux peuvent soit être traversés par les projectiles, soit être frôlés, ce qui endommage la paroi du vaisseau et provoque une thrombose, et donc une obstruction du vaisseau en quelques minutes voire en quelques heures.

Blessures par balle

Bien que les fusils ne soient pas des armes à haute vélocité dans la plupart des cas, à bout portant, ils peuvent

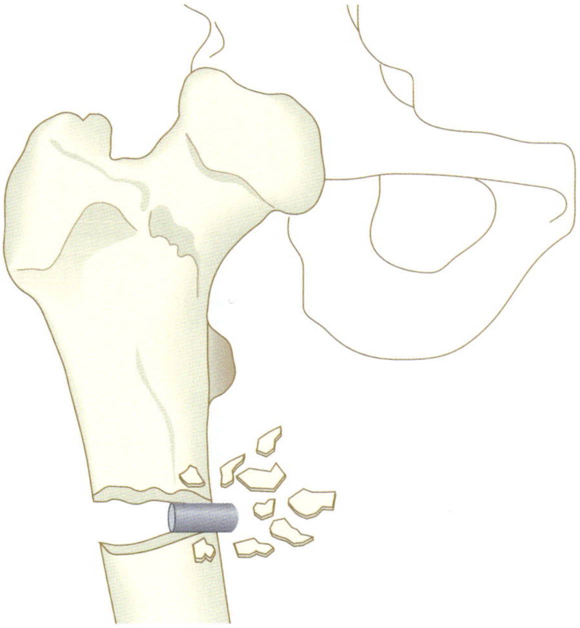

Fig. 3-65. Les esquilles d'os projetées par la balle deviennent à leur tour des projectiles qui vont endommager les tissus.

être plus létaux que certaines armes à haute énergie. Les revolvers et les carabines utilisent souvent l'usinage du canon en spirale pour donner un effet à la balle lors de l'impact sur la cible. À l'inverse, la plupart des armes à feu possèdent un cylindre lisse qui autorise une direction directe vers la cible. Des ustensiles spécifiques peuvent être attachés au bout du canon pour tailler et former le corps de la balle dans une forme spécifique (cylindrique ou rectangulaire). Lorsqu'un fusil est utilisé, un grand nombre de balles sont éjectées en forme de spray. Les cylindres peuvent être raccourcis afin d'élargir prématurément la trajectoire des balles.

Même s'il existe différents types de munitions, la structure de la plupart des douilles est similaire. Typiquement, une douille contient de la poudre, une amorce et des projectiles. Lorsqu'elle est déchargée, tous ses composants individuels sont propulsés du canon et peuvent infliger des lésions aux victimes. Certains types de poudre peuvent tatouer la peau autour de la lésion. De la ouate, qui est généralement du papier lubrifié, de la fibre ou du plastique, est utilisée pour séparer la balle de la cartouche, et peut devenir une autre source d'infection de la lésion si elle n'est pas retirée. La balle peut varier en taille, en poids et en composition. Il existe une grande variété de balles, du métal compressé en passant par différentes tailles de balles et, plus récemment, sous forme plastique et de gomme.

Le nombre de plombs contenus dans une cartouche « pour les oiseaux » peut aller de 200 à 2 000, alors que

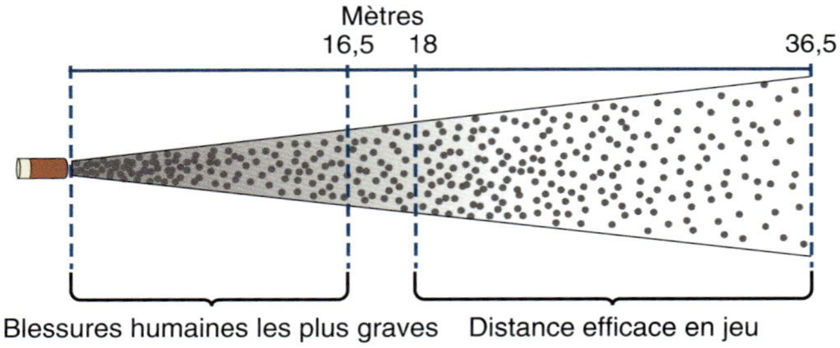

Fig. 3-66. Le diamètre de la dispersion de la colonne du tir augmente avec la distance. (Source : DeMuth WE, The mechanism of gunshot wounds, *J Trauma* 11 : 219, 1971.)

la chevrotine en aura de 6 à 20. Il est important de noter que, alors que la taille de la chevrotine augmente, elle approche de la lésion caractéristique d'un calibre 22, en regard de la taille et de l'énergie transférée. Il existe également des cartouches plus grosses ou « magnum ». Ces cartouches contiennent plus de charge et de poudre, ou uniquement une plus grande charge de poudre, afin d'augmenter la vélocité de la balle à sa sortie.

Le type de munition est important pour évaluer le type de lésion, mais la *distance* de tir sur le patient est bien plus importante encore. Les fusils de chasse éjectent un grand nombre de balles dont la plupart sont sphériques. Ces projectiles sont particulièrement sensibles aux effets de résistance de l'air, ce qui a pour conséquence de rapidement diminuer leur vélocité (figure 3-66). L'effet de la résistance de l'air sur le projectile diminue la puissance de l'arme et modifie les caractéristiques de base des lésions que cela génère. En conséquence, les blessures par fusil de chasse ont été classées en quatre catégories : contact, bout portant, distance intermédiaire et blessure à longue distance (tableau 3-1).

La *blessure par contact* survient lorsque le canon touche le patient lors du tir. Cela provoque une blessure circulaire à l'entrée qui peut ou non provoquer une trace de poudre ou bien une impression du canon. Une brûlure autour de la plaie est commune, secondaire à la haute température et à l'expansion de gaz chaud sortant du canon. Certaines plaies de contact peuvent être plus étoilées en apparence, provoquées par les gaz chauds s'échappant des tissus. Dans ce cas, les gros dommages aux tissus sont associés à un grand risque de mortalité. Il est particulièrement difficile de se suicider avec un fusil de chasse standard au vu de la distance entre le canon et la détente. De tels actes résultent souvent en une face déchirée, sans que les balles atteignent le cerveau.

Les *blessures à bout portant* sont également très caractéristiques par leur entrée circulaire, mais avec des traces de suie, de poudre sur le pourtour de la blessure. De plus, des abrasions et des marques de l'impact de la ouate qui coïncident avec les blessures de balles sont trouvées. Les blessures à bout portant créent également des dommages significatifs au patient; les balles tirées à cette distance ont encore suffisamment d'énergie pour pénétrer profondément dans les structures et exposer davantage de tissus. Cela augmente l'étendue des lésions lorsque la balle traverse les tissus mous.

Les *plaies à distance intermédiaire* sont caractérisées par leur apparence de trous causés par un satellite émergeant autour de la plaie centrale. Cette forme est le résultat de plombs individuels éparpillés autour du trajet principal. Cependant, du fait de la profondeur de pénétration de ces lésions, les victimes auront un risque de mortalité relativement élevé.

Les *lésions à longue distance* sont rarement létales. Ces plaies sont typiquement caractérisées par l'éparpillement de plaies. Cependant, malgré le peu de vélocité, les

Tableau 3-1 Formes des lésions provoquées par une arme à feu

Type	Apparence des plaies	Lésion	Mortalité
Contact		Dommages étendus des tissus	85–90 %
Bout portant	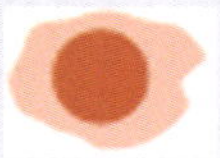	Pénètre à travers les tissus	15–20 %
Intermédiaire	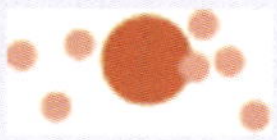	Pénètre les tissus sous-cutanés et le fascia profond	0–5 %
Longue distance	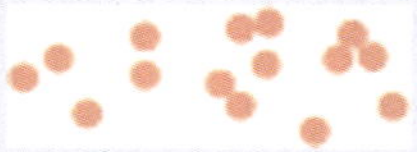	Pénétration de la peau superficielle	0 %

balles peuvent entraîner des lésions importantes à certains tissus sensibles (comme les yeux). De plus, les balles plus grandes peuvent encore avoir suffisamment de vélocité pour infliger des dommages à des structures profondes, même à grande distance. L'intervenant préhospitalier a besoin de considérer les effets cumulés de toutes les plaies dues à ces balles, leur localisation et de se focaliser sur les tissus sensibles. Une *exposition adéquate* est la clé de l'examen des patients ayant des traumatismes, et les plaies par balle ne font pas exception.

Ces caractéristiques variables doivent être prises en compte lors de l'évaluation de ces patients présentant des plaies par balle. Par exemple, une plaie par contact ou à bout portant peut donner lieu à de multiples impacts (chevrotine par exemple), créant autant de lésions. À l'opposé, cela peut aussi correspondre à une lésion à distance intermédiaire voire à une plaie à longue distance due à une balle à forme irrégulière. Seul un examen détaillé de la plaie permettra la différenciation de ces lésions qui vont impliquer des dommages importants aux structures internes malgré les caractéristiques différentes des balles.

Les lésions au contact et à bout portant au thorax peuvent aboutir à un pneumothorax soufflant impressionnant, et une éviscération des intestins peut être présente sur de telles lésions. Parfois, une simple balle d'une plaie à distance intermédiaire peut pénétrer suffisamment profondément pour perforer l'intestin, atteindre le péritoine, ou endommager une artère majeure, aboutissant à une mauvaise circulation d'une extrémité. Un patient peut aussi présenter de multiples plaies dues à une décharge. Cependant, aucune des balles n'aura suffisamment d'énergie pour pénétrer profondément et générer des dommages.

Même si l'essentiel est de prodiguer des soins aux patients, l'intervenant préhospitalier doit toujours faire parvenir les informations (type de cartouches, calibre suspecté, nombre de tirs) qu'il aura pu collecter au centre receveur ainsi que l'évaluation et les traitements réalisés sur place. De plus, la reconnaissance de tous ces types de plaies peut aider l'intervenant préhospitalier à maintenir un niveau de suspicion élevé concernant des lésions internes du fait de l'impression initiale de la lésion.

Utiliser la cinétique lors de l'évaluation du patient

L'évaluation du patient traumatisé doit inclure la cinétique. Par exemple, un conducteur qui heurte le volant (traumatisme contondant) aura une large cavité derrière la face antérieure de sa poitrine au moment de l'impact ; cependant, le thorax va rapidement retrouver (ou presque retrouver) sa forme originale lorsqu'il rebondira vers l'arrière. Si deux intervenants examinent le patient séparément (l'un comprenant les notions de cinématique, l'autre non), ce dernier ne verra qu'une contusion sur la poitrine du patient. Celui qui appréhende la cinématique comprendra qu'il existait une cavité importante au moment de l'impact, et que les côtes ont donc été fortement pliées par la déformation de cette cavité. C'est pourquoi l'intervenant bien informé suspectera des lésions potentielles au cœur, aux poumons, aux gros vaisseaux et à la paroi thoracique. L'intervenant non informé peut très bien ne jamais prendre conscience de ces lésions potentielles.

Un intervenant préhospitalier bien formé évaluera les lésions, prendra le patient en charge et organisera le transport plus rapidement et de manière plus « agressive » du fait qu'il suspecte des lésions intrathoraciques graves, au lieu de se fonder sur ce qui semble n'être qu'une contusion mineure du tissu sous-cutané. L'identification précoce, la compréhension adéquate et le traitement approprié des lésions sous-jacentes auront une influence importante sur la survie ou, au contraire, le décès du patient.

Résumé

Il est essentiel d'intégrer la connaissance de la cinétique des accidents dans l'évaluation du patient traumatisé si l'on veut découvrir des lésions cachées et/ou non soupçonnées. Les lésions non suspectées, non détectées et donc non traitées contribuent à augmenter de manière importante la morbidité et la mortalité résultant des traumatismes. Une bonne compréhension des mécanismes lésionnels est également essentielle pour le rôle toujours plus important des intervenants préhospitaliers dans la prévention des blessures accidentelles. Pour comprendre la cinétique des traumatismes, il faut examiner les lois de la physique et les effets de l'énergie cinétique sur les structures du corps.

L'énergie ne peut ni être créée ni être détruite, elle peut seulement changer de forme. L'énergie cinétique d'un objet, exprimée en fonction de sa vélocité (vitesse) et de sa masse (poids), est transférée d'un objet à un autre lorsqu'ils entrent en contact. Les dommages aux

(Suite)

Résumé *(Suite)*

objets ou tissus du corps qui sont percutés et ne sont pas seulement fonction de la quantité d'énergie cinétique qui leur est appliquée, mais sont aussi fonction de leur capacité de tolérer les forces qui leur sont appliquées. La connaissance des structures du corps, combinée avec les différents indices qui indiquent le type de forces et la quantité d'énergie qui a été transmise, a une valeur prédictive importante.

Il est nécessaire d'employer un processus de « raisonnement critique » pour relier l'énergie cinétique aux lésions potentielles. L'intervenant préhospitalier peut se poser les questions suivantes pour interpréter et guider la recherche d'indices.

- Quel est le mécanisme lésionnel ?
- Est-ce un impact, une explosion, une chute ou un traumatisme pénétrant ?

Traumatismes contondants

- Quel type d'impact s'est produit : frontal, latéral, arrière, rotatoire ou tonneaux ?
- La victime a-t-elle été éjectée ?
- Combien y a-t-il eu d'impacts ? Par exemple, la victime a-t-elle été éjectée puis heurtée par un autre véhicule ? La victime d'une agression a-t-elle été frappée plusieurs fois ?
- À quelle vitesse approximative la collision s'est-elle produite ?
- Quelle a été la distance d'arrêt (ou la durée) ?
- Est-ce que la victime utilisait des équipements de protection adaptés, et si oui de façon adéquate (ceinture de sécurité, airbags, casque, gilet pare-balles, etc.) ?
- Lors du triage sur les lieux de l'intervention, quelles victimes sont les plus susceptibles d'avoir subi des lésions graves ?
- Quelle(s) partie(s) du corps a (ont) heurté un autre objet ? Par exemple, un phénomène de bascule avant (*up and over*) a-t-il fait que la tête et la poitrine de la victime sont allées heurter l'intérieur du véhicule ? La victime d'une agression a-t-elle été frappée avec un bâton, un tuyau ou à coups de poing ?
- La victime est-elle un adulte ou un enfant ? Comment cela va-t-il influer sur les lésions ?

Chutes

- De quelle hauteur la victime est-elle tombée ? Cette hauteur est-elle significative par rapport à la taille du patient ?
- Sur quel type de surface la victime est-elle tombée ?
- La victime a-t-elle subi d'autres impacts causés par des objets sur le trajet de sa chute ?
- Quelle partie du corps de la victime a heurté le sol en premier ?

Blasts

- À quelle distance de l'explosion la victime était-elle ?
- Quelles lésions primaires, secondaires et tertiaires devraient être suspectées ?

Traumatisme pénétrant

- Quels étaient la taille et le sexe de l'assaillant ?
- Quel type d'arme a été utilisé ?
- Quel était l'angle de pénétration ?
- Si une arme à feu a été utilisée, y a-t-il des indications sur la vélocité et le type de munition ?
- À quelle distance le coup a-t-il été tiré ?
- Quelle est la forme de lésion qui est susceptible de survenir ?

À travers l'emploi de ces connaissances, un intervenant pré hospitalier peut influencer l'incidence, la morbidité et la mortalité des lésions traumatiques.

Solution du scénario

Le conducteur du véhicule avec l'impact latéral gémit et son niveau de conscience est bas. Il respire environ 10 fois par minute. En se fondant sur les mécanismes lésionnels et l'examen primaire (évaluation initiale), l'intervenant préhospitalier appelle du renfort, sollicite un hélicoptère pour le transport et décide de faire une extraction rapide. Si le transport terrestre est plus long que la somme du temps de vol et de celui de la prise en charge du patient, un hélicoptère peut être envisageable. De l'oxygène à 15 l/min via un masque autoremplisseur est administré par les sauveteurs, et le patient est immobilisé sur un plan dur avec un collier cervical et des cales de tête. Deux voies d'abord devraient être mises en place pendant le transport avec des solutés salins. Selon les protocoles locaux, elles s'administreront en entretien ou en bolus. Les lésions potentielles concernent la rate, le rein gauche, ou peuvent être une fracture de côte, une contusion pulmonaire, un pneumothorax, un déchirement aortique, une fracture du bassin et une fracture de la clavicule. Les lésions potentielles du deuxième conducteur pourraient être : des fractures cervicales ; un traumatisme crânien ; un cisaillement aortique ; une compression de la rate, du foie, du pancréas ; une surpression du diaphragme ; un pneumothorax et une contusion cardiaque.

Pour en savoir plus

Alderman B, Anderson A: Possible effect of airbag inflation on a standing child. In Proceedings of 18th American Association of Automotive Medicine, September 1974.

American College of Surgeons (ACS) Committee on Trauma: *Advanced trauma life support course,* Chicago, 2002, ACS.

Anderson PA, Henley MB, Rivara P, Maier RV: Flexion distraction and chance injuries to the thoracolumbar spine, *J Orthop Trauma* 5(2):153, 1991.

Anderson PA, Rivara FP, Maier RV, Drake C: The epidemiology of seatbelt-associated injuries, *J Trauma* 31(1):60, 1991.

Bartlett CS. Gunshot wound ballistics, *Clin Orthop* 408:28, 2003.

DePalma RG, Burris DG, Champion HR, Hodgson MJ: Current concepts: blast injuries, *N Engl J Med* 352:1335, 2005.

Di Maio VJM: *Gunshot wounds: practical aspects of firearms, ballistics and forensic techniques,* Boca Raton, Fla, 1999, CRC Press.

Fackler ML, Surinchak JS, Malinowski JA, Bowen RE: Bullet fragmentation: a major cause of tissue disruption, *J Trauma* 24:35, 1984.

Fackler ML, Surinchak JS, Malinowski JA, Bowen RE: Wounding potential of the Russian AK-47 assault rife, *J Trauma* 24:263, 1984.

Garrett JW, Braunstein PW: The seat belt syndrome, *J Trauma* 2:220, 1962.

Huelke DF, Mackay GM, Morris A: Vertebral column injuries and lap-shoulder belts, *J Trauma* 38:547, 1995.

Huelke DF, Moore JL, Ostrom M: Air bag injuries and occupant protection, *J Trauma* 33(6):894, 1992.

Joksch H, Massie D, Pichler R: Vehicle aggessivity: fleet characterization using traffic collision data, Washington, DC, 1998, NHTSA/Department of Transportation.

McSwain NE Jr: Kinematics. In Mattox KL, Feliciano DV, Moore EE, editors: *Trauma,* ed 4, New York, 1999, McGraw-Hill.

McSwain NE Jr, Brent CR: Trauma rounds: lipstick sign, *Emerg Med* 21:46, 1898.

National Safety Council (NSC): *Accident facts 1994*, Chicago, 1994, NSC.

Ordog GJ, Wasserberger JN, Balasubramaniam S: Shotgun wound ballistics, *J Trauma* 28:624, 1988.

Oreskovich MR, Howard JD, Compass MK, et al: Geriatric trauma: injury patterns and outcome, *J Trauma* 24:565, 1984.

Rutledge R, Thomason M, Oller D, et al: The spectrum of abdominal injuries associated with the use of seat belts, *J Trauma* 31(6):820, 1991.

States JD, Annechiarico RP, Good RG, et al: A time comparison study of the New York State Safety Belt Use Law utilizing hospital admission and police accident report information, *Accid Anal Prev* 22(6):509, 1990.

Swierzewski MJ, Feliciano DV, Lillis RP, et al: Deaths from motor vehicle crashes: patterns of injury in restrained and unrestrained victims, *J Trauma* 37(3):404, 1994.

Sykes LN, Champion HR, Fouty WJ: Dum dums, hollowpoints, and devastators: techniques designed to increase wounding potential of bullets, *J Trauma* 28:618, 1988.

Partie II

ÉVALUATION ET PRISE EN CHARGE

Chapitre 4

Scène

Objectifs

À la fin de ce chapitre, le lecteur devra être capable :

- d'identifier les dangers menaçant la sécurité du patient, des témoins et des intervenants souvent présents sur les lieux d'un accident ;
- d'identifier les problèmes de sécurité propres à certaines situations spécifiques, par exemple un accident de la circulation ;
- d'intégrer son analyse de la sécurité du site, de la situation et du mécanisme lésionnel à son évaluation du patient et à sa prise de décision ;
- en situation de catastrophe, d'accident chimique ou d'attaque par des armes de destruction massive, de prendre des décisions de triage pertinentes sur la base de l'évaluation réalisée.

Scénario

Vous êtes réveillé un samedi à 4 heures du matin pour un accident impliquant une personne renversée par une voiture. En vous dirigeant vers l'ambulance, vous constatez qu'il pleut et que la température est d'environ 10 °C. En cours de route, le centre de traitement de l'alerte vous donne un complément d'information : après avoir heurté le piéton, la voiture s'est encastrée dans un poteau électrique. Du liquide s'écoule du véhicule sur la route, formant une « nappe » sur les flaques d'eau. D'après les témoins, la victime a perdu connaissance pendant plusieurs minutes. À votre arrivée, l'examen du site ne révèle pas d'autre problème de sécurité.

Quels problèmes de sécurité se posent ici ?

En arrivant sur les lieux d'un accident, les intervenants doivent avoir trois priorités.

1. La première priorité pour toute personne sur les lieux d'un accident est d'évaluer la situation. L'*examen de la situation* consiste à vérifier qu'il n'y a pas de danger sur place et à essayer de comprendre ce qui s'est passé. Cette évaluation peut commencer pendant que l'ambulance est en route, sur la base des informations données par la centrale d'appel, et continuer à l'arrivée sur place jusqu'au moment où l'on s'approche du patient. Cependant, la situation peut exiger une prise de décision avant même l'examen des différents patients. Cela est particulièrement vrai en situation de guerre ou de combat, où ces considérations peuvent avoir une influence directe sur la prise en charge des victimes.
2. Une fois l'évaluation du site terminée, l'intervenant peut se consacrer à l'évaluation des différents patients, ce qui sera discuté en détail au chapitre 5. L'examen du site en lui-même comprend une forme rudimentaire de triage, qui permet d'évaluer en premier les patients les plus gravement atteints. L'ordre des priorités est donné par (a) les lésions menaçant la vie, (b) les lésions pouvant conduire à la perte d'un membre, et (c) les autres lésions ne menaçant pas la vie et ne risquant pas de conduire à la perte d'un membre.
3. Si l'accident a fait plusieurs victimes, on parle soit d'un accident à plusieurs victimes, soit d'une situation d'accident catastrophique à effets limités (ACEL). Dans une situation de catastrophe, les priorités changent : il ne s'agit plus de se concentrer sur les patients les plus gravement atteints, mais de sauver le plus grand nombre de victimes avec les ressources dont on dispose, c'est-à-dire de faire le maximum pour le plus grand nombre. Les principes du triage sont discutés à la fin de ce chapitre.

Examen du site

L'évaluation du patient commence bien avant que les intervenants n'arrivent à côté du patient. Elle commence avec les renseignements fournis par la centrale de traitement des appels, fondés sur les renseignements fournis par les témoins ou par les unités de secours déjà sur place. La collecte des informations sur place commence dès l'arrivée sur le site. Avant même de prendre contact avec la victime, l'intervenant peut évaluer la situation en 1) observant les témoins ou la famille, 2) essayant de reconstituer l'accident, et 3) en se forgeant une impression générale de la situation. La majorité des lésions peuvent être prédites sur la base du mécanisme lésionnel.

Une bonne préparation mentale et une communication rodée au sein d'une équipe peuvent faire toute la différence entre une intervention bien maîtrisée et une altercation pouvant aller jusqu'à l'agression physique. Un bon entraînement à l'observation, à l'évaluation et à la communication sera votre meilleure préparation.

Votre évaluation de la situation crée une impression qui influencera votre évaluation du patient ; elle est donc très importante. Vous pouvez collecter une foule d'informations simplement en observant, en écoutant, y compris le mécanisme lésionnel, la situation globale et la sécurité.

Il faut savoir que la sécurité d'un site d'intervention peut changer aussi brusquement que l'état du patient. Se limiter à l'évaluation initiale du site et oublier de surveiller l'évolution de la situation peut avoir de graves conséquences aussi bien pour le patient que pour les intervenants.

L'évaluation du site comporte deux éléments essentiels.

1. *La sécurité*. La toute première préoccupation lorsqu'on approche du lieu d'un accident doit être la sécurité du personnel d'intervention. Les secours techniques ne devraient pas être entrepris par du personnel non formé. Si un intervenant devient victime, il n'est plus capable de soigner les victimes; cela fait une victime de plus et un intervenant de moins. Les soins au patient ne doivent pas être entrepris avant que la sécurité ne soit établie.

La sécurité du site comprend celle des intervenants, mais aussi celle des patients. D'une façon générale, les victimes trouvées dans une zone dangereuse devraient être mises en sécurité avant d'être examinées et traitées. Les dangers menaçant la victime et les intervenants peuvent aussi bien être le feu que des câbles électriques tombés au sol, des explosifs, des matières dangereuses (y compris le sang et les liquides corporels), le trafic, une inondation, des armes ou un environnement hostile. Un assaillant peut être resté sur place et s'en prendre à une victime.

2. *La situation*. L'appréciation de la situation vient juste après celle de la sécurité. Que s'est-il réellement passé ? Pourquoi a-t-on demandé de l'aide ? Quel a été le mécanisme lésionnel, et quelle était son énergie (voir chapitre 3) ? Combien de personnes sont-elles impliquées ? Quel est leur âge ? Faut-il demander des ambulances supplémentaires ? Faut-il demander le concours de la police, des pompiers, de la compagnie d'électricité ? Faut-il prévoir des secours techniques, ou une désincarcération ? Faut-il demander un hélicoptère ? Ou un médecin pour le triage ? L'accident peut-il avoir été provoqué par un problème de nature médicale (par exemple un accident de voiture provoqué par le malaise cardiaque du conducteur) ?

En fait, l'évaluation de la sécurité rejoint souvent celle de la situation : certains problèmes de sécurité sont typiques d'une situation donnée, et certaines situations sont par nature dangereuses. Ces problèmes sont discutés dans les chapitres suivants.

Problèmes de sécurité

Problèmes liés au trafic

La majorité des intervenants tués ou blessés en intervention chaque année le sont lors d'accidents de la circulation [1]. Bien que la majorité de ces accidents se produisent pendant le trajet aller, une part importante se produit pendant que les secours sont au travail sur les lieux d'un accident de la route. En 2003, les services de secours sont intervenus plus de 1,9 million de fois pour des accidents de la route aux États-Unis [2]. Plusieurs facteurs peuvent provoquer un accident secondaire (figure 4-1). Nous ne pouvons pas changer certains facteurs, comme les conditions météorologiques (neige, brouillard, pluie, verglas)

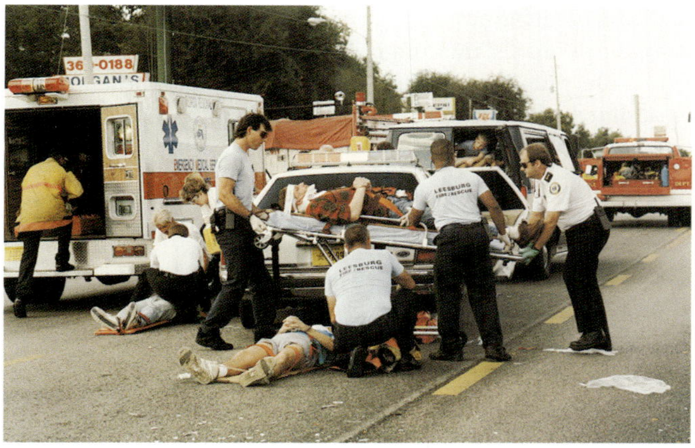

Fig. 4-1. Parmi les intervenants blessés ou tués sur des lieux d'accidents, un grand nombre le sont sur les lieux d'un accident de la route. (Source : McSwain N, Paturas J, *The basic EMT*, 2nd ed., St Louis, Mosby, 2003.)

ou un virage dangereux avec mauvaise visibilité; mais nous pouvons en être conscients et appliquer les mesures de prudence nécessaires [3].

Conditions météorologiques et luminosité

Beaucoup d'interventions pour des accidents de la route ont lieu par mauvaises conditions et de nuit. Ces conditions peuvent varier suivant les régions ou les saisons. La neige et la glace sont un problème pendant l'hiver dans certaines régions, ou le brouillard dans les régions côtières et montagneuses. Les orages sont courants dans certaines régions. Dans de telles conditions, il peut être difficile pour un automobiliste arrivant à la hauteur d'un accident de voir les véhicules et les intervenants, et de freiner à temps pour les éviter.

Problèmes liés aux autoroutes

Les autoroutes, sur lesquelles l'on progresse à grande vitesse, ont rendu la circulation dans les zones urbaines nettement plus efficace, mais quand un accident survient, il se crée des bouchons où les conducteurs conduisent « pare-choc contre pare-choc », ce qui donne bien une situation dangereuse pour les intervenants. La police n'aime pas fermer une autoroute et s'efforce généralement de maintenir la fluidité du trafic. Bien que cette solution ne soit pas sans danger pour les intervenants, elle permet de diminuer le risque de collisions en chaîne.

Les routes de campagne présentent d'autres problèmes. Bien que le trafic y soit moins abondant, la nature de ces routes souvent étroites dans un relief irrégulier ne permet pas aux automobilistes approchant du lieu d'un accident de le voir à longue distance. Les routes de campagne sont souvent moins bien entretenues que celles des zones urbaines [3], elles peuvent rester glissantes longtemps après un orage et surprendre les automobilistes. De plus, les plaques de neige ou de verglas, ou le brouillard qui a causé l'accident peuvent toujours être présents à l'arrivée des secours, ce qui complique encore la tâche des conducteurs.

Stratégie de prévention

Il serait évidemment plus sûr de n'intervenir que de jour ; malheureusement, les services de secours doivent être prêts à intervenir quelles que soient l'heure ou les conditions météorologiques. Cependant, certaines précautions peuvent permettre d'éviter de devenir une victime lorsqu'on intervient sur les lieux d'un accident de la circulation. La meilleure façon consiste à ne pas s'y trouver, spécialement sur une autoroute. C'est pourquoi le nombre d'intervenants au travail sur le site devrait être réduit au strict minimum. Laisser trois ambulances et la voiture du superviseur sur le site d'un accident n'ayant fait qu'un blessé augmente inutilement le risque de voir un intervenant heurté par une voiture. Bien que certains protocoles prévoient l'engagement de plusieurs ambulances pour un accident sur l'autoroute, seule la première ambulance devrait se parquer à côté du lieu de l'accident, les autres restant en attente sur la rampe d'accès la plus proche pour être engagées sur place si nécessaire.

L'endroit où l'équipement est rangé dans l'ambulance joue aussi un rôle dans la sécurité : il devrait être rangé de façon à pouvoir être sorti sans passer du côté du trafic. La place passager de l'ambulance est le plus souvent du côté de la bande d'arrêt d'urgence, et ranger l'équipement du même côté permet de le sortir sans avoir à marcher du côté du trafic.

Habits à bandes réfléchissantes (à haute visibilité). Dans la plupart des accidents où des intervenants ont été renversés par des véhicules, les conducteurs ont déclaré après coup n'avoir pas vu l'intervenant sur la route. Aussi bien la National Fire Protection Association (Association de prévention des incendies) que l'Occupational Safety and Health Association (OSHA; Administration de la sécurité au travail) ont édicté des standards pour les tenues à haute visibilité portées sur les autoroutes. Le niveau de visibilité le plus élevé (le niveau 3) est destiné à être porté de nuit sur les autoroutes. Bien que le but de ce texte ne soit pas d'édicter des standards en matière de vêtements de sécurité, le bon sens commande que les intervenants soient au moins aussi bien équipés que les ouvriers qui règlent le trafic le long d'un chantier. L'American National Standards Institute (ANSI) recommande pour toute intervention sur une autoroute le port de vêtements individuels de protection de classes 2 et 3, c'est-à-dire une veste ou un gilet équipé de bandes réfléchissantes. En Europe, ces préconisations sont contenues dans la norme EN 471.

Positionnement du véhicule et dispositifs de signalisation. Le positionnement des véhicules de secours sur les lieux d'un accident de la circulation est de la plus grande importance. Le chef d'intervention devrait s'assurer que les véhicules sont positionnés au mieux pour protéger les intervenants. Il est important pour le premier véhicule sur place d'occuper la voie où s'est produit l'accident (figure 4-2). Le placement de l'ambulance en amont du site de l'accident n'est pas idéal pour faciliter le chargement des victimes, mais assure une bonne protection des intervenants. Au fur et à mesure que les renforts arrivent, ils devraient se positionner sur la voie où a eu lieu l'accident. Ces véhicules devraient être garés à bonne distance de l'accident de façon à le signaler de loin aux automobilistes circulant dans sa direction.

Les phares et les projecteurs devraient être éteints afin d'éviter d'éblouir les automobilistes, à moins qu'ils soient utilisés pour éclairer le lieu d'intervention. Il faut savoir évaluer le nombre de feux de signalisation sur le

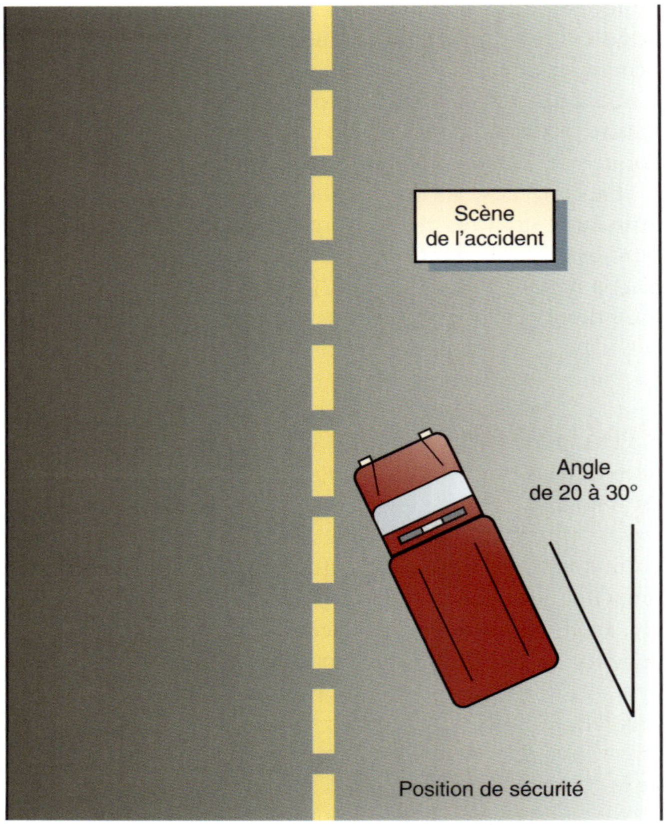

Fig. 4-2. Positionnement correct d'un véhicule d'urgence. (Source : McSwain N, Paturas J, *The basic EMT*, 2nd ed., St Louis, Mosby, 2003.)

site : une pléthore de feux bleus ne sert qu'à aveugler les automobilistes. De nombreux services utilisent des panneaux de signalisation « attention accident » pour avertir les conducteurs bien avant le lieu de l'accident. Si l'on utilise des torches de signalisation, celles-ci doivent être positionnées de façon à prévenir et à diriger les automobilistes. Des torches combustibles ne devraient pas être utilisées par temps sec en raison du risque d'incendie. Des cônes munis de bandes réfléchissantes sont très utiles pour détourner le trafic du lieu d'un accident (figure 4-3).

Si le trafic doit être détourné, cela devrait être fait par la police ou par du personnel spécialement formé.

Des indications confuses ou contradictoires ne font qu'accroître le risque de suraccident. La solution idéale est de pouvoir maintenir la fluidité du trafic autour du lieu d'accident, comme cela se fait lors des travaux de maintenance. Observer les chantiers sur l'autoroute permet de voir comment mieux rediriger le trafic sur un lieu d'accident.

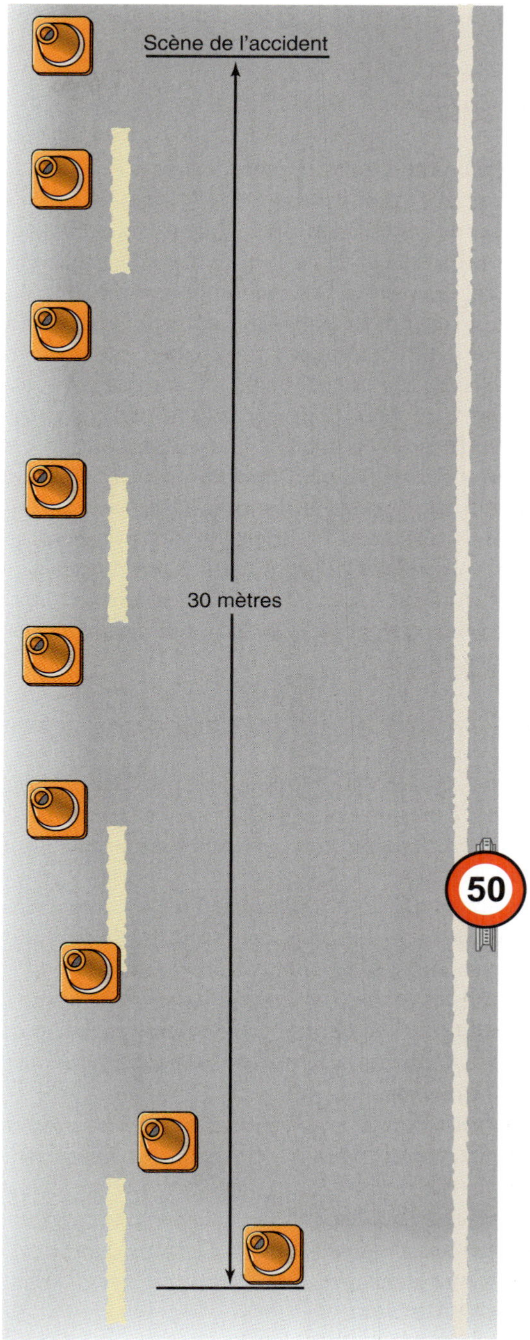

Fig. 4-3. Placement de cônes de signalisation. (Source : Henry M, Stapelton, *EMT prehospital care*, 2nd ed., St Louis, Mosby, 2004.)

Violence

Les intervenants devraient être conscients que tout appel d'urgence les transporte dans un environnement très lourd du point de vue émotionnel. Le patient, sa famille ou les témoins présents sur place peuvent être incapables de percevoir la situation de façon rationnelle. Ils peuvent estimer que les secours ont mis trop longtemps à arriver, réagir de façon épidermique à certaines remarques ou à certaines actions, ou mal interpréter la façon d'évaluer la victime. Une attitude assurée et professionnelle empreinte de respect et de sollicitude permet de gagner la confiance du patient et de contrôler la situation.

Il est important que les intervenants prennent l'habitude d'observer activement la situation. Prenez l'habitude de noter mentalement le nombre et la localisation des témoins présents sur place à leur arrivée, les personnes quittant le site ou arrivant sur place pendant l'intervention, les signes de stress ou de tension, des réactions inhabituelles à leur présence, ou l'impression subjective que « quelque chose ne tourne pas rond ». Observez les mains, le bombement des poches ou des habits trop amples qui pourraient cacher une arme.

Si vous percevez une menace, préparez-vous à quitter immédiatement les lieux, quitte à finir votre examen ou votre traitement dans l'ambulance. La sécurité des intervenants est prioritaire.

Scénario

Vous vous trouvez avec votre coéquipier dans le salon d'une maison auprès de votre patient. Tandis que votre coéquipier vérifie la tension artérielle, un individu visiblement ivre entre par l'arrière de la maison. Il a l'air en colère, et vous remarquez que ce qui semble être la crosse d'un pistolet dépasse de sa ceinture. Occupé à examiner le patient, votre coéquipier n'a pas remarqué sa présence. L'individu commence à vous demander ce que vous faites là, en jetant des regards suspicieux sur vos badges et vos uniformes. Il touche nerveusement la crosse de son arme en grognant et en parlant dans sa barbe. Que faites-vous ?

Suggestions

Les intervenants travaillant en équipe peuvent utiliser le système « le premier travaille, le second observe » et avoir des mots de codes préétablis en cas d'urgence. Le premier intervenant travaille, c'est-à-dire qu'il s'occupe du patient. Le second intervenant se tient en retrait pour observer le déroulement de l'intervention, discuter avec la famille ou avec les témoins, rassembler des informations et surveiller la sortie. En bref, « l'observateur » surveille l'intervention et couvre les arrières de son coéquipier. Un mot de code prédéterminé permet de signaler la présence d'une menace sans que les témoins s'en rendent compte.

Dans beaucoup de situations, la tension et l'anxiété disparaissent dès que les intervenants prennent soin du patient. Cependant, si les deux intervenants ont leur attention fixée sur leur patient, la situation peut rapidement devenir dangereuse, et ils risquent de ne pas pouvoir se retirer à temps.

Règles de sécurité sur les lieux d'une agression

1. **Ne pas y être.** Lorsque vous intervenez pour une agression, parquez-vous à distance en attendant que la police ait sécurisé les lieux et vous signale que vous pouvez approcher.
2. **Retirez-vous.** Si vous êtes menacé à votre arrivée sur place, regagnez votre véhicule et quittez le site. Parquez-vous à bonne distance et appelez la police.
3. **Calmez les esprits.** Si quelqu'un devient agressif pendant que vous vous occupez du patient, parlez avec lui et essayez de le calmer tout en vous tenant prêt à quitter les lieux si nécessaire.
4. **Défendez-vous si nécessaire.** *En dernier recours*, vous pouvez être forcé de vous défendre. Si vous en arrivez là, essayez de vous dégager pour pouvoir vous enfuir. N'essayez pas de courir après une personne agressive ou de la maîtriser. Assurez-vous que la police a été prévenue et est en route. Encore une fois, la sécurité des intervenants est prioritaire.

Infections dues à l'exposition au sang

Avant l'apparition du syndrome d'immunodéficience acquise (sida) au début des années 1980, les professionnels de la santé ne se préoccupaient pas de l'exposition au sang et aux liquides corporels. Bien que les risques liés aux virus de l'hépatite fussent déjà connus, les intervenants, aussi bien à l'hôpital que sur le terrain, considéraient le contact avec le sang plus comme un inconvénient que comme un risque réel pour leur santé. Mais la forte mortalité associée au sida et la prise de conscience que le virus de l'immunodéficience humaine (VIH) était transmis pas le sang ont conduit à une prise de conscience des risques liés à l'exposition au sang. Les agences fédérales comme les Centers for Disease Control and Prevention (CDC) et l'OSHA ont développé des directives et recommandations pour que les professionnels de la santé minimisent leur exposition aux maladies transmises par le sang, dont le VIH et l'hépatite.

Des données épidémiologiques montrent que les professionnels de la santé courent bien plus le risque d'être contaminés par leurs patients que les patients d'être contaminés par eux. On distingue essentiellement deux sortes d'exposition au sang : l'exposition percutanée ou l'exposition cutanéomuqueuse. On parle d'*exposition percutanée* quand quelqu'un se blesse avec un objet tranchant comme un scalpel ou une aiguille, avec un risque lié à l'agent infectieux et au volume de sang infecté introduit dans la plaie.

Les *expositions cutanéomuqueuses* font courir un moins grand risque d'infection, et comprennent l'exposition au sang à travers une barrière cutanée lésée (par exemple par une plaie, une éraflure), ou une maladie de la peau (par exemple l'acné), ou bien à travers les muqueuses (par exemple la conjonctive). Les infections transmises par le sang sont principalement les hépatites B et C ainsi que le VIH.

Hépatite virale

Bien que de nombreux virus susceptibles de provoquer une hépatite aient été identifiés, les virus de l'hépatite B et de l'hépatite C sont les plus dangereux pour les professionnels de la santé exposés au sang. L'hépatite virale cause une inflammation aiguë du foie, qui provoque typiquement des douleurs dans l'hypochondre droit, une fatigue, une inappétence, des nausées et des vomissements ainsi qu'une perturbation des fonctions hépatiques. La jaunisse, une coloration jaunâtre de la peau, résulte d'une accumulation de bilirubine dans le sang. La période d'incubation, entre la contamination et l'apparition des symptômes, est de 60 à 90 jours. Plus de 30 % des patients infectés par le virus de l'hépatite B ne développent aucun symptôme. Bien que la plupart des patients atteints d'une hépatite s'en remettent sans séquelle, un petit nombre peut développer une *hépatite fulminante* qui peut être mortelle. Parmi les patients qui guérissent, un grand nombre deviendront porteurs du virus, ce qui veut dire que leur sang peut transmettre l'hépatite B.

Tout comme pour l'hépatite B, une infection par le virus de l'hépatite C peut aller de l'infection asymptomatique à l'insuffisance hépatique aiguë conduisant au décès. La période d'incubation de l'hépatite C est typiquement un peu plus courte, soit de 6 à 9 semaines. L'infection chronique par le virus de l'hépatite C est beaucoup plus fréquente, puisque 80 à 85 % des patients atteints vont développer une hépatite chronique qui prédispose au *cancer du foie*. Le virus de l'hépatite C est principalement transmis par le sang, alors que le virus de l'hépatite B est transmis par le sang et par les rapports sexuels. Près des deux tiers des toxicomanes pratiquant l'injection intraveineuse sont infectés par le virus de l'hépatite C. Avant que le sang destiné à la transfusion ne soit soumis aux tests de détection de l'hépatite B et de l'hépatite C, la transfusion sanguine était la cause la plus fréquente de l'hépatite virale.

Il existe un vaccin contre l'hépatite B dérivé des antigènes de surface du virus de l'hépatite B (AgHBs) [4]. Avant le développement de ce vaccin, plus de 10000 professionnels de la santé étaient infectés chaque année par le virus de l'hépatite B, et plusieurs centaines mouraient d'une hépatite fulminante ou des complications d'une hépatite chronique. L'OSHA exige de tout employeur qu'il mette ce vaccin à disposition des professionnels travaillant dans un environnement à haut risque. Tout intervenant préhospitalier devrait être vacciné contre l'hépatite B. Après une série de trois vaccins, presque tous les patients développent des anticorps contre l'AgHBs, qui peuvent être recherchés dans le sang pour déterminer le degré d'immunité. Si un intervenant est contaminé par le virus de l'hépatite B avant d'avoir fait ses trois injections vaccinales, l'administration d'immunoglobulines antihépatite B permet de leur donner une immunité passive.

À l'heure actuelle, il n'existe ni immunoglobuline ni vaccin contre le virus de l'hépatite C, ce qui rend d'autant plus indispensables les précautions standard.

Virus de l'immunodéficience humaine (VIH)

Le VIH prend pour cible le système immunitaire de l'organisme infecté. Avec le temps, certains types de globules blancs voient leur nombre diminuer de façon importante, ce qui augmente le risque pour le patient de développer certaines infections ou certains cancers. Quand le patient présente une de ces infections opportunistes ou un de ces cancers, il passe du stade de *séropositivité au VIH* au stade du sida. Au cours des dix dernières années, d'importants progrès ont été réalisés dans le traitement des infections au VIH, principalement au moyen de médicaments qui combattent les effets du virus. Grâce à ces nouveaux traitements, beaucoup de patients séropositifs sont capables de mener une vie à peu près normale, car la progression de la maladie est fortement ralentie.

Bien que les professionnels de la santé craignent avant tout de contracter le VIH du fait de son pronostic invariablement fatal, le risque pour eux de contracter une hépatite B ou C est beaucoup plus élevé. Seuls 0,3 % (soit 1 sur 300) des piqûres avec des aiguilles contaminées par le VIH conduisent à une infection, contre 23 à 62 % (soit 1 à 2 sur 4) pour les aiguilles infectées par le virus de l'hépatite B. La fréquence des infections pour le virus de l'hépatite C est de 1,8 % (soit à peu près 1 sur 50). Cette grande variabilité s'explique probablement par la concentration variable de particules virales dans le sang infecté. En général, le sang d'un patient infecté par l'hépatite B contient entre 100 millions et 1 milliard de particules par millilitre, alors que celui d'un patient infecté par l'hépatite C ou le VIH, respectivement 1 million et 10000 par millilitre. Le risque d'infection semble être augmenté en cas d'exposition à une grande quantité de sang, si le sang provient d'un patient atteint d'une infection à un stade avancé, ou bien en cas de blessure profonde ou de blessure avec une aiguille creuse remplie de sang. Depuis 2001, on estime que le risque de contracter le VIH, l'hépatite B ou l'hépatite C suite à une transfusion est de 1 pour 1 million de transfusions.

Deux sérotypes du VIH ont été identifiés à ce jour. Le *VIH-1* est rencontré dans la plupart des infections en Amérique et en Afrique équatoriale, alors que le *VIH-2* se rencontre exclusivement en Afrique occidentale. Bien que les premières victimes aient été des hommes homosexuels, des personnes se droguant par voie intraveineuse ou des patients hémophiles, le VIH est maintenant largement répandu dans la population hétérosexuelle de l'adolescence à l'âge adulte, avec une forte augmentation dans certaines minorités. Le test de dépistage du VIH est très sensible, et le patient est peut-être faussement positif. Tous les tests de routine positifs devraient être vérifiés par un test plus spécifique (par exemple le test du Western blot).

Le VIH est principalement transmis par le sang ou le liquide séminal infecté, mais les sécrétions vaginales, pleurales, amniotiques, péricardiques, péritonéales ou cérébrospinales peuvent aussi transmettre l'infection. Les larmes, les urines, les selles et la salive ne sont pas considérées comme infectieuses, à moins qu'elles ne soient visiblement contaminées par du sang.

Précautions standard

Du fait que les patients à risque pour l'hépatite virale ou le VIH sont difficiles à reconnaître, des mesures de précaution standard ont été développées pour éviter que les intervenants entrent en contact avec les liquides corporels (par exemple salive, vomissures). L'OSHA a développé des règles exigeant des employés qu'ils respectent ces précautions standard sur leur lieu de travail. Ces précautions comprennent des protections physiques contre le sang et les liquides corporels ainsi que des règles de précaution pour le maniement des aiguilles et autres objets tranchants. Les patients traumatisés présentant souvent des hémorragies externes et le sang étant un fluide biologique à haut risque, il est impératif de porter des équipements de protection quand on s'occupe de patients traumatisés

Protections physiques

Gants. Le port de gants de protection est indispensable chaque fois qu'on est en contact avec des plaies, des muqueuses ou une surface contaminée par du sang ou d'autres liquides corporels. Il faut se souvenir que les gants peuvent facilement être percés ou déchirés pendant qu'on s'occupe du patient. Il faut donc les inspecter régulièrement de façon à pouvoir les changer si nécessaire (figure 4-4).

Masque et protection faciale. Le masque sert à protéger la muqueuse buccale contre la contamination. Il devrait être changé immédiatement s'il est humide ou souillé.

Protection oculaire. Le port d'une protection oculaire s'impose en cas d'exposition à des éclaboussures de liquide infectieux, par exemple lors d'une intubation chez un patient ayant du sang dans l'oropharynx. Les lunettes standard ne sont pas considérées comme des protections adéquates car elles ne sont pas équipées de protections latérales.

Blouses. Une blouse imperméable en plastique offre la meilleure protection, mais peut s'avérer très inconfortable et peu pratique en milieu extrahospitalier. Les blouses et autres vêtements de protection doivent être changés s'ils sont souillés de manière importante.

Équipement de réanimation. Les intervenants devraient être équipés de ballons de ventilation ou de masques de poche de façon à éviter tout contact direct avec la salive, le sang ou les vomissures.

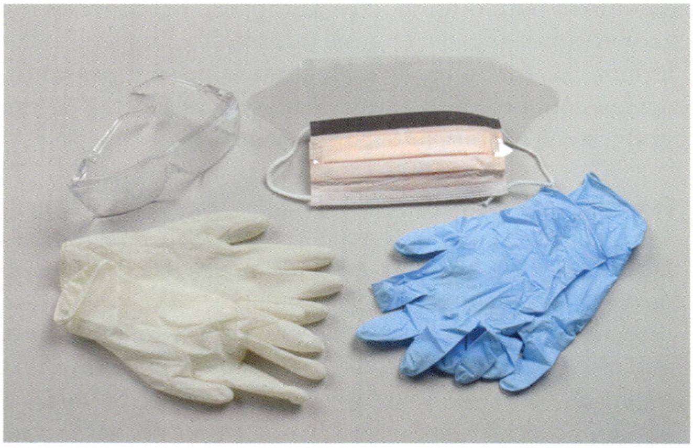

Fig. 4-4. L'équipement de protection pour les intervenants devrait comprendre au minimum des gants, un masque et des lunettes de protection. (Source : Chapleau W, *Emergency first responder*, St Louis, Mosby, 2004.)

Lavage des mains. Le lavage des mains est un principe fondamental dans le contrôle des infections. Les mains devraient être lavées à l'eau courante et au savon si elles sont souillées par du sang ou du liquide corporel. Les antiseptiques à base d'alcool servent à la neutralisation des germes mais sont inutiles si la peau est souillée de façon importante. Toutefois, ils peuvent être utiles si on ne dispose pas d'eau courante et de savon. Après avoir retiré les gants, il est important de se laver les mains au savon et à l'eau ou avec une solution antiseptique.

Prévention des piqûres. Comme indiqué précédemment, l'exposition percutanée à du sang ou à un liquide corporel constitue pour les professionnels de la santé un risque important d'infection virale. De nombreuses expositions percutanées sont provoquées par des piqûres accidentelles avec des aiguilles ou des lames contaminées. Efforcez-vous d'éliminer les aiguilles et les lames inutiles, ne recapuchonnez jamais les aiguilles usagées, et utilisez des équipements de sécurité chaque fois que cela est possible (encadré 4-1).

Prise en charge en cas d'exposition professionnelle. Aux États-Unis, l'OSHA a rendu obligatoire pour tout service de santé un plan de contrôle pour les cas où un employé est accidentellement exposé à du sang ou à un liquide corporel. Toute exposition accidentelle devrait être soigneusement documentée, en particulier le type de lésion et le volume de liquide contaminant. Si un professionnel de la santé est victime d'une contamination muqueuse, ou se blesse avec une aiguille ou une lame contaminée,

Encadré 4-1 Prévention des accidents avec des objets tranchants

Les intervenants préhospitaliers sont régulièrement exposés au risque de coupure ou de piqûre accidentelle. Ces risques peuvent être réduits par les précautions suivantes :

- Utiliser des dispositifs de sécurité comme des aiguilles à retrait automatique.
- Utiliser des systèmes sans aiguille qui permettent l'administration de médicaments par des robinets à trois voies.
- Ne pas recapuchonner les aiguilles et les objets tranchants.
- Jeter les objets tranchants dans un conteneur de sécurité tout de suite après l'emploi.
- Utiliser des seringues préremplies plutôt que de devoir tirer le médicament d'une ampoule.
- Éditer un protocole de prévention, et s'assurer de son suivi.
- Maintenir un registre des coupures et piqûres accidentelles.

Encadré 4-2 Exemple de protocole en cas d'exposition accidentelle

En cas d'exposition cutanéomuqueuse ou percutanée à du sang ou à un autre liquide corporel potentiellement infecté, une prophylaxie adaptée comprend les points suivants.

1. Prévention de l'infection bactérienne.
   - Rincer abondamment la peau exposée à l'eau courante et au savon antiseptique : les muqueuses exposées devraient être abondamment rincées à l'eau.
   - Administrer un rappel antitétanique, si le dernier date de plus de 5 ans.
2. Examens sanguins de départ de l'intervenant victime de la contamination et du patient, si celui-ci est connu.
   - *Chez l'intervenant* : antigène de surface de l'hépatite B (AgHBs), tests pour le virus de l'hépatite C et le VIH.
   - *Patient source* : sérologie des hépatites B et C, sérologie VIH.
3. Prophylaxie de l'hépatite B.
   - Si l'intervenant n'est pas vacciné contre l'hépatite B, une première dose de vaccin est administrée en même temps qu'une dose d'immunoglobulines antihépatite B.
   - Si l'intervenant a déjà eu une vaccination mais n'a pas encore reçu ses trois doses, ou alors s'il a reçu sa série complète de vaccination, une dose d'immunoglobulines est administrée si l'intervenant n'a pas d'anticorps anti-AgHBs et que les analyses faites chez le patient source montrent une infection active au virus de l'hépatite B. L'administration d'immunoglobulines peut être efficace jusqu'à 7 jours après l'exposition.
4. Prophylaxie de l'infection par le VIH.
   - Pour les contaminations percutanées :
     - Pas de prophylaxie si le patient source est séronégatif.
     - Si le patient source est inconnu, ou est séropositif mais asymptomatique, et que la blessure est superficielle, une bithérapie de 28 jours* est prescrite.
     - Si l'exposition est plus importante (blessure profonde par un objet visiblement souillé de sang) ou si le patient source souffre d'une infection au VIH symptomatique (sida), une trithérapie est prescrite pour 28 jours**.
   - Pour les contaminations des muqueuses :
     - Si le patient source est séronégatif, aucune prophylaxie n'est indiquée.
     - Si le bilan VIH du patient source est inconnu, aucune prophylaxie n'est indiquée, sauf si celui-ci présentait de sérieux facteurs de risque. Dans ce cas, une bithérapie de 28 jours est indiquée*.
     - Si le patient source est séropositif mais asymptomatique, ou si l'exposition au sang était peu importante, une bithérapie de 28 jours est indiquée*.
     - Si l'exposition a été massive (important volume de sang d'un patient avec une infection au VIH symptomatique), une trithérapie de 28 jours est indiquée**.
   - Suivi du patient :
     - Si un traitement est prescrit, une formule sanguine complète et une chimie sanguine sont effectuées après 14 jours pour surveiller les effets secondaires.
     - Si le patient source est séronégatif, l'intervenant n'a pas besoin d'autre contrôle.
     - Si le patient source est séropositif ou que son bilan VIH est inconnu, l'intervenant devrait bénéficier d'un suivi avec contrôle après 6 semaines, 3 mois, 6 mois et 12 mois après l'exposition.

* La bithérapie prophylactique est typiquement à base de zidovudine et de lamivudine (le traitement peut être interrompu si le patient source se révèle VIH négatif).
** La trithérapie prophylactique est typiquement à base de zidovudine, de lamivudine et d'un inhibiteur de protéases.

il faut prévenir les infections bactériennes, y compris le tétanos, ainsi que les hépatites B, C et le VIH. Il n'existe pas de traitement prophylactique contre le virus de l'hépatite C. L'encadré 4-2 fournit un exemple de protocole en cas d'exposition au sang.

Matières dangereuses

Comprendre les risques que les matières dangereuses font courir aux intervenants ne se limite pas à savoir où on peut les trouver. Dans le monde moderne, on peut trouver des matières dangereuses un peu partout : les véhicules, les bâtiments et même les appartements peuvent cacher des matières dangereuses. C'est pourquoi les intervenants préhospitaliers doivent avoir un minimum de conscience des risques liés aux matières dangereuses.

Le premier des quatre niveaux de formation aux matières dangereuses est le module *vigilance*, ouvert à tous les intervenants. Le module suivant est le module *opérations* : les intervenants sont formés à établir un périmètre de sécurité de façon à limiter l'extension du problème. Si le module « vigilance » représente le niveau minimal de formation pour les intervenants, le module « opérations » peut aussi leur être utile, puisqu'il leur enseigne à maîtriser l'extension du problème. Le module de formation suivant est le niveau *technicien*. Les techniciens sont formés pour stopper la propagation des matières dangereuses. Le module le plus avancé est le niveau *spécialiste*. Cette formation permet au spécialiste d'assumer une fonction de commandement en cas d'accident impliquant des matières dangereuses.

Les intervenants savent que la sécurité est la première étape dans l'approche de tout patient et de toute scène d'accident. Savoir détecter l'éventuelle présence de matières dangereuses est primordial à ce stade, et devrait commencer dès réception du message d'alarme. Les informations données par la centrale de traitement des appels peuvent déjà donner une première indication dans ce sens. Il peut être utile de demander des renseignements supplémentaires pendant le trajet vers le site si l'on a de bonnes raisons de penser que des matières dangereuses pourraient être impliquées.

Une fois la présence de matières dangereuses sur place avérée, l'objectif numéro un devient d'établir un périmètre de sécurité, de demander de l'aide pour isoler le site, puis de dégager et de décontaminer les victimes. La règle de base est ici : « Si le site n'est pas sûr, rendez-le sûr ». Si l'intervenant n'en est pas capable, il faut demander de l'aide. Le manuel *Emergency Response Guidebook*, produit par le ministère des Transports américain (U.S. Department of Transportation), peut être utilisé pour identifier les risques (figure 4-5). Ce livre utilise un classement simple qui permet d'identifier une matière dangereuse par son nom ou le numéro de sa plaque de signalisation, et fournit un certain nombre d'informations sur la distance de sécurité, la toxicité et le risque d'incendie ainsi que sur les principaux symptômes d'intoxication. Ces plaques d'identification devraient être observées à la jumelle : si vous pouvez lire le numéro d'identification à l'œil nu, vous êtes probablement trop près.

Sur les lieux d'un accident impliquant des matières dangereuses, la règle de sécurité numéro un est : « personne n'entre, personne ne sort ». Le lieu de rassemblement des secours devrait être situé à distance de l'accident, en hauteur et avec le vent dans le dos. Personne ne devrait entrer dans le périmètre de sécurité ni en sortir avant l'arrivée des spécialistes. Dans la plupart des cas, la prise en charge du patient commencera une fois qu'il aura été décontaminé.

Il est important que les intervenants comprennent le système de commandement et la fonction des différentes zones lors d'un accident impliquant des matières dangereuses. Le contrôle des opérations est fondé sur l'existence de plusieurs zones. La zone « chaude » est un secteur hautement contaminé, où seuls des spécialistes spécialement formés et équipés peuvent entrer. Si des victimes se trouvent dans cette zone, les spécialistes se chargeront de les évacuer. Un couloir de réduction de la contamination

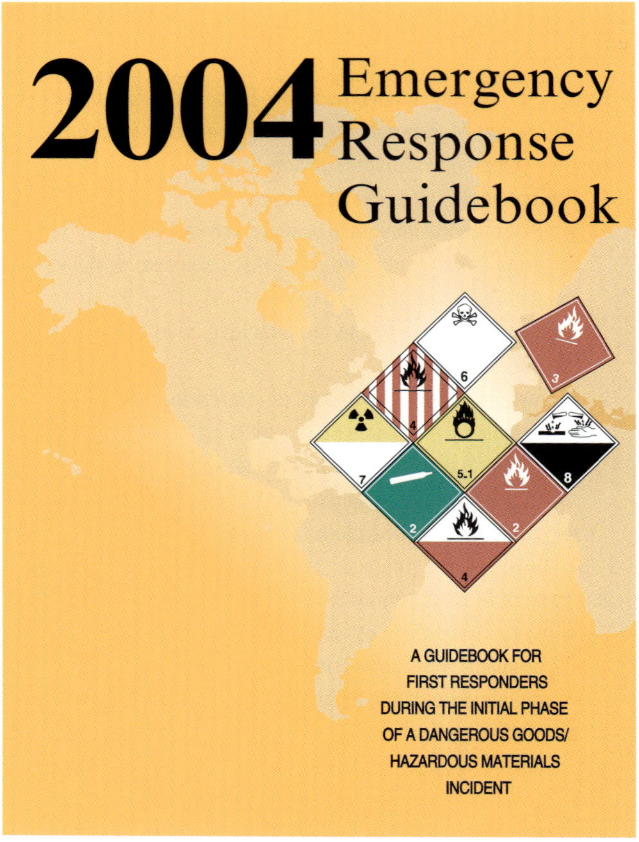

Fig. 4-5. Le guide *Emergency Response Guidebook* du ministère des Transports américain fournit les informations indispensables sur les lieux d'un accident impliquant des matières dangereuses.

traverse la zone suivante, appelée zone « tiède », jusqu'à la zone « froide », où l'on procède à la décontamination définitive des victimes, avant de les remettre aux équipes médicales hors de la zone « froide ». Le poste de commandement, les zones de triage et de traitement seront situés en dehors de la zone « froide » (voir ci-après « Armes de destruction massive » pour plus de détails).

Problèmes liés à la situation

Scène d'un crime

Malheureusement, une large part des patients traumatisés sont des victimes d'actes de violence, surtout dans les grands centres urbains. En plus des plaies par balle ou par arme blanche, on trouve des patients blessés à coups de poing, par des objets contondants ou victimes de strangulation. Dans d'autres cas, la victime a été intentionnellement renversée par un véhicule ou poussée dans le vide. Même un accident de la circulation devient le lieu d'un délit si l'un des conducteurs conduisait en état d'ébriété ou en excès de vitesse (figure 4-6).

Lors de la prise en charge de ce type de patients, les intervenants devront collaborer avec la police. Bien que la police et les services de secours aient en commun le but de protéger la vie, ils peuvent parfois avoir un conflit d'intérêt sur les lieux d'un crime. Les secouristes voudront vérifier si la victime présente encore des signes de vie, alors que la police cherchera surtout à préserver les traces et à arrêter le coupable. En s'efforçant de comprendre les préoccupations de la police sur les lieux d'un crime, les intervenants ne rendront pas seulement service au patient, mais pourront mieux coopérer avec les services de police pour leur permettre d'arrêter l'agresseur de leur patient.

Sur les lieux d'une action criminelle (homicide, mort suspecte, viol, accident mortel), la police s'efforcera de rassembler les pièces à conviction. Pour ce faire, les policiers vont classiquement effectuer les opérations suivantes :

- quadriller la zone pour identifier toutes les preuves, y compris les armes et les douilles vides ;
- photographier les lieux du crime ;
- procéder au marquage ;
- établir une liste des gens ayant pénétré sur les lieux du crime ;

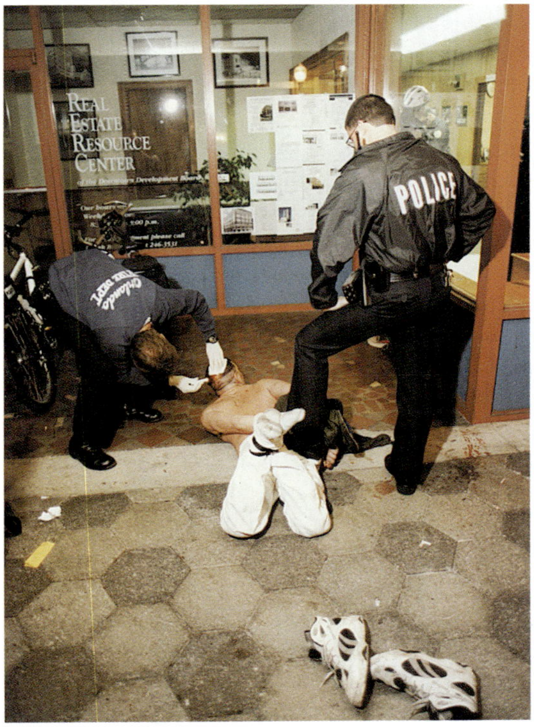

Fig. 4-6. Les intervenants doivent souvent soigner des patients sur les lieux d'un crime et doivent collaborer avec la police pour la préservation des preuves. (Source : McSwain N, Paturas J, *The basic EMT*, 2nd ed., St Louis, Mosby, 2003.)

- procéder à une fouille complète à la recherche d'autres pièces à conviction ;
- rassembler tous les éléments de preuve, des empreintes digitales à tous les objets susceptibles de contenir des traces d'ADN (mégots de cigarette, mèches de cheveux, fibres, etc.).

Les enquêteurs professionnels estiment que toute personne entrant sur le lieu d'un crime y apporte ses propres traces et peut sans s'en rendre compte en effacer d'autres. Pour élucider un crime, les enquêteurs doivent identifier les traces laissées ou effacées par le coupable. Ils doivent aussi tenir compte des traces laissées ou effacées par leurs collègues de la police, par les secouristes et par les témoins sur les lieux du crime. Un comportement négligeant des intervenants sur les lieux d'un crime peut disperser, effacer ou fausser des éléments de preuve et rendre l'enquête beaucoup plus difficile.

Il arrive parfois que les intervenants préhospitaliers arrivent sur les lieux d'un crime avant la police. Si la victime est visiblement morte, les intervenants peuvent se retirer sans rien toucher et attendre l'arrivée de la police. Bien que les enquêteurs préfèrent trouver les lieux intacts, il est parfois nécessaire de retourner un corps ou de déplacer un objet pour voir si une victime est vivante. Si les intervenants doivent déplacer une victime ou des objets avant l'arrivée de la police, les enquêteurs devront savoir les choses suivantes.

- Quand la scène a-t-elle été modifiée ?
- Dans quel but ?
- Qu'est-ce qui a été déplacé ?
- Quand les intervenants ont-ils constaté le décès ?

Si les intervenants sont arrivés sur place avant la police, les enquêteurs voudront peut-être les entendre et prendre leurs dépositions. Les intervenants ne doivent pas s'en inquiéter. L'objectif n'est pas de critiquer leur action mais de récolter des informations qui peuvent être utiles pour la suite de l'enquête. Les enquêteurs peuvent demander de prendre les empreintes digitales des intervenants si ceux-ci ne portaient pas de gants sur le lieu d'intervention.

Une manutention correcte des habits de la victime peut permettre de conserver des preuves précieuses. S'il est nécessaire d'enlever les habits de la victime, il est préférable de ne pas couper à travers un trou laissé par un couteau ou un projectile. S'il a été nécessaire de couper les habits de la victime, les enquêteurs voudront savoir qui l'a fait et pourquoi. Une fois enlevés, les habits devraient être placés dans un sac en papier (pas en plastique) et remis aux enquêteurs.

Un autre élément important en cas d'acte criminel est la valeur de toute déclaration que la victime a pu faire aux intervenants. Il peut arriver qu'une victime, se rendant compte qu'elle est gravement blessée, veuille dire aux intervenants qui l'a attaquée. Cela devrait être documenté et transmis aux enquêteurs. Si possible, l'intervenant devrait informer la police de la gravité des blessures de façon à ce qu'un policier assermenté puisse être présent pour enregistrer une dernière déclaration.

Armes de destruction massive

Une intervention sur les lieux d'un accident impliquant des matières dangereuses présente de nombreux points communs avec une intervention en cas d'attaque par des armes de destruction massive.

Tout événement ayant fait plusieurs victimes ou provoqué par une explosion devrait faire suspecter la présence d'une arme de destruction massive. Il faut particulièrement y penser si plusieurs victimes présentent les mêmes plaintes ou les mêmes symptômes.

Dans ce cas, les intervenants devraient s'approcher du site avec la plus grande prudence et résister à la tentation de se précipiter vers les victimes les plus gravement atteintes [5]. C'est un réflexe naturel, mais qui ici ne servira qu'à augmenter le nombre de victimes. Il vaut mieux que les intervenants s'approchent prudemment avec le vent dans le dos et s'arrêtent un instant pour regarder et écouter à la recherche d'indices montrant la présence d'une arme de destruction massive. Les traces de poudre ou de liquide, les vapeurs ou les fumées devraient être évitées tant qu'on n'est pas sûr de la nature de la substance en question. Il ne faut pas entrer dans un espace clos sans un équipement de protection adéquat.

Dès que l'on a de bonnes raisons de penser qu'une arme de destruction massive a été employée, les intervenants doivent prendre toutes les mesures nécessaires pour assurer leur protection. Ces mesures comprennent le port par chaque intervenant d'une tenue de protection adaptée à sa fonction. La possible présence d'une arme de destruction massive devrait être transmise à tous les secouristes en route vers le site. Un lieu de rassemblement pour les unités de renfort et le matériel devrait être établi à bonne distance du site, le vent dans le dos.

Si possible, le site devrait être isolé, et partagé en zones chaude, tiède et froide. Une fois la nature de l'agent employé déterminée (chimique, biologique ou radiologique), il faut penser à demander des antidotes ou des antibiotiques.

Zones de contrôle

Afin de limiter la propagation de matières dangereuses ou d'agents de destruction massive, le National Institute of Occupational Safety and Health (NIOSH; Institut national de santé et de sécurité du travail) et l'Environmental Protection Agency (EPA; Agence de protection de l'environnement) recommandent l'usage de zones de contrôle. L'objectif est de parvenir à exécuter des tâches bien précises dans chaque zone. Le respect de ces règles permet de diminuer les risques de contamination pour les secouristes et pour le public.

Ces zones sont divisées en trois cercles concentriques (figure 4-7). Le cercle du milieu, la *zone chaude*, est la zone située immédiatement autour de la source de matière dangereuse. La mission des secouristes dans cette zone est d'évacuer les victimes, pas de leur administrer un traitement. La zone suivante est la *zone tiède*, où secouristes et victimes sont décontaminés. Les seuls gestes médicaux autorisés dans cette zone sont l'examen primaire et l'immobilisation spinale. La zone extérieure, ou *zone froide*, est l'endroit où sont rassemblés le personnel et l'équipement. Une fois le patient décontaminé et conduit dans la zone froide, les intervenants peuvent se consacrer au traitement définitif. Le tableau 4-1 indique les distances de sécurité en présence d'une charge explosive.

Si les victimes d'un accident chimique sont amenées à l'hôpital, il est prudent de vérifier à nouveau leur niveau de décontamination et d'établir trois zones similaires à l'admission des urgences.

Décontamination

Que ce soit en cas d'accident chimique ou après une attaque avec des armes de destruction massive, il est souvent indispensable de décontaminer les personnes exposées. La *décontamination* consiste à débarrasser partiellement ou complètement de toute trace d'agent biologique, chimique ou radioactif. Comme dans toute urgence, la priorité numéro un dans la prise en charge d'une victime contaminée est la sécurité des intervenants. Si l'on a des doutes sur la persistance d'une contamination, la sécurité est la première priorité, faute de quoi on aura à la fois une victime de plus et un intervenant de moins. La décontamination de la victime est la priorité suivante. La décontamination permet de réduire le risque de contamination des soignants et de l'équipement pendant la prise en charge de la victime.

L'OSHA a établi des directives sur l'équipement individuel de protection devant être porté par les intervenants lors de la prise en charge de victimes d'un accident chimique. Les soignants travaillant en présence d'une matière inconnue doivent avoir un minimum de formation et disposer d'un équipement de protection de niveau B, c'est-à-dire une combinaison imperméable et résistante aux agents chimiques ainsi qu'un appareil respiratoire.

Si le patient est conscient et capable de vous aider, le mieux est de le laisser se décontaminer lui-même de façon à réduire les risques de contamination des soignants. Retirez-lui prudemment ses habits et ses bijoux, montre, etc. et mettez-les dans des sacs en plastique. Manipulez les habits contaminés avec prudence, de façon à éviter les éclaboussures sur le personnel ou l'équipement.

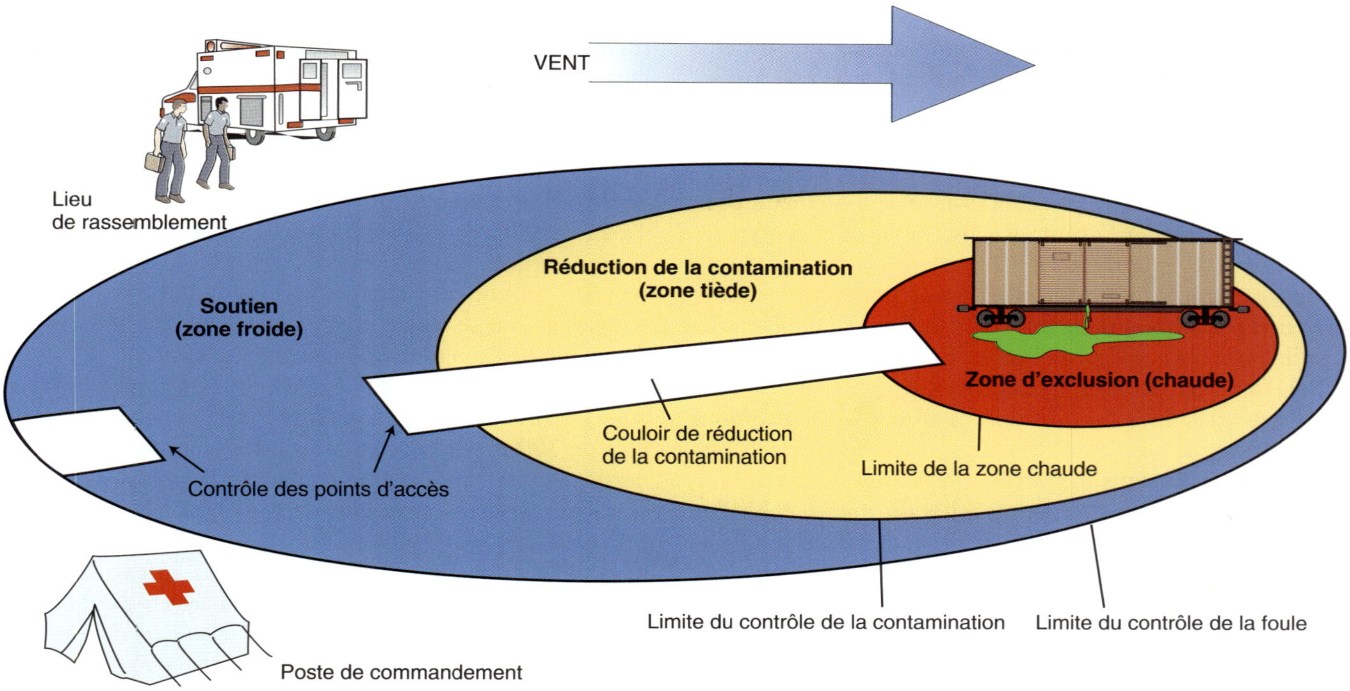

Fig. 4-7. Le site d'un accident chimique ou d'une attaque par armes de destruction massive est généralement divisé en trois zones : chaude, tiède et froide. (Source : Chapleau W, *Emergency first responder*, St Louis, Mosby, 2004.)

Tableau 4-1 Périmètres de sécurité à respecter en présence d'un engin ou véhicule contenant des explosifs

Équipement suspect	Capacité en explosifs (kg de TNT)	Distance d'évacuation des bâtiments (mètres)	Distance d'évacuation à l'air libre (mètres)
Tuyau	2,2	20	260
Valise	20	50	600
Voiture de tourisme	200	100	500
Limousine	400	120	530
Camionnette	1 800	200	850
Camion de livraison	4 500	300	1 200
Petit camion-citerne	13 000	400	2 000
Semi-remorque	27 000	500	2 200

D'après Messier DM, Explosive Prospects : terrorist bombings present multifaced response challenge, Homeland Response 2 (1), 2004.

Débarrassez le patient de toute trace de poussière avec une brosse, puis rincez-le abondamment à l'eau. Le rinçage à l'eau permet de diluer la substance dangereuse et de débarrasser le patient des dernières traces de poussière. Une bonne règle dit : « la solution à la pollution est la dilution ». Une décontamination efficace nécessite d'importantes quantités d'eau. Une erreur fréquemment commise par les intervenants inexpérimentés consiste à rincer la victime jusqu'à ce que l'eau commence à couler sur le sol, ce qui se produit après un ou deux litres. Cette façon de faire pose deux problèmes : la matière dangereuse est répartie sur tout le corps mais n'est pas assez diluée pour ne plus être dangereuse. Si le liquide de rinçage ne peut pas s'écouler efficacement, certaines parties du corps, qui n'étaient pas contaminées initialement, peuvent être lésées par l'accumulation du liquide de rinçage. Une façon simple d'assurer l'écoulement du liquide de rinçage en milieu préhospitalier est de laisser les patients sur une planche et d'en surélever une extrémité. L'idéal est de pouvoir collecter le liquide de rinçage. Cependant, ce ne sera pas toujours possible suivant le nombre de victimes, et si l'on doit décontaminer un grand nombre de victimes, il est acceptable de laisser l'eau de rinçage diluée s'écouler dans le système d'évacuation des eaux.

Dans les brûlures chimiques, il vaut mieux éviter les agents neutralisants. En effet, le processus de neutralisation est souvent exothermique, c'est-à-dire qu'il dégage de la chaleur. Un intervenant bien intentionné risque ainsi de rajouter une brûlure thermique à la brûlure chimique déjà présente. La plupart des solutions de décontamination ont été prévues pour des équipements, pas pour des victimes.

La décontamination en cas d'exposition à des toxiques de combat requiert une attention particulière. La décontamination en présence d'un agent chimique peut habituellement être effectuée à l'aide d'abondantes quantités d'eau. Un détergent de ménage peut aussi être utilisé si la peau est intacte, mais il ne faut pas retarder la décontamination pour en chercher. Une solution simple d'hypochlorite de sodium 0,5 % adaptée aux toxiques de combat peut être rapidement préparée en mélangeant une part de détergent de ménage avec 9 parts d'eau. N'utilisez pas cette solution sur des plaies ouvertes de la tête, du thorax ou de l'abdomen, ou sur les yeux. Le M291 est une résine sèche utilisée sur des compresses qui absorbe l'agent chimique. Le M291 est utile pour décontaminer les petites surfaces cutanées contaminées par l'agent chimique.

La « seconde bombe »

En l'espace de quelques mois après l'attentat à la bombe des Jeux olympiques d'été de 1996 à Atlanta, la ville a subi deux attentats de plus. Ces deux attentats, l'un contre une clinique où l'on pratiquait des avortements et l'autre contre une boîte de nuit, furent les premiers en 17 ans aux États-Unis où une deuxième bombe avait été placée, probablement dans le but de tuer ou de blesser les secouristes appelés après la première explosion. Fort heureusement, dans les deux cas, les deuxièmes bombes purent être identifiées avant qu'elles n'explosent et il n'y eut pas d'autre victime. Cependant, tous les intervenants devraient être conscients de la présence possible d'une seconde bombe. Suite à ces deux incidents, l'Emergency Management Agency (Agence de traitement des situations d'urgence) de l'État de Géorgie a développé les recommandations suivantes pour tous les secouristes engagés sur les lieux d'un attentat à la bombe où la présence d'une deuxième bombe est possible [6].

1. *Évitez d'utiliser des appareils électroniques.* Les ondes sonores émises par un téléphone portable ou une radio peuvent provoquer l'explosion d'une bombe secondaire, surtout si l'on se trouve à côté. Les appareils utilisés par les journalistes peuvent avoir le même effet.
2. *Assurez un périmètre de sécurité suffisant autour du site.* La zone de danger potentiel (zone chaude) devrait être de 300 mètres dans toutes les directions (y compris verticalement) autour de la zone de la première explosion. Les bombes devenant de plus en plus puissantes, les éclats sont susceptibles d'aller plus loin. La première explosion peut avoir endommagé les infrastructures, y compris les conduites de gaz et les lignes électriques, ce qui risque de compromettre la sécurité des sauveteurs. L'accès à la zone chaude doit être soigneusement contrôlé.
3. *Évacuez rapidement les victimes.* Le site d'un attentat à la bombe étant par définition dangereux, le triage des victimes ne devrait pas se faire dans la zone chaude. Un poste de commandement et une zone de triage devraient être établis entre 700 à 1400 mètres du lieu de la première explosion. Les secouristes peuvent rapidement évacuer les victimes du lieu de l'explosion en pratiquant un minimum d'interventions jusqu'à ce que victimes et secouristes soient hors de la zone « chaude ».
4. *Aidez la police à trouver et à préserver les indices.* Une scène d'attentat est une scène de crime, et les intervenants doivent veiller à ne déplacer que le strict nécessaire pour secourir les victimes. Si un objet suspect est déplacé ou enlevé par mégarde en même temps qu'une victime, il faut le documenter et avertir la police. Les intervenants s'efforceront de documenter exactement ce qu'ils ont trouvé et où ils l'ont trouvé.

Chaîne du commandement

Tout incident impliquant des matières dangereuses ou des armes de destruction massive est traité à l'aide d'une chaîne de commandement, qu'elle soit formalisée ou non. Une ambulance appelée pour une urgence a généralement un chef d'intervention et un coéquipier pour l'aider : c'est la forme la plus élémentaire de la chaîne du commandement. Au fur et à mesure que l'importance de l'incident croît et que d'autres services et d'autres compagnies se joignent à l'intervention, l'emploi d'un système de commandement formalisé et structuré devient indispensable.

Commandement d'intervention

Le *système de commandement d'intervention* (*incident command system*[ICS]) s'est développé ces dernières années à partir des plans d'intervention utilisés par les services d'incendie et de secours pour les incendies nécessitant l'engagement de plusieurs services. Ce système a reçu un accueil enthousiaste particulièrement grâce aux expériences faites par les services appelés à combattre des feux de forêt dont l'extension rendait nécessaire l'engagement de plusieurs dizaines de services différents. L'expérience acquise leur a permis de développer le système FIRESCOPE (Firefighting Ressources of California Organized for Potential Emergencies). Dans le même temps, le service d'incendie et de secours de la ville de Phoenix, en Arizona, a développé le Fire Ground Command System (FGC). Ces deux systèmes présentaient de nombreuses similitudes, mais avaient aussi des différences ; de nombreux essais eurent donc lieu pour les combiner en un seul système global.

En 1987, la National Fire Protection Association (NFPA ; Association nationale des services du feu) publia la directive NFPA 1561 sur le système de commandement d'intervention des services d'incendie et de secours. Cette directive fut plus tard révisée et renommée Standard on Emergency Services Incident Command Management (Système standard de commandement d'intervention pour les services d'urgences). Cette dernière version peut être adaptée à des interventions de tout type et de toute taille. Les années 1990 virent la création du Fire Incident Management System (IMS) qui affinait encore le système de commandement unifié.

La chaîne de commandement définie par le système ICS permet la gestion de tout accident, quelle que soit son ampleur. Le système ICS part d'un commandement centralisé sur place pour répartir les tâches et les responsabilités. La première unité arrivée sur les lieux établit le commandement et centralise les communications pour la montée en puissance des secours. Les cinq éléments du système ICS sont les suivants.

1. Le *commandement* assure le contrôle de l'intervention et les communications destinées à amener les secours sur le site et à en évacuer les victimes.
2. La *direction opérationnelle* comprend différents groupes assurant l'intervention proprement dite. Les pompiers, les secours techniques et les ambulances sont des exemples de ces différents groupes.
3. La *planification* est un processus continu consistant à évaluer les besoins immédiats et les besoins potentiels des forces d'intervention ainsi qu'à planifier une réponse adaptée. Tout au long de l'intervention, cet élément servira à évaluer l'efficacité de l'intervention et à proposer les modifications tactiques nécessaires.
4. La *logistique* s'occupe de trouver les ressources nécessaires et de les envoyer où elles sont requises (par exemple tentes, véhicules, équipements).
5. Les *finances* s'occupent de la gestion des frais. Les services, le personnel et les ressources engagées sont notés de façon à suivre le coût de l'intervention et à assurer le paiement du personnel, des équipements et des services.

Commandement unifié

Une extension du système ICS est le *commandement unifié*. Cette extension tient compte des problèmes posés par la coordination de différents services engagés en dehors de leurs secteurs d'intervention usuels. Les aspects techniques de l'engagement de multiples services de comtés et d'États américains différents sont couverts par ce système.

National Incident Management System

Le 28 février 2003, le président américain George W. Bush édicta la directive HSPD-5 qui enjoignait au directeur de la Homeland Security de créer un système national de commandement d'intervention : le National Incident Management System (NIMS). Ce plan permettait une approche homogène pour tous les services, locaux, fédéraux ou d'État, leur permettant de collaborer efficacement pour faire face à tout incident survenant sur le territoire national, quelles que fussent sa taille et sa complexité. Le plan NIMS fut approuvé par la Homeland Security le 1er mars 2004 après consultation avec plusieurs commissions de la police, des services d'ambulance, des services d'incendie et de secours ainsi que de nombreuses autres organisations.

Le plan NIMS met l'accent sur les points suivants :

- terminologie commune ;
- organisation modulaire ;
- traitement par objectifs ;
- suivi d'un plan d'action ;
- champ de contrôle de taille raisonnable ;
- centres de mobilisations et installations préétablies ;
- contrôle de toutes les ressources ;
- système de communication intégré ;
- établissement du transfert du commandement ;
- chaîne de commandement unique ;
- commandement unifié ;
- suivi des ressources et du personnel ;
- mobilisation ;
- information et renseignement.

Les éléments clés du NIMS sont :

- le système ICS ;
- le traitement de la communication et de l'information ;
- la préparation ;

- un système d'information unifié, de façon à éviter de donner au public des informations contradictoires ;
- un centre national d'intégration des réponses en cas d'accident.

Commandement

Le commandement comprend le *commandant des opérations de secours* et son état-major. La taille de l'état-major est adaptée à l'ampleur et à la nature de l'incident, et peut comprendre un chargé d'information, un chargé de sécurité, un responsable de liaison, et plus si nécessaire.

Comme nous l'avons déjà décrit, le commandement unifié est une amélioration du système ICS adapté à une situation où des services de juridictions différentes interviennent ensemble. Lors d'un incident se produisant à l'intérieur d'une unique juridiction, le commandant d'intervention ne s'occupe que de la gestion de l'incident proprement dit. Dans une structure de commandement unifié, des individus des différents services et de différentes juridictions déterminent ensemble les objectifs, la marche à suivre et les priorités. Le système de commandement unifié sert à résoudre les problèmes posés par les différences entre les standards d'opération et de communication des différents services (figure 4-8).

Un élément qui n'était pas présent dans le système ICS et qui a été rajouté dans le système NIMS et commandement unifié est la recherche de *renseignements*. Suivant l'ampleur de l'incident, cette recherche du renseignement comprend l'évaluation des risques, les renseignements médicaux, les informations météorologiques, les détails sur la construction des bâtiments et sur la nature de certains toxiques. Bien que ces tâches relèvent typiquement du groupe de planification, le commandement peut choisir, dans certaines situations, d'assigner un groupe ou une personne spécifiquement à la recherche de renseignements.

Dans le plan NIMS, le chef d'intervention peut distribuer les tâches d'information et de recherche de renseignements comme suit :

- au sein de l'état-major ;
- comme un élément de la section planification ;
- au sein de la section opérations ;
- comme une branche à part de l'état-major.

Plans d'action

Les plans d'action comprennent les objectifs généraux et la stratégie globale établie par le commandement. Ce plan est produit et documenté par le groupe de planification. Le plan d'action traite aussi des objectifs et les activités de soutien pour la durée des opérations, qui est généralement de 12 à 24 heures. Le groupe de planification documente aussi les critiques et les leçons apprises, pour s'assurer que la réponse reste adaptée à l'événement.

Lors d'incidents de grande envergure, de multiples centres de commandement peuvent être mis en place. Un commandement de zone sera alors établi. En ce cas, le commandement de zone n'a pas de responsabilité opérationnelle, mais il s'occupe des tâches suivantes :

- définir les priorités ;
- attribuer les ressources les plus précieuses en fonction de ces priorités ;
- s'assurer que les incidents sont bien maîtrisés ;
- assurer une communication efficace ;
- s'assurer que les objectifs sont atteints et éviter les conflits avec d'autres services ;
- identifier les besoins et les transmettre aux centrales d'alarme ;
- prévoir les opérations de rétablissement une fois la phase d'urgence passée ;
- maintenir un suivi du personnel engagé et la sécurité des sites d'intervention.

Évaluation et triage des victimes

Une fois que ces problèmes ont été pris en charge, l'évaluation et le traitement des victimes à proprement parler peuvent commencer. Le plus grand défi pour un intervenant est d'être confronté à de multiples victimes.

Il existe des accidents collectifs de toute envergure. La plupart des intervenants sont déjà intervenus sur les lieux d'un accident ayant fait plus d'une victime, mais des événements à grande échelle avec des centaines voire des milliers de victimes sont rares.

Dans l'environnement préhospitalier, le *triage* est utilisé dans deux contextes différents.

1. **Les ressources sont suffisantes pour traiter tous les patients.** Dans ce type de situation, les patients les plus gravement atteints sont traités et transportés en premier, et les moins gravement atteints dans un second temps.
2. **Le nombre de victimes dépasse les ressources immédiatement disponibles sur place ; le principal objectif du triage est de traiter ce genre de situation.** Le but est ici d'assurer la survie du plus grand nombre possible de victimes. Les victimes sont triées par catégorie. En situation de catastrophe, les ressources doivent être utilisées de façon rationnelle, car elles ne permettent pas de traiter toutes les victimes. Les intervenants ayant l'expérience d'accident impliquant une centaine de victimes sont rares, mais plusieurs ont rencontré des accidents à 10 ou 20 victimes, et la plupart d'entre eux ont déjà pris en charge 2 à 10 victimes.

Les situations où secouristes et ressources médicales sont suffisants permettent de traiter et de transporter les victimes les plus gravement atteintes en premier. Lors

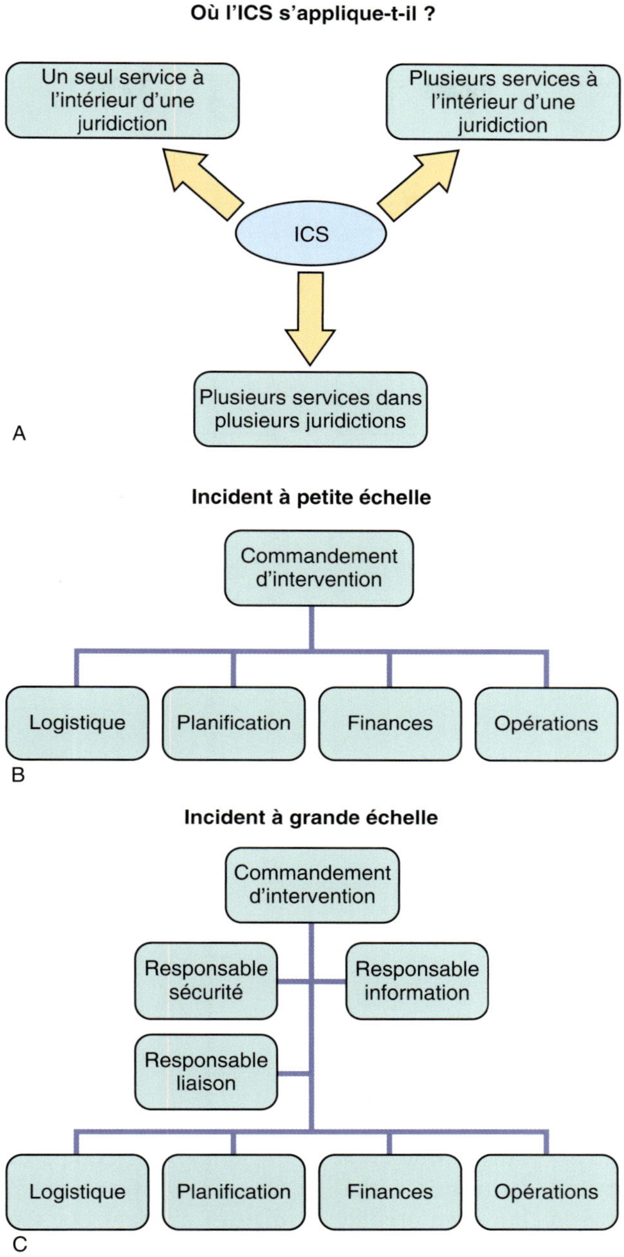

Fig. 4-8. Le système de commandement d'intervention *(incident command system [ICS])* est flexible et peut être étendu ou revu à la baisse suivant le nombre de victimes et la complexité de l'événement. Chaque groupe placé sous le commandement « opérations » constitue une branche. La branche médicale s'occupe de coordonner et de fournir le personnel nécessaire aux soins aux victimes. Cela comprend le rassemblement du personnel et de l'équipement, le triage, la communication avec les hôpitaux, et le transport.

d'un accident à grande échelle, il faudra mettre les priorités de traitement et de transport de façon à sauver les victimes qui ont la plus grande chance de survie (figure 4-9). Ces patients sont prioritaires pour le transport.

Le but de la prise en charge d'un accident catastrophique est de faire le mieux possible pour le plus grand nombre possible avec les ressources dont on dispose. Il est de la responsabilité des intervenants de décider qui sera pris en charge en premier. Les règles auxquelles nous sommes habitués changent en cas de catastrophe. Le but reste de sauver le plus de vies possible; cependant, quand les ressources ne sont pas suffisantes pour toutes les victimes, elles doivent être consacrées à ceux qui ont les meilleures chances de survie. Si vous avez à choisir entre

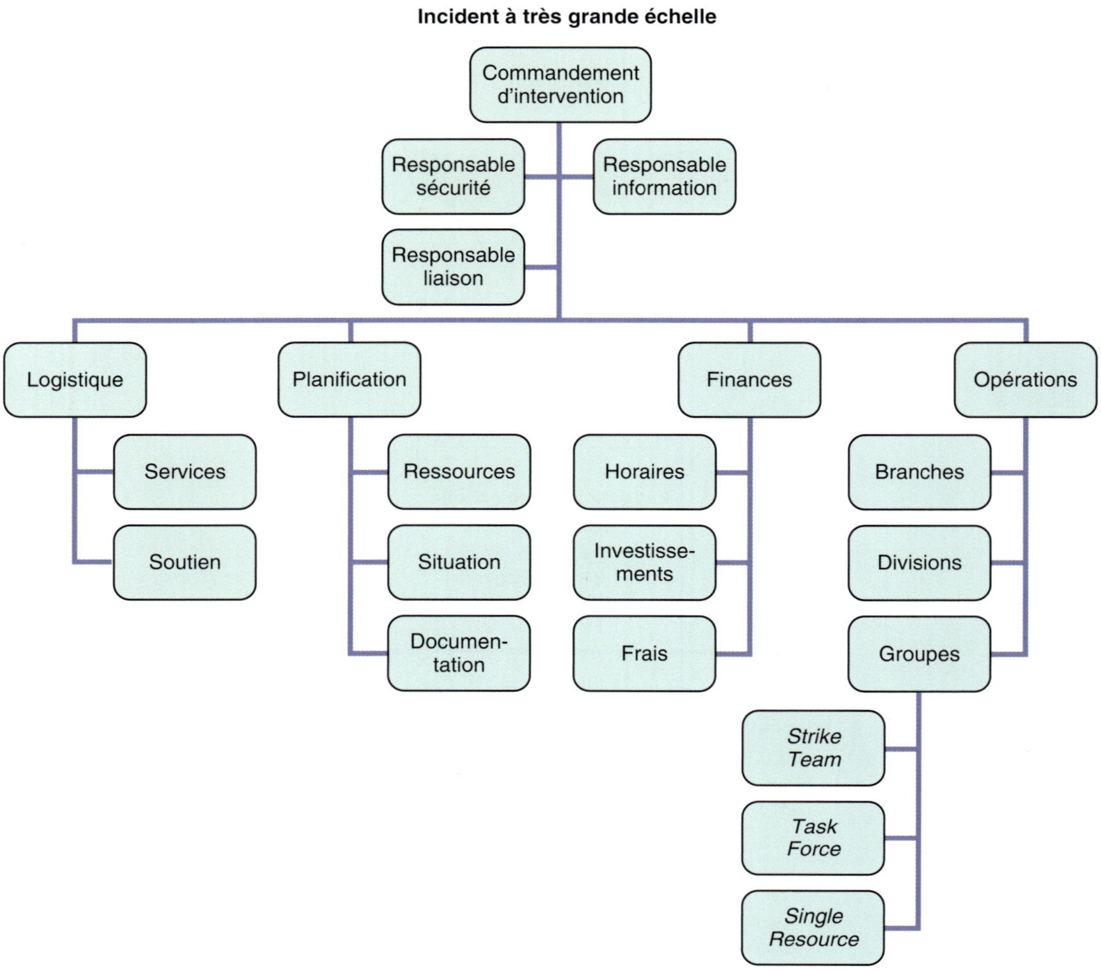

Fig. 4-8. *(Suite).*

une victime présentant des lésions gravissimes comme un traumatisme crânien grave et un patient présentant une hémorragie abdominale, l'attitude correcte en situation de catastrophe est de prendre en charge en premier la victime que vous avez une chance de sauver – c'est-à-dire le patient présentant une hémorragie abdominale. Si vous commencez par le patient traumatisé crânien, vous perdrez probablement les deux patients : le traumatisé crânien parce que ses lésions sont incompatibles avec la survie, et l'autre patient parce que les ressources qui lui auraient permis d'arriver vivant au bloc opératoire auront été gaspillées pour un patient dont les chances de survie étaient nulles.

En situation de catastrophe, les victimes présentant des lésions mortelles sont considérées comme la seconde priorité, dont on ne s'occupera qu'une fois qu'il y aura des ressources suffisantes sur place. Ce n'est jamais un choix facile, mais cela exige une prise de décision correcte et rapide. Une équipe du Samu ne devrait pas perdre de temps à essayer de réanimer un traumatisé en arrêt cardiaque, pendant que trois autres patients s'étouffent ou saignent à blanc. Le schéma de triage divise les patients en cinq catégories selon leurs chances de survie et les soins qu'il leur faut.

1. *Immédiats.* Les patients dont les lésions sont critiques mais qu'on pourra traiter avec un minimum de temps et d'équipement et qui ont de bonnes chances de survie; par exemple un patient avec une obstruction des voies respiratoires ou une hémorragie externe massive.
2. *Retardés.* Les victimes incapables de se mouvoir, mais dont l'état ne nécessite pas des soins immédiats pour sauver leur vie ou un membre; par exemple un patient avec une fracture d'un os long.

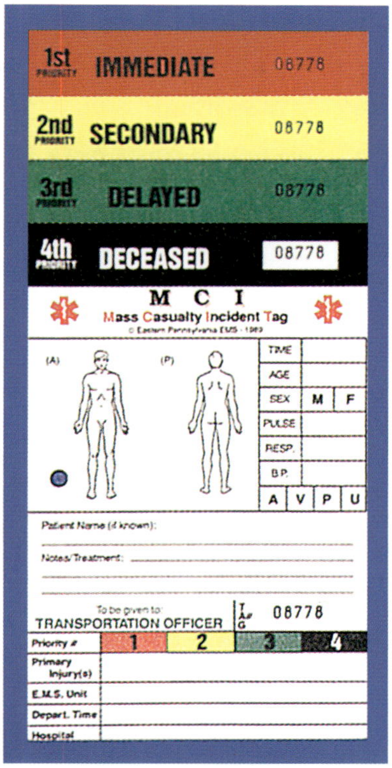

Fig. 4-9. Exemple de fiche de triage. (Source : McSwain N, Paturas J, *The basic EMT*, 2nd ed., St Louis, Mosby, 2003.)

3. *Mineurs*. Ces patients, souvent appelés les « éclopés » (blessés qui marchent), peuvent attendre voire surveiller les autres victimes ou aider à porter les civières.
4. *En attente*. Les victimes dont les lésions sont si graves que leurs chances de survie sont minimes, par exemple un patient avec des brûlures à 90 % et des lésions d'inhalation.
5. *Décédés*. Les patients inconscients, sans pouls et ne respirant pas. En situation de catastrophe, les ressources disponibles permettent très rarement de réanimer des victimes en arrêt cardiaque.

L'encadré 4-3 décrit le schéma de triage START, qui divise les patients en quatre catégories : immédiats, retardés, mineurs et morts.

Encadré 4-3 Système de triage START

Le triage est l'outil de base pour la prise en charge des victimes lors d'un accident à plusieurs victimes. Il permet aux intervenants d'utiliser efficacement les moyens dont ils disposent. Si les intervenants ne sont pas capables d'identifier rapidement les patients en danger de mort, ils risquent de perdre un temps précieux. L'absence de triage efficace prolongera inutilement le temps passé sur place et retardera le traitement définitif.

En 1983, le personnel médical du Hoag Memorial Hospital et le Newport Beach Fire Department ont créé un schéma de triage à l'usage des premiers répondants, appelé Simple Triage and Rapid Treatment (START) (figure 4-10). Ce schéma est destiné à permettre une identification rapide des patients critiques. Le START ne permet pas un diagnostic médical mais une catégorisation rapide des victimes.

Le START utilise trois examens simples pour identifier les victimes qui risquent de mourir de leurs blessures. Cette évaluation prend typiquement 30 à 60 secondes par victime. Le protocole START ne nécessite pas d'équipements spéciaux, aucun appareil ni connaissance médicale particulière.

(Suite)

Encadré 4-3 ***(Suite)***

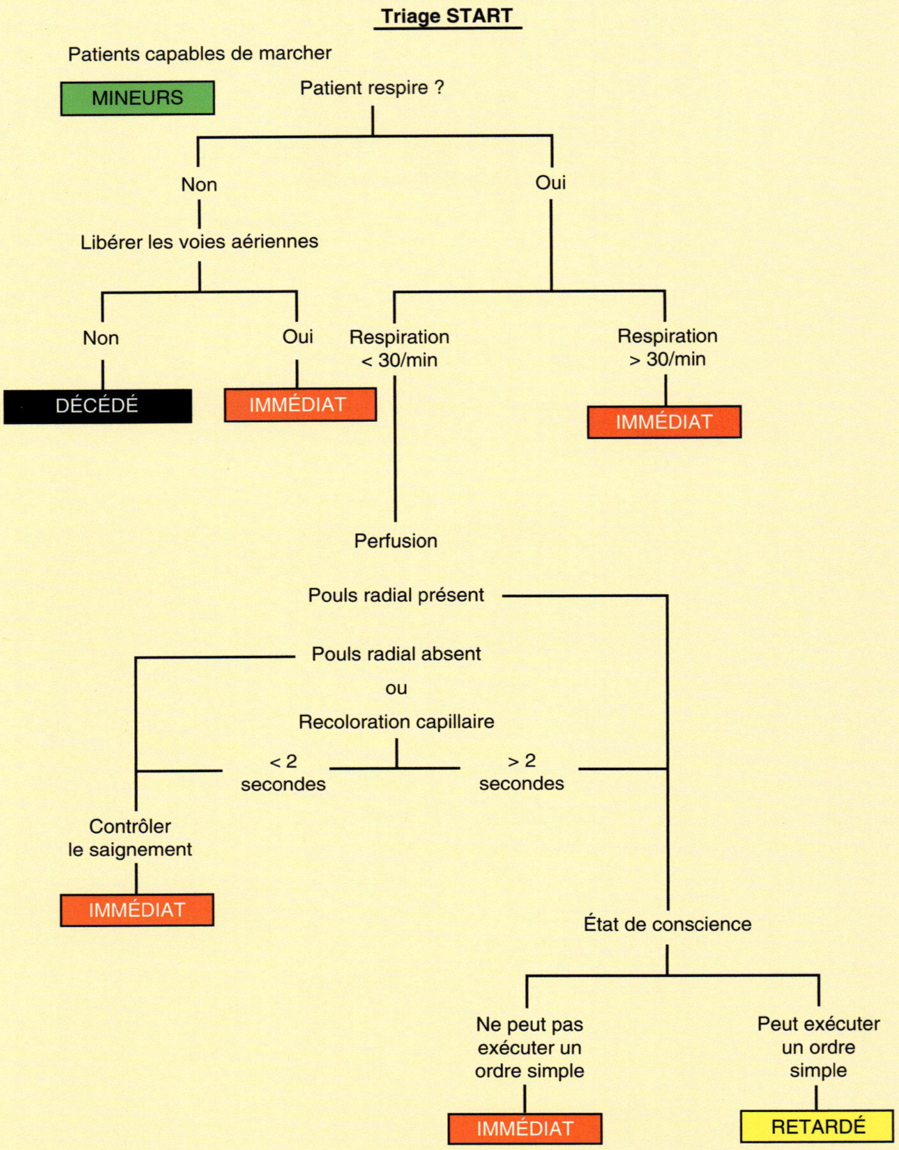

Fig. 4-10. Algorithme de triage START. (Reproduit avec l'aimable autorisation du Newport Beach Fire Department, Californie.)

Respirations	30
Perfusion	2
État de conscience	PEUT FAIRE

Comment se réalise le tri ?

La première étape consiste à rassembler toutes les victimes capables de marcher dans un endroit sécurisé. En effet, les victimes capables de marcher et de suivre des ordres sont classées comme mineures et marquées avec une fiche en attendant l'arrivée des renforts. Cela réduit le nombre de victimes qui reste à trier. La phrase mnémotechnique « 30–2–peut-faire » est alors utilisée pour trier les victimes qui restent. Le « 30 » indique la fréquence respiratoire, le « 2 », le temps de recoloration capillaire, et le « peut faire », la capacité des victimes d'exécuter un ordre simple. Toute victime présentant une

(Suite)

fréquence respiratoire inférieure à 30, un temps de recoloration capillaire inférieur à 2 secondes, capable de marcher et de suivre un ordre simple est classée comme « mineure ». Les victimes incapables de marcher mais qui remplissent les autres critères sont classées comme « retardées ». Les victimes inconscientes, ou présentant une fréquence respiratoire rapide, ou bien un temps de recoloration capillaire retardé ou absent sont classées « immédiates ». Chacune de ces anomalies physiologiques peut être provoquée par des lésions graves. Pendant que l'intervenant est auprès du patient, il peut faire deux gestes de survie essentiels : dégager les voies aériennes et contrôler une hémorragie externe. Les témoins ou les patients capables de marcher peuvent être utilisés pour prendre le relais. Pour les victimes inconscientes ne respirant plus, l'intervenant devrait dégager les voies aériennes et, si la respiration reprend, classer la victime comme « immédiate ». Il ne faut pas entreprendre de réanimation cardiorespiratoire. Si la victime ne se remet pas à respirer une fois ses voies aériennes dégagées, elle est classée comme « décédée ».

Il est nécessaire de procéder à un retriage si, faute de transport, les victimes doivent rester sur place. En utilisant les critères « START », on risque de classer des blessés graves comme « seconde priorité ». Plus elles attendront, plus leur état va s'aggraver. C'est pourquoi il est souvent nécessaire de procéder à un « retriage » après un certain temps.

Résumé

Afin de pouvoir faire le plus possible pour le plus grand nombre possible, afin de s'assurer que l'équipement reste opérationnel et en bon état, et afin de s'assurer que la santé des autres intervenants n'est pas mise en danger par des risques n'ayant pas été identifiés ou pas pris au sérieux, il est vital que les intervenants recherchent les signes de danger, et qu'ils vérifient la sécurité lors de toute intervention. Parfois, il n'y a pas de danger sur place, mais si on ne le cherche pas, on ne le verra pas ; et c'est alors que des accidents peuvent se produire.

Solution du scénario

S'occuper des victimes le long d'une route est une des activités les plus dangereuses des intervenants préhospitaliers. Ici, l'examen du site révèle de nombreux dangers, à commencer par les conditions météorologiques. La pluie ne fait pas que diminuer la visibilité, elle rend aussi la chaussée glissante et augmente les distances d'arrêt. Le fait d'être couché par terre sous la pluie par une température nocturne met le patient en danger d'hypothermie. L'obscurité augmente encore les risques et rend impératif le port d'habits à bandes réfléchissantes. La présence de la police est essentielle pour régler la circulation sur le site. Le fait que la voiture ait heurté un poteau électrique crée le risque de voir des câbles électriques tombés au sol ; la compagnie d'électricité devrait être prévenue. Le liquide s'écoulant de la voiture accidentée crée un risque d'explosion et d'incendie. Les pompiers peuvent isoler et neutraliser les écoulements tout un surveillant le risque d'incendie. Enfin, un patient couvert de sang expose le personnel intervenant au risque d'infections transmises par le sang, et les intervenants devraient porter des protections adéquates c'est-à-dire gants, lunettes de protection et masques.

Note : maintenant que la scène a été évaluée, ce scénario continue au chapitre 5.

Références

1. Maguire BJ, Hunting KL, Smith GS, Levick NR: Occupational fatalities in emergency medical services, *Ann Emerg Med* 40(6):625, 2002.
2. National Highway Traffic and Safety Administration: Traffic safety facts, 2003, http://www-nrd.nhtsa.dot.gov/pdf/nrd-30/NCSA/TSFAAnn/2003/cov2.htm.
3. Schaeffer J: Prevent run downs: best practices for roadside incident management, 2002, http://www.jems.com/jems/news02/0903a.html (accessed September 2002).
4. Poland GA, Jacobson RM: Prevention of hepatitis B with the hepatitis B vaccine, *N Engl J Med* 351:2832, 2004.
5. Georgia Emergency Management Agency: Surviving weapons of mass destruction, www.ojp.usdoj.gov/odp/docs/video.htm.
6. Georgia Emergency Management Agency, Department of Justice Bureau of Justice Assistance: Surviving the secondary device: the rules have changed, www.ojp.usdoj.gov/odp/docs/video.htm.

Lectures conseillées

Centers for Disease Control and Prevention: See website for information on Standard Precautions and postexposure prophylaxis, www.cdc.gov.

Rinnert KJ: A review of infection control practices, risk reduction, and legislative regulations for blood-borne disease: applications for emergency medical services, Prehosp Emerg Care 2(1):70, 1998.

Rinnert KJ, O'Connor RE, Delbridge T: Risk reduction for exposure to blood-borne pathogens in EMS: National Association of EMS Physicians, Prehosp Emerg Care 2(1):62, 1998.

Pour en savoir plus sur la gestion des situations exceptionnelles

Federal Emergency Management Agency (FEMA): Incident command system (ICS) training:
ICS-100, Introduction to ICS
ICS-200, Basic ICS
ICS-300, Intermediate ICS
ICS-400, Advanced ICS

National Incident Management System (NIMS) and FEMA training: contact your state Emergency management Agency or Emergency Management Institute and National Fire Academy, Emmitsburg, Md. a variety of online correspondence and on-site courses are available.

For more information on NIMS, contact the NIMS Integrations center: www.dhs.gov.

Chapitre 5
Le patient

Objectifs

À la fin de ce chapitre, le lecteur devra être capable :

- d'illustrer l'importance de l'évaluation dans le processus de prise en charge du patient ;
- de systématiser les diverses étapes de l'évaluation et de la prise en charge du patient traumatisé de façon organisée et rationnelle ;
- en fonction d'un scénario donné, d'adapter l'examen global de 15 secondes et l'examen primaire aux particularités d'une situation ;
- de faire usage d'un questionnement critique pour établir un lien entre l'examen et les données de la scène, avec leurs causes et conséquences probables.

PHTLS – Secours et soins préhospitaliers aux traumatisés

Scénario

Vous êtes réveillé un samedi à 4 heures du matin pour un accident impliquant une personne renversée par une voiture. En vous dirigeant vers l'ambulance, vous constatez qu'il pleut et que la température est d'environ 10 °C. En cours de route, le centre de traitement de l'alerte vous donne un complément d'information : après avoir heurté le piéton, la voiture s'est encastrée dans un poteau électrique. Du liquide s'écoule du véhicule sur la route, formant une « nappe » sur les flaques d'eau. D'après les témoins, la victime a perdu connaissance pendant plusieurs minutes. À votre arrivée, l'examen du site ne révèle pas d'autre problème de sécurité. Les témoins vous confirment qu'ils ont observé une perte de connaissance de « plusieurs minutes » chez la victime. En vous agenouillant à hauteur de la tête de la victime, une jeune femme, vous remarquez qu'elle est consciente et que ses vêtements sont mouillés. Vous positionnez vos mains pour stabiliser manuellement sa colonne cervicale. En l'interrogeant, vous constatez qu'elle se plaint principalement de douleurs aux jambes. Vos questions ont un double but : savoir de quoi la patiente se plaint et évaluer sa respiration. Vous remarquez qu'elle s'exprime difficilement, principalement parce qu'elle grelotte et claque des dents. Vous ne détectez pas de difficulté respiratoire et vous continuez votre interrogatoire pendant que votre partenaire mesure les signes vitaux. Ses réponses permettent de dire qu'il s'agit d'une patiente cohérente et orientée dans le temps, dans l'espace et au sujet de ses coordonnées personnelles.

En vous fondant sur ce que vous savez du mécanisme lésionnel « voiture contre piéton », quels sont les problèmes que vous devez suspecter et garder à l'esprit pendant votre évaluation ? Quelles sont vos priorités ? Quelle sera la suite de votre prise en charge ?

L'évaluation est la pierre angulaire d'une prise en charge de qualité. Chez le patient traumatisé, comme chez tout patient instable, toute décision de traitement ou de transport se fonde sur l'évaluation. Le premier but de l'évaluation est de déterminer l'état actuel du patient. De cette manière, l'intervenant peut se forger une impression générale de l'état de la victime, et noter les valeurs de départ de ses fonctions respiratoire, circulatoire et neurologique. L'intervenant doit ensuite détecter rapidement les lésions menaçant la vie et effectuer sans délai les gestes nécessaires. Toute lésion nécessitant une intervention avant le relevage doit être identifiée. Si le temps le permet, on procède alors à un examen secondaire de toutes les lésions non vitales. Souvent, ce bilan sera fait pendant le transport.

Toutes ces étapes doivent être réalisées rapidement et efficacement, dans le but de réduire le temps passé sur place au minimum nécessaire. Un patient instable ne devrait pas rester sur place plus longtemps que le minimum nécessaire pour le stabiliser et le mettre en condition de transport, à moins qu'il soit incarcéré ou que d'autres circonstances rendent son transport impossible. En appliquant les principes enseignés dans ce cours, les intervenants peuvent raccourcir le temps passé sur le terrain et transporter rapidement le patient vers un centre hospitalier approprié. Une évaluation et une prise en charge efficace nécessitent de solides connaissances de la physiologie du traumatisé et l'application rapide d'un plan de traitement adapté.

La littérature médicale consacrée aux traumatismes montre que le délai entre la survenue de la lésion et l'admission en milieu chirurgical devrait être le plus court possible. En effet, un patient traumatisé ne répondant pas au traitement souffre le plus souvent d'une hémorragie interne. Une telle hémorragie ne peut être contrôlée que par un geste d'hémostase. À l'exception d'une hémorragie externe simple, ce geste ne peut se faire qu'au bloc opératoire.

Les priorités dans l'évaluation et la prise en charge du traumatisé sont, par ordre d'importance : (1) les voies aériennes, (2) la ventilation, (3) l'oxygénation, (4) le contrôle des hémorragies, (5) la perfusion cellulaire et (6) la fonction neurologique. Cette séquence permet à l'organisme de s'oxygéner et aux globules rouges d'apporter l'oxygène (O_2) aux tissus. Le contrôle des hémorragies, qui n'est que provisoire sur le terrain et doit se faire au bloc opératoire pour être définitif, dépend d'un transport rapide vers l'hôpital et de la présence à l'admission d'une équipe chirurgicale (*trauma team*) immédiatement disponible.

C'est au Dr R. Adams Cowley que l'on doit le concept de l'heure d'or du patient traumatisé. Il pensait que le temps écoulé entre la survenue de la lésion et les soins définitifs était essentiel. En effet, aussi longtemps que l'hémorragie n'est pas contrôlée et que les tissus mal perfusés sont privés d'oxygène, l'organisme subit d'importants dégâts. Si l'on ne parvient pas à stopper le saignement et à restaurer l'oxygénation des tissus dans l'heure qui suit l'accident, les chances de survie du patient s'effondrent.

À l'heure actuelle, on préfère parler de « période d'or », car certains accidentés ont moins d'une heure pour recevoir des soins définitifs alors que d'autres ont un peu plus de temps. C'est le rôle des intervenants préhospitaliers de transporter le patient le plus rapidement possible vers un hôpital où il pourra recevoir des soins définitifs. Pour que cela soit possible, les intervenants doivent rapidement identifier les lésions, faire les gestes indispensables à la survie sur le terrain et organiser un transport rapide vers un hôpital adapté. Dans beaucoup de services urbains, le temps moyen entre l'accident et l'arrivée des secours est de 8 à 9 minutes, et le temps de transport à l'hôpital est également de 8 à 9 minutes. Si les intervenants passent seulement 10 minutes sur le site, 30 minutes de la période d'or se sont déjà écoulées avant que la victime n'arrive au service d'accueil des urgences. Chaque minute supplémentaire passée sur le terrain est une minute où le patient saigne, et du temps précieux pris sur la période d'or. Une évaluation et une prise en charge rapide et efficace sont le meilleur moyen de maîtriser cet aspect essentiel du secours aux traumatisés. Le temps de conditionnement sur le terrain ne devrait pas dépasser 10 minutes. En fait, le plus rapide est le mieux. Plus le patient reste sur place, plus il perd de sang et plus la mortalité augmente. Toutefois, une désincarcération prolongée, un retard de transport ou d'autres imprévus ne permettent pas toujours de respecter ces délais.

Ce chapitre couvre les aspects essentiels de l'évaluation des patients et de leur prise en charge initiale, et il se fonde sur l'approche enseignée aux médecins dans le programme Advanced Trauma Life Support (ATLS) [1] de la société américaine de chirurgie. Les principes enseignés sont les mêmes que dans les cours de base ou avancés, bien que la terminologie soit parfois différente. Par exemple, l'expression « examen primaire » est utilisée dans le cours ATLS et dans le programme Prehospital Trauma Life Support (PHTLS) pour décrire l'évaluation initiale du patient; l'expression « évaluation initiale » est utilisée dans la formation d'*emergency medical technician* (EMT; techniciens médicaux d'urgences) du ministère des Transports américain (Department of Transportation), et celle de « bilan primaire » en médecine d'urgence. L'expression « examen secondaire », dans le cours PHTLS, équivaut à l'« historique du malade » et à l'« examen clinique détaillé ». La plupart du temps, les actions réalisées au cours de chaque phase sont identiques; les diverses formations utilisent simplement des terminologies différentes. Le tableau 5-1 compare les terminologies utilisées dans l'enseignement PHTLS et dans l'enseignement destiné aux EMT aux États-Unis.

Établir les priorités

Les intervenants préhospitaliers ont trois priorités lors de leur arrivée sur les lieux, qui sont les suivantes.

1. La première priorité pour tout intervenant sur les lieux d'un accident est l'évaluation du site. Cela est discuté en détail au chapitre 4.
2. Il est important que les intervenants comprennent qu'il existe des accidents à plusieurs victimes et des situations de catastrophe. En situation de catastrophe, les priorités changent : il ne s'agit plus de s'occuper en priorité des blessés les plus graves mais de tenter de sauver un maximum de victimes (faire le maximum pour le plus grand nombre). Le triage est également présenté dans le chapitre 4.
3. Une fois l'évaluation du site terminée, l'intervenant passe à l'évaluation des victimes. Les patients qui semblent le plus gravement atteints devraient si possible être examinés en premier. Les priorités à respecter sont les suivantes, dans l'ordre : (a) les lésions menaçant la vie du patient, (b) les lésions pouvant provoquer la perte d'un membre, et (c) les autres lésions non vitales qui ne menacent ni la vie ni les membres. En fonction de la gravité

Tableau 5-1 Terminologie de l'évaluation

PHTLS	Données standard nationales de l'EMT*
Évaluation des lieux *(scene assessment)*	Évaluation des lieux *(scene size-up)*
Examen primaire	Évaluation initiale
Examen secondaire	Historique focalisé et examen physique
Monitorage et réévaluation	Évaluation continue

*EMT : *emergency medical technician.*

des lésions, du nombre de victimes et de la proximité des hôpitaux, il est possible que les sauveteurs ne s'occupent pas des lésions qui ne menacent ni la vie du patient, ni l'intégrité de ses membres.

La plus grande partie de ce chapitre se concentre sur *la réflexion nécessaire pour conduire* une évaluation correcte, interpréter les résultats et établir les priorités de prise en charge.

Examen primaire (évaluation initiale)

Chez le patient polytraumatisé instable, la priorité pour les intervenants est l'identification et la prise en charge rapides des lésions menaçant la vie (encadré 5-1). Plus de 90 % des victimes d'accidents souffrent de blessures simples ne touchant qu'un système (par exemple, une fracture isolée d'un membre). Chez ces patients, les intervenants peuvent prendre le temps de réaliser consciencieusement les examens primaire et secondaire. En revanche, chez un patient instable, les intervenants n'auront souvent pas le temps de dépasser le stade de l'examen primaire. Les points clés sont l'évaluation rapide, la mise en route des manœuvres de réanimation et le transport vers un hôpital adapté. Cela ne veut pas dire que les traitements en phase préhospitalière sont inutiles, mais qu'ils doivent *être rapides, efficaces et, si possible, réalisés en route vers l'hôpital.*

Établir les priorités et détecter rapidement toute menace vitale doit devenir chez tout intervenant une seconde nature. Dans ce but, il est important de mémoriser les éléments des examens primaire et secondaire et de comprendre la logique sous-jacente dans l'examen et le traitement. Les intervenants doivent pouvoir se concentrer sur la physiopathologie des lésions, plutôt que de perdre du temps à essayer de se rappeler quelles sont les priorités.

Le point commun des lésions mettant en jeu le pronostic vital est le manque d'oxygène dans les tissus, et le métabolisme anaérobie qui en résulte (sans O_2). Le déficit en énergie résultant du métabolisme anaérobie est appelé *état de choc.* Trois étapes sont nécessaires à un métabolisme normal : (1) l'oxygénation des globules rouges dans les poumons; (2) la circulation des globules rouges vers les cellules dans tout l'organisme; et (3) la diffusion de l'oxygène dans les cellules. Les gestes compris dans l'examen primaire visent à identifier et corriger les dérangements de ces deux premières étapes.

Encadré 5-1 Patient monotraumatisé versus patient polytraumatisé

- Un *patient polytraumatisé* présente des lésions touchant plusieurs systèmes, que ce soit le système pulmonaire, circulatoire, nerveux, digestif, musculosquelettique ou cutané. Par exemple, une victime d'un accident de la route présentant un traumatisme crânien, une contusion pulmonaire, une rupture de la rate avec état de choc et une fracture du fémur.
- Un *patient monotraumatisé* présente une lésion ne touchant qu'un seul système. Un exemple serait un patient présentant une fracture isolée de la cheville sans hémorragie ni état de choc.

Impression générale

L'examen primaire débute par un regard *global* sur la respiration, la circulation et l'état neurologique de la victime, à la recherche d'un problème évident d'oxygénation ou de circulation, d'une hémorragie externe ou d'une déformation importante. En approchant du patient, l'intervenant peut déjà observer si le patient respire efficacement, s'il est conscient, s'il est debout et s'il se mobilise. Une fois qu'il est arrivé à la tête du patient, une bonne façon de commencer consiste à demander au patient : « Que vous est-il arrivé ? » Si le patient est capable de fournir une réponse sensée en une phrase, l'intervenant peut en conclure que le patient a des voies aériennes dégagées, une fonction ventilatoire suffisante pour lui permettre de parler, que sa perfusion cérébrale est adéquate et sa fonction neurologique normale; en bref, qu'aucune menace vitale immédiate n'est présente.

Si le patient est incapable de répondre, l'intervenant entreprend un examen primaire détaillé pour identifier les menaces vitales. Tout en posant les questions suivantes (par exemple : « Où avez-vous mal ? »), il affine son évaluation des voies aériennes et de la fonction ventilatoire. Un contrôle rapide du pouls radial lui permet d'évaluer la présence, la qualité et la fréquence des battements cardiaques (très rapide, très lent ou grossièrement normal). Il peut simultanément sentir la température de la peau tout en observant sa couleur et son temps de recoloration capillaire. L'adéquation des réponses fournies par le patient permet d'évaluer son état de conscience. L'intervenant parcourt du regard la victime de la tête aux pieds à la recherche des signes d'hémorragie tout en résumant le résultat de son examen primaire. Pendant ces quelques instants, l'intervenant a eu le temps de faire un examen rapide de la victime, et les premières secondes auprès d'elle lui ont permis d'évaluer son état global et de détecter toute menace vitale. L'intervenant peut alors déterminer les priorités, et décider quelle lésion doit être traitée en premier. Autrement dit, 15 à 30 secondes ont suffi à l'intervenant pour avoir une impression générale de l'état de la victime.

L'impression générale permet de déterminer si une menace vitale est présente et quelle est sa nature. Elle suffit souvent à décider si des ressources supplémentaires, par exemple une unité du Smur, est nécessaire. Si une évacuation par hélicoptère vers un centre hospitalier est nécessaire, l'intervenant la demandera déjà à ce moment. Faire la demande plus tard ne servira qu'à prolonger inutilement le temps passé sur place. Une prise de décision précoce permet au final de réduire le temps passé sur le site. Une fois que l'intervenant s'est forgé une première impression, il peut rapidement compléter son examen primaire, à moins qu'une intervention immédiate soit nécessaire.

L'examen primaire doit être effectué rapidement. Les pages suivantes décrivent les différentes phases de l'examen primaire et l'ordre dans lequel elles doivent être effectuées.

Les cinq étapes de l'examen primaire sont les suivantes, par ordre de priorité.

A. Dégagement des voies aériennes et protection de la colonne cervicale
B. Ventilation (*breathing* en anglais)
C. Circulation et saignement
D. Déficit neurologique
E. Exposition complète/protection de l'environnement.

Étape A. Dégagement des voies aériennes et protection de la colonne cervicale

Voies aériennes

L'intervenant vérifie rapidement les voies respiratoires du patient pour vérifier qu'elles sont *libres* (c'est-à-dire dégagées et protégées) et qu'aucun risque d'obstruction n'est présent. Si les voies aériennes sont obstruées, l'intervenant pratique une manœuvre de dégagement manuel (traction du menton ou subluxation antérieure de la mâchoire), et aspire le sang et les sécrétions si nécessaire (figure 5-1). Puis, une fois que l'équipement est déballé, il utilise si nécessaire des moyens mécaniques (canule oro- ou nasotrachéale, ou intubation endotrachéale) voire une méthode de ventilation transtrachéale si nécessaire (voir chapitre 6).

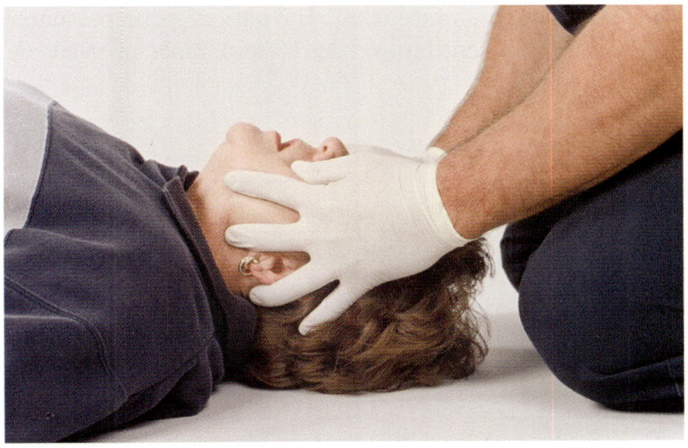

Fig. 5-1. Si la victime présente une obstruction des voies aériennes, il faut les dégager tout en protégeant le rachis cervical.

Protection de la colonne cervicale

Comme les intervenants l'ont appris lors de leur formation, tout traumatisé ayant été soumis à une force violente doit être considéré comme étant porteur d'une lésion de la colonne vertébrale jusqu'à preuve du contraire (voir chapitre 9 pour la liste des différentes indications de l'immobilisation). C'est pourquoi, lors du dégagement des voies aériennes, l'intervenant doit être conscient que le patient peut être porteur d'une fracture cervicale instable. Toute mobilisation intempestive peut provoquer ou aggraver une lésion neurologique due à une compression par des fragments osseux que l'on trouve dans les fractures cervicales. La solution consiste à s'assurer que la colonne cervicale du patient est maintenue en ligne durant les manœuvres de dégagement des voies aériennes et de ventilation. Cela ne veut pas dire que l'intervenant ne peut pas appliquer les manœuvres habituelles de dégagement des voies aériennes, mais il le fera en protégeant la colonne cervicale de toute mobilisation. Après avoir pris les mesures nécessaires pour protéger la colonne cervicale, les intervenants doivent immobiliser la colonne entière. Par conséquent, le corps entier doit être immobilisé en ligne.

Étape B. Ventilation

Les intervenants vont faire en sorte d'assurer un apport efficace d'oxygène aux poumons du patient de façon à soutenir son métabolisme. Une ventilation inadéquate au niveau des poumons peut provoquer une hypoxie et provoquer un manque d'oxygénation des tissus. Une fois les voies aériennes de la victime dégagées, la ventilation peut être évaluée qualitativement et quantitativement comme suit.

1. Vérifiez si le patient respire.
2. Si la victime ne respire pas, commencez immédiatement une ventilation assistée à l'aide d'un ballon autoremplisseur muni d'un apport d'oxygène avant de continuer votre évaluation.
3. Vérifiez que les voies aériennes de la victime sont dégagées, continuez à assister la ventilation et préparez-vous à insérer une canule oropharyngée ou nasopharyngée, un tube endotrachéal ou un autre dispositif de protection des voies aériennes.

Bien que l'expression *fréquence respiratoire* soit communément utilisée, il est plus juste de parler de *fréquence ventilatoire. La ventilation* comprend le processus d'inspiration et d'expiration, alors que la *respiration* correspond mieux au processus physiologique d'échange des gaz entre les capillaires et les alvéoles. Nous utiliserons donc l'expression *fréquence ventilatoire* plutôt que celle de *fréquence respiratoire*.

4. Si la victime respire, estimez la fréquence et l'amplitude des mouvements ventilatoires pour déterminer si l'échange d'air est suffisant, et évaluez l'oxygénation. Veillez à ce que la concentration d'oxygène inspiré soit égale ou supérieure à 85 %.
5. Observez rapidement l'amplitude des mouvements du thorax, et, si le patient est conscient, écoutez-le pour déterminer s'il est capable de faire une phrase complète sans reprendre son souffle.

La fréquence ventilatoire peut être classée en cinq niveaux.

1. *Apnée*. La victime ne respire plus.
2. *Lente*. Une fréquence ventilatoire très basse peut signaler une ischémie (défaut d'apport d'oxygène) au niveau du cerveau. Si la fréquence ventilatoire est égale ou inférieure à 12/min (*bradypnée*), l'intervenant doit assister la ventilation à l'aide d'un ballon autoremplisseur. Cette ventilation assistée doit se faire avec une fraction d'oxygène inspiré égale ou supérieure à 85 % (tableau 5-2).
3. *Normale*. Si la fréquence ventilatoire est entre 12 et 20/min (fréquence normale pour un adulte), le patient doit être surveillé attentivement. Bien que le patient soit apparemment stable, il devrait recevoir un apport d'oxygène.
4. *Rapide*. Si la fréquence ventilatoire est entre 20 et 30/min (*tachypnée*), l'intervenant doit surveiller attentivement l'évolution du patient pour voir si son état se stabilise ou se détériore. L'augmentation de la fréquence ventilatoire est provoquée par une accumulation de CO_2 dans le sang ou par un manque d'oxygène. Quand un patient présente une fréquence ventilatoire anormale, l'intervenant doit chercher à savoir pourquoi. Une fréquence ventilatoire rapide indique que les tissus du corps ne reçoivent pas suffisamment d'oxygène. Ce manque d'oxygène provoque l'apparition d'un métabolisme anaérobie (voir chapitre 7) et, finalement, une augmentation du taux de CO_2. Les centres de contrôle ventilatoire du cerveau détectent cet excès de CO_2 et accélèrent la fréquence ventilatoire pour l'évacuer. C'est pourquoi une fréquence ventilatoire augmentée signale que le patient a besoin d'une meilleure oxygénation, d'une meilleure perfusion ou les deux. Un apport d'oxygène à haute concentration (> 85 %) est impératif pour ce patient, du moins jusqu'à ce qu'il ait été évalué complètement. Les intervenants doivent être conscients que la victime a de la peine à maintenir une oxygénation adéquate et être attentifs à tout changement.
5. *Anormalement rapide*. Une fréquence ventilatoire supérieure à 30 par minute (*tachypnée sévère*) signale une hypoxie, un métabolisme anaérobie et l'acidose qui en résulte. L'intervenant entreprend alors immédiatement une ventilation assistée à l'aide d'un ballon autoremplisseur délivrant une haute concentration d'oxygène (égale ou supérieure à 85 %). Simultanément, on recherche activement la cause de cette fréquence ventilatoire augmentée. S'agit-il d'un problème d'oxygénation ou d'une mauvaise circulation des globules rouges ? L'intervenant doit traiter la cause dès qu'elle est identifiée.

Chez la victime présentant une ventilation anormale, l'intervenant expose, palpe et examine rapidement le thorax. Il ausculte les poumons à la recherche de bruits respiratoires anormaux, diminués ou absents. Les lésions susceptibles de compromettre la ventilation comprennent le pneumothorax sous tension, les lésions du cerveau et de la moelle épinière. Ces lésions doivent être identifiées lors de l'examen primaire, et l'assistance ventilatoire entreprise immédiatement.

Lors de l'évaluation du status ventilatoire de la victime, l'intervenant évalue aussi bien la fréquence que la *profondeur* de la ventilation. Un patient peut présenter une fréquence ventilatoire de 16/min mais prendre de

Tableau 5-2 Prise en charge des voies aériennes en fonction du rythme ventilatoire spontané

Fréquence ventilatoire (respirations/min)	Prise en charge
Lente (< 12)	Assistance ou ventilation complète avec ≥ 85 % d'O_2 ($FiO_2 \geq 0,85$)
Normale (12–20)	Observation ; oxygénothérapie si besoin
Rapide (20–30)	Oxygène ≥ 85 % ($FiO_2 \geq 0,85$)
Anormalement rapide (> 30)	Ventilation assistée ($FiO_2 \geq$ 85 %)

FiO_2 : concentration de l'oxygène dans l'air inspiré.

très petits volumes. Inversement, un autre patient peut prendre des inspirations d'amplitude normale mais avec une fréquence très augmentée. La fréquence ventilatoire et l'amplitude des volumes inspirés forment la *ventilation minute* du patient (voir chapitre 6).

Étape C. Circulation (saignements et perfusion périphérique)

Rechercher les signes d'une défaillance circulatoire est l'étape suivante dans l'évaluation du traumatisé. Une oxygénation adéquate des globules rouges n'est utile que si ceux-ci perfusent efficacement les tissus et les organes. Lors de l'examen primaire, l'intervenant doit avant tout détecter et contrôler une hémorragie externe. Il peut ensuite se faire une idée du débit cardiaque et de la qualité de la perfusion périphérique.

Contrôle des saignements

Les intervenants doivent identifier et contrôler l'hémorragie externe lors de l'examen primaire. Le contrôle des hémorragies fait partie de l'étape « circulation » car une hémorragie externe importante, si elle n'est pas contrôlée rapidement, augmente de façon importante les risques de décès pour la victime. On distingue trois types d'hémorragie externe.

1. Le *saignement capillaire* est causé par des lésions superficielles qui ouvrent des capillaires de petit calibre situés juste sous la surface de la peau. Ce genre de saignement s'est souvent arrêté spontanément avant même l'arrivée des secours.
2. Le *saignement veineux* provient de couches plus profondes des tissus. Une compression externe modérée suffit souvent à stopper ce type de saignement. Les hémorragies externes d'origine veineuse ne menacent généralement pas la vie, à moins que les lésions soient très étendues ou que l'hémorragie ne soit pas contrôlée.
3. Le *saignement d'origine artérielle* est dû à une lésion ayant lacéré une artère. Ce type de saignement est le plus important et aussi le plus difficile à contrôler. Il est caractérisé par un saignement en jet de sang rouge vif. Même une perforation de petite taille peut provoquer une hémorragie mortelle si elle touche une artère en profondeur.

Le contrôle des hémorragies est une priorité, car chaque globule rouge est important pour la victime. Un contrôle rapide des saignements est un des objectifs majeurs des soins aux accidentés. L'examen primaire ne peut continuer tant que le saignement n'est pas contrôlé.

Dans le cas d'une hémorragie externe, une compression directe suffit dans la plupart des cas à arrêter le saignement jusqu'à ce que le patient puisse être acheminé vers un bloc opératoire. Le rôle des intervenants est d'appliquer une compression efficace et de la maintenir pendant le transport. Un intervenant aura souvent besoin d'aide s'il doit assurer à la fois une ventilation assistée et une hémostase par compression.

Les intervenants disposent de deux moyens pour le contrôle des hémorragies externes.

1. *Pression directe*. Comme son nom l'indique, le contrôle des saignements par pression directe consiste à appliquer sur le site du saignement une pression directe. Cela peut être fait au moyen d'une compresse ou d'une compresse abdominale directement sur le site du saignement. Ce geste requiert toute l'attention d'un intervenant, et ne lui permet souvent pas d'administrer d'autres soins. Cependant, si l'intervenant est seul, il peut improviser un pansement compressif avec des compresses et une bande élastique. Tant que l'hémorragie n'est pas contrôlée, la perfusion des tissus ne s'améliorera pas, quelle que soit la quantité d'oxygène ou de liquide que le patient reçoit.
2. *Garrot*. Dans les précédentes éditions de ce texte, le garrot était décrit comme une technique de dernier recours. Diverses expériences en zone de guerre en Afghanistan et en Irak ainsi que leur usage de routine en chirurgie ont conduit à reconsidérer ce jugement. La surélévation du membre blessé et l'usage de points de compression artériels ne sont plus recommandés, car on ne dispose pas de preuves de leur efficacité [2]. Un garrot est très efficace pour contrôler un saignement massif et doit être utilisé si un saignement d'un membre ne peut être stoppé par compression directe.

Si l'on suspecte une hémorragie interne, l'intervenant expose rapidement l'abdomen de la victime pour le palper et rechercher les signes de lésion. Il palpe également le bassin, car une fracture du bassin peut causer une hémorragie intra-abdominale massive. La prise en charge d'une fracture du bassin comprend une évacuation rapide, l'usage d'un pantalon antichoc et une réanimation liquidienne avec du soluté chaud.

De nombreuses sources d'hémorragie sont difficiles à contrôler hors de l'hôpital. La tâche des équipes préhospitalières consiste à amener rapidement la victime vers un établissement disposant de l'équipement et du personnel nécessaires pour stopper l'hémorragie en salle d'opération (idéalement un hôpital de type *trauma center*).

Perfusion

L'intervenant peut se faire une idée globale de l'état circulatoire de la victime en vérifiant le pouls, la couleur de la peau, sa température, des signes de transpiration et le temps de recoloration capillaire.

Pouls. L'intervenant évalue la présence d'un pouls, sa qualité et sa régularité. La présence de pouls périphériques permet aussi une estimation de la pression artérielle. Un contrôle rapide lui apprend si le pouls est tachycarde, bradycarde ou irrégulier, et peut aussi renseigner sur la pression systolique. L'absence d'un pouls radial sur un bras non lésé signale que la victime se trouve déjà en état *de choc décompensé*, ce qui est un signe tardif. Lors de l'examen primaire, il n'est pas nécessaire de déterminer la fréquence cardiaque exacte. Il suffit d'en obtenir une estimation pour pouvoir se consacrer aux autres phases de l'évaluation. La fréquence cardiaque exacte est obtenue plus tard. Si le pouls fémoral ou carotidien n'est pas palpable, la victime est en arrêt circulatoire (voir discussion ci-après).

Peau

Couleur. La perfusion normale de la peau lui donne une couleur rosée. La peau devient pâle quand le sang n'y parvient pas. Une couleur bleutée est provoquée par le manque d'oxygène ou de sang frais. Une couleur pâle signale une mauvaise perfusion. Une peau pigmentée peut rendre cette évaluation malaisée. On peut contourner cette difficulté en examinant le lit des ongles ou la couleur des muqueuses, car ces changements de couleur apparaissent rapidement sur les lèvres, les gencives et au bout des doigts.

Température. Tout comme la couleur de la peau, sa température dépend de la température ambiante. Une peau froide signale une perfusion diminuée, quelle qu'en soit la cause. L'intervenant estime la température de la peau en touchant le patient du dos de la main, ce qui peut être difficile si l'on porte des gants. La peau est normalement tiède, ni chaude ni froide. À l'état normal, les vaisseaux sanguins ne sont pas dilatés et n'apportent donc pas de chaleur à la surface du corps.

Humidité. Une peau sèche est le signe d'une bonne perfusion. Une peau moite signale un état de choc et une mauvaise perfusion. Ce déficit de perfusion est dû à la constriction des vaisseaux périphériques pour détourner le flux sanguin vers les organes vitaux.

Temps de recoloration capillaire. L'intervenant détermine le temps de recoloration capillaire en appuyant sur le lit d'un ongle, ce qui vide les capillaires visibles de leur sang. La rapidité avec laquelle le sang revient dans les capillaires lorsqu'on relâche la pression est une bonne façon d'estimer la perfusion sanguine des extrémités. Un temps de recoloration capillaire supérieur à 2 secondes signale une perfusion insuffisante du lit capillaire. Cependant, le temps de recoloration capillaire n'est pas un indicateur très performant de l'état de choc, car de nombreux autres facteurs influencent le résultat. Citons par exemple le froid, l'artériosclérose, certains médicaments vasoconstricteurs ou vasodilatateurs, ainsi que la présence d'un choc neurogénique. Dans ce cas, le temps de recoloration capillaire perd de son intérêt. Le temps de recoloration capillaire a une place dans l'évaluation circulatoire du patient, mais il devrait toujours être utilisé en perspective avec les autres examens (par exemple la tension artérielle).

Étape D. Déficit neurologique

Après avoir évalué et, dans la mesure du possible, corrigé les facteurs déterminant l'apport d'oxygène et sa distribution aux tissus, l'étape suivante de l'examen primaire est d'évaluer la fonction cérébrale, qui est une mesure indirecte de l'oxygénation du cerveau. L'objectif est de déterminer l'état de conscience du patient et de détecter la présence d'une hypoxie.

Les intervenants doivent partir du principe qu'un patient agressif ou oppositionnel est hypoxique jusqu'à preuve du contraire. La plupart des patients veulent qu'on les aide quand leur vie est en danger. Si un patient refuse qu'on l'aide, il faut se demander pourquoi. Pourquoi la victime se sent-elle menacée par les intervenants ? Si la victime se sent menacée par la situation, l'intervenant doit s'efforcer d'établir un rapport de confiance. Si rien ne semble menacer la victime, l'intervenant peut en conclure que la cause est physiologique afin d'identifier et de traiter une cause réversible. En posant ses questions, l'intervenant s'efforce de déterminer si la victime a perdu connaissance après l'accident, si elle est sous l'influence d'alcool ou de drogues ou si elle présente une affection chronique pouvant expliquer des troubles de la conscience ou du comportement.

Des troubles de l'état de conscience doivent faire évoquer quatre possibilités :

1. un manque d'oxygénation cérébrale, causé par une hypoxie ou une hypoperfusion;
2. une lésion du système nerveux central;
3. l'action de l'alcool ou de drogues;
4. un dérangement métabolique (diabète, épilepsie, arrêt cardiaque).

Le score de Glasgow est un score utilisé pour mesurer l'état de conscience [3]. C'est une méthode simple et rapide pour mesurer le fonctionnement du cerveau, qui permet aussi de prédire le devenir du patient; c'est spécialement vrai pour la meilleure réponse motrice. Il permet également de déterminer une valeur de départ qui servira de référence pour suivre l'évolution du patient. Ce score est divisé en trois sections : (1) ouverture des *yeux*, (2) meilleure réponse *verbale*, et (3) meilleure réponse *motrice*. L'intervenant attribue un score au patient correspondant au meilleur résultat de chaque section (figure 5-2). Par exemple, si l'œil gauche de la victime est trop enflé pour qu'elle puisse

Ouverture des yeux	**Points**
Ouverture des yeux spontanée	4
Ouverture des yeux à la commande	3
Ouverture des yeux au stimulus douloureux	2
Aucune ouverture des yeux	1
Meilleure réponse verbale	
Réponses appropriées (orientées)	5
Donne des réponses confuses	4
Réponses inappropriées	3
Bruits incompréhensibles	2
Aucune réponse verbale	1
Meilleure réponse motrice	
Obéit aux ordres	6
Localise les stimuli douloureux	5
Retrait à la douleur	4
Flexion anormale à la douleur (décortication)	3
Extension anormale à la douleur (décérébration)	2
Aucune réponse motrice	1
Total	

Fig. 5-2. Échelle de Glasgow.

l'ouvrir mais qu'elle ouvre spontanément son œil droit, le patient aura le score maximal de 4 pour l'ouverture des yeux. Si le patient n'ouvre pas spontanément les yeux, l'intervenant doit utiliser une commande verbale (« Ouvrez les yeux »). Si la victime ne réagit pas à l'appel, on applique un stimulus douloureux comme d'appuyer un stylo sur un ongle ou de pincer la peau de l'aisselle.

Pour évaluer la réponse verbale, l'intervenant peut utiliser une question comme : « Que vous est-il arrivé ? » Si le patient est orienté, il sera capable de fournir une réponse cohérente. Dans le cas contraire, sa réponse est classée en : confuse, inappropriée, incompréhensible ou absente. Si le patient est intubé, le score de Glasgow ne comprendra que les scores de l'ouverture des yeux et de la réponse motrice, et on y ajoute un « S » (pour sonde) pour signaler que la réponse verbale n'était pas évaluable (par exemple : « 8S »).

La troisième section du score de Glasgow est la réponse motrice. L'intervenant donne un ordre clair comme : « Levez deux doigts » ; ou : « Faites le signe de l'autostoppeur ». Un patient qui serre les doigts de l'intervenant peut le faire par réflexe sans pour autant exécuter consciemment un ordre. Si la victime est incapable d'exécuter un ordre, on applique un stimulus douloureux comme précédemment et l'on note la *meilleure* réponse motrice ainsi obtenue. Si le patient essaie de repousser la source du stimulus douloureux, on dit qu'il « localise ». D'autres réponses à la douleur sont le retrait, la flexion anormale (*posture de décortication*), l'extension anormale (*posture de décérébration*) des membres supérieurs, ou l'absence de toute réponse motrice. Des données récentes de la littérature semblent montrer que l'évaluation de la réponse motrice à elle seule fournit une évaluation aussi performante du patient que le score entier [4].

La valeur maximale du score de Glasgow est 15, et correspond à un patient ne présentant aucun trouble de l'état de conscience, alors que la valeur la plus basse est de 3, et correspond à un état grave. Un total inférieur à 8 indique une lésion majeure ; de 9 à 12, une lésion modérée ; et de 13 à 15, une lésion mineure. Un score de Glasgow inférieur à 8 est une indication à l'intubation. L'intervenant peut facilement calculer le score de Glasgow, qu'il aura soin d'inclure dans son rapport à son arrivée à l'hôpital ainsi que dans son rapport écrit.

Si le patient n'est pas conscient, orienté ou incapable d'exécuter un ordre, l'intervenant peut rapidement évaluer les pupilles. Sont-elles rondes, isocores et réactives à la lumière ? Chaque pupille est-elle ronde, d'aspect normal et réagissant normalement à la lumière en se contractant, ou est-elle dilatée et aréactive ? Un score de Glasgow inférieur à 14 et un examen anormal des pupilles peuvent indiquer la présence d'une lésion cérébrale grave (voir chapitre 8).

Dans les éditions précédentes, l'acronyme AVPU était utilisé pour décrire l'état de conscience de la victime. Dans ce système, A signifiait alerte et orienté, V répondant à un stimulus verbal, P réagissant au pincement et U pour *unresponsive*, c'est-à-dire sans réaction. Cette approche, qui a certes le mérite d'être très simple, ne précise pas *comment* le patient réagit au stimulus verbal ou douloureux. Autrement dit, si le patient réagit à un stimulus verbal, le fait-il de manière orientée, confuse, ou alors en marmonnant des sons incompréhensibles ? De même, si le patient réagit à un stimulus douloureux, fait-il un mouvement dirigé ou prend-il une posture de décortication ? L'échelle AVPU devrait donc être abandonnée car elle manque de précision. Bien que la mesure par l'échelle de Glasgow soit en soi plus complexe, sa pratique répétée peut en faire une seconde nature.

Étape E. Exposition/environnement

Au cours de son évaluation, l'intervenant devra rapidement écarter les vêtements de la victime, car une exposition adéquate est essentielle si l'on veut trouver toutes les lésions (figure 5-3). L'adage « la partie du corps qu'on a oublié d'exposer est celle où se trouve la lésion la plus grave » n'est pas toujours vrai, mais tout de même assez

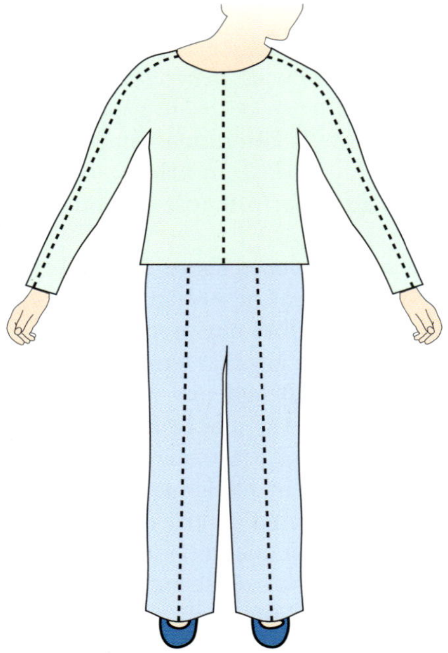

Fig. 5-3. On peut rapidement retirer les vêtements de la victime en les coupant selon le trajet des lignes pointillées.

souvent pour qu'on prenne l'habitude d'examiner le corps entier. De même, une grande quantité de sang peut être absorbée par les vêtements et passer inaperçue. Une fois le patient examiné, l'intervenant le recouvre afin de conserver la chaleur corporelle. Bien qu'il soit important d'exposer en entier le corps du blessé afin de procéder à un examen complet, l'*hypothermie* peut poser de sérieux problèmes dans la prise en charge d'un patient traumatisé. C'est pourquoi il faut veiller à n'exposer que les parties essentielles sur le terrain. Une fois au chaud dans l'ambulance, on peut compléter l'examen avant de recouvrir à nouveau le patient.

Le nombre de vêtements à enlever durant l'examen dépend de la nature et de la gravité des lésions. Une règle générale consiste à enlever autant de vêtements qu'il est nécessaire pour déterminer la présence ou l'absence d'une lésion. Il ne faut pas craindre d'enlever ou de couper des vêtements si c'est le seul moyen d'évaluer et de traiter correctement les lésions. Il arrive qu'un patient ait été victime de plusieurs traumatismes successifs, par exemple un accident de voiture après une blessure par balle. On court le risque de manquer une lésion potentiellement létale si la victime n'est pas examinée correctement. Une lésion ne peut être traitée que si elle a été identifiée. Il faut être particulièrement soigneux lorsqu'on enlève les vêtements d'une victime d'agression (encadré 5-2).

Encadré 5-2 Pièces à conviction

Malheureusement, il arrive qu'un patient traumatisé soit la victime d'une agression ou d'un crime. Dans ce cas, il est du devoir des intervenants de s'efforcer de conserver les pièces à conviction pour la police. Quand on découpe les vêtements de la victime, il faut prendre garde à ne pas couper à travers les trous faits par une balle ou la lame d'un couteau, ce qui détruirait un indice précieux pour les enquêteurs. Si l'on enlève les habits de la victime, il faut les mettre dans un sac en papier (pas en plastique) et le remettre à la police. Tous les objets, armes, effets personnels et autres trouvés lors de l'examen de la victime devraient être remis à la police, et cela doit être consigné de façon exacte et complète dans le rapport d'intervention. Si l'état de la victime rend son évacuation nécessaire avant l'arrivée de la police, il faut emmener ces objets et contacter la police dès l'arrivée à l'hôpital.

Réanimation

On entend par gestes de réanimation les traitements entrepris pour corriger les menaces vitales identifiées au cours de l'examen primaire. L'évaluation PHTLS est fondée sur la philosophie « *treat as you go* », qui consiste à commencer le traitement dès qu'une menace vitale est identifiée ou, à défaut, dès que cela est possible.

Évaluation simultanée

Pour des raisons essentiellement pédagogiques, il est préférable de présenter les informations concernant l'évaluation du patient, sa prise en charge et la prise de décision de façon linéaire (l'étape A est suivie de l'étape B qui est suivie de l'étape C, etc.). Bien que cette présentation rende la matière plus facile à enseigner et les concepts peut-être plus faciles à assimiler pour l'étudiant, elle ne reflète pas vraiment la réalité de l'intervention. Le cerveau du secouriste est comme un ordinateur qui peut recevoir des informations simultanées, issues de plusieurs sources. Ces données d'entrée peuvent être saisies conjointement. Le cerveau est capable de les analyser et de les classer par ordre de priorité.

La plupart de ces données peuvent être recueillies en environ 15 secondes par le cerveau. Leur analyse simultanée et la hiérarchisation correcte des priorités par le cerveau du secouriste déterminent l'action à exécuter en premier. La séquence décrite précédemment – prise en charge des voies aériennes, de la fonction respiratoire, de la circulation, du déficit neurologique

(Suite)

et de la protection contre l'environnement – ne représente pas nécessairement l'ordre dans lequel les informations sont collectées ou reçues par l'intervenant, mais elle va l'aider à établir des priorités pour la prise en charge de la victime.

L'examen primaire vise à identifier les lésions vitales. L'examen secondaire concerne les problèmes entraînant une mise en jeu du pronostic fonctionnel, ainsi que tous les problèmes de moindre importance.

Limitation des gestes sur le site

Les problèmes des voies aériennes sont la priorité numéro un des intervenants. Si les voies aériennes sont dégagées mais que la victime ne respire pas, l'intervenant entreprend immédiatement une assistance ventilatoire. L'assistance ventilatoire doit comprendre l'apport d'oxygène à haute concentration (> 85 %) dès que possible. Si la victime présente des signes de détresse respiratoire ou d'hypoxémie, les intervenants assistent sa ventilation à l'aide d'un ballon autogonflant. Si un arrêt circulatoire est identifié durant la phase C de l'examen primaire, on entreprend un massage cardiaque. On procède également au contrôle des hémorragies. Une fois les voies aériennes dégagées et la ventilation assurée, on peut rapidement contrer l'hypoxie et l'état de choc (c'est-à-dire le métabolisme anaérobie) s'il est présent.

Transport

Si une menace vitale a été identifiée, la victime doit être rapidement relevée une fois que ces traitements limités ont été mis en route. Le transport des traumatisés instables vers un hôpital approprié doit être entrepris dès que possible (encadré 5-3). À moins que les conditions extérieures ne l'empêchent, les intervenants ne devraient pas passer plus de 10 minutes sur le site avec cette catégorie de patients. Les intervenants doivent bien comprendre que limiter le temps passé sur place et transporter aussi vite que possible ces patients vers un hôpital adapté est un aspect fondamental dans la prise en charge préhospitalière des traumatisés.

Réanimation liquidienne

Un autre objectif de la réanimation est de restaurer un volume intravasculaire suffisant pour permettre la perfusion tissulaire aussi vite que possible. La transfusion de sang n'étant généralement pas possible en phase préhospitalière, le *Ringer lactate* est la solution de choix pour la réanimation des traumatisés. Le Ringer lactate contient, en plus du sodium et du chlorure, de faibles quantités de potassium, de calcium et de lactate, et il permet une expansion volumique efficace. Les solutions cristalloïdes comme le Ringer lactate ne remplacent ni la capacité de transport d'oxygène des globules rouges ni l'effet hémostatique des plaquettes. C'est pourquoi il est essentiel de transporter rapidement la victime vers un hôpital.

Pendant le trajet vers l'hôpital, les intervenants mettent en place si possible deux accès veineux de gros calibre (14 ou 16 gauge) dans le pli du coude ou sur les avant-bras. D'une façon générale, les voies veineuses centrales ne sont pas adaptées au traitement des traumatisés sur le terrain. Le débit des perfusions dépend de la situation clinique, à savoir si l'hémorragie a pu être stoppée au moment où la réanimation liquidienne est commencée, ou si le patient présente les signes d'un traumatisme crânien. Les principes de réanimation liquidienne sont expliqués au chapitre 7.

Encadré 5-3 Patient traumatisé critique

Limiter le temps passé sur le site à 10 minutes ou moins quand une ou plusieurs des lésions vitales suivantes sont présentes :

- Liberté des voies aériennes inadéquate ou menacée
- Ventilation altérée, montrée par :
  - Fréquence ventilatoire anormalement rapide ou lente
  - Hypoxie (SpO_2 < 95 % malgré l'apport d'oxygène supplémentaire)
  - Dyspnée
  - Pneumothorax ouvert ou volet thoracique
  - Pneumothorax suspecté
- Hémorragie externe significative ou hémorragie interne suspectée
- Status neurologique anormal
  - Score de Glasgow ≤ 13
  - Convulsions
  - Déficit moteur ou sensitif
- Traumatisme pénétrant à la tête, au cou, au tronc ou proximal au genou ou au coude pour ce qui est des extrémités
- Amputation ou subamputation proximale aux doigts ou aux orteils
- Tout traumatisme intervenant dans les contextes suivants :
  - Antécédents médicaux personnels significatifs (par exemple coronaropathie, bronchopneumopathie chronique obstructive, coagulopathies)
  - Âge > 55 ans
  - Hypothermie
  - Brûlures
  - Grossesse

Entreprendre la pose d'une voie veineuse sur le site prolonge le temps passé sur place et retarde le transport. Comme nous l'avons déjà vu, le traitement définitif du blessé ne peut se faire qu'à l'hôpital. Par exemple, un patient présentant une lésion de la rate et qui saigne 50 ml par minute continuera de saigner à ce rythme jusqu'à son arrivée au bloc opératoire. Commencer la perfusion sur place au lieu de transporter rapidement le patient va non seulement contribuer à augmenter les pertes sanguines, mais aussi diminuer les chances de survie de la victime. Il y a bien sûr des exceptions, par exemple une victime qui doit être désincarcérée ou quand le transport est impossible. De même, une expansion volumique ne remplace pas le contrôle manuel d'une hémorragie externe.

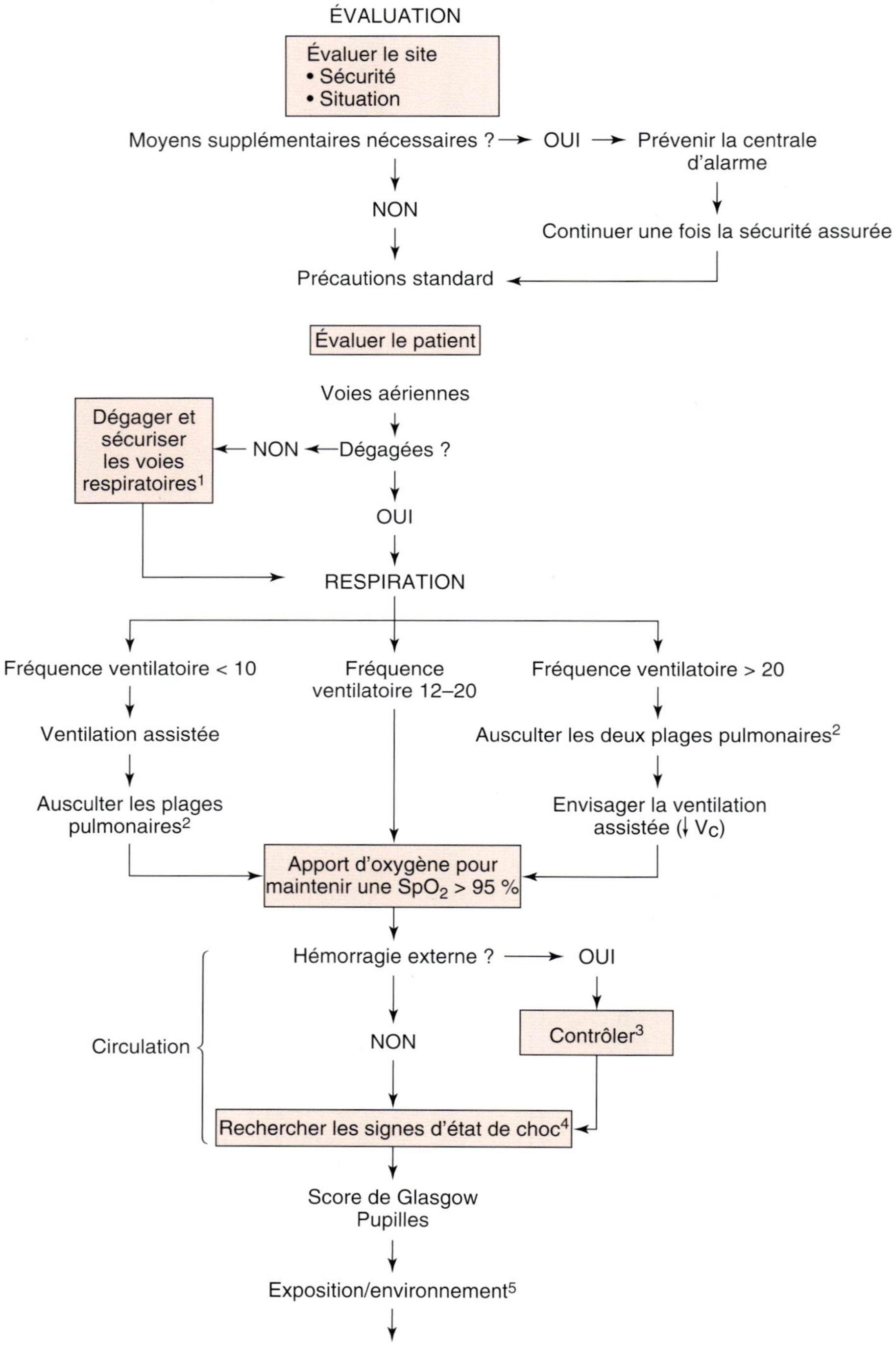

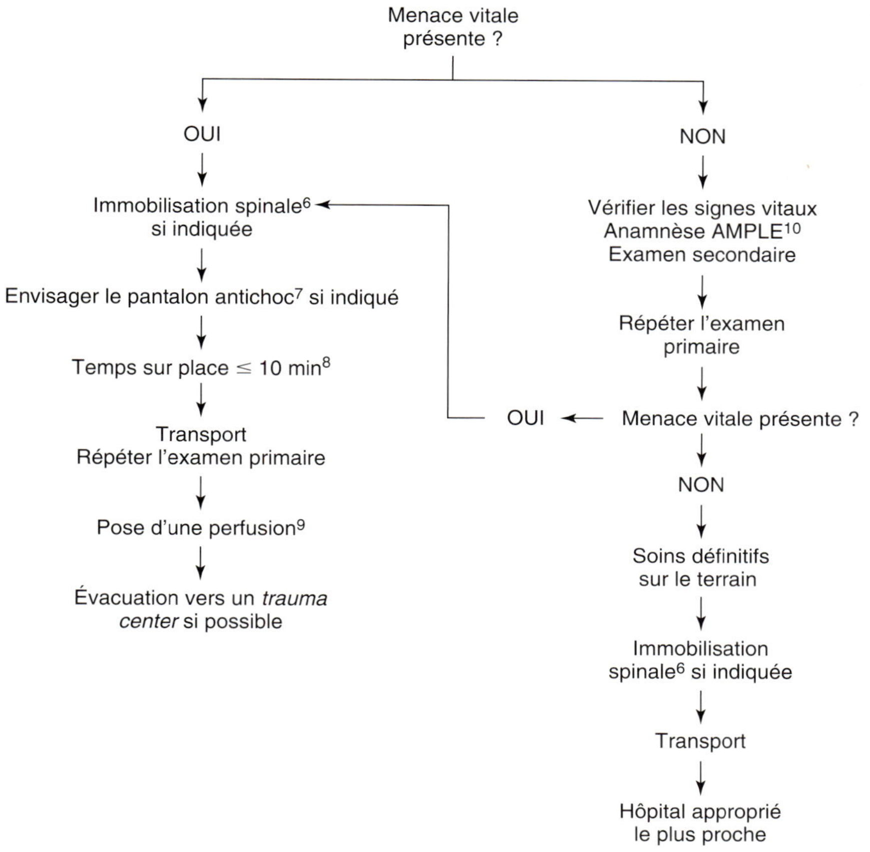

Notes pour l'Algorithme d'évaluation

[1] Suivre l'algorithme de prise en charge des voies aériennes (p. 125).

[2] Envisager une décompression à l'aiguille si tous les critères suivants sont présents :
- Bruits respiratoires diminués ou absents.
- Travail respiratoire de plus en plus difficile ou difficulté de ventilation au ballon autoremplisseur.
- État de choc décompensé/hypotension (PAS < 90 mmHg).
- Faire une ponction de décharge bilatérale seulement si le patient est intubé.

[3] Contrôle des hémorragies externes :
- Pression directe/pansement compressif.
- Garrot.
- Envisager un agent hémostatique local en cas de transport prolongé.

[4] Choc : tachycardie, peau froide, pâle et moite, anxiété, pouls périphériques diminués ou absents.

[5] Contrôle rapide à la recherche d'une lésion grave, puis recouvrir le patient pour éviter les pertes de chaleur.

[6] Voir l'Algorithme pour les indications d'immobilisation spinale (p. 234).

[7] L'emploi du pantalon antichoc devrait être envisagé si la PAS < 60 mmHg, si l'on suspecte une fracture du bassin, une hémorragie abdominale, ou un saignement rétropéritonéal avec choc décompensé (PAS < 90 mmHg).

[8] Le temps passé sur place devrait être inférieur ou égal à 10 minutes, à moins que des circonstances extérieures n'empêchent l'évacuation.

[9] Le transport ne devrait pas être retardé pour poser une perfusion. Il faut placer deux voies veineuses de gros calibre. Voir l'Algorithme de remplissage vasculaire (p. 185).

[10] AMPLE : allergies, médicaments, passé médical, dernier repa (*last meal*), événements.

[11] Poser des attelles sur les fractures et des bandages sur les plaies si nécessaire.

Intervenants premiers (formation de base)

Pour un intervenant disposant d'une formation de base, les points clés dans la prise en charge d'un blessé grave sont : (1) le contrôle immédiat de toute hémorragie externe, (2) une relève et une mise en condition de transport rapide, et (3) un transport rapide mais prudent vers l'hôpital le plus proche. Si le temps de transport est long, il peut être judicieux de faire appel à une unité du Smur qui peut rejoindre les intervenants en route. Une évacuation par hélicoptère est une autre possibilité. Aussi bien l'équipage du Smur que celui de l'hélicoptère sont formés au contrôle avancé des voies aériennes, à la ventilation assistée et à la réanimation liquidienne.

Examen secondaire (anamnèse et examen physique détaillés)

L'examen secondaire consiste à examiner un patient de la tête aux pieds. L'intervenant commence par faire son examen primaire et par identifier et traiter toutes les menaces vitales puis entreprend les manœuvres de réanimation avant de commencer l'examen secondaire. L'objectif de l'examen secondaire est d'identifier les lésions qui n'ont pas été reconnues pendant l'examen primaire. Comme un examen primaire bien conduit aura déjà identifié toutes les lésions menaçant la vie, l'examen secondaire est par définition consacré à des problèmes moins graves. C'est pourquoi tout patient instable doit être transporté dès que l'examen primaire est terminé, et ne pas rester sur place pour placer une perfusion ou faire un examen secondaire.

L'examen secondaire utilise l'approche « regarder, écouter, sentir » pour l'examen tête–pied. Plutôt que d'examiner visuellement chaque partie du corps, puis de continuer avec la palpation et de recommencer l'auscultation, l'intervenant examine en profondeur chaque partie du corps successivement. Il identifie les différentes lésions et fait le bilan région par région, en commençant par la tête puis en continuant par le cou, le thorax, l'abdomen et les extrémités pour terminer par un examen neurologique détaillé. L'essence de cet examen peut se résumer ainsi :

Voir, pas seulement regarder.
Entendre, pas seulement écouter.
Sentir, pas seulement palper.

La définition du verbe *voir* est « percevoir avec les yeux » ou « découvrir », alors que *regarder* signifie « exercer son pouvoir de vision ». De même, il faut distinguer *entendre* passivement et *écouter* attentivement de façon ciblée. En examinant la victime, l'intervenant rassemble toutes les informations possibles pour en tirer un plan de prise en charge. Il ne se contente pas de transporter la victime, mais fait tout ce qui est en son pouvoir pour assurer sa survie.

Regarder

- Examiner la peau dans chaque région du corps.
- Rechercher tous les saignements externes, et tous les signes d'hémorragie interne comme une douleur à la palpation d'une extrémité ou un hématome.
- Noter toutes les lésions des parties molles, y compris les éraflures, brûlures, contusions, hématomes, lacérations ou plaies perforantes.
- Noter toute enflure ou toute déformation des os ou des articulations.
- Noter les marques sur la peau et la couleur de la peau.
- Noter tout ce qui « n'a pas l'air normal ».

Écouter

- Noter tout bruit anormal que le patient fait en respirant.
- Noter tous les bruits anormaux lors de l'auscultation du thorax.
- Vérifier si le murmure vésiculaire est égal sur les deux plages pulmonaires.
- Ausculter les artères carotides et les autres gros vaisseaux.
- Noter tous les souffles anormaux sur les vaisseaux qui pourraient signaler une lésion vasculaire.

Sentir

- Mobiliser prudemment les os de chaque extrémité, et chercher si cela provoque une mobilité anormale, une crépitation ou une douleur à la mobilisation.
- Palper soigneusement toutes les régions du corps. Noter toute mobilité anormale, si les pouls sont présents, si on palpe une masse pulsatile à un endroit inhabituel, et si tous les pouls sont présents.

Signes vitaux

Les intervenants ont pris l'habitude de surveiller et de réévaluer continuellement la qualité du pouls, de la respiration et les autres paramètres de l'examen primaire, parce que des changements peuvent se produire rapidement. L'intervenant prend des mesures quantitatives des signes vitaux et détermine la sensibilité et la motricité de chaque extrémité dès que possible, bien qu'il ne le fasse normalement pas avant la conclusion de l'examen primaire. Quand cela est possible, un second intervenant devrait mesurer les signes vitaux pendant que son coéquipier effectue l'examen primaire afin d'éviter tout retard. Cependant, une valeur chiffrée du pouls, de la pression artérielle et de la fréquence respiratoire ne sont pas indispensable à la prise en charge initiale d'un blessé grave. C'est pourquoi la prise de mesures chiffrées peut attendre que les gestes essentiels de réanimation et de stabilisation aient été réalisés.

Un set complet de signes vitaux comprend une valeur de pression artérielle, la fréquence cardiaque, la qualité du pouls, une fréquence respiratoire (y compris une auscultation anormale si elle est notée), la couleur de la peau et la température. Les intervenants contrôlent et notent un set de signes vitaux toutes les 3 à 5 minutes, aussi souvent que possible ou au moins chaque fois qu'ils notent une modification de l'état du patient. Même quand on dispose d'un appareil de monitorage complet, la première pression devrait être mesurée manuellement. En effet, les appareils automatiques sont souvent imprécis en présence d'une hypotension importante.

Anamnèse AMPLE

L'intervenant prend rapidement les antécédents du patient. Ces informations seront notées dans son rapport et transmises à l'équipe hospitalière. « AMPLE » est une abréviation mnémotechnique pour les points clés de cette anamnèse, à savoir :

- *allergies* ;
- *médicaments :* les médicaments que le patient prend régulièrement, sur prescription médicale ou de son propre chef ;
- *passé médical et chirurgical :* les problèmes médicaux importants pour lesquels il a été traité, y compris les opérations qu'il a subies.
- *dernier repas* (en anglais : *last meal*) : un patient accidenté vient souvent de prendre un repas, ce qui augmente le risque de régurgitation à l'induction de l'anesthésie ;
- *événement :* ayant conduit à l'accident.

Tête

Un examen visuel attentif de la face et du crâne permettra de détecter les contusions, éraflures, asymétries, déformations osseuses du visage et du crâne, les anomalies des yeux, des paupières, des oreilles et de la mâchoire. L'intervenant examine la tête de la façon suivante :

- il palpe le cuir chevelu de la victime à la recherche d'une lésion ;
- il vérifie les pupilles, en particulier leur réactivité, leur symétrie, leur forme et le pouvoir d'accommodation ;
- il palpe soigneusement les os de la face et du crâne à la recherche d'une crépitation, d'une instabilité, d'une déviation, d'une dépression ou d'une mobilité anormale (c'est un aspect extrêmement important de l'évaluation non radiologique de la tête).

La figure 5-4 montre les structures anatomiques normales de la tête et du crâne.

Cou

L'examen visuel du cou à la recherche de contusions, d'éraflures, de lacérations ou de déformations signale à l'intervenant la possibilité de lésions sous-jacentes. La palpation peut révéler un emphysème sous-cutané d'origine pharyngée, trachéale ou pulmonaire. Une crépitation palpée au niveau du larynx, combinée avec une voix enrouée et avec un emphysème sous-cutané constitue la présentation classique d'une fracture du larynx. L'absence de douleur à la palpation de la colonne cervicale peut, combinée avec des critères stricts, aider à exclure une fracture de la colonne cervicale, alors qu'une douleur à la palpation indique la possibilité d'une fracture, d'une luxation ou d'une lésion ligamentaire. L'intervenant

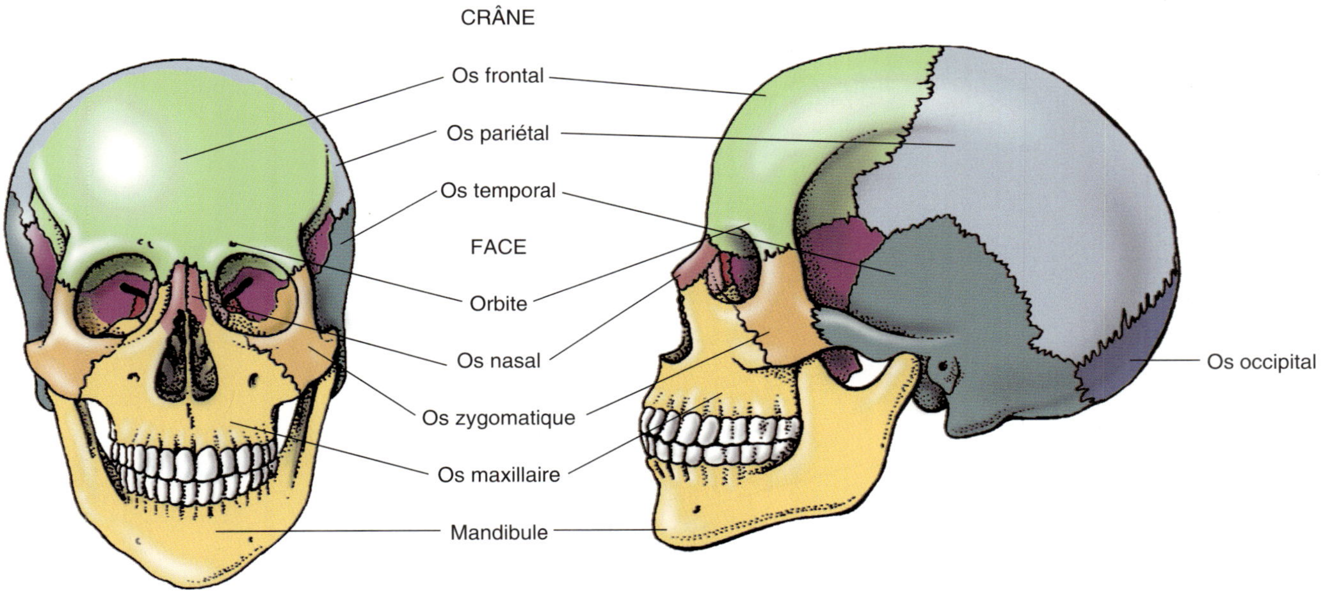

Fig. 5-4. Structure anatomique normale des os de la face et du crâne.

effectue cette palpation prudemment, en s'assurant que la colonne cervicale reste en position neutre.

La figure 5-5 indique l'anatomie normale du cou.

Thorax

Du fait de sa solidité et de son élasticité, le thorax peut amortir des chocs violents. Un examen attentif du thorax à la recherche de déformations, d'un mouvement paradoxal, de contusions et d'éraflures est nécessaire pour détecter les lésions sous-jacentes. D'autres signes à rechercher sont une asymétrie des mouvements respiratoires, des rétractions intercostales ou suprasternales.

Par exemple, une marque de contusion sur le sternum peut être le seul signe extérieur d'une lésion cardiaque. Une plaie perforante près du sternum peut être le seul signe d'une tamponnade péricardique. Une ligne allant du 4e espace intercostal en avant en passant par le 6e espace intercostal latéralement jusqu'au 8e en arrière marque la limite supérieure de l'excursion du diaphragme en fin d'expiration (figure 5-6). Une plaie perforante située sous cette ligne ou suivant une trajectoire passant sous cette ligne a traversé l'abdomen et le thorax jusqu'à preuve du contraire.

Après ses yeux et ses mains, le stéthoscope est le principal instrument dont l'intervenant dispose pour examiner le thorax. La victime sera le plus souvent couchée sur le dos, de sorte que seuls l'avant et la partie latérale du thorax seront accessibles à l'auscultation. Il est important pour les intervenants d'apprendre à reconnaître les bruits respiratoires normaux et anormaux dans cette position. Une petite surface de côtes fracturées peut signaler une grave contusion pulmonaire sous-jacente. Tous les mécanismes de compression du thorax peuvent provoquer un pneumothorax (figure 5-7). Des bruits respiratoires absents ou diminués peuvent signaler la présence d'un pneumothorax, d'un pneumothorax sous tension ou d'un hémothorax. Des craquements à l'auscultation de la partie latérale ou de la partie postérieure du thorax (quand le patient est tourné en bloc sur le côté) peuvent signaler une contusion pulmonaire. La tamponnade péricardique est caractérisée par des bruits cardiaques lointains et assourdis. Il faut cependant savoir qu'il peut être difficile de reconnaître cette affection en raison du bruit sur le site et pendant le transport. L'intervenant doit aussi palper soigneusement le thorax à la recherche de traces d'emphysème sous-cutané.

Abdomen

Comme pour les autres parties du corps, l'examen de l'abdomen commence par une inspection visuelle. Des éraflures ou des hématomes signalent la possibilité de lésions sous-jacentes. L'intervenant doit examiner attentivement

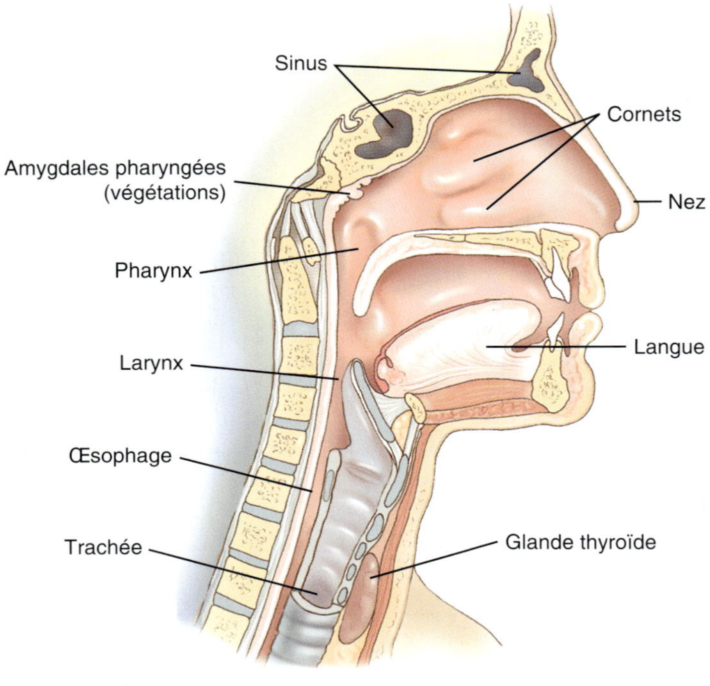

Fig. 5-5. Anatomie normale de la région cervicale.

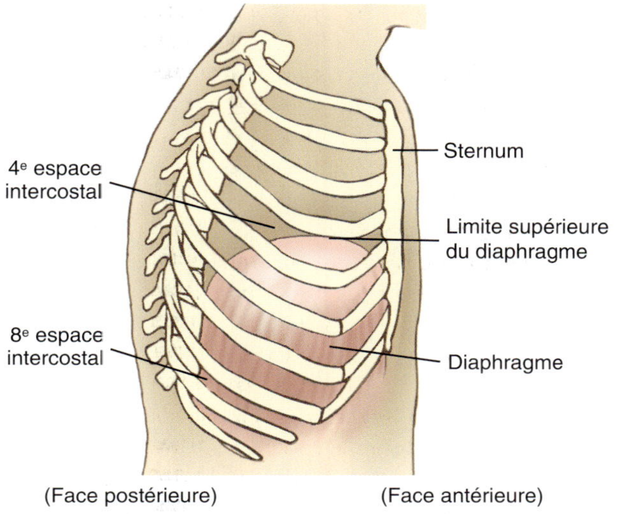

Fig. 5-6. Vue latérale de la position du diaphragme lors de l'expiration complète.

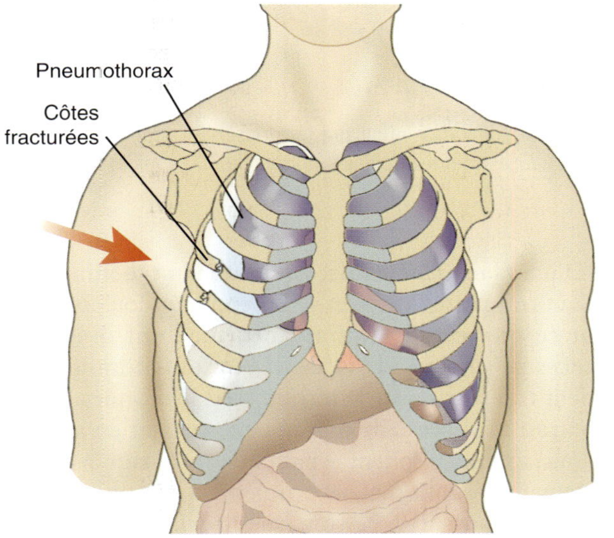

Fig. 5-7. Une compression du thorax peut provoquer des fractures de côtes et un pneumothorax associé.

la région périombilicale à la recherche d'une contusion qui signale qu'une ceinture de sécurité mal portée a causé des lésions en profondeur. Près de 50 % de ces patients sont porteurs d'une lésion intestinale. Des fractures de la colonne lombaire sont aussi souvent présentes chez les patients porteurs du « signe de la ceinture ».

L'examen de l'abdomen comprend aussi la palpation quadrant par quadrant à la recherche d'une douleur à la palpation, d'une défense ou d'une masse. Pendant la palpation, l'intervenant note également si l'abdomen est souple ou rigide. Il est inutile de poursuivre la palpation de l'abdomen une fois qu'on a découvert une défense ou une douleur à la palpation. Continuer l'examen ne changera pas la prise en charge, et ne servira qu'à faire souffrir la victime et à retarder son transport vers l'hôpital. De même, l'auscultation de l'abdomen n'apporte strictement rien à la prise en charge d'un traumatisé.

Bassin

L'intervenant examine le bassin par l'observation et par la palpation. Il inspecte le bassin à la recherche d'éraflures, de lacérations, de contusions, de fractures ouvertes et de signes de distension. Les fractures du bassin peuvent provoquer une hémorragie interne qui peut conduire à une dégradation rapide de l'état du patient.

Le bassin n'est palpé qu'une seule fois pendant l'examen secondaire à la recherche d'une instabilité. Cet examen ne sera pas répété car il peut aggraver l'hémorragie en cas de fracture du bassin. La palpation se fait en appliquant une pression de l'avant vers l'arrière sur la symphyse pubienne avec le talon de la main, puis par une pression latérale sur les crêtes iliaques à la recherche d'une mobilité anormale. Il faut suspecter une hémorragie interne en présence d'une instabilité.

Dos

Le dos doit être examiné à la recherche d'une lésion. Le meilleur moment pour le faire est quand le patient est tourné en bloc pour être transféré sur la civière. On peut en profiter pour ausculter la partie postérieure du thorax et pour palper la colonne à la recherche d'une douleur à la palpation ou d'une déformation.

Extrémités

L'intervenant commence l'examen des membres supérieurs par les clavicules et des membres inférieurs par le bassin, puis continue vers l'extrémité de chaque membre. Chaque os et chaque articulation sont examinés visuellement à la recherche de déformations, d'hématomes ou d'ecchymoses, et par palpation à la recherche d'une crépitation, d'une douleur, d'une sensibilité, d'une mobilité anormale ou d'une déformation. Tout membre suspecté d'être fracturé doit être immobilisé jusqu'à ce qu'une radiographie permette de confirmer ou d'exclure une fracture. L'intervenant vérifie également la circulation, la sensibilité et la motricité de chaque membre. Si l'on immobilise un membre, il faut vérifier à nouveau les pouls, la motricité et la sensibilité après pose de l'attelle.

Examen neurologique

Comme pour les autres examens, l'intervenant fait une évaluation de chaque région du corps de façon beaucoup plus complète au cours de l'examen secondaire que pendant l'examen primaire. Le calcul du score de Glasgow, l'examen des pupilles ainsi que la sensibilité et la motricité de chaque extrémité en font partie. Lors de l'examen des pupilles, on examine aussi bien les différences de réactivité à la lumière que les différences de taille. Un pourcentage non négligeable de la population normale présente une différence de taille des pupilles (*anisocorie*) en l'absence de toute lésion. Mais, même chez ces patients, la réactivité à la lumière devrait être identique de chaque côté. Des pupilles ne réagissant pas de façon symétrique à la lumière sont considérées comme asymétriques. Des pupilles asymétriques chez une victime inconsciente peuvent signaler une augmentation de la pression intracrânienne ou une compression du troisième nerf crânien par un hématome ou par un œdème cérébral (figure 5-8). Une lésion directe de l'œil peut aussi provoquer une asymétrie des pupilles.

Un contrôle rapide de la sensibilité et de la motricité de chaque extrémité permet de détecter une faiblesse ou une perte de sensation nécessitant un examen plus détaillé. La colonne vertébrale entière doit alors être immobilisée en ligne. Une planche dorsale (*long spineboard*) avec un collier cervical, des sangles et des cales est alors nécessaire. Il ne faut pas immobiliser la tête seule, sinon tout mouvement lors de la relève ou lors du trajet en ambulance risque de faire bouger le corps, alors que la tête reste immobilisée, ce qui peut aggraver les lésions de la colonne. La colonne entière doit donc être immobilisée à tout moment.

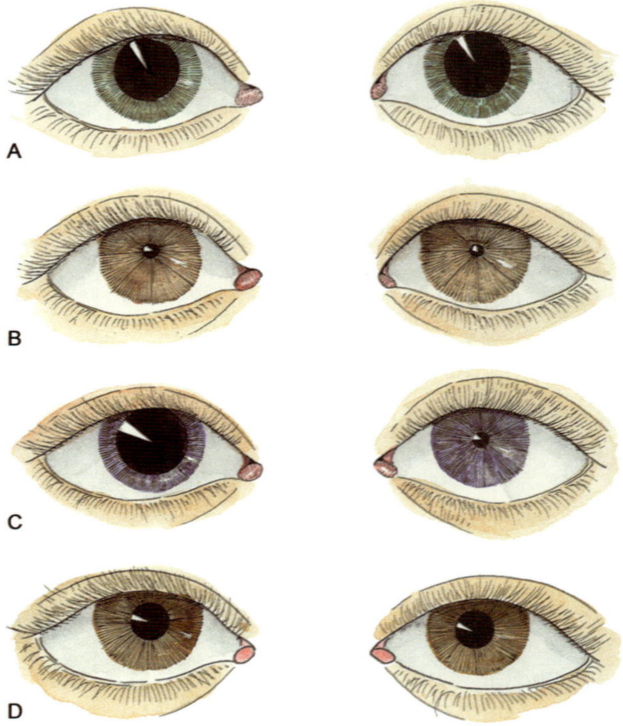

Fig. 5-8. *A* : dilatation pupillaire (mydriase). *B* : contraction pupillaire (myosis). *C* : asymétrie pupillaire (anisocorie). *D* : pupilles normales.

Soins définitifs sur le terrain

Savoir relever, transporter la victime et annoncer correctement son arrivée fait partie de la prise en charge. Les soins définitifs concluent la prise en charge du patient. Par exemple :

- pour une victime en arrêt cardiaque sur une fibrillation ventriculaire, c'est la défibrillation qui permet de restaurer un rythme normal : la réanimation cardiopulmonaire n'est qu'une mesure provisoire en attendant la défibrillation ;
- pour un patient diabétique en coma hypoglycémique, il s'agit d'une perfusion de glucose avec restauration d'une glycémie normale ;
- pour un patient présentant une obstruction des voies respiratoires, le dégagement manuel des voies respiratoires et la ventilation assistée sont une partie des soins définitifs ;
- pour un patient souffrant d'une hémorragie, ce sont le contrôle de l'hémorragie et la restauration de la perfusion cellulaire.

D'une façon générale, le traitement définitif d'un patient traumatisé ne peut se faire qu'au bloc opératoire. Tout ce qui retarde ce traitement définitif diminue les chances de survie de la victime. Les soins administrés au patient traumatisé sur le terrain sont identiques à la réanimation cardiorespiratoire pour le patient en arrêt cardiaque : ils maintiennent le patient en vie jusqu'à ce qu'un traitement définitif règle le problème. Les soins préhospitaliers au traumatisé ne sont que provisoires ; ils servent à gagner quelques minutes jusqu'au bloc opératoire.

Relevage

Comme nous l'avons déjà dit, les intervenants doivent suspecter une lésion de la colonne chez tout patient traumatisé. C'est pourquoi les manœuvres de relevage et d'installation doivent protéger la colonne de tout mouvement intempestif. Dans la mesure où le temps le permet, les intervenants :

- stabilisent toutes les fractures au moyen d'attelles ;
- si la victime est dans un état critique, immobilisent toutes les fractures en même temps en fixant le patient sur une planche de type *long backboard* ;
- appliquent des bandages sur les plaies si nécessaire.

Transport

Le patient devrait être transporté dès qu'il est chargé dans l'ambulance et stabilisé. Comme nous l'avons déjà vu, rester sur place pour effectuer un examen secondaire ou placer une perfusion ne fait que retarder le moment où l'équipe hospitalière pourra stopper l'hémorragie et administrer une transfusion si nécessaire. La réévaluation et les manœuvres de réanimation se font donc pendant le trajet vers l'hôpital. *Pour certains traumatisés instables, entreprendre rapidement le transport vers l'hôpital est l'aspect le plus important des soins sur le terrain.*

Chez un patient dont l'état est stable, il est possible de traiter chaque lésion sur le terrain, mais il est tout de même préférable de le transporter rapidement avant qu'une lésion occulte ne devienne menaçante.

Revised Trauma Score

Le Trauma Score, mis au point par le chirurgien Howard Champion et son équipe, est un bon prédicteur de la survie des patients victimes d'un traumatisme contondant. Le Revised Trauma Score, décrit en 1989, éliminait deux composants de l'ancien Trauma Score, et il est tout aussi utile pour prédire la survie après un accident grave [5]. Le RTS est composé d'une note pour le score de Glasgow, d'une pour la pression systolique et d'une pour la fréquence ventilatoire (figure 5-9). Chacun de ces trois composants reçoit une valeur de 4 (la meilleure) à 0 (la pire). Le score combiné indique l'état de la victime. La valeur la plus basse est de 0, et indique bien sûr l'état le plus grave, alors que le meilleur score est de 12. Ce score combiné est utile pour évaluer la prise en charge de la victime, mais ce n'est pas un outil de triage préhospitalier. Dans plusieurs systèmes, le score est calculé à l'hôpital receveur sur la base de l'annonce faite à la radio, ce qui épargne aux intervenants la peine de devoir le calculer eux-mêmes.

Schéma de triage sur le terrain

Le schéma de triage conçu par la commission « Trauma » de l'American College of Surgeons (Société américaine de chirurgie) est plus utile que le RTS pour prendre des décisions de triage sur le terrain (figure 5-10) [6]. Ce schéma est utilisé dans plusieurs systèmes pour choisir l'hôpital de destination de la victime. Cependant, comme tous les algorithmes, il devrait être utilisé comme référence et non pas pour remplacer le jugement des intervenants. Ce schéma se divise en trois étapes pour déterminer quand il est préférable d'acheminer la victime vers un centre spécialisé (ou *trauma center*) : 1) les critères physiologiques, 2) les critères anatomiques, et 3) le mécanisme lésionnel. Le respect de ce schéma conduit généralement à un certain degré de *surtriage* (c'est-à-dire que tous les patients acheminés sur un *trauma center* n'en ont pas nécessairement besoin), mais cela vaut sûrement mieux que pratiquer le *sous-triage* (c'est-à-dire ne pas amener vers un centre spécialisé des patients qui en auraient besoin). La direction médicale des services de secours devrait familiariser les intervenants avec le concept de *trauma center*. Le schéma de triage présenté

			Score	Début du transport	Fin du transport
A. Fréquence ventilatoire	10–29/min		4		
	>29/min		3		
	6–9/min		2		
	1–5/min		1		
	0		0		
B. Pression artérielle systolique	>89 mmHg		4		
	76–89 mmHg		3		
	50–75 mmHg		2		
	1–49 mmHg		1		
	Pas de pouls		0		
C. Score de Glasgow	13–15	=	4		
	9–12	=	3		
	6–8	=	2		
	4–5	=	1		
	<4	=	0		
Total du RTS = A + B + C					

Fig. 5-9. Revised Trauma Score (RTS).

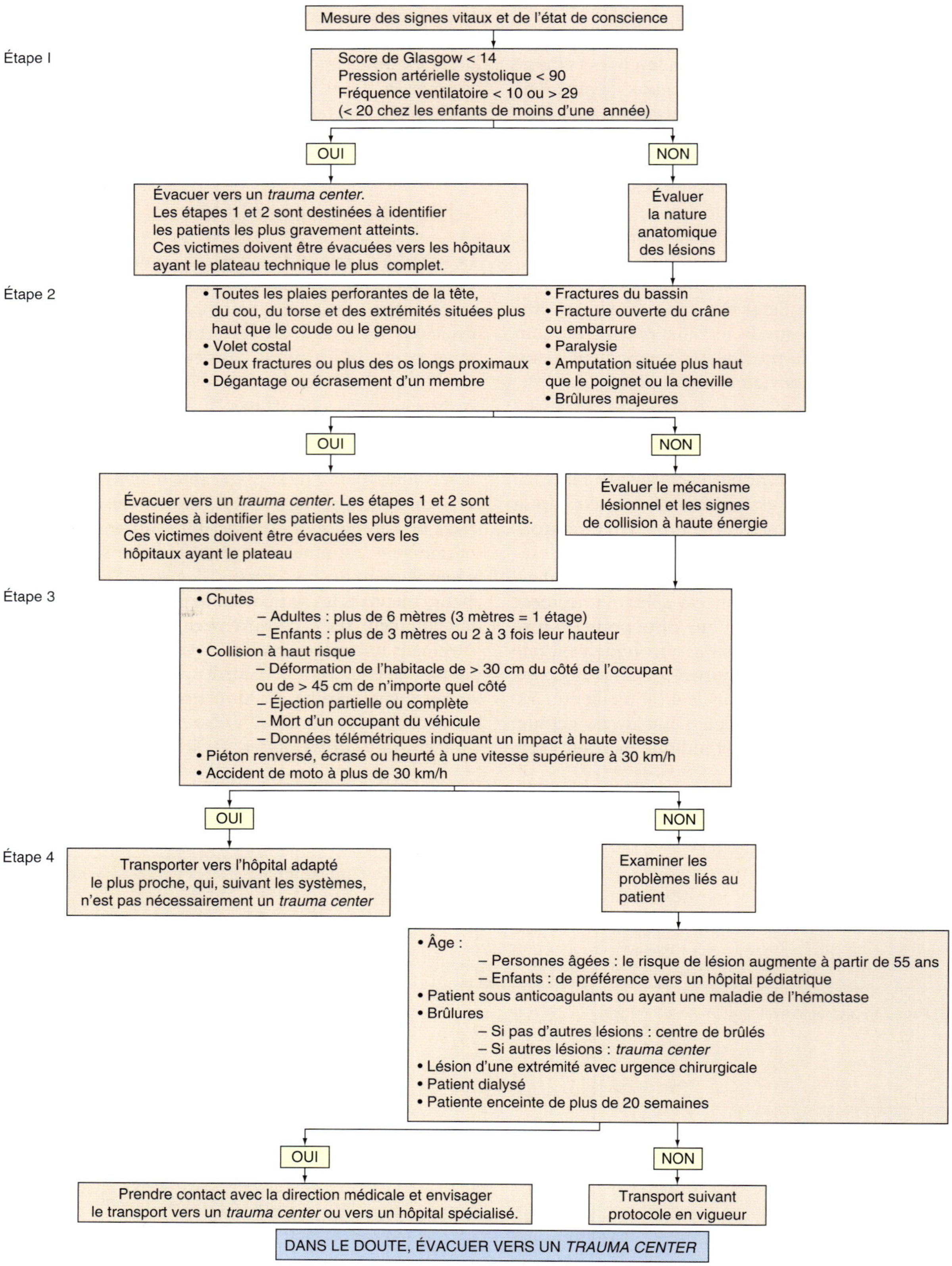

Fig. 5-10. Le choix de l'hôpital de destination est crucial. Les situations qui nécessiteront probablement la présence d'une équipe de déchocage immédiatement disponible sont détaillées dans ce schéma décisionnel de triage (American College of Surgeons Committee on Trauma : Resources for optimal care of the injured patient : 1999. Chicago : American College of Surgeons ; 1998.)

p. 110 a été approuvé par une commission d'experts où les services de secours, les services d'accueil des urgences et les services de traumatologie ainsi que des représentants de la santé publique étaient représentés. Ce schéma a été approuvé par les Centers for Disease Control and Prevention (CDC; centres de contrôle et de prévention des maladies) et la National Highway Traffic Safety Administration (NHTSA; Administration nationale de sécurité routière).

Durée du transport

Les équipes intervenantes doivent choisir un hôpital de destination adapté à la gravité des lésions de la victime. En termes simples, le patient doit être acheminé vers l'hôpital le plus proche apte à le soigner. Si les lésions sont graves ou indiquent la possibilité d'une hémorragie active, il doit être transporté vers un centre spécialisé qui pourra administrer les soins définitifs aussi vite que possible (de préférence un *trauma center*).

Par exemple, si une ambulance se rend sur les lieux d'un accident en 8 minutes, et que l'équipage relève la victime et la charge dans l'ambulance en 6 minutes, 14 minutes de la période d'or se sont écoulées. Admettons à présent que l'hôpital le plus proche se trouve à 5 minutes de route, alors que le trajet jusqu'au *trauma center* dure 14 minutes. À l'arrivée au *trauma center*, le chirurgien, le médecin urgentiste et une équipe complète sont déjà au service d'accueil des urgences. La salle d'opération est prête. Après 10 minutes aux urgences pour compléter les gestes de réanimation, faire les radiographies nécessaires et commander du sang, le patient est amené en salle d'opération. Le temps total écoulé depuis l'accident est de 38 minutes. En comparaison, l'hôpital le plus proche dispose d'un médecin urgentiste, mais le chirurgien et le personnel de salle d'opération sont hors de l'hôpital. Les 10 minutes nécessaires à la prise en charge aux urgences peuvent facilement se prolonger jusqu'à 45 minutes, le temps que le chirurgien arrive et examine le patient. Trente minutes supplémentaires peuvent s'écouler le temps que le personnel de salle d'opération arrive une fois que le chirurgien a décidé d'opérer. Le temps total écoulé entre l'accident et la prise en charge en salle d'opération est de 94 minutes dans ce cas de figure, soit 2,5 fois plus que dans le premier cas. Les 9 minutes économisées sur le trajet en ambulance retardent au final de 57 minutes le début de l'opération et de l'hémostase chirurgicale.

Dans un hôpital rural, 45 à 60 minutes peuvent s'écouler jusqu'à ce que toutes les personnes nécessaires à la prise en charge arrivent à l'hôpital. Dans ce genre de situation, l'hôpital le plus proche disposant d'une équipe intra muros est la destination de choix.

Vecteur de transport

Le choix du vecteur de transport est un autre aspect critique de la prise de décision. Dans certains systèmes, il est possible d'avoir recours au transport aérien. D'autres offrent une alternative au transport aérien. Les services aériens ont souvent du personnel plus qualifié que les autres services. Le transport aérien est également plus rapide et plus confortable. Comme nous l'avons déjà vu, si une communauté dispose d'un service de secours héliporté, il est important de demander son engagement précocement au cours de l'évaluation.

Monitorage et réévaluation

Après avoir réalisé son examen primaire et effectué les premiers soins, l'intervenant continue à surveiller le patient, à mesurer les signes vitaux et à répéter son examen primaire durant le trajet vers l'hôpital, ou sur place si le transport est retardé. Une réévaluation continue des différents points de l'examen primaire aide à éviter qu'une détérioration des fonctions vitales ne passe inaperçue. L'intervenant doit être particulièrement attentif à tout changement dans l'état du patient et réévaluer son plan de traitement si l'état de la victime se modifie. De plus, une réévaluation continue du patient peut faire découvrir un problème qui n'a pas été décalé durant l'examen primaire. Les problèmes du patient sont souvent évidents, et le regarder et l'écouter fournira tous les renseignements nécessaires. L'important, plus que la méthode utilisée, est le recueil de *toutes* les informations nécessaires. La réévaluation devrait être aussi fréquente et aussi exacte que possible. L'utilisation d'un monitorage pour un transport prolongé est expliquée plus loin.

Communication

Les intervenants prennent contact dès que possible avec la direction médicale et avec l'hôpital receveur. Les informations données sur l'état de la victime, sa prise en charge et le temps d'arrivée estimé permettent à l'équipe hospitalière de se préparer. Il faut également transmettre les renseignements sur le mécanisme lésionnel, le lieu de l'accident, le nombre de victimes pour aider l'équipe hospitalière à gérer au mieux ses ressources afin de faire face aux besoins de chaque patient.

Le *rapport écrit* est tout aussi important pour deux raisons.

1. Il donne à l'équipe hospitalière une vision complète de ce qui s'est passé et de l'état de la victime, indispensable si une question se pose après le départ de l'équipe préhospitalière.

2. Il rend possible un contrôle de qualité de l'ensemble du système en permettant une revue de chaque cas.

Pour ces raisons, il est important que les intervenants remplissent leur rapport de façon exacte et précise, et le remettent à l'équipe hospitalière. Le rapport devrait suivre le patient : il ne servira pas à grand-chose s'il est remis à l'équipe hospitalière plusieurs heures après l'arrivée du patient.

Ce rapport deviendra partie intégrante du dossier du patient. C'est une attestation médicolégale de ce qui a été constaté et de ce qui a été fait, et celle-ci peut être utilisée dans le cadre d'une action légale. Un adage utile dit : « si ce n'est pas écrit, c'est que ça n'a pas été fait ». L'intervenant consigne donc dans le rapport tout ce qu'il sait, tout ce qu'il a vu et tout ce qu'il a fait. Une autre bonne raison de remettre un rapport complet à l'hôpital receveur est que de nombreux hôpitaux tiennent un « registre des traumatisés », une base de données de tous les blessés admis dans l'établissement. Les informations préhospitalières sont un aspect très important pour les bases de données destinées à la recherche.

L'intervenant transmet aussi par oral le patient dont il a la charge au médecin ou à l'infirmière qui le reçoit à l'hôpital. Ce rapport est généralement plus détaillé que l'annonce faite à la radio mais moins complet que le rapport écrit, et doit fournir un résumé de l'accident, de la prise en charge et de la réponse au traitement. Le rapport oral doit insister sur les changements survenus dans l'état du patient depuis le rapport radio. La transmission correcte des données préhospitalières est un aspect important du travail en équipe.

Considérations spéciales

Arrêt cardiaque d'origine traumatique

L'arrêt cardiaque provoqué par un traumatisme est différent de l'arrêt cardiaque provoqué par un problème médical sous trois aspects.

1. La plupart des arrêts cardiaques d'origine médicale découlent d'un problème respiratoire, comme un corps étranger dans les voies aériennes ou un trouble du rythme cardiaque que l'équipe préhospitalière peut traiter facilement. L'arrêt cardiaque suite à un traumatisme est le plus souvent dû à une hémorragie ou, plus rarement, à une lésion incompatible avec la survie comme une lésion très grave du cerveau ou de la moelle épinière, et la victime ne pourra pas être traitée sur le terrain.

2. Les arrêts cardiaques d'origine médicale peuvent être traités sur place (par exemple extraction d'un corps étranger, défibrillation). Inversement, l'arrêt cardiaque résultant d'un traumatisme nécessite des transfusions et un traitement chirurgical d'urgence à l'hôpital.

3. Du fait de ces différences dans l'étiologie et dans la prise en charge, les patients en arrêt cardiaque sur le terrain suite à un traumatisme ont de très faibles chances de survie. Moins de 4 % des victimes d'accident ayant nécessité une réanimation cardiorespiratoire (RCR) sur le terrain sortent vivants de l'hôpital, et les études semblent montrer que les victimes de plaies perforantes ont une chance de survie légèrement meilleure que les victimes de traumatismes contondants. Sur ces victimes qui sortent vivantes de l'hôpital, beaucoup présentent de graves séquelles neurologiques.

En plus de la très faible chance de survie de ces victimes, la réanimation de ces patients expose les intervenants au risque d'exposition au sang et au risque d'accident de la circulation durant le transport. De plus, on court le risque de priver d'autres patients ayant une réelle chance de survie des ressources inutilement mobilisées. C'est pourquoi l'intervenant doit faire valoir le bon sens quand il faut décider s'il faut tenter une réanimation sur une victime en arrêt cardiaque*.

La National Association of EMS Physicians (Association nationale des directeurs médicaux de services de secours) a développé, en collaboration avec l'ACS, des directives pour la RCR sur le terrain. Les victimes de noyade, de foudroiement ou d'hypothermie et les victimes chez qui le mécanisme lésionnel explique mal l'arrêt cardiaque (ce qui suggère une autre cause d'origine non traumatique) méritent une attention particulière avant la décision d'arrêt de réanimation. Une victime trouvée en arrêt cardiaque sur les lieux d'un accident peut avoir fait un arrêt cardiaque d'origine médicale, surtout s'il s'agit d'une personne âgée ne présentant pas de lésion visible.

Quand faut-il ne pas réanimer ?

Les victimes en arrêt cardiorespiratoire ne devraient pas être réanimées et être déclarées mortes si les critères suivants sont présents [7] :

- pour les victimes de traumatisme contondant, il faut s'abstenir de pratiquer la RCR si le patient ne respire pas et n'a pas de pouls palpable à l'arrivée des secours ;
- pour les victimes de plaies perforantes, on peut s'abstenir de pratiquer une RCR si aucun signe de vie n'est présent (pas de réflexe pupillaire, pas de mouvements spontanés, ECG ne montrant pas de rythme cardiaque supérieur à 40/min) ;
- la RCR n'est pas requise quand la victime présente des lésions visiblement mortelles (par exemple une décapitation) ou quand elle est visiblement décédée (lividité, rigidité cadavérique, signes de décomposition).

* NdT : cette décision est médicale en France.

Réanimation cardiorespiratoire de base

Des directives pour la réanimation de l'arrêt cardiaque ont récemment été publiées par l'American Heart Association [8]. Après avoir dégagé les voies aériennes supérieures par une subluxation de la mâchoire, on recherche la présence de mouvements respiratoires. Si la victime ne respire pas, l'intervenant pratique deux insufflations. Ces deux insufflations sont faites lentement, afin d'éviter de gonfler l'estomac. Tout saignement externe important doit être contrôlé. La présence d'un pouls carotidien doit être recherchée jusqu'à 10 secondes. Si aucun pouls n'est présent, on commence le massage cardiaque. Des cycles de compressions et de ventilation sont pratiqués avec une courte pause pour pratiquer deux insufflations. Une fois un tube endotrachéal en place, on pratique 100 compressions par minute sans s'arrêter pendant les insufflations, qui sont administrées à un rythme de 8 à 10/min. L'intervenant pratiquant le massage cardiaque est relayé toutes les 2 minutes pour éviter une perte d'efficacité due à la fatigue. Si un défibrillateur semi-automatique est disponible, le rythme cardiaque de la victime est analysé, et un choc électrique est délivré si une fibrillation ventriculaire est présente.

Réanimation cardiorespiratoire avancée

Les voies aériennes supérieures sont sécurisées, idéalement par une intubation endotrachéale pendant que la tête est maintenue en position neutre. Les plages pulmonaires doivent être auscultées pour exclure un pneumothorax sous tension. Un pneumothorax sous tension peut être présent quand on a une asymétrie de l'auscultation pulmonaire en même temps qu'une mauvaise ampliation thoracique. Si l'on a la moindre raison de penser qu'un pneumothorax sous tension pourrait être présent, il faut pratiquer une ponction de décompression. Une décompression bilatérale ne devrait être pratiquée que si le patient est sous respiration assistée.

On place des accès veineux de bon calibre, et du soluté cristalloïde isotonique est administré à haut débit si l'on pense qu'un état de choc hypovolémique peut avoir provoqué l'arrêt cardiaque. On branche un monitorage ECG et on évalue le rythme cardiaque. On peut être en présence des rythmes suivants.

- *Activité électrique sans pouls*. Il faut rechercher activement une hypovolémie, une hypothermie, un pneumothorax sous tension ou une tamponnade péricardique. Une réanimation liquidienne, un réchauffement et une RCR doivent être pratiqués si nécessaire.
- *Bradyasystolie*. Il faut rechercher l'hypoxie et l'hypovolémie. Les voies aériennes doivent être sécurisées, une réanimation liquidienne entreprise et de l'atropine ou de l'adrénaline injectées si nécessaire
- *Fibrillation ventriculaire/tachycardie ventriculaire sans pouls*. Le traitement primaire pour ce type de dysrythmie est la défibrillation. Si l'on dispose d'un défibrillateur biphasique, un choc de 120 à 200 J doit être administré. Si l'on a un défibrillateur monophasique, l'énergie est de 360 J. L'adrénaline, les antiarythmiques (amiodarone ou lidocaïne) et le magnésium peuvent être utilisés pour traiter ce type de dysrythmie.

Quand peut-on décider d'arrêter la réanimation cardiorespiratoire ?

On peut décider d'abandonner la réanimation en phase préhospitalière dans les circonstances suivantes :

- chez les victimes d'accident chez qui les secouristes ont été témoins de l'arrêt cardiaque et chez qui la réanimation est infructueuse au bout de 15 minutes;
- chez les accidentés en arrêt cardiaque qui sont à plus de 15 minutes de trajet de l'hôpital.

(Ndt : dispositions applicable en France seulement sur décision médicale.)

Traitement de la douleur

L'antalgie ou traitement de la douleur est fréquemment utilisée en phase préclinique pour la douleur liée à l'angine de poitrine ou à l'infarctus du myocarde. Traditionnellement, l'antalgie a une place plus limitée dans la prise en charge des traumatisés, principalement parce qu'on craint que les effets secondaires des analgésiques (dépression respiratoire, vasodilatation) aggravent l'hypoxie ou l'hypotension. Cette attitude conduit parfois à priver de traitement analgésique des victimes qui pourraient en bénéficier, comme des patients présentant une fracture isolée d'une extrémité ou de la colonne. Les intervenants doivent penser à administrer un traitement antalgique chez de tels patients, spécialement en cas de transport prolongé, à moins que des signes de dépression respiratoire ou d'état de choc ne soient présents.

Le chapitre 12 traite en détail le traitement antalgique tel qu'il s'applique aux lésions isolées et aux fractures des extrémités. Le sulfate de morphine est typiquement la substance la plus souvent utilisée; il devrait être titré par bolus de 1 à 2 mg jusqu'à ce que la victime soit soulagée ou que l'on observe une modification des signes vitaux. Les intervenants doivent monitorer les signes vitaux avec contrôle de la saturation en oxygène par oxymétrie pulsée dès qu'ils administrent des opiacés. La sédation par un agent intraveineux comme une benzodiazépine devrait être réservée à la sédation d'un patient intubé agité, car l'usage combiné d'un opiacé et d'une benzodiazépine peut provoquer un arrêt respiratoire. Il est du ressort du service de secours d'élaborer des protocoles avec la direction médicale.

Maltraitance

L'intervenant étant souvent la première personne sur le site, il est parfois témoin de situations de maltraitance. Il lui revient de le signaler à l'hôpital afin que les services sociaux puissent être prévenus. L'intervenant sera souvent la première et parfois la seule personne susceptible de reconnaître et de signaler ce problème caché.

N'importe qui et à n'importe quel âge peut être impliqué dans un problème de maltraitance, que ce soit comme agresseur ou comme victime. Les femmes enceintes, les bébés, les enfants, les adolescents, les adultes et les personnes âgées sont tous des victimes potentielles de maltraitance. Il existe plusieurs formes de maltraitance, physique, psychologique ou financière. Il existe des formes de maltraitance par *action*, c'est-à-dire un acte intentionnel provoquant une blessure (maltraitance physique ou abus sexuel), ou par *omission*, c'est-à-dire la négligence dans les soins d'une personne dépendante. Ce paragraphe n'est pas destiné à traiter en détail les différentes formes de maltraitance, mais à en présenter les grandes lignes de façon à rendre les intervenants attentifs et conscients du problème.

Typiquement, l'auteur de la maltraitance est dissimulateur, racontant une histoire qui ne correspond pas aux lésions constatées, fermé et hostile envers les intervenants. La victime de maltraitance est le plus souvent silencieuse, réticente à donner des détails sur l'accident, banalisant ses lésions. Elle évite du regard ou alors regarde fixement quelqu'un sur place. La maltraitance peut prendre de nombreuses formes, et les intervenants doivent apprendre à se méfier si l'histoire racontée ne correspond pas à ce qu'ils voient. Les intervenants doivent signaler tout constat ou toute suspicion de maltraitance aux autorités compétentes.

Transport prolongé

Bien que la plupart des services en zone urbaine n'effectuent la plupart du temps que des transports de 30 minutes ou moins, les services opérant en zone rurale ou dans des régions isolées sont souvent appelés à effectuer des transports beaucoup plus longs. De plus, il est fréquemment nécessaire de transférer des patients d'un hôpital à l'autre, par la route ou par la voie des airs. Ces transferts peuvent prendre de une à plusieurs heures.

Une préparation particulièrement soigneuse est nécessaire quand un traumatisé doit être transféré d'un hôpital à l'autre. Les problèmes qui se posent peuvent être divisés entre les problèmes d'équipements, les problèmes liés à l'équipage et ceux posés par le patient.

Patient

Il est indispensable d'offrir au patient un environnement de transport chauffé et sécurisé. La civière doit être solidement fixée dans l'ambulance, et le patient lui-même solidement fixé à la civière. Comme nous l'avons déjà dit, l'hypothermie peut être source de complications graves pour le patient, et le compartiment de transport doit donc être suffisamment chauffé. Le patient doit être installé de telle façon qu'il soit facilement accessible, tout spécialement les régions lésées. Avant le transport, toutes les voies veineuses doivent être soigneusement vérifiées, et tous les appareils (monitorages, bouteille d'oxygène) doivent être solidement fixés de façon à ne pas se transformer en projectiles si l'ambulance doit freiner ou tourner brusquement pendant le trajet. Les appareils ne doivent pas être posés directement sur le patient car ils peuvent provoquer l'apparition d'escarres pendant le trajet.

La mesure des signes vitaux et la répétition de l'examen primaire doivent se faire à intervalles réguliers. Le tracé ECG et l'oxymétrie pulsée doivent être vérifiés en continu chez tous les patients, ainsi que le CO_2 expiré chez les patients intubés si l'on dispose de l'appareil nécessaire. Le niveau des intervenants assurant le transport doit être adapté à l'état du patient et à la nature des problèmes qui peuvent survenir en route. Un patient instable devrait être surveillé par du personnel ayant une formation avancée. Si l'on prévoit que des transfusions de sang seront nécessaires pendant le trajet, il faut s'assurer que l'équipage a le niveau de compétence requis. Aux États-Unis, cela rend nécessaire la présence d'une infirmière diplômée.

Deux stratégies doivent être élaborées. La première, la stratégie médicale, sert à anticiper les problèmes médicaux pouvant survenir pendant le transport. Les médicaments et l'équipement nécessaires doivent être disponibles et préparés. La seconde stratégie consiste à définir le trajet le plus court vers l'hôpital de destination. L'état des routes, les conditions météorologiques et le trafic doivent être pris en compte. Accessoirement, il est utile de connaître les hôpitaux situés le long du trajet, de façon à disposer d'un « point de chute » si un problème inattendu devait survenir en cours de route.

Équipage

La sécurité de l'équipage est tout aussi importante que celle du patient. Les membres de l'équipage doivent disposer de ceintures de sécurité, et rester attachés pendant le trajet, à moins qu'ils ne doivent se détacher pour s'occuper du patient. Ils doivent observer les précautions standard et doivent disposer d'une réserve de gants et d'autres équipements de protection pour le trajet.

Équipement

Les équipements nécessaires pour le transport comprennent l'ambulance, les réserves de médicaments et de consommables, les appareils de monitorage et le matériel radio. L'ambulance doit être en bon état, avec suffisamment d'essence et une roue de secours. L'équipage doit s'assurer qu'il dispose des médicaments nécessaires, que ceux-ci sont à portée de main, y compris des compresses pour refaire les pansements en cas de besoin, des perfusions, des réserves d'oxygène et d'analgésiques. La dotation en médicaments doit anticiper les besoins du patient et comprend des sédatifs, des relaxants musculaires et des antibiotiques. Une règle simple à se rappeler est que les réserves en médicaments devraient être supérieures de 50 % à la consommation prévue. Cela permettra de faire face à tout retard imprévu. L'équipement embarqué doit être en bon état, avec des moniteurs munis d'alarmes réglées, des valves à oxygène et des aspirations en état de marche. Le bon déroulement d'un transport prolongé dépend aussi d'une bonne communication avec les autres membres de l'équipage, avec le contrôle médical et avec l'hôpital de destination.

Le traitement de lésions spécifiques pendant le transport est abordé dans les chapitres correspondants.

Résumé

Dans la prise en charge d'un patient traumatisé, un problème ignoré est une chance de survie en moins pour la victime. La survie d'une victime d'accident dépend de l'identification et du traitement rapide des conditions interférant avec la perfusion tissulaire. L'identification rapide de ces problèmes dépend d'une méthode systématique et rigoureuse d'examen et de choix des gestes à exécuter. Cette méthode est l'*évaluation du patient*. L'évaluation du patient commence par l'évaluation du site et l'estimation du mécanisme lésionnel, l'impression générale du patient, l'examen primaire, et, quand le temps et les ressources en personnel le permettent, l'examen secondaire. L'intervenant utilise ce schéma pour analyser l'information, pour se faire une idée de l'état de la victime et en tirer un plan de prise en charge et de transport.

La vie dépend d'une perfusion tissulaire adéquate : de la circulation de globules rouges chargés en oxygène vers les tissus et de sa diffusion jusqu'aux cellules. Une baisse de la perfusion peut être tolérée pendant la période d'or, dont la longueur dépend de l'importance de cette baisse. Après s'être rapidement assuré de la sécurité du site et s'être fait une première idée de l'état de la victime, l'intervenant concentre son évaluation sur le dégagement des voies aériennes supérieures, sur la respiration et la circulation. Une fois qu'il a corrigé toute menace vitale immédiate à ce niveau, un complément d'examen est nécessaire pour évaluer la fonction neurologique et la présence d'autres lésions. L'examen primaire suit le schéma ABCDE : voies aériennes, respiration, circulation, déficit (examen neurologique initial) et exposition (retrait des vêtements à la recherche d'autres lésions).

Bien que cette énumération donne l'impression d'une série d'actions successives, l'intervenant doit comprendre que plusieurs de ces actions peuvent être exécutées simultanément. Chez tout patient présentant un problème de perfusion tissulaire, l'intervenant corrigera, dès qu'il la découvre, toute menace pour la vie. Une fois les voies aériennes dégagées, une ventilation suffisante assurée et toute hémorragie importante contrôlée, il entreprend une relève et une évacuation rapides vers l'hôpital sans perdre plus de temps sur le site. Les intervenants doivent comprendre les limites du traitement sur le terrain et faire de l'évacuation sûre et rapide vers l'hôpital une priorité.

Solution du scénario

Cela fait une minute que vous êtes sur place, et vous avez déjà recueilli des informations importantes pour la prise en charge de cette patiente. Durant les 15 premières secondes, vous vous êtes fait une première impression et vous avez vu qu'aucun geste de réanimation n'était nécessaire. En quelques gestes simples, vous avez évalué les composantes A, B, C et D de l'examen primaire. La patiente vous parle sans difficulté, ce qui vous permet de dire que ses voies aériennes sont dégagées et qu'elle respire sans difficulté. Simultanément, en pensant au mécanisme de l'accident, vous avez stabilisé manuellement la colonne cervicale. Vous n'observez pas de saignement important, votre coéquipier vous signale que le pouls radial est bien palpable, et vous évaluez la couleur de la peau, la température et l'humidité. Tous ces signes ne montrent pas de menace immédiate au niveau circulatoire. De plus, vous ne constatez pas de déficit neurologique, puisque la victime est consciente, orientée et répond à vos questions de façon adéquate. Ces informations, s'ajoutant à ce que vous savez déjà de la vitesse de la voiture au moment de l'accident et à la déformation du capot, vous aident à décider quel type de transport est approprié et vers quel type d'hôpital la victime doit être évacuée.

À présent que vous avez effectué cet examen et vu qu'aucun geste de réanimation n'est nécessaire, vous passez à l'étape E de l'examen primaire puis vous mesurez les signes vitaux. Vous écartez rapidement les vêtements de la victime pour voir s'il n'y a pas de lésion ou de saignement caché par les habits, puis vous recouvrez la victime pour la protéger du froid. Durant cette phase, vous allez rechercher de façon plus ciblée les lésions présentes. La prochaine étape consiste à relever la victime, et à la fixer sur la civière, en posant des attelles sur les membres lésés et des pansements sur les plaies si le temps le permet, à commencer le transport et à annoncer la patiente à l'hôpital de destination. Durant le trajet vers l'hôpital, vous continuez à surveiller et à réévaluer la victime. Connaissant le mécanisme lésionnel, vous devez vous méfier d'un traumatisme craniocérébral, de fractures des membres inférieurs et de lésions au thorax et à l'abdomen. Si vous avez une formation avancée, vous poserez une perfusion pendant le trajet vers l'hôpital.

Références

1. Advanced Trauma Life Support (ATLS) Subcommittee, Committee on Trauma: Initial assessment and management. In *Advanced trauma life support course for doctors, student course manual,* ed 7, Chicago, 2004, ACS.
2. First Aid Science Advisory Board: First aid, *Circulation* 112(III): 115, 2005.
3. Teasdale G, Jennett B: Assessment of coma and impaired consciousness: a practical scale, *Lancet* 2:81, 1974.
4. Healey C, Osler TM, Rogers FB, et al: Improving the Glasgow Coma Scale score: motor score alone is a better predictor, *J Trauma* 54:671, 2003.
5. Champion HR, Sacco WJ, Copes WS, et al: A revision of the Trauma Score, *J Trauma* 29(5):623, 1989.
6. Committee on Trauma: *Resources for optimal care of the injured patient: 1999,* Chicago, 1998, American College of Surgeons.
7. Hopson LR, Hirsh E, Delgado J, et al: Guidelines for withholding or termination of resuscitation in prehospital traumatic cardiopulmonary arrest, *Prehosp Emerg Care* 7:141, 2003.
8. American Heart Association: 2005 guidelines for cardiopulmonary resuscitation and emergency cardiovascular care, *Circulation* 112(IV):1, 2005.

Pour en savoir plus

American Heart Association: Cardiac arrest associated with trauma, *Circulation* 112(IV):146, 2005.

Chapitre 6

Prise en charge des voies aériennes et de la ventilation

Objectifs

À la fin de ce chapitre, le lecteur devra être capable :

- de comprendre les concepts de volume minute et d'oxygénation, ainsi que leur relation avec la physiopathologie des traumatismes ;
- d'intégrer les principes de la ventilation et des échanges gazeux à la physiopathologie des traumatismes, afin d'identifier les patients présentant une perfusion inadéquate ;
- d'expliquer par quels mécanismes l'oxygénothérapie et l'assistance ventilatoire sont bénéfiques pour les patients traumatisés ;
- en présence d'un patient traumatisé, de sélectionner le moyen le plus efficace pour assurer la perméabilité de ses voies respiratoires ;
- en présence d'un patient traumatisé nécessitant une assistance ventilatoire, de sélectionner le moyen le plus efficace pour subvenir aux besoins de celui-ci ;
- face à diverses situations impliquant des patients traumatisés, de formuler un plan de prise en charge des voies respiratoires et de la ventilation ;
- sur la base de différentes recherches, de comprendre le rapport bénéfices/risques lors des discussions relatives à l'utilisation de nouvelles techniques invasives.

Scénario

Vous êtes envoyé sur les lieux d'un accident de la circulation. À votre arrivée, vous constatez qu'un véhicule de type 4 × 4 a percuté un arbre en choc latéral. Tout le côté « conducteur » du véhicule est fortement endommagé. Le conducteur, un homme de 30 ans, est allongé dans l'herbe à une dizaine de mètres du point d'impact. L'équipe du véhicule de premiers secours des pompiers a placé le patient sur une planche d'immobilisation et posé un collier cervical. Ils vous informent que le patient est inconscient depuis leur arrivée. Vous notez la présence d'un hématome périorbitaire bilatéral (en lunettes) et d'un saignement des deux narines et de l'oreille droite. Des aspirations répétées sont nécessaires pour maintenir la perméabilité des voies respiratoires. La ventilation du patient est irrégulière, et un ronflement est audible. La peau du patient est pâle et ses lèvres sont cyanosées.

Quels signes indiquent de façon évidente que ce patient présente une obstruction des voies respiratoires ? Si nécessaire, quelles autres informations pourriez-vous demander aux personnes présentes sur les lieux avant votre arrivée ? Décrivez la séquence d'actions que vous allez réaliser pour prendre en charge ce patient avant et pendant le transport.

Le dégagement et la protection des voies aériennes supérieures (VAS) jouent un rôle décisif dans la prise en charge d'un patient traumatisé. Son importance est encore davantage reconnue aujourd'hui que par le passé. L'impossibilité de maintenir l'oxygénation et la ventilation entraîne des lésions cérébrales secondaires, aggravant la lésion cérébrale primaire due au traumatisme initial. S'assurer de la liberté des voies aériennes, maintenir l'oxygénation et soutenir la ventilation : tels sont les points les plus importants pour minimiser l'ensemble des lésions cérébrales et améliorer le pronostic.

Le dégagement des voies respiratoires et une ventilation efficace, qui permettent l'oxygénation cérébrale et la distribution de l'oxygène (O_2) aux tissus, demeurent les gestes les plus importants des soins préhospitaliers aux patients traumatisés. Parce que les techniques et les équipements utilisés pour cela sont en constante évolution, il est essentiel de se tenir au courant des nouvelles techniques et des nouvelles recommandations.

Le système respiratoire comporte trois grandes fonctions.

1. Il fournit l'O_2 aux globules rouges (GR), qui vont le transporter et le délivrer aux cellules.
2. Il permet aux cellules de fonctionner en *métabolisme aérobie*, c'est-à-dire en utilisant de l'O_2 comme « carburant » pour produire de l'énergie.
3. Il permet l'élimination du dioxyde de carbone (CO_2) produit par le métabolisme.

Si le système respiratoire ne peut fournir de l'O_2 aux cellules ou si celles-ci ne peuvent pas l'utiliser, cela entraîne un *métabolisme anaérobie*, et l'organisme meurt rapidement. S'il ne peut pas éliminer le CO_2 produit par le métabolisme, l'accumulation de celui-ci peut provoquer un coma.

Anatomie

Les voies respiratoires peuvent être divisées en voies aériennes supérieures, voies aériennes inférieures et poumons (figure 6-1). Chaque partie du système joue un rôle important pour assurer les échanges gazeux (apport d'O_2 aux GR et élimination du CO_2 par les poumons).

Voies aériennes supérieures

Les voies aériennes supérieures (VAS) constituent la partie ouverte du système, qui permet d'amener l'air inspiré à travers la bouche, le nez, le pharynx, la trachée et les bronches jusqu'aux alvéoles. À chaque inspiration, un adulte inhale approximativement 500 ml d'air. Environ 150 ml de cet air restent dans les voies aériennes supérieures. Ils n'arriveront pas jusqu'aux alvéoles et, par conséquent, ne participeront pas aux échanges gazeux : c'est l'*espace mort anatomique*.

Les VAS sont formées par la cavité nasale et la cavité orale (figure 6-2). L'air pénétrant dans la cavité nasale est humidifié, réchauffé et filtré pour retenir certaines impuretés. Derrière ces cavités se situe le *pharynx* qui s'étend de l'arrière du palais mou jusqu'à l'extrémité supérieure de l'œsophage. Il est divisé en trois parties : le *rhino-*

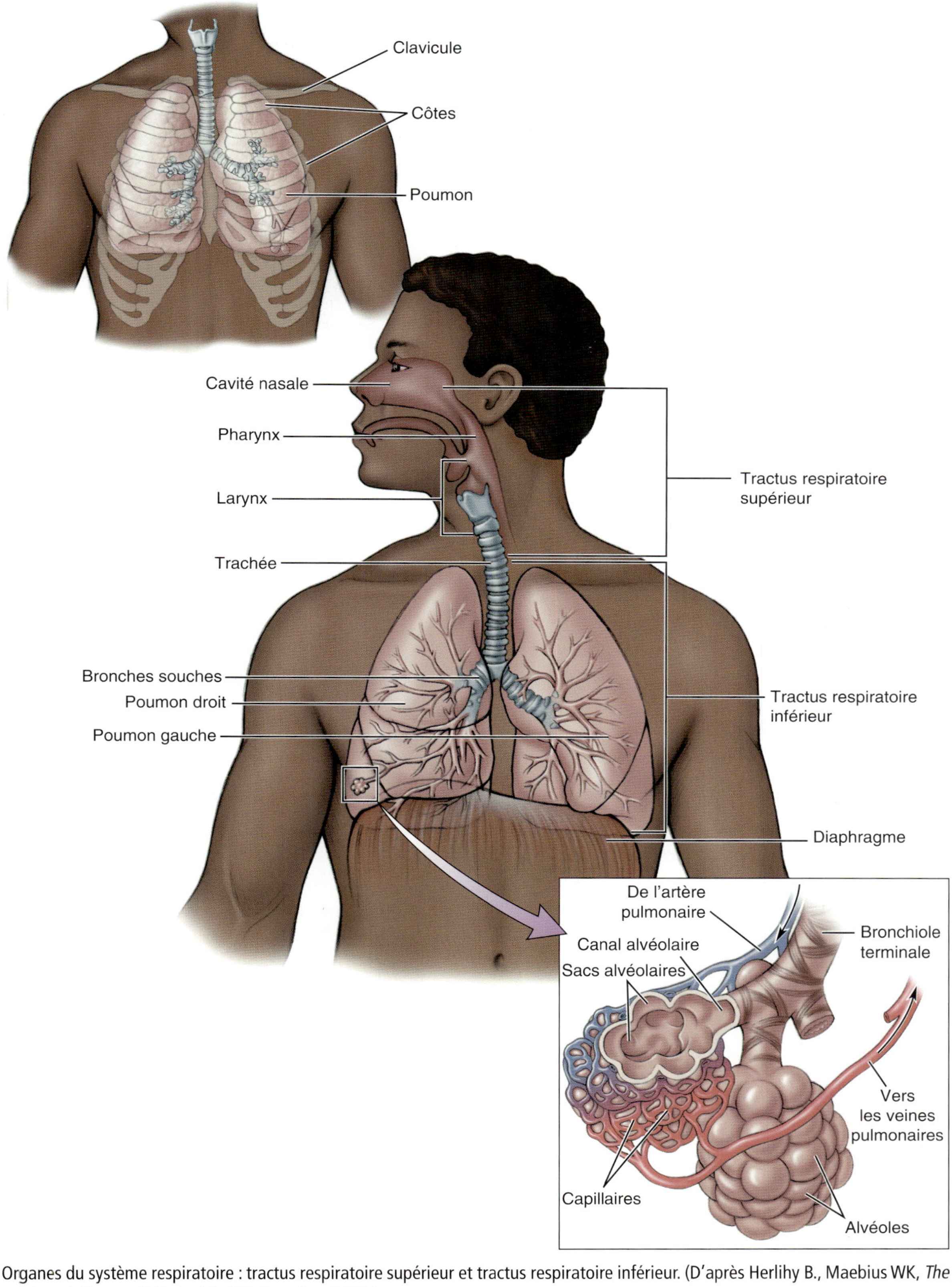

Fig. 6-1. Organes du système respiratoire : tractus respiratoire supérieur et tractus respiratoire inférieur. (D'après Herlihy B., Maebius WK, *The human body in health and disease*, Philadephie, WB Saunders, 2000.)

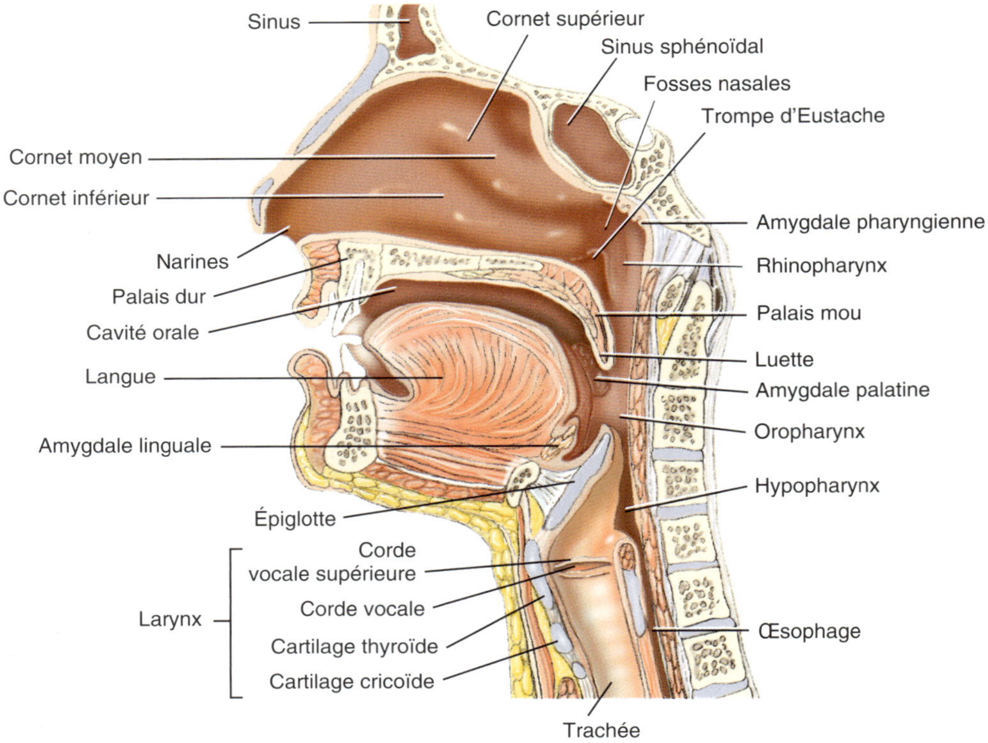

Fig. 6-2. Coupe sagittale médiane à travers la cavité nasale et le pharynx.

pharynx (partie haute), l'*oropharynx* (partie moyenne) et l'*hypopharynx* (partie distale).

Sous le pharynx se situe l'*œsophage*, qui mène à l'estomac, mais aussi la *trachée*, où débutent les voies aériennes inférieures. Au-dessus de la trachée se trouve le *larynx* (figure 6-3) qui contient les cordes vocales, leurs muscles et les cartilages aryténoïdes. Les « fausses » cordes vocales bloquent le passage de l'air et dirigent celui-ci à travers les cordes vocales. Juste au-dessus et en avant du larynx se trouve une grosse structure en forme de feuille appelée *épiglotte* qui agit comme un aiguillage, dirigeant l'air vers la trachée, les solides et les liquides vers l'œsophage.

Voies aériennes inférieures

Les voies aériennes inférieures sont constituées par la trachée, les bronches et les poumons. À l'inspiration,

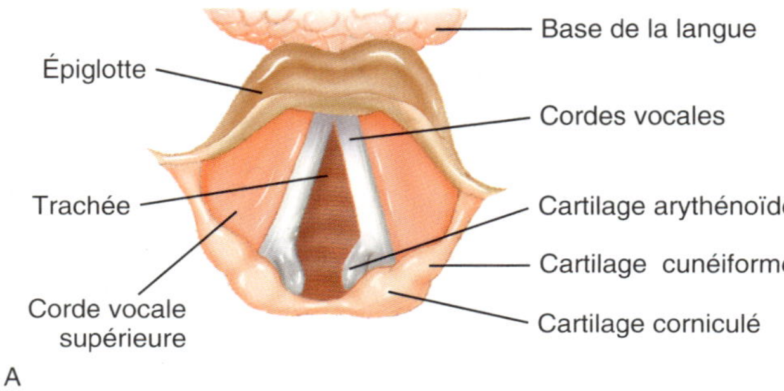

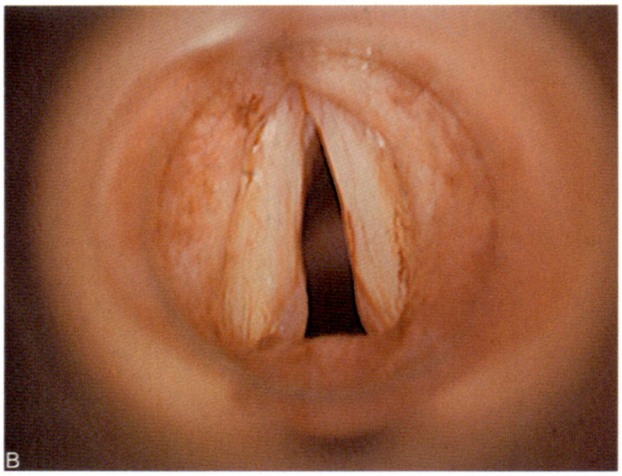

Fig. 6-3. Les cordes vocales vues du dessus, montrant leur relation avec les deux cartilages du larynx et l'épiglotte. (Source [à droite] : Thibodeau GA, *Structure and function*, 9th ed., St Louis, Mosby, 1992 ; photo de Custom Medical Stock.).

l'air passe par les voies aériennes supérieures puis par les voies aériennes inférieures avant d'arriver dans les alvéoles pulmonaires où ont lieu les échanges gazeux (figure 6-4). La trachée se divise en deux bronches souches droite et gauche. Chacune de ces bronches souches se divise aussi plusieurs fois pour finalement donner naissance aux *bronchioles* qui se terminent par les *alvéoles* (ce sont de petits sacs d'air en contact étroit avec des capillaires). Les alvéoles sont l'endroit où se rencontrent les systèmes respiratoire et circulatoire et où ont lieu les échanges gazeux.

Physiologie

Lors de chaque inspiration, de l'air entre dans le système respiratoire. Quand l'air atteint les alvéoles, l'O_2 traverse la membrane alvéolocapillaire et passe dans les GR. Le système circulatoire transporte les GR vers les tissus, où l'O_2 est utilisé comme combustible par les cellules pour produire de l'énergie (métabolisme aérobie).

En même temps que l'O_2 passe de l'alvéole vers les GR, du CO_2 est extrait du plasma vers les alvéoles, d'où il est éliminé lors des expirations (figure 6-5). Ce phénomène d'échange d'O_2 et de CO_2 à travers la membrane alvéolocapillaire est appelé diffusion transmembranaire ou diffusion pulmonaire. Il permet à des GR oxygénées et à du plasma avec un taux bas de CO_2 de partir dans le cœur gauche et d'être éjectés vers les cellules du corps.

L'O_2 est utilisé par les cellules qui produisent comme déchet de leur métabolisme aérobie du CO_2 qui est libéré dans le plasma. Ce phénomène inverse de la diffusion transmembranaire est appelé perfusion cellulaire. Les GR désoxygénées et le plasma chargé en CO_2 (un déchet du métabolisme aérobie) retournent vers le cœur droit; le sang y est pompé vers les poumons où il est à nouveau chargé en O_2, et débarrassé du CO_2.

Il est essentiel pour le bon fonctionnement de ce processus que le contenu des alvéoles soit constamment renouvelé en air contenant un taux suffisant d'O_2. Cet apport constant d'O_2, connu sous le nom de *ventilation*, est capital pour l'élimination du CO_2. La ventilation est mesurable. Le volume de chaque inspiration, appelé *volume courant* (Vc ou *tidal volume*), multiplié par le rythme ventilatoire par minute donne le *volume minute*.

Volume minute = volume courant × fréquence ventilatoire par minute

Pendant une inspiration normale (au repos), environ 500 ml d'air (suivant la personne) entrent dans les poumons. Comme nous l'avons déjà vu, une partie de ce volume (environ 150 ml) reste dans l'espace mort du système respiratoire, et ne participe pas aux échanges gazeux.

Si le volume courant est de 500 ml et la fréquence respiratoire de 14 mouvements par minute, le volume minute peut être calculé comme suit :

Volume minute = 500 ml × 14 mouvements/min
Volume minute = 7000 ml/min, soit 7 l/min

C'est pourquoi il faut qu'environ 7 litres d'air entrent et sortent des poumons pour qu'une élimination du CO_2 et une oxygénation adéquate du sang soient garanties.

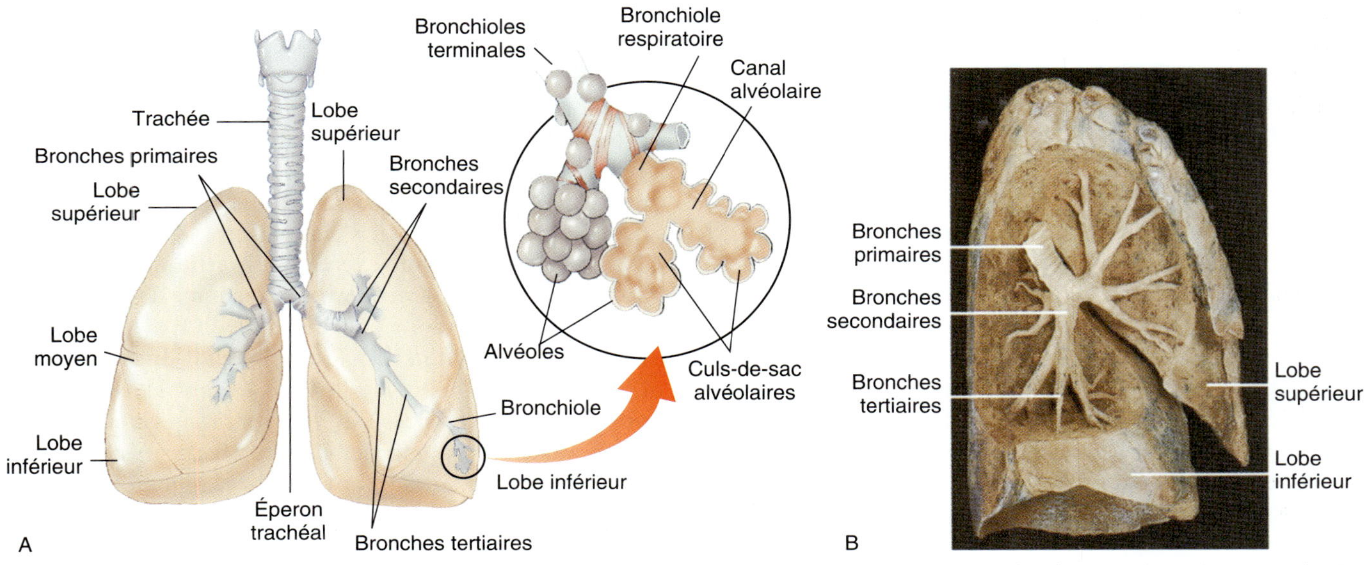

Fig. 6-4. *A* : Dessin de la trachée et des poumons. L'agrandissement montre une bronchiole terminale et ses alvéoles. *B* : Préparation anatomique montrant les bronches du poumon gauche.

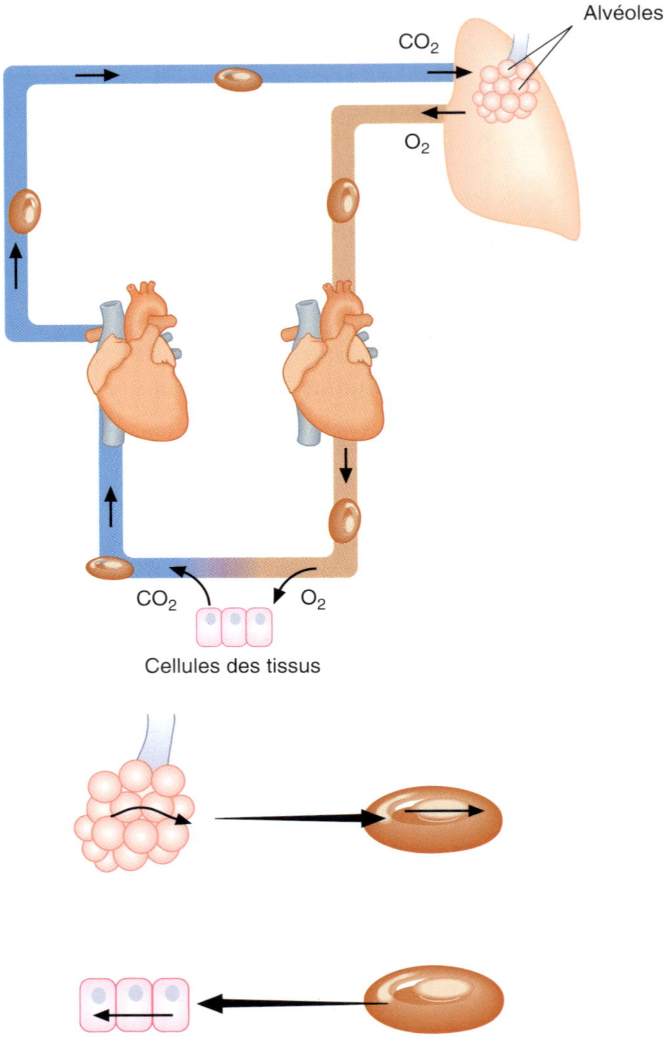

Fig. 6-5. L'oxygène (O_2) passe dans les globules rouges du sang au niveau des alvéoles. À l'intérieur du globule rouge, l'O_2 est transporté vers les tissus par les molécules d'hémoglobine. Après s'être détaché de l'hémoglobine, l'O_2 diffuse vers les cellules tissulaires. Le dioxyde de carbone (CO_2) circule en sens inverse mais sans être lié aux molécules d'hémoglobine. Il est transporté dans le plasma sous forme de CO_2.

Si le volume minute chute en dessous de la normale, le patient présente une ventilation inadéquate appelée hypoventilation alvéolaire. L'*hypoventilation* entraîne une élévation du CO_2 dans l'organisme. L'hypoventilation est fréquente lors d'un traumatisme crânien grave (modification de la fréquence respiratoire par atteinte des centres respiratoires), ou lors d'un traumatisme thoracique (atteinte de la mobilité de la paroi thoracique). Par exemple, un patient souffrant de fractures de côtes, qui respire vite et de manière superficielle à cause de la douleur, peut avoir un volume courant de 100 ml et une fréquence respiratoire de 40 mouvements/min. Le volume minute de ce patient est alors calculé comme suit :

Volume minute = 100 ml × 40/min
Volume minute = 4 000 ml/min ou 4 l/min.

Si 7 l/min sont nécessaires pour avoir des échanges gazeux adéquats chez une personne non traumatisée et au repos, il est évident que 4 l/min sont largement en dessous de ce que nécessite le corps pour évacuer efficacement le CO_2, indiquant une hypoventilation. De plus, environ 150 ml d'air sont nécessaires pour combler l'espace mort. Si le Vc de ce patient n'est que de 100 ml, l'air oxygéné n'atteindra jamais les alvéoles. En l'absence de traitement, cette hypoventilation alvéolaire sera rapidement létale.

Dans l'exemple précédent, le patient présente une hypoventilation, même si sa fréquence respiratoire est de 40/min. Il est donc nécessaire pour l'intervenant préhospitalier d'apprécier aussi bien la fréquence que l'amplitude de la ventilation pour savoir si la respiration est efficace. Une erreur fréquente consiste à croire qu'une fréquence ventilatoire élevée est synonyme d'hyperventilation. L'appréciation de la quantité de CO_2 éliminée est un meilleur moyen de juger le statut ventilatoire. Les effets de l'élimination du CO_2 sur le métabolisme sont traités avec le principe de Fick et les métabolismes aérobie et anaérobie au chapitre 7.

L'évaluation préhospitalière de la fonction respiratoire doit comprendre l'évaluation des volumes mobilisés (profondeur de la respiration), de la diffusion et de la distribution d'O_2 aux tissus (perfusion). En cas d'hypoxie, un métabolisme anaérobie va s'installer. Le patient peut présenter une ventilation normale, insuffisante ou carrément un arrêt respiratoire. Les intervenants préhospitaliers doivent évaluer et traiter de manière agressive toute défaillance de l'oxygénation et/ou de la ventilation.

Oxygénation et ventilation du patient traumatisé

Le processus d'oxygénation dans le corps humain comprend les trois phases suivantes.

1. La *respiration externe* est le transfert des molécules d'O_2, de l'air atmosphérique vers le sang. L'O_2 présent dans les alvéoles est à l'état gazeux. C'est pourquoi chaque molécule d'O_2 exerce une partie de la pression atmosphérique. Augmenter le pourcentage d'O_2 dans l'air inspiré augmente donc la pression de l'O_2 alvéolaire.
2. La *distribution de l'O_2* est le résultat du transfert de l'O_2 de l'atmosphère vers les GR durant la ventilation, puis le transport de ces GR vers les tissus via le système cardiovasculaire. L'efficacité de ce processus dépend du débit cardiaque, de la concentration d'hémoglobine et de la saturation en O_2 de l'hémoglobine contenue dans les GR. Le volume d'O_2 consommé par le corps en une minute est appelé *consommation d'O_2*. De manière schématique, l'on pourrait décrire les GR comme les

camions-citernes d'O_2 du corps. Ces « camions-citernes » se déplacent sur des autoroutes (système cardiovasculaire) pour décharger leur O_2 au niveau des points de distribution du corps que sont les capillaires.
3. La *respiration interne* est la diffusion de l'O_2 des GR vers l'intérieur des cellules des tissus. Le métabolisme normal (cycle de Krebs) produit de l'énergie, du CO_2 et de l'eau. Le taux d'O_2 disponible pour la consommation des cellules peut diminuer si la FiO_2 (fraction inspirée d'O_2) dans les alvéoles pulmonaires est trop basse (apport insuffisant), ou si la circulation du sang au niveau des capillaires est compromise (route bloquée). Les tissus ne peuvent pas consommer une quantité suffisante d'O_2 si un taux adéquat d'O_2 n'est pas disponible, et ne peuvent donc pas fonctionner.

Une oxygénation adéquate dépend de toutes ces phases. Bien que la capacité d'évaluer l'oxygénation des tissus dans un contexte préhospitalier s'améliore rapidement, il est nécessaire que tous les patients traumatisés bénéficient d'une oxygénothérapie et d'une assistance ventilatoire au besoin, afin de corriger ou de prévenir une hypoxie, toujours délétère.

Physiopathologie

Les traumatismes peuvent affecter la capacité du système respiratoire de fournir de l'O_2 ou d'éliminer le CO_2 de différentes manières.

1. L'hypoventilation peut résulter d'une perte ou altération de la commande ventilatoire, généralement due à une atteinte neurologique.
2. L'hypoventilation peut résulter d'une obstruction des voies aériennes supérieures ou inférieures.
3. L'hypoventilation peut être causée par une diminution de la capacité d'expansion des poumons (compliance pulmonaire).
4. L'*hypoxémie* peut résulter d'une diminution de la diffusion de l'O_2 à travers la membrane alvéolocapillaire.
5. L'*hypoxie* peut être causée par une diminution du flux sanguin au niveau alvéolaire.
6. L'hypoxie peut résulter d'une incapacité de l'air d'atteindre les alvéoles, généralement à cause de la présence de liquides ou de débris dans les alvéoles.
7. L'hypoxie peut être causée, au niveau cellulaire, par la diminution du flux sanguin aux cellules des tissus.

Dans les trois premiers cas, l'hypoventilation est le résultat d'une baisse du volume minute. Si elle n'est pas traitée, cette hypoventilation mène à une baisse du taux d'O_2, à une élévation du CO_2 dans l'organisme, à une acidose et, finalement, à la mort. La prise en charge d'un patient traumatisé vise à optimiser le rythme et l'amplitude de la ventilation, en corrigeant le ou les problèmes de perméabilité des voies aériennes, et en assistant, au besoin, la ventilation.

La suite de ce chapitre va traiter des deux premières causes d'hypoventilation, à savoir les atteintes neurologiques et les obstructions « mécaniques » des voies respiratoires. Les anomalies de l'expansion pulmonaire seront traitées dans le chapitre 10. Enfin, les quatre dernières causes seront traitées dans le chapitre 7.

Atteinte de la fonction neurologique

Une diminution du volume minute peut être causée par deux situations cliniques associées à une baisse de l'état de conscience.

Tout d'abord, une baisse de l'état de conscience s'accompagne d'une perte de tonus musculaire au niveau de la langue. Si le patient est en décubitus dorsal, la base de la langue chute en arrière et vient obstruer l'hypopharynx (figure 6-6). Pour cette raison, il est impératif de vérifier et de corriger si nécessaire la perméabilité des VAS chez tout patient présentant une altération du niveau de conscience. Chez ce type de patients, il peut aussi être nécessaire de pratiquer des aspirations répétées pour dégager l'hypopharynx du sang, des sécrétions et des débris qui peuvent s'y accumuler. Une altération du niveau de conscience peut également entraîner une atteinte de la commande respiratoire, ce qui entraîne une baisse de la fréquence respiratoire et/ou des volumes ventilatoires. Cette diminution du volume minute peut être temporaire ou permanente.

Obstruction mécanique

Une autre cause de chute du volume minute est l'obstruction mécanique des voies respiratoires. Elle peut être

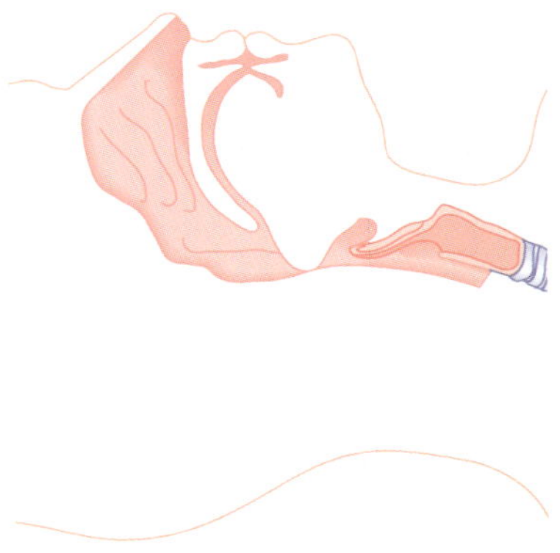

Fig. 6-6. Chez un patient inconscient, la langue a perdu son tonus musculaire et retombe en arrière dans l'hypopharynx, obstruant les voies aériennes et empêchant le passage d'O_2 dans la trachée et vers les poumons.

due à une atteinte neurologique ou être d'origine purement mécanique. Une diminution de l'état de conscience entraîne une perte du « contrôle » qui maintient en temps normal la langue dans une position non obstructive ; une chute de la langue en arrière intervient qui obstrue alors le pharynx (voir figure 6-6).

Des corps étrangers présents dans la cavité orale peuvent aussi aller obstruer le larynx ou l'hypopharynx. Ces corps étrangers peuvent provenir de l'extérieur (débris de verre, aliments, etc.) ou du patient lui-même (dents, dentiers, vomissures, sang, mucosités). Une compression du larynx ou un œdème des cordes vocales peuvent aussi provoquer une obstruction des voies aériennes supérieures. Un patient victime d'un traumatisme de la face peut présenter en même temps deux des obstructions les plus fréquemment rencontrées en préhospitalier, à savoir du sang et des vomissures. Il est indispensable que les voies respiratoires soient libérées de ces liquides le plus rapidement possible. Les obstructions des voies aériennes supérieures ou basses peuvent aussi être dues à des parties osseuses ou cartilagineuses comprimant les voies respiratoires, en cas de fracture du larynx ou de la trachée notamment. Les traumatismes maxillofaciaux posent très souvent problème du fait de la présence combinée de sang et de fragments d'os ou de tissus qui peuvent créer une obstruction.

Prise en charge

Contrôle des voies aériennes

Assurer la liberté des voies respiratoires est la première des priorités lors de la prise en charge d'un patient traumatisé, et pour pouvoir sécuriser les voies respiratoires, rien n'est plus crucial qu'une évaluation adéquate de celles-ci (figure 6-7). Dès que l'on manipule les voies respiratoires d'un patient traumatisé, il faut garder à l'esprit la possibilité d'une lésion du rachis. Toutes les méthodes de contrôle des voies aériennes doivent être appliquées avec une stabilisation de la colonne cervicale en position neutre jusqu'à ce que le patient soit complètement immobilisé (voir chapitre 9).

Compétences essentielles requises

Tout intervenant préhospitalier doit avoir une maîtrise parfaite d'un certain nombre de techniques de dégagement des voies respiratoires. Pour les intervenants disposant d'une formation et/ou de prérogatives limitées, ces techniques peuvent représenter le seul moyen de sécuriser les voies aériennes d'un patient. Cependant, si elles sont correctement employées, ces techniques servent à maintenir la liberté des voies aériennes, et réduisent grandement le risque de décès du patient par asphyxie. Ces méthodes « basiques » sont tout aussi importantes pour les intervenants habilités à utiliser des méthodes dites avancées, telles que l'intubation trachéale, car elles constituent une alternative indispensable en cas d'échec des techniques invasives.

Désobstruction digitale des voies aériennes. Le dégagement des voies respiratoires commence par une inspection visuelle rapide de la cavité oropharyngée. Des corps étrangers comme des aliments, des dents cassées ou du sang peuvent être trouvés dans la bouche d'un patient traumatisé. L'intervenant doit utiliser des gants pour dégager ces matériaux.

Techniques manuelles. Chez le patient inconscient, la langue, devenue flasque, chute en arrière et vient obstruer l'hypopharynx (voir figure 6-6). La chute de la langue en arrière est la cause la plus fréquente d'obstruction des voies aériennes supérieures. Du fait que la langue est fixée à la mandibule, des méthodes manuelles facilement réalisables permettent de rétablir ou de maintenir la perméabilité des voies aériennes supérieures.

- *Subluxation de la mandibule.* En cas de suspicion de traumatisme crânien, facial ou cervical, la colonne cervicale doit être maintenue en position neutre et en ligne. Cette technique permet de rétablir la perméabilité des voies aériennes supérieures en réduisant au minimum la mobilisation de la tête et du rachis cervical (figure 6-8). La mandibule est poussée en avant en plaçant les pouces sur chaque pommette, les index et les majeurs sont placés sur la mandibule, poussant celle-ci vers l'avant.
- *Traction du menton.* Cette technique convient aux patients présentant une obstruction partielle des VAS mais respirant spontanément (figure 6-9). Le menton et les incisives de la mâchoire inférieure sont pincés avec le pouce, l'index et le majeur, puis tirés vers le haut afin de dégager la mandibule vers l'avant. Le port de gants est impératif afin d'éviter une contamination par des substances corporelles. Pendant cette manœuvre, un assistant doit maintenir la tête immobile afin d'éviter toute mobilisation du rachis cervical.

Ces deux techniques font basculer la mandibule en avant et légèrement en bas tout en évitant une mobilisation intempestive du rachis cervical.

Aspiration. Un patient traumatisé peut ne pas être capable de dégager ses voies respiratoires des sécrétions encombrant sa bouche et sa trachée (mucosités, sang, vomissures). L'aspiration est donc une technique importante pour le dégagement des voies respiratoires.

La complication la plus importante de l'aspiration est due à l'emploi trop prolongé de cette technique, qui va produire une hypoxémie, laquelle peut se manifester par des troubles du rythme cardiaque comme une

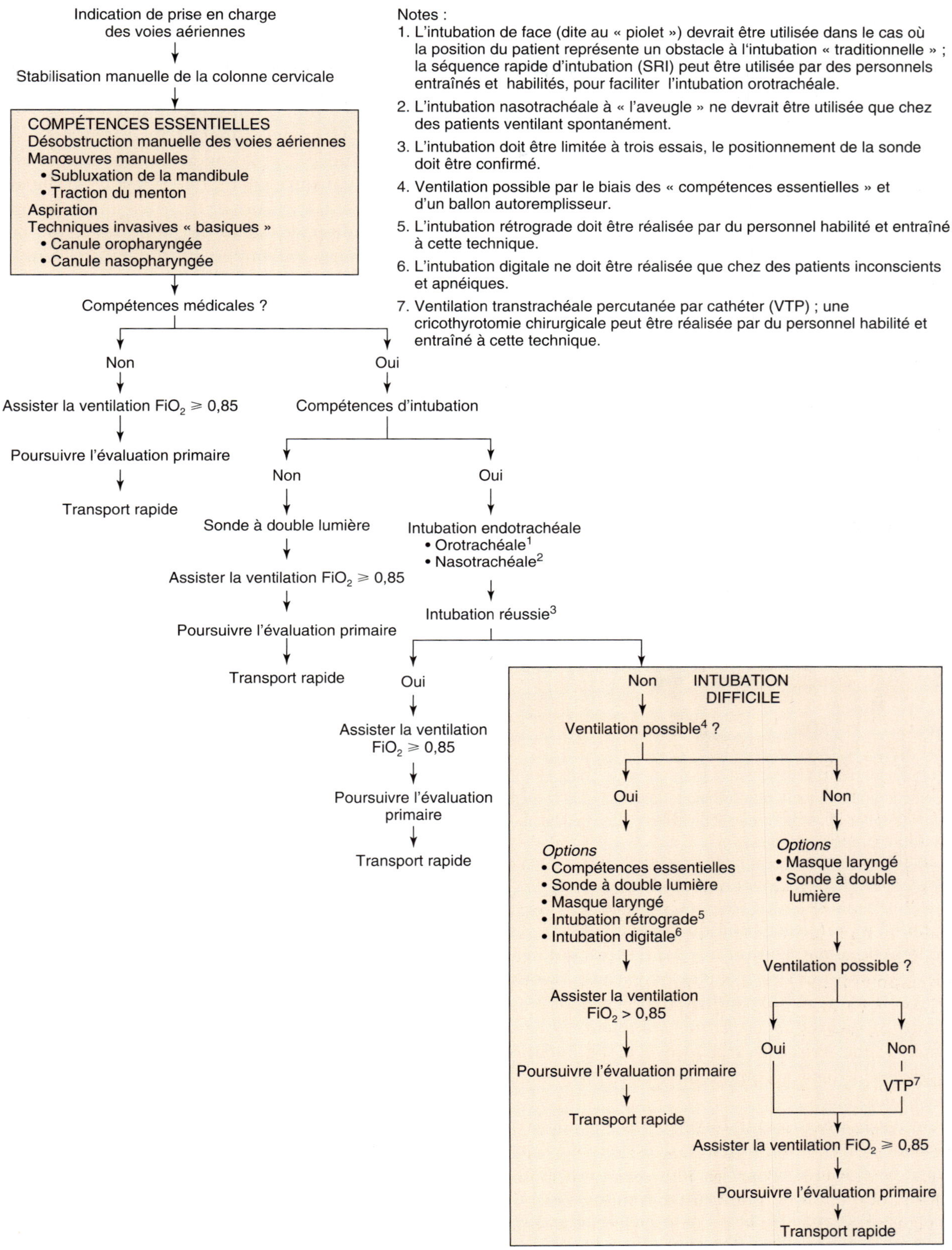

Fig. 6-7. Prise en charge des voies aériennes.

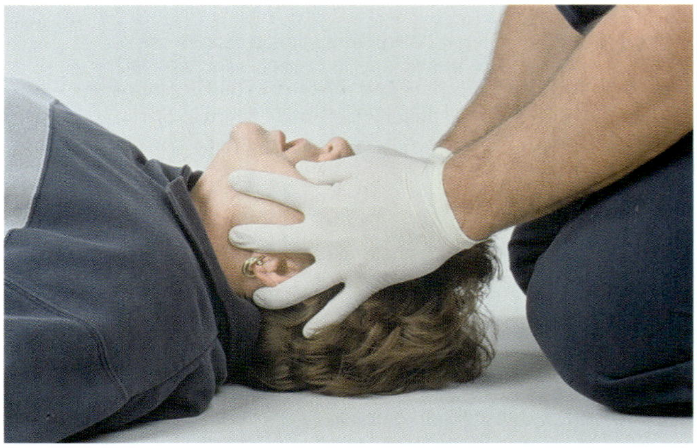

Fig. 6-8. Subluxation de la mandibule. Les pouces sont placés sur les pommettes de chaque côté, l'index et le majeur de chaque main sont placés sur la mandibule. La mandibule est élevée en poussant vers le haut.

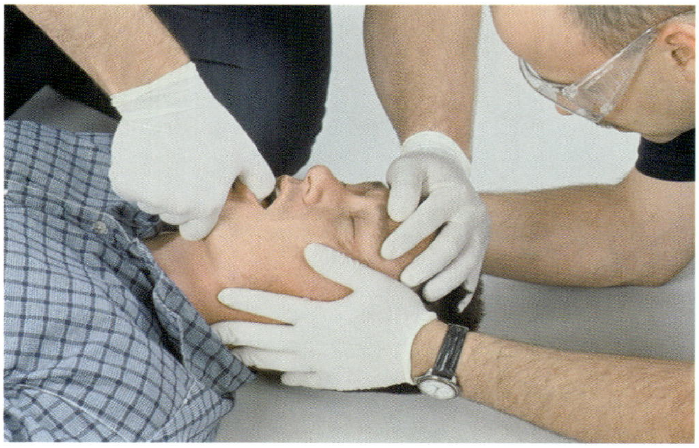

Fig. 6-9. Traction du menton. Cette technique fonctionne de la même manière que la subluxation de la mandibule. Elle déplace la mandibule vers l'avant en déplaçant la langue.

tachycardie. La préoxygénation du patient aidera à prévenir cette hypoxémie. Durant une aspiration prolongée des voies respiratoires, les troubles du rythme peuvent aussi provenir d'une hypoxémie artérielle, menant à une hypoxémie myocardique et à une stimulation vagale secondaire à une irritation trachéale. Une stimulation vagale vraie peut mener à une bradycardie profonde et à une hypotension.

Un patient traumatisé qui doit être intubé peut avoir besoin d'une aspiration énergique des voies aériennes supérieures. Mais si la quantité de sang ou de vomissures obstruant les voies respiratoires est très importante, elle peut dépasser les capacités de l'aspirateur de mucosités. Dans ce cas, le patient doit être tourné sur le côté « en bloc » (c'est-à-dire en protégeant la colonne cervicale), de façon à permettre l'évacuation des débris obstruant la cavité buccale. La manœuvre doit alors être complétée par une aspiration avec une sonde de gros calibre.

Lors de l'aspiration à travers une sonde d'intubation trachéale, il faut utiliser des sondes souples afin de limiter les risques de traumatisme et de minimiser les résistances par friction. Ces sondes doivent aussi être assez longues pour pouvoir dépasser la sonde d'intubation, et avoir un bout suffisamment souple pour éviter les traumatismes de la muqueuse. Ce genre de cathéter souple ne convient pas pour aspirer des quantités importantes de liquides dans l'oropharynx d'un patient traumatisé. Dans ce cas, il vaut mieux choisir une sonde courbée plus rigide et d'un diamètre plus important.

Lors de l'aspiration d'un patient, le respect des règles d'asepsie est primordial, et tout intervenant préhospitalier devrait respecter cette séquence de base :

- préoxygéner le patient traumatisé avec 100 % d'O_2 (FiO_2 de 1,0) ;
- préparer l'équipement tout en maintenant la stérilité ;
- insérer le cathéter d'aspiration sans le mettre en dépression. Aspirer pendant 15 à 30 s au maximum ;
- réoxygéner le patient et ventiler pendant au moins cinq cycles de ventilation assistée.

Méthodes invasives basiques. Lorsque les manœuvres manuelles ne permettent pas de corriger une obstruction anatomique des voies aériennes, l'emploi de « voies aériennes artificielles » est l'étape suivante.

Canule oropharyngée. La « voie aérienne artificielle » la plus utilisée est la canule oropharyngée (canules dites de Guedel) (figure 6-10). Elles peuvent être introduites de manière directe, ou en position inversée.

Indications

- Patient incapable de maintenir la liberté de ses voies aériennes supérieures.
- Pour éviter qu'un patient intubé ne morde la sonde endotrachéale (insertion sécuritaire à pratiquer après l'intubation orotrachéale).

Contre-indications

- Patient conscient ou semi-conscient ayant conservé ses réflexes de déglutition.

Complications

- Les canules oropharyngées, par la stimulation des voies aériennes qu'elles provoquent, peuvent induire un laryngospasme et/ou des vomissements.

Canules nasopharyngées. Les canules nasopharyngées sont des canules souples (souvent en latex) qui s'introduisent par une narine, en suivant la partie postérieure du nasopharynx et de l'oropharynx (figure 6-11). Le gros avantage de ces canules est qu'elles sont mieux tolérées par les patients, qu'ils soient conscients ou inconscients.

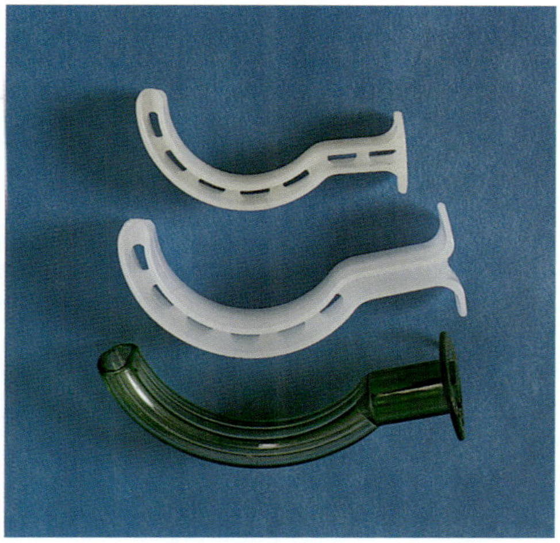

Fig. 6-10. Canules oropharyngées. (Source : McSwain NE Jr, Paturas JL, *The basic EMT : comprehensive prehospital patient care*, 2nd ed., St Louis, Mosby, 2001.)

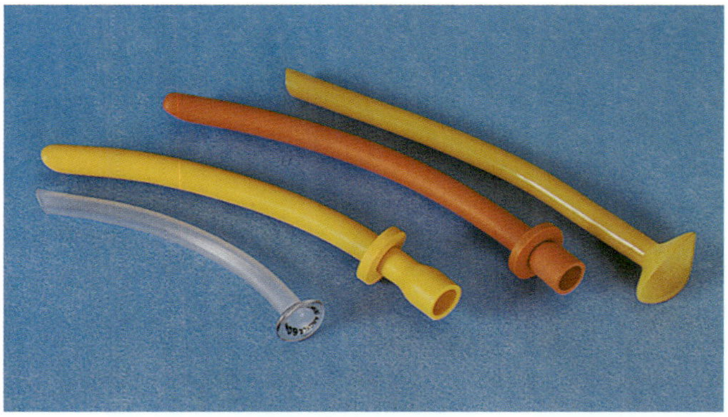

Fig. 6-11. Canules nasopharyngées. (Source : McSwain NE Jr, Paturas JL, *The basic EMT : comprehensive prehospital patient care*, 2nd ed., St Louis, Mosby, 2001.)

Indications

- Patient incapable de maintenir la liberté de ses voies aériennes supérieures.

Contre-indications

- Absence d'indication d'une méthode invasive.

Complications

- Saignement causé par l'insertion de la canule.

Sondes à double lumière (type Combitube™)

Les sondes à double lumière offrent aux intervenants préhospitaliers une alternative fonctionnelle de contrôle des voies aériennes. De nombreux pays autorisent l'emploi de ces équipements parce qu'ils ne nécessitent qu'une formation minimale pour être utilisés de manière adéquate. Les intervenants autorisés à pratiquer des techniques avancées, telles que l'intubation endotrachéale, doivent considérer ce type de sondes comme une technique de secours très utile en cas d'échec de l'intubation, même après qu'une intubation en séquence rapide a été réalisée. L'avantage majeur de ces sondes est qu'elles peuvent être insérées quelle que soit la position du patient, ce qui peut être particulièrement intéressant chez les patients traumatisés avec suspicion importante de lésion du rachis cervical. L'utilisation de ces sondes est typiquement limitée aux patients de plus de 16 ans, mesurant au moins 1,50 m.

Indications

- *Intervenants de niveau « basique »* (si autorisé par la direction médicale) : patient traumatisé inconscient avec perte des réflexes de déglutition, et qui est en arrêt ventilatoire ou bradypnéique avec une fréquence ventilatoire inférieure à 10/min.
- *Intervenants de niveau « avancé »* : alternative à l'intubation, lorsque l'intervenant n'est pas capable de réaliser l'intubation endotrachéale et n'arrive pas à ventiler facilement le patient avec un ballon autoremplisseur et une canule oro- ou nasopharyngée.

Contre-indications

- Réflexe de déglutition présent.
- Antécédents connus de pathologie œsophagienne.
- Ingestion récente de substances caustiques.

Complications

- Vomissements si réflexe de déglutition intact.
- Lésions de l'œsophage.
- Hypoxie en cas de ventilation sur la mauvaise sonde.

Intubation endotrachéale

L'intubation endotrachéale (IET) est l'une des méthodes de choix pour obtenir un contrôle efficace des VAS chez un patient traumatisé apnéique ou nécessitant une ventilation assistée (figures 6-12 et 6-13). Des études récentes ont cependant montré que, dans un environnement urbain, les patients traumatisés en état critique bénéficiant d'une IET n'ont pas un meilleur pronostic que ceux transportés en étant oxygénés avec un masque autoremplisseur et une canule oropharyngée [1]. Malgré tout, l'IET est la méthode de choix pour le contrôle des voies aériennes supérieures parce qu'elle :

- isole les voies aériennes ;
- permet une ventilation avec 100 % d'O_2 (FiO_2 de 1,0) ;
- élimine la nécessité de maintien d'une étanchéité masque/visage ;
- diminue significativement le risque d'inhalation (corps étrangers, vomi ou sang) ;

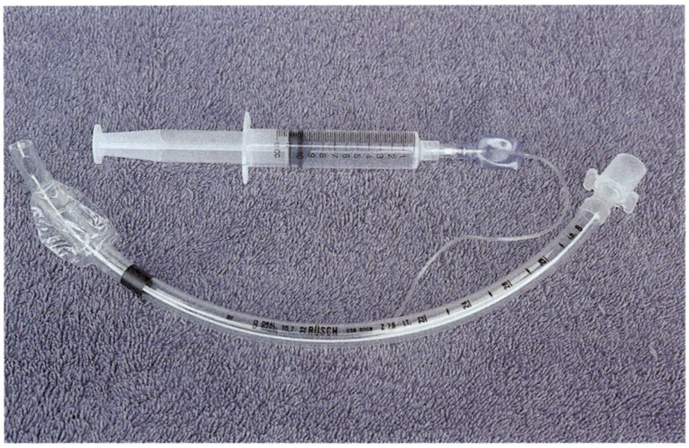

Fig. 6-12. Sonde endotrachéale.

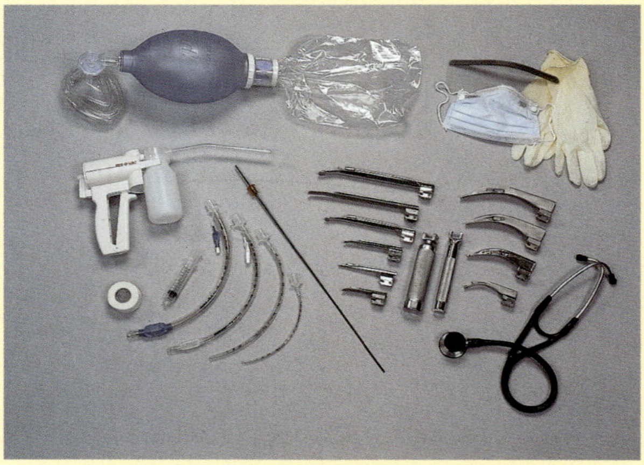

Fig. 6-13. Équipement pour l'intubation endotrachéale. (Source : McSwain NE Jr, Paturas JL, *The basic EMT : comprehensive prehospital patient care*, 2nd ed., St Louis, Mosby, 2001.)

Comme pour toute technique médicale avancée, l'intervenant préhospitalier doit disposer d'un équipement adapté. Les composants standard d'un kit d'intubation devraient inclure au minimum les éléments suivants :

- laryngoscope avec des lames de tailles adultes et pédiatriques courbes et droites ;
- ampoules et piles de rechange ;
- appareil d'aspiration ;
- sondes endotrachéales de tailles adultes et pédiatriques ;
- guides semi-rigides ;
- seringue de 10 ml ;
- lubrifiant soluble à l'eau ;
- pince de Magill ;
- système de détection du CO_2 expiré ;
- dispositifs de fixation des sondes.

- facilite l'aspiration trachéale profonde ;
- prévient l'insufflation gastrique ;
- fournit une voie supplémentaire pour l'administration de médicaments.

Indications

- Patient incapable de protéger ses voies respiratoires.
- Patient hypoxique, nécessitant l'administration d'O_2 à haute concentration.
- Patient présentant une altération significative de la fonction ventilatoire, et nécessitant une assistance de la ventilation.

Contre-indications

- Manque de formation à la mise en œuvre de la technique.
- Absence d'indications adéquates.
- Proximité immédiate d'une structure hospitalière adaptée (contre-indication relative).

Complications

- Hypoxémie liée à des tentatives d'intubation répétées.
- Traumatismes des muqueuses entraînant des saignements.
- Intubation de l'œsophage.
- Intubation sélective de la bronche droite.
- Vomissements menant à une inhalation bronchique.
- Lésions dentaires.
- Lésions des cordes vocales.
- Conversion d'une lésion du rachis cervical sans déficit neurologique, en une lésion avec déficit neurologique.

Des études ont montré que la pratique de l'intubation accroît les probabilités de réussite. Aucun lien n'a été trouvé entre le taux de réussite et le nombre d'années d'expérience en tant qu'intervenant paramédical, mais il existe une corrélation entre le nombre de patients intubés et le taux de réussite. L'expérience d'une procédure augmente la probabilité de réussir une performance [2].

Comme pour toutes les procédures, l'intervenant préhospitalier, en lien avec son système de régulation médicale, établit un jugement en termes de bénéfices/risques lorsqu'il emploie des techniques avancées. Employer une procédure juste « parce que c'est le protocole » n'est pas approprié. Il convient de penser aux bénéfices et aux risques possibles et d'établir un plan en se fondant sur ce qui est le mieux pour un patient dans une situation donnée. Les situations diffèrent suivant la durée du transport, le lieu de l'intervention ainsi que la sensation de confort dans la réalisation d'une procédure.

Méthodes alternatives. L'intervenant préhospitalier dispose de plusieurs techniques pour réaliser une IET. Le choix de la technique dépend de différents facteurs, tels que les besoins du patient, le niveau d'urgence (par exemple intubation orotrachéale versus nasotrachéale), la position de la victime (intubation de face), ou bien le niveau de formation ou de compétences de l'opérateur (intubation en séquence rapide [ISR]). Quelle que soit la technique choisie, il est impératif que la tête et le rachis cervical du patient soient stabilisés en position neutre durant la procédure, jusqu'à ce que l'immobilisation complète du rachis ait été réalisée. En règle générale, il est recommandé que l'opérateur ne réalise pas plus de trois essais d'intubation. À ce point, il apparaît nécessaire d'envisager l'emploi d'une technique alternative de sécurisation des voies aériennes.

Intubation orotrachéale (IOT). L'IOT consiste à placer une sonde dans la trachée en passant par la bouche. Chez le patient non traumatisé, la tête est souvent placée en légère hyperextension afin de faciliter la visualisation des cordes vocales. Cette position ne doit en aucun cas être employée chez un patient traumatisé, car elle entraîne une hyperflexion du rachis cervical au niveau de C5–C6 (le site le plus fréquent de fracture de la colonne cervicale) et une hyperextension au niveau de C1–C2 (le second niveau de fracture le plus fréquent) (figure 6-14).

Intubation nasotrachéale (INT). Chez un patient traumatisé conscient ou ayant conservé ses réflexes de déglutition, l'IET peut se révéler très problématique. Si le patient ventile spontanément, les intervenants peuvent tenter une intubation nasotrachéale « à l'aveugle », à la condition que le bénéfice escompté surpasse les risques encourus. Une extrême prudence est conseillée lors de l'INT en présence de traumatismes de la face, ainsi qu'une insertion en direction supérieure plutôt que directement

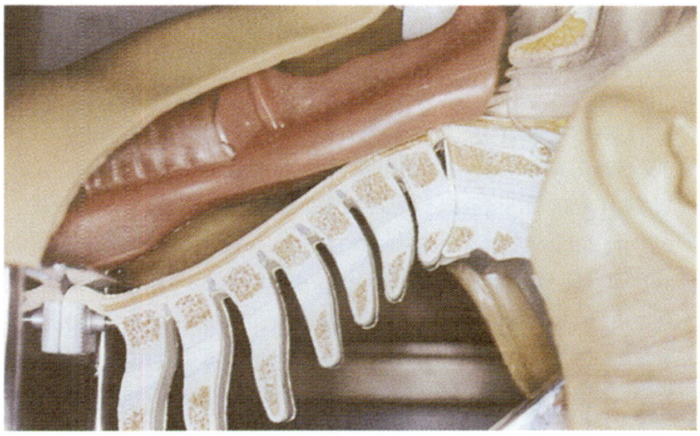

Fig. 6-14. Basculer la tête du patient vers l'arrière assure une vision idéale du larynx au travers de la bouche. Cependant, cette position entraîne une hyperextension de la colonne cervicale au niveau de C1–C2, et une hyperflexion au niveau de C5–C6. Ces deux zones sont les points les plus fréquents de fracture de la colonne cervicale.

postérieure. Par ailleurs, l'emploi d'une certaine « force » lorsqu'une résistance est ressentie peut conduire à une effraction de la base du crâne et une lésion du cerveau. Il s'agit d'un événement extrêmement rare, qui peut être prévenu par l'emploi d'une technique adéquate. L'apnée constitue une contre-indication relative spécifique à cette technique. Le guide semi-rigide n'est généralement pas utilisé lorsqu'une intubation nasotrachéale à l'aveugle est réalisée.

Intubation de face (technique dite « au piolet »). L'emploi de cette technique est indiqué lorsque le patient ne peut être approché par l'arrière, ce qui rend impossible l'intubation par une technique standard. Ces situations peuvent inclure – mais ne se limitent pas à :

- un patient incarcéré dans un véhicule ;
- un patient enseveli.

Intubation « pharmacologiquement » assistée. L'intubation avec emploi de substances pharmacologiques peut être nécessaire pour faciliter un contrôle effectif des voies aériennes chez un patient traumatisé. Entre des mains expérimentées, cette technique peut faciliter la sécurisation des voies respiratoires là où les autres méthodes échoueraient ou paraîtraient inacceptables. Pour accroître l'efficacité de cette technique et assurer la sécurité du patient, il est indispensable que le personnel utilisant ces substances pharmacologiques soit familiarisé avec leur emploi, leurs indications et contre-indications, leurs effets secondaires et les différents protocoles. L'administration de substances médicamenteuses dans le cadre de l'intubation, en particulier dans le cas de l'ISR, n'est pas sans risque. L'intubation assistée pharmacologiquement doit donc être utilisée comme une procédure de nécessité et en aucun cas de commodité.

Il existe deux catégories d'intubation assistée pharmacologiquement.

1. *l'intubation utilisant des substances sédatives ou une narcose*. Les molécules comme le diazépam, le midazolam, le fentanyl ou la morphine, utilisées seules ou en association, ont pour but de sédater le patient suffisamment pour permettre l'intubation, mais sans abolir la respiration spontanée ou les réflexes de protection des VAS. L'efficacité d'un seul agent pharmacologique, comme le midazolam, a bien été documenté [3].
2. *l'intubation en séquence rapide (ISR) utilisant des substances paralysantes* (encadré 6-1). Le patient est d'abord sédaté puis paralysé chimiquement. Cela entraîne une relaxation musculaire complète, mais aussi une apnée et une perte complète des réflexes de protection des VAS. Différentes études réalisées pour évaluer cette méthode ont généralement été positives, avec un taux de réussite d'intubation de plus de 90 % et relativement peu de complications. Cependant, quelques études ont évalué si le pronostic des patients est affecté ou pas [4]. Un centre a rapporté

son expérience de l'ISR sur le terrain et a indiqué que les patients avec traumatisme craniocérébral ayant subi une ISR avaient un moins bon pronostic que ceux n'ayant pas subi d'ISR [5]. Une analyse ultérieure a montré qu'une hyperventilation méconnue conduit à une hypocarbie, et qu'une hypoxie méconnue contribue le plus à un mauvais pronostic [6].

Par ailleurs, une intubation pharmacologiquement assistée, quel que soit son type, nécessite un certain temps pour l'accomplir. En présence de tout patient traumatisé dont l'état est critique pour lequel les intervenants envisagent une intubation pharmacologiquement assistée, il est important de bien peser le bénéfice lié à cette technique, en comparaison au temps supplémentaire passé sur les lieux pour la réaliser.

Indications

- Tout patient nécessitant une protection des voies respiratoires et qui est difficile à intuber du fait d'un comportement agité ou combatif (tel qu'il est induit par l'hypoxie, les lésions cérébrales, les intoxications ou l'hypotension) constitue un candidat à cette procédure.

Contre-indications relatives

- Possibilité d'utiliser un système de sonde à double lumière.
- Traumatismes faciaux majeurs compliquant ou excluant l'intubation.
- Déformation cervicale compliquant ou excluant l'éventuelle mise en place d'une voie aérienne « chirurgicale ».
- Allergie connue à l'un des médicaments employés.
- Antécédents médicaux excluant l'utilisation des médicaments cités.
- Incapacité d'intuber.

Complications

- Incapacité d'insérer la sonde endotrachéale chez un patient sédaté et/ou paralysé, et donc incapable de protéger ses voies respiratoires ou de ventiler spontanément. Les patients ayant été médiqués et ne pouvant être intubés nécessitent une ventilation prolongée au ballon autoremplisseur jusqu'à ce que les substances ne fassent plus effet.
- Développement d'une hypoxie ou d'une hypercapnie en cas de tentatives prolongées.
- Inhalation.
- Hypotension : presque tous les agents sédatifs sont des substances hypotensives.

Chez les patients modérément ou profondément hypovolémiques présentant un état de choc compensé, l'administration d'agents sédatifs peut provoquer une baisse brutale de la PA. Il faut toujours garder cette notion à l'esprit lorsqu'on emploie des agents sédatifs pour l'intubation d'un patient traumatisé (tableau 6-1).

Vérification du placement de la sonde d'intubation. Une fois l'intubation effectuée, il faut s'assurer que la sonde soit bien dans la trachée. Une sonde mal positionnée peut entraîner une hypoxie qui peut provoquer des lésions cérébrales secondaires voire le décès. Il est donc capital que l'opérateur vérifie le placement de la sonde. Les techniques pour vérifier l'intubation incluent l'emploi à la fois d'évaluations cliniques et d'équipements [7]. Les éléments cliniques sont les suivants :

- visualisation directe de la sonde passant entre les deux cordes vocales ;
- présence de murmures vésiculaires bilatéraux (à vérifier en auscultant les creux axillaires) et absence de bruits de ventilation dans le creux épigastrique ;

Encadré 6-1 Exemple de protocole d'intubation en intubation en séquence rapide (ISR)

1. S'assurer de la disponibilité du matériel nécessaire :
   - Source d'O_2
   - Ballon autoremplisseur de taille et de type adaptés
   - Masque facial à O_2 avec réservoir 100 %
   - Laryngoscope avec lames de taille adaptée
   - Sondes endotrachéales
   - Équipements pour la mise en place de techniques alternatives en cas d'échec de l'intubation
   - Substances nécessaires à l'ISR
   - Matériel ou accessoire de fixation de la sonde endotrachéale
   - Dispositif d'aspiration
2. S'assurer qu'au moins une – de préférence deux – voie veineuse périphérique efficace est en place
3. Préoxygéner le patient en utilisant un masque facial à réservoir ou un ballon autoremplisseur à valve unidirectionnelle, avec 100 % d'O_2 ; la préoxygénation doit durer de 3 à 4 min
4. Appliquer un monitorage de la fréquence cardiaque et de la SpO_2
5. Si le patient est conscient, envisager l'emploi d'agents sédatifs
6. Envisager l'emploi d'agents sédatifs et de lidocaïne en présence d'une lésion cérébrale traumatique potentielle ou avérée
7. Après l'administration de l'agent paralysant, employer la manœuvre de Sellick (pression cricoïde) pour diminuer le risque d'inhalation bronchique

(Suite)

8. Vérifier le placement de la sonde immédiatement après l'intubation ; le monitorage continu ECG et SpO_2 est requis pendant et après l'ISR ; revérifier la position de la sonde régulièrement pendant le transport, et après chaque mobilisation du patient
9. Utiliser des doses répétées d'agents myorelaxants, nécessaires à l'entretien de la paralysie

Procédure

1. Rassembler le matériel nécessaire
2. S'assurer de la bonne qualité des voies veineuses périphériques
3. Préoxygéner le patient avec 100 % d'O_2, pendant 3 à 4 min si possible
4. Mettre en place le monitorage ECG et SpO_2
5. Administrer un agent sédatif comme le midazolam, si approprié
6. En présence d'une lésion cérébrale traumatique avérée ou potentielle, administrer de la lidocaïne, 1,5 mg/kg, 2 à 3 min avant l'administration d'agents paralysants
7. Administrer de l'atropine aux enfants, 0,01–0,02 mg/kg, 1 à 3 min avant l'utilisation de l'agent paralysant, pour minimiser la réponse vagale à l'intubation
8. Administrer un paralysant d'action rapide et courte comme la célocurine, en IV. La paralysie et la myorelaxation doivent survenir dans les 30 s
   - Adulte : 1–2 mg/kg
   - Enfant : 1–2 mg/kg
9. Insérer la sonde endotrachéale ; si l'essai initial est infructueux, précéder les tentatives suivantes d'une préoxygénation du patient
10. Vérifier le placement de la sonde endotrachéale
11. Si plusieurs tentatives d'intubation endotrachéales échouent, envisager la mise en œuvre de l'une des techniques alternatives
12. Utiliser des doses d'agents paralysants d'action longue comme le vécuronium, pour entretenir la myorelaxation
    - Dose initiale : 0,1 mg/kg IVD
    - Doses suivantes : 0,01 mg/kg toutes les 30–45 min (varient en fonction de chaque patient)

- thorax se soulevant à l'inspiration et redescendant à l'expiration ;
- présence de buée sur les parois de la sonde lors de l'expiration.

Malheureusement, aucune de ces méthodes n'est sure à 100 % à elle seule. C'est pourquoi il est prudent d'évaluer et de consigner tous ces signes cliniques si possible. En de rares occasions, pour des raisons anatomiques, il est impossible de voir passer la sonde entre les cordes vocales. De même, l'auscultation pulmonaire peut être rendue très difficile par le bruit environnant (ambulance ou hélicoptère), ou bien les mouvements respiratoires du thorax peuvent être difficiles à évaluer chez un patient obèse.

Les équipements qui peuvent être employés sont les suivants :

- détecteurs d'intubation œsophagienne (poires ou seringues) ;
- détecteurs colorimétriques de CO_2 ;
- moniteur de CO_2 avec représentation graphique de la courbe de CO_2 expiré ($ETCO_2$) (capnographe) ;
- oxymètres de pouls (SpO_2).

Tout comme les signes cliniques, aucun de ces équipements n'est à lui seul fiable à 100 % chez tous les patients. Il faut donc les utiliser dans le contexte de l'évaluation clinique. Chez le patient ayant un pouls et une perfusion suffisante, la capnographie est la méthode la plus fiable pour confirmer la position endotrachéale d'une sonde d'intubation. Cette technique devrait être utilisée en préhospitalier lorsqu'elle est disponible. La capnographie donne de plus de nombreux éléments pouvant aider à la surveillance du patient. En revanche, du fait que le patient en arrêt cardiorespiratoire ne produit plus de CO_2, toutes les méthodes de détection du CO_2 ne donnent pas d'indication fiable dans ce cas.

Aucune de ces techniques n'étant totalement fiable chez tous les patients, tous les moyens d'évaluation clinique décrits précédemment devraient être utilisés, puis complétés par l'une des méthodes d'évaluation complémentaire. Dans tous les cas, s'il existe un doute quant au bon placement de la sonde d'intubation, celle-ci doit être immédiatement enlevée et remplacée. Enfin, toutes les techniques utilisées pour vérifier le placement de la sonde devraient être consignées sur le rapport d'intervention.

Fixation de la sonde d'intubation. Une fois le placement de la sonde vérifié, la profondeur d'insertion doit être notée. Elle est mesurée à la hauteur des incisives, sur le marquage correspondant qui est inscrit sur la sonde d'intubation. Ensuite, le tube doit être fixé de façon sûre. La méthode la plus fréquente consiste à coller la sonde à la face du patient à l'aide d'une petite bande adhésive. Mais, bien souvent, des sécrétions, du sang ou de la sueur empêchent l'adhésif de se coller, créant un risque de déplacement de la sonde. Il existe plusieurs types d'équipements commercialisés permettant de fixer une sonde d'intubation. Il est important que la sonde soit maintenue manuellement en place tant qu'elle n'a pas été fixée.

Quelle que soit la méthode utilisée, la surveillance du patient est capitale, et l'oxymétrie de pouls (SpO_2)

Tableau 6-1 Substances couramment utilisées pour l'intubation « assistée pharmacologiquement »

Substances	Dose (adulte)	Dose (pédiatrique)	Indication	Complications/effets secondaires
Prétraitement				
Oxygène	Haut débit Assister la ventilation si nécessaire pour arriver à une SpO_2 aussi proche que possible de 100 %	Haut débit Assister la ventilation si nécessaire pour arriver à une SpO_2 aussi proche que possible de 100 %	Tout patient nécessitant une intubation assistée pharmacologiquement	
Lidocaïne	1,5 mg/kg	1,5 mg/kg IV	Lésion cérébrale	Convulsions
Atropine		0,01–0,02 mg/kg IV	Intubation pédiatrique, prévient le risque de bradycardie, diminue les sécrétions	Tachycardie
Induction de la sédation				
Midazolam	0,1–0,15 mg/kg jusqu'à 0,3 mg/kg IV	0,1–0,15 mg/kg jusqu'à 0,3 mg/kg IV	Sédation	Dépression respiratoire/apnée, hypotension
Fentanyl	2–3 μg/kg IV	1–3 μg/kg IV	Sédation	Dépression respiratoire/apnée, hypotension
Étomidate	0,2–0,3 mg/kg IV	Non approuvé pour les patients âgés < 10 ans	Sédation, induction de l'anesthésie	Apnée, hypotension, vomissements
Paralysie chimique				
Succinylcholine	1–2 mg/kg	1–2 mg/kg	Relaxation musculaire, paralysie (courte durée)	Hyperkaliémie, fasciculations musculaires
Vécuronium	0,1 mg/kg	0,1 mg/kg	Relaxation musculaire, paralysie (durée intermédiaire)	Hypotension
Pancuronium	0,04–0,1 mg/kg	0,04–0,1 mg/kg	Relaxation musculaire, paralysie (longue durée)	Tachycardie, hypertension, salivation

est un moyen de surveillance indispensable permettant de rapidement détecter une hypoxie. Il est indispensable de revérifier la bonne position de la sonde après chaque mobilisation du patient.

Techniques de « secours »

Si l'intubation échoue après trois essais, l'intervenant préhospitalier doit se rabattre sur les techniques basiques de gestion des voies aériennes décrites précédemment, et sur la ventilation au ballon autoremplisseur. *Si l'hôpital est raisonnablement proche, ces techniques peuvent constituer l'approche la plus prudente jusqu'à l'arrivée à l'hôpital**. Si l'on est éloigné d'une structure hospitalière, ou si la ventilation manuelle au masque facial est difficile ou même impossible, on peut avoir recours à une des techniques suivantes.

Intubation rétrograde (IR). Dans un contexte préhospitalier, cette technique est utile à connaître car il n'est pas rare de se trouver face à une laryngoscopie rendue difficile par des saignements, des sécrétions importantes, ou une anatomie anormale (obésité). L'IR demande du temps, mais représente une procédure moins invasive et moins risquée que la cricothyroïdotomie, lorsque les autres méthodes ont échoué, et à condition que le rachis cervical soit adéquatement immobilisé.

L'IR est une procédure relativement simple. L'opérateur insère un trocart dans la partie caudale de la membrane cricothyroïdienne. Un guide souple métallique est introduit dans le trocart, en direction de l'oropharynx (vers le haut) ; une sonde d'intubation est alors glissée sur le support métallique et ainsi descendue, le long de ce guide, vers le larynx (vers le bas). Il est très important

* NdT : dans tous les cas, la décision adéquate est prise en collaboration avec le médecin régulateur du centre 15.

de garder le contrôle manuel du guide. Dès qu'une résistance à l'avancée de la sonde est ressentie, le guide métallique est alors retiré par le cou, et la sonde introduite plus en avant. Cette technique étant souvent difficile à réaliser rapidement, son usage n'est pas recommandé en première intention ou chez un patient en apnée.

Indications

- Patient chez qui l'intubation est impossible, mais qui reste ventilable à l'aide d'un ballon autoremplisseur et d'un masque facial.

Contre-indications relatives

- Patient en apnée.
- Proximité immédiate de l'hôpital.
- Expérience insuffisante.

Complications

- Lésions des cordes vocales ou du larynx.
- Saignement au point de ponction.
- Intubation de l'œsophage.
- Hypoxie et hypercapnie pendant la procédure.

Intubation digitale. L'intubation digitale ou tactile était la technique utilisée avant l'avènement des laryngoscopes. En fait, les doigts de l'opérateur agissent comme une lame de laryngoscope en manipulant l'épiglotte et en guidant l'insertion du tube.

Indications

- Patient chez qui l'intubation est impossible, mais chez qui la ventilation à l'aide d'un ballon autoremplisseur et d'un masque facial est possible.
- En cas de panne du laryngoscope.
- En cas de présence de grande quantité de sang ou de vomissures dans les VAS.
- Patient incarcéré avec impossibilité de faire une intubation au piolet.

Contre-indications

- Tout patient réactif qui risque de mordre les doigts de l'opérateur.

Complications

- Intubation de l'œsophage.
- Morsures des doigts de l'opérateur.
- Hypoxie ou hypercapnie au cours de la procédure.
- Lésions des cordes vocales.

Masque laryngé. Le masque laryngé est une option possible pour le patient comateux, adulte ou enfant. Il est formé d'un anneau gonflable en silicone qui est attaché à un tube (figure 6-15). Quand il est inséré, l'anneau assure une étanchéité à basse pression entre le masque et l'ouverture glottique, sans insertion directe dans le larynx.

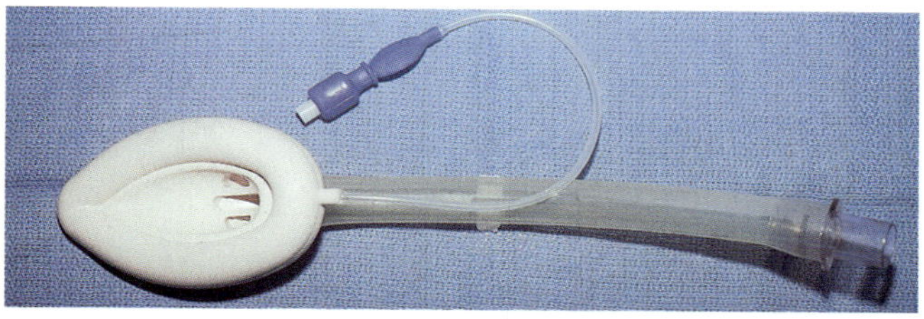

Fig. 6-15. Masque laryngé.

Les avantages du masque laryngé sont les suivants :

- insertion à l'aveugle, la visualisation des cordes vocales n'est pas nécessaire ;
- il est réutilisable plusieurs fois, après nettoyage et stérilisation ;
- il existe maintenant des masques laryngés à usage unique ;
- il existe en différentes tailles, qui rendent son utilisation possible chez l'enfant et chez l'adulte.

Une des limites d'utilisation des masques laryngés est le prix d'achat qui reste élevé. Un développement récent de ce produit est le masque laryngé d'intubation Fasttrach™, qui permet d'intuber la trachée à l'aveugle au travers du masque laryngé, avec une sonde rallongée.

Indications

- Tout patient chez qui l'intubation est impossible et qu'on ne peut ventiler au moyen d'un ballon autoremplisseur avec un masque facial.

Contre-indications

- Intubation endotrachéale possible.
- Manque d'entraînement.

Complications

- Inhalation, car le ML ne prévient pas complètement la régurgitation, et n'assure pas l'étanchéité complète des VAS.
- Laryngospasme si le patient est encore réactif.

Ventilation transtrachéale percutanée. Dans de rares cas, il est impossible de dégager une obstruction complète des VAS avec les méthodes décrites précédemment. Il est alors possible de ventiler le patient au travers d'un cathéter placé en position transtrachéale (c'est-à-dire après avoir réalisé une trachéostomie percutanée). Il a été montré qu'une oxygénation adéquate peut être faite en utilisant une ventilation transtrachéale percutanée, avec des niveaux acceptables de CO_2 maintenus pendant 30 minutes [8].

Les avantages de cette technique sont les suivants :

- facilité d'accès, les repères anatomiques étant faciles à trouver ;
- facilité d'insertion ;
- minimum d'équipement nécessaire ;
- pas d'incision nécessaire.

Indications

- Quand toutes les autres techniques ont échoué, et que le patient n'est pas ventilable à l'aide d'un ballon autoremplisseur.

Contre-indications

- Compétences ou expérience insuffisantes.
- Absence de matériel adéquat.
- Possibilité de ventiler le patient par une autre méthode.

Complications

- Hypercapnie (rétention de CO_2) [8].
- Lésions du larynx, de la thyroïde, des carotides, des veines jugulaires ou de l'œsophage.

Cricothyrotomie chirurgicale ou trachéotomie. Cette technique impose la réalisation d'une ouverture chirurgicale de la membrane cricothyroïdienne, qui se situe entre le larynx et le cricoïde. Dans la plupart des cas, cette membrane est assez fine et l'accès est de ce fait rapide et simple [9]. En préhospitalier, cette technique doit être considérée comme une technique de dernier recours.

L'utilité de cette méthode en préhospitalier est très controversée. L'amélioration des compétences d'intubation est sans doute le meilleur moyen d'éviter d'en arriver à une situation aussi extrême. *Cette option n'est en aucun cas la première à être évoquée dans la prise en charge des VAS.* Il n'y a actuellement aucune étude qui permette d'évaluer ou de valider cette technique. Il convient de suivre vos protocoles locaux.

Indications

- Traumatismes massifs de la face rendant tout autre technique de ventilation impossible.
- Incapacité de contrôler les VAS par une autre méthode.
- Hémorragie trachéobronchique active.

Contre-indications

- Tout patient qui peut être intubé.
- Patient ayant une lésion laryngotrachéale.
- Les enfants de moins de 10 ans.
- Les patients présentant des atteintes laryngées, d'origine infectieuse ou traumatique.
- Expérience ou entraînement insuffisant.

Complications

- Perte excessive de temps.
- Hémorragie.
- Inhalation.
- Mauvaise position ou faux trajet de la sonde trachéale.
- Lésions du cou ou des vaisseaux.
- Perforation de l'œsophage.

Amélioration continue de la qualité

Le directeur médical ou une personne déléguée devrait vérifier individuellement tous les rapports d'intervention ayant nécessité l'emploi de substances médicamenteuses ou de techniques invasives pour la sécurisation des voies aériennes. Les points spécifiques suivants devraient être contrôlés :

- adhésion aux protocoles et procédures ;
- indications précises de l'utilisation des substances médicamenteuses ;
- transcription précise des médicaments administrés (dosages/voies) et du monitorage du patient pendant et après l'intubation ;
- respect et documentation des procédures de confirmation du placement adéquat de la sonde ;
- devenir du patient et éventuelles complications.

Équipements de ventilation

Tout patient traumatisé doit bénéficier d'une assistance ventilatoire avec de l'air enrichi en O_2 afin d'éviter ou de traiter toute hypoxie. Différents équipements sont généralement disponibles et chacun possède ses propres caractéristiques (tableau 6-2).

Masques faciaux (type Pocket mask®)

Quel que soit le type de masque utilisé, il est important de considérer les facteurs suivants : le masque idéal doit être de la bonne taille ; être équipé d'une valve unidirectionnelle ; être fait d'un matériel transparent ; posséder une arrivée d'O_2 ; et être disponible en tailles adultes et pédiatriques. La ventilation au bouche à masque permet d'assurer une bonne étanchéité et de délivrer des volumes courants efficaces, même si l'opérateur a peu d'expérience de cette technique.

Ballons autoremplisseurs à valve unidirectionnelle (Bavu)

Ces équipements se composent d'un ballon se regonflant par lui-même et d'un système évitant la réinhalation du mélange gazeux expiré. La plupart de ces ballons ont un volume de 1600 ml et peuvent assurer une FiO_2 de 90 à

Tableau 6-2 Équipements d'oxygénothérapie et concentration en oxygène*

Équipement (procédure)	Débit (litres/min)	Concentration en oxygène*
Sans apport supplémentaire en O_2		
Bouche à bouche	N/A	16 %
Bouche à masque	N/A	16 %
Ballon autoremplisseur	N/A	21 %
Avec apport supplémentaire en O_2		
Sonde nasale	1–6	24–45 %
Bouche à masque	10	50 %
Masque facial simple	8–10	40–60 %
Bavu sans réservoir	8–10	40–60 %
Bavu avec réservoir	10–15	90–100 %
Masque facial avec réservoir sans réinhalation	10–15	90–100 %
Dispositif d'insufflation à la demande	N/A	90–100 %
Ventilateur	N/A	21–100 %

* Les pourcentages donnés sont approximatifs.
Bavu : ballon autoremplisseur à valve unidirectionnelle.
N/A : non applicable.

100 %. Certains modèles ont un détecteur colorimétrique de CO_2 intégré. Cependant, l'étanchéité nécessaire pour obtenir un volume courant suffisant peut être difficile à obtenir quand l'opérateur est seul. Il faut donc que les intervenants préhospitaliers s'entraînent régulièrement aux techniques de ventilation pour bien maîtriser la technique.

Systèmes insufflateurs manuels type détendeur*

Ces systèmes commandés manuellement peuvent délivrer de l'oxygène à 100 % de concentration. Il est impossible avec ces équipements de ressentir la compliance thoracique du patient, comme c'est le cas avec un ballon insufflateur, et il faut être très prudent afin d'éviter toute hyperpression pulmonaire. Il est facile de réaliser une bonne étanchéité faciale car le déclenchement de l'insufflation se fait à une main. Les complications de cet équipement sont la distension gastrique, le barotraumatisme pulmonaire et le pneumothorax. Ce type d'appareil ne doit pas être utilisé sur le terrain.

* Non disponibles en france [NdT].

Ventilation en pressions positives

Ce type de mode ventilatoire est depuis longtemps utilisé lors des transports aéroportés. Il est maintenant devenu le mode ventilatoire le plus utilisé en préhospitalier car il permet de contrôler la fréquence respiratoire, le volume courant (amplitude) et le volume minute du patient traumatisé intubé. Il est important de noter que seuls des appareils travaillant en volumes contrôlés, avec des alarmes de pressions et des sécurités à types de valve ou de circuits d'échappement de surpression, devraient être utilisés. Ces ventilateurs doivent rester simples et ne sont pas aussi sophistiqués que ceux utilisés au long cours en réanimation. Seuls quelques modes ventilatoires sont utiles en préhospitalier.

Ventilation intermittente en pressions positives (IPPV). C'est le mode le plus utilisé en préhospitalier. Il permet, en préréglant un volume courant et une fréquence respiratoire, de ventiler de façon efficace un patient intubé. Si le patient respire en dehors du cycle du respirateur, il ne reçoit aucune aide.

Ventilation en mode assisté/contrôlé. Comme dans le cas de l'IPPV, volume courant et fréquence respiratoire sont préréglés, mais si le patient respire lui-même en dehors du cycle de la machine, il reçoit alors une insufflation égale au volume courant prédéterminé.

Pression positive en fin d'expiration (PEEP). La PEEP produit une pression positive plus ou moins élevée en fin d'expiration, ce qui a pour effet de maintenir les alvéoles et les voies aériennes de petits calibres ouvertes plus longtemps. Cela améliore donc les échanges gazeux et l'oxygénation. Cela augmente aussi la pression intrathoracique et peut donc diminuer le retour veineux du sang vers le cœur, et aggraver une hypotension, notamment chez le patient hypovolémique instable. De plus, l'élévation de la pression intrathoracique peut provoquer une élévation de la pression intracrânienne, et de ce fait ce mode ventilatoire est contre-indiqué en cas de traumatisme crânien grave.

Évaluation

Oxymètre de pouls

Au cours de ces dernières années, l'oxymètre de pouls est devenu un outil habituel de surveillance. Cet appareillage permet de détecter une décompensation respiratoire ou cardiovasculaire avant l'apparition de signes cliniques. Les oxymètres de pouls sont particulièrement utiles en préhospitalier, étant fiables, portables, d'utilisation facile et pour quelque patient que ce soit (figure 6-16).

Les oxymètres de pouls mesurent la saturation en O_2 de l'hémoglobine artérielle (Spo_2) et la fréquence cardiaque. Cela est rendu possible grâce à l'analyse du taux d'absorption des longueurs d'ondes rouges et infrarouges à travers les tissus, par un microprocesseur intégré à l'appareil. La Spo_2 normale se situe entre 93 et 95 %. Si elle est inférieure à 90 %, il y a de fortes chances que la délivrance de l'O_2 aux tissus soit compromise.

Pour obtenir des valeurs fiables, il est important de suivre quelques recommandations :

- utiliser un capteur de taille adaptée ;
- s'assurer du bon positionnement du capteur ;
- s'assurer de la propreté de la source de lumière du capteur et de son bon fonctionnement ;
- éviter de placer le capteur sur une zone trop œdématiée.

Les circonstances qui peuvent engendrer une lecture erronée de la Spo_2 sont les suivantes :

- mouvements trop importants ;
- humidité sur le capteur ;
- application ou placement inapproprié du capteur ;
- vasoconstriction cutanée (choc, hypothermie) ;
- anémie.

Chez un patient traumatisé critique, la lecture de la Spo_2 a de fortes chances de ne pas être fiable, du fait de la perfusion tissulaire diminuée. C'est pourquoi l'oxymètre de pouls n'est qu'un outil appréciable dans la « caisse à outils » de l'intervenant préhospitalier. Il doit compléter une bonne connaissance de la physiopathologie des traumatismes et de l'examen clinique, et non la remplacer.

Capnographie

La capnographie ou monitorage du CO_2 en fin d'expiration ($ETco_2$ pour *end tidal* CO_2) est utilisée depuis des années dans les blocs opératoires ou dans les unités de soins intensifs. Il existe maintenant des appareils portables tout à fait utilisables dans un environnement préhospitalier (figure 6-17). Ces équipements mesurent la pression partielle de CO_2 dans un échantillon de gaz. Si cet échantillon est pris en fin d'expiration, la mesure est corrélée de près avec la $Paco_2$ artérielle (moins la pression nécessaire à la diffusion alvéolocapillaire).

De nombreux services hospitaliers de soins intensifs utilisent la technique dite du *main stream*. Dans cette technique, les capteurs d'échantillon sont placés sur le courant principal du circuit du ventilateur. Si le patient est ventilé à l'aide d'un ballon, le capteur est placé entre le masque et la sonde à intubation. Chez le patient dont l'état est critique, la $Paco_2$ est généralement supérieure de 2 à 5 mmHg par rapport à l'$ETco_2$ (une valeur « normale » d'$ETco_2$ chez un patient traumatisé « critique » étant comprise entre 30 et 40 mmHg.) Même si la valeur mesurée n'est pas exactement celle de la $Paco_2$ réelle, le monitorage et le maintien à des valeurs normales d'$Etco_2$ sont importants pour le suivi du patient.

Même si l'$ETco_2$ est généralement bien corrélée avec la $Paco_2$, certaines conditions peuvent affecter la précision de la mesure. Il s'agit des hypotensions sévères, des pressions intrathoraciques élevées, ou des augmentations importantes de l'espace mort, comme dans le cas d'une embolie pulmonaire massive.

La capnographie continue est donc non seulement utile pour la vérification du bon placement de la sonde d'intubation mais aussi pour suivre l'état du patient et la qualité de l'assistance ventilatoire. L'intervenant préhospitalier devrait toujours décider d'entreprendre le transport vers l'hôpital en fonction de l'évaluation clinique du patient. Il faut donc éviter de perdre du temps pour monitorer sur les lieux de l'intervention un patient présentant une hémorragie incontrôlée. Il convient plutôt d'utiliser la capnographie pour vérifier le placement du tube endo-

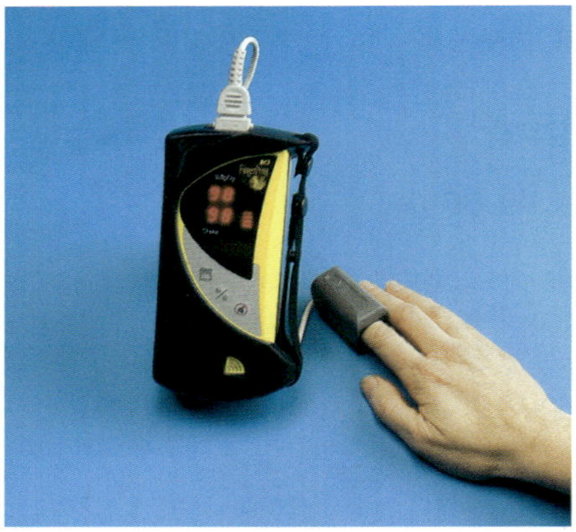

Fig. 6-16. Oxymètre de pouls. (Source : Sanders MJ, *Mosby's paramedic textbook*, 3rd ed., St Louis, Mosby, 2005.)

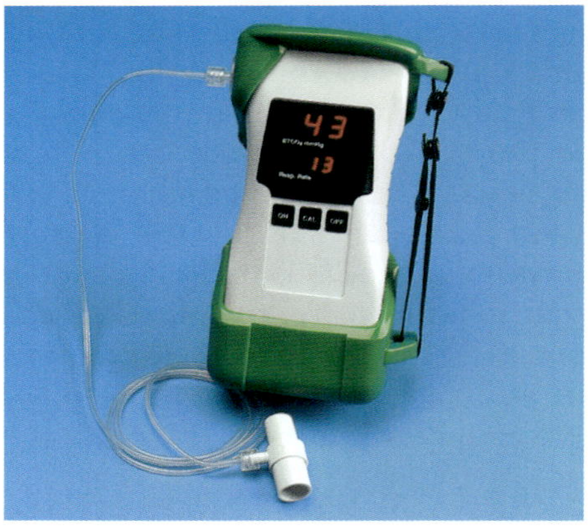

Fig. 6-17. Détecteur de CO_2 en expiration portable. (Source : Sanders MJ, *Mosby's paramedic textbook*, 3rd ed., St Louis, Mosby, 2005.)

trachéal et de monitorer de manière continue l'état du patient pendant le transport. Une chute soudaine du taux de CO_2 expiré peut être due soit au déplacement du tube endotrachéal, soit à une diminution de la perfusion ; il faut alors rapidement réévaluer les constantes du patient et la position du tube endotrachéal [10].

Transport prolongé

La prise en charge des voies aériennes avant et pendant un transport prolongé nécessite des prises de décision complexes de la part de l'intervenant préhospitalier. Intervenir et sécuriser les voies aériennes, particulièrement avec des techniques avancées, dépend de plusieurs facteurs, dont les blessures du patient, les connaissances cliniques du personnel préhospitalier, l'équipement disponible ainsi que la distance et le temps de transport vers un centre de prise en charge. Les risques et les bénéfices de toutes les options possibles devraient être pris en compte avant la prise de décision finale de sécurisation des voies aériennes. La distance et le temps du transport sont tous deux des facteurs abaissant le seuil de sécurisation des voies aériennes par une intubation endotrachéale. Pour les transports de 15 à 20 minutes, les techniques principales incluant la ventilation au masque et au BAVU devraient être suffisantes. L'utilisation du transport aérien abaisse le seuil de mise en œuvre d'une intubation endotrachéale, et l'étroitesse des lieux et le bruit rendent l'accès ainsi que la prise en charge des voies aériennes difficiles.

Tout patient nécessitant une prise en charge des voies aériennes ou une ventilation assistée requiert un monitorage en continu. La mise en place de l'oxymétrie de pouls en continu devrait être réalisée pendant le transport de tous les patients traumatisés ; la capnographie devrait être vivement recommandée pour tous les patients intubés. La chute de l'$ETCO_2$ indique un débranchement du circuit de ventilation ou, plus sérieusement, un déplacement de la sonde d'intubation, ou bien une chute importante de la pression de perfusion du patient. Toutes ces causes nécessitent une action immédiate. La prise des signes vitaux en continu devrait être enregistrée pour tous les patients nécessitant une prise en charge des voies aériennes ou une ventilation. La vérification de l'intubation endotrachéale devrait être réalisée après chaque modification ou changement de position. Il est également vivement recommandé de confirmer fréquemment la sécurité de chaque dispositif en place sur les voies aériennes.

Tout patient qui nécessite une augmentation de la FIO_2 ou de la PEEP afin de maintenir une oxygénation nécessite une réévaluation méticuleuse. Les étiologies possibles incluent le développement d'un pneumothorax ou l'aggravation de contusions pulmonaires. Tout pneumothorax connu ou suspecté doit être surveillé de près pour identifier le développement d'un pneumothorax sous tension ; la décompression pleurale devrait être réalisée lorsque l'hémodynamique se dégrade. Les patients brûlés devraient recevoir une oxygénation supplémentaire permettant de maintenir un $SPO_2 \geq 95$ %, tandis que ceux avec une intoxication connue ou suspectée au monoxyde de carbone devraient bénéficier d'une oxygénation à 100 %. Il faut se rappeler qu'une ventilation en pression positive peut transformer un simple pneumothorax en un pneumothorax sous pression. Chez un patient victime d'un pneumothorax ouvert, le pansement ne devrait pas être occlusif afin de prévenir une augmentation de la pression intrathoracique. Avant d'installer un patient pour un transport prolongé, le volume d'oxygène potentiellement nécessaire devrait être calculé, et être suffisant pour le transport. Une bonne règle de base est d'emporter 50 % d'oxygène en plus du volume prévu.

Une sédation intermittente peut être nécessaire pour un patient intubé agité. La sédation soulage également le travail respiratoire, et toute lutte contre le respirateur lorsque la ventilation mécanique est utilisée. Un titrage de petites doses de benzodiazépines devrait être réalisé en intraveineux. L'utilisation de curare peut également être préconisée si le patient lutte de manière importante lorsque les voies aériennes sont sécurisées avec une sonde d'intubation, et si le personnel intervenant en préhospitalier est correctement entraîné et compétent.

Résumé

Le patient traumatisé est susceptible de souffrir de lésions diverses pouvant compromettre la fonction ventilatoire et les échanges gazeux. L'atteinte du thorax, l'obstruction des voies aériennes supérieures, les lésions du système nerveux central et les hémorragies peuvent toutes provoquer une diminution de la perfusion tissulaire. L'intervenant préhospitalier doit comprendre la physiopathologie de l'hypoperfusion tissulaire et les méthodes par lesquelles elle survient, pour reconnaître un patient nécessitant une prise en charge des voies aériennes supérieures et une assistance ventilatoire.

(Suite)

Résumé *(Suite)*

La qualité de la prise en charge et le temps passé sur le terrain à réaliser la sécurisation des voies respiratoires affectent directement le pronostic à long terme du patient et la durée d'hospitalisation. C'est pourquoi la première action à réaliser dès que la sécurisation des lieux est assurée est d'évaluer le statut des voies aériennes supérieures et de la fonction respiratoire. Une prise en charge agressive des voies respiratoires constitue la plus haute priorité lors de la prise en charge d'un patient traumatisé. Afin de maintenir des compétences optimales, les intervenants préhospitaliers doivent continuellement s'entraîner, et se tenir au courant des dernières informations, techniques et technologies en relation avec la sécurité des voies aériennes.

Solution du scénario

L'examen des lieux montre que le chauffeur a subi un impact à haute énergie susceptible de provoquer des lésions menaçant le pronostic vital. Sa position laisse supposer qu'il a été soumis à plusieurs impacts successifs.

La victime présente plusieurs signes d'obstruction des voies respiratoires et d'insuffisance ventilatoire. Sa ventilation est bruyante et irrégulière, il présente un état de conscience diminué et il nécessite de fréquentes aspirations. La présence précoce d'un hématome périorbitaire, d'une otorragie et d'une épistaxis suggère fortement une fracture de la base du crâne. L'examen primaire montre un patient dont l'état se détériore rapidement, nécessitant une prise en charge agressive des voies respiratoires, et un transport rapide vers un hôpital approprié.

À votre arrivée, les premiers secours devraient déjà avoir mis le patient sous oxygène, et assisté la ventilation à l'aide d'un ballon autoremplisseur. Si cela n'est pas déjà fait, l'oxygénothérapie doit être entreprise immédiatement. Vous devez continuer l'assistance ventilatoire et l'immobilisation du rachis cervical pendant que le matériel d'intubation est préparé.

Assurez-vous pendant tout ce temps que les voies aériennes supérieures demeurent libres et que la ventilation manuelle est efficace. Le patient doit être intubé par la bouche avec une sonde de taille appropriée. Le maintien de la colonne cervicale doit être assuré avant, pendant et après l'intubation. Une fois la sonde insérée, vous devez vous assurer que celle-ci est bien en place par le biais de l'auscultation, d'un détecteur d'intubation œsophagienne, d'un détecteur du CO_2 expiré, etc. Vous devez consciencieusement aspirer le patient avant le transport, et dès que nécessaire par après.

Une fois le patient complètement immobilisé et la sonde d'intubation fixée, il doit être transporté sans délai vers un hôpital approprié. Une voie d'abord veineuse peut être mise en place durant le transport. Prenez soin de maintenir l'efficacité de l'immobilisation du rachis, et réévaluez fréquemment le patient. Pour assurer l'activation de la salle de déchoquage, le centre de régulation doit être prévenu précocement, c'est-à-dire depuis les lieux de l'intervention, afin que le service receveur soit prêt à accueillir le patient. Dès votre arrivée au *trauma center*, toutes les informations utiles et pertinentes relatives à l'accident, au patient et aux interventions effectuées sur place et pendant le transport seront transmises à l'équipe soignante.

Références

1. Stockinger ZT, McSwain NE Jr: Prehospital endotracheal intubation for trauma does not improve survival over bag-valve-mask ventilation, *J Trauma* 56(3):531, 2004.
2. Garza AG, Gratton MC, Coontz D, et al: Effect of paramedic experience on orotracheal intubation success rates, *J Emerg Med* 25(3):251, 2003.
3. Dickinson ET, Cohen JE, Mechem CC: The effectiveness of midazolam as a single pharmacologic agent to facilitate endotracheal intubation by paramedics, *Prehosp Emerg Care* 3(3):191, 1999.
4. Wang HE, Davis DP, O'Connor RE, Domeier RM: Drug-assisted intubation in the prehospital setting, *Prehosp Emerg Care* 10(2):261, 2006.
5. Davis DP, Hoyt DB, Ochs M, et al: The effect of paramedic rapid sequence intubation on an outcome in patients with severe trauma brain injury, *J Trauma* 54:444, 2003.
6. Davis DP, Dunford JV, Poste JC, et al: The impact of hypoxia and hyperventilation on outcome after paramedic rapid sequence intubation of severely head-injured patient, *J Trauma* 57:1, 2004.
7. O'Connor RE, Swor RA: Verification of endotracheal tube placement following intubation, *Prehosp Emerg Care* 3:248, 1999.
8. Frame SB, Simon JM, Kerstein MD, McSwain NE, Jr: Percutaneous transtracheal catheter ventilation (PTCV) in complete airway obstruction: a canine model, *J Trauma* 29:774, 1989.
9. American College of Surgeons Committee on Trauma: Airway management and ventilation. In *Advanced trauma life support for doctors, student course manual,* ed 7, Chicago, 2004, ACS.
10. Silvestri S, Ralis GA, Krauss B, et al: The effectiveness of out-of-hospital use of continuous end-tidal carbon dioxide monitoring on the rate of unrecognized misplaced intubations within a regional emergency medical services system, *Ann Emerg Med* 45:497, 2005.

Pour en savoir plus

American College of Surgeons Committee on Trauma: *Advanced trauma life support for doctors, student course manual*, ed 7, Chicago, 2004, ACS.

Brainard C: Whose tube is it? *JEMS* 31:62, 2006.

Dunford JV, David DP, Ochs M, et al: The incidence of transient hypoxia and heart rate reactivity during paramedic rapid sequence intubation, *Ann Emerg Med* 42:721, 2003.

Soubani AO: Noninvasive monitoring of oxygen and carbon dioxide, *Am J Emerg Med* 19:141, 2001.

Weitzel N, Kendal J, Pons P: Blind nasotraacheal intubation for patients with penetrating neck trauma, *J Trauma* 56(5):1097, 2004.

Compétences pour la prise en charge des voies aériennes et de la ventilation

Stabilisation manuelle en ligne

Principe : maintenir le rachis cervical en position neutre jusqu'à l'immobilisation complète du patient.

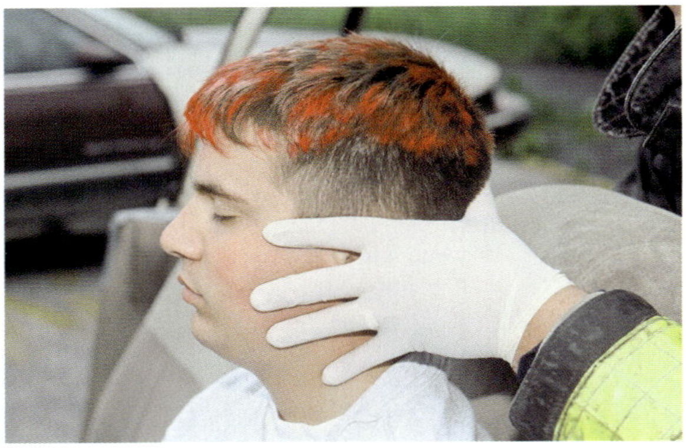

Par l'arrière

Par l'arrière, l'intervenant préhospitalier place ses mains au-dessus des oreilles du patient sans mobiliser sa tête. Les pouces sont placés contre la partie postérieure du crâne. Les auriculaires sont placés juste sous l'angle de la mandibule. Les doigts restants sont placés sur les surfaces latérales planes de la tête du patient. Une pression est appliquée de manière à maintenir la tête dans une position stable. Si la tête n'est pas en position neutre, le sauveteur placera doucement la tête dans cette position, sauf s'il existe une contre-indication à ce geste (voir chapitre 9). Le sauveteur ramènera ses avant-bras contre le siège, l'appuie-tête ou le torse afin d'avoir un support supplémentaire.

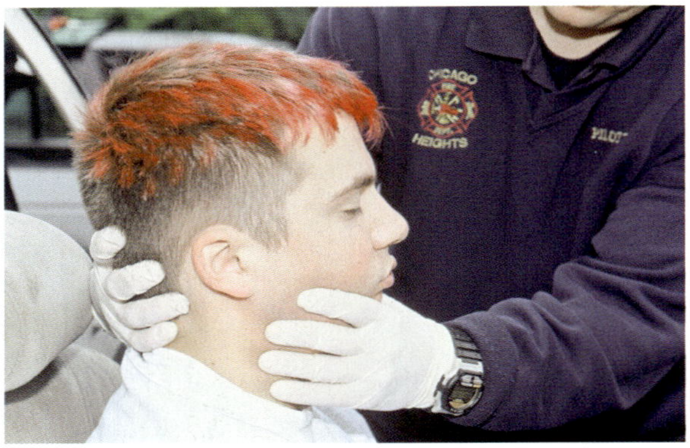

Par le côté

Se trouvant debout sur le côté du patient, le sauveteur passe un bras au-dessus de l'épaule de ce dernier, puis place la base de la tête dans le creux de sa main, en prenant soin de ne pas mobiliser la tête. Le pouce et l'index sont placés de part et d'autre du visage du patient. Le pouce et l'index devraient rester dans le creux formé entre les dents et la mâchoire. Une pression suffisante doit être exercée afin de maintenir et stabiliser la tête. Si la tête n'est pas en position neutre, le sauveteur placera celle-ci doucement dans la position, sauf s'il existe une contre-indication (voir chapitre 9). Le sauveteur placera son coude sur le torse du patient pour une meilleure stabilité.

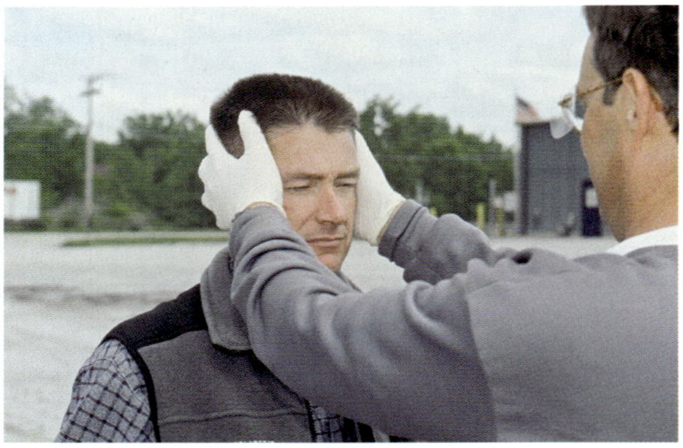

Par l'avant

Se tenant directement face au patient, l'intervenant préhospitalier place ses mains de part et d'autre du visage de ce dernier, comme montré sur la photo. Les auriculaires sont placés sur la face postérieure du crâne. Les pouces se placent dans les creux formés entre les dents du haut et le maxillaire sur chaque joue. Les doigts restants sont écartés sur les surfaces latérales planes de la tête du patient. Une pression est appliquée de manière à maintenir la tête dans une position stable. Si la tête n'est pas en position neutre, le sauveteur placera celle-ci doucement dans la position, sauf s'il existe une contre-indication (voir chapitre 9). L'intervenant préhospitalier placera ses bras contre les épaules du patient pour parfaire la stabilité.

N.B. : L'intervenant peut aussi utiliser cette méthode lorsqu'il est à genoux le long du thorax d'un patient allongé au sol, et lui faisant face.

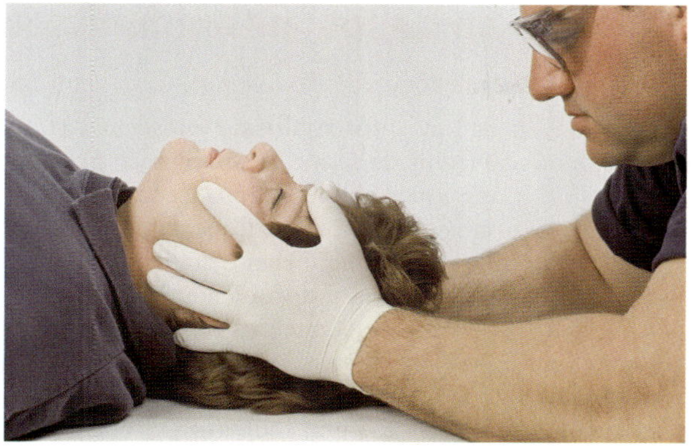

Patient allongé

L'intervenant préhospitalier se positionne derrière la tête du patient allongé, en position couchée ou à genoux. Les mains sont placées de chaque côté de la tête du patient, couvrant les oreilles de celui-ci. Les doigts sont écartés de façon à stabiliser la tête, ceux-ci pointant vers les pieds du patient. Les quatrièmes et cinquièmes doigts de chaque main enveloppent la face antérieure du crâne. Les coudes et avant-bras du sauveteur peuvent être indifféremment posés au sol ou sur ses genoux pour plus de stabilité.

Subluxation de la mandibule

Principe : dégager les voies aériennes supérieures sans mobiliser la colonne cervicale.

Lors de la réalisation de la subluxation de la mandibule ou de l'élévation de la mandibule, la tête et la colonne cervicale sont maintenues en ligne alors que la mandibule est déplacée vers l'avant. Ces manœuvres permettent de déplacer la langue vers l'avant, l'éloignant de l'hypopharynx et maintenant la bouche ouverte.

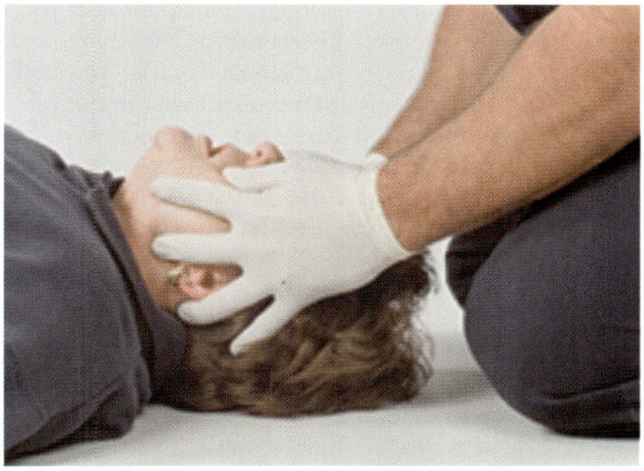

Placé derrière le patient, le sauveteur pose ses mains de chaque côté de la tête, les doigts dirigés vers les pieds du patient. Les pouces prennent appui sur les pommettes du patient, alors que ses doigts entourent la face et l'angle de la mandibule. Une pression légère et de force égale de chaque côté est appliquée de manière à déplacer la mandibule vers l'avant.

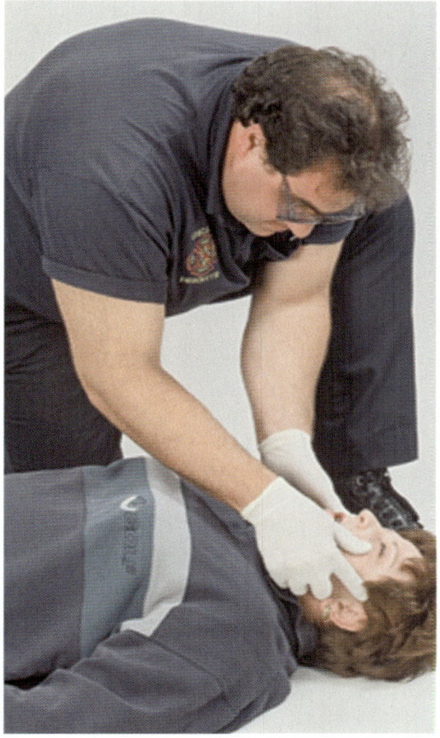

La subluxation de la mandibule peut aussi être réalisée face au patient. Alors que les pouces prennent appui sur les pommettes, les doigts du sauveteur se positionnent autour de l'angle de la mandibule de chaque côté de la tête. Les doigts exercent alors une traction de façon à déplacer la mandibule vers l'avant avec un léger mouvement en direction des pieds du patient, de façon à ouvrir légèrement la bouche.

Traction du menton

Principe : dégager les voies aériennes supérieures sans mobiliser la colonne cervicale.

Placé à l'arrière du patient, un premier sauveteur maintient la tête de celui-ci dans une position neutre. Un deuxième intervenant se place au côté du patient, en lui faisant face. Avec la main côté pied, il saisit la mâchoire et les dents entre son pouce et ses autres doigts placés sous le menton du patient. Le sauveteur peut alors tirer la mâchoire, élevant la mandibule et ouvrant la bouche.

N.B. : cette technique doit être employée avec précaution chez un patient susceptible d'être réactif, du fait du risque de blessure par morsure.

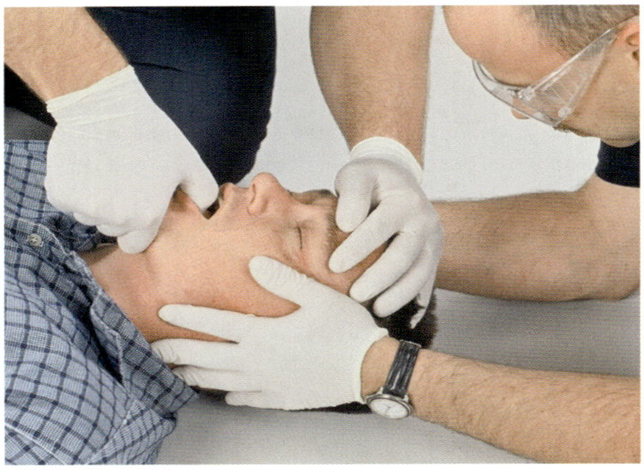

Ventilation au ballon autoremplisseur

Principe : méthode préférentielle d'assistance de la ventilation.

La ventilation au ballon autoremplisseur présente l'avantage de permettre au sauveteur de sentir la compliance pulmonaire par la pression à appliquer sur le ballon. Cette sensation lui permet de sentir si sa ventilation est efficace, et un changement permet de détecter un défaut d'étanchéité du masque, une obstruction des voies aériennes ou un problème thoracique empêchant une ventilation efficace. Cette possibilité de sentir et de contrôler la ventilation en fait aussi un outil idéal pour assister la ventilation.

Cependant, en l'absence d'une source d'O_2, ce système ne fournit qu'une fraction inspirée d'O_2 de 21 %. C'est pourquoi ce système devrait dès que possible être relié à une source d'O_2. S'il est connecté à une arrivée d'O_2 sans réservoir, la Fio_2 sera de 50 % ; en présence d'un réservoir d'O_2, la Fio_2 sera supérieure à 85 %.

Si le patient est inconscient et aréactif, une canule oropharyngée de taille appropriée devrait être mise en place avant la ventilation assistée. Si le patient a conservé ses réflexes de toux et de déglutition, on lui préfèrera une canule nasopharyngée de type canule de Wendel.

Il existe de nombreux modèles de ballons autoremplisseurs, y compris des modèles à usage unique qui sont relativement bon marché. Ces modèles présentent des accessoires tels que des valves de surpression ou différents types de réservoir d'O_2. Il faut éviter de combiner les accessoires de différents modèles, car ils ne sont pas conçus pour être interchangeables.

Les ballons autoremplisseurs sont disponibles en tailles nouveau-né, pédiatrique et adulte. Bien qu'il soit possible de ventiler un enfant avec un masque pédiatrique et un ballon de taille adulte en cas d'urgence, il est recommandé d'utiliser des équipements de taille adaptée. La ventilation d'un adulte est considérée comme adéquate lorsque des volumes courants d'au moins 800 ml sont délivrés (on préfère 1000 à 1200 ml).

Quand on ventile un patient avec un dispositif à pression positive quel qu'il soit, la ventilation doit être interrompue une fois l'expansion maximale du thorax atteinte. Quand on ventile un patient au ballon autoremplisseur, il faut regarder la poitrine pour observer son expansion maximale et sentir la pression du ballon lorsque la résistance signale que l'expansion maximale est atteinte. Il faut laisser suffisamment de temps pour l'expiration (rapport 1:3 entre l'inspiration et l'expiration). Si l'intervalle pour l'expiration est insuffisant, cela produit une ventilation « en escalier », avec un volume inspiré plus grand que le volume expiré. Cela produit une altération des échanges gazeux et une augmentation des pressions de remplissage qui provoque l'ouverture du sphincter œsophagien et une distension de l'estomac.

Ventilation au ballon : technique à un seul sauveteur

Il est souvent difficile pour un sauveteur seul de maintenir une étanchéité suffisante pour pouvoir ventiler au masque de façon efficace. Idéalement, cette technique devrait être pratiquée par deux sauveteurs. Cependant, dans des conditions préhospitalières, on ne dispose pas toujours d'intervenants formés en nombre suffisant. Dans ces circonstances, un sauveteur doit être capable de ventiler le patient de façon efficace jusqu'à l'arrivée de renforts ou jusqu'à ce que le patient soit à l'hôpital.

Le sauveteur s'agenouille à la tête du patient tout en maintenant celle-ci en position neutre entre ses genoux. Après avoir inséré une canule oropharyngée, le sauveteur ajuste le masque sur la bouche et sur le nez du patient et le maintient de façon étanche tout en assurant l'ouverture des voies aériennes. Pour ce faire, il place ses troisième, quatrième et cinquième doigts sur la mandibule du patient de façon à la tirer légèrement vers le haut, alors que le pouce et l'index viennent s'enrouler autour du masque de façon à former un « C ». Si la main du sauveteur n'est pas assez large pour comprimer complètement le ballon, il peut s'aider en l'appuyant contre sa cuisse.

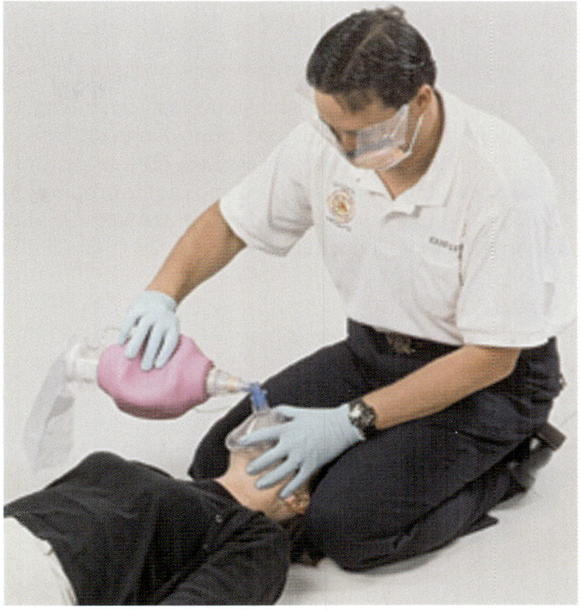

Ventilation au ballon : technique à deux sauveteurs

Il est plus facile de ventiler un patient au ballon et au masque à deux sauveteurs. Le premier sauveteur peut concentrer son attention à maintenir un contact étanche entre le masque et le visage, tandis que le deuxième peut utiliser ses deux mains pour comprimer le ballon.

Le premier sauveteur s'agenouille à la tête du patient et maintient la tête du patient en position neutre. Le masque est placé sur le nez et la bouche du patient, et est appliqué de façon étanche avec les pouces placés de chaque côté du masque, alors que les autres doigts tirent la mandibule vers le haut, maintenant ainsi les voies aériennes ouvertes tout en stabilisant la colonne cervicale. Le second sauveteur s'agenouille à côté du patient et comprime le ballon à deux mains. S'il ne parvient pas à obtenir un volume courant suffisant, il peut s'aider en comprimant le ballon contre son corps.

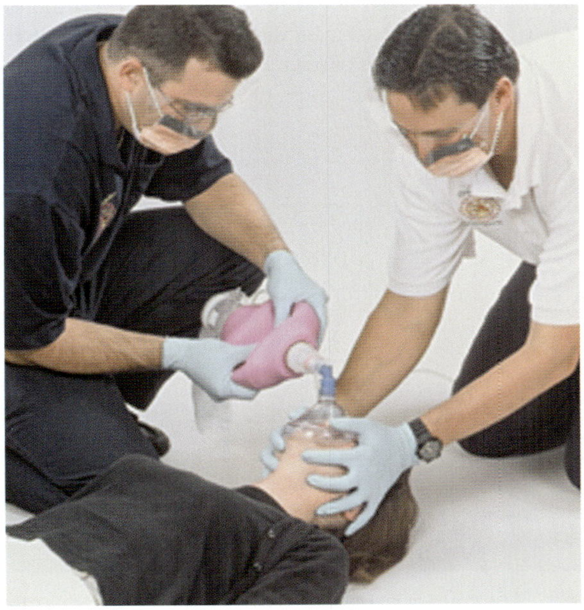

Canule oropharyngée

Principe : maintenir les voies respiratoires ouvertes chez un patient aréactif (sans réflexe de toux ou de déglutition).

La canule oropharyngée est conçue pour déplacer la langue vers l'avant et dégager ainsi le pharynx. Elle est disponible en plusieurs tailles, et doit être de taille correcte pour maintenir les voies aériennes ouvertes. L'usage d'une canule oropharyngée est contre-indiqué chez un patient ayant conservé ses réflexes de toux et de déglutition.

Il existe deux façons d'introduire une canule oropharyngée : la méthode manuelle et la méthode de l'abaisse-langue. Quelle que soit la méthode utilisée, un sauveteur doit maintenir et stabiliser la tête en ligne tandis qu'un second sauveteur choisit une canule de taille appropriée et la met en place.

Méthode manuelle

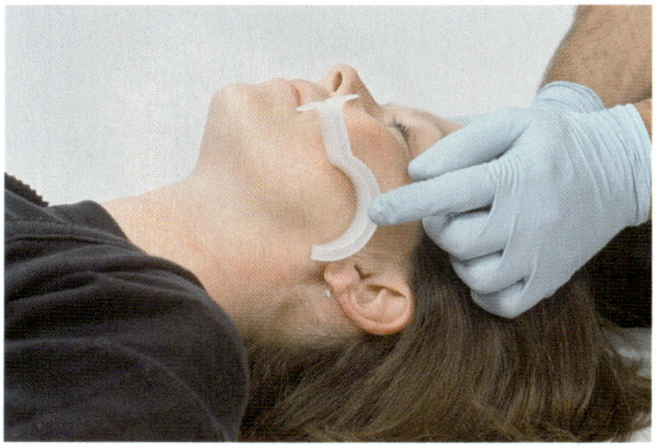

1 Un premier sauveteur place et maintient la tête en position neutre tout en appliquant une subluxation de la mandibule. Le second sauveteur choisit une canule oropharyngée de taille appropriée. Notre illustration montre une méthode simple pour mesurer la taille d'une canule oropharyngée (les mains du premier sauveteur ne sont pas montrées pour des raisons de clarté). La distance de la commissure des lèvres au lobe de l'oreille permet d'estimer la taille appropriée.

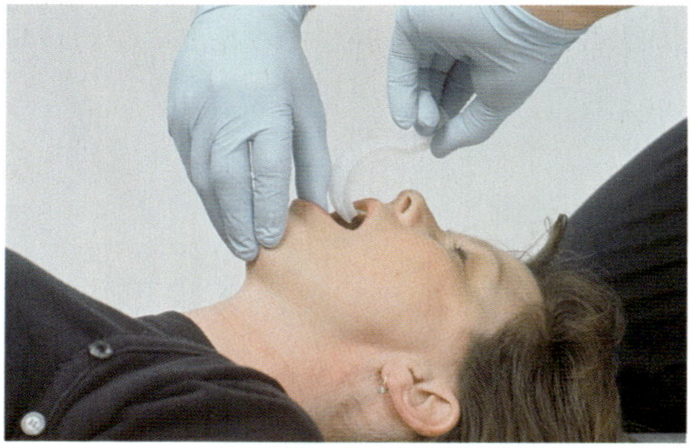

2 Les voies aériennes du patient sont ouvertes au moyen d'une traction du menton. La canule est tenue en position inversée, avec la pointe tournée vers le sommet de la tête et insérée dans la bouche (les mains du premier sauveteur ne figurent pas sur la photo pour des raisons de clarté).

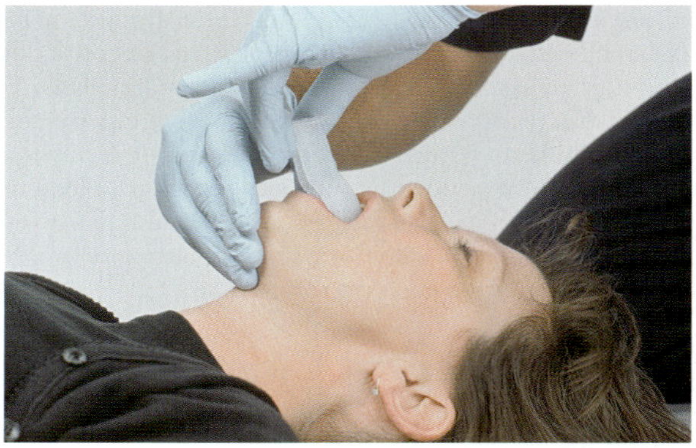

3 La canule est insérée dans la bouche du patient et tournée de façon à suivre la courbure du palais (les mains du premier sauveteur ne figurent pas sur la photo pour des raisons de clarté).

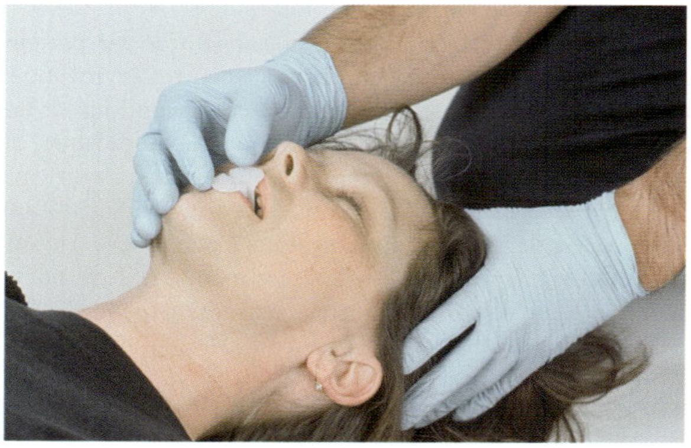

4 La canule est tournée jusqu'à ce que la courbe de la canule épouse la forme de la langue et la tienne éloignée du pharynx. L'extrémité de la canule est appuyée contre l'arcade dentaire du patient (les mains du premier sauveteur ne figurent pas sur la photo pour des raisons de clarté).

Méthode de l'abaisse-langue

La méthode de l'abaisse-langue est une méthode plus sûre car elle diminue le risque de déchirure des gants ou de lésion des doigts contre les dents du patient. Cette méthode diminue les risques de morsure si le patient n'est pas aussi profondément inconscient qu'on le croyait ou s'il est pris de convulsions.

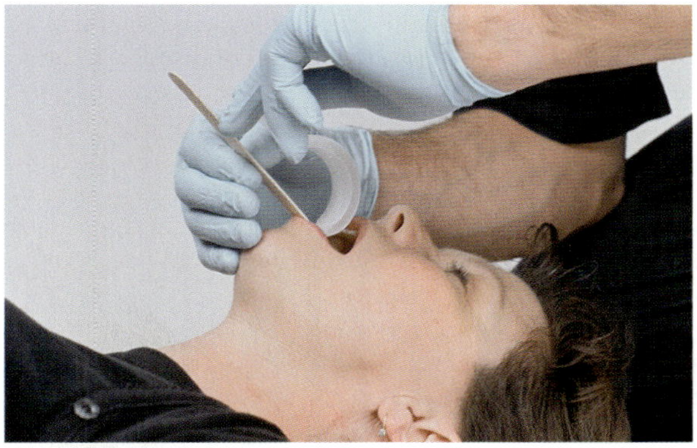

Le premier sauveteur place et maintient la tête en position neutre tout en ouvrant les voies aériennes au moyen d'une subluxation de la mâchoire. Le second sauveteur ouvre la bouche du patient en appliquant une légère traction sur le menton et introduit un abaisse-langue de façon à pousser la langue en avant et à dégager les voies aériennes. Il introduit alors la canule oropharyngée en suivant la courbe de la langue jusqu'à ce que le pavillon appuie sur les dents du patient.

Canule nasopharyngée

Principe : maintenir mécaniquement l'ouverture des voies respiratoires chez un patient réactif ayant conservé ses réflexes de toux et de déglutition.

La canule nasopharyngée est un équipement simple qui permet de maintenir les voies respiratoires dégagées chez un patient même s'il a conservé ses réflexes de déglutition et de toux. À peu près n'importe quel patient peut tolérer une canule nasopharyngée si elle est de taille correcte. Ces canules sont disponibles dans différents diamètres (diamètres internes allant de 5 à 9 mm) et de longueur correspondante. Elles sont habituellement faites en matériau souple. L'emploi de canules nasopharyngées « armées » en phase préhospitalière n'est pas recommandé.

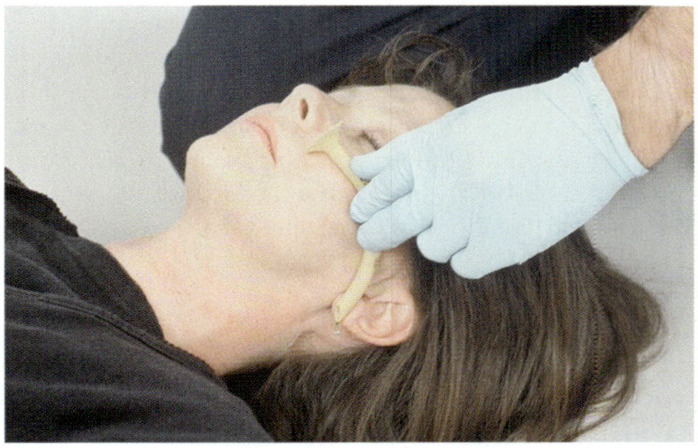

1 Le premier sauveteur place et maintient la tête en position neutre tout en ouvrant les voies aériennes au moyen d'une subluxation de la mâchoire. Le second sauveteur examine alors les narines du patient avec une lampe et choisit la narine la plus large et la plus dégagée. Il sélectionne alors une canule de taille adaptée, c'est-à-dire d'un diamètre légèrement inférieur au diamètre de la narine, ce qui correspond en général au diamètre du petit doigt du patient. La longueur de la canule est également importante. Celle-ci doit être assez longue pour maintenir ouvert le passage entre la langue et la paroi postérieure du pharynx. La photo montre une méthode correcte pour estimer la longueur d'une canule nasopharyngée (les mains du sauveteur stabilisant la tête ne sont pas montrées pour des raisons de clarté). La distance entre la narine et le lobe de l'oreille permet une bonne estimation de la longueur nécessaire.

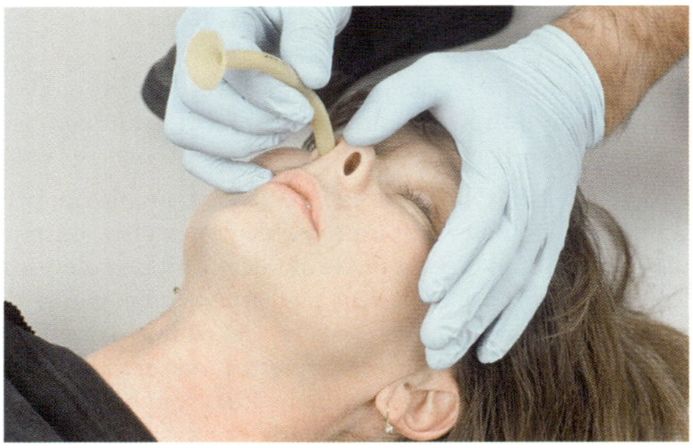

2 La pointe de la canule est enduite de gel lubrifiant hydrosoluble et introduite doucement dans la narine choisie. La canule doit être insérée dans un sens antéropostérieur et non vers le haut. Si l'on rencontre une résistance-au fond de la narine, on peut faire pivoter doucement la canule entre deux doigts de façon à passer sans endommager les cornets nasaux. Si la résistance persiste, il ne faut pas essayer de forcer mais plutôt retirer la canule, relubrifier la pointe et l'insérer dans l'autre narine (les mains du sauveteur stabilisant la tête ne sont pas montrées sur cette photo pour des raisons de clarté).

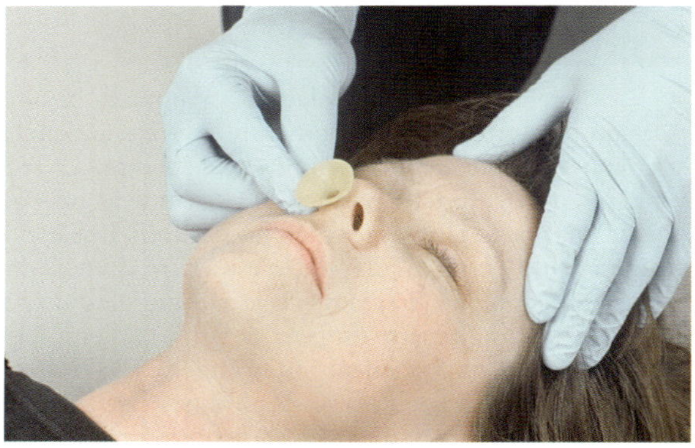

3 Le second sauveteur continue l'insertion jusqu'au bout de la canule ou jusqu'à ce que le patient déglutisse. Si le patient tousse ou déglutit, la canule doit être légèrement retirée (les mains du deuxième sauveteur ne sont pas montrées sur cette photo pour des raisons de clarté).

Sondes à double lumière

Principe : dégager et protéger les voies aériennes quand l'intubation est impossible.

Les tubes à deux lumières offrent aux intervenants préhospitaliers une alternative pratique. Ces tubes permettent un dégagement acceptable des voies respiratoires en phase préhospitalière et leur emploi ne demande pas beaucoup d'entraînement. Le principal avantage de ces tubes est le fait qu'ils peuvent être placés à l'aveugle quelle que soit la position du patient, ce qui est souvent utile pour des patients traumatisés avec suspicion de lésion cervicale. Les indications en sont les mêmes que pour les autres techniques, à savoir la nécessité de dégager les voies respiratoires. Pour chaque tube à deux lumières, il existe des recommandations du fabricant quant à l'âge et au poids pour lesquels leur emploi est permis. Le sauveteur doit suivre les recommandations du fabricant quant à la taille du tube, aux contre-indications et à sa mise en place.

Comme avant toute procédure sur les voies respiratoires, le patient est préoxygéné avec de l'O_2 à haute concentration après dégagement manuel des voies respiratoires ou insertion d'une canule simple avant la mise en place d'un tube à deux lumières.

Comme pour toute pièce d'équipement, la sonde double lumières devrait être inspectée et testée avant sa mise en place, et son extrémité enduite de gel hydrosoluble.

N.B. : sur nos photos, une sonde de type Combitube® est utilisée pour la démonstration. D'autres modèles de tube à deux lumières sont tout aussi efficaces.

Compétences spécifiques

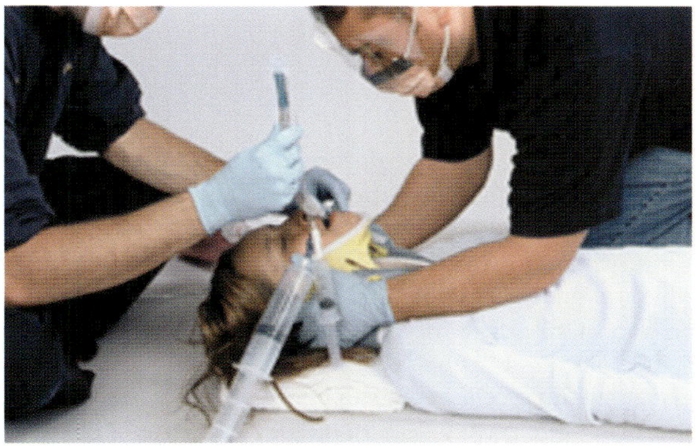

1 Le sauveteur interrompt la ventilation et enlève les autres canules s'il y en a. Si le patient est couché sur le dos, la langue et la mandibule sont soulevées avec une main. La pointe du tube est introduite dans la bouche (il faut prendre garde à éviter de déchirer le ballon du tube sur les dents). Le Combitube® est alors introduit jusqu'à ce que la ligne noire soit à la hauteur des dents.

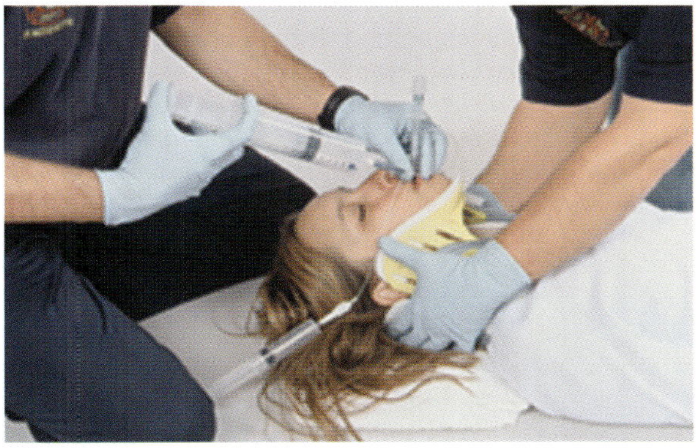

2 À l'aide de la plus grande seringue, le ballonnet pharyngé est gonflé avec 100 ml d'air et la seringue est enlevée. Le ballonnet pharyngé devrait être positionné dans la partie postérieure du pharynx derrière le palais dur.

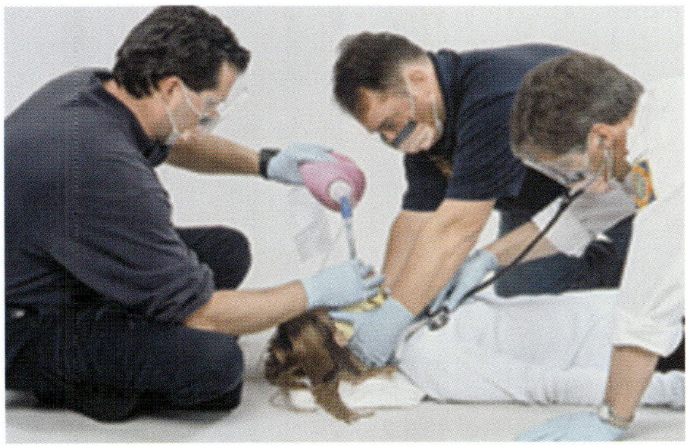

3 À l'aide de la petite seringue, le ballonnet distal est gonflé avec 15 ml d'air et la seringue est retirée. Le ballonnet distal se trouve typiquement dans l'œsophage. Le sauveteur commence par ventiler dans le tube œsophagien (généralement numéroté 1). Si l'auscultation révèle des bruits respiratoires et si l'auscultation gastrique est négative, il continue à ventiler par le tube œsophagien.

Si l'auscultation ne révèle pas de bruits respiratoires et si l'auscultation gastrique est positive, le sauveteur ventile par le tube trachéal court (généralement numéroté 2), après quoi il réausculte les poumons et l'estomac pour s'assurer que le placement est correct.-Puis il continue à ventiler le patient et entreprend sans délai le transport vers l'hôpital.

Pour tous les tubes œsophagiens, il est important que le patient soit aréactif, sans réflexes de toux ou de protection. Si le patient reprend connaissance et commence à tousser ou à vomir, le sauveteur doit retirer immédiatement la sonde. Le retrait d'un tube œsophagien causant presque toujours des vomissements ou une régurgitation, il faut veiller à avoir un dispositif d'aspiration prêt quand on retire ce tube. Il faut observer les précautions standard.

Intubation orotrachéale sous vision directe

Principe : assurer une protection définitive des voies aériennes sans mobiliser la colonne cervicale.

L'intubation orotrachéale sous vision directe est pratiquée avec la tête et la colonne cervicale stabilisées en ligne. L'intubation sur un patient dont la tête est maintenue en position neutre demande une formation et un entraînement nettement plus poussés que l'intubation orotrachéale standard. Comme toutes les aptitudes, celle-ci exige une formation sous supervision avec critique et certification à renouveler au moins deux fois par an par le directeur médical ou la personne chargée de le représenter.

Chez un patient traumatisé hypoxique qui n'est pas en arrêt cardiaque, l'intubation ne devrait pas être la première manœuvre sur les voies respiratoires. L'intervenant préhospitalier ne devrait entreprendre d'intuber le patient qu'une fois que celui-ci a été correctement préoxygéné avec de l'O_2 à haute concentration à l'aide d'une manœuvre manuelle ou d'une canule simple. Stimuler la partie postérieure du pharynx par une intubation chez un patient hypoxique sans l'avoir préoxygéné auparavant peut entraîner une stimulation vagale susceptible de provoquer de dangereuses bradycardies.

Les intervenants ne devraient pas interrompre la ventilation plus de 20 s pour intuber le patient. D'une façon générale, la ventilation ne devrait jamais être interrompue plus de 30 s.

L'intubation orotrachéale sous vision directe est extrêmement difficile chez le patient conscient ou chez le patient réactif ayant conservé ses réflexes de toux ou de déglutition. Les intervenants devraient envisager l'emploi d'une anesthésie locale ou d'agents paralysants, après avoir suivi une formation adéquate, et être dotés de protocoles approuvés par leur directeur médical.

Pour un intervenant peu expérimenté, l'usage d'une lame droite provoque moins de bascule de la tête que l'usage d'une lame courbe. Néanmoins, comme on sait que le succès de l'intubation dépend largement de l'aisance de l'intervenant avec une lame donnée, le choix entre une lame droite et une lame courbe doit rester une question de préférence personnelle.

N.B. : le collier cervical limite le déplacement de la mandibule vers l'avant et l'ouverture de la bouche. C'est pourquoi, une fois la colonne cervicale immobilisée manuellement, le collier cervical est enlevé et l'intubation se fait avec la tête tenue manuellement en ligne.

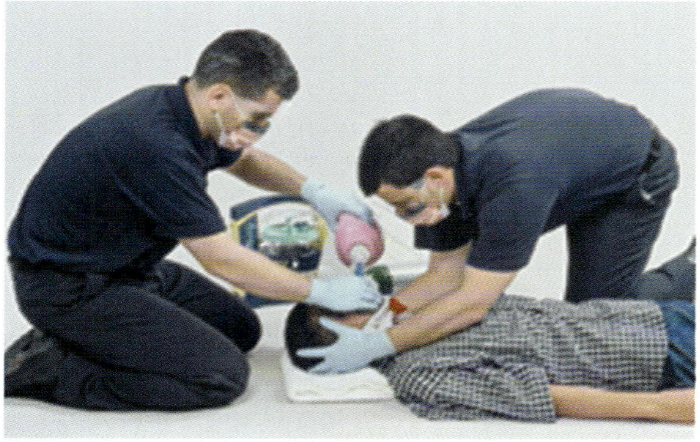

1 Avant de tenter l'intubation, les intervenants doivent rassembler et vérifier les équipements nécessaires et se protéger. Le premier intervenant s'agenouille à la tête du patient et le ventile au ballon autoremplisseur et au masque avec de l'O_2 à haute concentration. Le deuxième intervenant, agenouillé à côté du patient, stabilise manuellement la tête et la colonne cervicale du patient.

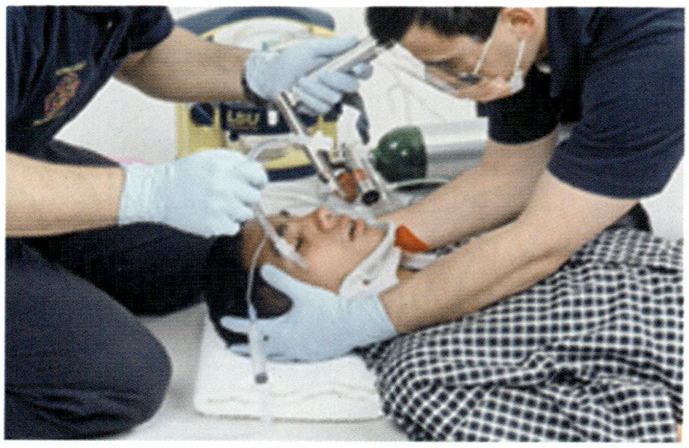

2 Après préoxygénation, le premier intervenant interrompt la ventilation et saisit dans sa main gauche le laryngoscope et, dans sa main droite, la sonde endotrachéale (avec la seringue branchée sur le ballonnet). Si l'on utilise un mandrin, celui-ci doit avoir été mis en place lors de la vérification du matériel. La partie distale du mandrin ne doit pas dépasser l'ouverture distale de tube.

Compétences spécifiques

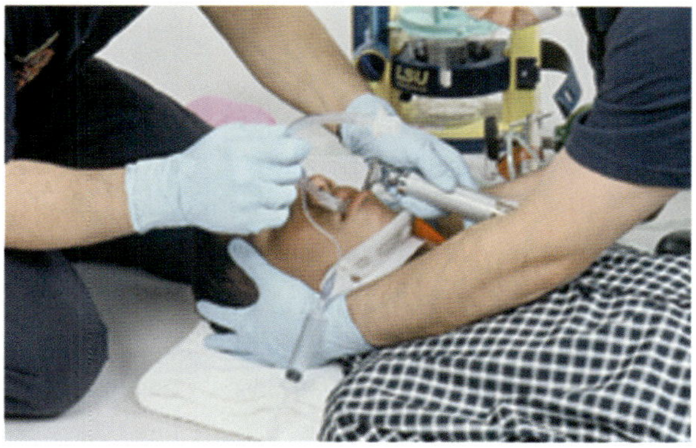

3 La lame du laryngoscope est introduite dans la bouche du patient par la droite, en déplaçant les structures vers le centre de la filière, tandis qu'on observe les repères.

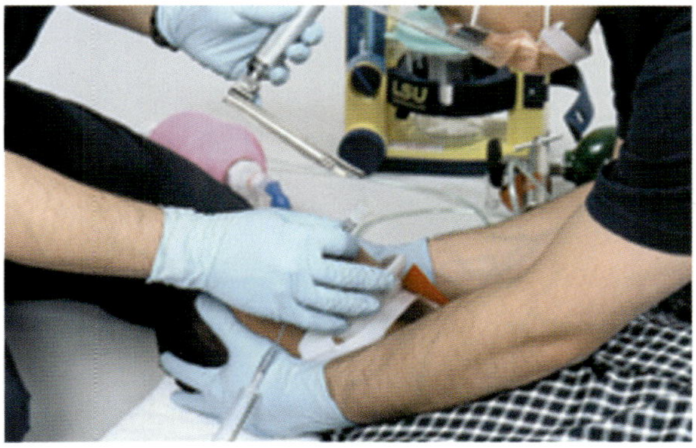

4 Une fois les repères identifiés, la sonde est introduite entre les cordes vocales jusqu'à la profondeur désirée. Puis le laryngoscope est retiré tout en maintenant la sonde en place, et la profondeur d'insertion est notée. Si un mandrin a été utilisé, il faut le retirer à ce stade.

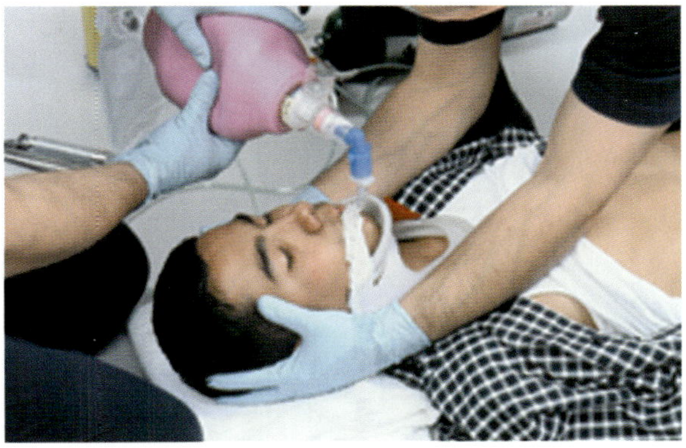

5 Le ballonnet du tube est gonflé jusqu'à créer une étanchéité entre la trachée et le ballonnet du tube, ce qui nécessite habituellement 8 à 10 ml d'air ; après quoi, il faut retirer la seringue. Le premier intervenant branche la sonde sur le ballon autoremplisseur muni d'un réservoir d'O_2, et on reprend la ventilation tout en observant la façon dont le thorax se soulève à chaque insufflation. La tête est maintenue stabilisée en position neutre pendant toute la manœuvre. On vérifie la présence de bruits respiratoires sur les deux plages pulmonaires, l'absence de bruit sur l'estomac, et les autres indicateurs de placement du tube endotrachéal. Une fois que le placement correct du tube a été vérifié, la sonde est fixée. Bien que du ruban adhésif ou d'autres équipements disponibles dans le commerce permettent une bonne fixation du tube dans une situation contrôlée où le patient n'est pas déplacé, la meilleure façon d'assurer la mise en place de la sonde pendant les déplacements de la phase préhospitalière est de la maintenir manuellement à tout moment.

Méthodes alternatives pour l'intubation du patient traumatisé

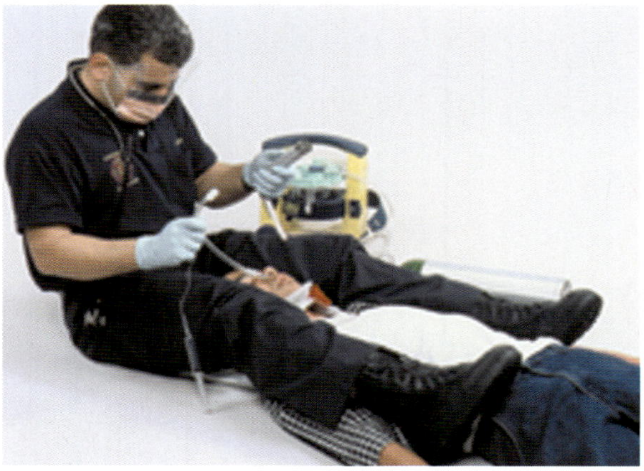

Position alternative

Une autre position pour pratiquer une intubation orotrachéale permet d'intuber tout en maintenant la tête et la colonne cervicale en position neutre. L'intervenant s'assied sur le sol et place ses deux jambes sur les épaules du patient, tout en maintenant la tête de celui-ci en position neutre entre ses genoux. Au moment d'introduire la lame du laryngoscope dans la bouche du patient, l'intervenant se penche en arrière, soulève la mandibule à l'aide du laryngoscope sans soulever la tête du patient et observe les repères anatomiques. Une fois les cordes vocales repérées, il insère la sonde à la profondeur désirée et vérifie le placement correct.

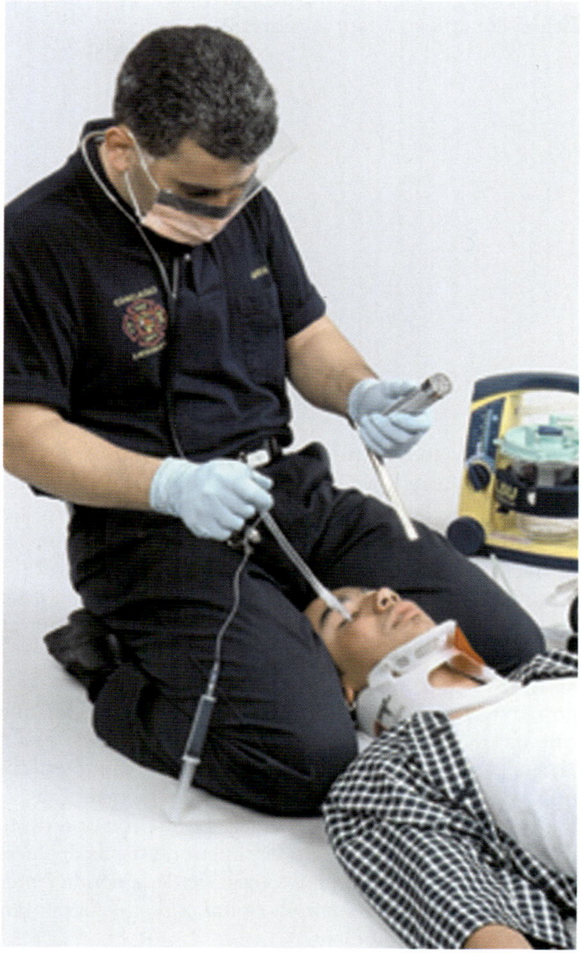

Une autre possibilité consiste à s'agenouiller à la tête du patient et à s'avancer jusqu'à ce que la tête du patient soit entre ses genoux. Il applique alors une pression de façon à maintenir la tête du patient en position neutre. Après avoir inséré la lame du laryngoscope, l'intervenant se penche en arrière et, sans déplacer la tête, visualise les cordes vocales.

Intubation de face

Principe : fournir une méthode alternative d'intubation lorsque la position du patient rend impossible l'intubation en position classique.

En phase préhospitalière, l'intervenant peut être confronté à des situations dans lesquelles il ne peut pas se positionner de façon classique à la tête du patient. Dans cette situation, l'intubation de face est une option intéressante. Les principes de base de l'intubation endotrachéale s'appliquent également dans cette situation, à savoir préoxygéner au ballon et au masque avec une haute concentration d'O_2, maintenir la tête et la colonne cervicale en position neutre et ne pas interrompre la ventilation plus de 30 s de suite.

1 Tandis qu'un autre intervenant maintient la tête et la colonne cervicale en ligne, l'intervenant se place face au patient. Le laryngoscope est tenu dans la main droite, avec la lame placée sur la langue du patient. La lame du laryngoscope devra pousser la langue plutôt vers le bas et l'extérieur. L'intervenant ouvre la bouche du patient avec sa main gauche et introduit la lame du laryngoscope dans la bouche du patient.

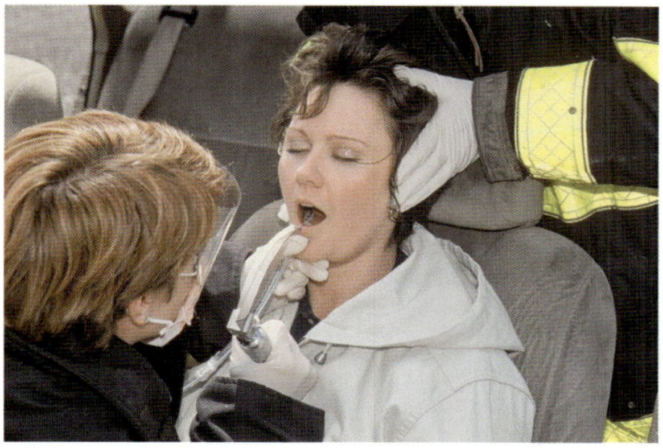

2 Une fois le laryngoscope placé dans la bouche du patient, on identifie les différents repères. C'est en regardant dans la bouche depuis le haut qu'on obtient la meilleure visualisation.

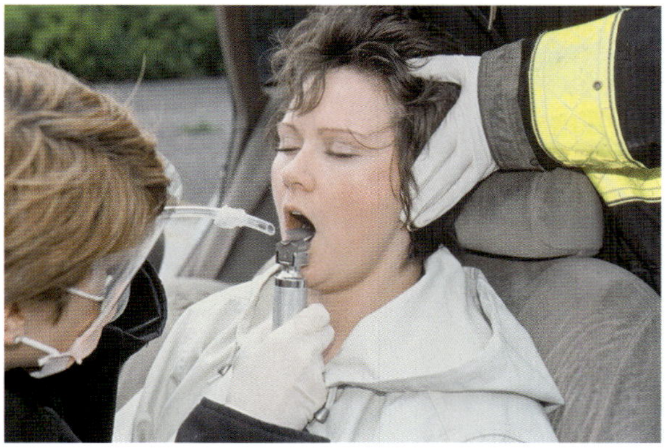

3 Une fois les repères identifiés, la sonde est passée entre les cordes vocales jusqu'à la profondeur désirée avec la main gauche. Le ballonnet est gonflé de façon étanche, et la seringue est retirée. Un ballon autoremplisseur est branché sur la sonde et le placement du tube est alors vérifié.

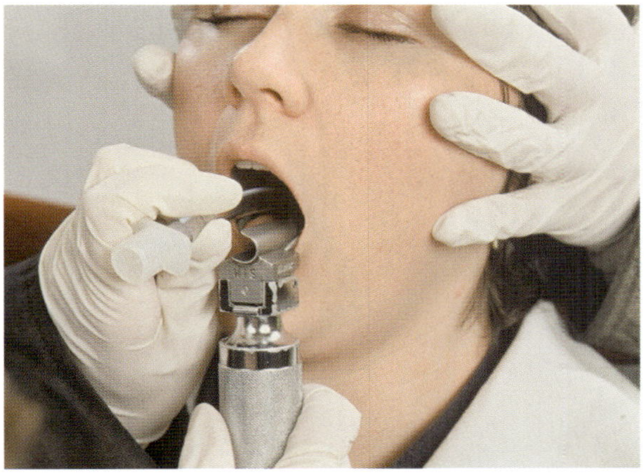

4 Une fois le placement du tube vérifié, le patient est ventilé, tandis que la sonde est maintenue en place manuellement. La sonde devrait alors être fixée.

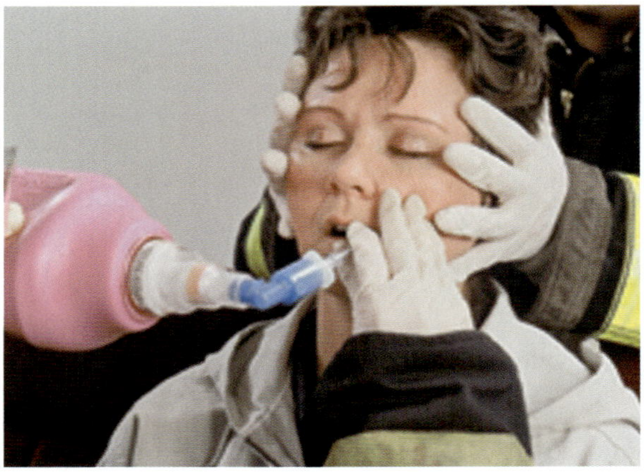

Une autre façon de pratiquer l'intubation de face consiste à tenir le laryngoscope dans la main gauche et la sonde dans la main droite. Cette méthode peut rendre la visualisation des cordes difficiles une fois la sonde introduite dans la bouche.

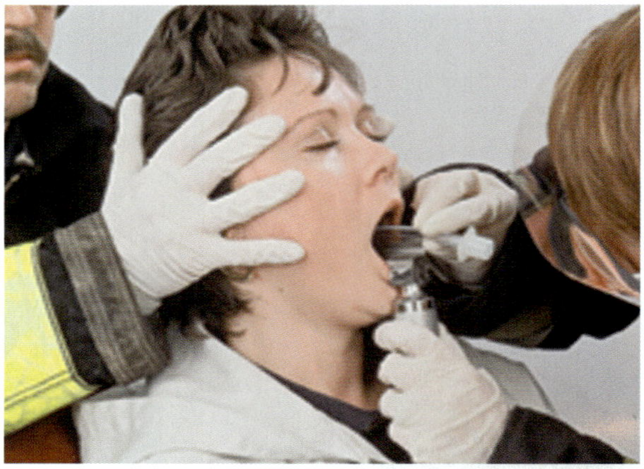

Intubation nasotrachéale à l'aveugle

Principe : protéger les voies respiratoires sans mobiliser la colonne cervicale.

Pour pratiquer cette méthode, il est indispensable que le patient ait une ventilation spontanée afin qu'on puisse vérifier l'avancement correct du tube entre les cordes vocales puis dans la trachée. Cette méthode ne peut donc être pratiquée que sur un patient respirant spontanément, et ce dans un environnement permettant d'écouter et de sentir le passage de l'air par l'extrémité proximale du tube.

Cette technique devrait être réservée au personnel entraîné à l'intubation endotrachéale.

Avant de se lancer dans une intubation nasotrachéale, les intervenants doivent avoir rassemblé et vérifié leur équipement et s'être placés dans de bonnes conditions. Les narines du patient sont examinées à l'aide d'une lampe, et on sélectionne la plus large, celle qui présente le moins d'obstruction et de déviation. Un tube de taille adéquate a généralement un diamètre légèrement inférieur à celui de la narine. Son extrémité devrait être généreusement lubrifiée à l'aide de gelée hydrosoluble. L'usage d'un mandrin est réservé aux intervenants très expérimentés.

1 La tête et la colonne cervicale sont stabilisées en position neutre par un premier intervenant, tandis que le second est positionné à la tête et préoxygène le patient au ballon et au masque avec de l'O_2 à haute concentration.

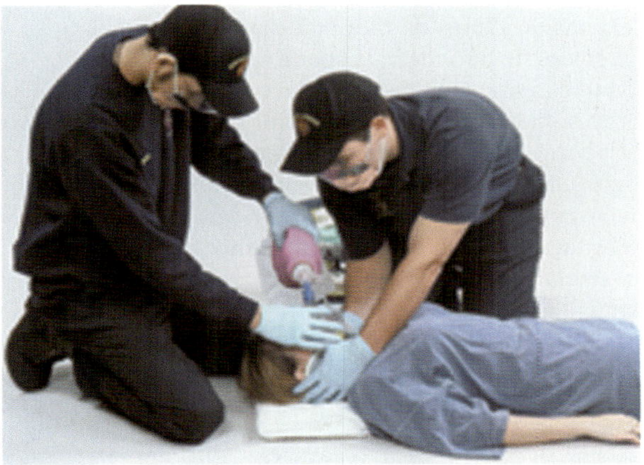

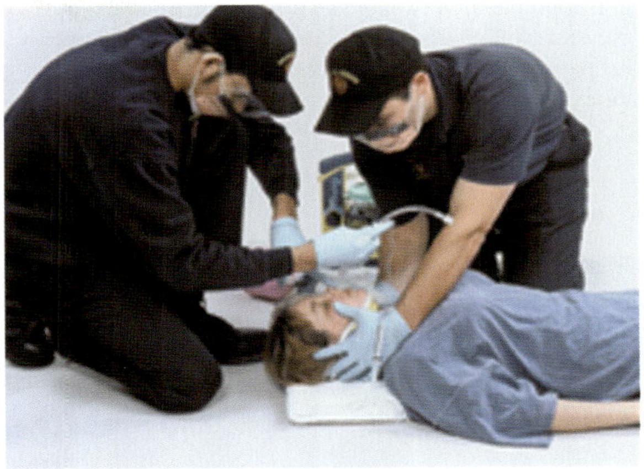

2 La sonde endotrachéale est prise dans une main. L'autre main exerce une légère traction sur la pointe du nez du patient. Ce mouvement aidera la sonde à suivre l'anatomie de la filière nasale. La sonde est introduite dans la narine du patient, du nez en direction de l'arrière de la tête.

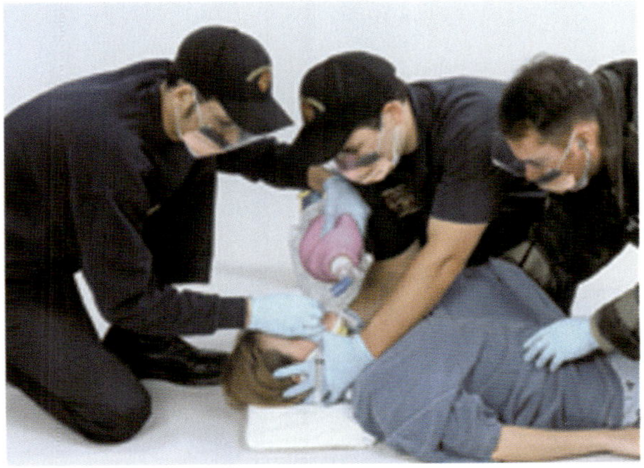

3 L'intervenant doit alors positionner son oreille à l'extrémité externe du tube endotrachéal et écouter les bruits respiratoires. La sonde est descendue dans l'hypopharynx jusqu'à ce que les bruits respiratoires soient parfaitement audibles. À ce point, on arrête l'insertion du tube jusqu'au début de l'inspiration suivante. La sonde est alors rapidement enfoncée entre les cordes vocales. Si les bruits respiratoires disparaissent, c'est que la sonde est partie dans l'œsophage. La sonde est alors retirée jusqu'à ce que les bruits respiratoires apparaissent, et on fait alors un second essai.

Une fois la sonde introduite à la profondeur désirée, le ballonnet est gonflé de façon étanche et la seringue débranchée. Le placement du tube est vérifié, la sonde est fixée et assurée à la main pendant que l'on ventile avec de l'O_2 à haute concentration.

Vérification du placement du tube trachéal

Une fois l'intubation effectuée, il faut faire des examens spécifiques pour s'assurer que la sonde est bien dans la trachée. Un tube endotrachéal mal placé peut entraîner, si le problème n'est pas rapidement identifié, une hypoxémie profonde provoquant des lésions cérébrales et même la mort du patient. C'est pourquoi les intervenants préhospitaliers doivent s'assurer que la sonde est correctement placée. Les techniques pour vérifier le placement du tube comprennent des examens cliniques et l'usage de certains appareils. Les examens cliniques utilisés sont les suivants :

- visualisation directe du tube entre les cordes vocales ;
- présence de bruits respiratoires bilatéraux (à ausculter dans les creux axillaires) et absence de bruits sur l'estomac ;
- expansion visible du thorax à chaque ventilation ;
- présence de buée dans la sonde à l'expiration.

Malheureusement, aucune de ces techniques prise isolément n'est fiable à 100 % pour confirmer le placement du tube. C'est pourquoi il est prudent d'effectuer et de documenter tous ces tests cliniques si possible. Dans de rares cas, des modifications anatomiques peuvent rendre la visualisation des cordes vocales impossible. Dans une ambulance ou un hélicoptère en mouvement, le bruit du moteur peut rendre l'auscultation pratiquement impossible. Chez un patient obèse ou souffrant d'emphysème, l'expansion du thorax peut être difficile à observer.

Les appareils de monitorage suivants peuvent être utilisés de façon complémentaire :

- détecteur d'intubation œsophagienne ;
- moniteur de CO_2 expiré ;
- détecteur colorimétrique de CO_2 expiré ;
- monitorage de l'$ETCO_2$ (capnométrie ou capnographie)
- oxymétrie pulsée.

Tout comme les examens cliniques, aucun de ces appareils n'est fiable à 100 % à lui seul. Chez un patient ayant un rythme cardiaque efficace, la capnographie est considérée comme le *gold standard*. Cette technique devrait être utilisée en phase préhospitalière quand elle est disponible. Un patient en arrêt cardiorespiratoire ne produit pas de CO_2, et ni les détecteurs de CO_2 ni les capnomètres ne seront donc efficaces pour confirmer le bon placement du tube chez un patient en arrêt cardiaque.

Aucune des techniques décrites précédemment n'étant efficace isolément, tous les tests cliniques décrits ci-dessus devraient être effectués et, si possible, complétés par au moins une des méthodes de monitorage complémentaire. Le monitorage de CO_2 expiré étant très coûteux, il est plus pratique de se rabattre sur une combinaison des tests cliniques avec un détecteur colorimétrique de CO_2 ou un détecteur d'intubation œsophagienne. De toute façon, si l'un ou l'autre de ces tests suggère que le placement du tube pourrait être incorrect, celui-ci doit être immédiatement retiré puis replacé. Toutes ces vérifications devraient être notées dans le rapport d'intervention.

Ventilation transtrachéale percutanée

Principe : permettre la ventilation d'un patient qui ne peut être ni intubé ni ventilé au masque et au ballon.

Tous les accessoires, à l'exception de la bouteille d'O_2, du régulateur et de l'aiguille, devraient avoir été modifiés, emballés et préassemblés de façon à être rapidement disponibles sur le terrain. Cela permettra un montage rapide et efficace. Quand on a besoin de cette technique, c'est que le temps presse. L'équipement devrait donc être préparé de façon à ne plus avoir qu'à le connecter à la source d'O_2 et à l'aiguille transtrachéale. On peut aussi utiliser des kits disponibles dans le commerce contenant tout l'équipement nécessaire. Sinon, les éléments suivants sont nécessaires :

- une seringue de 10 à 30 ml ;
- afin de permettre l'inspiration et l'expiration par un flux constant d'O_2, il faut prévoir un tuyau spécial. En voici deux exemples :
  - une tubulure d'arrivée d'O_2 dans laquelle on a fait un trou prenant à peu près 40 % de la circonférence, et qui peut être fermé avec le pouce ;
  - une pièce en « T » ou en « Y » connectée avec l'arrivée d'O_2 à une extrémité et, à l'autre, avec une tubulure reliée à l'aiguille transtrachéale.
- une courte tubulure pouvant s'adapter à la pièce en « T » ou en « Y » à une extrémité et à l'aiguille transtrachéale à l'autre bout. Cela laisse une ouverture de la pièce en « Y » libre ;
- une bouteille d'O_2 capable de fournir une pression de 50 psi ;
- plusieurs longueurs de ruban adhésif prêtes à l'emploi.

Le patient devrait être couché sur le dos, avec la tête et la colonne cervicale maintenues en ligne.

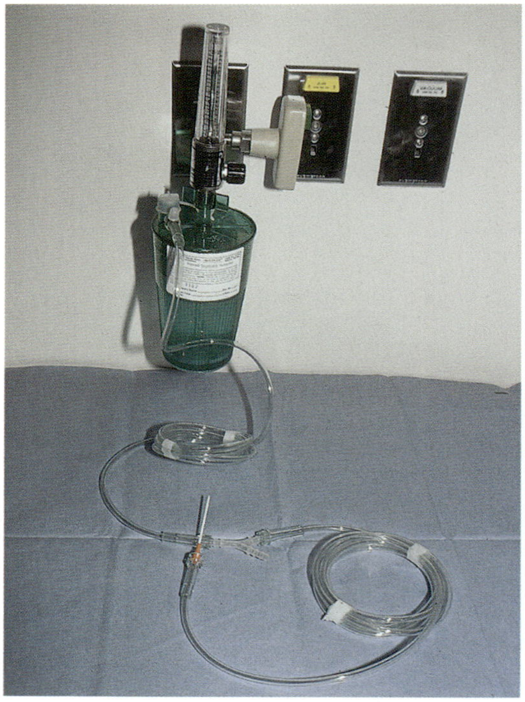

Compétences spécifiques

1 Le larynx et la trachée sont fixés avec les doigts d'une main. La canule, branchée sur une seringue, est placée sur la ligne médiane au-dessus de la membrane cricothyroïdienne ou de la trachée suivant un angle légèrement incliné. Au moment où l'on ponctionne la trachée, on aspire avec le piston de la seringue de façon à créer une pression négative. Dès que la pointe de la canule entre dans la trachée, de l'air est aspiré dans la seringue, confirmant son bon placement. La canule est encore avancée de quelques centimètres, puis la seringue est débranchée, et l'aiguille est retirée de la canule, qui est désormais en place dans la trachée. L'intervenant forme alors rapidement une boucle avec du ruban adhésif autour de la canule et la fixe sur le cou du patient. Lors de cette manœuvre, il faut prendre garde à ne pas couder la canule.

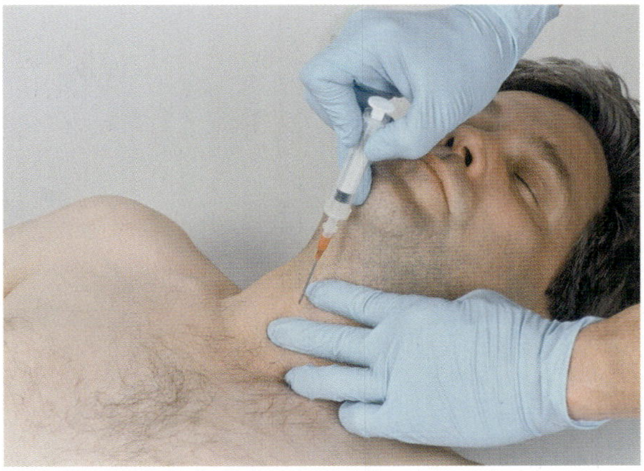

2 L'arrivée d'O_2 relié à la pièce en « Y » est alors connectée à la canule, tandis que la main qui servait à stabiliser le larynx et la trachée vient tenir la canule en place. On commence alors la ventilation en bouchant l'ouverture latérale de la tubulure d'O_2 pendant 1 s. On peut alors observer une expansion du thorax du patient qui signale une ventilation efficace, mais cela n'est pas toujours visible. Pour interrompre l'insufflation, le pouce est retiré de l'ouverture latérale.

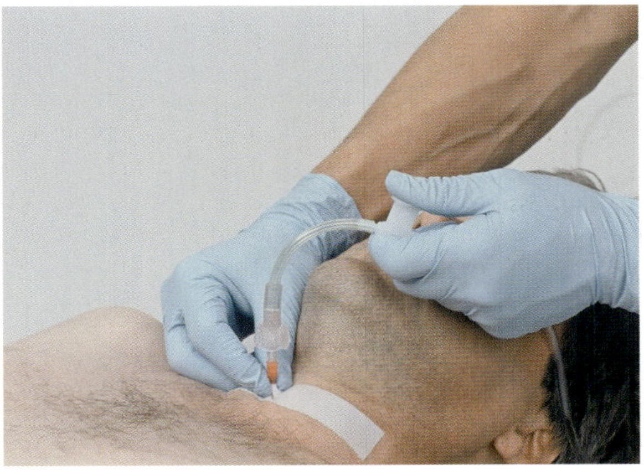

N.B. : l'expiration passive à travers la canule prend trois à quatre fois plus de temps que l'inspiration dans des conditions normales. Dans cette situation, l'expiration prendra plus de temps du fait du petit calibre de la canule.

Le patient est oxygéné par un intervenant qui ferme l'ouverture latérale pour fournir une pression positive permettant l'inspiration, puis qui débouche l'ouverture de façon à permettre l'expiration passive à travers l'ouverture latérale. Le timing correct est de 1 s pour l'inspiration et de 4 s pour l'expiration, et ce jusqu'à ce que les voies aériennes puissent être protégées par une autre technique plus définitive.

Si un patient a été ventilé suivant cette méthode pendant 45 à 60 min, il peut se produire une rétention de CO_2 (hypercapnie) du fait des faibles volumes courants. C'est pourquoi il faut rapidement établir un dégagement des voies respiratoires par une autre méthode.

Attention : un patient ventilé par une canule transtrachéale reste hypoxique et instable. Les intervenants devraient entreprendre de le transporter aussi vite que possible vers un hôpital, car ce patient a besoin d'une intervention permettant de dégager ses voies respiratoires de façon définitive ou trachéotomie (cricothyroïdotomie) aussi vite que possible.

Chapitre 7

États de choc

Objectifs

À la fin de ce chapitre, le lecteur devra être capable :

- de définir l'état de choc;
- de classer les états de choc sur une base étiologique;
- d'expliquer la physiopathologie du choc et son évolution en différentes phases;
- de décrire les signes cliniques des états de choc;
- de différencier cliniquement les différents états de choc;
- de discuter les limites de la prise en charge « sur le terrain » d'un état de choc;
- de reconnaître la nécessité d'un transport rapide et d'un traitement définitif précoce dans les différentes formes de chocs;
- d'appliquer les principes de la prise en charge du choc chez le patient traumatisé.

Scénario

Vous arrivez sur les lieux d'un accident de circulation impliquant une voiture et une camionnette. Vous remarquez sur le premier véhicule un impact latéral côté conducteur, ainsi qu'une intrusion des structures dans l'habitacle de 30 cm. Les dégâts sur la camionnette sont minimes. Tous les passagers ont quitté les véhicules à l'exception du chauffeur de la voiture, un homme de 20 ans avachi sur le volant avec un contact évident du volant sur la partie antérieure du thorax.

Le patient est éveillé, anxieux, en sueurs, et respire rapidement (fréquence respiratoire à 30/min). Son pouls radial est faible, filant et rapide. On note une douleur et un hématome sur le cadran supérieur gauche de son abdomen.

Quelles lésions suspectez-vous chez ce patient ? Comment allez-vous prendre en charge ce patient sur place ? Vous êtes à 30 minutes du premier centre hospitalier. Comment cela va modifier vos plans de prise en charge ?

Bien que l'état de choc d'origine traumatique ait été reconnu depuis plus de trois siècles, la définition de Samuel Gross en 1872 – « une grave défaillance de la machinerie de la vie » [1] – et celle de Collins Warren – « une pause momentanée dans la survenue de la mort » [2] – insistent bien sur le rôle central et continu de l'état de choc comme cause essentielle de morbidité et de mortalité chez le patient traumatisé. Un diagnostic, une réanimation et un traitement définitif, tous rapides, sont essentiels pour le devenir des patients traumatisés en état de choc. L'intervenant préhospitalier fait face à des challenges permanents lors des différentes phases de la prise en charge de ce type de patient. Afin d'améliorer le devenir des états de choc, il est essentiel de bien en comprendre la définition, la physiopathologie et les signes cliniques.

Sur le terrain, la prise en charge de tels patients est rendue plus difficile car il faut évaluer et traiter dans un environnement « primitif », où les outils sophistiqués de diagnostic et de prise en charge sont indisponibles ou impossibles à mettre en œuvre. Pour assister l'intervenant préhospitalier dans son approche du patient en état de choc, ce chapitre définit et classifie l'état de choc et décrit les changements physiopathologiques dans le but de définir des stratégies de prise en charge.

Définition de l'état de choc

Bien qu'il en existe plusieurs définitions, l'état de choc est le plus souvent décrit comme un état d'hypoperfusion cellulaire généralisée dans lequel la délivrance de l'oxygène au niveau cellulaire est inadéquate pour assurer les besoins métaboliques. Sur la base de cette définition, l'état de choc peut être classifié en termes de perfusion cellulaire et d'oxygénation. Une compréhension des changements cellulaires dus à cet état d'hypoperfusion, tant au niveau endocrinien, microvasculaire, cardiovasculaire, tissulaire qu'au niveau des différents organes, sera également une aide pour choisir la stratégie de prise en charge adaptée.

Classification des états de choc

Les déterminants principaux de la perfusion cellulaire sont : le cœur (agit comme la pompe ou comme le moteur du système), le volume circulant (agit comme un liquide hydraulique), les vaisseaux sanguins (agissent comme la tuyauterie) et, enfin, les cellules de l'organisme. Étant donné ces composantes du système de perfusion, l'état de choc peut être classifié selon les catégories suivantes.

1. *Hypovolémique*, hémorragique en premier lieu dans le cas de la traumatologie, en relation avec une perte de volume circulant. C'est la cause la plus fréquente de choc dans le cadre de la traumatologie.
2. *Distributif* (ou vasoplégique), en relation avec anomalie du tonus vasculaire dont les causes sont multiples.
3. *Cardiogénique*, en relation avec une altération de la pompe cardiaque.

La cause de choc de loin la plus fréquente chez le patient traumatisé est l'hémorragie, et la manière la plus sûre de prendre en charge ce genre de patient en état de choc est de considérer que l'hémorragie en est la cause, et ce jusqu'à preuve du contraire.

Une description plus détaillée des différents types de choc sera faite dans ce chapitre après une présentation des points importants sur l'anatomie et la physiopathologie des états de choc.

Anatomie et physiopathologie

Réponses cardiovasculaires, hémodynamiques et endocriniennes

Cœur

Le cœur est constitué de deux cavités « réceptrices » de volumes, les *oreillettes*, et de deux cavités « de pompage » des volumes, les *ventricules*. Le rôle des oreillettes est d'accumuler et de stocker du sang pour que les ventricules puissent s'en remplir rapidement, diminuant ainsi le temps nécessaire à un cycle cardiaque. À chaque contraction du ventricule droit, le sang est envoyé à travers les poumons où il est oxygéné (figure 7-1). Le sang des poumons retourne alors vers l'oreillette gauche. Ce sang oxygéné est ensuite propulsé par le ventricule gauche vers le reste du système vasculaire (figure 7-2). Alors que le sang est poussé dans le « container » (les vaisseaux), la pression augmente soudainement au-delà de la pression de repos du vaisseau et crée une onde perçue sous la forme d'un pouls. Le pic de pression est appelé pression artérielle systolique (PAS), et la pression de repos, pression artérielle diastolique (PAD). Ces pressions sont des estimations indirectes des résistances vasculaires et font partie de l'évaluation de base de tout patient (figure 7-3). La prise de la PA au stéthoscope permet d'avoir les chiffres de la PAS et de la PAD ; la prise au pouls permet seulement de mesurer la PAS.

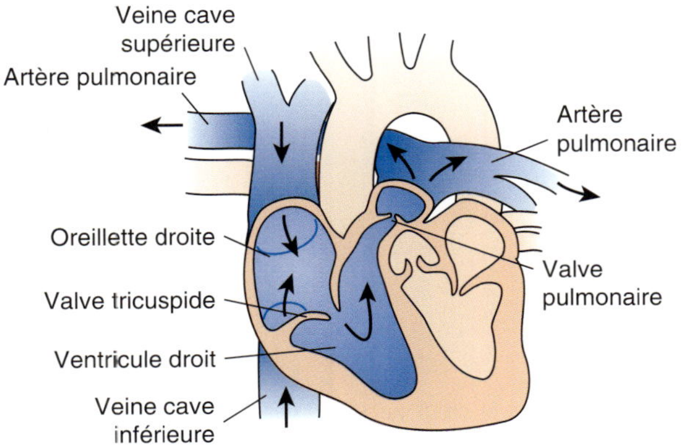

Fig. 7-1. Avec chaque contraction du ventricule droit, le sang est pompé au travers de la circulation pulmonaire. Le sang venant des poumons entre dans le côté gauche du cœur, puis le ventricule gauche le pompe vers le système vasculaire systémique.

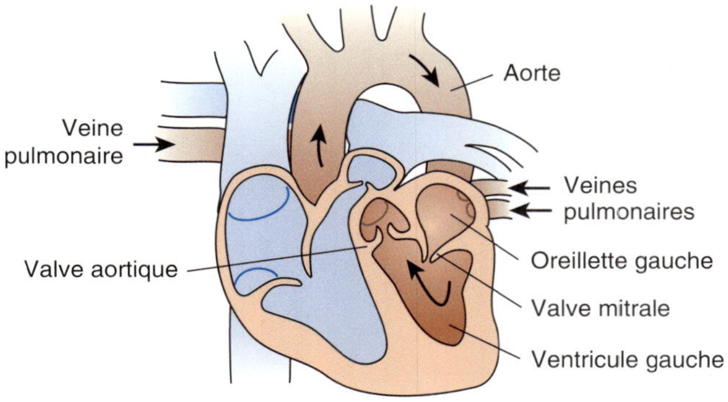

Fig. 7-2. Le sang revenant des poumons est pompé hors du cœur et envoyé à travers l'aorte dans le reste de l'organisme par les contractions du ventricule gauche.

Le débit cardiaque sortant du cœur n'est pas la seule composante de la PAS mais est responsable de la PA différentielle (PAD) = PAS – PAD. La PAD est donc en corrélation directe avec la force de contraction du ventricule gauche.

Un autre terme souvent employé est la pression artérielle moyenne (PAM) (*mean arterial pressure* [MAP]).

PAM = PA diastolique + 1/3 PAD

Par exemple, la PAM d'un patient ayant une PA de 120/80 mmHg est :

80 + ([120 – 80]/3) = 80 + (40/3) = 93

La plupart des appareils automatiques de mesure de la TA calculent et affichent la PAM. Cette PAM reflète de façon plus précise la pression de perfusion tissulaire.

Lors de chaque systole du ventricule gauche, un certain volume de liquide (du sang en général) est éjecté. Ce volume est appelé volume d'éjection systolique ou *stroke volume*. Le volume total éjecté par minute est appelé débit cardiaque (en litre par minute).

La formule du débit cardiaque est la suivante :

débit cardiaque = fréquence cardiaque × volume d'éjection systolique

Le débit cardiaque n'est pas mesuré en préhospitalier. Cependant, comprendre la notion de débit cardiaque et sa relation avec le volume d'éjection systolique est important pour ce qui est de la prise en charge de l'état de choc.

Les pressions régnant à l'extérieur du cœur, au niveau des veines caves, sont appelées précharge ou pressions de remplissage, et les pressions du système vasculaire contre lesquelles le cœur gauche doit lutter à chaque systole sont

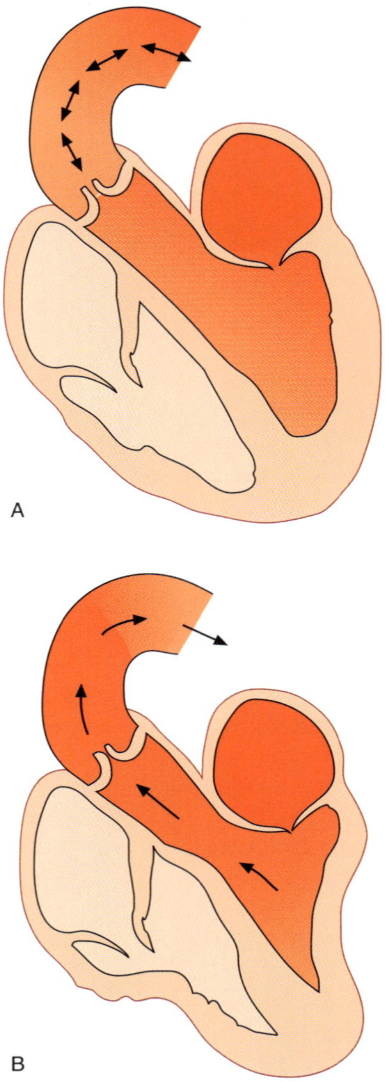

Fig. 7-3. En position relâchée (diastole), le ventricule se remplit de sang venant des contractions de l'oreillette. Pendant cette période, le sang sort progressivement des gros vaisseaux en même temps que la pression décroît graduellement. Durant la contraction du ventricule (systole), une grande quantité de sang est envoyée dans le système vasculaire, ce qui fait augmenter la pression. L'activité cardiaque et le débit sanguin sont décrits sur le schéma *A*, et l'onde de pouls sur le schéma *B*.

appelées postcharge. Si les pressions de précharge sont trop importantes, le muscle cardiaque se distend ; il n'est plus capable de pomper efficacement et une insuffisance cardiaque peut survenir. Au contraire, si ces pressions de remplissage chutent de trop, dans le cas d'une hémorragie, le remplissage du cœur est insuffisant, la pompe tourne à vide, et le débit sanguin chute. La loi de Starling est un concept important pour comprendre la relation qui existe entre le remplissage du ventricule gauche et la force de contraction du myocarde. Il existe un certain degré de distension des fibres myocardiques au cours du remplissage du ventricule pour lequel la force de contraction de ces mêmes fibres sera maximale et optimale.

Si la postcharge augmente (vasoconstriction périphérique, augmentation des résistances vasculaires systémiques), le ventricule gauche est obligé de dépenser davantage d'énergie pour pomper plus fort contre ces hautes pressions, afin de maintenir un débit cardiaque satisfaisant. Si, au contraire, les résistances vasculaires systémiques chutent (vasodilatation), la postcharge s'effondre.

Une des composantes majeures du système vasculaire est le système vasculaire pulmonaire situé en aval du cœur droit et en amont du cœur gauche. Il ne faut plus considérer le cœur comme une seule pompe mais comme deux (figure 7-4) ; il ne faut plus considérer un système capillaire mais deux. Cela double donc les possibilités de survenue de défaillances, tout comme les types de résistances contre lesquelles le cœur doit lutter.

Le ventricule droit reçoit le sang de la circulation veineuse périphérique et le pompe vers la circulation pulmonaire (la postcharge est représentée par la circulation pulmonaire). Le ventricule gauche reçoit le sang de la circulation pulmonaire et l'éjecte vers la circulation systémique (la postcharge est représentée par les résistances vasculaires systémiques). Cette dernière contient des capillaires plus nombreux et plus longs que la circulation pulmonaire, si bien que les pressions contre lesquelles le cœur gauche doit travailler sont plus élevées que celles contre lesquelles le cœur droit doit travailler. Anatomiquement, la paroi musculaire du ventricule gauche est plus épaisse que celle du ventricule droit.

Vaisseaux sanguins

Les vaisseaux sanguins contiennent le sang et permettent son acheminement vers les différentes parties et cellules du corps. Ce sont les autoroutes de ce que l'on appelle

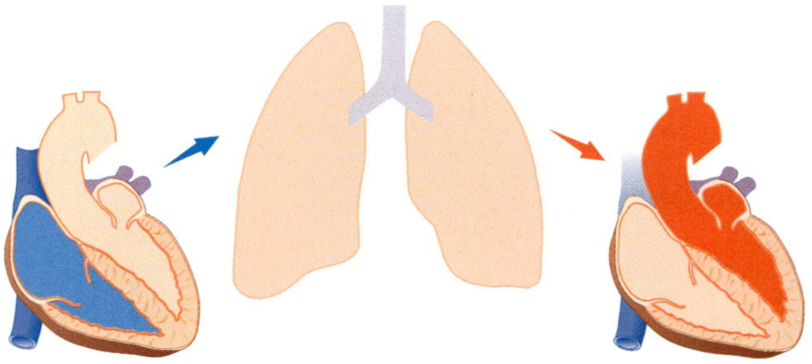

Fig. 7-4. Bien que le cœur ne soit qu'un seul organe, il fonctionne comme deux organes différents. Le sang non oxygéné arrive dans le cœur droit depuis les veines caves supérieures et inférieures et il est envoyé à travers l'artère pulmonaire dans les poumons. Le sang est oxygéné dans les poumons, revient vers le cœur par la veine pulmonaire, et est pompé hors du ventricule gauche.

la circulation. L'aorte, qui est l'artère principale à la sortie du cœur, donnant naissance à maintes autres artères qui, à leur tour, donnent naissance à d'autres artères plus petites, jusqu'à ce que des capillaires de taille infime vascularisent les différents tissus (figure 7-5). Un capillaire peut n'avoir que l'épaisseur d'une cellule, si bien que l'O_2 et les nutriments sont capables de diffuser vers les cellules des tissus adjacents (figure 7-6). Cette diffusion se fait à travers la paroi capillaire et la membrane cellulaire. L'espace entre la paroi capillaire et la membrane cellulaire est occupé par le liquide interstitiel. Si la quantité de liquide interstitiel est faible ou normale, la cellule et le capillaire sont très proches l'un de l'autre, et les échanges (en O_2 notamment) sont faciles à réaliser (figure 7-7). Si la quantité du liquide augmente, l'espace entre eux s'élargit et les échanges en sont perturbés.

La taille des vaisseaux est contrôlée par des muscles situés dans la paroi vasculaire des artères et des artérioles et, à un moindre degré, dans celle des veines et des veinules. Ces muscles répondent à différents signaux du cerveau via le système nerveux sympathique, aux hormones circulantes (adrénaline, noradrénaline) et à d'autres composés chimiques (monoxyde d'azote [NO]). Les muscles, en se contractant ou en se relâchant, participent aussi au tonus vasculaire.

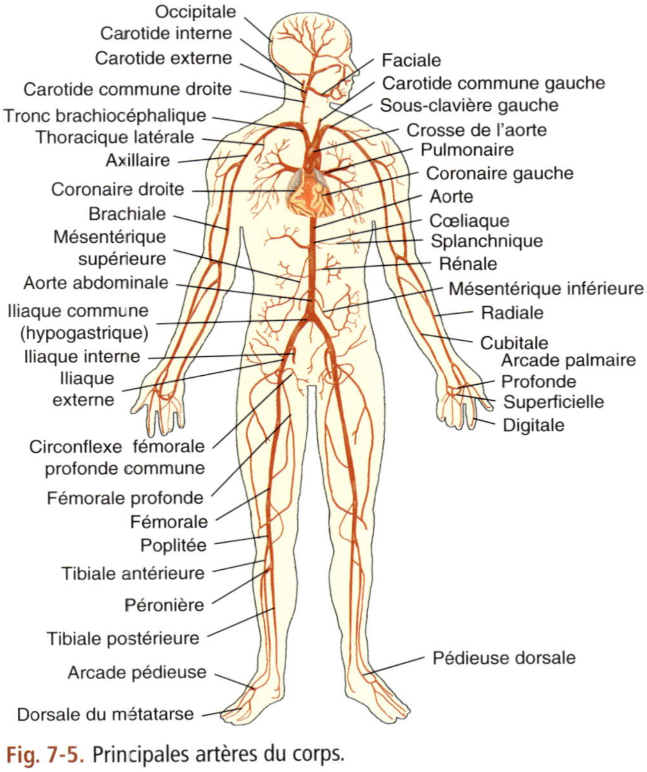

Fig. 7-5. Principales artères du corps.

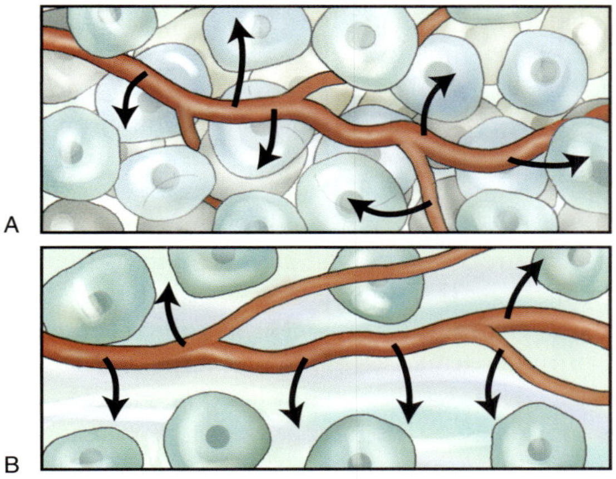

Fig. 7-6. *A* : Si les cellules des tissus sont proches du vaisseau capillaire, l'oxygène peut facilement diffuser dans ces cellules et le dioxyde de carbone (CO_2) peut facilement diffuser hors de ces cellules. *B* : Si les cellules des tissus sont séparées de la paroi capillaire par un œdème (fluides interstitiels), il est beaucoup plus difficile pour l'oxygène et le dioxyde de carbone de diffuser.

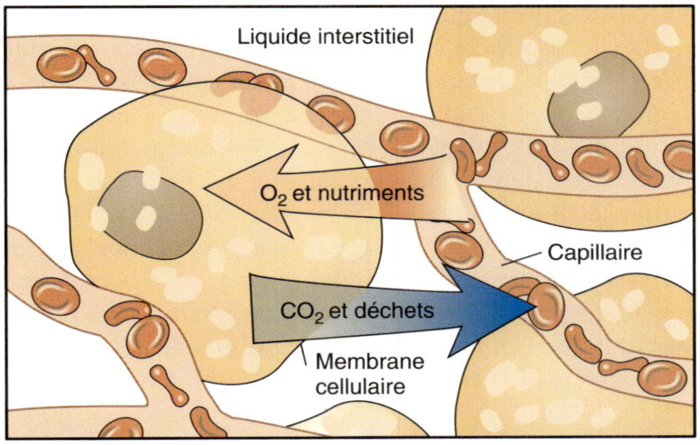

Fig. 7-7. L'oxygène et les nutriments diffusent depuis les globules rouges à travers la paroi capillaire, le liquide interstitiel, et la membrane cellulaire dans la cellule. La formation d'acides est une sous-production (déchets) de la création d'énergie par la cellule au cours du cycle de Krebs. Par l'intermédiaire de systèmes tampon, ces acides sont transformés en dioxyde de carbone (CO_2) qui est transporté par les globules rouges et dans le plasma pour être éliminé du système circulatoire par les poumons.

Sang

Le volume de liquides contenu dans le système vasculaire doit être égal à la capacité de contenance des vaisseaux sanguins pour que le système soit dans des conditions optimales. Toute modification dans la capacité du système vasculaire par rapport au volume sanguin affecte de façon positive ou négative le débit sanguin dans ses vaisseaux. Le sang contient non seulement des globules rouges mais aussi des globules blancs, des plaquettes, des protéines, des anticorps, des facteurs de la coagulation, du glucose et bien d'autres nutriments.

L'eau représente 60 % du poids d'un homme adulte ; un homme de 70 kg est donc constitué d'environ 40 litres d'eau. Ce volume est divisé en deux composantes : le liquide intracellulaire (45 % du poids du corps) et le liquide extracellulaire, qui est divisé en deux parties (figure 7-8). La première est le liquide interstitiel qui baigne les tissus cellulaires ; le liquide synovial et le liquide céphalorachidien en font partie. Ils représentent environ 10,5 % du poids du corps. La seconde est le liquide intravasculaire, qui comporte essentiellement le sang et représente environ 4,5 % du poids du corps.

Quelques points clés sont intéressants pour comprendre comment les fluides se comportent au sein de l'organisme. Il existe deux types de mouvement des fluides dans le corps : (1) les mouvements entre le plasma et le liquide interstitiel (au travers des capillaires), et (2) entre les compartiments intracellulaires et interstitiels (au travers de la membrane cellulaire).

La vitesse à laquelle se déplacent les quantités de fluides (*débit* ou *flux*) à travers les capillaires est déterminée (1) par la différence entre la pression hydrostatique régnant au sein du capillaire (Pc, qui tend à pousser les liquides vers l'extérieur) et la pression hydrostatique régnant en dehors du capillaire (Pif, qui tend à faire entrer les liquides dans le lit capillaire), (2) par la différence de pression oncotique exercée par la concentration en protéines au sein du capillaire (πp, qui tend à attirer les fluides) et la pression oncotique régnant à l'extérieur du capillaire (πif, qui tend à pousser hors du capillaire les fluides), et (3) le coefficient de perméabilité (δ) du capillaire (figure 7-9). Pressions hydrostatique, oncotique et perméabilité des capillaires sont toutes des facteurs qui sont modifiés par les états de choc eux-mêmes, mais aussi par la quantité et par le type (quel soluté employé) de remplissage utilisé. Cela conduit à des modifications du volume sanguin circulant, de l'état hémodynamique, et à des œdèmes tissulaires ou pulmonaires.

Les mouvements de fluides entre les espaces intra- et extracellulaires se font à travers la membrane cellulaire et sont déterminés en premier lieu par les effets osmotiques. L'*osmose* est un processus qui gouverne les mouvements d'eau entre deux secteurs séparés par une membrane imperméable aux éléments qui composent les solutés de part et d'autre de cette membrane (membrane qui laisse passer l'eau d'un secteur à l'autre). Cette membrane est également qualifiée de semi-perméable. L'eau va du compartiment à basse concentration vers celui à plus haute concentration afin de maintenir un équilibre osmotique de part et d'autre de la membrane semi-perméable (figure 7-10).

Système nerveux

Le *système nerveux autonome* contrôle toutes les fonctions involontaires de l'organisme comme la respiration, la digestion et la fonction cardiovasculaire. Il est divisé en deux parties, le système nerveux sympathique et le système nerveux parasympathique. Bien souvent, ces deux systèmes travaillent en opposition afin de maintenir un équilibre vital.

Le *système nerveux sympathique* est responsable de la réponse *fight or flight*. Cette réponse entraîne simultanément une tachycardie, une augmentation de la force de contraction du myocarde, une vasoconstriction des vaisseaux non vitaux (peau, tractus gastro-intestinal), une augmentation du débit cardiaque et une augmentation de la fréquence ventilatoire, tout en dilatant les vaisseaux vitaux et en améliorant le débit sanguin au niveau des muscles. Le but de cette réponse est de maintenir un

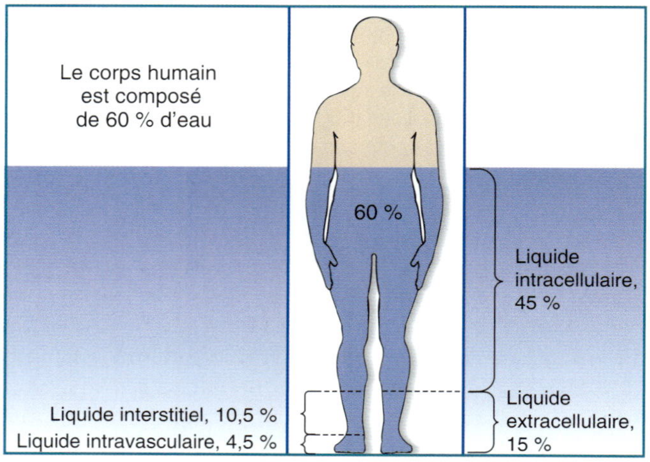

Fig. 7-8. L'eau représente 60 % du poids du corps. Cette eau est répartie entre le liquide intracellulaire et le liquide extracellulaire. Le secteur extracellulaire est divisé en deux secteurs, interstitiel et intravasculaire.

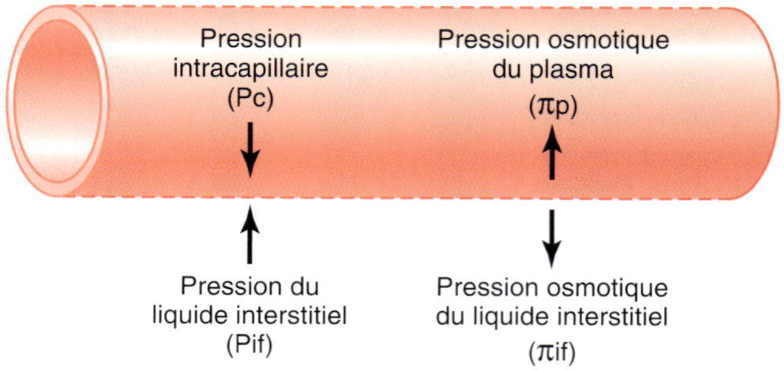

Fig. 7-9. Forces dirigeant les flux de fluides au travers des capillaires. (Source : Guyton AC, Hall JE, *Textbook of medical physiology*, 10th ed., Philadelphie, Saunders, 2000.)

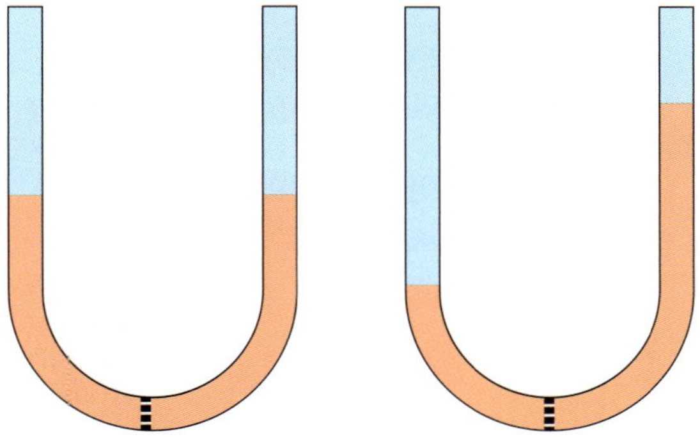

Fig. 7-10. Un tube en forme de U, dont les deux moitiés sont séparées par une membrane semi-perméable, contient des quantités égales d'eau et de particules solides. Si une substance qui ne peut pas diffuser à travers la membrane semi-perméable est ajoutée dans un côté du tube mais pas dans l'autre, du liquide va diffuser à travers cette membrane pour diluer les particules additionnées. La différence de pression due à la hauteur de la colonne de liquide dans le tube en U est appelée *pression osmotique*.

approvisionnement suffisant en sang oxygéné aux tissus vitaux, afin de permettre à l'organisme de faire face à une situation d'urgence, en prélevant le sang de toutes les zones « non essentielles ». La sensibilité des différentes cellules de l'organisme au manque d'oxygène varie d'un organe à l'autre; cette sensibilité est plus importante pour le cerveau, le cœur et les poumons. De 4 à 6 minutes d'hypoxie suffisent pour qu'un de ces organes vitaux soit endommagé. La peau et les tissus musculaires ont une sensibilité moins importante à l'ischémie, de l'ordre de 6 à 8 heures. Les organes intra-abdominaux (reins et foie) se situent entre ces deux groupes et sont capables de survivre à une hypoxie marquée durant 45 à 90 minutes (tableau 7-1).

Le système cardiovasculaire est régulé par un centre vasomoteur situé dans la médulla. Les stimuli circulent le long des paires de nerfs crâniens IX et X, depuis des barorécepteurs situés dans les sinus carotidiens et dans la crosse de l'aorte et qui répondent à des baisses transitoires de la tension artérielle. Cela augmente l'activité du système nerveux sympathique, ce qui provoque une élévation des résistances vasculaires systémiques par vasoconstriction artériolaire, et une élévation du débit cardiaque par accélération de la fréquence cardiaque et par augmentation de la force de contraction du myocarde. L'élévation du tonus veineux « augmente » le volume sanguin circulant. Le sang est alors dérouté des extrémités, des intestins et des reins pour des zones plus vitales, comme le cœur ou le cerveau, organes dans lesquels les vaisseaux se constrictent peu, même si la stimulation sympathique est intense. Ce phénomène est responsable d'extrémités froides, marbrées, d'une chute de la diurèse et d'une baisse de la perfusion intestinale.

Une chute des pressions de remplissage de l'oreillette gauche, une chute de la tension artérielle, et des modifications de l'osmolalité plasmatique entraînent la libération d'hormone antidiurétique (ADH) par l'hypophyse et d'aldostérone par les glandes surrénales, ce qui a pour effet d'augmenter la rétention d'eau et de sodium par les reins.

Tableau 7-1 Tolérance des différents tissus a l'ischémie

Organe	Durée d'ischémie supportée
Cœur, cerveau, poumons	4–6 min
Reins, foie, tractus digestif	45–90 min
Muscles, os, peau	4–6 h

Perturbations cellulaires

Le *principe de Fick* exprime la relation entre le débit cardiaque (Q), la consommation en oxygène (Vo_2) et la différence en quantité d'oxygène entre le sang artériel (Cao_2) et veineux mêlé (Cvo_2) : $Q = Vo_2/(Cao_2 - Cvo_2)$. Alors que le débit cardiaque diminue, la consommation en oxygène est maintenue en augmentant l'extraction de l'oxygène à un niveau cellulaire; cela se reflète par une diminution de la quantité d'oxygène au niveau du sang veineux mêlé. Cette relation n'est maintenue que jusqu'à un certain point critique quand la délivrance en oxygène (produit du débit cardiaque et du contenu du sang artériel en O_2) n'arrive plus à être maintenue pour faire face aux besoins des cellules. L'extraction de l'O_2 et la consommation en O_2 chutent, provoquant une hypoxie cellulaire. Le contenu du sang artériel en O_2 est dépendant de la capacité des globules rouges de se « charger » en O_2 au niveau alvéolaire. Cela dépend de la concentration en hémoglobine, de la fraction d'inspiration en O_2 (concentration en O_2 dans le mélange gazeux inspiré), et à un degré moindre du coefficient de diffusion de l'O_2.

Plusieurs facteurs tels que la température, la concentration en ions H^+ (pH), et le niveau d'acide 2,3-diphosphoglycérique (2-3DPG) dans les globules rouges modifient l'affinité de l'hémoglobine pour l'oxygène [3]. Tous ces facteurs peuvent être modifiés en cas d'état de choc. Normalement, la consommation en O_2 est maintenue dans une fourchette de valeurs très étroite, mais elle peut être augmentée en cas de stress. Dans les états de choc, où la délivrance en O_2 diminue, une dette en O_2 survient et provoque une hypoxie tissulaire [4]. L'O_2 est nécessaire pour le métabolisme du glucose et la production d'adénosine triphosphate (ATP), qui est la source d'énergie pour la fonction cellulaire. L'hypoxie conduit au *métabolisme anaérobie* (ou manque d'O_2), ce qui a pour effet une diminution dans la quantité d'ATP produite et l'accumulation d'acides (en premier lieu l'acide lactique), qui est responsable d'une acidose métabolique.

L'*acidose métabolique* dans le cadre des états de choc a plusieurs effets délétères au niveau de la cellule. Le maintien d'une haute concentration en sodium dans l'espace extracellulaire et le maintien d'une haute concentration en potassium dans l'espace intracellulaire sont des processus qui requièrent de l'énergie. En état de déficit en ATP, cette fonction de la membrane cellulaire ne peut pas être assurée. Cela entraîne une entrée de sodium et d'eau dans la cellule et une sortie de potassium et d'acide lactique dans le sérum, provoquant ainsi une hyperkaliémie et une acidose lactique, ainsi qu'un œdème cellulaire, ce qui aggrave la perte de volume circulant dans le cadre d'un choc hypovolémique. À des pH bas, les systèmes enzymatiques et les membranes lysosomales sont fortement altérés; il y a libération de lyso-enzymes qui autodigèrent les cellules, ce qui peut provoquer la mort de la cellule, une défaillance multiviscérale et la mort de tout l'organisme si ce processus n'est pas arrêté.

Modifications microcirculatoires

Initialement, alors que la pression hydrostatique intravasculaire chute, les fluides ont tendance à entrer dans l'espace vasculaire (phase de remplissage plasmatique) afin de maintenir un certain volume sanguin circulant. Cela est augmenté par les vasoconstrictions pré- et postcapillaires : c'est la *phase ischémique* du choc (figure 7-11). Alors que le pH baisse encore plus avec l'acidose, les sphincters précapillaires se relâchent, tandis que les sphincters postcapillaires restent fermés, ce qui provoque une stagnation de fluides dans les capillaires (c'est la *phase stagnante* ou *irréversible* du choc). La troisième phase résulte de l'aggravation de l'acidose avec ouverture des sphincters postcapillaires, ce qui provoque la *phase de lavage,* au cours de laquelle la libération d'acide dans la circulation générale est importante.

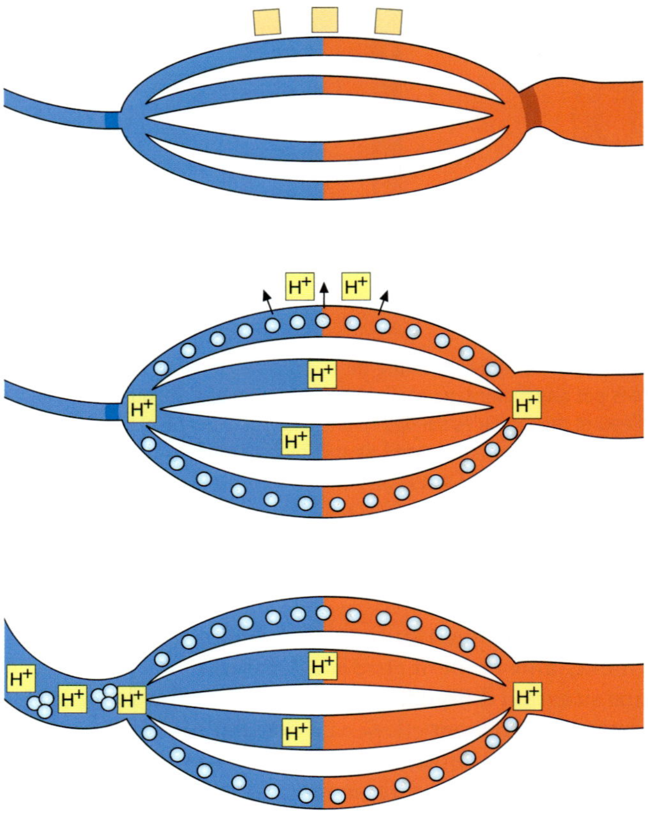

Fig. 7-11. Le processus physiopathologique du choc est divisé en trois phases : *A*, ischémique ; *B*, stagnante ; *C*, lavage.

Les différents types de choc

Choc hypovolémique

Lorsque survient une perte aiguë de sang, par un mécanisme de déshydratation (perte de plasma) ou d'une hémorragie (perte de plasma et de globules rouges), il se crée un déséquilibre entre le volume de fluide contenu et la taille du contenant (le système vasculaire). Le contenant conserve sa taille normale, mais le volume de fluide est diminué. Le *choc hypovolémique* est la cause la plus commune de choc dans le contexte préhospitalier, et la perte de sang est de loin la cause de choc la plus commune dans la gestion de patients traumatisés.

Lorsque le sang s'échappe du système circulatoire, le cœur est stimulé via la libération d'*adrénaline* par les glandes surrénales, pour augmenter sa vitesse et sa force de contraction. Le système nerveux sympathique libère de la *noradrénaline* qui provoque une vasoconstriction des vaisseaux sanguins, ce qui a pour effet de diminuer la taille (capacité de contenance) du lit vasculaire et de la faire mieux correspondre avec le volume de fluide restant. Cette vasoconstriction qui ferme les capillaires périphériques est responsable du passage du métabolisme aérobie en métabolisme anaérobie.

Ces mécanismes de défense compensatoire ne marchent bien que jusqu'à un certain point. Lorsque ces mécanismes sont dépassés, la PA du patient s'effondre. Une diminution des valeurs de pression sanguine marque le passage du stade de choc « compensé » à celui de choc « décompensé », un stade premortem. Il est important de comprendre qu'un patient montrant des signes de compensation est un patient déjà en état de choc, et non pas un patient à risque de « passer en état de choc ». Sans la mise en place d'une réanimation « agressive », il ne reste plus au patient entrant en phase décompensée qu'une phase de dégradation : la mort.

Choc hémorragique

Le choc hémorragique (choc hypovolémique résultant d'une perte sanguine) peut être catégorisé en quatre sous-classes, en fonction de l'importance de l'hémorragie (tableau 7-2).

1. *Hémorragies de classe I.* Elles représentent une perte de sang allant jusqu'à 15 % du volume sanguin chez l'adulte (jusqu'à 750 ml). À ce niveau, on observe peu de manifestations cliniques. La tachycardie est souvent minime, et il n'y a pas de modifications notables de la PA, de la pression différentielle ou de la fréquence respiratoire. La plupart des patients en bon état général supportent ces pertes sans problème et n'ont besoin que d'apports de base en fluides, si le saignement est stoppé. Les mécanismes compensateurs de l'organisme sont capables de restaurer la quantité de fluides perdus.
2. *Hémorragies de classe II.* Elles représentent une perte de 15 à 30 % du volume sanguin (750 à 1500 ml). Beaucoup d'adultes sont capables de compenser la perte de cette quantité de sang par l'activation du système nerveux sympathique. Les signes cliniques incluent une fréquence respiratoire augmentée, une tachycardie et un « pincement » de la PAD. Le patient montre souvent des signes d'anxiété ou de peur. La diurèse chute un peu (entre 20 et 30 ml/h) chez l'adulte. Parfois, ces patients peuvent nécessiter une transfusion de sang; cependant, la plupart répondront bien à une perfusion de cristalloïdes.
3. *Hémorragies de classe III.* Elles représentent une perte de 30 à 40 % du volume sanguin chez l'adulte (1500 à 2000 ml). Lorsque les pertes sanguines atteignent ce niveau, beaucoup de patients ne sont plus capables de compenser la perte de volume, et l'hypotension apparaît. Les signes classiques du choc sont évidents et incluent une tachycardie (fréquence cardiaque > 120 battements/min), une tachypnée (fréquence respiratoire entre 30 et 40 cycles/min) et une anxiété marquée ou un état confusionnel. La diurèse chute à des valeurs de 5 à 15 ml/h. La plupart de ces patients nécessitent une transfusion de sang pour assurer une réanimation adéquate.
4. *Hémorragies de classe IV.* Elles représentent des pertes de plus de 40 % du volume sanguin chez l'adulte (plus de 2000 ml). Ce niveau de choc sévère est caractérisé par une tachycardie marquée (fréquence cardiaque > 140 battements/min), une tachypnée (fréquence respiratoire > 35 cycles/min), une confusion profonde ou un état léthargique, et une pression artérielle systolique effondrée, typiquement autour de 60 mmHg. Ces patients n'ont vraiment plus que quelques minutes à vivre. La survie dépend du contrôle immédiat des hémorragies (chirurgical pour les hémorragies internes) et de l'agressivité des mesures de réanimation qui doivent inclure la transfusion de sang.

La gestion « définitive » d'un déficit en volume consiste à interrompre les pertes et à remplacer les volumes perdus. Un patient déshydraté nécessite un remplacement des fluides avec de l'eau et du sel, mais avec un patient traumatisé qui a perdu du sang, il convient de contrôler son hémorragie et d'entreprendre une restauration volémique par transfusion sanguine. Une déshydratation modérée chez un patient conscient peut être traitée par une réhydratation per os. Si le patient souffre d'une déshydratation sévère ou est inconscient, cela peut être fait par voie intraveineuse. Parce que la transfusion de sang est rarement disponible en préhospitalier, les patients traumatisés ayant perdu du sang doivent bénéficier de mesures de contrôle des hémorragies externes, de perfusion avec des solutés électrolytiques et d'un transport rapide vers un hôpital où du sang et un bloc opératoire sont disponibles immédiatement.

Tableau 7-2 Classification des chocs hémorragiques

	Classe I	Classe II	Classe III	Classe IV
Quantité de sang perdue (en % du volume sanguin total)	< 750 ml (< 15 %)	750–1500 ml (15 %–30 %)	1500–2000 ml (30 %–40 %)	> 2000 ml (> 40 %)
Fréquence cardiaque (batt./min)	Normale ou légèrement augmentée	> 100	> 120	> 140
Fréquence ventilatoire (cycles/min)	Normale	20–30	30–40	> 35
PA systolique (mmHg)	Normale	Normale	Abaissée	Très abaissée
Diurèse (en ml/h)	Normale	20–30	5–15	Minime ou nulle

Modifié avec l'autorisation de l'American College of Surgeons : Committee on Trauma, *Advanced trauma life support for doctors, students course manual*, 7th ed. Chicago : American College of Surgeons, 2004.

Des recherches sur l'état de choc ont montré que, pour les pertes sanguines, le ratio de remplacement avec des solutés électrolytiques devrait être de 3 litres de soluté pour chaque litre de sang perdu. Cela est dû au fait que seulement un tiers du volume d'un cristalloïde isotonique reste dans le secteur intravasculaire 1 heure après la perfusion de celui-ci. Pour les états de chocs modérés et sévères, ces études ont montré que l'association soluté cristalloïde–sang était meilleure que du sang seul [5]. La perfusion d'une quantité limitée de solutés électrolytiques avant la transfusion sanguine constitue l'approche la plus correcte. Le meilleur soluté cristalloïde pour le traitement du choc hémorragique est la solution de Ringer lactate. Le sérum salé (NaCl) est un autre soluté cristalloïde isotonique qui peut être utilisé pour le remplacement liquidien, mais son emploi peut entraîner des hyperchlorémies et des acidoses secondaires.

Une assistance à court terme peut être proposée par l'utilisation du *pantalon pneumatique antichoc* (PAC) pour la gestion du choc hémorragique sévère, qui, par augmentation des résistances vasculaires, diminue la taille du contenant et tamponne les hémorragies abdominales et pelviennes. L'utilisation la plus appropriée du PAC est dans le contrôle de l'hémorragie intra-abdominale et pelvienne, chez des patients avec une PA inférieure à 60 mmHg (voir ci-après le paragraphe « Prise en charge » pour une explication plus détaillée de l'emploi du PAC). Cependant, comme le PAC augmente la PA du patient, il peut aggraver des hémorragies dans les zones non comprimées par celui-ci [6].

Choc distributif (vasoplégique)

Le choc distributif, ou vasogénique, arrive lorsque le contenant vasculaire augmente trop par rapport au volume circulant. Cela crée une hypovolémie relative sans perte de volume. Il en résulte une baisse de la précharge et donc du débit cardiaque et de la TA. Il est important de comprendre que, dans ce cas, même si les symptômes sont similaires au choc hypovolémique vrai, il n'y a pas de perte sanguine. On parle aussi dans ce cas d'*hypovolémie relative*.

Dans cette situation, il existe une baisse des résistances vasculaires et donc un élargissement du lit vasculaire, ce qui entraîne une chute de la PAD. Si la baisse des résistances vasculaires est associée à une baisse de la précharge et du débit cardiaque, cela provoque une chute de la PAD et de la PAS, mais l'oxygénation tissulaire peut aussi rester normale.

Le choc distributif peut arriver quand il y a une perte du contrôle nerveux sympathique sur la musculature vasculaire (qui contrôle le diamètre des vaisseaux) ou quand il y a libération de substances vasodilatatrices. Cela peut être dû à un traumatisme de la moelle épinière (choc neurogène ou spinal), à une cause psychogène, à un état septique (choc septique), à une réaction allergique, ou à des substances médicamenteuses (rachianesthésie, péridurale). La prise en charge de ce type de choc consiste à améliorer l'oxygénation du sang et à améliorer ou à maintenir une perfusion cérébrale et des autres organes vitaux adéquate.

Choc septique

Au cours des infections sévères, le choc septique est également associé à une vasodilatation. Dans les états septiques importants, de nombreuses toxines (cytokines) sont libérées; elles ont pour effet d'altérer la paroi des vaisseaux sanguins qui perdent alors leur propriété de vasoconstriction, se dilatent et laissent fuir du liquide dans l'espace interstitiel. Il s'agit donc d'un état de choc ayant les caractéristiques d'un choc distributif et hypovolémique. Quand le cœur n'est plus capable de compenser la chute de la précharge (par vasodilatation et par fuite de liquides), le tableau de choc s'installe. Il est presque impossible de rencontrer de telles situations en préhospitalier dans les minutes qui suivent un événement traumatique. Cependant, l'intervenant préhospitalier peut être confronté à ce type de pathologie dans le cadre d'un transfert inter- ou intrahospitalier, ou bien si une rupture d'un organe creux intra-abdominal, par exemple, est prise en charge tardivement.

Choc neurogénique

Le choc neurogénique se produit lorsqu'une lésion de la moelle épinière interrompt les voies du système nerveux sympathique. Le niveau habituel de ce genre de lésion est le rachis dorsolombaire. En dessous du point de lésion, tous les muscles lisses des vaisseaux ayant perdu ce contact se relâchent et les résistances vasculaires systémiques baissent du fait de la vasodilatation. Plus la lésion est située haut, plus la vasoplégie est marquée. Il y a donc une hypovolémie relative, sans perte de volume, mais avec une augmentation de la capacité de contenance des vaisseaux. Le patient n'est pas hypovolémique, mais le volume sanguin qui reste normal ne suffit plus à remplir efficacement un contenant trop augmenté de volume. La production d'énergie n'est pas diminuée; on ne peut donc pas parler, stricto sensu, de choc.

Tout comme dans le choc hypovolémique décompensé, la TA systolique chute; néanmoins, de nombreux signes différencient les deux tableaux (tableau 7-3) dont le traitement est également différent. Il y a dans ce cas une baisse simultanée des PAS et PAD. La PAD n'est pas modifiée (elle est pincée dans le choc hypovolémique). En cas d'hypovolémie, la peau est froide, marbrée, moite, cyanosée et le temps de recoloration capillaire

Tableau 7-3 Signes associés aux différents types de chocs

Signes	Hypovolémique	Neurogénique	Septique	Cardiogénique
Température cutanée	Froide, moite	Chaude, sèche	Froide, moite	Froide, moite
Coloration cutanée	Pâle, cyanosée	Rose	Pâle, marbrée	Pâle, cyanosée
Pression sanguine	Abaissée	Abaissée	Abaissée	Abaissée
État de conscience	Altéré	Lucide	Altéré	Altéré
Temps de recoloration capillaire	Ralenti	Normal	Ralenti	Ralenti

est augmenté. Dans le choc neurogénique, la peau est chaude, rouge (vasodilatation) et sèche, surtout sous le niveau lésionnel, avec un temps de recoloration capillaire normal. En cas d'hypovolémie, le pouls est faible, filant et rapide. Dans le choc neurogénique, le pouls est bien frappé, non rapide, et peut même être lent (du fait de l'activité parasympathique qui est moins contrecarrée). En cas d'hypovolémie, le niveau de conscience est souvent altéré, du moins le patient est anxieux voire agité. Dans le choc neurogénique, le patient est souvent conscient et alerte (en l'absence de lésion cérébrale associée et en position de décubitus dorsal) (encadré 7-1).

Un patient présentant un choc neurogénique peut souffrir de lésions hémorragiques associées, responsables d'un choc hypovolémique simultané. De ce fait, si un patient exprime des signes de choc neurogénique avec des signes d'hypovolémie associés, il doit être pris en charge de manière appropriée.

Encadré 7-1 Choc neurogénique versus choc spinal

Comme cela a été vu dans ce chapitre, le terme de choc neurogénique correspond à une interruption du système nerveux sympathique (généralement secondaire à une lésion de la moelle épinière), qui entraîne une vasodilatation significative des artères périphériques. En l'absence de traitement, cela peut résulter en une perfusion tissulaire inadéquate.

Cet état ne doit pas être confondu avec le choc spinal, terme se référant à une lésion de la moelle épinière, qui correspond à une perte temporaire des fonctions motrice et sensitive. Cela signifie que la moelle épinière a été lésée (« choquée ») et ne fonctionne pas normalement, personne ne pouvant généralement prédire quand le déficit neurologique se résoudra. Strictement parlant, le choc spinal ne correspond pas à un déficit de la perfusion des organes ou des tissus. L'intervenant préhospitalier doit être conscient du fait que le choc neurogénique et le choc spinal peuvent survenir simultanément sur le même patient.

Choc psychogène (vasovagal)

Ce phénomène est dépendant du système parasympathique via le nerf vague (X), dixième paire crânienne, et est aussi appelé malaise vagal. La stimulation du vague entraîne une baisse de la fréquence cardiaque (bradycardie) et une vasodilatation transitoire, qui provoquent une baisse du débit cardiaque et donc de la perfusion cérébrale pouvant aboutir à une perte de connaissance si le phénomène est suffisamment marqué. Ces malaises se présentent classiquement en trois temps avec des prodromes, un malaise (souvent caractérisé par une perte de connaissance passagère) et une asthénie postmalaise. Le retour à un état normal de la conscience est complet, spontané et rapide, en quelques minutes. Dans le cas du choc neurogénique, bradycardie et vasodilatation durent jusqu'à plusieurs jours. La mise en position horizontale accélère la récupération et la PA se normalise rapidement. Il est très improbable qu'un véritable état de choc durable s'installe, puisque la récupération est rapide et que la baisse de la perfusion est trop transitoire pour entraîner des souffrances tissulaires ou systémiques.

Choc cardiogénique

Le choc cardiogénique est dû à une défaillance de la pompe cardiaque. Il peut être soit d'origine intrinsèque (atteinte directe du cœur), soit d'origine extrinsèque (dû à une cause extracardiaque).

Causes intrinsèques

Défaillance du myocarde (lésion du muscle cardiaque). Tout processus qui tend à affaiblir le myocarde diminue le débit cardiaque. Cela peut être le résultat d'une altération de la perfusion du muscle cardiaque (insuffisance coronarienne, infarctus du myocarde), ou d'une contusion du myocarde. Un cercle vicieux s'installe ; la baisse de l'oxygénation entraîne une baisse de la contractilité, donc du débit cardiaque et, de ce fait, la perfusion systémique baisse, ce qui aggrave le manque en O_2 et ainsi de suite. Comme tous les autres muscles, quand il est contus, le cœur fonctionne de façon moins efficace.

Arythmies. Elles peuvent provoquer une baisse de l'efficacité de contraction, qui aboutit à une diminution de la perfusion systémique. L'hypoxie peut engendrer des ischémies qui peuvent être responsables de tachycardie. En cas de tachycardie, le temps diastolique est plus diminué que le temps systolique ; ainsi, le remplissage des ventricules est moins efficace et le débit cardiaque peut baisser. De plus, la perfusion coronarienne de la paroi du ventricule gauche se fait en diastole (car les pressions qui règnent au sein du ventricule gauche en systole sont supérieures aux pressions de perfusion), et si ce temps est trop diminué, une ischémie myocardique peut survenir, d'autant plus que la consommation en O_2 du myocarde en cas de tachycardie est élevée. En cas de bradycardie marquée, le débit cardiaque baisse (Q = Fc, volume d'éjection systolique) et, de ce fait, la perfusion systémique diminue. Les contusions du myocarde peuvent provoquer des arythmies, dont la plus fréquente est une tachycardie modérée persistante.

Atteintes valvulaires. Un traumatisme violent et soudain du thorax ou de l'abdomen (voir chapitre 3) peut endommager les valves cardiaques. Il peut alors en résulter une régurgitation massive de sang, qui retourne dans les cavités d'où il vient juste d'être expulsé. Ces patients développent, généralement, une défaillance cardiaque d'installation rapide, avec un tableau associant un œdème pulmonaire et un choc cardiogénique. La découverte d'un souffle cardiaque jusque-là inconnu est un signe très évocateur.

Causes extrinsèques

Tamponnade péricardique. La présence d'un épanchement liquidien dans le sac péricardique (enveloppe du cœur) va empêcher le cœur de se remplir au cours de la diastole (phase de repos). Selon la loi de Starling, un remplissage inadéquat entraîne une diminution de la force de contraction du myocarde. Dans le cas des traumatismes pénétrants du cœur, la quantité de sang entrant dans le péricarde peut augmenter avec chaque contraction, ce qui provoque une accentuation de la chute du débit cardiaque. Un état de choc sévère et un décès rapide peuvent alors survenir.

Pneumothorax sous tension ou compressif. Ce type de pneumothorax dévie le médiastin dans la direction opposée à l'épanchement. La compression des deux veines caves, inférieure et supérieure, ainsi que l'augmentation des résistances vasculaires pulmonaires due à la hausse des pressions intrathoraciques diminuent de façon très importante le retour veineux vers le cœur, provoquant une chute de la précharge. Le remplissage du cœur étant ainsi très diminué, une chute du débit cardiaque et un état de choc sévère s'installent rapidement.

Complications du choc

Plusieurs complications peuvent survenir chez un patient présentant un état de choc persistant ou pris en charge de façon inadéquate. C'est pourquoi le diagnostic précoce et le traitement agressif du choc sont essentiels. Beaucoup d'intervenants ne se rendent pas compte que la qualité des soins délivrés dans le contexte préhospitalier conditionne les suites « intrahospitalières » et le devenir du patient. *L'incapacité de reconnaître le choc et d'initier un traitement approprié en préhospitalier peut allonger la durée d'hospitalisation du patient.* Bien que les complications du choc qui suivent ne soient généralement pas rencontrées dans le contexte préhospitalier, un intervenant peut y être confronté dans le cadre de transferts interhospitaliers.

Insuffisance rénale aiguë

Une perfusion insuffisante des reins, si elle est prolongée, peut entraîner une insuffisance rénale aiguë (IRA) transitoire ou définitive. Les cellules des tubules rénaux sont sensibles au manque d'O_2, et peuvent mourir si l'ischémie se prolonge au-delà de 45 à 60 minutes. Cette *nécrose tubulaire aiguë* peut provoquer un arrêt complet de la fonction rénale. En l'absence d'excrétion des liquides, une surcharge hydrique peut survenir. En outre, les reins perdent aussi leur capacité d'éliminer des acides et des électrolytes, ce qui peut donner lieu à une acidose métabolique (surcharge en acides) et/ou à une hyperkaliémie importante (surcharge en potassium), deux situations mettant en jeu le pronostic vital à court terme. Ce genre de patient a recours à une hémodialyse pouvant être prolongée (de plusieurs semaines à plusieurs mois). La fonction rénale, en cas de survie du patient, peut redevenir normale.

Syndrome de détresse respiratoire aiguë (SDRA)

Le syndrome de détresse respiratoire aiguë (SDRA) est le résultat de dommages situés sur la paroi des capillaires pulmonaires, qui provoquent une fuite de fluides dans l'espace interstitiel et dans les alvéoles pulmonaires. Cela rend beaucoup plus difficile la diffusion de l'O_2 à travers la paroi alvéolaire en direction des capillaires, et donc sa fixation sur l'hémoglobine des globules rouges. Bien que ces patients présentent un tableau d'œdème pulmonaire, la cause n'est pas une défaillance cardiaque gauche, comme dans le cas de la défaillance cardiaque congestive (œdème pulmonaire *cardiogénique*). Le SDRA représente un œdème pulmonaire d'*origine non cardiogénique*, et l'emploi de diurétiques n'améliore généralement pas le tableau clinique des patients. Beaucoup de facteurs ont été associés au développement du SDRA, incluant les états de choc, les transfusions sanguines massives, les inhalations et les infections sévères. Le SDRA est associé à un taux de mortalité de l'ordre de 40 %, et les patients qui survivent peuvent nécessiter une assistance respiratoire pendant plusieurs mois.

Troubles hématologiques (coagulopathies)

Le terme de coagulopathie renvoie à des défaillances du processus de coagulation. Ce peut être la conséquence d'une hypothermie, d'une dilution des facteurs de la coagulation par perfusion de solutés de remplissage en grande quantité, d'une déplétion en facteurs de la coagulation, par consommation de ces facteurs afin d'essayer de réaliser une hémostase au cours d'un événement hémorragique (appelée également coagulopathie de *consommation*). La cascade de la coagulation implique plusieurs enzymes et a pour but d'aboutir à la formation de fibrine, une molécule qui sert de matrice pour fixer les plaquettes et les globules rouges afin de former un caillot. Ces enzymes fonctionnent de façon optimale quand la température du corps est normale. Si cette température corporelle chute (hypothermie), ces enzymes fonctionnent au ralenti, ce qui peut entraîner des hémorragies incontrôlables. Les facteurs de la coagulation peuvent aussi être tous consommés quand l'organisme essaie de contrôler une hémorragie persistante. D'autres troubles hématologiques peuvent se voir lors du choc, et notamment la chute du nombre des globules blancs, ce qui prédispose ces patients aux infections. L'hypothermie aggrave donc les capacités de coagulation, ce qui tend à entretenir le saignement, qui lui-même tend à accentuer l'hypothermie. Ainsi, au même titre qu'une réanimation inadéquate, l'hypothermie est un facteur aggravant important.

Insuffisance hépatique

Les lésions sévères du foie sont une complication moins fréquente du choc, mais elles peuvent se rencontrer. Cela se manifeste par des hypoglycémies persistantes, une acidose lactique persistante, et un ictère (jaunisse) cutanéomuqueux (hémolytique souvent). Comme le foie produit aussi des facteurs de la coagulation, des troubles de l'hémostase sont possibles.

Défaillance multiviscérale

Le choc, s'il n'est pas traité avec succès, peut provoquer la défaillance d'un organe, qui peut être suivie de la défaillance simultanée de plusieurs organes. Le sepsis accompagne fréquemment la défaillance multiviscérale.

La défaillance d'un seul organe majeur ou noble (poumons, foie/tractus digestif, reins, cerveau, cœur, coagulation) est associée à un taux de mortalité de l'ordre de 40 %. Lorsqu'un organe se met en défaillance, le choc a tendance à s'aggraver et le cycle délétère s'accélère. Si quatre organes majeurs sont défaillants, le taux de mortalité est de 100 % [7]. La défaillance cardiaque dans le cadre d'un choc septique ou cardiogénique n'est pas réversible dans tous les cas.

Évaluation

Comme nous l'avons vu, le choc est défini comme un état d'hypoperfusion généralisé. Pour évaluer cet état de choc, l'intervenant préhospitalier va donc rechercher des signes évoquant une hypoperfusion tissulaire. Sur le terrain, cela impose l'évaluation des fonctions ou des organes directement « accessibles » cliniquement. Une hypoperfusion se traduira par un dysfonctionnement de ces entités fonctionnelles. Sont considérés comme organe ou comme système fonctionnel le cerveau et le système nerveux central (SNC), le cœur et le système cardiovasculaire, le système respiratoire, la peau et les extrémités ainsi que les reins. Les signes d'hypoperfusion peuvent être les suivants :

- diminution du niveau de conscience, anxiété, désorientation, agressivité, troubles du comportement (cerveau et SNC) ;
- tachycardie, diminution de la tension artérielle systolique et de la différentielle (cœur et système cardiovasculaire) ;
- respiration rapide, superficielle (système respiratoire) ;
- peau froide, marbrée, pâle, moite voire cyanosée, avec un temps de recoloration capillaire allongé (peau et extrémités) ;
- diminution de la diurèse (reins) ; elle est rarement mise en évidence au cours de la phase préhospitalière, mais peut être vue en cas de transport prolongé ou d'intervention secondaire ; elle suppose la présence d'une sonde urinaire.

Comme l'hémorragie est la cause la plus fréquente d'état de choc chez le patient traumatisé, l'intervenant préhospitalier doit considérer tout état de choc comme étant hémorragique, et ce jusqu'à preuve du contraire. Il faut en premier lieu rechercher une hémorragie extériorisée et tenter de la contrôler directement si cela est possible. Dans ce but, on peut être amené à utiliser des pansements compressifs, des points de compression, des garrots ou à immobiliser des fractures des extrémités. S'il n'y a pas d'hémorragie extériorisée, il faut suspecter une hémorragie interne. Bien qu'il ne soit pas possible de réaliser une hémostase définitive en préhospitalier en cas d'hémorragie interne, l'identification d'une origine interne du saignement permet une meilleure prise de décision de transport (rapide) et une orientation vers un centre receveur adéquat (plateau technique, chirurgical, etc.). Une hémorragie interne peut se situer dans le thorax, dans l'abdomen, dans le pelvis ou dans l'espace rétropéritonéal. La présence d'un traumatisme contondant ou pénétrant au niveau de la poitrine, la diminution ou l'absence des bruits respiratoires, une percussion mate suggèrent une localisation intrathoracique du saignement. L'intervenant peut suspecter une hémorragie intra-abdominale, pelvienne ou dans le rétropéritoine en présence d'un traumatisme contondant (ecchymose) ou pénétrant associé à une douleur ou à une distension abdominale, à une instabilité du bassin, à une inégalité de longueur des membres inférieurs, à une douleur pelvienne accentuée par la mobilisation, à une ecchymose du périnée ou à la présence de sang au méat urétral.

Si l'évaluation ne met pas en évidence une cause hémorragique à l'état de choc, une autre étiologie doit être recherchée. Parmi ces autres causes de choc, la tamponnade cardiaque et le pneumothorax sous tension (associés à une distension des veines jugulaires alors que, dans l'état de choc hémorragique, celles-ci sont collabées), ainsi que le choc neurogénique doivent être évoqués. Une diminution des bruits respiratoires à l'auscultation de l'hémithorax blessé associée à un hypertympanisme avec une possible déviation de la trachée évoquent un pneumothorax sous tension qui nécessite une décompression à l'aiguille immédiate. L'intervenant peut suspecter un choc d'origine cardiaque en cas de traumatisme fermé ou pénétrant du thorax, avec des bruits du cœur assourdis (ce qui peut être très difficile à entendre dans les conditions du préhospitalier) et une arythmie; on peut également suspecter une cause spinale à un état de choc en présence d'un traumatisme rachidien associé à une bradycardie et à des extrémités chaudes. Presque tous ces signes permettant de trouver une étiologie à un état de choc sont dépistables en préhospitalier et rendent possibles une meilleure prise en charge et une meilleure orientation du patient.

L'évaluation simultanée est capitale, car l'intervenant préhospitalier est capable d'intégrer plusieurs informations provenant de sources différentes en même temps. Si tous les systèmes vitaux après évaluation ne présentent aucune anomalie, aucune « alarme » ne s'allume.

Les différents points de l'évaluation incluent l'état des voies aériennes supérieures, la perfusion, la coloration et la température cutanée, le temps de recoloration capillaire, et la tension artérielle. Chacun de ces points est présenté ici séparément dans le cadre de l'évaluation primaire et de l'évaluation secondaire.

Évaluation primaire

Les signes suivants doivent alerter l'intervenant, et augmenter son niveau de suspicion d'une détresse vitale :

- anxiété modérée, évoluant vers une confusion ou une altération du niveau de conscience;
- tachypnée modérée, menant à une ventilation rapide et laborieuse;
- tachycardie modérée, progressant vers une tachycardie « marquée »;
- pouls radial superficiel, progressant vers une abolition de ce dernier;
- pâleur ou cyanose;
- temps de recoloration capillaire > 2 secondes.

Le sauveteur gère immédiatement toute défaillance des voies aériennes, des systèmes respiratoire ou circulatoire avant de poursuivre le reste de l'évaluation. Les étapes qui suivent sont décrites dans un certain ordre pour des raisons pédagogiques et de meilleure compréhension. Cependant, dans la réalité, l'intervenant préhospitalier les réalise d'une manière plus ou moins simultanée.

Voies aériennes

En ce qui concerne l'évaluation et le maintien de la perméabilité des voies aériennes supérieures, voir le chapitre 6.

Fonction respiratoire

Comme nous l'avons vu plus haut, le métabolisme anaérobie associé à la diminution de l'oxygénation des cellules a pour conséquence de produire de l'acide lactique. Les ions hydrogène (H^+) résultant de l'acidose et de l'hypoxie stimulent les centres respiratoires afin d'augmenter la fréquence et l'amplitude ventilatoire. C'est pourquoi la tachypnée est souvent l'un des signes les plus précoces du choc. Au cours de l'évaluation primaire, la fréquence respiratoire n'est pas chiffrée. On ne fait qu'apprécier le rythme comme étant lent, normal, rapide ou très rapide. Une fréquence respiratoire lente associée à des signes de choc évoque un état de choc profond, le patient étant proche de l'issue fatale et de l'arrêt cardiaque. Toute tachypnée est inquiétante et doit être un signal d'alarme pour rechercher la présence voire la cause d'un état de choc. Un patient qui essaie d'enlever le masque à oxygène de son visage, particulièrement quand cette action est associée à de l'anxiété ou à de la combativité, montre un autre signe d'hypoxie cérébrale. Ce patient est « assoiffé » d'air, et ressent le besoin d'une augmentation de la ventilation. La présence d'un masque sur le visage crée chez lui une sensation de restriction ventilatoire, d'aggravation de la sensation de gêne respiratoire et de manque d'air. Cette situation doit être un indice sur le fait que le patient ne reçoit pas assez d'oxygène et est hypoxique. Une diminution de la valeur de SpO_2 confirmera cette hypothèse. Toute SaO_2 inférieure à 95 % doit être un signal d'alarme poussant à la recherche d'une éventuelle hypoxie et de sa cause.

Circulation

L'intervenant préhospitalier peut vérifier rapidement les signes vitaux suivants de manière à faire une rapide évaluation de l'état de perfusion et du volume circulant du patient.

Hémorragie. L'évaluation de la circulation doit débuter par la recherche rapide d'une éventuelle hémorragie externe significative. Aucun effort de restauration de la perfusion ne sera efficace face à une hémorragie active non contrôlée. Un patient peut perdre une quantité significative de sang par une plaie du scalp, du fait de sa vascularisation importante, et par une plaie pénétrante d'un gros vaisseau (fémoral, brachial, sous-clavier, carotidien, radial).

Pouls. L'étape suivante importante pour l'évaluation de la perfusion est la prise du pouls. L'évaluation initiale du pouls consiste à déterminer s'il est présent au niveau de l'artère palpée. En général, la perte du pouls radial indique une hypovolémie sévère (ou une lésion vasculaire au bras), notamment si le pouls central (carotidien ou fémoral) est faible, filant et très accéléré. Si le pouls est palpable, sa force et ses caractéristiques doivent être notées.

- Le pouls est-il fort, ou bien faible et « filant » ?
- Le rythme est-il normal, trop rapide ou trop lent ?
- Le rythme est-il régulier ou irrégulier ?

Bien qu'il soit fréquent de prendre la tension artérielle à ce moment-là, il n'est pas indispensable de perdre du temps à mesurer des chiffres tensionnels. Beaucoup d'informations peuvent être obtenues à partir de l'analyse du pouls. Dans une étude sur une série de patients traumatisés, le qualificatif donné par les intervenants préhospitaliers de pouls faible était associé à une TA en moyenne plus basse de 26 mmHg que celle des patients qualifiés de pouls normal, et, plus important, le taux de mortalité des patients pouls faible était 15 fois supérieur à celui des patients pouls normal [8]. Bien que la TA ne soit mesurée qu'au début de l'évaluation secondaire, il est tout à fait possible de la mesurer au cours de l'évaluation primaire, si le nombre de personnels est suffisant et si cela ne fait pas perdre de temps, ou pendant le transport lorsque le patient critique est cadré et stabilisé.

Niveau de conscience. L'état de conscience du patient doit ensuite être évalué. Cela est fait de manière plus détaillée au cours de la recherche des déficits (phase D), mais une altération de la conscience peut être secondaire à un manque d'oxygène. Un patient anxieux ou combatif doit être considéré comme étant en métabolisme anaérobie et souffrant d'une hypoxie cérébrale jusqu'à preuve du contraire (hypoglycémie notamment). Les surdoses en alcool, en drogues et les contusions cérébrales sont des conditions qui ne peuvent pas être traitées rapidement, mais l'hypoxie cérébrale peut l'être. C'est pourquoi tous les patients chez qui l'on peut suspecter une hypoxie cérébrale doivent être traités en conséquence.

Coloration cutanée. Une peau rose indique généralement une bonne oxygénation des tissus et donc l'absence de métabolisme anaérobie. Une peau cyanosée ou marbrée indique une hémoglobinémie désoxygénée élevée et une oxygénation périphérique inadéquate. Une peau pâle, cyanosée ou marbrée est due à un défaut de perfusion résultant d'une de ces trois causes :

1. vasoconstriction périphérique (souvent associée à une hypovolémie) ;
2. déficit en globules rouges (anémie aiguë) ;
3. interruption de l'apport de sang dans cette partie du corps, comme on peut l'observer avec une fracture.

La pâleur de la peau localisée à une région peut ne pas être significative. L'aspect de la peau doit donc être confronté aux autres données de l'examen clinique, comme la tachycardie, pour savoir si la pâleur de la peau est due à une cause locale, régionale ou systémique. Aussi, la cyanose peut être absente chez un patient souffrant d'un déficit significatif en globules rouges. Chez les patients de couleur, la cyanose est plus facilement visible au niveau de la paume des mains, de la plante des pieds, au niveau de la gencive, des lèvres et de la langue.

Température cutanée. Du fait de la vasoconstriction périphérique qu'effectue le corps pour transférer le sang vers les parties plus importantes, la température de la peau diminue. Une peau qui paraît froide au toucher indique une chute de la perfusion cutanée et/ou une diminution de la production d'énergie, donc un état de choc. Parce qu'une part importante de chaleur peut être perdue durant la phase d'évaluation, il convient de prendre toutes les mesures adéquates pour préserver la température centrale du patient.

Un signe de bonne qualité de réanimation est la présence d'un gros orteil rose, chaud et sec. Les résultats de ce test peuvent être modifiés par les conditions de température extérieure.

Temps de recoloration capillaire (TRC). La capacité du système cardiovasculaire de remplir les capillaires après que le sang a été « transféré » représente un important système de soutien. Analyser le niveau de fonctionnement de ce système de soutien par la compression des capillaires, puis la mesure du temps nécessaire au remplissage de celles-ci peut fournir un aperçu du niveau de perfusion du lit capillaire. Généralement, le corps transfère le sang des parties les plus distales en premier, et rétablit la circulation dans ces parties en dernier. L'évaluation du lit de l'ongle du gros orteil ou du pouce fournit l'indication la plus précoce possible du développement d'une hypoperfusion. De plus, ce test est un bon signe d'évaluation de l'efficacité d'une réanimation. Cependant, comme beaucoup d'autres signes qu'un patient peut présenter, celui-ci peut être altéré par des conditions physiologiques et/ou environnementales. Un test de recoloration capillaire est une mesure du temps requis pour reperfuser la peau, donc une mesure indirecte de la perfusion de cette partie du corps ; il n'est en aucun cas un test diagnostique spécifique.

Le TRC a été récemment décrit comme un test médiocre d'appréciation du choc. Il ne s'agit pas d'un test diagnostique du choc, mais plutôt d'une évaluation de la qualité de la perfusion du lit capillaire analysé. L'interruption artérielle résultant d'une fracture, d'une lésion vasculaire, d'une hypothermie, ou bien d'une athérosclérose peut induire une diminution de la perfusion. Une autre cause d'altération de la recoloration capillaire est la baisse du débit cardiaque consécutive à une hypovolémie. C'est donc un signe diagnostique intéressant et il peut être une aide à l'analyse de la réanimation entreprise.

Déficit neurologique

Une des fonctions vitales qui peut facilement être évaluée sur le terrain est la fonction cérébrale. Au moins cinq conditions peuvent produire une altération du niveau de conscience ou générer des troubles du comportement (combativité par exemple) chez un patient traumatisé :

- l'hypoxie ;
- l'état de choc avec diminution de la perfusion cérébrale ;
- les lésions traumatiques cérébrales ;
- les intoxications alcooliques ou la prise de drogues psychoactives ;
- les troubles métaboliques comme le diabète, l'épilepsie, ou l'éclampsie.

De ces cinq conditions, la plus facile à traiter – et celle qui va tuer le patient le plus rapidement si elle n'est pas traitée – est l'hypoxie. Tout patient présentant une altération du niveau de conscience doit être traité comme si une hypoxie cérébrale en était la cause. L'altération du niveau de conscience est souvent un des premiers signes visibles de l'état de choc.

La lésion cérébrale peut être considérée comme *primaire* (causée directement par le traumatisme appliqué au tissu cérébral) ou comme *secondaire* (causée par les effets de l'hypoxie, de l'hypoperfusion, etc.). En préhospitalier, il n'y a pas de traitement efficace pour la lésion primaire, mais la survenue de lésions secondaires peut être fortement réduite par le maintien d'une bonne oxygénation et d'une bonne perfusion.

La fonction cérébrale diminue quand la perfusion et l'oxygénation du cerveau chutent et quand l'ischémie se développe. Cette fonction passe par diverses étapes au fur et à mesure que différentes zones du cerveau sont touchées. L'anxiété et l'agressivité sont habituellement les premiers signes à apparaître, suivis d'un ralentissement du processus de la pensée, puis d'une diminution des fonctions motrices et sensorielles de l'organisme. Le niveau d'activité cérébrale est un signe préhospitalier du choc important et facilement quantifiable. Un patient anxieux, agressif, combatif ou bien comateux doit être considéré comme ayant un cerveau hypoxique et hypoperfusé, jusqu'à preuve du contraire. L'hypoperfusion et l'hypoxie cérébrale accompagnent fréquemment les lésions cérébrales, et assombrissent le pronostic à long terme. Même de brefs épisodes d'hypoxie et de choc peuvent aggraver la lésion cérébrale initiale et son devenir.

Exposition et environnement

L'intervenant expose la totalité du corps du patient à la recherche de saignements cachés ou de lésions pouvant faire évoquer une lésion interne hémorragique. Le risque d'hypothermie est à prendre en compte.

Évaluation secondaire

Signes vitaux

La mesure de manière précise de certains signes vitaux est la première étape de l'évaluation secondaire, ou se fait lors de la réévaluation de l'évaluation primaire, notamment au cours du transport.

Fréquence respiratoire. Une fréquence de 20 à 30 respirations par minute indique une situation limite et, de ce fait, la nécessité d'apporter un supplément en oxygène. Une fréquence respiratoire supérieure à 30/min est un signe d'état de choc plus avancé et nécessite bien souvent une assistance respiratoire car, dans cette situation, le volume courant est généralement trop faible. Dans ces deux cas, il faut rechercher une cause à cet état d'hypoperfusion.

Pouls. Au cours de l'évaluation secondaire, le pouls est mesuré et chiffré. Des valeurs comprises entre 60 et 100/min sont normales pour l'adulte. Des valeurs plus

Tableau 7-4 Signes cliniques de choc en phase compensée et en phase décompensée

	Compensé	Décompensé
Pouls	Augmenté ; tachycardie	Augmenté ; tachycardie « marquée » pouvant progresser vers une bradycardie
Peau	Pâle, rafraîchie, moite	Pâle, froide, « cireuse »
Niveau de pression artérielle	Normal	Diminué
Niveau de conscience	Non altéré	Altéré, allant de la désorientation jusqu'au coma

basses, en dehors des patients sportifs de bon niveau, doivent faire rechercher une pathologie ischémique cardiaque ou un trouble de la conduction, comme un bloc auriculoventriculaire de haut degré. Un pouls entre 100 et 120/min correspond à un patient en phase initiale d'état de choc, qui compense par une tachycardie. Un pouls supérieur à 120/min signe l'état de choc (mais peut également être causé par la douleur ou par le stress), et enfin un pouls supérieur à 140/min doit être considéré comme un état critique et premortem en l'absence de traitement rapide et adéquat.

Pression artérielle. La PA est un des signes les moins sensibles de l'état de choc. En effet, elle ne commence à chuter que lorsque le patient est profondément hypovolémique (du fait d'une perte de liquide ou d'une hypovolémie relative par augmentation de la taille du contenant). Chez un patient autrement en bonne santé, la perte sanguine doit excéder 30 % de la masse sanguine avant que les systèmes compensatoires ne soient dépassés, et la PAS passe en dessous de 90 mmHg. Pour cette raison, la fréquence ventilatoire, la fréquence et la force du pouls, le TRC et le niveau de conscience sont des indicateurs bien plus fiables de l'hypovolémie que la PA.

Quand la PA d'un patient a commencé à chuter, il s'agit d'une situation extrêmement critique et une intervention rapide est nécessaire. Dans le contexte préhospitalier, un patient hypotendu a déjà perdu une quantité importante de sang. La présence d'une hypotension signifie que l'intervenant préhospitalier a peut-être manqué les signes précoces du choc.

La gravité de la situation et le type de traitement à entreprendre varient avec la cause du choc. Ainsi, une PA basse dans le cadre d'un choc neurogénique est moins critique que si elle est due à une hypovolémie. Les signes utilisés pour évaluer le choc aux phases compensées et décompensées sont décrits dans le tableau 7-4.

Une erreur importante à éviter est de comparer la PAS au débit cardiaque ou à la perfusion tissulaire. Comme nous l'avons souligné dans ce chapitre, des pertes sanguines importantes sont généralement nécessaires avant qu'un patient ne soit hypotendu (hémorragies de classe III). Un patient qui a perdu 15 à 30 % de son volume sanguin total aura une baisse de son débit cardiaque et une diminution de l'oxygénation de ses tissus, en dépit d'une PAS « normale ».

Lors de l'évaluation d'un patient polytraumatisé, les intervenants doivent se souvenir que les lésions traumatiques de l'encéphale n'induisent pas d'hypotension jusqu'au stade d'engagement terminal. C'est pourquoi, lorsqu'un patient traumatisé crânien est hypotendu, les sauveteurs doivent considérer que cela est dû à une hypovolémie (habituellement une perte sanguine) résultant d'une ou de plusieurs autre(s) lésion(s), et non pas à la lésion de l'encéphale. Les jeunes enfants (< 6 mois) constituent l'exception à cette règle car, en l'absence de fermeture des fontanelles et des sutures, la boîte crânienne est extensible, et une hémorragie intracrânienne peut alors être la seule cause d'un choc hypovolémique.

Lésions musculosquelettiques

Des hémorragies internes significatives peuvent survenir par le biais des fractures (tableau 7-5). Les plus préoccupantes sont les fractures du fémur et du bassin. Une simple fracture du fémur peut être associée à plus de 2 à 4 unités (1000 à 2000 ml) de pertes sanguines dans une cuisse. Cette blessure seule peut potentiellement résulter

Tableau 7-5 Pertes sanguines internes approximatives associées aux fractures

Os fracturé	Pertes sanguines internes approximatives (ml)
Côte	125
Radius ou cubitus (ulna)	250–500
Humérus	500–750
Tibia ou péroné (fibula)	500–1000
Fémur	1000–2000
Pelvis	1000–massive

en la perte de 30 à 40 % du volume sanguin total d'un adulte, et provoquer un choc hypovolémique décompensé. Les fractures du pelvis, en particulier celles résultant de chutes importantes ou de mécanismes lésionnels compressifs, peuvent être associées à des hémorragies internes massives dans l'espace rétropéritonéal. Une victime de traumatismes fermés souffrant de fractures multiples peut parfois présenter un tableau d'hémorragie de classe III ou IV, sans qu'aucun signe d'hémorragie externe, d'hémothorax, de saignement intra-abdominal, ou de fracture du bassin soit visible. Par exemple, un piéton adulte heurté par un véhicule, ayant quatre fractures de côtes, une fracture d'un humérus, une fracture d'un fémur et des fractures bilatérales des tibia et péroné (fibula), peut présenter une hémorragie interne comprise entre 3000 et 5500 ml de sang. Cette perte sanguine potentielle est suffisante pour provoquer un état de choc menant au décès du patient si celui-ci n'est pas reconnu et/ou s'il est insuffisamment pris en charge.

Facteurs sources de confusion

Différents facteurs peuvent ajouter de la confusion à l'évaluation d'un patient, lors de la recherche de signes de choc.

Âge

Les patients aux extrêmes de la vie, à savoir le nouveau-né et la personne âgée, ont des capacités de compensation diminuées contre les pertes sanguines aiguës et autres états de choc. Ainsi, des lésions relativement mineures peuvent produire des états de choc décompensés chez ces individus. À l'opposé, les enfants et les jeunes adultes ont de fantastiques capacités de compensation des pertes sanguines, si bien qu'ils peuvent paraître relativement normaux lors d'un examen rapide. Un examen plus attentif peut révéler des signes subtils de choc, comme une tachycardie modérée, une tachypnée, une peau pâle avec un allongement du TRC et une anxiété. Du fait de l'existence de mécanismes compensatoires puissants, un enfant trouvé en état de choc décompensé constitue une urgence absolue. Les personnes âgées sont plus susceptibles de développer certaines complications, comme l'insuffisance rénale aiguë.

Patient sportif

Un athlète en bonne condition physique a souvent des capacités de compensation augmentées. Beaucoup ont une fréquence cardiaque au repos de 40 à 50 battements/min. Aussi, une fréquence cardiaque à 100 ou 110 battements/min ou une hypotension, chez un sportif confirmé, peuvent constituer des signes d'alerte indiquant une hémorragie significative.

Grossesse

Durant la grossesse, le volume sanguin de la femme peut augmenter de près de 48 %. La fréquence et le débit cardiaques sont aussi augmentés. De ce fait, une femme enceinte peut ne pas montrer de signes de choc jusqu'à ce qu'elle ait perdu 30 à 35 % de son volume sanguin. De plus, bien avant que la mère n'exprime des signes d'hypoperfusion, le fœtus peut souffrir d'un état de choc car la circulation placentaire est beaucoup plus sensible à l'effet vasoconstricteur des catécholamines que ne l'est la circulation maternelle. Durant le troisième trimestre, l'utérus gravidique peut comprimer la veine cave inférieure, diminuant très nettement le retour veineux vers le cœur, et induisant ainsi une hypotension. Basculer légèrement la patiente sur son côté gauche après qu'elle a été immobilisée sur un dispositif adapté peut diminuer ce phénomène. Une hypotension persistante chez une femme enceinte, après avoir réalisé cette manœuvre, indique typiquement une perte sanguine menaçant le pronostic vital.

Problèmes médicaux préexistants

Les patients souffrant de pathologies préexistantes sérieuses, comme l'insuffisance coronarienne ou les bronchopneumopathies chroniques obstructives (BPCO), ont typiquement moins de capacité de compensation face à une hémorragie ou à un choc. Ces patients peuvent développer une crise d'angor alors que leur rythme cardiaque augmente dans le but d'essayer de maintenir leur PA. Les patients porteurs de pacemaker sont classiquement incapables de développer une tachycardie compensatoire nécessaire au maintien de la pression sanguine.

Médicaments

De nombreux médicaments interfèrent avec les mécanismes compensateurs du corps humain. Ainsi, les β-bloquants ou les inhibiteurs calciques utilisés pour traiter l'hypertension artérielle peuvent empêcher la survenue d'une tachycardie compensatrice. Les médicaments anti-inflammatoires non stéroïdiens utilisés dans le traitement de l'arthrite ou les douleurs musculosquelettiques peuvent altérer les capacités de coagulation et d'agrégation plaquettaires et résulter en une aggravation des hémorragies.

Temps écoulé entre la survenue de la lésion et le traitement

Dans les situations où le temps de réponse des services d'urgences préhospitaliers est bref, le patient peut souffrir d'une hémorragie interne mettant en jeu le pronostic vital, mais ne pas avoir perdu suffisamment de sang pour manifester un état de choc sévère (hémorragies de classes III ou IV). Même des patients qui présentent des lésions pénétrantes de l'aorte, de la veine cave ou de l'artère iliaque peuvent arriver à l'hôpital avec une PAS normale, si le délai d'intervention, le temps passé sur les lieux et le temps de transport ont été brefs. L'intervenant préhospitalier ne doit jamais considérer qu'un patient ne présente pas d'hémorragie interne simplement parce qu'il a « l'air d'aller bien ». Les patients doivent être examinés minutieusement à la recherche des signes les plus subtils du choc, et l'on doit considérer le patient traumatisé comme souffrant d'une hémorragie interne jusqu'à ce que la preuve du contraire ait été apportée. C'est pourquoi une réévaluation permanente est capitale.

Prise en charge

En plus de s'assurer de la sécurisation des voies aériennes, d'assurer une ventilation efficace afin d'avoir une oxygénation adéquate, les buts premiers de la prise en charge de l'état de choc sont l'identification de la source du saignement ou de la cause du choc, le traitement le plus spécifique possible de cette cause, et le support de la circulation. Dans le cadre préhospitalier, la source d'une hémorragie extériorisée est fréquemment identifiable et directement contrôlable. En revanche, il est le plus souvent impossible en préhospitalier de traiter définitivement des saignements internes ; de ce fait, une approche logique dans ce genre de situation est un transport rapide vers une structure adaptée capable d'assurer une hémostase (chirurgicale le plus souvent), tout en supportant la circulation de la manière la plus efficace possible. La réanimation des états de choc dans le contexte préhospitalier comprend les éléments suivants :

- améliorer l'oxygénation des globules rouges au niveau des poumons par le biais du maintien de la perméabilité des voies aériennes supérieures ;
- assurer une assistance ventilatoire avec un ballon autoremplisseur, et délivrer de l'oxygène à haute concentration ;
- contrôler au maximum toute hémorragie externe ou interne (avec les limites des conditions préhospitalières) ; *chaque globule rouge compte* ;
- améliorer la circulation pour mieux délivrer les globules rouges oxygénés aux tissus et, ainsi, améliorer l'oxygénation au niveau cellulaire ;
- atteindre le plus tôt possible une structure de soins dits « définitifs » afin que l'hémostase chirurgicale et la transfusion de sang soient entreprises.

Si l'intervenant préhospitalier ne prend pas les mesures adéquates, le patient va rapidement continuer à se détériorer, jusqu'à ce qu'il atteigne la phase ultime de stabilité, la mort.

Quatre questions doivent être posées avant de décider quel traitement donner à un patient en état de choc :

1. Quelle est la cause de l'état de choc du patient ?
2. Quels sont les soins « définitifs » pour l'état de choc de ce patient ?
3. Où le patient peut-il recevoir ce traitement « définitif » dans les meilleures conditions ?
4. Quelles mesures transitoires peuvent être prises en attendant l'arrivée du patient dans cette structure de soins ?

Bien qu'il soit parfois difficile de répondre à la première question avec une grande précision diagnostique, avoir une idée de ce qui est en train de se passer peut aider à identifier quel hôpital est le mieux qualifié pour répondre aux besoins du patient et pour savoir quelles mesures prendre durant le transport afin d'améliorer l'état et les chances de survie du patient.

Voies aériennes

Les voies aériennes doivent être initialement évaluées chez tous les patients. Les patients nécessitant une prise en charge immédiate de leurs voies aériennes sont les suivants, par ordre d'importance :

- ceux qui ne ventilent pas ;
- ceux qui présentent une compromission (obstruction) évidente des voies aériennes supérieures ;
- ceux qui ont une fréquence ventilatoire supérieure à 20/min ;
- ceux qui ont une ventilation bruyante.

Les techniques spécifiques de prise en charge des voies aériennes sont décrites dans le chapitre 6, mais il est important de maîtriser dans ce cadre les gestes de base.

Fonction respiratoire

Dès que les voies aériennes sont sécurisées, les patients en état de choc ou ceux qui risquent de développer un état de choc (presque tous les patients traumatisés) doivent être placés le plus tôt possible sous oxygénothérapie avec une FiO_2 la plus proche possible de 100 %. Ce type d'oxygénation ne peut être entrepris qu'avec un masque disposant d'un réservoir, et non avec une sonde nasale ou un masque « simple ». *La SpO_2 doit être monitorée chez tous les patients traumatisés.* Une fois que tous les problèmes aigus ont été réglés et que la situation est stabilisée, il est possible de diminuer le débit l'oxygène et de le titrer, tout en s'assurant que la SpO_2 se maintient au minimum à 95 %.

Si le patient ne ventile pas, ou s'il ventile à une fréquence et/ou à une amplitude inadéquate, le sauveteur doit débuter immédiatement une assistance ventilatoire à l'aide d'un ballon autoremplisseur. Il faut faire attention à ne pas hyperventiler un patient, notamment s'il est en état de choc hypovolémique. Une ventilation trop rapide peut être responsable d'une alcalose, avec une déviation vers la droite de la courbe de dissociation de l'hémoglobine, ce qui a pour effet d'augmenter l'affinité de l'hémoglobine pour l'oxygène et donc de diminuer la délivrance de l'oxygène aux tissus. Des données récentes obtenues à partir d'études sur des animaux en état de choc montreraient que des fréquences respiratoires normales ou plus rapides, même si l'hémorragie est modérée, dégradent l'état hémodynamique avec baisse de la PAS et du débit cardiaque. Il semble que cela soit dû à l'augmentation des pressions intrathoraciques, ce qui a pour effet de diminuer le retour veineux vers le cœur et donc de provoquer une hypotension [9,10]. Cette augmentation des pressions intrathoraciques peut être due à des volumes courants trop élevés (10 à 12 ml/kg de poids corporel) ou à la création d'une auto-PEEP (pression en fin d'expiration positive), notamment quand la fréquence de ventilation est trop rapide et le temps expiratoire n'est pas suffisant (de l'air reste dans les alvéoles en fin d'expiration, les alvéoles n'ont pas le temps de se vider suffisamment). Une autre étude rétrospective montre une association entre intubation en préhospitalier et tension artérielle basse à l'arrivée aux urgences, bien qu'une relation de cause à effet soit loin d'être évidente [11].

Pour un patient adulte, un volume courant de 350 à 500 ml avec une fréquence de 10/min sont des paramètres de ventilation qui sont généralement suffisants. La mesure du CO_2 en fin d'expiration ($EtCO_2$), associée à la mesure de la saturation en O_2 par saturomètre de pouls, permet de s'assurer de l'état eucapnique du patient et de l'absence d'hypoxie.

Circulation : contrôle des hémorragies

Le contrôle des hémorragies externes évidentes suit immédiatement la sécurisation des voies aériennes et le support de la ventilation associé à une augmentation des apports en O_2, ou simultanément avec les deux items précédents, si le nombre de secouristes est suffisant. La reconnaissance et le contrôle précoces d'un saignement externe permettent de préserver le volume sanguin et les globules rouges du patient, et permettent de maintenir une meilleure perfusion des tissus. Même un saignement modéré, s'il est ignoré et s'il perdure, peut entraîner une perte importante de volume sanguin. Ainsi chez le polytraumatisé, *aucun saignement n'est mineur, et tous les globules rouges comptent* afin d'assurer une perfusion suffisante des tissus.

Hémorragie externe

Le contrôle des hémorragies externes peut se faire par paliers, avec une possibilité d'escalade thérapeutique en cas d'échec de la technique précédente.

Pression. Une pression directe appliquée sur le site est la première technique à employer. La capacité de l'organisme à répondre et à contrôler le saignement d'un vaisseau lésé est fonction (1) de la taille du vaisseau, (2) de la pression régnant à l'intérieur du vaisseau, (3) de la présence de facteurs de la coagulation, et (4) de la capacité du vaisseau blessé de se collaber (vasoconstriction). Les vaisseaux complètement sectionnés, notamment les artères, ont tendance à se rétracter et à se spasmer. C'est pourquoi il y a souvent moins de saignement avec une amputation d'une extrémité qu'avec une lésion délabrée des tissus mous. Quand un vaisseau est lésé, le débit des pertes de sang est directement dépendant de la taille du trou dans le vaisseau, et de la *pression transmurale* (différence entre la pression régnant dans la lumière du vaisseau et celle régnant à l'extérieur du vaisseau). Cette relation a été mise en équation par Bernoulli, un mathématicien suisse. Plus que de connaître cette équation, il est encore plus important de comprendre que la taille du trou dans un vaisseau et que la pression transmurale sont des facteurs déterminants du débit de l'hémorragie et que, de ce fait, la contre-pression externe permet de contrôler ces pertes sanguines.

Pour comprendre ce principe, on peut imaginer que le vaisseau est un tuyau et que le sang qui coule à l'intérieur est de l'eau. Si le tuyau a une fuite, la quantité d'eau perdue est directement fonction de la taille du trou, de la pression transmurale entre l'intérieur et l'extérieur du tuyau, et du temps. Par exemple, si le trou fait un diamètre de 2,5 cm et la pression dans la conduite est de 100 psi, les fuites seront plus importantes que si le trou a un diamètre de 2,5 cm et que la pression dans la conduite est de 50 psi. Il en est de même pour le débit d'une fuite de sang à travers une lésion faite dans la paroi d'un vaisseau.

Une pression directe sur le site de saignement augmente la pression extérieure au vaisseau, et donc diminue la pression transmurale, ce qui a pour effet de ralentir le débit du saignement. De plus, la compression directe comprime le vaisseau qui est élastique, et donc réduit la taille du trou dans la paroi vasculaire, diminuant ainsi le débit des pertes sanguines. Même si le saignement n'est pas complètement tari, il peut être suffisamment diminué pour qu'un caillot puisse se former. C'est pourquoi la pression directe est un moyen simple mais très souvent efficace pour contrôler un saignement. De nombreuses études ont montré que cette technique était efficace sur des accidents de ponction de l'artère fémorale suite à des cathétérisations cardiaques [12–15].

Trois autres points concernant la pression directe sur un saignement sont à souligner. Tout d'abord en ce qui concerne les objets empalés, si une compression doit être effectuée sur un saignement extériorisé, il faut appliquer cette pression de part et d'autre de l'objet empalé plutôt que sur l'objet lui-même. Cet objet ne doit en aucun cas être retiré sur place, car il peut avoir endommagé un vaisseau tout en réalisant lui-même un tamponnement de cette lésion. L'enlever risque alors de déclencher une hémorragie interne. Deuxièmement, lorsqu'une compression directe d'un saignement doit être effectuée mais que la situation nécessite la disponibilité de tous les secouristes présents, il est possible de réaliser un pansement compressif qui libèrera alors deux mains. Ainsi, des compresses serrées par un bandage ou par un brassard à tension, ou des systèmes de pansements compressifs élastiques prêts à l'emploi peuvent être utilisés. Le pansement est alors appliqué directement sur le site hémorragique. Enfin, troisième point, le contrôle d'une hémorragie externe est prioritaire sur la pose d'une voie veineuse périphérique (VVP). Ainsi, l'équipe préhospitalière commettrait une grave erreur en amenant au déchocage des urgences un blessé par balle perfusé avec deux grosses voies veineuses, mais qui est exsanguiné car une plaie hémorragique de l'artère fémorale n'a bénéficié que d'un pansement simple au lieu d'un point de compression direct.

Garrots. Par le passé, l'élévation du membre hémorragique et un point de compression artériel en amont du saignement étaient les étapes suivantes dans le cadre du contrôle des hémorragies extériorisées des extrémités. Aucune recherche n'avait été publiée pour savoir si l'élévation d'un membre ralentit un saignement distal sur ce membre ou non. Si le membre est fracturé, cette manœuvre augmente le risque de transformer une fracture fermée en une fracture ouverte, ou risque également d'augmenter le saignement dans les tissus mous périfracturaires. De même, l'efficacité du point de compression d'aval artériel n'a jamais été étudiée. De ce fait, ces deux techniques ne peuvent plus être recommandées dans le cadre du contrôle des hémorragies externes quand la compression directe ou le pansement compressif ont été inefficaces.

Si une hémorragie externe d'une extrémité n'a pas pu être contrôlée par une compression directe, l'étape suivante doit être la pose d'un garrot (figure 7-12). Les garrots sont tombés en désuétude du fait des effets secondaires potentiels qui leur étaient attribués, comme des lésions nerveuses ou vasculaires, ou le risque de perdre le membre si le garrot est gardé trop longtemps en place. Bien qu'il existe toujours un petit risque de perdre le membre, si la vie du patient est en jeu du fait de l'absence de contrôle d'une hémorragie importante et active, le choix de préserver la vie s'impose logiquement. Les données de l'expérience de terrain des forces armées suggèrent que l'utilisation bien faite des garrots pourrait sauver potentiellement 7 % des soldats tués en opération [16,17]. Enfin, les garrots avec arrêt de la circulation artérielle ont longtemps été utilisés au bloc opératoire, à la fois par les anesthésistes et par les chirurgiens, et ce avec peu d'incident. *Bien utilisés, les garrots non seulement sont sûrs, mais permettent également de sauver des vies* [18].

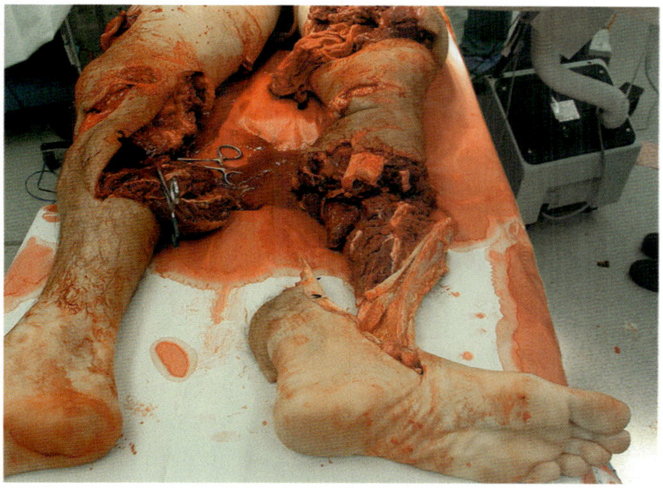

Fig. 7-12. Un pêcheur qui a été heurté par un bateau à moteur présente des lésions importantes et délabrantes des membres inférieurs. Sa vie a été sauvée par les premiers secours qui ont posé des garrots à ses deux cuisses.

Les différents modèles. Traditionnellement, le garrot a été pensé comme une cravate pliée pour obtenir une largeur de 10 cm, qui est ensuite entourée deux fois autour du membre. Un nœud est alors fait à l'extrémité du bandage, une petite barre en métal ou en bois est posée sur ce nœud et un deuxième nœud est fait, prenant la barre. Cette barre sert de tenseur du bandage en étant tournée jusqu'à ce que le saignement cesse. Les garrots étroits sont à éviter. En effet, plus ils sont larges, plus ils permettent de contrôler les hémorragies, et ce pour des pressions de tension basses. Il existe une relation inverse entre la largeur du garrot et la pression à appliquer pour stopper le débit artériel. Un garrot étroit est aussi plus susceptible d'être responsable de lésions nerveuses ou vasculaires locales. Un brassard à tension est une bonne alternative et peut être utilisé comme garrot.

L'intérêt des militaires dans ce domaine est d'avoir un garrot facile d'usage, qu'un soldat blessé à un bras peut poser en utilisant seulement sa main valide. De nombreux modèles ont donc été développés. Une étude des armées conclut que seuls trois modèles sont efficaces à 100 % : le Combat Application Tourniquet (CAT, Phil Durango, Golden Colo), l'Emergency Military Tourniquet (EMT, Delfi Medical Innovations, Vancouver Canada), et le Special Operations Force Tactical Tourniquet (SOFTT, Tactical Medical, Anderson, S.C.) [19]. De ces trois, le Commmittee on Tactical Combat Casualty Care (COTCCC) recommande le CAT.

Site d'application. Le garrot doit être placé en amont de l'hémorragie mais à proximité du site. Traditionnellement, on ne posait pas un garrot à distance d'un genou ou d'un coude pour contrôler un saignement distal, du fait du risque plus élevé de léser des nerfs ou des vaisseaux qui sont plus superficiels en localisation distale. L'erreur dans cette approche du problème est que la zone privée de débit sanguin artériel est plus importante, et donc que le risque d'ischémie tissulaire existe pour une zone plus grande. Une fois posé, le garrot ne doit pas être recouvert afin de surveiller l'absence de reprise de l'hémorragie.

Pression d'application. Le garrot doit être serré à une pression suffisante pour que le débit sanguin artériel soit nul. Un système qui n'arrête que le débit veineux va en fait aggraver le saignement. Il existe une relation directe entre la taille du membre et la pression à fournir pour contrôler l'hémorragie. Ainsi, un garrot devra être plus serré pour contrôler une hémorragie distale d'un membre inférieur que pour contrôler celle d'un membre supérieur.

Une option limitée dans le temps. Afin de diminuer le risque de survenue de lésions tissulaires, certains recommandent de relâcher périodiquement le garrot pour que les tissus distaux soient perfusés. Comme l'hémostase définitive (chirurgicale) n'a pas été réalisée, cela a pour effet de réactiver l'hémorragie et d'aggraver les pertes sanguines. Les garrots artériels ont été utilisés au bloc opératoire sans entraîner de lésions nerveuses ou musculaires significatives durant des périodes allant de 120 à 150 minutes. Même en situation suburbaine ou rurale, la plupart des temps de transport en préhospitalier sont inférieurs à ces chiffres. En règle générale, quand un garrot est posé en préhospitalier, il est laissé en place jusqu'à ce que le patient soit arrivé dans la structure hospitalière adaptée à son état. Une exception potentielle à cette règle est le cas d'un transport prolongé quelle qu'en soit la raison (voir plus loin).

Si un garrot est utilisé, cela signifie que le patient nécessite une prise en charge chirurgicale. La structure d'accueil choisie doit donc posséder un plateau technique chirurgical adapté. Un garrot est souvent douloureux et le recours à des antalgiques peut être nécessaire, tout en respectant les contre-indications éventuelles, notamment pour les patients présentant des signes d'hémorragie de classe III ou IV (voir chapitre 12). L'encadré 7-2 donne quelques règles à respecter pour le bon usage d'un garrot artériel.

Encadré 7-2 Protocole de mise en place d'un garrot

1. La tentative de compression directe manuelle ou par pansement compressif doit avoir échoué.
2. Le système garrot est posé le plus près possible du site de l'hémorragie.
3. Le garrot est serré jusqu'à ce que le saignement cesse, puis il est maintenu en place.
4. L'heure à laquelle le garrot est posé est notée sur un support et fixé/collé sur le garrot.
5. Le garrot n'est pas recouvert, de manière à ce que le site puisse être surveillé afin de voir toute reprise du saignement.
6. La prise en charge de la douleur est à prendre à compte, sauf si le patient est en état de choc de classe III ou IV.
7. Le patient doit être transporté vers une structure adaptée disposant d'une unité chirurgicale opérationnelle.

Agents hémostatiques locaux[1]. Aux États-Unis, la Food and Drug Administration (FDA) a accepté l'utilisation des produits suivants comme hémostatiques locaux.

- Le pansement HemCon (Hemorrhage Control Technologies, Portland, Oregon) est fait avec une protéine, le Chitosan, qui est dérivée de la carapace des crevettes. Il ne semble pas exister d'allergie croisée entre ce produit et les crustacés. Cette molécule a montré des capacités importantes lors d'études dans le cadre d'hémorragies sévères réalisées par le U.S. Army Institute for Surgical Research (USAISR) [20]. Certains rapports ponctuels ont documenté son efficacité chez l'homme [21]. HemCon est le premier hémostatique local recommandé par le COTCCC.
- Le QuickClot (Z-Medica, Wallingford, Connecticut), est composé de zéolite, un mélange de minéraux dérivés de roches volcaniques. Ce produit absorbe rapidement l'eau et, de ce fait, concentre au niveau de la plaie les facteurs de la coagulation. Bien qu'il semble être l'agent hémostatique local le plus efficace, il génère une réaction exothermique locale pouvant atteindre 65 °C, ce qui peut entraîner des lésions des structures adjacentes, notamment cutanées ou nerveuses [22].
- Le TraumaDex (Medafor, Inc., Minneapolis, Minnesota) est fait d'une substance microporeuse dérivée d'une plante. Elle serait capable d'absorber rapidement l'eau et donc d'accélérer la formation du caillot. Les données disponibles ne sont pas nombreuses. Une étude réalisée sur des plaies au pli de l'aine de truies n'a pas montré une efficacité supérieure à celle d'un pansement absorbant classique [23].

Les données qui montrent une efficacité des produits HemCon et QuikClot incluent souvent des lésions qui sont rares dans l'activité préhospitalière classique (par exemple plaie de l'aorte, plaie du foie). Pour l'heure, il n'existe pas de rapport d'utilisation de ces substances dans une activité préhospitalière civile, mais seulement quelques rapports de cas ponctuels dans le cadre militaire. Dans l'activité civile, il n'est pas prouvé que l'utilisation de ces produits ait une efficacité supérieure à

[1] Ces produits ne sont pas disponibles en France actuellement (NdT).

l'application d'une pression directe sur le site de saignement, une prise de décision et une réalisation rapides du transport vers une structure adaptée (pour réaliser une hémostase chirurgicale sans délais). Ce point de vue est en revanche modulable quand on est dans une situation de transport prolongé dans le temps (voir plus loin dans ce chapitre). [Ndt : dispositif actuellement non homologué en France.]

Hémorragie interne

Les hémorragies au cours des fractures fermées doivent également être envisagées. Une manipulation sans précaution d'une fracture fermée d'une extrémité peut non seulement la convertir en une fracture ouverte, mais aussi augmenter significativement les saignements internes qui peuvent provenir de l'os lui-même, des tissus musculaires adjacents blessés ou d'un vaisseau lésé. C'est pourquoi toute suspicion de fracture d'une extrémité ou d'un os long doit être immobilisée afin de minimiser ces pertes sanguines. Si le patient ne présente pas de lésion mettant en jeu son pronostic vital, du temps doit être utilisé pour poser des attelles sur chacune de ces zones fracturées. Si l'évaluation primaire met en évidence une lésion potentiellement mortelle, le patient est immobilisé dans son ensemble sur une planche rigide ou dans un matelas à dépression, ce qui immobilisera en position anatomique en une fois toutes les fractures, et le transport est alors rapidement initié. Pour les patients en état de choc décompensé (hypotension) chez qui on suspecte une hémorragie intra-abdominale ou une fracture instable du bassin, le pantalon antichoc peut permettre de tamponner un saignement interne mais aussi d'immobiliser la fracture instable du pelvis. Cela sera détaillé plus loin dans ce chapitre.

Déficit

Il n'y a pas de prise en charge spécifique du patient en état de choc et qui présente des troubles de la conscience. Si ces troubles neurologiques sont le résultat d'une hypoxie cérébrale et d'une perfusion insuffisante, la restauration de la perfusion cérébrale devrait améliorer le niveau de conscience. Il est classique de se fonder sur un score de Glasgow initial, dans le cadre des traumatismes craniocérébraux, afin de définir la stratégie de prise en charge ou afin d'évaluer l'efficacité de la prise en charge (restauration d'une perfusion et d'une oxygénation cérébrale adéquate), mais aussi pour se faire une idée générale sur le pronostic du patient. Si le patient, en plus du traumatisme craniocérébral, est en état de choc, cette idée sur le pronostic fondée sur le score de Glasgow sera plus sombre, du fait de l'implication éventuelle de l'état de choc dans l'altération du niveau de conscience.

Exposition du patient et protection contre l'environnement

Le maintien de la température corporelle du patient dans des limites normales est important. L'hypothermie favorise la survenue de dysfonctionnements myocardiques, de coagulopathies, d'hyperkaliémies, de vasoconstriction et de nombre d'autres problèmes qui jouent négativement sur les chances de survie du patient [24]. Bien que les températures basses préservent les tissus pendant une courte période, la chute de température doit être très rapide et très basse pour que ce phénomène de préservation survienne. Une telle baisse de la température corporelle incontrôlée est inacceptable en préhospitalier.

Dans l'environnement préhospitalier, augmenter la température centrale lorsque l'hypothermie est installée peut être difficile. C'est pourquoi il est important de prendre toutes les mesures possibles sur le terrain, afin de préserver la température normale du corps. La température du patient diminue du fait de la baisse de production d'énergie et du fait de l'irradiation thermique vers l'environnement immédiat. Une fois que le patient a été déshabillé et examiné, il doit être protégé de l'environnement et sa température corporelle maintenue. Tous les vêtements humides, dont ceux imprégnés de sang, doivent être enlevés, un vêtement humide augmentant la déperdition de chaleur. Le patient doit être couvert avec des couvertures chaudes. Une méthode alternative consiste à utiliser des films plastiques épais du type de ceux utilisés pour les sacs poubelles. Ces films plastiques sont peu coûteux, facilement stockables, jetables, et constituent un moyen efficace de rétention de la chaleur. L'oxygène humidifié et réchauffé, lorsqu'il est disponible, peut aider à préserver la température corporelle, en particulier chez les patients intubés.

Dès la phase d'évaluation et de mise en condition du patient en état de choc, celui-ci doit être installé dans la cellule chauffée d'une ambulance. Idéalement, la température ambiante dans la cellule d'une ambulance devrait être maintenue à 29 °C ou plus lors du transport d'un patient traumatisé grave. Les conditions doivent être idéales pour le patient, et non pas pour les intervenants, parce que le patient est la personne la plus importante dans toute urgence.

Transport du patient

Les deux éléments dont a besoin un patient en choc hémorragique sévère sont une transfusion de sang et un chirurgien dans un bloc opératoire immédiatement disponible pour réaliser l'hémostase. Du fait que ni l'un ni l'autre ne sont habituellement transportés par les ambulances, le transport rapide vers un hôpital capable de prendre en charge les lésions du patient est extrêmement important. Transporter rapidement ne signifie pas qu'il faut négliger les modalités de traitement qui sont indispensables pour le patient (l'ancienne méthode dite de *scoop and run*). Cela signifie que les intervenants préhospitaliers doivent réaliser les gestes clés, qui sont reconnus comme bénéfiques pour le devenir du patient, comme la sécurisation des voies aériennes, l'assistance ventilatoire et le contrôle des hémorragies. Il ne faut pas perdre de temps sur les lieux avec des procédures d'évaluation ou d'immobilisation non indispensables. Lors de la prise en charge d'un patient sévèrement blessé, beaucoup de gestes comme le réchauffement du patient, le remplissage vasculaire et même la réalisation de l'évaluation secondaire peuvent très bien être réalisés dans l'ambulance, en route vers l'hôpital.

Positionnement du patient

En règle générale, les patients traumatisés en état de choc doivent être transportés en décubitus dorsal, immobilisés sur un dispositif adapté. Les positions spécifiques, comme la position dite de Trendelenburg (position inclinée avec les pieds au-dessus du niveau de la tête), ou la position « de choc » (tête et torse en décubitus dorsal, avec élévation des jambes), ne sont plus recommandées. La position de Trendelenburg (élévation des membres inférieurs) peut altérer une fonction ventilatoire déjà diminuée par transfert du poids des organes abdominaux sur le diaphragme, et augmenter la pression intracrânienne chez les patients souffrant d'une lésion traumatique de l'encéphale. Plus important, les patients qui sont en choc hypovolémique sévère sont généralement vasoconstrictés au maximum. C'est pourquoi l'on considère maintenant que la mise en position de Trendelenburg ne résulte pas en une autotransfusion significative du sang se trouvant dans les membres inférieurs vers les organes vitaux [25,26]. Ces deux positions de Trendelenburg et « de choc » sont contre-indiquées chez les patients présentant une suspicion de lésions du rachis.

Pantalon antichoc

Le PAC reste l'un des outils les plus controversés jamais introduits dans le monde des soins préhospitaliers. Une étude à grande échelle, réalisée par le service d'aide médicale d'urgence de Houston, n'a pas réussi à démontrer que l'emploi du PAC était bénéfique chez des patients traumatisés hypotendus, dans un contexte urbain, avec des temps de transport brefs vers des *trauma centers* ayant une équipe chirurgicale immédiatement disponible [27]. Une étude similaire conduite par la même institution a aussi démontré le même devenir lorsque des solutés intraveineux étaient employés pour la réanimation [28]. Les deux études devraient être prises en compte lors du développement de protocoles pour l'emploi de solutés intraveineux ou de PAC. Le PAC est principalement un moyen utilisé pour contrôler les saignements et non pas pour la réanimation, hormis quelques situations particulières d'hypotension extrême. Bien que l'utilisation du PAC n'ait pas été correctement étudiée dans les contextes suburbains et ruraux, de nombreux services d'urgences les ont ôtés de leurs véhicules. Cette décision laisse de côté certains patients en état de choc qui peuvent bénéficier de l'emploi du PAC.

Physiologie

La pression appliquée par le PAC aux jambes et à l'abdomen est directement transmise à travers la peau, la graisse, les muscles et autres tissus mous aux vaisseaux sanguins eux-mêmes. Du fait de la compression de ces vaisseaux, leur diamètre est réduit. Le principal résultat physiologique est que le contenant vasculaire se trouvant dans les zones comprimées par le pantalon voit sa taille diminuer, augmentant de fait les résistances vasculaires systémiques, ce qui conduit à une augmentation des PAS et PAD. Chaque étude sur l'application du PAC lors de chocs hémorragiques chez l'animal d'expérimentation et chez l'homme a rapporté une augmentation de la PAS [29,30]. La PAM est aussi augmentée, ce qui est probablement bénéfique en terme d'amélioration de la perfusion tissulaire. Outre l'augmentation des résistances vasculaires systémiques, une petite quantité de sang est transférée des veines des membres inférieurs vers les organes centraux. Le retour veineux est augmenté par le gonflage du PAC, ce qui crée une amélioration du débit cardiaque. La portée clinique de cette « autotransfusion » a été remise en question, parce que les recherches ont montré que les volumes sanguins transférés ne sont de l'ordre que de quelques centaines de millilitres.

Emploi du pantalon antichoc dans le choc hémorragique

Dans les quatre situations suivantes, l'emploi du PAC peut être bénéfique pour des patients présentant un état de choc résultant d'une hémorragie.

1. *Suspicion de fracture du pelvis avec hypotension* (PAS < 90 mmHg). Les fractures du pelvis qui résultent de phénomènes de compression antéropostérieure et celles liées à des chutes peuvent être responsables d'hémorragies dans les tissus mous du pelvis et dans l'espace rétropéritonéal. Le gonflage complet du PAC peut diminuer le volume du pelvis et permettre une tamponnade du saignement associé [31]. Si un PAC n'est pas disponible, l'on peut envisager l'emploi de draps entourés autour du pelvis du patient et fermement serrés. Cela doit être accompli de

manière à ce que les membres inférieurs soient maintenus en adduction et en rotation interne.

2. *Hypotension profonde*. Certaines données suggèrent que les patients en hypotension sévère (PAS < 50–60 mmHg) peuvent voir leur devenir amélioré lorsque le PAC est employé [30]. L'augmentation de la perfusion cardiaque et cérébrale qui résulte du gonflage du PAC peut contribuer à l'amélioration du taux de survie.

3. *Suspicion d'hémorragie intrapéritonéale avec hypotension*. Le gonflage complet du PAC entraîne une compression des organes intrapéritonéaux. Cela peut provoquer un ralentissement ou un arrêt de l'hémorragie (tamponnade) des organes solides, comme le foie ou la rate, et des vaisseaux mésentériques. Plusieurs études chez l'animal ont démontré une augmentation du taux de survie lors de l'utilisation du PAC sur des hémorragies intra-abdominales incontrôlées [30].

4. *Suspicion d'hémorragie rétropéritonéale avec hypotension*. Le gonflage du pantalon en entier comprime les organes rétropéritonéaux. Du fait de l'augmentation de la pression, le PAC peut tamponner des saignements des reins, de l'aorte et de la veine cave [32].

Le PAC est probablement bien *moins efficace* qu'une compression directe ou qu'un pansement compressif pour le contrôle des hémorragies externes des membres inférieurs. Les intervenants préhospitaliers ne devraient employer le PAC de cette manière que lorsqu'une compression directe ne peut être maintenue de manière efficace par manque de personnel.

Contre-indications à l'emploi du pantalon antichoc

- *Traumatismes thoraciques pénétrants*. L'application et le gonflage du PAC augmentent le débit du saignement provenant des vaisseaux endommagés dans la moitié haute du corps (en dehors des zones comprimées par le pantalon) du fait de l'augmentation importante de la PA du patient. Dans l'étude relative au PAC menée à Houston, les patients hypotendus avec un traumatisme pénétrant du thorax ont clairement présenté un taux de mortalité supérieur quand le PAC a été utilisé [27].
- *Immobilisation des fractures des membres inférieurs*. Le PAC pourrait être envisagé comme une grande attelle gonflable, et il a été proposé de l'utiliser pour immobiliser les fractures du fémur, du tibia et du péroné. Les attelles de traction (type Donway®) sont des dispositifs d'immobilisation beaucoup plus efficaces pour les fractures de la diaphyse fémorale, car elles permettent de garder les fragments osseux en position anatomique et de limiter la douleur liée au spasme musculaire sévère du quadriceps. Cet emploi du PAC a été associé au développement de syndromes des loges au niveau des mollets, particulièrement lorsqu'il existe une fracture. L'emploi du PAC en tant qu'attelle pour les fractures isolées des membres inférieurs, en l'absence d'état de choc, n'est pas recommandé.
- *Éviscération d'organes abdominaux.*
- *Corps étrangers empalés dans l'abdomen.*
- *Grossesse.*
- *Arrêt cardiorespiratoire d'origine traumatique.*

Application du pantalon antichoc

Le PAC devrait être appliqué au patient aussi vite que possible dès que l'indication d'emploi a été posée. Le PAC est placé sous le patient suivant l'une des différentes manières existantes. Dans de nombreux cas, le plus facile consiste à tourner le patient sur un côté après l'avoir placé sur un dispositif d'immobilisation du rachis. Une autre méthode consiste pour un intervenant préhospitalier à placer ses bras dans le bas du pantalon, un deuxième sauveteur tenant les chevilles du patient et levant les jambes de celui-ci de manière à pouvoir glisser le pantalon sur les jambes. Le bassin du patient est ensuite levé délicatement pour pouvoir finir d'ajuster le positionnement du PAC. Le haut du vêtement doit remonter jusqu'au rebord costal latéral le plus bas.

Les sangles du pantalon sont alors attachées et le gonflement débuté, typiquement d'abord par les jambes puis par l'abdomen. Les trois compartiments peuvent être gonflés simultanément; cependant, le compartiment abdominal ne doit jamais être gonflé avant les compartiments des jambes. Lorsque les sangles Velcro® commencent à « craquer », la pression à l'intérieur du PAC est généralement comprise entre 60 et 80 mmHg. Une équipe bien entraînée est capable de poser le PAC rapidement; plusieurs études n'ont pas réussi à démontrer une augmentation du temps passé sur les lieux lorsque le PAC a été employé.

Dégonflage du pantalon antichoc

Le dégonflage du PAC *ne* doit *pas* être réalisé en situation préhospitalière, excepté dans des circonstances extrêmes, comme l'existence de signes d'une rupture du diaphragme. Chez ce type de patient, le traumatisme contondant a rompu le diaphragme, et l'application puis l'inflation du PAC provoquent une éviscération des organes intra-abdominaux dans la cavité thoracique. Cela conduit à une détresse respiratoire marquée, qui peut imiter le développement d'un pneumothorax compressif. Cependant, la dégradation de l'état du patient surviendra presque immédiatement après le gonflage du pantalon.

La décision de dégonflage du PAC devrait être prise en accord avec la régulation médicale en ligne. Excepté les situations où le tableau clinique se détériore de façon marquée et immédiatement après le gonflage, le pantalon ne devrait pas être dégonflé dans la mesure où les signes vitaux du patient restent dans des limites normales. Même lorsque les signes vitaux du patient sont dans des limites normales, le volume sanguin du patient peut encore être considérablement diminué. Le PAC gonflé peut avoir réduit le diamètre vasculaire pour s'accorder au volume sanguin disponible. Lorsque le PAC est dégonflé, la taille du contenant (système vasculaire) du patient va augmenter à nouveau. Sans la perfusion d'une quantité suffisante de liquides, la précharge cardiaque et les résistances vasculaires systémiques peuvent chuter de manière très importante, suscitant une hypotension sévère et un état de choc profond.

Remplissage vasculaire

Accès vasculaires

Voie intraveineuse (IV). L'intervenant préhospitalier est confronté de façon régulière à la pause d'accès IV chez des patients traumatisés présentant des lésions avérées ou potentielles, de manière à pouvoir débuter un remplissage vasculaire. À l'exception des situations où le patient est incarcéré, ou bien lorsque les sauveteurs attendent l'arrivée d'un hélicoptère, l'accès vasculaire devrait être réalisé après que le patient a été placé dans l'ambulance, le transport vers l'hôpital approprié le plus proche ayant débuté.

Bien qu'il paraisse évident de remplir un patient en état de choc, aucune étude n'a montré que l'administration de fluides en IV en préhospitalier pour des patients traumatisés en état critique améliore leur taux de survie. En fait, un modèle informatisé a montré que l'administration de volumes en préhospitalier n'est bénéfique que quand trois conditions sont présentes : (1) le débit de l'hémorragie est de 25 à 100 ml/min; (2) le débit de la voie IV est égal au débit du saignement; et (3) le temps total (sur les lieux et transport) excède 30 minutes [33]. *C'est pourquoi la pose d'une voie IV ne doit en aucun cas retarder de manière significative le transport du patient en état critique.*

Pour les patients en état de choc ou pour ceux ayant des lésions potentiellement graves, deux voies veineuses de gros calibre, avec des cathéters courts, doivent être posées en percutané (cathéters courts de 14 ou 16 gauge). Le débit à travers un cathéter est directement proportionnel au diamètre de ce cathéter à la puissance quatre, et inversement proportionnel à sa longueur. Autrement dit, une quantité plus importante de liquide passera à travers un cathéter large et court qu'à travers un cathéter long et fin. Le site de ponction préférentiel se situe sur les veines de l'avant-bras. Les veines de la fosse antécubitale, de la main ou de la partie haute du bras (veine céphalique) constituent des sites alternatifs. Si deux tentatives d'accès percutané sont infructueuses chez un enfant, l'insertion d'une voie intraosseuse doit être envisagée. Les voies veineuses centrales ou la dénudation de veines ne sont généralement pas des techniques appropriées dans le contexte préhospitalier, et sont rarement nécessaires.

Voie intraosseuse. Une alternative chez l'adulte est la voie intraosseuse [34,35]. Cela peut être réalisé au niveau sternal en utilisant des systèmes adaptés [36,37] (comme le FAST1, Pyng Medical Corporation, Richmond, BC). D'autres équipements (BIG [Bone Injection Gun], WaisMed, Houston, Texas; EZ-IO Vidicare Corp., San Antonio, Texas) permettent de poser une voie intraosseuse au-dessus de la cheville à la partie distale du tibia [38]. De telles techniques n'ont pas encore été suffisamment utilisées en préhospitalier. Cependant, elles restent une option pour établir un abord vasculaire même chez l'adulte.

Solutés intraveineux

Du fait de sa capacité de transporter l'oxygène, le sang reste le soluté de choix pour la réanimation du patient en choc hémorragique sévère. Malheureusement, l'emploi de sang en préhospitalier est peu pratique en raison de contraintes comme la détermination du groupe, et parce que le sang est périssable lorsqu'il n'est pas réfrigéré. Les solutions alternatives de remplissage vasculaire peuvent être rangées dans quatre catégories : (1) les cristalloïdes isotoniques, (2) les cristalloïdes hypertoniques, (3) les colloïdes synthétiques (artificiels), et (4) les substituts sanguins.

Solutés cristalloïdes isotoniques. Les cristalloïdes isotoniques sont des solutions salées contenant des électrolytes (substances qui se séparent en ions chargés lorsqu'ils sont dissous en solution). Ils agissent comme des expanseurs volumiques pour une courte période, mais ils ne possèdent pas de capacité de transport de l'oxygène. Immédiatement après la perfusion, les cristalloïdes remplissent l'espace vasculaire déprimé par la perte de sang, améliorant la précharge et le débit cardiaque. La solution de *Ringer lactate* reste le soluté cristalloïde isotonique de choix pour la prise en charge de l'état de choc, car sa composition est très proche de la composition électrolytique du plasma. Il contient des quantités spécifiques de sodium, de chlorure, de potassium, de calcium et d'ions lactates. Le *sérum salé* (solution à 0,9 % de chlorure de sodium) est une solution alternative acceptable, bien que des hyperchlorémies puissent survenir lors de réanimations, avec des perfusions massives de sérum salé. Les solutions de dextrose dans de l'eau, comme le glucose 5 %, ne sont pas des expanseurs volumiques efficaces, et n'ont pas leur place dans la réanimation des patients traumatisés.

Une heure après l'administration de solutés cristalloïdes, seul un tiers du volume perfusé demeure dans le système cardiovasculaire. Le reste a été transféré dans le secteur interstitiel, car l'eau et les électrolytes peuvent traverser librement les membranes capillaires. Une règle basique (règle des 3:1) consiste à dire que les patients en choc hémorragique ne sont généralement réanimés de manière adéquate que lorsque 300 ml environ de solutés cristalloïdes ont été perfusés pour chaque 100 ml de sang perdus. Si possible, les solutés intraveineux doivent être chauffés à une température de 39 °C avant d'être perfusés. La perfusion d'une quantité importante de cristalloïdes à température ambiante ou même froids contribue à l'hypothermie et à l'aggravation des hémorragies.

Solutés cristalloïdes hypertoniques. Les solutés cristalloïdes hypertoniques ont des concentrations très importantes d'électrolytes comparativement au plasma. Parmi ces sérums salés hypertoniques, la solution la plus commune est le chlorure de sodium à 7,5 %, qui est plus de 8 fois plus concentré en chlorure de sodium que le sérum salé isotonique. Il s'agit d'un expanseur volumique efficace, la perfusion de 250 ml de ce soluté ayant le même effet que la perfusion de 2 à 3 litres de solutés cristalloïdes isotoniques [39,40]. Bien que ces solutés soient significativement plus chers que les solutés cristalloïdes isotoniques, ils sont considérés comme plus avantageux dans les situations de médecine militaire, où les équipes soignantes de terrain sont limitées dans le volume de solutés qu'ils peuvent transporter. L'analyse de plusieurs études sur les sérums salés hypertoniques n'a pas réussi à démontrer une amélioration des taux de survie par rapport à l'emploi des cristalloïdes isotoniques [41].

Solutés colloïdes synthétiques. Les protéines sont de grosses molécules produites par l'organisme et sont composées d'acides aminés. Elles ont de nombreuses fonctions; mais l'une de ces protéines trouvée dans le sang, l'*albumine*, aide à maintenir les fluides dans le compartiment intravasculaire. L'administration d'albumine humaine est onéreuse, et a été associée à la transmission de maladies virales comme des hépatites. Lorsque les colloïdes synthétiques sont perfusés à un patient en choc hémorragique, ils attirent des fluides des secteurs interstitiels et intracellulaires vers le secteur intravasculaire, produisant ainsi une expansion du volume sanguin. Comme les cristalloïdes, ces molécules ne transportent pas d'oxygène.

La gélofusine est une solution à 4 % de gélatine, produite à partir de protéines bovines et est parfois employée en Europe et en Australie pour la réanimation. Son prix est modérément élevé, mais il existe un risque de réactions allergiques sévères. Une perfusion de gélofusine en petits volumes produit une expansion volumique du secteur intravasculaire pour plusieurs heures.

L'hetastarch (Hespan®) et le dextran (Gentran®) sont des colloïdes synthétiques qui ont été créés en liant différents amidons (amylopectine) ou des molécules de dextrose entre eux, jusqu'à ce qu'ils soient de taille similaire à une molécule d'albumine. Ces solutés sont moyennement coûteux comparativement aux cristalloïdes, et provoquent un risque allergique et une modification des résultats du groupage sanguin.

L'utilisation des cristalloïdes versus celle des colloïdes a longtemps été un sujet de débat dans la prise en charge du patient traumatisé [42]. Une étude récente sur près de 7000 patients admis en réanimation ne montre aucune modification en terme de devenir, que les patients aient été remplis avec des colloïdes (albumine) ou du sérum salé isotonique [43]. Il n'existe pratiquement pas d'études concernant l'emploi de ces solutions de colloïdes synthétiques dans le contexte préhospitalier, et aucune donnée relative à leur emploi en milieu hospitalier qui puisse démontrer la supériorité de ces produits par rapport aux solutés cristalloïdes. Ces solutés ne sont pas recommandés pour la prise en charge préhospitalière de l'état de choc.

Substituts du sang. Le sang a de nombreux inconvénients, incluant la nécessité d'un groupage et de vérifications de la correspondance; il est périssable, doit être conservé au froid et sa durée de conservation est courte; il a un potentiel de transmission de maladies infectieuses; enfin, sa disponibilité est de moins en moins bonne du fait d'une diminution du nombre des donneurs. Tous ces facteurs ont mené à d'intenses recherches ces 20 dernières années, afin de trouver un substitut du sang. L'armée a joué un rôle important dans ces recherches, car les avantages de tels solutés en situations de combat sont évidents.

Les *perfluorocarbones* (PFC) sont des composés synthétiques qui ont montré une haute solubilité de l'oxygène. Ces produits inertes peuvent dissoudre approximativement 50 fois plus d'oxygène que le plasma sanguin. Ils ne contiennent pas de protéine ni d'hémoglobine, sont entièrement sans matériaux biologiques, et l'oxygène est transporté sous forme dissoute dans leur fraction plasmatique. La première génération des PFC a eu une utilité limitée, du fait de nombreux problèmes, notamment une demi-vie très courte et la nécessité d'une Fio_2 élevée. Les nouveaux PFC ont bien moins d'inconvénients, mais leur rôle de transporteurs d'O_2 reste indéterminé.

La plupart des *transporteurs d'O_2 à base d'hémoglobine* (*hemoglobin-based oxygen carryiers* [HBOC]) utilisent la même molécule transporteuse d'O_2 que le sang humain : l'hémoglobine. Cependant, un de ces produits actuellement en expérimentation utilise de l'hémoglobine bovine. La principale différence entre les HBOC et le sang humain réside dans le fait que, dans les HBOC, l'hémoglobine n'est pas contenue dans une cellule (à l'intérieur d'une membrane cellulaire possédant les antigènes), ce qui élimine la nécessité de pratiquer des groupages, car le risque de réaction anticorps–antigène disparaît. De plus, ces produits peuvent être stockés longtemps, ce qui fait d'eux les solutés idéaux pour les accidents avec de nombreuses victimes. Des problèmes précoces avec les solutés HBOC incluent la toxicité de l'hémoglobine. Parmi les quelques HBOC actuellement en cours d'essai clinique, beaucoup causent une vasoconstriction et des troubles intestinaux. Bien que certains de ces produits paraissent prometteurs, seuls les produits à base d'hémoglobine bovine ne nécessitent pas de réfrigération; ainsi, leur utilité dans le contexte préhospitalier semble limitée [44,45]. Une grande étude multicentrique aux États-Unis est en cours afin de comparer les substituts du sang versus placebo dans le cadre de la traumatologie préhospitalière.

Réchauffer les solutés de perfusion. Tout soluté donné à un patient en état de choc devrait être préchauffé et non pas administré à la température ambiante (du véhicule ou des lieux). La température idéale est de 39 °C. La plupart des ambulances ne sont pas équipées de système de chauffage des perfusions. Des alternatives simples peuvent être utilisées comme entreposer pendant le transport les solutés près d'une source de chaleur (sortie chauffage, boîte de stockage dans le compartiment moteur), ou entourer les sacs de solutés dans des packs chauds. Il existe des systèmes à usage unique avec résistance permettant de réchauffer les perfusions. Ces systèmes sont efficaces mais chers; ils sont très intéressants en cas de transport prolongé.

Prise de décision lors de la réanimation

Comme nous l'avons vu plus haut, il existe une vraie controverse en ce qui concerne le remplissage d'un patient traumatisé en état de choc. Quand le PHTLS a débuté, la politique recommandée était la même que celle qu'appliquaient les médecins dans les services d'urgences, à savoir administrer des cristalloïdes IV jusqu'à ce que les signes vitaux atteignent des valeurs normales (pouls < 100/min., TAS > 100 mmHg).

Une des contributions majeures du PHTLS à la prise en charge des patients traumatisés en état critique a été d'établir que *le transport ne devait jamais être retardé par la pose d'un abord veineux ou par le remplissage vasculaire*. Cela peut être réalisé en route vers l'hôpital, dans le véhicule. Le patient traumatisé en état de choc a besoin la plupart du temps de sang et d'un chirurgien pour réaliser l'hémostase, deux actions qui ne sont presque jamais possibles en préhospitalier.

Quand une quantité suffisante de cristalloïdes est perfusée pour que les signes vitaux retrouvent des valeurs normales, la perfusion des tissus du patient devrait être améliorée. On pense que cette intervention rapide pourrait laver l'acide lactique et rétablir une production d'énergie au niveau cellulaire, ce qui pourrait éviter de passer en état de choc irréversible ou en défaillance rénale. Cependant, aucune étude sur le patient traumatisé en préhospitalier n'a montré de modifications en terme de mortalité ou de morbidité, que le patient soit ou ne soit pas perfusé et rempli.

Une étude récente, tout d'abord sur un modèle animal, a montré qu'un remplissage peut avoir des effets délétères s'il est administré avant le contrôle chirurgical du site du saignement. Sur le modèle animal expérimental, l'hémorragie interne continue jusqu'à ce que l'animal devienne hypotendu, moment à partir duquel le saignement ralentit et le caillot se forme au site de la lésion. Dans cette situation, l'hypotension est protectrice puisqu'elle est associée à un ralentissement puis à un arrêt de l'hémorragie interne. Si un remplissage actif et agressif est alors entrepris afin de rétablir une meilleure perfusion, le saignement interne reprend et le caillot est rompu. De plus, les quantités de cristalloïdes perfusées peuvent diluer les facteurs de la coagulation. Ces animaux ont un devenir plus sombre que ceux qui bénéficient d'un remplissage vasculaire après contrôle chirurgical de l'hémorragie [46–48]. Dans une étude similaire chez l'animal, le groupe où le taux de survie était le plus élevé était celui où était autorisé un remplissage avec hypotension permissive, où la tension artérielle était maintenue volontairement plus basse que la normale, jusqu'au contrôle chirurgical de l'hémorragie, et seulement alors un remplissage ayant pour but d'obtenir des valeurs vitales normales était débuté [49–51].

Ces études ont un impact sur la manière de conduire un remplissage vasculaire en préhospitalier. Théoriquement, un remplissage agressif peut ramener la tension artérielle à des valeurs normales. En contrepartie, cela peut réactiver le saignement péritonéal, par exemple en faisant « sauter » le caillot, saignement qui peut ne plus être contrôlable tant que le patient n'est pas entre les mains du chirurgien. D'un autre côté, ne pas remplir un patient en état de choc profond ne fait que prolonger l'état d'hypoxie tissulaire et aggrave le déficit en production d'énergie au niveau cellulaire. Si l'intervenant préhospitalier ne débute pas un remplissage, le patient risque de passer d'un état de choc décompensé à un état de choc irréversible.

Une seule étude conduite dans un milieu préhospitalier urbain a montré que le devenir des patients qui recevaient des cristalloïdes avant d'avoir une hémostase chirurgicale était pire que dans l'attitude inverse (taux de mortalité de 62 % versus 70 % dans le groupe où le remplissage vasculaire est retardé) [28]. Les résultats de cette étude n'ont pas été retrouvés dans d'autres sites préhospitaliers urbains et ne sont en tout cas pas transposables à l'activité en milieu rural. Dans un audit réalisé auprès de chirurgiens travaillant dans des services d'urgences, seuls 4 % d'entre eux seraient prêts à ne pas remplir un patient en état de choc de classe III. Presque deux tiers de ces chirurgiens recommandent en revanche de garder ce genre de patients en état d'hypotension permissive pendant la prise en charge préhospitalière [52].

Le remplissage en préhospitalier doit donc être adapté à chaque situation.

Hémorragie incontrôlée. Pour les patients avec suspicion de saignement dans le thorax, l'abdomen, ou l'espace rétropéritonéal (pelvis), le remplissage en cristalloïdes doit être suffisant pour maintenir une tension artérielle systolique entre 80 et 90 mmHg soit une tension artérielle moyenne entre 60 et 65 mmHg. Ces valeurs doivent permettre de maintenir un niveau de perfusion adéquat, notamment pour les reins, sans augmenter le risque d'aggraver l'hémorragie. Un bolus de liquides ne doit pas être donné, le risque étant de dépasser ces valeurs cibles et de réactiver ou d'aggraver le saignement dans le thorax, le péritoine ou le rétropéritoine.

Lésions du système nerveux central. L'hypotension a été associée à une augmentation de la mortalité en cas de traumatisme craniocérébral (TCC). Les patients présentant certaines pathologies (dont les TCC) semblent tirer bénéfice d'un remplissage vasculaire plus agressif [53]. Les recommandations publiées par la Brain Trauma Foundation stipulent de maintenir une TAS au-dessus de 90 mmHg pour les patients souffrant de TCC [54]. Un consensus au sujet des lésions aiguës de la moelle épinière recommande également d'éviter l'hypotension (c'est-à-dire une TAS < 90 mmHg), mais recommande aussi de maintenir une tension artérielle moyenne d'au moins 85 à 90 mmHg afin d'essayer d'améliorer la perfusion spinale. Pour atteindre ces buts, un remplissage vasculaire plus agressif peut être nécessaire, ce qui augmente le risque d'aggraver un saignement associé à une lésion interne autre [55].

Hémorragie contrôlée. Les patients qui présentent une hémorragie extériorisée qui est contrôlée peuvent recevoir un remplissage vasculaire plus agressif, à condition qu'il n'y ait pas de signe évoquant un saignement intrathoracique, intra-abdominal ou intrapelvien. Ainsi, une plaie importante du cuir chevelu ou une plaie vasculaire d'une extrémité, à condition que le saignement soit contrôlé, entrent dans ce cadre. Les patients adultes qui présentent des chocs de classes II, III ou IV devraient recevoir rapidement un bolus initial de 1 à 2 litres de solutés cristalloïdes chauffés, de préférence du Ringer lactate. Les enfants devraient recevoir un bolus de 20 ml/kg de solutés cristalloïdes chauffés. Comme noté auparavant, cela devrait normalement toujours intervenir lors du transport vers l'hôpital approprié le plus proche. Les paramètres vitaux incluant le pouls, la fréquence ventilatoire et la pression artérielle devraient être monitorés en continu pour apprécier la réponse du patient au remplissage vasculaire initial. Dans la plupart des zones

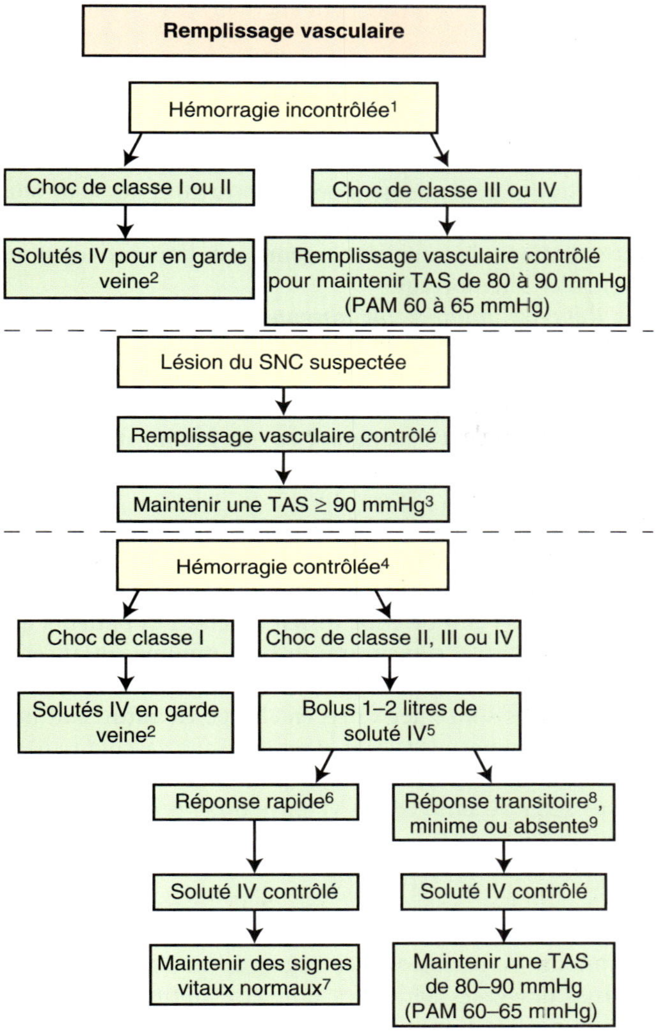

1 Suspicion d'hémorragie intra-abdominale, intrathoracique ou rétropéritonéale
2 Garde veine = environ 30 ml/h
3 En cas de lésion de la moelle épinière, se fixer une PAM de 85–90 mmHg
4 Contrôle de l'hémorragie extériorisée avec une pression directe, un agent hémostatique ou un garrot
5 Cristalloïde chauffé à 39 °C
6 Réponse rapide = les signes vitaux redeviennent normaux
7 Fc < 120/min ; TAS > 90 mmHg (pour un adulte)
8 Réponse transitoire = les signes vitaux s'améliorent initialement puis se détériorent à nouveau
9 Réponse minime ou absente = peu ou pas de modification des signes vitaux

urbaines, les patients arriveront aux urgences avant que le bolus initial de soluté ait été administré.

Après le premier bolus, trois types de réponse sont possibles.

1. *Réponse rapide*. Les paramètres vitaux retournent à la normale et demeurent normaux. Cela indique typiquement que le patient a perdu moins de 20 % de son volume sanguin, mais que l'hémorragie est arrêtée. Une intervention chirurgicale peut encore être nécessaire chez ces patients.
2. *Réponse transitoire*. Les paramètres vitaux s'améliorent d'abord (le pouls ralentit et la PA augmente); cependant, durant le monitorage en continu, ces patients montrent une dégradation avec des signes récurrents de choc. Ils ont généralement perdu entre 20 et 40 % de leur volume sanguin, et l'hémorragie est toujours active. Une intervention chirurgicale urgente est impérative, pour contrôler l'hémorragie.
3. *Réponse minime ou absente*. Chez ces patients, il n'existe aucun changement notable en ce qui concerne les signes profonds de choc après la perfusion rapide d'un bolus de 1 à 2 litres de cristalloïdes. Ces patients sont typiquement exsangues, et ont besoin d'une intervention chirurgicale immédiate pour avoir une chance de survivre.

Les patients qui ont une réponse rapide sont des candidats à un remplissage vasculaire continu, jusqu'à ce que les signes vitaux se normalisent et que les indicateurs cliniques de l'état de choc disparaissent. Les patients qui ont une réponse transitoire ou bien minime ou absente souffrent d'une hémorragie qui est certainement active. Ces patients sont mieux pris en charge en autorisant une hypotension permissive, et le remplissage vasculaire n'est entrepris de façon titrée que pour maintenir une TAS entre 80 et 90 mmHg (PAM entre 60 et 65 mmHg).

Transport prolongé

Durant les transports prolongés, il est important de maintenir la perfusion des organes vitaux. La prise en charge des voies aériennes doit être optimale dans ces conditions, et l'intubation de la trachée doit être réalisée si elle est indiquée. La ventilation doit être prudente mais efficace, tant en termes de volume courant que de fréquence respiratoire, du fait de l'instabilité de l'état hémodynamique. La SaO_2 est monitorée en continu. La capnographie donne des informations non seulement sur le positionnement de la sonde d'intubation, mais aussi sur l'état général de perfusion du patient. Une chute des valeurs de l'$ETCO_2$ peut indiquer une extubation ou alors un état de choc plus ou moins profond. Si un pneumothorax sous tension se développe, il doit être exsufflé à l'aiguille. Il faut toujours être conscient de cette éventualité quand un patient est ventilé en pressions positives.

Une compression directe est en général impossible à réaliser durant un transport long. Un pansement compressif peut se révéler efficace dans ce cas. En cas d'échec, la pose d'un garrot peut être une solution. Si le temps de transport dépasse 2 heures, et si un garrot a été posé, il faut le relâcher en essayant de contrôler le saignement par pression directe. Cela peut être réalisé en enlevant le pansement compressif mis sous le garrot, le garrot contrôlant le saignement. Ensuite, les caillots présents sur la lésion sont enlevés manuellement. Si on en dispose, un hémostatique local est appliqué et un nouveau pansement compressif est fait. Le garrot est alors relâché lentement, tout en observant de près le pansement afin de dépister une reprise du saignement. S'il n'y a pas de réactivation de l'hémorragie, le garrot est relâché complètement, mais laissé en place au cas où le saignement reprendrait. Cette procédure ne sera pas entreprise si le patient est en état de choc de classe III ou IV, en cas d'amputation, en cas d'impossibilité de surveiller le pansement, ou si le garrot est en place pendant plus de 6 heures [18]. Les hémorragies internes peuvent être contrôlées par la pose d'attelles sur les fractures des os longs, ou par l'utilisation du PAC ou d'une ceinture pelvienne en cas de saignement intra-abdominal ou rétropéritonéal.

Les mesures pour éviter l'hypothermie sont encore plus importantes en cas de transport prolongé. En plus d'installer le patient dans une cellule sanitaire convenablement chauffée, la victime doit être couverte avec des couvertures ou des équipements spécifiques. Les solutés de remplissage doivent être chauffés. Il existe des systèmes à résistance électrique de chauffage de perfusions. Il est également possible de préchauffer les poches de liquides pendant le transport avec des coussins chauffants [56].

En cas de transport prolongé, il est préférable d'avoir deux voies veineuses de gros calibre. En cas d'impossibilité d'obtenir une voie veineuse percutanée, la voie intraosseuse reste une option. Si on suspecte une hémorragie toujours active, le maintien d'une TAS entre 80 et 90 mmHg (ou une PAM de 60 à 65 mmHg) permet en général d'assurer une perfusion suffisante des organes vitaux tout en minimisant le risque d'aggraver le saignement. Les patients chez qui l'on suspecte des traumatismes craniocérébraux significatifs ou des lésions de la moelle épinière devront avoir une TAS au-dessus de 90 à 100 mmHg.

Les signes vitaux doivent être surveillés fréquemment pour évaluer la réponse à la prise en charge. Pouls, fréquence respiratoire, tension artérielle, coloration cutanée, température cutanée, temps de recoloration capillaire, score de Glasgow et $ETCO_2$ sont ainsi à noter sur la fiche de surveillance, et ce à intervalles réguliers.

La pose d'une sonde urinaire afin de mesurer la diurèse horaire pour avoir un élément supplémentaire d'évaluation de l'état de perfusion du patient est indiquée si

ALGORITHME DE LA PRISE EN CHARGE DE L'ÉTAT DE CHOC

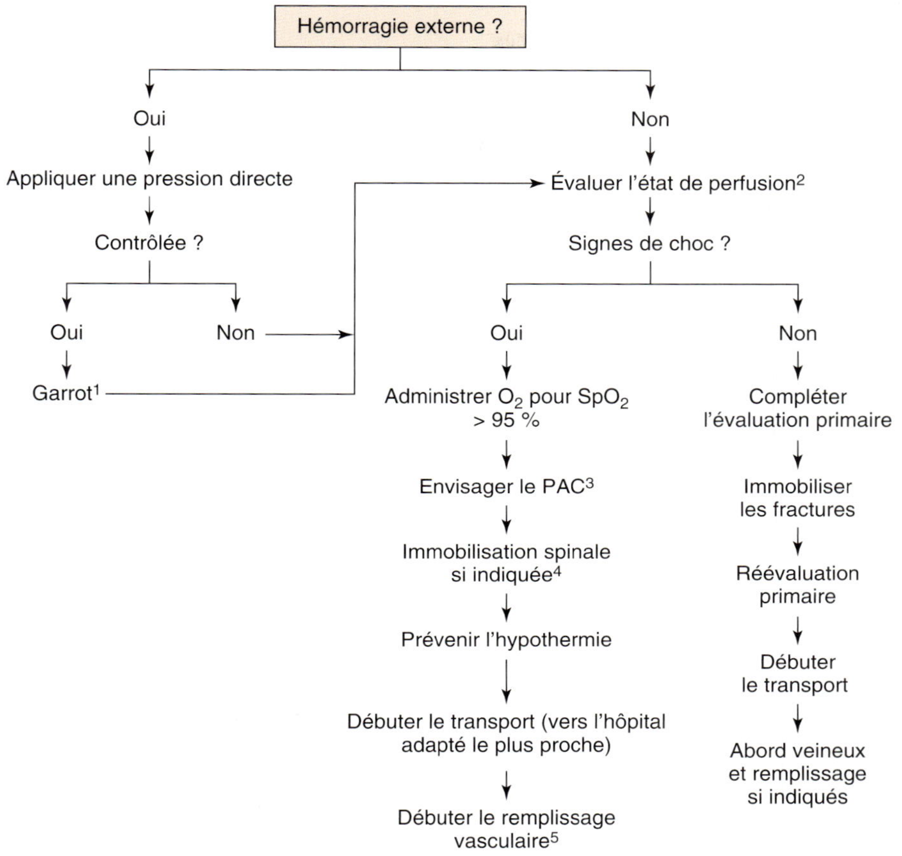

Notes :

[1] Le garrot doit être placé le plus près possible du site de saignement, serré jusqu'à ce que le saignement cesse ; l'heure à laquelle le garrot a été posé est indiquée.

[2] L'évaluation de l'état de perfusion comprend la présence, la qualité et la localisation du pouls ; la coloration, la température et l'état d'humidité cutanée ; le temps de recoloration capillaire.

[3] Le PAC doit être envisagé en cas d'état de choc décompensé (TAS < 90 mmHg), avec une suspicion d'hémorragie pelvienne, intrapéritonéale ou rétropéritonéale ; en cas d'hypotension profonde (TAS < 60 mmHg). Le PAC est contre-indiqué en cas de traumatisme pénétrant du thorax, d'éviscération abdominale, de grossesse, d'objet empalé dans l'abdomen, d'arrêt cardiorespiratoire d'origine traumatique, ou en tant qu'attelle de fractures des membres inférieurs.

[4] Voir l'algorithme des indications de l'immobilisation spinale p. 234.

[5] Poser deux voies de gros calibre (14 ou 16 gauge) en route. Voir l'Algorithme du remplissage vasculaire p. 185.

le transport est réellement prolongé. Des diurèses de 0,5 ml/kg/h pour un adulte, de 1 ml/kg/h pour un enfant, et de 2 ml/kg/h pour un nourrisson sont correctes. Si la diurèse est inférieure à ces valeurs, c'est que le patient a besoin de plus de remplissage.

Quand le patient est intubé, une sonde nasogastrique est mise en place, sauf s'il existe un trauma facial faisant suspecter une fracture de la base du crâne, auquel cas une sonde orogastrique est utilisée. Cela permet d'éviter la distension gastrique, responsable d'hypotension, d'arythmie et d'hypoventilation des bases pulmonaires, surtout chez l'enfant. Ces sondes permettent également de diminuer les risques de vomissements et d'inhalation.

Au cours de transports prolongés, il est capital de surveiller et de monitorer l'état du patient. Cela demande des ambulances très bien équipées, comparables à des chambres de réanimation mobiles. Ces équipements ont un coût et un encombrement qui ne sont pas négligeables, mais qui ont fait leur preuve en terme d'efficacité tant dans le domaine militaire que civil [57].

Résumé

Le choc est responsable d'un état d'hypoperfusion généralisée qui entraîne une hypoxie cellulaire, le passage en métabolisme anaérobie, une acidose lactique et le décès si cette situation n'est pas traitée convenablement. Dans le cadre du patient traumatisé, l'hémorragie est la cause la plus fréquente de cet état de choc, et les premiers objectifs de la prise en charge sont d'identifier la source du saignement et de le traiter de manière spécifique. Dans l'environnement préhospitalier, ces objectifs sont plus facilement atteints quand on est face à une hémorragie extériorisée. Les hémorragies internes ne peuvent être traitées définitivement qu'en milieu hospitalier. Dans certains cas, les causes des états de choc non hémorragiques (par exemple un pneumothorax sous tension) peuvent être corrigées temporairement. Cependant, tous les patients traumatisés en état de choc doivent bénéficier d'une extraction rapide, d'un transport non retardé vers une structure adaptée capable d'identifier et de traiter définitivement la cause du choc. La pose d'une VVP ou le remplissage vasculaire ne doivent pas retarder le transport et peuvent être réalisés en cours de route. Un remplissage trop agressif est à éviter chez le patient traumatisé souffrant d'un état de choc hémorragique, car il risque d'augmenter le saignement.

Solution du scénario

En vous fondant sur le mécanisme de l'accident, vous devez avoir un haut degré de suspicion de lésions thoraciques ou abdominales pouvant être responsables d'un état de choc hémorragique, tout en gardant présent à l'esprit que vous pouvez être face à un état de choc non hémorragique. Du fait que ce patient est en état de choc, une extraction rapide avec un contrôle du rachis est indiquée. De l'oxygène à haute concentration doit être administré, avec le système le mieux adapté à l'état de conscience et à l'état des voies aériennes supérieures du patient, après aspiration des voies aériennes supérieures. Les hémorragies extériorisées doivent être recherchées et contrôlées par pression directe. L'état de distension des veines jugulaires au niveau du cou peut être un indicateur pour différencier un état de choc hémorragique d'un état de choc non hémorragique.

Le transport doit être débuté rapidement et la pose de deux voies d'abord veineux de gros calibre ne doit pas retarder le départ. Si vous suspectez un saignement intra-abdominal, que l'état clinique du patient se dégrade, et en l'absence de traumatisme pénétrant du thorax, l'emploi du pantalon antichoc est à envisager. Les points importants sont l'extraction rapide et le transport vers un centre adapté où le contrôle définitif du saignement sera réalisé afin d'éviter l'aggravation de l'état de choc ainsi que les complications de l'hypoperfusion, comme l'insuffisance rénale, la défaillance respiratoire aiguë ou la défaillance multiviscérale.

Références

1. Gross SD: *A system of surgery: pathological, diagnostic, therapeutic, and operative,* Philadelphia, 1859, Blanchard and Lea.
2. Thal AP: *Shock: a physiologic basis for treatment,* Chicago, 1971, Yearbook Medical Publishers.
3. Bunn HF, Jandl JH: Control of hemoglobin function within the red cell, *N Engl J Med* 282:1414, 1970.
4. Marini JJ: Monitoring during mechanical ventilation, *Clin Chest Med* 9:73, 1988.
5. McClelland RN, Shires GT, Baxter CR, et al: Balanced salt solutions in the treatment of hemorrhagic shock, *JAMA* 199:830, 1967.
6. Ali J, Vanderby B, Purcell C: The effect of the pneumatic antishock garment (PASG) on hemodynamics, hemorrhage and survival in penetrating thoracic aortic injury, *J Trauma* 31(6):846, 1991.
7. Marshall JC, Cook DJ, Christou NV, et al: The multiple organ dysfunction score: a reliable descriptor of a complex clinical syndrome, *Crit Care Med* 23:1638, 1995.
8. McManus J, Yershov AL, Ludwig D, et al: Radial pulse character relationship to systolic blood pressure and trauma outcomes, *Prehosp Emerg Care* 9:423, 2005.
9. Pepe PE, Raedler C, Lurie KG, et al: Emergency ventilatory management in hemorrhagic states: elemental or detrimental? *J Trauma* 54:1048, 2003.
10. Pepe PE, Roppolo LP, Fowler RL: The detrimental effects of ventilation during low-blood-flow states, *Curr Opin Crit Care* 11:212, 2005.

11. Shafi S, Gentilello L: Prehospital endotracheal intubation and positive pressure ventilation is associated with hypotension and decreased survival in hypovolemic trauma patients: an analysis of the National Trauma Data Bank, *J Trauma* 59:1140, 2005.
12. Koreny M, Riedmuller E, Nikfardjam M, et al: Arterial puncture closing devices compares with standard manual compression after cardiac catheterization: systematic review and meta analysis, *JAMA* 291:350, 2004.
13. Walker SB, Cleary S, Higgins M: Comparison of the FemoStop device and manual pressure in reducing groin puncture site complications following coronary angioplasty and coronary stent placement, *Int J Nurs Pract* 7:366, 2001.
14. Simon A, Baumgarner B, Clark K, et al: Manual versus mechanical compression for femoral artery hemostasis after cardiac catheterization, *Am J Crit Care* 7:308, 1998.
15. Lehmann KG, Heath-Lange SJ, Ferris ST: Randomized comparison of hemostasis techniques after invasive cardiovascular procedures, *Am Heart J* 138:1118, 1999.
16. Bellamy RF: The causes of death in conventional land warfare: implications for combat casualty care research, *Mil Med* 149:55, 1984.
17. Mabry RL, Holcomb JB, Baker AM, et al: United States Army Rangers in Somalia: an analysis of combat casualties on an urban battlefield, *J Trauma* 49:515, 2000.
18. Walters TJ, Mabry RL: Use of tourniquets on the battlefield: a consensus panel report, *Mil Med* 170:770, 2005.
19. Walters TL, Wenke JC, Kauvar DS, et al: Laboratory evaluation of battlefield tourniquets in human volunteers, US Army Institute of Surgical Research (unpublished).
20. Pusateri AE, McCarthy S, Gregory KW, et al: Effect of a chitosan-based hemostatic dressing on blood loss and survival in a model of severe venous hemorrhage and hepatic injury in swine, *J Trauma* 54:177, 2003.
21. Uniformed Services University of the Health Sciences: News Release No 03-03-05, March 11, 2003.
22. Alam HB, Chen Z, Jaskille A, et al: Application of a Zeolite hemostatic agent achieves 100% survival in a lethal model of complex groin injury in swine, *J Trauma* 56:974, 2004.
23. Alam HB, Uy GB, Miller D, et al: Comparative analysis of hemostatic agents in a swine model of lethal groin injury, *J Trauma* 54:1077, 2003.
24. Gentilello LM: Advances in the management of hypothermia, *Surg Clin North Am* 75:2, 1995.
25. Marino PL: *The ICU book*, ed 2, Baltimore, 1998, Williams & Wilkins.
26. Johnson S, Henderson SO, Myth L: The Trendelenburg position improves circulation in cases of shock, *Can J Emerg Med* 6:48, 2004.
27. Mattox KL, Bickell WH, Pepe PE, et al: Prospective MAST study in 911 patients, *J Trauma* 29:1104, 1986.
28. Bickell WH, Wall MJ Jr, Pepe PE, et al: Immediate versus delayed fluid resuscitation for hypotensive patients with penetrating torso injuries, *N Engl J Med* 331:1105, 1994.
29. Ali J, Duke K: Pneumatic antishock garment decreases hemorrhage and mortality from splenic injury, *Can J Surg* 34(5):496, 1991.
30. McSwain NE Jr: Pneumatic antishock garment: state of the art, *Ann Emerg Med* 17:506, 1988.
31. Flint LM, Brown A, Richardson JD, et al: Definitive control of bleeding from severe pelvic fractures, *Ann Surg* 189:709, 1979.
32. Ali J, Purcell C, Vanderby B: The effect of intraabdominal pressure and saline infusion on abdominal aortic hemorrhage, *J Cardiovasc Surg* 32:653, 1991.
33. Lewis FR: Prehospital intravenous fluid therapy: physiologic computer modeling, *J Trauma* 26:804, 1986.
34. Deboer S, Seaver M, Morissette C: Intraosseous infusion: not just for kids anymore, *J Emerg Med Serv* 34:54, 2005.
35. Glaeser PW, Hellmich TR, Szewczuga D, et al: Five-year experience in prehospital intraosseous infusions in children and adults, *Ann Emerg Med* 22:1119, 1993.
36. Sawyer RW, Bodai BI, Blaisdell FW, McCourt M: The current status of intraosseous infusion, *J Am Coll Surg* 179:353, 1994.
37. Macnab A, Christenson J, Findlay J, et al: A new system for sternal intraosseous infusion in adults, *Prehosp Emerg Care* 4:173, 2000.
38. Hubble MW, Trigg DC: Training prehospital personnel in saphenous vein cut down and adult intraosseous techniques, *Prehosp Emerg Care* 5(2):181, 2001.
39. Vassar MJ, Fischer RP, Obrien PE, et al: A multicenter trial of resuscitation of injured patients with 7.5% sodium chloride: the effect of added dextran 70, *Arch Surg* 128:1003, 1993.
40. Vassar MJ, Perry CA, Holcroft JW: Prehospital resuscitation of hypotensive trauma patients with 7.5% NaCl versus 7.5% NaCl with added dextran: a controlled trial, *J Trauma* 34:622, 1993.
41. Wade CE, Kramer GC, Grady JJ: Efficacy of hypertonic 7.5% saline and 6% dextran in treating trauma: a meta analysis of controlled clinical trials, *Surgery* 122:609, 1997.
42. Rizoli SB: Crystalloids and colloids in trauma resuscitation: a brief overview of the current debate, *J Trauma* 54:S82, 2003.
43. SAFE Study Investigators: A comparison of albumin and saline for fluid resuscitation in the intensive care unit, *N Engl J Med* 350:2247, 2004.
44. Gould SA, Moore EE, Hoyt DB, et al: The first randomized trial of human polymerized hemoglobin as a blood substitute in acute trauma and emergent surgery, *J Am Coll Surg* 187:113, 1998.
45. Ketchan EM, Cairns CB: Hemoglobin based oxygen carriers: development and clinical potential, *Ann Emerg Med* 33:326, 1999.
46. Solomonov E, Hirsh M, Yahiya A, Krausz MM: The effect of vigorous fluid resuscitation in uncontrolled hemorrhagic shock after massive splenic injury, *Crit Care Med* 28:749, 2000.
47. Krausz MM, Horn Y, Gross D: The combined effect of small volume hypertonic saline and normal saline solutions in uncontrolled hemorrhagic shock, *Surg Gynecol Obstet* 174:363, 1992.
48. Bickell WH, Bruttig SP, Millnamow, et al: The detrimental effects of intravenous crystalloid after aortotomy in swine, *Surgery* 110:529, 1991.
49. Kowalenko T, Stern S, Dronen SC, et al: Improved outcome with hypotensive resuscitation of uncontrolled hemorrhagic shock in a swine model, *J Trauma* 33:349, 1992.
50. Sindlinger JF, Soucy DM, Greene SP, et al: The effects of isotonic saline volume resuscitation in uncontrolled hemorrhage, *Surg Gynecol Obstet* 177:545, 1993.
51. Capone AC, Safar, Stezoski W, et al: Improved outcome with fluid restriction in treatment of uncontrolled hemorrhagic shock, *J Am Coll Surg* 180:49, 1995.
52. Salomone JP, Ustin JS, McSwain NE, Feliciano DV: Opinions of trauma practitioners regarding prehospital interventions for critically injured patients, *J Trauma* 58:509, 2005.
53. York J, Abenamar A, Graham R, Miller R: Fluid resuscitation of patients with multiple injuries and severe closed head injury: experience with an aggressive fluid resuscitation strategy, *J Trauma* 48(3):376, 2000.
54. Brain Trauma Foundation: *Guidelines for prehospital management of traumatic brain injury*, New York, 2000, The Foundation.
55. American Association of Neurological Surgeons and Congress of Neurological Surgeons Joint Section on Disorders of the Spine and Peripheral Nerves: Blood pressure management after acute spinal cord injury. In Guidelines for the management of acute cervical spine and spinal cord injuries, *Neurosurgery* 50:S58, 2002.
56. Garcia GD, Modesto VL, Lee KT: Avoiding hypothermia in trauma: use of the Flameless Heater Pack, Meal Ready to Eat, as a field expedient means of warming crystalloid fluids, *Mil Med* 165(12):903, 2000.
57. Velmahos GC, Demetriades D, Ghilardi M, et al: Life Support for Trauma and Transport: a mobile ICU for safe in-hospital transport of critically injured patients, *J Am Coll Surg* 199:62, 2004.

Pour en savoir plus

American College of Surgeons Committee on Trauma: Shock.In *Advanced trauma life support for doctors, student course manual*, ed 7, Chicago, 2004, ACS.

Allison KP, Gosling P, Jones S, et al: Randomized trial of hydroxyethyl starch versus gelatine for trauma resuscitation, *J Trauma* 47:1114, 1999.

Moore EE: Blood substitutes: the future is now, *J Am Coll Surg* 196:1, 2003.

Novak L, Shackford SR, Bourgenignon P, et al: Comparison of standard and alternative prehospital resuscitation in uncontrolled hemorrhagic shock and head injury, *J Trauma* 47(5):834, 1999.

Proctor KG: Blood substitutes and experimental models of trauma, *J Trauma* 54:S106, 2003.

Revell M, Greaves I, Porter K: Endpoints for fluid resuscitation in hemorrhagic shock, *J Trauma* 54:S637, 2003.

Trunkey DD: Prehospital fluid resuscitation of the trauma patient: an analysis and review, *Emerg Med* 30(5):93, 2001.

Partie III

BLESSURES SPÉCIFIQUES

Chapitre 8

Traumatismes crâniens

Objectifs

À la fin de ce chapitre, le lecteur devra être capable :

- de relier la cinématique des traumatismes au risque potentiel de lésion cérébrale traumatique ;
- d'incorporer la reconnaissance des manifestations physiopathologiques et les données « historiques » relatives à une lésion cérébrale traumatique à l'examen du patient traumatisé, afin de dégager une impression générale sur le terrain ;
- de formuler un plan d'intervention sur le terrain pour les délais de transport courts, mais aussi prolongés, de patients présentant une lésion cérébrale traumatique ;
- de comparer et contraster la physiopathologie, la prise en charge et les conséquences potentielles de chaque type de lésions cérébrales traumatiques primaires mais aussi secondaires ;
- d'identifier les critères relatifs aux décisions thérapeutiques chez les patients présentant une lésion cérébrale traumatique, au regard du mode de transport, du niveau de soins préhospitaliers et des ressources nécessaires au niveau du centre hospitalier receveur.

Scénario

Votre collègue et vous-même êtes envoyés sur un chantier de construction où un ferblantier âgé d'une trentaine d'années a perdu l'équilibre et a fait une chute d'une hauteur d'environ 8 mètres sur un sol dur. Les témoins précisent qu'il a été inconscient pendant environ 10 minutes, mais qu'il est maintenant réveillé. Les lieux sont sûrs. L'examen primaire montre que les voies aériennes sont dégagées et qu'il respire normalement. On note une plaie du scalp d'environ 8 cm sur le côté droit, qui saigne abondamment mais qui est facilement contrôlée par compression directe puis relais avec un pansement compressif. Son pouls est de 116/min et sa peau est chaude, rose et bien perfusée. Il ouvre les yeux spontanément et répond aux ordres ; cependant, il ne se souvient pas des événements ayant mené à sa chute. Il montre quelques signes de confusion lorsqu'il tente de répondre aux questions (score de Glasgow = 14). Vous débutez une oxygénothérapie par le biais d'un masque haute concentration. Durant l'immobilisation du rachis, il se met à parler de façon incompréhensible, il se rétracte lors des stimuli douloureux, et l'ouverture des yeux ne se fait plus qu'à la douleur (score de Glasgow = 9).

Comment devriez-vous modifier votre attitude devant l'altération du niveau de conscience de ce patient ? Quelles sont les lésions les plus fréquentes chez les patients présentant ces signes ? À ce stade, quelles sont vos priorités dans la prise en charge du patient ? Quelles actions vont être nécessaires pour combattre l'augmentation de la pression intracrânienne et pour maintenir la perfusion cérébrale durant un transport prolongé ?

Chaque année, approximativement 1,6 million de personnes consultent un médecin dans un service d'urgences aux États-Unis pour traumatismes crâniens. Environ 500 000 de ces patients présentent une *lésion cérébrale d'origine traumatique*. Si 80 % de ces patients sont classés comme ayant seulement des lésions cérébrales légères, à peu près 50 000 patients avec une lésion cérébrale traumatique sont déclarés décédés à leur arrivée au service d'urgences. Les lésions cérébrales traumatiques contribuent de manière significative au décès de la moitié de tous les patients traumatisés. Les lésions cérébrales traumatiques classées de modérées à sévères sont identifiées chez environ 100 000 patients traumatisés par an. Les taux de mortalité des traumatismes cérébraux modérés à sévères sont respectivement de 10 et 30 %. Pour les survivants de ces traumatismes, entre 50 et 99 % présentent des séquelles neurologiques permanentes de degrés variables.

Les accidents de la circulation restent la principale cause de lésion cérébrale traumatique chez les moins de 65 ans, alors qu'il s'agit des chutes chez les personnes plus âgées. La tête est la partie la plus fréquemment atteinte chez les polytraumatisés. L'incidence des lésions du cerveau par arme à feu a augmenté ces dernières années aux États-Unis, et plus de 60 % de ces victimes meurent de leurs blessures.

Les patients présentant une lésion cérébrale traumatique sont ceux parmi les plus difficiles à traiter. Ils peuvent être agités, et tenter de les intuber peut être extrêmement difficile en raison de trismus et de vomissements. La présence d'une intoxication par drogues ou alcool, ou bien un état de choc dû à d'autres lésions peuvent gêner l'examen. Parfois, des lésions cérébrales sérieuses peuvent exister avec seulement des signes externes très minimes. Une prise en charge préhospitalière efficace s'assure d'une bonne délivrance en oxygène et en nutriments au cerveau, identifie rapidement les patients suspects d'engagement ou d'hypertension intracrânienne. Cela peut permettre de diminuer le taux de mortalité et le taux de séquelles neurologiques définitives suite à des traumatismes craniocérébraux.

Anatomie

La connaissance de l'anatomie du crâne et du cerveau est essentielle pour comprendre la physiopathologie des traumatismes crâniens. Le cuir chevelu est la partie la plus externe ; c'est la couche la plus épaisse de la peau couvrant le corps. Il fournit une certaine protection au crâne et au cerveau. Il est composé de différentes couches : la peau, des tissus connectifs, la galea aponeurotica et le périoste du crâne. La galea est importante, car elle apporte un support structurel au scalp et est une clé de son intégrité. Le scalp et les tissus mous qui recouvrent la face sont très vascularisés.

Le crâne (voûte crânienne) est composé de plusieurs os qui, dans l'enfance, fusionnent en une boîte dans laquelle est enfermé le tissu cérébral. Plusieurs ouvertures (*foramens*) permettent le passage des vaisseaux sanguins et des nerfs crâniens. L'ouverture la plus grande est située dans la région occipitale de la base (figure 8-1). Cette ouverture est le trou occipital ou foramen magnum; une partie du tronc cérébral et de la moelle épinière passe à travers cet orifice. Dans la prime enfance, on peut sentir deux endroits souples (*fontanelles*) entre les os. Le nourrisson n'a pas de protection osseuse au-dessus du cerveau sous ces endroits jusqu'à la fusion osseuse, qui se produit typiquement vers l'âge de 2 ans.

Le crâne épais et solide protège le tissu cérébral de la plupart des blessures externes directes. Mais l'os crânien étant particulièrement mince dans les régions temporale et ethmoïdale, ces régions peuvent se fracturer plus facilement. Le crâne donne au cerveau une protection certaine. La base du crâne présente des irrégularités qui peuvent entraîner des contusions et des plaies du tissu cérébral lorsque le crâne et le cerveau sont soumis à des forces brusques.

Le tissu cérébral est couvert de trois différents types de membranes appelés *méninges* (figure 8-2). La méninge la plus externe est la *dure-mère*. C'est un tissu fibreux résistant, épais, non élastique, qui tapisse la face interne de la voûte du crâne. Dans des circonstances normales, l'espace situé entre la dure-mère et la table interne du crâne, l'espace extradural (appelé, au niveau du rachis, espace péridural), n'existe pas; c'est un espace virtuel. La dure-mère adhère intimement à la voûte crânienne en la tapissant. Les artères méningées moyennes sont localisées au niveau des os temporaux, à l'extérieur de la dure-mère, dans cet espace. Un traumatisme de cet os temporal, qui est fin, peut entraîner une fracture et une plaie de l'artère méningée moyenne, ce qui est une cause fréquente d'hématome extradural.

Contrairement à l'espace extradural, qui est un espace virtuel, l'espace sous-dural existe et est situé entre la dure-mère et le cerveau. Cet espace est sous-tendu, par endroits, par des veines qui créent ainsi une communication entre le crâne et le tissu cérébral. En cas de rupture traumatique de ces veines, un hématome sous-dural voit le jour, qui (contrairement à l'hématome extradural) est veineux, à pression basse, et qui est souvent associé à des lésions du tissu cérébral. Cette association est un facteur de mortalité significatif.

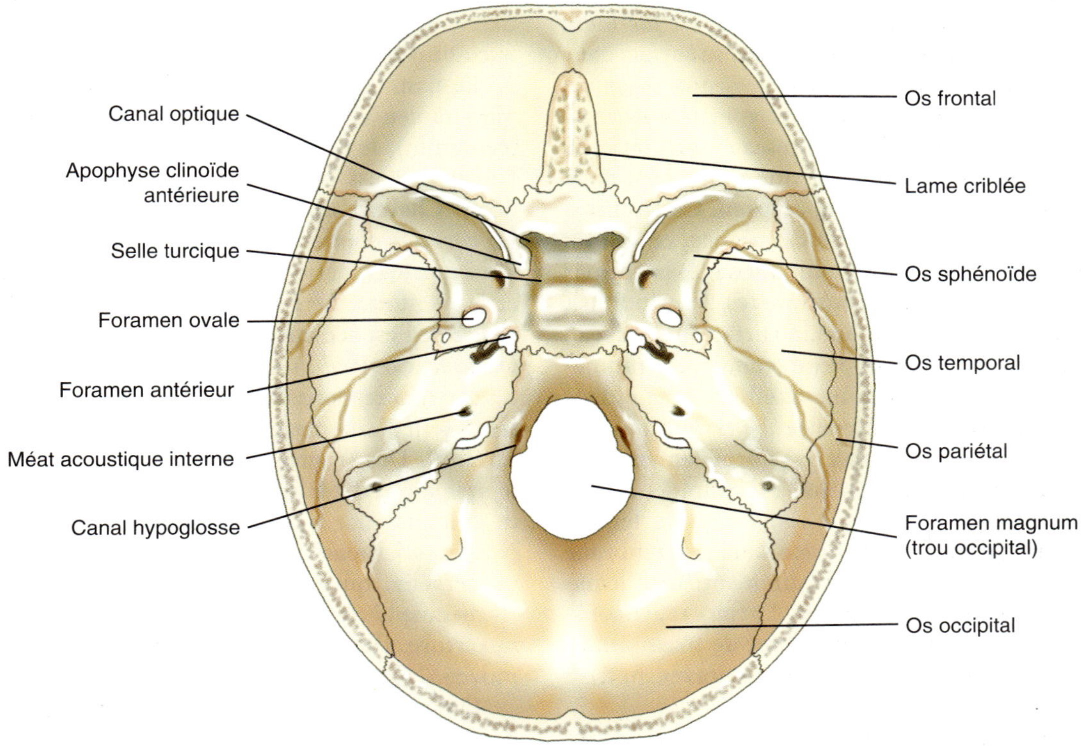

Fig. 8-1. Vue interne de la base du crâne.

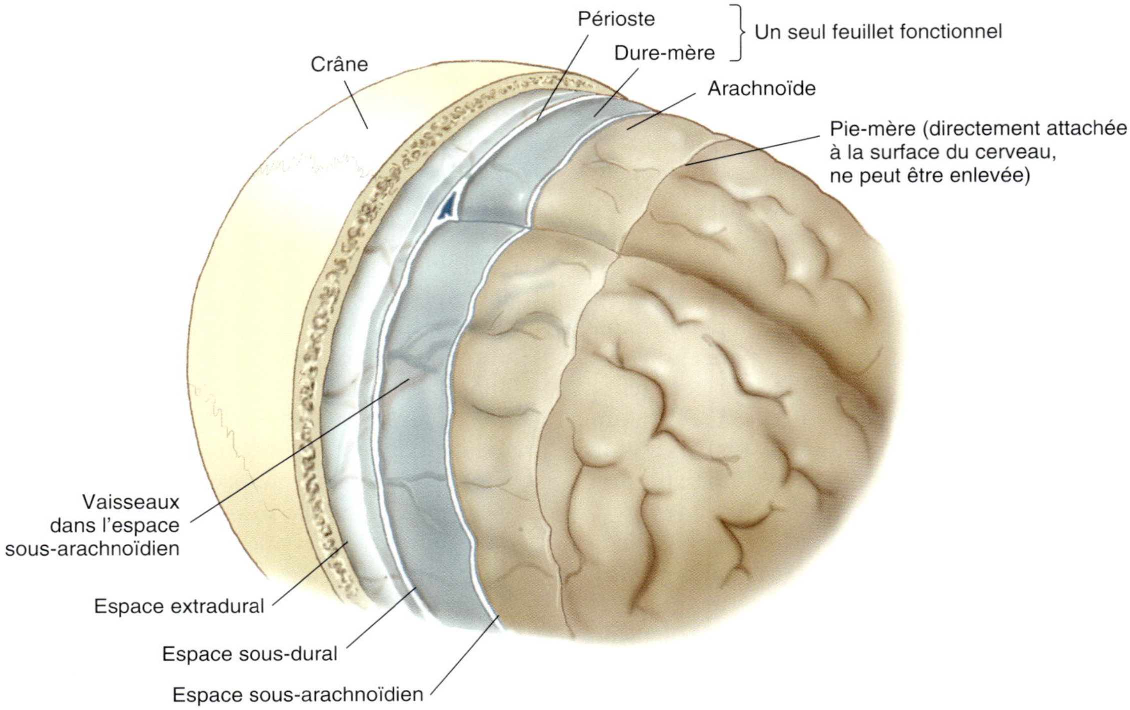

Fig. 8-2. Méninges, couverture méningée du cerveau.

De l'autre côté de l'espace sous-dural se trouve le cerveau qui est recouvert par deux autres membranes (ou méninges), l'arachnoïde et la pie-mère. La *pie-mère* adhère intimement au cerveau en tapissant sa surface. Sur la surface de la pie-mère courent des vaisseaux sanguins qui émergent de la base du cerveau et vont recouvrir sa surface. L'*arachnoïde* recouvre ce réseau vasculaire de manière moins étroite, ce qui lui donne un aspect de feuillet de cellophane entourant le cerveau. Ce feuillet a également l'apparence d'une toile d'araignée, ce qui lui a valu le nom d'arachnoïde (le cellophane n'existant pas à l'époque où les anatomistes ont fait ces descriptions). Comme les vaisseaux courent sur la surface du cerveau mais sous l'arachnoïde, leur rupture (suite à un traumatisme ou à un anévrisme) entraîne une hémorragie dans l'espace sous-arachnoïdien, appelée hémorragie sous-arachnoïdienne. Ce sang ne passe pas normalement dans l'espace sous-dural, mais reste sous l'arachnoïde. Il peut être vu au décours de la chirurgie comme un fin feuillet de sang à la surface du cerveau, juste sous la membrane translucide qui le recouvre. Contrairement aux hématomes sous-duraux ou extraduraux, l'hémorragie sous-arachnoïdienne ne provoque pas d'effet de masse, mais elle peut être l'expression d'autres lésions graves du tissu cérébral.

Le cerveau est également entouré par le *liquide céphalorachidien* (LCR) ou cérébrospinal, qui est produit par les systèmes ventriculaires cérébraux et qui entoure aussi la moelle épinière. Le LCR est un amortisseur liquide pour le cerveau et il est contenu dans l'espace sous-arachnoïdien.

Le tissu cérébral occupe à peu près 80 % de l'espace intracrânien et est divisé en trois parties : le cerveau (cerebrum), le cervelet et le tronc cérébral (encadré 8-1). Le *cerveau* est divisé en deux hémisphères gauche et droit. Chaque hémisphère est séparé en plusieurs lobes. Le cerveau contient les fonctions sensitives et motrices ainsi que les fonctions supérieures telles que l'intelligence et la mémoire. Le *cervelet* est situé dans la fosse postérieure de l'espace intracrânien, sous le cerveau. Il entoure le *tronc cérébral* et coordonne les mouvements. L'aire du cerveau responsable de la conscience est appelée système réticulaire activateur; il est localisé dans le tronc cérébral. Des traumatismes crâniens peuvent détériorer le système réticulaire activateur, conduisant à une perte de connaissance transitoire initiale. Cela arrive chez des patients victimes d'une commotion cérébrale. La tente du cervelet, qui est une partie de la dure-mère, sépare les hémisphères cérébraux du cervelet et présente une ouverture, l'incisure tentoriale, à la hauteur du cerveau moyen.

Il y a 12 paires de nerfs crâniens qui prennent leur origine dans l'encéphale ou le tronc cérébral (figure 8-3). Le nerf oculomoteur, 3e paire de nerfs crâniens, contrôle

Encadré 8-1 Le cerveau

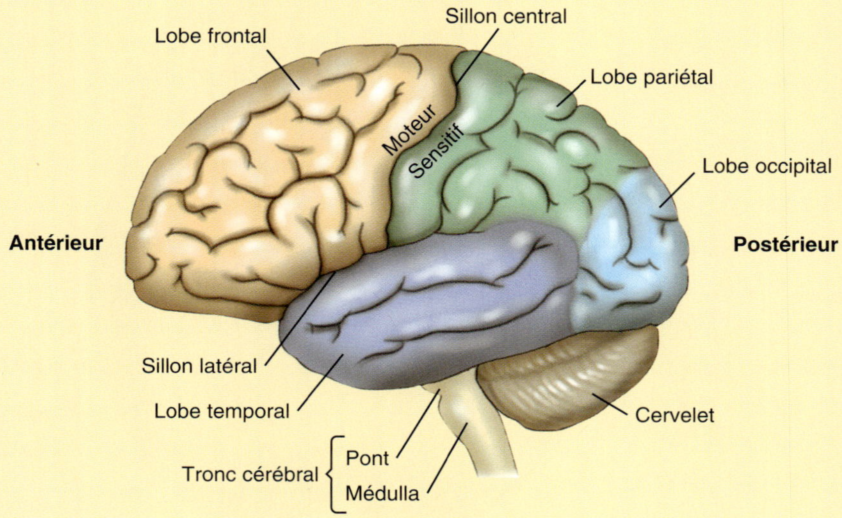

Cerveau

Le cerveau est composé des hémisphères cérébraux droit et gauche. L'hémisphère dominant est celui qui contient les centres du langage. Il s'agit de l'hémisphère gauche chez virtuellement tous les individus droitiers, et chez environ 85 % des gauchers.

Le cerveau est constitué de différents lobes :

- *frontal* ; contient les émotions, la fonction motrice et l'expression de la parole dans le côté dominant ;
- *pariétal* ; contient les fonctions sensorielles et l'orientation spatiale ;
- *temporal* ; régule certaines fonctions de la mémoire ; contient les aires de compréhension et d'intégration de la parole chez tous les droitiers et chez la majorité des gauchers ;
- *occipital* ; contient les centres de la vision.

Tronc cérébral

- *Pont supérieur et moyen* : contient le système réticulaire activateur, qui est responsable de la conscience.
- *Médulla* : contient les centres cardiorespiratoires.

Cervelet

Contrôle la coordination et l'équilibre.

la motricité des pupilles qui est un outil important dans l'évaluation des fonctions cérébrales chez les patients chez qui l'on suspecte un traumatisme crânien.

Physiologie

Débit sanguin cérébral

Il est capital que les neurones (cellules du cerveau) reçoivent un débit sanguin constant. Ce débit sanguin cérébral est maintenu constant en assurant (1) une pression adéquate (pression de perfusion cérébrale) afin de pousser le sang vers la tête, et (2) par un système d'autorégulation qui modifie les résistances au débit sanguin quand la pression de perfusion varie.

Pression artérielle moyenne

Le cœur est une pompe cyclique à deux temps ; de ce fait, les pressions qui rendent compte de son activité sont classiquement au nombre de deux. La *pression diastolique* est la pression de base qui est maintenue par le système vasculaire quand le cœur ne pompe pas, et la *pression systolique* est la pression maximale générée par la contraction cardiaque. Comme il est plus difficile de travailler avec deux pressions dynamiques différentes pour expliquer la physiologie vasculaire, on se sert d'une valeur moyenne unique de pression, notamment pour étudier la pression de perfusion des organes tels que le cerveau, qui prend en compte l'intégrité du cycle cardiaque ; c'est la *pression artérielle moyenne* (PAM).

Le calcul de la PAM suppose que la systole compte pour un tiers du cycle cardiaque et que, durant les deux

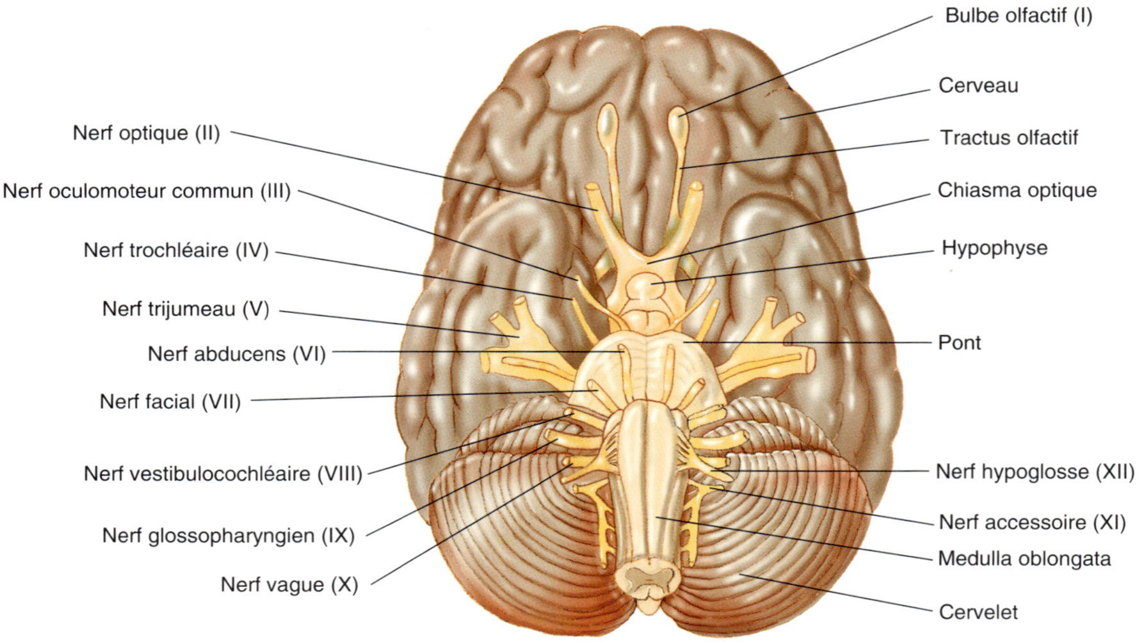

Fig. 8-3. Surface inférieure du cerveau montrant l'origine des nerfs crâniens.

tiers restant du cycle, la pression reste à une valeur de base dans le système vasculaire, soit à la valeur de la pression diastolique. La PAM est donc calculée en faisant une moyenne de la pression additionnée à celle de la pression de base, divisée par la période du cycle correspondant, plus la pression de base c'est-à-dire la pression diastolique. Autrement dit, on calcule la pression additionnelle au cours de la systole, la *pression différentielle*, que l'on divise par trois, que l'on ajoute à la pression diastolique (pression de base) :

Pression différentielle = pression systolique – pression diastolique

et

PAM = pression diastolique + 1/3 pression différentielle

La plupart des moniteurs de tension calculent seuls la PAM, et cela de façon plus fiable qu'en analysant l'onde de pression artérielle. Comme le pourcentage de temps que le cycle cardiaque passe en systole augmente lorsque la fréquence cardiaque augmente, le calcul de la PAM, qui suppose que la systole représente un tiers du cycle, est de moins en moins fiable au fur et à mesure que le patient devient tachycarde. Dans ces cas, le calcul de la PAM est plus fiable s'il est fait à partir de l'analyse de l'onde de pression artérielle ; cela impose la présence d'un dispositif de monitorage sanglant de la pression artérielle (pression artérielle invasive).

Pression de perfusion cérébrale

La pression de perfusion cérébrale (PPC) est la différence entre la PAM et la *pression intracrânienne* (PIC) :

PPC = PAM – PIC

Les valeurs normales de PAM se situent entre 85 et 95 mmHg, et la PIC normale est inférieure à 20 mmHg. C'est pourquoi la PPC est normalement de l'ordre de 70 à 80 mmHg.

Autorégulation du débit sanguin cérébral

Cependant, le facteur le plus important pour la bonne perfusion du cerveau n'est pas la PPC mais le débit sanguin cérébral (DSC). La meilleure façon de mesurer le DSC n'est pas très pratique. La PCC est utilisée pour estimer la qualité du DSC.

Pour comprendre l'autorégulation, il faut se rappeler que, pour tout fluide :

Pression = Débit × Résistance

Dans le cas du cerveau, cela se traduit par :

Pression de perfusion cérébrale = Débit sanguin cérébral × Résistance vasculaire cérébrale

PPC = DSC × RVC

Comme, pour le cerveau, le facteur déterminant est le DSC, il est plus facile d'écrire :

DSC = PPC/RVC

En utilisant cette équation, il est aisé de comprendre comment le cerveau peut garder un débit sanguin constant. Si une personne décide de passer de la position couchée à la position debout, la PPC va chuter du fait de la gravité. Le seul moyen de garder le DSC constant est donc de faire chuter les résistances vasculaires cérébrales (RVC). Cela est accompli en dilatant les vaisseaux cérébraux. Ce processus qui consiste à modifier le calibre des vaisseaux sanguins cérébraux pour ajuster les résistances vasculaires afin de compenser une modification de la PPC est appelé *autorégulation*.

L'autorégulation est primordiale pour assurer un bon fonctionnement du cerveau. Les personnes qui font des malaises ou perdent connaissance quand elles se lèvent trop brusquement ont tout simplement un système d'autorégulation qui ne réagit pas assez vite pour compenser la baisse du DSC du fait de la gravité, ce qui entraîne une chute de la PPC et un dysfonctionnement cérébral marqué.

Pour fonctionner normalement, les mécanismes d'autorégulation ont besoin d'un minimum de pression de base. Si la pression est à 0 mmHg, il est évident que la vasodilatation n'augmentera pas le débit. Il existe donc des valeurs minimales au-dessous desquelles le système ne fonctionne plus. Ainsi, si la PPC est inférieure à 50 mmHg, le système d'autorégulation ne peut plus compenser la chute de la PPC, et donc le DSC commence à chuter. Au fur et à mesure que le DSC chute, la fonction cérébrale diminue, et le risque de voir apparaître des lésions cérébrales ischémiques définitives augmente.

Pour aggraver le tout, un cerveau présentant des lésions traumatiques a besoin d'une PPC plus haute que la normale, pour activer les mécanismes d'autorégulation qui permettront de maintenir un DSC adéquat. Bien que chaque individu ait probablement une valeur cible de PPC au-delà de laquelle le DSC est adéquat, il est impossible de déterminer cette valeur sur le terrain. De ce fait, on se borne à supposer qu'une PPC de 60 à 70 mmHg est suffisante pour maintenir un DSC convenable.

La mesure de la PPC nécessite un moniteur tensionnel (pour obtenir la PAM) et un moniteur de pression intracrânienne (PIC). En l'absence de moniteur de la PIC, la meilleure pratique est d'essayer de maintenir une PAM élevée. La majorité des références de la littérature médicale concernant le devenir des traumatisés crâniens se fondent sur la *tension artérielle systolique* (TAS) plutôt que sur la PAM ; la TAS est donc utilisée pour évaluer la qualité de la perfusion cérébrale en l'absence de moniteur de la PIC. Ces références suggèrent que des TAS supérieures à 90 mmHg sont bénéfiques pour les patients souffrant de traumatismes craniocérébraux [1–5].

Hyperventilation

L'hyperventilation diminue la PIC mais a également un impact sur le DSC. En fait, les données disponibles semblent montrer que l'hyperventilation diminue de manière plus fiable et plus constante le DSC que la PIC. Elle réduit la PIC en diminuant la pression partielle en dioxyde de carbone ($Paco_2$) en augmentant son élimination pulmonaire lors des expirations (la fréquence respiratoire étant augmentée). Cette baisse de la $Paco_2$ modifie l'équilibre acidobasique au niveau du cerveau et provoque une vasoconstriction. Cette vasoconstriction cérébrale réduit le volume intravasculaire cérébral, diminuant ainsi le volume sanguin cérébral et donc aussi, souvent, la PIC [6,7].

Dans des circonstances normales, l'autorégulation maintient un DSC adéquat en s'assurant que les résistances cérébrales soient correctes pour la PPC disponible qui, elle-même, maintient un DSC constant adéquat (DSC = PPC/RVC). Il est important de noter que l'hyperventilation shunte ce système d'autorégulation. Ainsi, l'hyperventilation entraîne une vasoconstriction, qui peut suffisamment faire chuter la PIC, mais qui augmente également les RVC, que la PPC soit ou non à des valeurs optimales permettant un maintien du DSC. Ainsi, l'hyperventilation peut réduire le DSC, exposant le cerveau déjà blessé à des lésions de type ischémique. Une $Paco_2$ inférieure à 35 mmHg augmente le risque de lésions cérébrales ischémiques, et une $Paco_2$ supérieure aux valeurs normales comprises entre 35 et 45 mmHg entraîne une vasodilatation des artérioles cérébrales, et augmente donc le DSC (et le risque d'hypertension intracrânienne). (La prise en charge de l'hyperventilation est abordée plus loin dans ce chapitre.)

Physiopathologie

Les lésions cérébrales traumatiques peuvent être séparées en deux catégories : les primaires et les secondaires.

Lésion cérébrale primaire

La lésion cérébrale primaire est le fait du traumatisme direct du cerveau, qui est associé à des lésions vasculaires, et qui survient lors de l'événement traumatique. Cela comporte les plaies, les impacts directs sur le tissu cérébral, sur sa vascularisation ou sur les différents feuillets de protection. Comme le tissu cérébral ne régénère pas, il y a peu d'espoir de voir récupérer les structures détruites ainsi que les fonctions déficitaires associées. Les possibilités de réparation chirurgicale sont infimes.

Lésion cérébrale secondaire

La lésion cérébrale secondaire correspond à un processus lésionnel actif et durable qui se met en place après la lésion primaire. À partir du moment où survient le traumatisme cérébral, ce ou ces processus physiopathologiques débutent et continuent de léser le cerveau, pendant des heures, des jours ou des semaines après le traumatisme lui-même. Le but essentiel de la prise en charge des traumatismes craniocérébraux (TCC) est d'identifier ces phénomènes, de les limiter ou de les stopper.

Avant l'avènement des scanners, le mécanisme le plus fréquent de lésion cérébrale secondaire était les saignements intracrâniens ignorés. La littérature fait référence à ces patients qui « parlent et qui meurent », autrement dit à ces patients parfaitement lucides après un TC et qui se dégradent progressivement, s'enfonçant dans un coma de plus en plus profond, et qui finissent par décéder d'un engagement suite à un saignement intracrânien passé inaperçu. Clairement, dans ces cas, si le processus hémorragique avait pu être diagnostiqué et contrôlé, leur vie aurait pu être sauvée [8–10]. L'hypertension intracrânienne, l'effet de masse, et l'engagement sont toujours de nos jours des causes de lésions cérébrales secondaires, mais leur prise en charge a été révolutionnée par la démocratisation des scanners, des moyens de monitorer la PIC et, au bout du compte, la plus grande promptitude à opérer le patient. Dans l'environnement préhospitalier, l'identification, la prise en charge et le transport précoces vers une structure adaptée des patients à haut risque d'engagement sont les objectifs essentiels.

Avec la multiplication des scanners, il est plus facile de nos jours de diagnostiquer les lésions intracérébrales. Cependant, il est également devenu évident que d'autres mécanismes sont présents qui continuent à étendre les lésions cérébrales, et ce bien après l'événement traumatique. De grandes études à la fin des années 1980 ont montré que l'hypoxie et l'hypotension, quand elles ne sont pas reconnues ni traitées, sont des facteurs tout aussi délétères pour le cerveau que l'hypertension intracrânienne. D'autres études ont montré qu'une diminution de l'apport d'oxygène au niveau du cerveau ou que le manque en combustible énergétique (le glucose notamment) avaient des effets beaucoup plus dévastateurs sur un cerveau déjà traumatisé que sur un cerveau sain. De ce fait, en plus des hématomes intracrâniens, l'hypoxie et l'hypotension sont deux autres causes de lésions cérébrales secondaires [4,5,11–13].

Des recherches supplémentaires ont montré qu'il existait quatre classes de mécanismes responsables de lésions secondaires, le quatrième englobant ce qui se passe au niveau cellulaire et qui est déclenché par le traumatisme. La compréhension de tous ces mécanismes permettra peut être un jour de pouvoir manipuler, modifier voire stopper l'apparition de lésions cérébrales secondaires, et de déboucher sur de nouvelles possibilités thérapeutiques. Pour l'instant, ces travaux ne s'effectuent que dans des laboratoires.

La classification retenue est la suivante.

1. Effet de masse et élévation secondaire de la PIC avec mécanisme de glissement du cerveau, pouvant aboutir à un engagement, et ayant un taux de mortalité et de morbidité élevé en l'absence de prise en charge adéquate.
2. Hypoxie qui provoque une diminution de l'apport en oxygène au tissu cérébral (hypoxie cellulaire neuronale), que la cause en soit respiratoire ou circulatoire ou encore secondaire à l'effet de masse.
3. Hypotension et DSC inadéquats, qui peuvent entraîner une diminution des apports en oxygène au tissu cérébral ; un DSC bas peut aussi être responsable d'une diminution des apports en glucose au niveau des neurones.
4. Mécanismes cellulaires, dont les déficits en énergie (ATP), les phénomènes inflammatoires, les cascades de mort cellulaire, qui peuvent être déclenchés au niveau cellulaire même et sont appelées *apoptose*.

Causes intracrâniennes

Effet de masse et engagement. Ce sont les mécanismes lésionnels secondaires les plus fréquemment reconnus. Ces mécanismes sont le résultat d'interactions complexes décrites dans la doctrine de Monro-Kellie [14]. Le cerveau est enfermé dans un espace clos (une fois que les fontanelles sont fermées), espace totalement occupé par le cerveau, du sang et du LCR. Si n'importe quelle autre masse, telle qu'un hématome, un œdème ou une tumeur, occupe plus de volume, certaines des autres structures vont être poussées vers l'extérieur du crâne (figure 8-4).

La façon dynamique dont le sang, le cerveau ou le LCR sont forcés hors du crâne, en réponse à un effet de masse, est la deuxième partie de la doctrine de Monro-Kellie. En premier lieu, en réponse à l'augmentation de volume d'une masse intracrânienne, le volume de LCR est diminué. Le LCR baigne le cerveau et circule au sein des systèmes ventriculaires, et plus la masse en cause augmente de volume, plus la quantité de LCR étant forcée hors du cerveau est importante, si bien que le volume total de LCR intracrânien est diminué. Le volume sanguin contenu dans le crâne est, par le même mécanisme, réduit, le sang veineux représentant la part la plus importante du sang « expulsé » du secteur intracrânien.

Du fait de la réduction des volumes sanguins et de LCR, la pression intracrânienne n'augmente pas durant la phase précoce de développement d'une masse intracrâ-

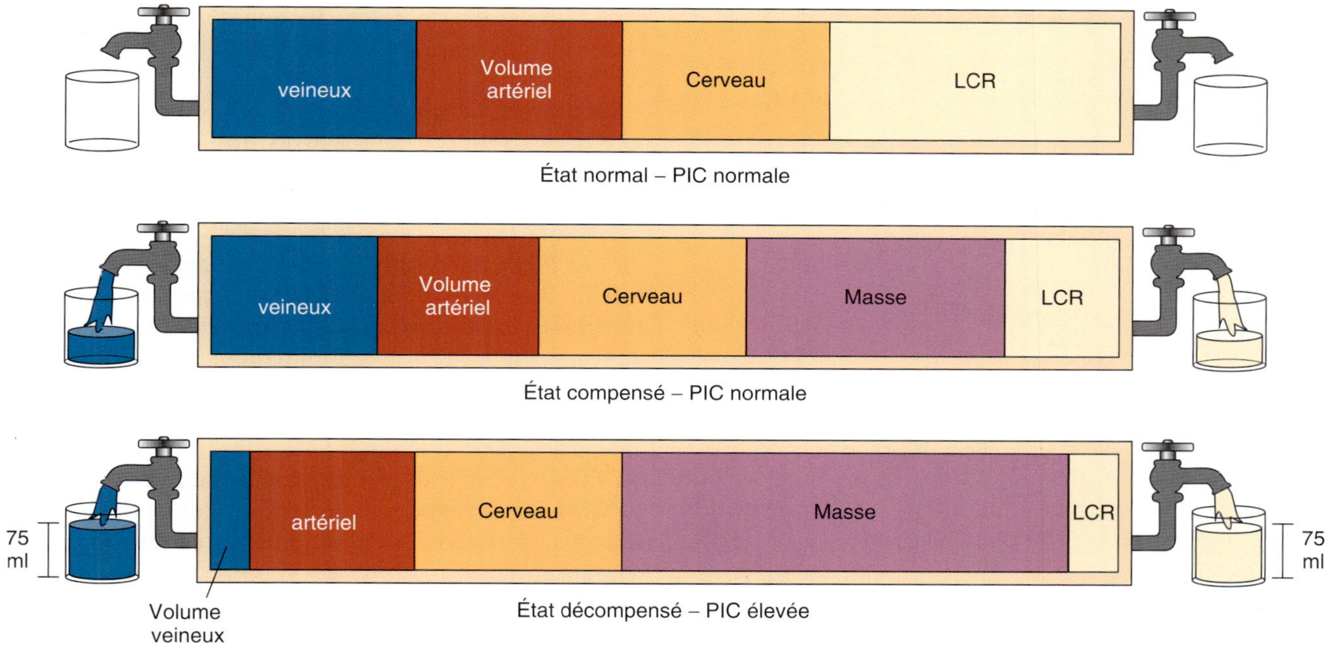

Fig. 8-4. Doctrine de Monro-Kellie : compensation intracrânienne face à une masse intracrânienne expansive. Le volume intracrânien reste constant. Si une masse intracrânienne est ajoutée (hématome), il en résulte une sortie du même volume de liquide céphalorachidien (LCR) et de sang, si bien que la pression intracrânienne (PIC) reste normale. Cependant, lorsque ce système de compensation est dépassé, il survient une augmentation exponentielle de la PIC même pour de petites augmentations du volume de l'hématome. (Source : McSwain NE Jr, Paturas JL, *The basic EMT : comprehensive prehospital patient care*, 2nd ed., St Louis, Mosby, 2001.)

nienne. Si la masse croissante est la seule pathologie en cause, le patient peut donc être asymptomatique pendant cette phase initiale. Dès que ce moyen de compensation est dépassé, la pression intracrânienne augmente rapidement. La structure suivante à être expulsée de la boîte crânienne est le cerveau ; c'est l'engagement.

Le cerveau n'a qu'une porte de sortie, le foramen magnum, en direction de la base de la boîte crânienne. Les conséquences et les différents tableaux cliniques sont présentés plus loin dans ce chapitre.

Si la masse expansive se situe le long de la grande convexité, comme dans le cas d'un hématome extradural en regard du lobe temporal, le lobe temporal sera tout d'abord poussé vers la partie centrale du cerveau avant de s'engager vers le foramen magnum, situé vers le bas. Ces mouvements forcent la partie médiane du lobe temporal, l'*uncus*, vers le IIIe nerf crânien, vers le tractus moteur, vers le tronc cérébral et le système réticulaire activateur (SRA), situés du même côté. Ce tableau est appelé *engagement uncuéal*, et se caractérise par une atteinte du III, ce qui provoque une mydriase du côté du processus expansif (figure 8-5). Il existe également dans ce cas une paralysie ou une baisse de la force motrice (compression du tractus moteur) du même côté, ce qui entraîne une faiblesse du côté opposé à la lésion intracrânienne. À un stade plus avancé, le SRA est comprimé et le patient sombre dans le coma, ce qui est de très mauvais pronostic.

Certaines masses situées au niveau de la convexité peuvent donner un tableau d'*engagement cingulaire* (sous-falcique), isolé ou associé à un engagement uncuéal. Dans l'engagement sous-falcique, le gyrus cingulaire, situé le long de la surface médiane des hémisphères cérébraux, est poussé sous la faux du cerveau, qui est la division de la dure-mère entre les deux hémisphères. Cela peut entraîner des lésions de la partie médiane du cerveau.

Un autre type d'engagement, l'*engagement tonsillaire* ou des amygdales cérébelleuses, survient quand le cerveau est poussé vers le bas, vers le foramen magnum, et force le cervelet ainsi que la médulla dans la même direction. Les amygdales cérébelleuses (structure la plus caudale du cervelet) et la médulla s'engagent dans le foramen magnum, et la médulla est littéralement écrasée. Les lésions de la partie basse de la médulla provoquent des arrêts respiratoires et cardiaques, qui sont le stade ultime de l'engagement [15] (figure 8-6).

Syndromes cliniques d'engagement. Différents signes cliniques peuvent permettre de suspecter que le patient est en train d'engager. Classiquement, la mydriase unilatérale est un signe d'engagement uncuéal. Des anomalies de la

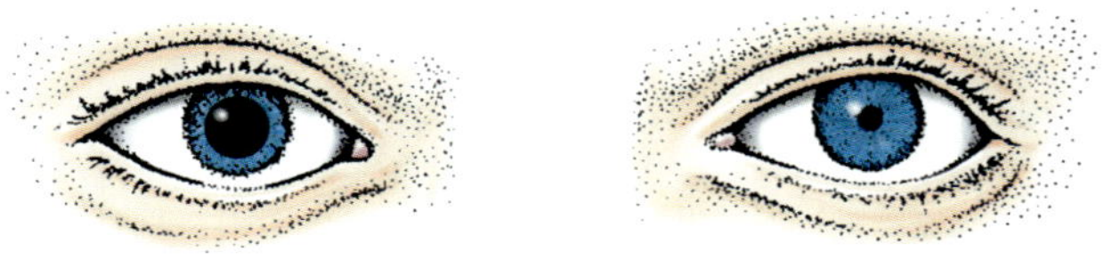

Fig. 8-5. Suspectez une lésion du cerveau dès que le diamètre des pupilles d'un patient est inégal (anisocorie).

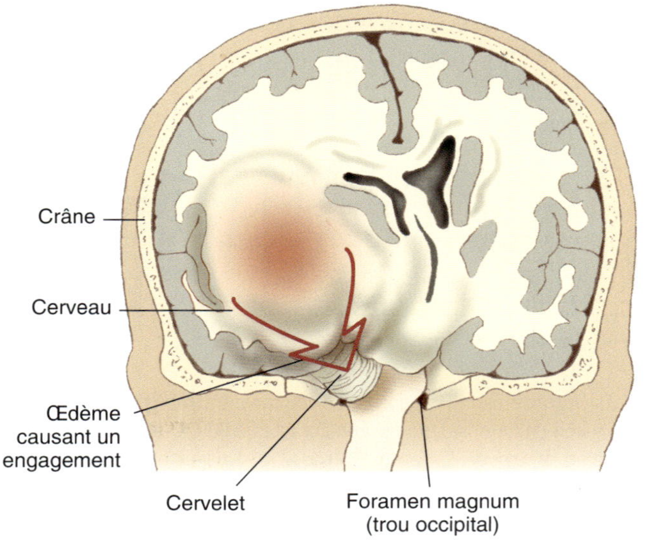

Fig. 8-6. Le crâne est une grosse structure osseuse qui contient le cerveau. Le cerveau ne peut pas sortir de la boîte crânienne s'il gonfle du fait d'un œdème ou si une hémorragie intracrânienne le comprime.

fonction motrice peuvent aussi accompagner un engagement. Ainsi, une faiblesse musculaire controlatérale peut être associée à un engagement uncuéal. Si l'engagement s'aggrave, des structures comme le noyau rouge et le noyau vestibulaire peuvent être lésées. Cela se traduit soit par un tableau de *décortication* (flexion des membres supérieurs, extension et rigidité des membres inférieurs), soit, à stade plus avancé, par un tableau de *décérébration* (tous les membres sont en extension, le patient peut même se mettre en pont, c'est l'opisthotonos). Après l'engagement, les membres deviennent flasques et paralytiques [16,17].

À un stade final, les engagements provoquent souvent des anomalies du rythme respiratoire, voire des apnées, ce qui a pour effet d'aggraver l'hypoxie neuronale et de perturber la capnie (CO_2). La *dyspnée de Cheyne-Stokes* se traduit par la succession de rythmes lents, avec des respirations profondes amples qui s'accélèrent progressivement puis redeviennent lentes et amples. De brefs épisodes d'apnée peuvent survenir entre les cycles. Les *dyspnées centrales* correspondent à des ventilations amples et rapides, alors que les *dyspnées ataxiques* correspondent à des respirations complètement irrégulières sans rythme déterminable. Si l'engagement se poursuit, la ventilation cesse du fait de la compression du tronc cérébral [15].

Au fur et à mesure que l'hypoxie cérébrale se développe, des réflexes sont activés afin de maintenir les apports en O_2 au cerveau. Pour contrecarrer l'élévation de la PIC, le système orthosympathique s'active pour augmenter la TAS, et de ce fait la PAM, afin de maintenir une PPC convenable. La TAS peut atteindre alors des valeurs de l'ordre de 250 mmHg. Cependant, les barorécepteurs carotidiens et aortiques détectant l'élévation anormale de la TAS, des stimulations sont envoyées au tronc cérébral, ce qui active le système parasympathique. Via la Xe paire de nerfs crâniens, le nerf vague, la réponse à cette augmentation de la TAS se traduit finalement par un ralentissement du rythme cardiaque. Le *phénomène de Cushing* correspond à ce tableau qui combine élévation de la pression artérielle et bradycardie, survenant au cours des augmentations importantes de la PIC.

Ischémie et engagement. Les signes constatés traduisent comment l'œdème cérébral – parce que le cerveau est contenu dans un espace clos, peut provoquer des dommages mécaniques au tissu cérébral. De plus, l'élévation de la PIC peut être responsable de lésions cérébrales ischémiques directes ou secondaires à la diminution de l'oxygénation neuronale. Quand l'œdème augmente, la PIC augmente également. Comme PPC = PAM – PIC, au fur et à mesure que la PIC s'élève, la PPC diminue. L'élévation de la PIC menace donc le DSC. En plus des lésions cérébrales mécaniques, l'œdème cérébral peut aussi être responsable de lésions cérébrales ischémiques, s'ajoutant aux autres causes possibles telles que l'hypotension.

Enfin, pour aggraver le tout, l'ischémie et les lésions cérébrales mécaniques provoquent elles-mêmes un œdème cérébral. L'œdème cérébral est donc auto-entretenu. Ainsi, une spirale infernale se met en place; elle aboutit à l'engagement et au décès du patient si le processus n'est pas stoppé. Limiter ces lésions secondaires et rompre ce cycle délétère sont les principaux buts de la prise en charge des TCC.

Œdème cérébral. L'œdème cérébral débute souvent au niveau du site de la lésion initiale. Les lésions de la membrane cellulaire des neurones permettent au liquide interstitiel de pénétrer dans les cellules, réalisant ainsi un œdème cérébral. De plus, les lésions peuvent déclencher une réponse inflammatoire qui altère le neurone et les capillaires cérébraux, provoquant une collection de liquide dans les neurones et dans le secteur interstitiel, deux phénomènes responsables d'œdème cérébral. Alors que l'œdème se développe, les lésions ischémiques et mécaniques décrites plus haut s'installent, ce qui aggrave le processus et conduit à plus d'œdème et de lésions.

L'œdème cérébral peut être consécutif à un hématome intracérébral, à une contusion du parenchyme cérébral ou à des lésions diffuses secondaires à une hypoxie ou à une hypotension.

Hématomes intracérébraux. En traumatologie, l'effet de masse est le résultat de l'accumulation de sang dans l'espace intracrânien. Les hématomes extraduraux, sous-duraux ou intraparenchymateux sont des causes majeures d'œdème cérébral. Comme l'effet de masse est uniquement fonction de la taille de ces hématomes, l'ablation rapide de ces saignements peut rompre le cycle œdème–lésion–ischémie. Malheureusement, dans certains cas, d'autres lésions sont souvent associées, et le simple traitement de l'hématome ne suffit pas à résoudre tout le problème. (Les différents types d'hématomes sont abordés plus loin dans ce chapitre.)

Hypertension intracrânienne. L'hypertension intracrânienne (HTIC) est le résultat de l'apparition d'un œdème cérébral dans un espace clos. La PIC est mesurable; cela permet de quantifier et d'évaluer le degré d'œdème cérébral. Les moniteurs de PIC permettent de surveiller l'évolution de cette pression ainsi que l'efficacité des traitements entrepris.

Comme nous l'avons vu plus haut, l'HTIC peut entraîner des lésions cérébrales mécaniques (par compression) mais aussi ischémiques et hypoxiques. C'est pour cette raison que l'HTIC est à la fois un symptôme et une cause de l'œdème cérébral.

La mesure de la PIC n'est pas disponible de manière habituelle en préhospitalier, mais une bonne compréhension de cette entité physiopathologique peut aider dans la prise en charge des patients souffrant de TCC.

Causes extracrâniennes (systémiques)

Hypotension. L'ischémie cérébrale est habituelle en cas de TCC. Des signes d'ischémie sont retrouvés chez 90 % des patients qui décèdent d'un TCC, et parmi les survivants, beaucoup ont des évidences de lésions ischémiques [18]. De ce fait, une baisse du DSC a un impact net sur le devenir de ces patients, et la prise en charge de ce facteur est un élément primordial pour limiter la survenue de lésions cérébrales secondaires d'origine systémique.

Dans la banque de données nord-américaine sur les TCC, les deux facteurs prédictifs d'un devenir sombre sont le temps écoulé avec une PIC supérieure à 20 mmHg et avec une TAS inférieure à 90 mmHg. En fait, un seul épisode de TAS inférieure à 90 mmHg peut assombrir franchement le pronostic [19]. Plusieurs études ont confirmé l'impact capital qu'avait l'hypotension sur le devenir des TCC.

Nombreux sont les patients souffrant de TCC qui présentent d'autres lésions hémorragiques pouvant être responsables d'une chute de la TAS. Un remplissage vasculaire agressif ayant pour but de maintenir une TAS supérieure à 90 mmHg est un point essentiel afin d'éviter la survenue de lésions cérébrales secondaires d'origine systémique.

En plus des hémorragies, un second facteur peut mettre en péril le DSC. Le DSC cortical habituel est de 50 ml/100 g de tissu cérébral/min. Après un TCC sévère, cette valeur peut chuter jusqu'à 30 voire 20 ml/100 g/min, notamment dans les traumatismes les plus sévères. Cela peut être dû à une perte des phénomènes d'autorégulation, ou à un mécanisme de protection. Quelle qu'en soit la cause exacte, les effets, combinés avec ceux d'un état de choc hémorragique, augmentent le risque de survenue de lésions ischémiques cérébrales [6,7,19,20].

De plus, comme nous l'avons vu précédemment, le système d'autorégulation est défectueux. Le résultat est qu'une PPC plus élevée est nécessaire pour maintenir un DSC adéquat. Les zones sévèrement touchées du cerveau peuvent perdre toute leur capacité d'autorégulation. Dans ces zones, les vaisseaux sanguins se dilatent, détournant ainsi le sang de zones intactes saines qui pourraient le rester si la PPC locale était maintenue [21,22]. Enfin, une hyperventilation agressive peut aggraver la situation et augmenter le risque de processus ischémiques.

Cette combinaison de perte de l'autorégulation, de détournement du débit sanguin et d'état de choc hémorragique représente un danger majeur de voir apparaître des lésions ischémiques supplémentaires chez le patient souffrant de TCC. C'est pourquoi le maintien d'une TAS supérieure à 90 mmHg, même si cela nécessite un remplissage vasculaire agressif, est essentiel dans la prise en charge des TCC, afin d'éviter la survenue de lésions cérébrales secondaires d'origine systémique.

Hypoxie. Un des éléments les plus importants apportés par la circulation au cerveau lésé est l'oxygène. Des lésions cérébrales définitives peuvent survenir en 4 à 6 minutes seulement d'anoxie. Des études ont également montré l'impact certain qu'avaient des pressions partielles en O_2 (Po_2) inférieures à 60 mmHg sur les patients souffrant de TCC [1,4,13]. Un nombre non négligeable de patients ne sont pas pris en charge de façon adéquate sur le terrain [13]. De plus, plusieurs études ont mis en évidence que certains de ces patients avaient une Po_2 ou une Sao_2 trop basses [12]. Les efforts demandés dans la prise en charge des voies aériennes et dans l'oxygénation de ces patients découlent de ces études.

Des travaux utilisant des monitorages de l'oxygénation du tissu cérébral ont montré l'impact de l'état de choc hémorragique sur l'apport d'oxygène au cerveau.

Limiter l'hypotension est un élément clé pour assurer une bonne oxygénation du cerveau traumatisé [23].

L'hémorragie est fréquente chez les patients traumatisés crâniens, ce qui peut provoquer non seulement un état de choc, mais aussi une anémie par perte d'hémoglobine.

Pour que du sang oxygéné soit délivré au cerveau, il faut que les poumons fonctionnent de façon adéquate, ce qui n'est pas toujours le cas après un traumatisme. Les patients qui présentent des voies aériennes supérieures altérées par du sang ou du contenu gastrique, une contusion pulmonaire ou un pneumothorax ont une pathologie qui va modifier leur fonction respiratoire et leur capacité d'oxygéner leur sang. Pour que le cerveau soit bien oxygéné, il faut donc s'assurer que le taux d'hémoglobine soit satisfaisant, mais aussi que les voies aériennes supérieures (VAS) soient perméables, que la fonction respiratoire soit efficace et que l'air inspiré contienne de l'oxygène.

Tout comme pour l'hypotension, limiter les risques de survenue d'épisodes d'hypoxie cérébrale en assurant une bonne ventilation à travers des VAS perméables et maintenir un état hémodynamique satisfaisant est une composante capitale de la prévention des lésions cérébrales secondaires d'origine systémique en cas de TCC.

Anémie. Tout aussi importante que la délivrance de l'oxygène au tissu, la capacité du sang de transporter de l'oxygène est capitale. Cela est déterminé par le taux d'hémoglobine. Une chute de 50 % de l'hémoglobinémie a un impact beaucoup plus négatif en terme d'apport d'oxygène aux tissus qu'une chute de 50 % de la Po_2. C'est pourquoi l'anémie (hémorragique) a un impact certain sur le pronostic des TCC.

Hypoglycémie et hyperglycémie. L'hypotension a de fortes chances de faire diminuer le DSC. Alors que le DSC chute, l'apport d'oxygène au cerveau chute, tout comme l'apport de glucose et d'autres métabolites nécessaires à son bon fonctionnement. La corrélation entre TAS basse et mauvaise oxygénation du tissu cérébral a été bien étudiée. En revanche, l'utilisation du glucose et son apport au cerveau traumatisé sont toujours des sujets en cours d'étude.

Cependant, les données actuellement disponibles font entrevoir une réponse complexe du cerveau lésé en ce qui concerne le métabolisme cérébral du glucose. Certaines études montrent qu'après un TCC grave, le métabolisme du glucose et les besoins cérébraux en glucose augmentent, mettant en péril l'équilibre entre délivrance et utilisation du glucose au niveau du cerveau [24–26].

D'un autre côté, des études cliniques et biologiques faites sur des patients souffrant d'accident vasculaire cérébral (AVC) en milieu de soins intensifs de neurologie, ont montré que les patients qui avaient des glycémies élevées pour de longues périodes pouvaient avoir des zones de lésions ischémiques plus étendues et donc des chances de récupération moindres que les patients ayant des glycémies mieux contrôlées. Des études limitées semblent montrer la même tendance en ce qui concerne les lésions ischémiques post-TCC.

Une glycémie élevée chez un patient souffrant de TCC a aussi été associée à un pronostic plus sombre.

Autant l'hyper- que l'hypoglycémie peuvent mettre en danger un tissu cérébral déjà ischémique. L'effet désastreux sur la fonction cérébrale, quel que soit l'état du cerveau, est bien connu. Les neurones sont incapables de stocker du glucose, et ils ont besoin d'un apport continu en sucre pour que leur métabolisme cellulaire soit assuré. En cas d'hypoglycémie, le neurone ischémique peut être définitivement lésé. Cependant, une glycémie élevée pour une période prolongée, au-delà de 1,5 g/l (8,25 mm/l) à 2 g/l (11 mm/l) a peut-être des effets délétères sur le cerveau traumatisé et doit donc être évitée [27–28].

Dans l'environnement préhospitalier, il est important d'éviter à tout prix une hypoglycémie aux effets néfastes immédiats, plutôt qu'une hyperglycémie, dont les effets délétères ne semblent survenir que pour des périodes prolongées. Enfin, le contrôle strict des taux de glucose quand ils sont trop élevés n'est réalisable en pratique qu'en milieu hospitalier.

Hypocapnie et hypercapnie. Tant l'hypocapnie (diminution de la $Paco_2$) que l'hypercapnie (augmentation de la $Paco_2$) peuvent aggraver une lésion cérébrale. Lorsque les vaisseaux sanguins cérébraux se contractent du fait d'une hypocapnie importante, le DSC est altéré, conduisant à une diminution de l'apport d'O_2 au cerveau. L'hypercapnie peut résulter de l'hypoventilation induite par certaines drogues, par une intoxication éthylique, ou par l'un des multiples rythmes ventilatoires anormaux vus chez les patients souffrant d'une augmentation de la PIC. L'hypercapnie provoque une vasodilatation cérébrale qui va ultérieurement augmenter la PIC.

Convulsions. Un patient traumatisé crânien présente un fort risque de convulsions pour diverses raisons. L'hypoxie provenant d'une obstruction des voies aériennes ou par hypoventilation peut induire des crises convulsives généralisées, tout comme l'hypoglycémie et les anomalies métaboliques. L'ischémie cérébrale ou les lésions cérébrales peuvent servir de point de départ à des crises de type grand mal épileptique. Les convulsions peuvent, à leur tour, aggraver l'hypoxie préexistante du fait de leur retentissement sur la fonction respiratoire. De plus, l'importante activité neuronale liée aux convulsions généralisées va rapidement diminuer le taux d'O_2 et de glucose, aggravant l'ischémie cérébrale.

Évaluation

Une rapide étude de la cinétique de l'accident, combinée avec l'examen primaire, aidera à identifier les problèmes susceptibles de mettre en jeu le pronostic vital d'un patient chez qui on suspecte une lésion cérébrale traumatique.

Cinématique

Comme pour tous les patients traumatisés, l'évaluation doit prendre en considération le mécanisme lésionnel. Parce que de nombreux patients souffrant de traumatismes crâniens sévères ont un niveau de conscience altéré, les données clés concernant la cinétique de l'accident doivent provenir de l'observation de la scène d'accident ou de l'interrogatoire des témoins. Le pare-brise du véhicule peut présenter un impact en « toile d'araignée » suggérant un impact par la tête du patient ; un objet sanguinolent pouvant avoir été utilisé comme une arme lors d'une bagarre peut aussi être présent. Ces informations importantes doivent être communiquées aux personnes réceptionnant la victime parce qu'elles peuvent être essentielles pour un diagnostic correct, et pour la prise en charge du patient.

Évaluation primaire

Voies aériennes

La liberté des voies aériennes doit être vérifiée. Chez les personnes inconscientes, la langue peut complètement obstruer les voies aériennes. Une ventilation bruyante indique une obstruction partielle par la langue ou par un corps étranger. Les vomissements, le sang et l'œdème provenant d'un traumatisme facial compromettent fréquemment les voies aériennes des patients traumatisés crâniens.

Fonction respiratoire

L'évaluation de la fonction respiratoire doit inclure l'évaluation de la fréquence, l'amplitude et l'adéquation de la ventilation. Comme évoqué précédemment, différents types de rythmes ventilatoires peuvent résulter d'un traumatisme crânien sévère. Chez les patients polytraumatisés, les lésions thoraciques peuvent altérer l'oxygénation et la ventilation. Les fractures de la colonne cervicale sont présentes chez 2 à 5 % des patients souffrant de TCC, et peuvent interférer de façon significative avec la ventilation.

Un apport adéquat en oxygène au cerveau traumatisé est un point essentiel dans la prévention de la survenue de lésions cérébrales secondaires d'origine systémique. L'incapacité de maintenir une Spo_2 supérieure à 90 % semble être un facteur de mauvais pronostic pour les patients souffrant de TCC. Obtenir une Spo_2 supérieure à 90 % est donc un objectif primordial. L'évaluation et la prise en charge des VAS et de la fonction respiratoire sont donc des éléments cruciaux.

Circulation

Comme nous l'avons vu précédemment, maintenir une TAS supérieure à 90 mmHg est un point capital dans la prévention de la survenue de lésions cérébrales secondaires. De ce fait, le contrôle des hémorragies et le traitement des états de choc sont primordiaux. L'intervenant préhospitalier doit, si possible, noter et quantifier les signes d'hémorragie externe. En l'absence d'une hémorragie externe significative, un pouls rapide et faible chez une victime d'un traumatisme fermé suggère une hémorragie interne menaçant le pronostic vital, dans la plèvre, le péritoine, le rétropéritoine ou les tissus mous entourant les fractures des os longs. Chez un nourrisson aux fontanelles non fermées, il peut se produire une hémorragie intracrânienne suffisamment importante pour provoquer un choc hypovolémique. Un pouls lent bien frappé peut résulter d'une hypertension intracrânienne et indiquer un engagement imminent (phénomène de Cushing). Chez un patient présentant des lésions potentiellement mortelles, le transport ne doit pas être différé pour mesurer la pression artérielle ; celle-ci sera mesurée pendant le transport si le temps de route le permet.

Déficit neurologique

Lors de l'examen primaire, et après avoir débuté les mesures appropriées pour traiter les problèmes identifiés au niveau des voies aériennes, de la fonction respiratoire et de la circulation, un score de Glasgow de base devrait être établi pour évaluer précisément le niveau de conscience du patient (tableau 8-1). Comme décrit dans le chapitre 5, le score de Glasgow est calculé en utilisant la meilleure réponse notée lors de l'évaluation de l'ouverture des yeux, de la réponse verbale et de la réponse motrice du patient. Si le patient n'a pas spontanément les yeux ouverts, un ordre verbal (par exemple : « Ouvrez les yeux ! ») doit être utilisé. Si le patient ne répond pas à la stimulation verbale, il convient d'appliquer une stimulation douloureuse telle qu'une pression d'un ongle à l'aide d'un stylo, ou un pincement de la peau dans la région axillaire antérieure.

La réponse verbale peut être testée par une question telle que : « Que vous est-il arrivé ? » Si le patient est totalement orienté, il fournira une réponse cohérente. Sinon, sa réponse verbale est notée comme étant

Tableau 8-1 Échelle de Glasgow

	Points
Ouverture des yeux	
Ouverture des yeux spontanée	4
Ouverture des yeux à la commande	3
Ouverture des yeux au stimulus douloureux	2
Aucune ouverture des yeux	1
Meilleure réponse verbale	
Réponses appropriées (orientées)	5
Donne des réponses confuses	4
Réponses inappropriées	3
Bruits incompréhensibles	2
Aucune réponse verbale	1
Meilleure réponse motrice	
Obéit aux ordres	6
Localise les stimuli douloureux	5
Retrait à la douleur	4
Flexion anormale à la douleur (décortication)	3
Extension anormale à la douleur (décérébration)	2
Aucune réponse motrice	1

N.B. : Le plus bas score possible est de 3 et le plus haut score possible est de 15.

confuse, inappropriée, inintelligible ou absente. Si le patient est intubé, le score n'est calculé qu'à partir des items « ouverture des yeux » et « réponse motrice », en ajoutant un « S » (pour « sonde ») afin de noter l'impossibilité d'évaluer la réponse verbale; par exemple « 8S ».

La dernière composante du score de Glasgow est la réponse motrice. Un ordre simple et sans ambiguïté doit être donné au patient, tel que : « Levez deux doigts ! », ou : « Faites-moi le signe de l'autostoppeur ! » Un patient qui ne fait que serrer le doigt du secouriste peut simplement démontrer un réflexe de préhension, sans qu'il s'agisse de la volonté de suivre un ordre. Une stimulation douloureuse doit être réalisée si le patient n'arrive pas à suivre l'ordre verbal et la *meilleure* réponse motrice du patient doit être notée. Une victime qui essaie de repousser la source de douleur est considérée comme localisant le stimulus douloureux. Les autres réponses possibles à la douleur incluent le retrait du stimulus, la flexion anormale (décortication) ou l'extension anormale (décérébration) des extrémités supérieures, ou l'absence de toute réponse motrice.

La symétrie des pupilles et leur réponse à la lumière doivent être rapidement examinées. Une différence supérieure à 1 mm de la taille des pupilles est considérée comme anormale. Un faible pourcentage de la population présente une *anisocorie* (inégalité du diamètre des pupilles) qui peut être soit congénitale, soit consécutive à un traumatisme ophtalmologique. Il n'est pas toujours évident en préhospitalier de faire la différence entre ces diverses causes d'anisocorie. Pour cette raison, toute anisocorie dans le cadre d'un traumatisme crânien sera attribuée à celui-ci et prise en charge comme telle, jusqu'à ce que cela soit confirmé ou infirmé en milieu hospitalier [29].

Exposition/environnement

Les victimes souffrant de TCC présentent fréquemment d'autres lésions qui peuvent représenter un danger vital, fonctionnel ou indirectement pour le cerveau. De ce fait, le corps entier doit être examiné à la recherche d'autres lésions potentiellement mortelles.

Examen secondaire

Dès que les lésions menaçant la vie ont été identifiées et prises en charge, un examen secondaire complet devrait être effectué si le temps le permet. La tête et la face du patient doivent être palpées avec précaution à la recherche de lésions, plaies, dépressions et crépitations. Tout liquide clair venant du nez ou des oreilles peut être du LCR. Lorsqu'il est étalé sur une compresse de gaze ou une étoffe, le LCR se différencie du sang en produisant un « halo » jaunâtre caractéristique. Bien que ce test ne soit pas spécifique, il est un bon indicateur en préhospitalier [30].

La réponse à la lumière et le diamètre des pupilles doivent être à nouveau contrôlés à cette étape. En raison de l'incidence des fractures cervicales associées aux traumatismes crâniens, la nuque doit être examinée à la recherche d'une sensibilité ou d'une déformation osseuse.

Chez un patient coopératif, un examen neurologique plus détaillé, évaluant la sensibilité et la motricité des quatre extrémités, devrait être réalisé. Un déficit neurologique tel qu'une hémiparésie (faiblesse) ou une hémiplégie (paralysie) peut être présent sur un seul côté du corps. Ces « signes de latéralisation » peuvent être des indications de lésion cérébrale.

Historique

Les intervenants préhospitaliers doivent essayer d'obtenir l'anamnèse AMPLE par le patient, par les membres de sa famille ou par des témoins. Le diabète, les crises convulsives, la prise de drogues et d'alcool peuvent simuler un traumatisme crânien. Tout élément se rapportant à une overdose ou à un abus de drogue doit être noté. Le patient peut avoir des antécédents de céphalées persistantes ou récurrentes, des troubles visuels, des nausées et des vomissements ou des difficultés à parler [31].

Examens évolutifs

Environ 3 % des patients avec un traumatisme cérébral léger (score de Glasgow de 14 à 15) présentent une détérioration imprévue de leur état de conscience. Durant le transport, l'examen primaire et l'évaluation du score de Glasgow doivent être répétés à intervalles fréquents. Les patients dont le score de Glasgow baisse de plus de deux points durant le transport sont particulièrement exposés à une aggravation du processus pathologique [29,32,33]. Ces patients doivent être transportés rapidement vers un centre spécialisé. Là, l'évolution du score de Glasgow du patient durant le transport sera utilisée dans la prise en charge initiale. Les changements dans le score de Glasgow et les constantes vitales doivent être consignés dans le dossier du patient et transmis aux équipes recevant les victimes. Les réponses du blessé à sa prise en charge doivent également être enregistrées [34].

Traumatismes crâniens spécifiques

Lésions du crâne et du cou

Lésions du cuir chevelu (scalp)

Comme nous l'avons vu précédemment, le cuir chevelu est formé de plusieurs feuillets de tissus qui sont très vascularisés. Une lésion même minime peut donc être responsable de saignements abondants. Des lésions importantes, comme un décollement étendu du scalp, peuvent provoquer des états de choc hypovolémique voire une exsanguination (figure 8-7). Ce type de blessure peut se voir quand un passager non ceinturé est projeté à travers le pare-brise d'un véhicule, ou quand les cheveux longs d'un ouvrier sont pris dans une machine rotative. Un choc violent sur la tête peut provoquer un hématome du cuir chevelu, qui peut être confondu à la palpation avec une fracture déprimée du crâne.

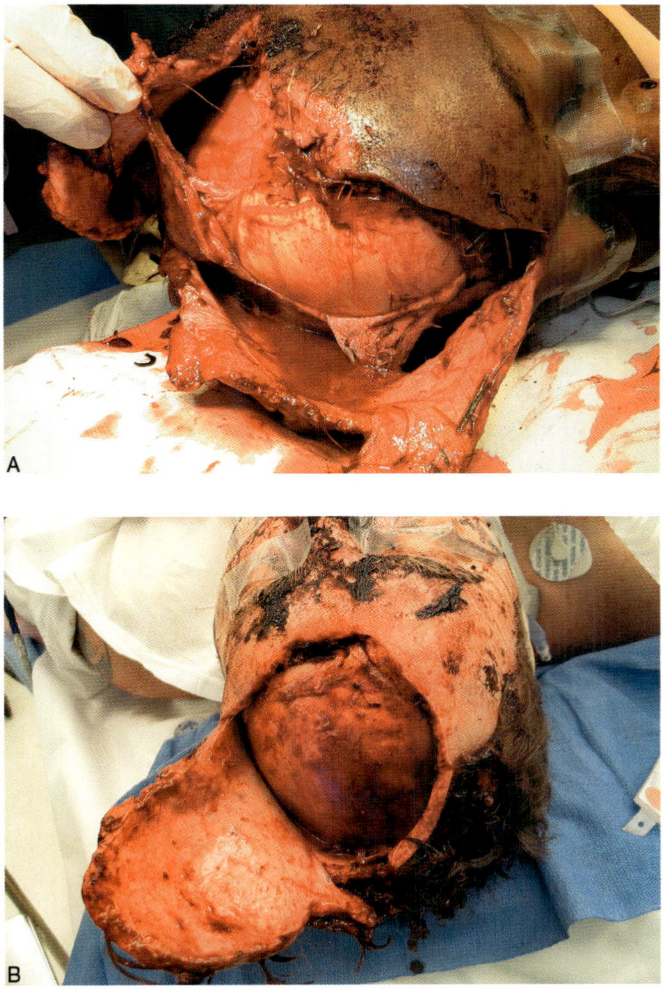

Fig. 8-7. Une plaie du scalp importante peut avoir pour conséquence une hémorragie extériorisée massive.

Fractures du crâne

Les fractures du crâne peuvent être le résultat de traumatismes contondants ou de traumatismes pénétrants. Les *fractures linéaires* représentent 80 % des fractures du crâne ; cependant, un impact violent peut provoquer une *fracture déprimée* où des fragments osseux sont forcés vers les structures sous-jacentes et vers le cerveau (figure 8-8). Les fractures simples ne sont visibles que radiologiquement, alors que les fractures avec dépression sont retrouvées à la palpation. Une telle fracture fermée n'a pas de signification clinique importante quand elle est minime, mais sa présence augmente le risque d'avoir un hématome intracrânien associé. Les fractures déprimées fermées peuvent nécessiter un traitement chirurgical. Les fractures ouvertes du crâne peuvent être dues à un traumatisme contondant particulièrement violent ou à un traumatisme pénétrant (par arme à feu), et la plaie représente un point d'entrée pour les bactéries, rendant alors le risque de méningite secondaire très important. Si la dure-mère est percée, du tissu cérébral ou du LCR peuvent s'écouler par la fracture. Ces lésions nécessitent une évaluation neurochirurgicale immédiate.

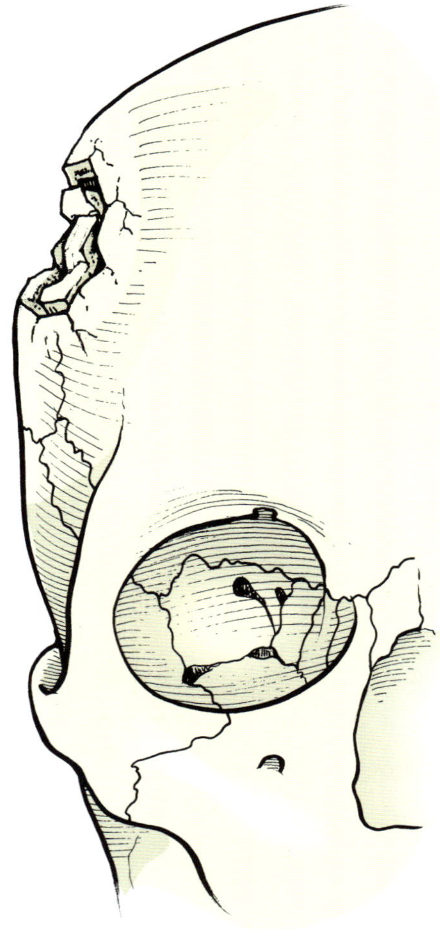

Fig. 8-8. Une fracture déprimée (embarrure) peut forcer des particules d'os à l'intérieur du tissu cérébral.

Les *fractures de la base du crâne* peuvent entraîner un écoulement de LCR par le nez ou par les oreilles. L'hématome périorbitaire en lunette et l'hématome mastoïdien rétro-auriculaire (signe de Battle) sont typiques de ces fractures, mais peuvent mettre plusieurs heures à devenir visibles.

Traumatismes de la face

Les lésions de la face vont de la simple plaie superficielle au traumatisme majeur mettant en péril les VAS et l'état hémodynamique. La perméabilité des VAS peut être compromise par des changements structurels dus au traumatisme ou par la présence de corps étrangers (dents, aliments, sang, etc.). Les changements structurels peuvent être secondaires à des déformations sur des fractures des os du massif facial ou à des hématomes des tissus mous. Comme la face a une concentration élevée en vaisseaux sanguins, les saignements peuvent être massifs. Le sang et les caillots peuvent mettre en danger la perméabilité des VAS. Les traumatismes faciaux sont souvent associés à une altération du niveau de conscience et à des TCC sévères. Enfin, les voies aériennes peuvent être compromises par la présence de corps étrangers, mais aussi par des vomissements dus au TCC ou à l'hypovolémie.

Fractures de la mandibule. Après les fractures des os nasaux (os propres du nez), les fractures de la mandibule sont les deuxièmes fractures de la face les plus fréquentes. Dans plus de 50 % des cas, la mâchoire est fracturée en plusieurs endroits. La plainte la plus commune en dehors de la douleur est la perte de l'articulé dentaire, c'est-à-dire la perte de l'alignement des dents du haut et du bas, ce qui provoque une malocclusion de la bouche. À la palpation, une déformation en marche d'escalier ou des crépitations peuvent être senties.

Fractures des os nasaux. La présence d'une ecchymose, d'un œdème localisé ou d'un épistaxis fait suspecter ce type de fracture. On peut noter une déformation à la palpation.

Fractures du massif facial. Elles sont classées comme suit (figure 8-9).

- *La fracture de type Le Fort I* provoque une désolidarisation des maxillaires avec le plancher nasal. Bien que le passage d'air à travers les narines puisse ne pas être affecté, l'oropharynx peut être obstrué par du sang cailloté ou par un œdème du palais mou.
- *La fracture de type Le Fort II*, également connue sous le terme de *fracture pyramidale*, touche les maxillaires droit et gauche, la partie médiane du plancher de l'orbite et les os nasaux. Les sinus sont très vascularisés, et ce type de fracture peut être associé à une perte de la perméabilité des VAS du fait d'hémorragies importantes.
- *La fracture du type Le Fort III*, également connue sous le terme de disjonction craniofaciale, touche tous les os qui solidarisent la face au crâne. Les forces nécessaires pour engendrer de telles fractures sont si violentes que ces lésions sont souvent associées à des TCC, des VAS non maintenues, des malocclusions buccales et des écoulements de LCR par les narines.

Les patients présentant ces fractures de l'étage moyen de la face ont souvent une déformation ou une perte de la symétrie visible du visage. La face peut apparaître aplatie, ou le patient peut ne plus être capable de fermer un côté de la bouche. Si la conscience est conservée, il peut se plaindre de douleur ou d'hypo-esthésie faciale. La palpation peut retrouver des crépitations.

Lésions du larynx

Les fractures du larynx surviennent classiquement quand un traumatisme contondant est appliqué à la partie anté-

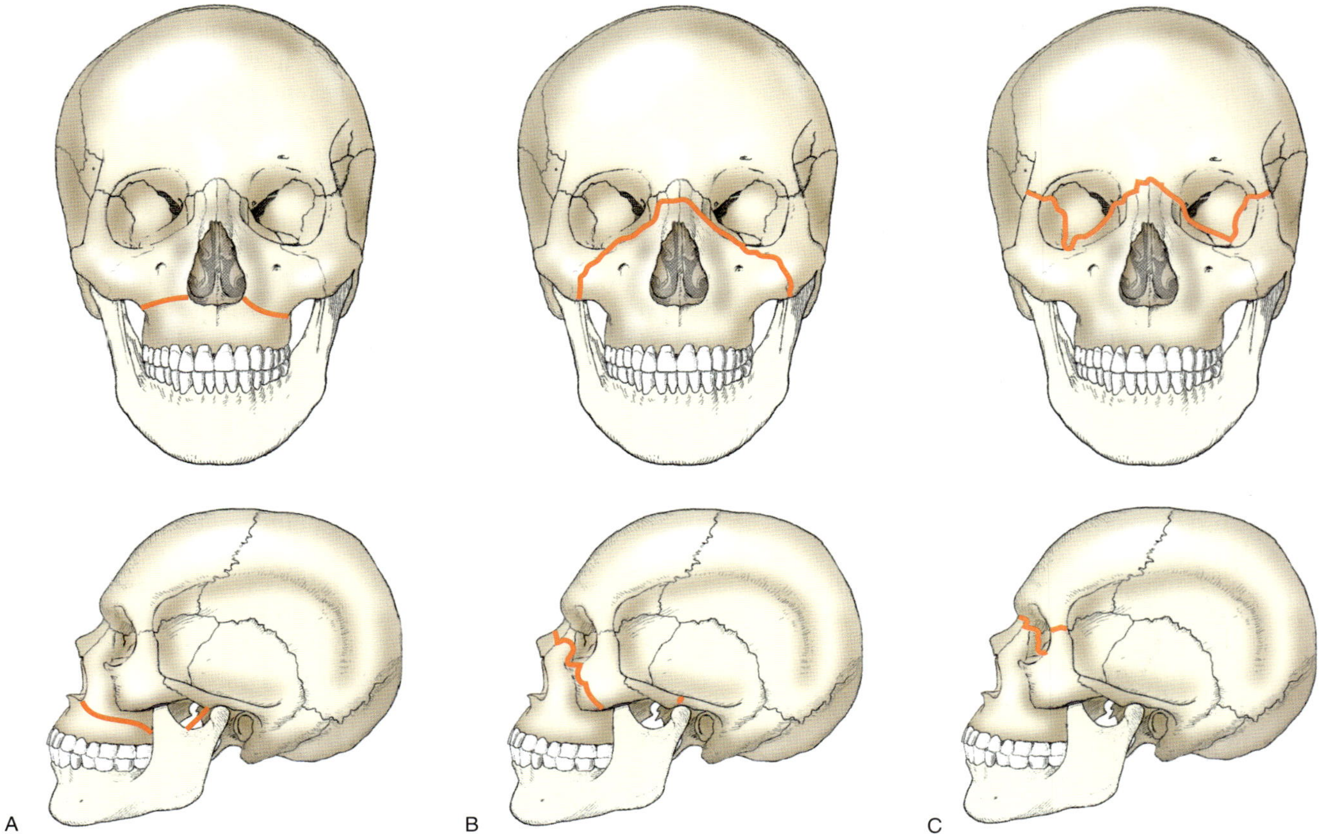

Fig. 8-9. Les différents type de fracture de la face de type Le Fort. *A* : Le Fort I. *B* : Le Fort II. *C* : Le Fort III. (*Source : Sheehy S, Emergency nursing*, 3rd ed., St Louis, Mosby, 1992.)

rieure du cou, ou quand, par exemple, le cou d'un motocycliste heurte un objet. Le patient peut se plaindre de modifications de la voix (généralement de tonalité plus basse qu'à l'accoutumée). À l'inspection, on peut noter une contusion ou la perte de relief du cartilage thyroïde (pomme d'Adam). Une fracture du larynx peut s'accompagner d'un emphysème sous-cutané de la face antérieure du cou qui est alors ressenti à la palpation. L'intubation de la trachée n'est pas indiquée en l'absence de signe de non-maintien des VAS, car il existe un risque élevé d'intubation impossible et de déplacement de fragments laryngés fracturés. La cricothyrotomie d'urgence peut être dans ces conditions une solution possible.

Lésions des vaisseaux du cou

Les artères carotides et les veines jugulaires traversent verticalement la partie antérieure du cou, de part et d'autre de la trachée. Les artères carotides apportent le sang à la grande majorité du tissu cérébral, alors que les veines jugulaires le drainent. Une lésion sur un de ces vaisseaux peut être responsable de saignement cataclysmique. De plus, le risque en cas de lésion d'une veine jugulaire est la survenue d'embolie gazeuse. Si le patient est assis ou si la tête est un peu surélevée par rapport au reste du corps, lors des inspirations, la pression veineuse chute en dessous de la pression atmosphérique, l'air pouvant alors entrer dans la veine. Un embole gazeux conséquent peut être fatal, car il va interférer avec la fonction cardiaque et avec la perfusion cérébrale.

Lésions cérébrales

Commotion cérébrale

Le diagnostic de commotion cérébrale est posé dès qu'un patient traumatisé crânien présente une altération transitoire du niveau de conscience. Bien que l'on associe classiquement la perte de connaissance (PC) à la commotion cérébrale (le classique TC PC), son absence n'élimine en aucun cas le diagnostic. Ainsi, une amnésie des faits est également un signe diagnostique de commotion.

Les signes suivants peuvent aussi être présents lors d'une commotion cérébrale [35] :

- état stuporeux;
- ralentissement psychomoteur (réponse verbale ou motrice ralentie);
- confusion ou difficultés à se concentrer;
- désorientation dans le temps ou dans l'espace;
- discours décousu ou incohérent;
- troubles de la coordination (incapacité de marcher en ligne droite, dysmétrie);
- réactions émotives inappropriées (rires ou pleurs sans relation avec la situation);
- troubles de la mémoire récente (propos et questions répétitives, le patient ne semble pas enregistrer les informations qu'on lui donne);
- incapacité de mémoriser des mots ou des objets.

Chez la grande majorité des patients présentant une commotion cérébrale, le scanner sera normal.

Des céphalées intenses, des nausées ou des vomissements accompagnent fréquemment ce tableau. Bien que ces signes disparaissent généralement en quelques heures à quelques jours, dans certains cas de commotions sévères, les signes et notamment les troubles de la concentration peuvent durer plusieurs mois. Tout patient présentant au moins un signe de commotion cérébrale doit être transporté afin de réaliser une évaluation secondaire médicale.

Hématome intracrânien

Les hématomes intracrâniens sont classés en trois types : extraduraux, sous-duraux et intracérébraux. Parce que les signes et symptômes de ces différents types d'hématomes ont de nombreux points communs, un diagnostic spécifique dans le contexte préhospitalier est presque impossible, bien qu'un intervenant préhospitalier puisse suspecter un hématome extradural en se fondant sur la présentation clinique caractéristique. Même dans ce cas, un diagnostic définitif ne peut être fait qu'après la réalisation d'un scanner à l'hôpital receveur. Du fait que ces hématomes occupent une certaine place à l'intérieur de la boîte crânienne, qui est rigide, ils peuvent générer des augmentations rapides de la PIC, particulièrement s'ils sont expansifs.

Hématome extradural. Les hématomes extraduraux (HED) représentent 2 % des TCC nécessitant une hospitalisation. Ces hématomes résultent souvent d'un choc de faible vélocité au niveau de l'os temporal, comme l'impact d'un coup de poing. Une fracture de cet os fin endommage l'artère méningée moyenne, ce qui provoque une hémorragie qui se collecte entre le crâne et la dure-mère (figure 8-10). La pression élevée qui règne dans le système vasculaire artériel peut disséquer ou décoller la dure-mère de la table interne du crâne, créant ainsi un espace extradural (ou péridural) rempli de sang. Au scanner, ce type de lésion a un aspect typique en forme de lentille biconvexe, le sang étant coincé entre la table interne de la voûte crânienne et la dure-mère. Cet hématome est souvent le résultat direct d'une fracture du crâne, et les lésions cérébrales directes sont rares. Le principal danger pour le cerveau vient du risque de compression et d'engagement lié au fait que ces hématomes sont expansifs. De ce fait, les patients souffrant d'HED, quand ils sont traités neurochirurgicalement de façon précoce, ont un bon pronostic.

Le tableau clinique de l'HED est en trois temps : perte de connaissance transitoire, récupération d'un niveau de conscience (c'est l'intervalle libre) et déclin rapide du niveau de conscience. Pendant l'*intervalle libre*, le patient peut être léthargique, confus ou parfaitement orienté, ou bien peut se plaindre de céphalées. Seulement un tiers des patients souffrant d'HED présentent un intervalle libre. Cet intervalle libre n'est pas spécifique des HED, car il peut se voir dans d'autres types de lésions intracérébrales. Cela étant, tout patient présentant un TC et un intervalle libre est suspect de souffrir d'une hémorragie intracrânienne expansive et doit donc être pris en charge de manière urgente.

Alors que le niveau de conscience se dégrade, le patient peut présenter une pupille dilatée, peu ou non réactive du côté du traumatisme (homolatéral). Les nerfs moteurs croisent d'un côté vers l'autre au niveau de la moelle épinière, si bien que l'hémiplégie ou l'hémiparésie, si elle existe, sera présente du côté opposé (controlatéral) à la lésion et à la pupille dilatée. Le taux de mortalité des HED est de l'ordre de 20 % ; cependant, si le diagnostic, la prise en charge et le transport sont réalisés rapidement, le taux de mortalité peut baisser jusqu'à 2 %. Cela est dû au fait que l'HED est en général une lésion confinée isolée pure, c'est-à-dire sans lésion cérébrale sous-jacente. Une fois que l'hématome est évacué, le processus pathologique est stoppé. La prise en charge neurochirurgicale rapide permet donc de faire chuter la mortalité et permet de diminuer la survenue de séquelles. Les HED touchent souvent des sujets jeunes, ce qui rend leur impact financier et social sur la société important.

Hématome sous-dural. Les hématomes sous-duraux (HSD) représentent environ 30 % des lésions cérébrales graves. En plus d'être plus communs que les HED, ils diffèrent aussi par leurs étiologies, leurs localisations et leurs pronostics. À l'opposé des hémorragies artérielles, qui produisent un HED, les HSD résultent généralement d'un saignement

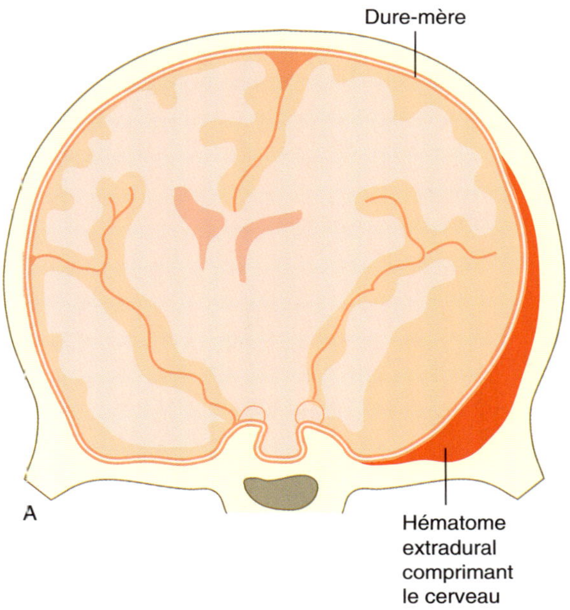

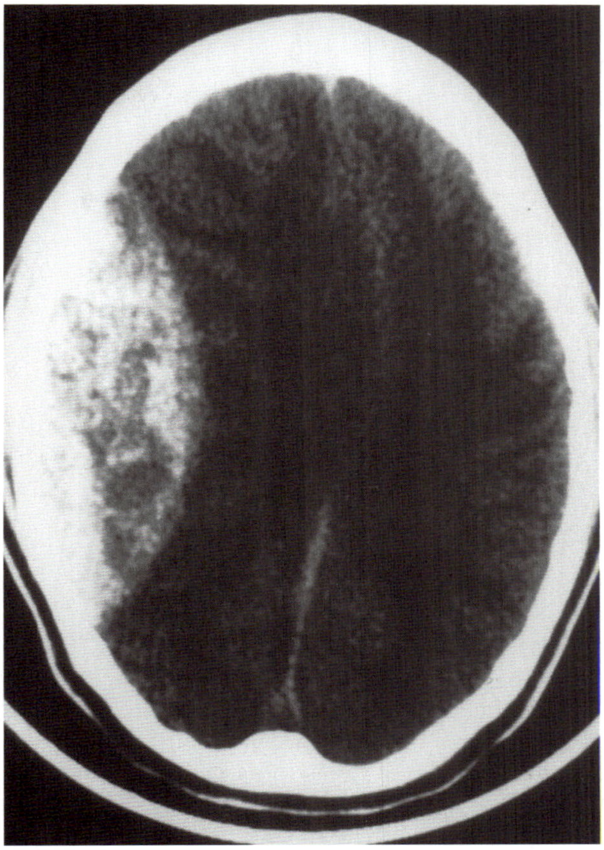

Fig. 8-10. *A* : Hématome extradural. *B* : Hématome extradural (scanner). (B : extrait de Cruz J, *Neurological and neurosurgical emergencies*, Philadelphie, WB Saunders, 1998.)

veineux provenant des veines faisant des ponts, qui sont déchirées lors d'un choc violent à la tête. Dans ces traumatismes, le sang se collecte dans l'espace sous-dural entre la dure-mère et l'arachnoïde (figure 8-11).

Les HSD se présentent de deux manières différentes. Dans certains cas, après un TC significatif, la rupture des ponts veineux provoque une accumulation rapide de sang dans l'espace sous-dural, et un effet de masse s'installe précocement. Un facteur aggravant en terme de morbidité est l'existence de lésions sur le parenchyme cérébral, en regard de l'HSD, et qui surviennent au cours du traumatisme. Contrairement à l'HED, l'effet de masse dans les HSD est le résultat de l'hématome lui-même, mais aussi de l'œdème cérébral secondaire à la lésion directe sur le tissu du cerveau. Les patients qui présentent une telle pathologie vont rapidement avoir une détérioration de leur niveau de conscience et vont avoir besoin d'une prise en charge urgente (monitorage de PIC et neurochirurgie).

Dans certains cas, l'HSD peut passer inaperçu. Chez les personnes âgées ou chez les patients débilités (ayant des pathologies chroniques), l'espace sous-dural est augmenté du fait d'une atrophie cérébrale. Pour ces patients, du sang peut s'accumuler dans l'espace sous-dural, sans créer d'effet de masse et donc sans être cliniquement parlant. C'est le cas typique de la personne âgée qui chute et qui présente un TC d'allure bénigne. Les patients sous anticoagulants antivitaminiques K (AVK) ont plus de risque de se trouver dans ce type de situation. Comme le traumatisme a l'air mineur et bénin, ces patients ne consultent même pas et le saignement n'est pas identifié. Beaucoup de patients chez qui un HSD chronique est diagnostiqué ne se souviennent pas du traumatisme responsable.

Dans certains cas, l'HSD chronique est identifié car il devient cliniquement significatif. Si des petits épisodes de saignement se succèdent au fil du temps, l'hématome grandit et exerce petit à petit un effet de masse plus ou moins significatif. Comme l'apparition de l'effet de masse se fait lentement, ces patients ne présentent pas les signes graves d'un HED aigu, mais plutôt des symptômes

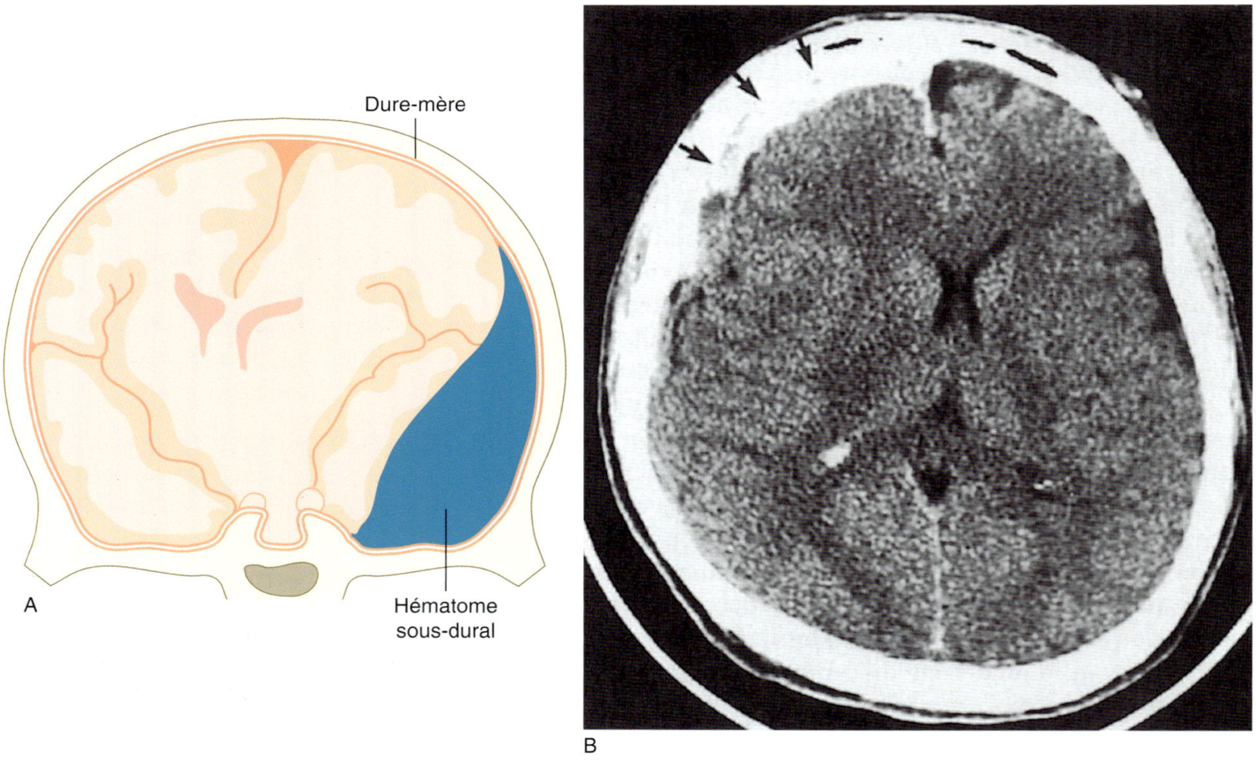

Fig. 8-11. *A* : Hématome sous-dural. *B* : Dure-mère d'un hématome sous-dural (scanner). (B : extrait de Cruz J, *Neurological and neurosurgical emergencies*, Philadelphie, WB Saunders, 1998.)

modérés à type de céphalées, de troubles de la vue, de changement de la personnalité, de troubles de la parole (dysphasies), ou à type d'hémiparésie ou hémiplégie, signes qui évoluent tous de façon lente et progressive. C'est seulement quand ces signes sont suffisamment prononcés et suffisamment gênants pour le patient que le diagnostic est fait. Au scanner, l'HSD aigu a un aspect différent de l'HSD chronique. Souvent, l'événement traumatique mineur le plus récent est la cause du dernier saignement au sein de l'HED chronique, et il est possible au scanner de faire la différence entre le sang frais et le sang ancien qui se trouvent dans l'HED chronique. La nécessité et l'urgence d'une prise en charge neurochirurgicale sont déterminées par les signes cliniques, par l'importance de l'effet de masse et par l'état général du patient (pathologies et traitements habituels).

Les intervenants préhospitaliers peuvent être confrontés à ce genre de situation quand ils interviennent dans des maisons de retraite. Les symptômes de l'HSD chronique n'étant en aucun cas spécifiques, le diagnostic en préhospitalier est quasi impossible, et bien souvent les signes que présente le patient peuvent être confondus avec un AVC, une infection ou une simple altération de l'état général sur une pathologie multiple chronique.

Les patients sous AVK, en cas d'HED minime, du fait de leur incapacité d'avoir une coagulation optimale, peuvent continuer à saigner à bas bruit, et présenter lentement l'apparition d'un effet de masse sur plusieurs heures. Ces patients peuvent avoir initialement une présentation d'allure bénigne et se détériorer progressivement plusieurs heures après leur admission. Ainsi, les personnes âgées sous AVK, même si elles ne présentent qu'un TC bénin à première vue, doivent être prises en charge avec la plus grande méfiance.

Contusion cérébrale. Toute lésion sur le cerveau lui-même peut être responsable d'une contusion cérébrale, et si cette lésion inclut la rupture d'un vaisseau, avec un saignement, c'est l'*hématome intracérébral*. Les contusions cérébrales surviennent dans 20 à 30 % des lésions cérébrales graves, mais elles peuvent également survenir au cours de TC modérés. Elles sont typiquement le résultat d'un traumatisme contondant, mais peuvent aussi se voir en cas de traumatismes pénétrants comme une plaie par arme à feu. En cas de traumatisme fermé, les contusions peuvent être multiples. La contusion cérébrale est le résultat de phénomènes complexes de transmission et de réflexion de forces au sein du crâne. Ainsi, une contusion peut être présente à distance du point de traumatisme, voire à son opposé ; c'est la typique lésion en « contrecoup ».

Les contusions cérébrales mettent souvent 12 à 24 heures pour être visible au scanner. Ainsi, un scanner cérébral initial précoce normal n'élimine en aucun cas le diagnostic. Un indice permettant d'évoquer la contusion cérébrale est souvent une altération du niveau de conscience chez un patient présentant un TC (score de Glasgow de 9 à 13). Comme la contusion continue d'évoluer après le traumatisme, cela devient plus évident à diagnostiquer avec le temps au scanner, mais aussi cliniquement, avec un effet de masse qui s'accentue, avec des céphalées qui deviennent de plus en plus intenses, ou avec un TC d'allure bénin qui, au fil du temps, se dégrade pour devenir un TC grave (dans 10 % des cas) [36].

Hémorragie sous-arachnoïdienne. C'est un saignement sous l'arachnoïde, qui se situe sous l'espace sous-dural et qui couvre le cerveau. Le sang qui se trouve dans l'espace sous-arachnoïdien ne peut pas entrer dans l'espace sous-dural. Nombre des vaisseaux sanguins sont situés dans cet espace sous-arachnoïdien, et donc une lésion vasculaire entraînera un saignement dans cet espace qui va tapisser la surface du cerveau. Cette couverture de sang est fine et n'est que rarement responsable d'effet de masse.

On associe typiquement l'hémorragie sous-arachnoïdienne à la rupture d'un anévrisme cérébral, mais en fait les traumatismes en sont la première cause. Comme l'effet de masse est rare, ce type de saignement ne nécessite presque jamais de neurochirurgie de décompression. C'est cependant un bon élément pour faire redouter une autre lésion cérébrale grave, et sa présence augmente le risque d'avoir une autre lésion cloisonnée dans un espace. Les patients qui présentent une hémorragie sous-arachnoïdienne post-traumatique ont 63 à 73 % de risques supplémentaires de présenter une contusion cérébrale, et 44 % d'entre eux développeront un HED. Ces patients ont également un risque accru de présenter une élévation de la PIC et des hémorragies intraventriculaires. Les patients qui souffrent d'hémorragies sous-arachnoïdiennes de grande abondance (> 1 cm d'épaisseur, sang en suprasellaire ou dans les citernes) ont une valeur prédictive positive de 72 à 78 % d'avoir un pronostic sombre, et dans la banque de données Trauma Coma Data Bank, la présence d'un tel saignement double l'incidence des décès chez les patients TCC [37,38].

Prise en charge

La prise en charge efficace d'un patient présentant un TCC débute avec des interventions ordonnées, centrées sur le traitement des lésions menaçant la vie, identifiées lors de l'examen primaire. Une fois que ces problèmes ont été gérés, le patient doit être rapidement conditionné et transporté vers le plus proche hôpital capable de prendre en charge les lésions cérébrales.

Voies aériennes

Les patients dont l'état de conscience est altéré peuvent être dans l'incapacité de protéger leurs voies aériennes, alors qu'assurer une oxygénation cérébrale adéquate d'un cerveau blessé est une des pierres angulaires de la prévention de la survenue de lésions cérébrales secondaires. Les traumatismes de la face peuvent être associés à des saignements ou à des œdèmes pouvant compromettre les VAS. Des hématomes dans le palais mou ou dans la bouche peuvent obstruer les VAS. La prise en charge initiale consiste à réaliser les gestes de bases de gestion des VAS (voir chapitre 6). Les narines ou le pharynx peuvent être bloqués par des œdèmes ou des caillots, et peuvent alors devoir être aspirés. Les patients avec des fractures de la face, du larynx ou avec tout autre lésion cervicale vont garder une position dans laquelle leurs VAS seront le plus perméables possible. Toute tentative pour les allonger ou pour leur mettre un collier cervical peut entraîner une hypoxie par obstruction mécanique des VAS et les rendre hypoxiques et combatifs. Dans ces situations particulières, le maintien de la perméabilité des VAS est prioritaire sur l'immobilisation du rachis, et de tels patients peuvent être transportés en position assise ou semi-assise. Le maintien du rachis cervical sera fait manuellement si le port d'une minerve rigide bien posée compromet les VAS. Les patients conscients peuvent être aspirés si cela est nécessaire. La présence d'un traumatisme facial, même s'il s'agit de plaie par arme à feu, n'est pas une contre-indication absolue à l'intubation de la trachée quand celle-ci est indispensable, mais sa réalisation peut être très difficile voire impossible.

Une étude menée il y a quelques années a montré que les patients souffrant de lésions cérébrales post-traumatiques et qui étaient intubés précocement avaient un meilleur devenir [39]. Des études plus récentes ont montré des résultats moins tranchés en ce qui concerne les intubations de ce type de patients sur le terrain [40–44]. L'explication de ces différentes conclusions nécessite des études supplémentaires. Cependant, dans certaines circonstances, une intubation mal menée peut être plus délétère que si rien n'avait été fait. Les facteurs qui expliquent une telle variation dans les conclusions des différentes études semblent être d'une part la compétence de celui qui intube, et d'autre part la durée du transport vers la structure receveuse. En milieu urbain, les délais de transport courts permettent au patient d'être intubé aux urgences par une équipe pluridisciplinaire entraînée (la *trauma team*). Les patients intubés sur le terrain peuvent donc voir leur pronostic assombri, car ils sont intubés par des personnels moins expérimentés et prenant plus de temps pour mener à bien cette technique. Ainsi, l'intubation dans un milieu où le personnel n'intube qu'une ou deux fois par an semble être plus délétère que si un autre moyen plus simple de maintenir les VAS avait été utilisé. À l'inverse, il semble que, dans un milieu rural, quand les délais de transport sont longs, les patients intubés ont un meilleur devenir que les patients non intubés, même si ces patients sont intubés par des personnels peu expérimentés. Il est donc important d'avoir d'autres données et donc d'autres études sur cette question, afin de pouvoir codifier au mieux dans l'intérêt du patient les pratiques en préhospitalier.

Avec ces réserves en mémoire, tout patient présentant un TCC et un score de Glasgow inférieur ou égal à 8 est candidat à l'intubation. L'intubation pouvant être rendue très difficile par la présence de sang, par un trismus, par la combativité du patient hypoxique, par des vomissements, ou par la nécessité de maintenir la stabilité du rachis cervical, elle doit être pratiquée par la personne la plus expérimentée et compétente présente sur les lieux. L'utilisation de l'intubation en séquence rapide (ISR) et donc d'un curare dépolarisant facilite la technique [45]. L'intubation nasotrachéale à l'aveugle reste une option, mais elle est contre-indiquée en cas de fracture de la face, et elle expose au risque de saignement par lésion des choanes. Les équipements d'aspiration sont obligatoires. Si un premier essai d'intubation échoue, des laryngoscopies répétées sont à éviter si on se trouve à proximité d'un hôpital. La ventilation au ballon autoremplisseur avec une canule oropharyngée, ou la ventilation transcutanée transtrachéale restent des alternatives possibles. Les patients avec un traumatisme majeur de la face et des VAS obstruées peuvent nécessiter une ventilation transtrachéale voire une cricothyrotomie.

Ventilation

Tous les patients chez qui l'on suspecte une lésion cérébrale traumatique doivent recevoir un supplément d'O_2. L'emploi d'un oxymètre de pouls est fortement recommandé, car l'hypoxie peut aggraver les conséquences neurologiques. La concentration d'O_2 délivrée peut être titrée en fonction des valeurs de l'oxymétrie de pouls mais, de toutes les manières, la Spo_2 doit être maintenue à 95 % ou plus. Si l'oxymétrie de pouls n'est pas disponible, l'oxygénothérapie doit être assurée par un masque facial de type haute concentration avec réservoir pour les patients ventilant spontanément à une fréquence adéquate. Chez les patients intubés, une concentration d'O_2 de 100 % (Fio_2 de 1) doit être maintenue avec un ballon autoremplisseur à valve unidirectionnelle. Si l'hypoxie persiste en dépit de l'oxygénothérapie, les intervenants doivent essayer d'identifier et de traiter toutes les étiologies communes d'hypoxie, incluant l'inhalation de substances gastriques et le pneumothorax compressif. L'emploi de valves de pression positive de fin d'expiration (*positive end-expiration pressure* [PEEP]) peut être envisagé pour améliorer l'oxygénation. Cependant, un niveau de PEEP supérieur à 15 cm d'H_2O peut accroître la PIC [46,47].

Étant donné que l'hypocapnie tout comme l'hypercapnie peuvent aggraver les lésions cérébrales, le contrôle de la fréquence respiratoire est capital. Quand il est possible de mesurer les gaz du sang (GDS), la $Paco_2$ doit être maintenue entre 35 et 40 mmHg. En préhospitalier, la mesure de la concentration en CO_2 en fin d'expiration ($ETco_2$) peut être utilisée et permet d'apprécier correctement la valeur de la $Paco_2$, notamment si le patient est stable sur le plan hémodynamique. Comme les valeurs de la $Paco_2$ et de l'$ETco_2$ varient beaucoup chez un même patient, dès que le patient est en milieu hospitalier, les GDS doivent être mesurés afin de confirmer la corrélation entre les deux modes de mesure, et cela doit être revérifié aussitôt que l'état du patient se modifie de manière significative.

En préhospitalier, les GDS du sang ne sont pas disponibles de façon habituelle, et on ne peut donc pas établir la correspondance entre $ETco_2$ et $Paco_2$ pour le patient présent. De plus, les modifications de la perfusion pulmonaire, du débit cardiaque et de la température corporelle vont toutes provoquer des variations de l'$ETco_2$ sans que l'on puisse savoir si elles sont dues à un changement des valeurs en $Paco_2$ ou non. Ainsi, dans les conditions d'intervention en préhospitalier, même si la mesure de l'$ETco_2$ reste un bon outil pour monitorer la ventilation, du fait des modifications souvent rapides de l'état du patient et du fait de l'absence de GDS pour confirmer la corrélation $ETco_2/Paco_2$, la précision de l'$ETco_2$ est loin d'être optimale et suffisante pour guider une thérapie d'hyperventilation [48–56].

On peut donc se reporter aux valeurs conseillées classiquement pour la ventilation.

Une fréquence de ventilation normale pour un patient présentant un TCC sera de 10 par minute pour un adulte, de 20 par minute pour un enfant et de 25 par minute pour un nourrisson. Une hyperventilation trop agressive provoque une vasoconstriction qui est responsable d'une diminution de l'apport d'O_2 aux tissus. Il a été prouvé que l'hyperventilation prophylactique est délétère, et elle doit donc être bannie. Une analyse menée au cours de l'étude sur l'ISR chez les paramédicaux de San Diego a montré que l'hyperventilation et l'hypoxie sévère étaient toutes les deux associées à un taux de mortalité élevé. Pour un adulte, un volume courant de 8 à 10 ml/kg et une fréquence de 10/min devraient être suffisants pour éviter hypoxie et hypercapnie [57].

Circulation

L'anémie et l'hypotension sont chacune d'importantes causes de lésions cérébrales secondaires; des efforts doivent donc être faits pour les prévenir et en traiter les causes. Le contrôle des hémorragies est essentiel. Une compression directe ou un pansement compressif doit être appliqué sur toute hémorragie externe. Les plaies complexes du scalp peuvent entraîner une perte de sang significative. Plusieurs épaisseurs de compresses maintenues par une bande élastique constituent un pansement compressif efficace; cependant, il faudrait éviter d'en appliquer s'il existe une embarrure sous-jacente, sauf en cas d'hémorragie significative, car la compression peut aggraver la lésion cérébrale et mener à une augmentation de la PIC. Une compression directe modérée peut aussi limiter la taille des hématomes extracrâniens (scalp). La manipulation prudente et l'immobilisation sur planche ou matelas immobilisateur à dépression, en alignement anatomique, peuvent minimiser les pertes sanguines interstitielles autour des fractures.

Les hémorragies des artères carotides ou des veines jugulaires peuvent être massives. Dans la plupart des cas, une compression directe permettra de contrôler la situation. Ce type de lésion dans le cadre d'un traumatisme pénétrant peut être associé à des saignements des parties molles cervicales responsables d'hématomes expansifs et compressifs. Ainsi, les VAS peuvent être compromises et l'intubation peut être nécessaire. Lors de ces tentatives d'intubation, si la sédation–curarisation n'est pas suffisante, des efforts de toux du patient peuvent entraîner l'augmentation de l'hémorragie par hyperpression intravasculaire secondaire à la toux, surtout au niveau de la plaie extérieure de la jugulaire par exemple; il en résulte une reprise du saignement extériorisé.

Parce que l'hypotension aggrave l'ischémie cérébrale, les mesures de traitement habituelles doivent être employées pour combattre le choc. Chez les patients présentant un TCC, l'association de l'hypotension et de l'hypoxie est liée à un taux de mortalité d'environ 75 %. Si un état de choc est présent et si une hémorragie interne majeure est suspectée, la priorité est donnée au transport rapide vers un *trauma center* et non à la lésion cérébrale elle-même. L'hypovolémie et le choc neurogénique sont traités de manière agressive par une thérapeutique avec des solutés cristalloïdes isotoniques. Cependant, le transport ne devrait pas être retardé pour établir un accès intraveineux. Quoique l'évaluation du volume sanguin soit extrêmement difficile dans le cadre préhospitalier, les intervenants doivent essayer de maintenir un volume circulant normal (euvolémie). Pour préserver la perfusion cérébrale, il convient de prendre des mesures pour maintenir une pression artérielle systolique d'au moins 90 à 100 mmHg. Mais des volumes perfusés excessifs peuvent conduire à une hémorragie interne incontrôlée, à une augmentation de l'œdème cérébral et à une augmentation de la PIC. Chez les patients adultes présentant une lésion cérébrale traumatique avec des signes vitaux normaux et chez qui aucune autre lésion n'est suspectée, la perfusion de soluté ne doit pas dépasser 125 ml/h, et doit être ajustée si des signes de choc apparaissent [58]. Une étude randomisée sur des patients victimes de lésions cérébrales graves a montré que les patients recevant en préhospitalier des sérums salés hypertoniques ont presque le même taux de séquelles neurologiques à 6 mois que ceux recevant des cristalloïdes [59]. Du fait de leur coût et de l'absence de preuve d'efficacité supérieure à un cristalloïde, les sérums salés hypertoniques ne sont pas, pour l'instant, recommandés en routine pour le remplissage vasculaire en préhospitalier.

Déficit neurologique

Le calcul du score de Glasgow doit être réalisé au cours de l'évaluation primaire pour tout patient traumatisé, juste après l'évaluation de la circulation. Le score de Glasgow permet d'évaluer l'état neurologique du patient et peut être une aide à la décision de transport ou de triage.

La prise en charge préhospitalière des TCC consiste essentiellement en la prévention de survenue de lésions cérébrales secondaires. Les crises convulsives de type grand mal, prolongées ou se répétant, peuvent être traitées par l'administration de benzodiazépines telles que le diazépam, le lorazépam ou le midazolam. Ces substances doivent être utilisées en titration et avec précautions, car elles peuvent être responsables d'hypotension et de dépression respiratoire.

En raison de l'incidence significative de lésions cervicales associées, les patients présentant une lésion cérébrale d'origine traumatique doivent toujours bénéficier d'une immobilisation complète du rachis. L'application d'un collier cervical doit être réalisée avec précaution chez le patient présentant une lésion cérébrale. Plusieurs études suggèrent qu'un collier cervical trop serré peut gêner le retour veineux de la tête, et donc augmenter la PIC. Dans ce contexte, *la pose d'un collier cervical n'est pas obligatoire dans la mesure où la tête et le cou sont suffisamment immobilisés.*

Transport

Pour améliorer le plus possible le pronostic, les patients présentant des lésions cérébrales d'origine traumatique modérées ou sévères devraient être transportés directement vers un hôpital ayant la possibilité de faire un scanner cérébral et d'assurer une intervention neurochirurgicale rapide. Si un tel établissement n'est pas disponible dans le secteur, il convient d'envisager le transport par hélicoptère, à partir du site d'intervention, vers un centre approprié [34].

La fréquence cardiaque, la pression artérielle, la Spo_2 et le score de Glasgow du patient doivent être réévalués et consignés toutes les 5 à 10 minutes pendant le transport. Les valves de PEEP doivent être utilisées avec circonspection en cas d'hypoxie persistante, parce que des niveaux de PEEP supérieures à 15 ml d'H_2O peuvent accroître la PIC. La température corporelle du patient doit être préservée pendant tout le transport.

Il existe une controverse quant à la façon optimale de positionner les patients présentant un TCC. En général, ces patients doivent être transportés couchés sur le dos en raison de la présence d'autres lésions [60]. Bien que l'élévation de la tête du brancard ou de la planche (position Trendelenburg inversée) puisse permettre de diminuer la PIC, cela risque aussi de diminuer de manière importante la pression de perfusion cérébrale, surtout si la tête est élevée à plus de 30 °.

L'hôpital receveur doit être prévenu aussi rapidement que possible pour qu'il puisse préparer l'arrivée du patient. Le message par radio ou téléphone doit inclure les informations concernant le mécanisme de l'accident, le score de Glasgow initial, les constantes vitales, les autres blessures sérieuses et la réponse à la prise en charge [34].

Transport retardé ou prolongé

Pour tout patient souffrant d'un TCC, la priorité de la prise en charge reste la prévention de survenue de lésions cérébrales secondaires. Si la durée du transport est significative, cela peut amener à appliquer strictement les indications d'intubation. L'ISR et la sédation–curarisation sont indiquées dans ces cas, notamment quand un transport héliporté est décidé, un patient combatif et agité représentant un risque certain pour l'équipage. Les VAS doivent être contrôlées tout en respectant l'intégrité du rachis cervical. L'oxygène est délivré afin de tenter de maintenir une Sao_2 à des valeurs acceptables. La prévention d'apparition de points de compression est importante, surtout quand le patient est totalement immobilisé sur un dispositif dur, et des emballages des points de pression sont à réaliser avant et après l'installation du patient sur de tels matériels d'immobilisation. Le monitorage de la Spo_2, de la TA, de la fréquence cardiaque, de la fréquence respiratoire et du score de Glasgow est obligatoire. L'état des pupilles est régulièrement vérifié (taille, symétrie et réponse à la lumière).

Lorsque le transport est retardé, ou que le temps de transport vers un centre spécialisé est prolongé, les intervenants préhospitaliers doivent envisager d'autres options de prise en charge. Pour les patients présentant un score de Glasgow anormal, le taux de sucre dans le sang doit être vérifié. Si le patient est hypoglycémique, une solution de glucose à 50 % peut être administrée jusqu'à normalisation de la glycémie. Les benzodiazépines peuvent être utilisées en titration en cas de convulsions prolongées ou répétées.

Les hémorragies externes sont contrôlées, et le remplissage vasculaire est débuté si des signes de choc apparaissent. Le but est de maintenir une TAS supérieure à 90 mmHg. Les lésions associées sont traitées en cours de route. Les fractures sont immobilisées tant pour diminuer la douleur que pour minimiser les saignements associés.

La prise en charge adaptée de la PIC est extrêmement difficile dans le contexte préhospitalier, car le monitorage de celle-ci nécessite une ventriculostomie ou un dispositif de mesures qui ne sont possibles qu'en centre spécialisé. Bien qu'une détérioration du score de Glasgow puisse être le fait d'une augmentation de la PIC, elle peut aussi résulter d'une aggravation de l'hypoperfusion cérébrale liée à un choc hypovolémique associé. Les signes d'alerte d'une possible augmentation de la PIC et d'un engagement sont :

- la diminution de deux points ou plus du score de Glasgow;
- le développement de la diminution de réactivité d'une pupille ou l'apparition d'une réactivité pupillaire;
- le développement d'une hémiparésie ou d'une hémiplégie;
- le phénomène de Cushing (PA augmentée; fréquence cardiaque diminuée; troubles du rythme ventilatoire).

La décision d'intervenir sur l'augmentation de la PIC devrait être fondée sur des protocoles écrits, ou prise après un avis médical en ligne ou au niveau de l'hôpital receveur. Les options possibles de temporisation sont la sédation, la curarisation, l'osmothérapie et l'hyperventilation contrôlée. De petites doses de benzodiazépines doivent êtres titrées avec précaution du fait des effets secondaires que sont l'hypovolémie et la dépression ventilatoire. L'emploi de curares d'action prolongée, tels que le vécuronium, peut être envisagé si le patient est intubé. Si l'on suspecte que le collier cervical est trop serré, celui-ci peut être desserré doucement ou enlevé, dans la mesure où la tête et le cou sont adéquatement immobilisés par d'autres moyens.

L'osmothérapie par mannitol (0,25 à 1 g/kg) peut être faite par voie intraveineuse. Cependant, une diurèse agressive peut provoquer une hypovolémie qui peut encore aggraver l'hypoperfusion cérébrale. Le mannitol doit être évité chez les patients en cours de remplissage vasculaire et dont la TAS est inférieure à 90 mmHg. Si un agent osmotique est utilisé, il faut s'assurer que le patient soit, et reste, en euvolémie. Un cathéter de Foley peut être posé en cas de transport très prolongé.

L'hyperventilation thérapeutique modérée et contrôlée peut être envisagée lorsqu'il existe des signes évidents d'engagement cérébral. L'intervenant peut se fonder sur les valeurs suivantes et réaliser une hyperventilation avec les fréquences ventilatoires suivantes : 20 cycles/min chez l'adulte, 30 cycles/min chez l'enfant, et 35 cycles/min chez le nourrisson. *L'hyperventilation prophylactique n'a aucun rôle dans la prise en charge des lésions cérébrales d'origine traumatique, et l'hyperventilation thérapeutique, si elle est instituée, doit être stoppée si les signes d'hypertension intracrânienne se résolvent.* Il n'a pas été démontré que les stéroïdes améliorent le devenir des patients présentant une lésion cérébrale d'origine traumatique, et ils ne doivent pas être administrés.

Les buts essentiels dans la prise en charge prolongée d'un patient souffrant d'une lésion cérébrale d'origine traumatique sont de maintenir une oxygénation et une perfusion cérébrale la meilleure possible, et de contrôler au maximum l'œdème cérébral.

Mort cérébrale et don d'organes

Le diagnostic de mort cérébrale ne peut être envisagé que pour un patient non hypothermique, qui ne présente aucun signe clinique d'activité neurologique, qui n'est pas sous l'effet de sédatifs ou de curares, et pour qui la réanimation a été bien conduite avec une TAS supérieure à 90 mmHg et une SpO_2 supérieure à 90 %.

L'évaluation de l'absence de toute activité clinique neurologique se fait en testant l'activité cérébrale, et celle du tronc cérébral. Cela consiste à s'assurer de toute réaction à la douleur, de l'absence de réflexes pupillaires et cornéens ainsi que de l'absence de réaction aux stimulations caloriques et au froid (tronc cérébral).

On peut également rechercher l'absence de réflexe oculocéphalique si le rachis cervical est indemne. Enfin, les absences de réflexe de toux ou de déglutition (notamment à l'aspiration par la sonde trachéale) et l'absence de tout effort respiratoire malgré une $PaCO_2$ supérieure à 60 mmHg avec une PaO_2 normale peuvent être recherchées (cela est réalisé par le test d'apnée). En l'absence de toute réaction à ces différents tests, l'état de mort cérébrale clinique est à confirmer par des examens complémentaires (EEG, artériographie cérébrale). Les protocoles exacts varient modérément en fonction des différents pays.

Il est évident que des questions peuvent subsister sur le plan éthique, moral, religieux et bien sûr légal pour savoir exactement quand une personne encore mécaniquement vivante est déclarée cérébralement morte. Si dans chaque pays ces questions, du moins d'un point de vue légal, sont réglées, les différences entre les pays demeurent. Il est donc impératif et obligatoire de se conformer strictement aux règlements et protocoles en vigueur dans le pays où l'on exerce.

Il reste cependant à préciser que la notion de mort cérébrale n'est pas équivalente à la notion de patient sans espoir de survie. L'état de mort cérébrale est un état *physiopathologique* dans lequel le cerveau est mort, sans que pour autant tous les autres organes le soient (cœur, poumons, reins peuvent être parfaitement indemnes). Les autres organes sont donc susceptibles de fonctionner normalement ou sous assistance. On peut débattre sur quelle est la proportion de cerveau qui doit être mort pour prononcer un état de mort cérébrale ; mais on ne peut pas discuter sur le fait que l'état de mort cérébrale est un événement physiopathologique concret.

En revanche, la notion de patient ne présentant aucune chance de survie est fondée sur un jugement médical qui évalue que les chances de survie sont nulles, étant donné les lésions que présente le patient. Cette distinction peut être confuse pour les intervenants préhospitaliers.

Les patients souffrant de lésions cérébrales d'origine traumatique passant en état de mort cérébrale constituent aux États-Unis une grande population en termes de donneurs d'organes. En 1999, ces patients représentaient plus de 40 % des patients prélevés. La plupart des prélèvements d'organes réalisés concernaient des personnes âgées de 18 à 49 ans. Malgré la lésion cérébrale gravissime, les poumons, le cœur, le pancréas, le foie, les reins ou les cornées peuvent être intacts et donc prélevés afin de sauver d'autres patients souffrant de défaillances d'organes chroniques. La mise en place et le support apporté à ces programmes de prélèvements d'organes est capital pour permettre des transplantations salvatrices dans certains cas. Il est capital que les familles des patients prélevées soient sûres que tous les efforts ont été faits afin de sauver leur proche, mais il faut aussi que ces familles soient accompagnées et encadrées lors du processus de prélèvement d'organe, afin qu'elles comprennent et acceptent le prélèvement alors même qu'elles apprennent le décès de l'être aimé. La mise en place d'équipes spécialisées dans cette prise en charge particulière des familles est indispensable. Toute confusion ou tout dysfonctionnement peut avoir un impact négatif et discréditer les prélèvements d'organes aux yeux du grand public, et donc avoir également un effet négatif sur la disponibilité de greffons pour des patients qui en ont un besoin urgent voire vital. Il est capital que tous les intervenants du domaine préhospitalier soient conscients de l'enjeu des PMO et en comprennent les aboutissements, afin de pouvoir participer au mieux à l'accompagnement des familles dans ces instants difficiles.

PRISE EN CHARGE D'UNE LÉSION CÉRÉBRALE D'ORIGINE TRAUMATIQUE SUSPECTÉE

Lésion cérébrale suspectée
↓
Score de Glasgow ≤ 8
- Oui → Réaliser intubation endotrachéale[1] → Oxygène
- Non → Oxygène

Oxygène
Maintenir une $SpO_2 \geq 95$ %
↓
Assister la ventilation[2]
↓
Contrôler une hémorragie externe
↓
Débuter le transport[3]
↓
Remplissage vasculaire[4]
↓
Traiter les convulsions[5]
↓
Vérifier la glycémie au doigt
↓
Signes d'élévation de la PIC ?[6]
- Oui → Options :
  - Enlever le collier cervical
  - Sédation[7]
  - Curarisation[8]
  - Osmothérapie[9]
  - Hyperventilation modérée et contrôlée[10]

  → Continuer le transport
- Non → Continuer le transport

Notes:
[1]Voir l'algorithme de prise en charge des voies aériennes (p. 125).

[2]Ventiler à ces fréquences : 10/min pour un adulte ; 20/min pour un enfant ; 25/min pour un nourrisson. L'$ETCO_2$ ne donne qu'une estimation de l'état d'hyper- ou d'hypoventilation. Si elle est disponible, se fixer une valeur cible de 30 à 35 mmHg.

[3]La structure receveuse doit avoir idéalement un scanner et une équipe neurochirurgicale.

[4]Maintenir une TAS ≥ 90 mmHg si possible.

[5]Utiliser des benzodiazépines IV en titration.

[6]Signes de possible élévation de la PIC : chute du score de Glasgow de 2 points ou plus ; mydriase ou absence de réactivité pupillaire ; apparition d'une hémiparésie ou d'une hémiplégie, ou d'un phénomène de Cushing.

[7]Benzodiazépines ou autre.

[8]Utiliser des curares non dépolarisants et d'action longue de type vécuronium.

[9]Envisager le mannitol (0,25 à 1 g/kg).

[10]Ventiler à ces fréquences : 20/min pour un adulte ; 30/min pour un enfant, 35/min pour un nourrisson. Essayer de maintenir une $ETCO_2$ entre 25 et 30 mmHg.

Résumé

Les traumatismes crâniens sont un motif fréquent de consultation dans les services d'urgences hospitaliers. Une prise en charge agressive visant au maintien de la pression de perfusion cérébrale et à la prévention des lésions secondaires peut faire une différence en termes de morbidité et de mortalité de ces lésions cérébrales d'origine traumatique. La non-reconnaissance et l'absence de traitement de l'hypoxie et de la diminution du débit sanguin cérébral sur le terrain peuvent faire une énorme différence en terme de pronostic. Seuls les intervenants préhospitaliers peuvent intervenir précocement sur ces deux facteurs. C'est la raison pour laquelle le rôle des intervenants préhospitaliers dans la prise en charge des lésions cérébrales d'origine traumatique est déterminant.

La gravité des lésions cérébrales traumatiques peut ne pas être immédiatement apparente ; c'est pourquoi les intervenants préhospitaliers doivent maintenir un niveau de suspicion élevé fondé sur le mécanisme lésionnel, et doivent répéter leurs examens neurologiques, incluant le calcul du score de Glasgow et l'examen des pupilles.

(Suite)

Il n'est pas rare que les lésions cérébrales d'origine traumatique soient concomitantes avec des polytraumatismes; aussi les équipes préhospitalières doivent-elles appréhender l'ensemble des problèmes, et leur affecter des priorités de manière appropriée. Même si la gestion des voies aériennes, de la fonction respiratoire et de la circulation sont toujours des priorités dans la prise en charge de tous les patients, ces items revêtent une importance toute particulière dans la prise en charge des lésions cérébrales traumatiques, car ils visent à prévenir les lésions cérébrales secondaires.

Les sauveteurs accomplissent leurs objectifs de prise en charge à court terme des lésions cérébrales traumatiques en contrôlant les hémorragies des autres lésions associées, en maintenant une pression artérielle systolique de 90 à 100 mmHg au minimum, en assurant l'oxygénation visant au maintien d'une Spo_2 d'au moins 90 %, et en n'hyperventilant que si des signes d'engagement apparaissent. Lorsque le transport vers un centre spécialisé est prolongé, la prise en charge préhospitalière doit poursuivre ces objectifs, mais de manière plus agressive, avec des thérapies telles que la sédation, la paralysie (curarisation), l'osmothérapie et l'hyperventilation contrôlée. Les intervenants préhospitaliers ont non seulement un rôle important dans la prise en charge préhospitalière des lésions cérébrales traumatiques, mais aussi une influence importante sur les soins hospitaliers, par le choix du centre où ils transportent le patient. Tout aussi importante que le traitement et le transport du patient est la nécessité, pour les intervenants préhospitaliers, de jouer un rôle majeur dans la prévention des traumatismes crâniens par le biais de l'information au public et de son éducation.

Solution du scénario

La diminution rapide du score de Glasgow de ce patient est extrêmement inquiétante. Il vous faudra donc transporter celui-ci dans un hôpital pourvu d'un service de neurochirurgie, immédiatement après la réalisation de l'immobilisation du rachis. Au vu de l'intervalle libre présenté par ce patient, vous pensez immédiatement à un hématome extradural. L'examen des pupilles peut montrer une pupille dilatée et faiblement réactive à droite, et une faiblesse voire une paralysie de l'hémicorps gauche. Un scanner cérébral à l'arrivée à l'hôpital confirmera le diagnostic.

En route vers l'hôpital, vous devez contrôler à nouveau la perméabilité des voies aériennes et la respiration, et appliquer un oxymètre de pouls. Si la Spo_2 est inférieure à 95 %, vous devez administrer de l'O_2 et assister la ventilation à l'aide d'un ballon autoremplisseur. De plus, au vu du mécanisme lésionnel, vous devez garder à l'esprit la possibilité d'un pneumothorax. Si le score de Glasgow continue à se détériorer, il faudra envisager une intubation, de préférence en employant une intubation en séquence rapide. Il vous faut également vérifier que le saignement de la plaie du scalp est contrôlé, et placer deux voies veineuses de gros calibre. Vous devez mesurer les signes vitaux du patient et sa pression artérielle. La tachycardie modérée peut suggérer un état de choc compensé dû à une hémorragie intra-abdominale sur une rupture du foie ou de la rate, ou une hémorragie rétropéritonéale sur une fracture du pelvis. Vous devez également réaliser un examen secondaire complet pour éliminer la présence d'autres lésions, et faire une mesure de glycémie. Toujours durant le transport, vous devez vérifier fréquemment le maintien de la liberté des voies aériennes du patient, mesurer ses signes vitaux, et contrôler son score de Glasgow et ses pupilles. Vous devez transmettre les données de votre évaluation à l'hôpital receveur, et l'avertir de toute modification significative de l'état du patient.

Si le trajet vers un hôpital approprié est prolongé et si l'état neurologique du patient continue à se détériorer, vous pouvez prendre des mesures

(Suite)

Solution du scénario (Suite)

supplémentaires. Après intubation, vous pouvez titrer des benzodiazépines en intraveineuse. Vous pouvez également envisager l'emploi d'une dose de mannitol, au même titre qu'une modeste hyperventilation contrôlée. Combinée avec une intervention neurochirurgicale appropriée, une prise en charge préhospitalière « agressive » doit permettre d'améliorer le pronostic des patients présentant une lésion cérébrale d'origine traumatique modérée à sévère.

Références

1. Chestnut RM, Marshall LF, Klauber MR, et al: The role of secondary brain injury in determining outcome from severe head injury, *J Trauma* 34:216, 1993.
2. Fearnside MR, Cook RJ, McDougall P, et al: The Westmead Head Injury Project outcome in severe head injury: a comparative analysis of pre-hospital, clinical and CT variables, *Br J Neurosurg* 7:267, 1993.
3. Gentleman D: Causes and effects of systemic complications among severely head injured patients transferred to a neurosurgical unit, *Int Surg* 77:297, 1992.
4. Marmarou A, Anderson RL, Ward JL, et al: Impact of ICP instability and hypotension on outcome in patients with severe head trauma, *J Neurosurg* 75:S59, 1991.
5. Miller JD, Becker DP: Secondary insults to the injured brain, *J R Coll Surg Edinb* 27:292, 1982.
6. Obrist WD, Gennarelli TA, Segawa H, et al: Relation of cerebral blood flow to neurological status and outcome in head injured patients, *J Neurosurg* 51:292, 1979.
7. Obrist WD, Langfitt TW, Jaggi JL, et al: Cerebral blood flow and metabolism in comatose patients with acute head injury, *J Neurosurg* 61:241, 1984.
8. Marshall LF, Toole BM, Bowers SA: Patients who talk and deteriorate. Part 2. Implications for treatment, *J Neurosurg* 59:285, 1983.
9. Reilly PL, Adams JH, Graham DI, Jennett B: Patients with head injury who talk and die, *Lancet* 2:375, 1975.
10. Rose J, Valtonen S, Jennett B: Avoidable factors contributing to death after head injury, *BMJ* 2:615, 1977.
11. Miller JD, Sweet RC, Narayan RK, et al: Early insults to the injured brain, *JAMA* 240:439, 1978.
12. Silverston P: Pulse oximetry at the roadside: a study of pulse oximetry in immediate care, *BMJ* 298:711, 1989.
13. Stochetti N, Furlan A, Volta F: Hypoxemia and arterial hypotension at the accident scene in head injury, *J Trauma* 40:764, 1996.
14. Kellie G: An account of the appearances observed in the dissection of two of three individuals presumed to have perished in the storm of the 3rd, and whose bodies were discovered in the vicinity of Leith on the morning of the 4th of November 1821 with some reflections on the pathology of the brain, *Trans Med Chir Sci Edinb* 1:84, 1824.
15. Plum F: *The diagnosis of stupor and coma,* ed 3, New York, 1982, Oxford University Press.
16. Langfitt TW, Weinstein JD, Kassell NF, Simeone FA: Transmission of increased intracranial pressure. I. Within the craniospinal axis, *J Neurosurg* 21:989, 1964.
17. Langfitt TW: Increased intracranial pressure, *Clin Neurosurg* 16:436, 1969.
18. Graham DI, Ford I, Adams JH, et al: Ischeaemic brain damage is still common in fatal non-missle head injury, *J Neurol Neurosurg Psychiatry* 52:346, 1989.
19. Marmarou A, Anderson RL, Ward JL, et al: Impact of ICP instability and hypotension on outcome in patients with severe head trauma, *J Neurosurg* 75:S59, 1991.
20. Obrist WD, Wilkinson WE: Regional cerebral blood flow measurement in humans by xenon-133 clearance, *Cerebrovasc Brain Metab Rev* 2:283, 1990.
21. Darby JM, Yonas H, Marion DW, et al: Local "inverse steal" induced by hyperventilation in head injury, *Neurosurgery* 23:84, 1988.
22. Marion DW, Darby J, Yonas H: Acute regional cerebral blood flow changes caused by severe head injuries, *J Neurosurg* 74:407, 1991.
23. Manley GT, Pitts LH, Morabito D, et al: Brain tissue oxygenation during hemorrhagic shock, resuscitation, and alterations in ventilation, *J Trauma Injury Infect Crit Care* 46:261, 1999.
24. Caron MJ, Hovda DA, Mazziotta JC, et al: The structural and metabolic anatomy of traumatic brain injury in humans: a computerized tomography and positron emission tomography analysis, *J Neurotrauma* 10(suppl 1):S58, 1993.
25. Caron MJ, Mazziotta JC, Hovda DA, Becker DP: Quantification of cerebral glucose metabolism in brain injured humans utilizing positron emission tomography, *J Cereb Blood Flow Metab* 13(suppl 1):S379, 1993.
26. Caron MJ: PET/SPECT imaging in head injury. In Narayan RK, Wilberger JE, Povlishock JT, editors: *Neurotrauma,* New York, 1996, McGraw-Hill.
27. Lam AM, Winn HR, Cullen BF, Sundling N: Hyperglycemia and neurological outcome in patients with head injury, *J Neurosurg* 75:545, 1991.
28. Young B, Ott L, Dempsey R, et al: Relationship between admission hyperglycemia and neurologic outcome of severely brain-injured patients, *Ann Surg* 210:466, 1989.
29. Brain Trauma Foundation: Glasgow Coma Score. In *Guidelines for prehospital management of traumatic brain injury,* New York, 2000, The Foundation.
30. Dula DJ, Fales W: The 'ring sign': is it a reliable indicator for cerebral spinal fluid? *Ann Emerg Med* 22:718, 1993.
31. American College of Surgeons: *Advanced trauma life support,* Chicago, 2004, The College.
32. Servadei F, Nasi MT, Cremonini AM: Importance of a reliable admission Glasgow Coma Scale score for determining the need for evacuation of post-traumatic subdural hematomas: a prospective study of 65 patients, *J Trauma* 44:868, 1998.
33. Winkler JV, Rosen P, Alfrey EJ: Prehospital use of the Glasgow Coma Scale in severe head injury, *J Emerg Med* 2:1, 1984.
34. Brain Trauma Foundation: Hospital transport decisions. In *Guidelines for prehospital management of traumatic brain injury,* New York, 2000, The Foundation.
35. American Academy of Neurology: The management of concussion in sports (summary statement), *Neurology* 48:581, 1997.

36. Rimel RW, Giordani B, Barth JT: Moderate head injury: completing the clinical spectrum of brain trauma, *Neurosurgery* 11:344, 1982.
37. Brain Trauma Foundation: CT scan features. In *Management and prognosis of severe traumatic brain injury*, ed 2, New York, 2000, The Foundation.
38. Kihtir T, Ivatury RR, Simon RJ, et al: Early management of civilian gunshot wounds to the face, *J Trauma* 35:569, 1993.
39. Winchell RJ, Hoyt DB: Endotracheal intubation in the field improves survival in patients with severe head injury, *Arch Surg* 132:592, 1997.
40. Davis DP, Hoyt DB, Ochs M, et al: The effect of paramedic rapid sequence intubation on outcome in patients with severe traumatic brain injury, *J Trauma Injury Infect Crit Care* 54:444, 2003.
41. Bochicchio GV, Ilahi O, Joshi M, et al: Endotracheal intubation in the field does not improve outcome in trauma patients who present without an acutely lethal traumatic brain injury, *J Trauma Injury Infect Crit Care* 54:307, 2003.
42. Davis DP, Peay J, Sise MJ, et al: The impact of prehospital endotracheal intubation in moderate to severe traumatic brain injury, *J Trauma* 58:933, 2005.
43. Bulger EM, Copass MK, Sabath DR, et al: The use of neuromuscular blocking agents to facilitate prehospital intubation does not impair outcome after traumatic brain injury, *J Trauma* 58:718, 2005.
44. Wang HE, Peitzman AB, Cassidy LD, et al: Out-of-hospital endotracheal intubation and outcome after traumatic brain injury, *Ann Emerg Med* 44:439, 2004.
45. Davis DP, Ochs M, Hoyt DB, et al: Paramedic-administered neuromuscular blockade improves prehospital intubation success in severely head-injured patients, *J Trauma Injury Infect Crit Care* 55:713, 2003.
46. Cooper KR, Boswell PA, Choi SC: Safe use of PEEP in patients with severe brain injury, *J Neurosurg* 63:552, 1985.
47. McGuire G, Crossley D, Richards J, Wong D: Effects of varying levels of positive end-expiratory pressure on intracranial pressure and cerebral perfusion pressure, *Crit Care Med* 25:1059, 1997.
48. Christensen MA, Bloom J, Sutton KR: Comparing arterial and end-tidal carbon dioxide values in hyperventilated neurosurgical patients, *Am J Crit Care* 4:116, 1995.
49. Grenier B, Dubreuil M: Noninvasive monitoring of carbon dioxide: end-tidal versus transcutaneous carbon dioxide, *Anesth Analg* 86:675, 1998.
50. Grenier B, Verchere E, Mesli A, et al: Capnography monitoring during neurosurgery: reliability in relation to various intraoperative positions, *Anesth Analg* 88:43, 1999.
51. Isert P: Control of carbon dioxide levels during neuroanaesthesia: current practice and an appraisal of our reliance upon capnography, *Anaesth Intensive Care* 22:435, 1994.
52. Kerr ME, Zempsky J, Sereika S, et al: Relationship between arterial carbon dioxide and end-tidal carbon dioxide in mechanically ventilated adults with severe head trauma, *Crit Care Med* 24:785, 1996.
53. Mackersie RC, Karagianes TG: Use of end-tidal carbon dioxide tension for monitoring induced hypocapnia in head-injured patients, *Crit Care Med* 18:764, 1990.
54. Russell GB, Graybeal JM: Reliability of the arterial to end-tidal carbon dioxide gradient in mechanically ventilated patients with multisystem trauma, *J Trauma Injury Infect Crit Care* 36:317, 1994.
55. Sanders AB: Capnometry in emergency medicine, *Ann Emerg Med* 18:1287-53, 1989.
56. Sharma SK, McGuire GP, Cruise CJE: Stability of the arterial to end-tidal carbon dioxide difference during anaesthesia for prolonged neuro-surgical procedures, *Can J Anaesthesiol* 42:498, 1995.
57. Davis DP, Dunford JV, Poste JC, et al: The impact of hypoxia and hyperventilation on outcome after paramedic rapid sequence intubation of severely head injured patients, *J Trauma* 57:1, 2004.
58. Brain Trauma Foundation: Treatment: fluid resuscitation. In *Guidelines for prehospital management of traumatic brain injury*, New York, 2000, The Foundation.
59. Cooper DJ, Myles PS, McDermott FT, et al: Prehospital hypertonic saline resuscitation of patients with hypotension and severe traumatic brain injury: a randomized controlled trial, *JAMA* 291:1350, 2004.
60. Feldman Z, Kanter MJ, Robertson CS: Effect of head elevation on intracranial pressure, cerebral perfusion pressure and cerebral blood flow in head-injured patients, *J Neurosurg* 76:207, 1992.

Pour en savoir plus

American College of Surgeons Committee on Trauma: Head trauma. In *Advanced trauma life support for doctors, student course manual*, ed 7, Chicago, 2004, ACS.

Atkinson JLD: The neglected prehospital phase of head injury: apnea and catecholamine surge, *Mayo Clin Proceed* 75:37, 2000.

Bertz JE: Maxillofacial injuries, *Clin Symp* 33:2, 1981.

Chi JH, Nemani V, Manley GT: Prehospital treatment of traumatic brain injury, *Sem Neurosurg* 14:71, 2003.

Guidelines for the determination of brain death, *JAMA* 246:2184, 1981.

Kolb JC, Summer RL, Galli L: Cervical collar–induced changes in intracranial pressure, *Am J Emerg Med* 17:135, 1999.

Muizelaar JP, Marmarou A, Ward JD, et al: Adverse effects of prolonged hyperventilation in patients with severe brain injury: a randomized clinical trial, *J Neurosurg* 75:731, 1991.

Rosner MJ, Coley IB: Cerebral perfusion pressure, intracranial pressure and head elevation, *J Neurosurg* 65:636, 1986.

Teasdale G, Jennett B: Assessment of coma and impaired consciousness: a practical scale, *Lancet* 2:81, 1974.

Valadka AB: Injury to the cranium. In Mattox KL, Feliciano DV, Moore EE: *Trauma*, ed 4, Norwalk, Conn, 2000, Appleton & Lange.

Chapitre 9
Traumatismes du rachis

Objectifs

À la fin de ce chapitre, le lecteur devra être capable :

- de décrire l'épidémiologie des lésions rachidiennes ;
- de comparer les mécanismes les plus fréquents de création de lésions rachidiennes chez l'adulte avec celles plus communes chez l'enfant ;
- de reconnaître les patients susceptibles de présenter une lésion rachidienne ;
- de relier les signes et symptômes des lésions rachidiennes et du choc neurogénique (spinal) à la physiopathologie sous-jacente ;
- d'intégrer les principes d'anatomie et de physiopathologie aux données de l'évaluation du patient, afin d'établir un « plan » de prise en charge d'un patient présentant une lésion avérée ou potentielle du rachis ;
- de décrire les indications d'immobilisation du rachis ;
- d'indiquer les facteurs associés aux faits observés en préhospitalier, et les interventions qui peuvent affecter la mortalité et la morbidité des lésions rachidiennes.

Scénario

Vous êtes envoyé pour un piéton renversé par une voiture. À votre arrivée, vous trouvez une femme d'environ 25 ans, allongée sur le dos sur la chaussée. Les lieux sont sûrs. La police est aussi sur les lieux.

Votre examen primaire vous montre une femme inconsciente qui a apparemment été heurtée contre un feu alors qu'elle tentait de traverser la rue. Elle a des dermabrasions et une déformation évidente du fémur droit. Ses voies aériennes sont libres, et elle respire, quoique ses respirations ne semblent pas régulières. La patiente a des pouls radial et carotidien faibles. Elle ne montre pas de signes évidents d'hémorragie externe. Sa peau apparaît normale et chaude au niveau des membres inférieurs. Ses membres supérieurs sont pâles, froids et humides.

Quels phénomènes physiopathologiques expliquent les signes de la patiente ? Quelles mesures thérapeutiques immédiates et quelles évaluations supplémentaires sont nécessaires ? Quels sont les buts de la prise en charge de cette patiente ?

Les traumatismes rachidiens, lorsqu'ils ne sont pas reconnus et pris en charge de façon adéquate en préhospitalier, peuvent avoir des conséquences désastreuses et laisser un patient paralysé à vie. Certains patients se présentent avec des lésions de la moelle épinière immédiatement après le traumatisme. D'autres, même s'ils souffrent de lésions osseuses rachidiennes, ne présentent aucune atteinte de la moelle épinière ; cependant, des lésions neurologiques peuvent survenir secondairement, du fait de mobilisations intempestives. Comme le système nerveux central (SNC) est incapable de se régénérer, les atteintes sévères de la moelle épinière peuvent être irréversibles. Les conséquences de la mobilisation inappropriée d'un patient ayant une lésion rachidienne traumatique (immobilisation inadéquate, autoriser le patient à s'asseoir) peuvent donc être dramatiques. Il est plus dangereux de négliger l'immobilisation d'un rachis en cas de suspicion d'une fracture de la colonne que, par exemple, l'immobilisation d'un fémur fracturé. À l'inverse, une immobilisation du rachis chez un patient sans indication de lésion a aussi des conséquences ; elle ne devrait pas être entreprise sans considérer précautionneusement les risques et les bénéfices.

Les lésions de la moelle épinière ont des répercussions physiologiques importantes sur le mode de vie et sur le plan financier. La mobilité des extrémités peut être très limitée voire abolie, rendant des gestes de la vie courante impossibles. Le mode de vie est affecté car une lésion médullaire entraîne généralement de nombreux changements dans l'activité quotidienne et sur le plan de la dépendance [1]. D'un point de vue économique, aux États-Unis, il est estimé que la prise en charge totale à vie d'une lésion définitive de la moelle s'élève à près de 1,25 million de dollars.

Chaque année, environ 32 personnes sur 1 million d'habitants ont une lésion médullaire. On estime à 250 000 à 400 000 le nombre de personnes vivant avec ce type de lésion aux États-Unis. Les lésions de la moelle épinière peuvent survenir à n'importe quel âge. Cependant, leur fréquence est plus élevée entre 16 et 35 ans, âges au cours desquels les accidents violents et les activités à haut risque sont plus fréquents. La plupart des patients traumatiques ont entre 16 et 20 ans. Le deuxième grand groupe d'âge se situe entre 21 et 25 ans, et le troisième entre 26 et 35 ans. Dans 48 % des cas, il s'agit d'accidents de véhicules motorisés, dans 21 % de chutes, dans 15 % de traumatismes pénétrants, dans 14 % d'accidents de sport, et dans 2 % de traumatismes divers. Au total, environ 11 000 personnes subissent chaque année une lésion de la moelle aux États-Unis.

Des forces violentes et brutales s'exerçant sur l'organisme peuvent faire bouger la colonne vertébrale au-delà de ses limites mécaniques. Il peut s'agir de phénomènes d'impact direct sur la tête ou sur le cou, ou de phénomènes de déplacement du thorax en dehors de l'axe vertical cervical. Les quatre notions suivantes sont importantes lors de l'évaluation de la possibilité d'une lésion du rachis.

1. La tête peut être comparée à une grosse boule de bowling, perchée sur le sommet du cou, capable de mouvements divers par rapport au tronc dans tous les axes, ce qui a pour effet d'appliquer des forces importantes au niveau du rachis cervical et de la moelle épinière.
2. Les objets en mouvement ont tendance à rester en mouvement et ceux au repos à rester au repos.
3. Des mouvements violents et soudains de la partie proximale des membres inférieurs déplacent le pelvis, ce qui a pour effet d'appliquer des forces importantes au

niveau de la partie basse de la colonne cervicale. Du fait du poids et de l'inertie de la tête et du torse, des forces dans des directions opposées s'appliquent sur la partie haute de la colonne vertébrale.

4. L'absence de déficit neurologique n'exclut en aucun cas la présence de lésions osseuses ou ligamentaires rachidiennes, ou celle de lésions a minima de la moelle épinière.

Certains patients traumatisés présentant un déficit neurologique souffrent de lésions de la moelle épinière pouvant être définitives ou temporaires. D'autres souffrent seulement de lésions nerveuses périphériques ou de lésions osseuses distales, sans atteinte de la moelle épinière. L'intervenant préhospitalier doit suspecter une atteinte du rachis dans tous les cas suivants [3,4] :

- tout mécanisme responsable d'impact violent sur le crâne, le cou, le torse ou le pelvis;
- tout accident provoquant une violente accélération, décélération, ou créant des forces latérales importantes sur le cou ou le tronc;
- toute chute, notamment chez les personnes âgées;
- tout cas d'éjection ou de chute d'un véhicule motorisé;
- tout patient victime d'un traumatisme en eau peu profonde.

Dans tous ces cas, le patient doit avoir son rachis immobilisé manuellement en position neutre (sauf contre-indication) avant tout examen clinique, ce qui peut alors déboucher sur la décision d'une immobilisation « mécanique ».

Anatomie et physiologie

Vertèbre

La colonne vertébrale est composée de 33 *vertèbres* qui sont empilées les unes sur les autres. Exception faite des deux premières vertèbres cervicales (C1 et C2) au sommet du rachis et des vertèbres sacrées et coccygiennes qui sont soudées, toutes les vertèbres ont à peu près la même forme (figure 9-1). La plus grande partie est la partie antérieure, appelée *corps vertébral*. Chaque corps vertébral supporte la majeure partie du poids de la colonne vertébrale et du torse situés au-dessus de lui. Deux lames courbées partent en arrière de chaque côté du corps, les *arcs neuraux*, qui sont formés par une partie antérieure, le pédicule, et par une partie postérieure, la lame. Les deux arcs neuraux se rejoignent en arrière pour former le *processus épineux* (*apophyse épineuse*). Pour les cinq dernières vertèbres cervicales, ces apophyses sont horizontales alors que, pour le reste du rachis, elles sont légèrement inclinées vers le bas.

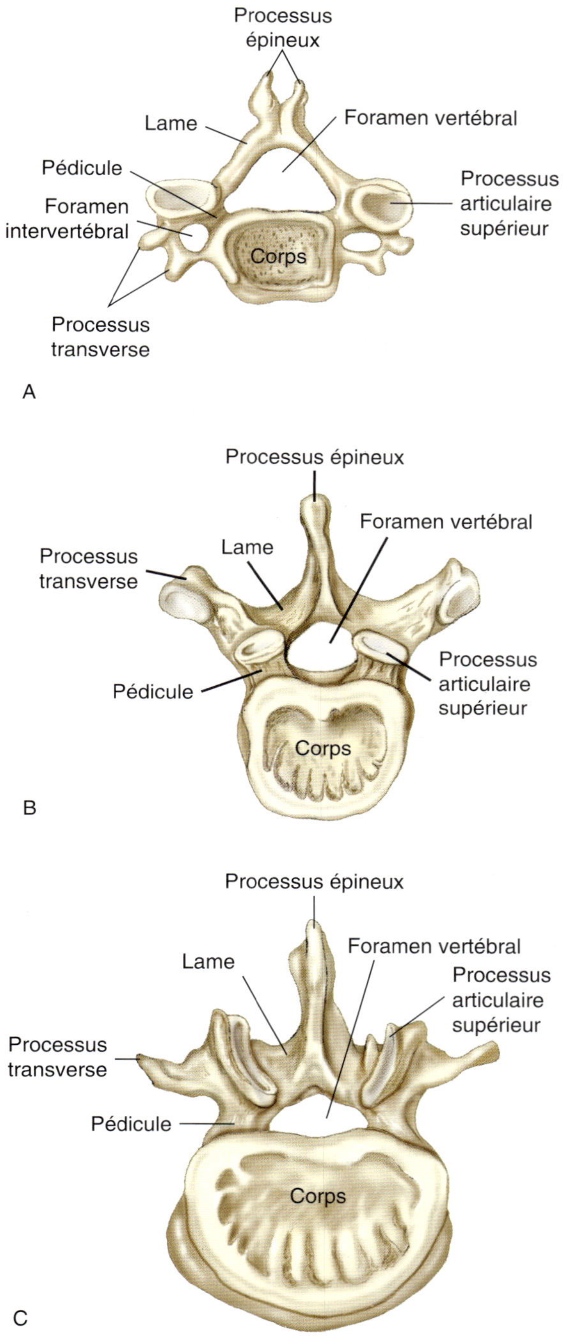

Fig. 9-1. Excepté pour le sacrum soudé et les vertèbres coccygiennes, chaque vertèbre comporte les mêmes parties que les autres. Le corps (partie antérieure) de chaque vertèbre devient plus large et plus robuste en descendant vers le pelvis, car il doit supporter plus de poids. *A* : 5e vertèbre cervicale. *B* : vertèbre thoracique. *C* : vertèbre lombaire.

La plupart des vertèbres possèdent en outre des *processus transverses* (*apophyses transverses*) qui naissent entre la lame et le pédicule. Les processus transverses et épineux servent de point d'ancrage musculaire et sont donc impliqués dans la mobilité rachidienne. Les structures osseuses dessinent un orifice central de forme arrondie appelée *foramen vertébral* ou canal médullaire qui contient la moelle épinière. La moelle épinière est donc protégée par les structures osseuses formant ce canal : la colonne vertébrale. Chaque foramen vertébral est aligné à la vertèbre supérieure et inférieure pour former le canal médullaire au travers duquel passe la moelle épinière.

Colonne vertébrale

Les vertèbres sont empilées les unes sur les autres et cette colonne ainsi formée a une forme de S (figure 9-2). Cela permet des mouvements multidirectionnels tout en gardant une certaine rigidité. La colonne vertébrale est divisée en cinq parties. De haut en bas, il s'agit de la colonne cervicale, thoracique (ou dorsale), lombaire, sacrée et coccygienne. Les vertèbres sont identifiées par la première lettre de la région à laquelle elles appartiennent et par leur numéro, le 1 étant la vertèbre supérieure. Ainsi, la première vertèbre cervicale est C1, la troisième thoracique est T3, la cinquième vertèbre lombaire est L5, etc. Plus la vertèbre est bas située, plus le poids supporté par chaque vertèbre augmente. Les vertèbres de C3 à L5 deviennent de plus en plus larges pour supporter l'augmentation du poids et de la charge (figure 9-3).

Situées au sommet de la colonne vertébrale, les sept vertèbres *cervicales* supportent le poids de la tête. La région cervicale est flexible, ce qui permet les mouvements multidirectionnels de la tête. Ensuite se trouvent les 12 vertèbres *thoraciques* (ou dorsales). Chaque paire de côtes se fixe sur les bords postérieurs de chaque vertèbre thoracique. Contrairement à la colonne cervicale, la colonne thoracique est relativement rigide et n'autorise que peu de mouvement. En dessous de la colonne thoracique se situent les cinq vertèbres *lombaires*. Ce sont les plus grosses de tout le rachis. La région lombaire est aussi flexible, autorisant des mouvements dans plusieurs directions. Les cinq vertèbres *sacrées* sont soudées et forment le *sacrum*. Les quatre vertèbres *coccygiennes* sont aussi soudées pour former le *coccyx*. Près de 55 % des lésions rachidiennes se situent sur le rachis cervical, 15 % sur la région thoracique, 15 % en lombaire et 15 % au niveau lombosacré.

Les ligaments et les muscles solidarisent la colonne du crâne au pelvis. Ils unissent les différentes structures osseuses, assurant l'alignement des vertèbres et permettant une certaine mobilité. Lorsqu'ils sont lésés, il peut y avoir déplacement d'une vertèbre par rapport aux autres. En cas de lésion ligamentaire, une luxation des articulations vertébrales peut se produire, ce qui peut affecter l'intégrité du canal médullaire et ainsi léser la moelle épinière.

Les ligaments intervertébraux antérieurs et postérieurs relient les corps vertébraux entre eux, en avant et à l'intérieur du canal rachidien. Les ligaments interépineux supportent les mouvements de flexion-extension, et ceux entre les lames les mouvements de flexion latérale.

La tête est fixée au sommet de la colonne qui, elle-même, repose sur le pelvis (figure 9-4). Le crâne repose sur une vertèbre en forme d'anneau, C1, appelée *atlas*. L'*axis*, ou C2, a également une forme d'anneau, mais possède une dent, appelée dent de l'odontoïde, qui se place à l'intérieur de l'arche antérieure de C1. Cet axe permet des mouvements de rotation de près de 180° de la tête (figure 9-5).

La tête d'un adulte pèse entre 7 et 10 kg, à peu près le même poids qu'une boule de bowling. Le poids et la position de la tête au sommet d'une colonne mobile ayant des muscles et des ligaments fins, l'absence de côtes pouvant participer à l'absorption d'énergie cinétique et les forces pouvant être engendrées rendent le rachis cervical particulièrement fragile. Au niveau de C3, la moelle épinière occupe près de 95 % de l'espace du canal rachidien (contre 65 % au niveau lombaire) et il ne reste que 3 mm d'espace libre entre la moelle épinière et la paroi osseuse interne. De ce fait, même une luxation mineure à ce point peut provoquer une compression de la moelle épinière. Les muscles postérieurs du cou sont assez puissants et permettent une flexion jusqu'à 70° et une extension pouvant atteindre 60°, sans qu'il s'exerce aucune traction sur la moelle épinière. Cependant, en cas de violentes décélérations, accélérations ou de mouvements latéraux forcés du cou, l'importance du poids de la tête par rapport à l'étroitesse du rachis cervical peut amplifier ces mouvements au-delà des valeurs précitées. Un impact arrière avec un appui-tête incorrectement ajusté pourrait être un exemple.

Le *sacrum* constitue la base de la colonne vertébrale, sur laquelle elle repose. Près de 70 à 80 % du poids total du corps repose sur le sacrum. Le sacrum fait partie à la fois de la colonne vertébrale et du bassin, auquel il est rattaché par des articulations fixes.

Moelle épinière

La moelle épinière est une structure en continuité avec le cerveau ; elle naît à la base de ce dernier, passe à travers le foramen magnum (le trou à la base du crâne) et à travers chaque vertèbre jusqu'au niveau de L2. La vascularisation est assurée par les artères vertébrales et spinales.

La moelle épinière est constituée de substance grise et de substance blanche. La substance blanche contient les faisceaux ou tractus nerveux. Ces faisceaux sont divisés en deux types, ascendants et descendants.

Les *faisceaux ascendants* conduisent les informations sensitives provenant des différentes parties du corps vers le cerveau. Ce système peut être divisé en plusieurs tractus qui transmettent chacun différents types de sensations,

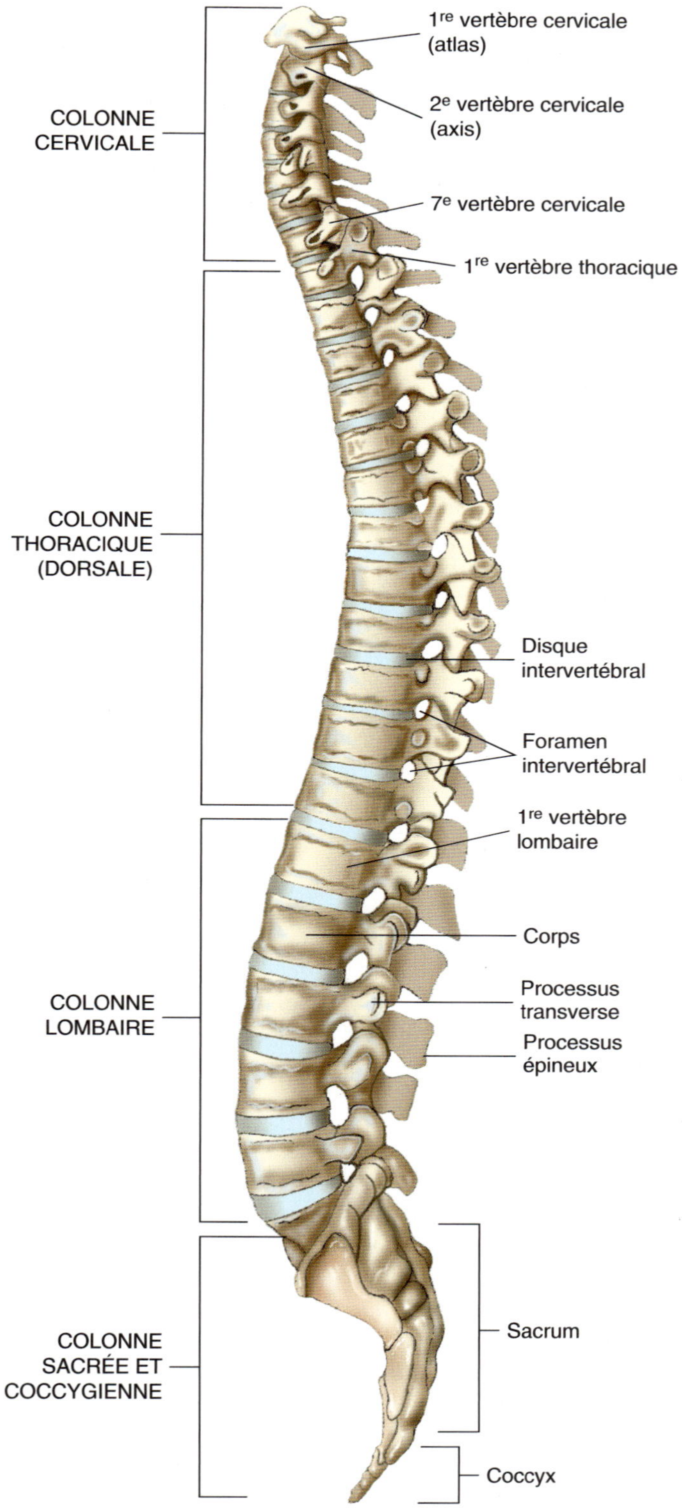

Fig. 9-2. La colonne vertébrale n'est pas une baguette droite mais une série de blocs qui sont empilés pour permettre plusieurs abaissements et courbures. À chaque courbure, la colonne est plus vulnérable aux fractures, d'où l'origine de l'expression « briser le S dans la chute ».

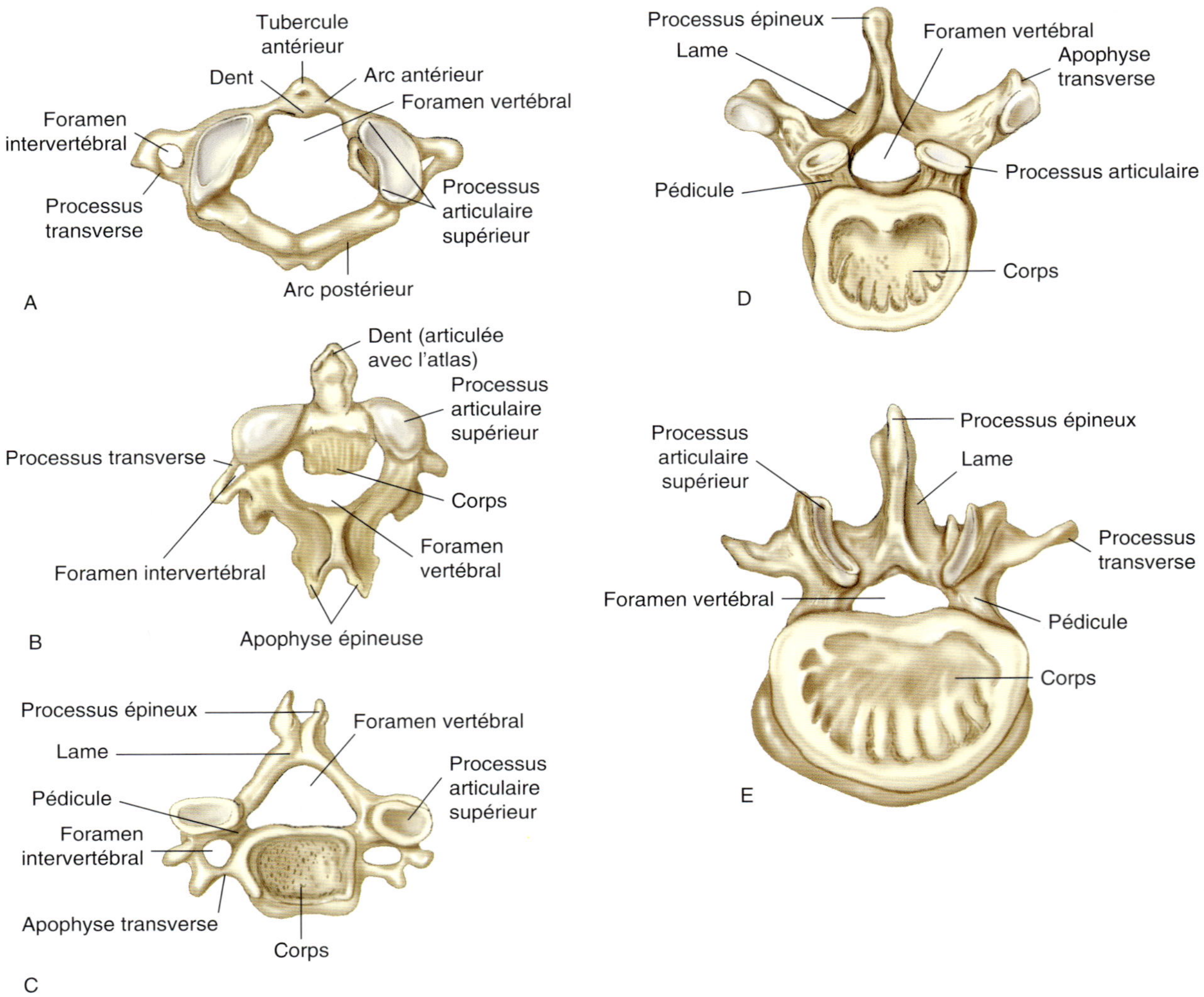

Fig. 9-3. Le poids supporté augmente sur les vertèbres inférieures, qui sont grosses et fortes pour porter cette charge. *A* : Atlas (C1). *B* : Axis (C2). *C* : Cervicale. *D* : Thoracique. *E* : Lombaire.

la douleur et la température, le toucher et la pression, la sensation de mouvement, les vibrations, la position, et la sensibilité superficielle. Le tractus qui conduit les influx douloureux et thermiques croise, ce qui veut dire qu'une information provenant d'un nerf situé dans la partie droite du corps croise vers le côté gauche de la moelle épinière et se projette sur le côté gauche du cerveau. À l'inverse, le tractus qui conduit les informations sur la posture, les vibrations et la sensibilité superficielle ne croise pas. Tout comme cette information sensorielle est dirigée vers le cerveau du même côté de la moelle épinière que les racines nerveuses.

Les *faisceaux descendants* conduisent les influx moteurs du cerveau vers les différents muscles du corps pour en contrôler les mouvements et le tonus. Ces faisceaux ne croisent pas. De ce fait, un tractus situé sur la gauche de la moelle épinière contrôle une fonction motrice située sur la gauche du corps. Ce tractus moteur croise en revanche dans le tronc cérébral, si bien que la partie droite du cerveau commande la partie gauche du corps.

Des *nerfs spinaux* (ou rachidiens), toujours par paires, sortent de la moelle épinière à chaque étage vertébral (figure 9-6). Il y a 31 paires de nerfs spinaux, chacun portant le nom de la vertèbre au niveau de laquelle il naît. Chaque nerf a deux racines, de chaque côté. La *racine dorsale* conduit les influx sensitifs, alors que la *racine ventrale* conduit les influx moteurs. Les différents stimuli nerveux sont transmis des différentes parties du corps au cerveau à travers la moelle épinière et les nerfs spinaux. Ces nerfs sortent des vertèbres par un orifice sur le bord inférieur de la vertèbre, en arrière du corps ;

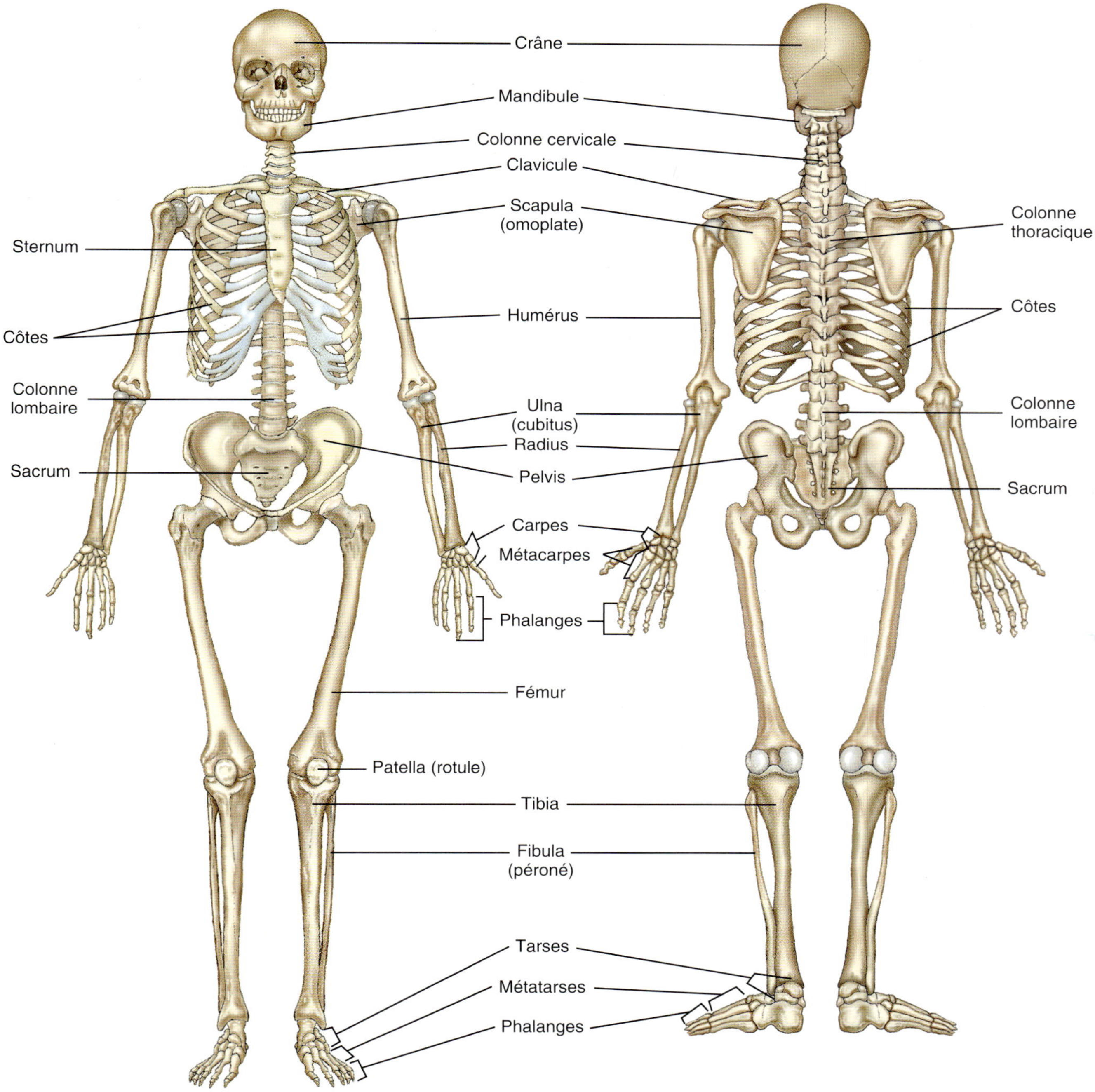

Fig. 9-4. La colonne est rattachée aux jambes par des attaches au pelvis au niveau des articulations sacro-iliaques. La tête est comme une boule de bowling qui se balance sur le haut de la colonne.

c'est le *foramen intervertébral* (ou trou de conjugaison). Entre chaque vertèbre se trouve un disque cartilagineux qui fait office d'amortisseur (figure 9-7).

Les niveaux sensitifs de ces nerfs sont représentés par les dermatomes. Un *dermatome* est une surface du corps dont une racine nerveuse est responsable; cela permet en fait de cartographier le corps et de relier chaque surface à une racine ou à un niveau spinal (figure 9-8). Les dermatomes aident à évaluer le niveau d'une atteinte de la moelle épinière en fonction du déficit constaté. En préhospitalier, deux repères sont importants à retenir : le *mamelon* ou T4, et l'ombilic ou T10.

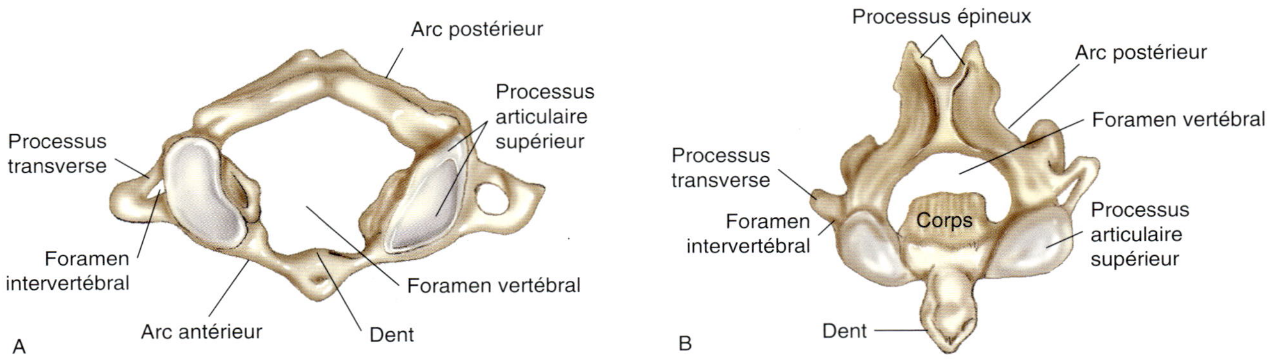

Fig. 9-5. La première (*A*) et la seconde (*B*) vertèbres cervicales sont taillées différemment que le reste des vertèbres de la colonne. Leur fonction est de supporter le crâne, et de permettre la rotation et le mouvement antéropostérieur de la tête.

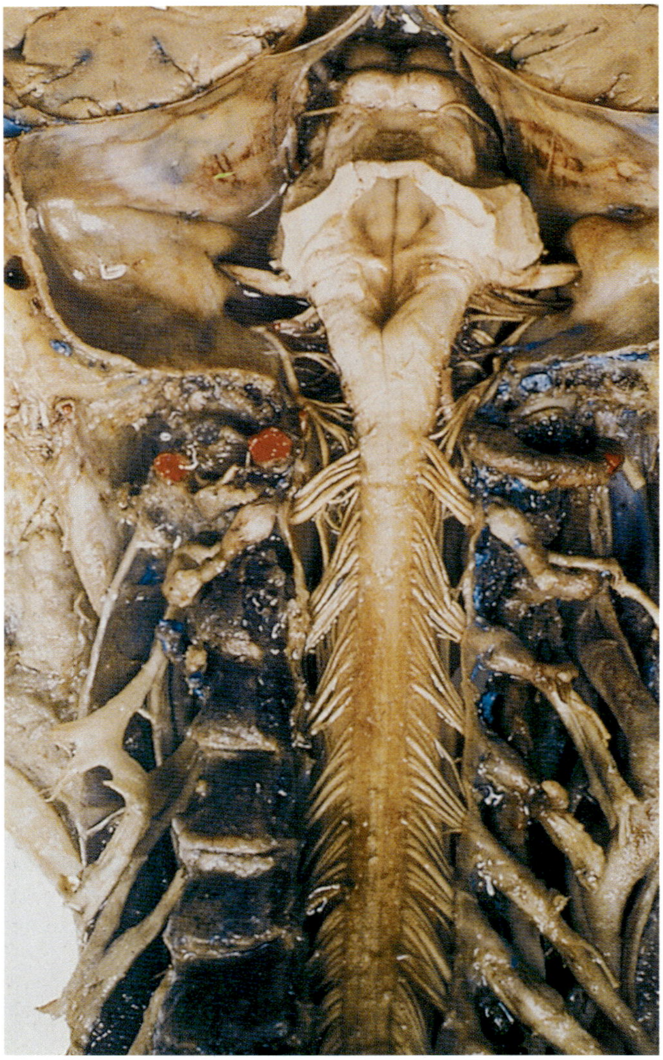

Fig. 9-6. Branches nerveuses rachidiennes de part et d'autre de la moelle épinière. Elles fournissent l'innervation motrice et sensitive au tronc et aux extrémités.

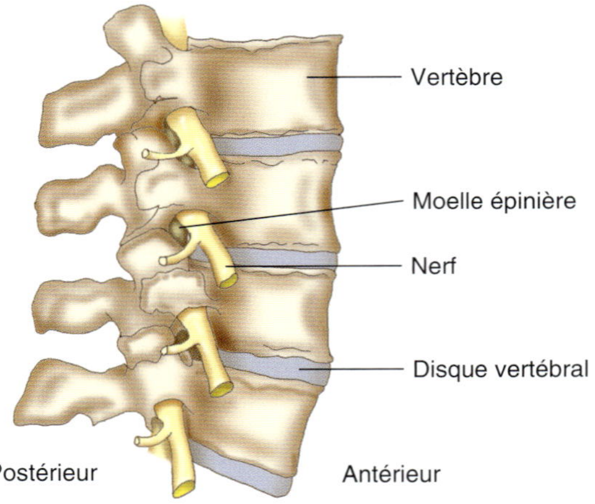

Fig. 9-7. Le cartilage entre chaque corps vertébral est appelé *disque intervertébral*. Ces disques opèrent en tant qu'absorbeurs de chocs. S'ils sont endommagés, le cartilage peut s'introduire dans le canal rachidien, comprimer la moelle ou les nerfs passant au travers du foramen intervertébral.

Une fonction respiratoire efficace nécessite à la fois une expansion pulmonaire et une contraction diaphragmatique. Le diaphragme est innervé par le nerf phrénique qui a ses racines de C2 à C5. Si la moelle épinière au-dessus de C2 ou si le nerf phrénique sont coupés, ou si l'influx nerveux est interrompu, il y a perte de la ventilation spontanée et nécessité de ventilation en pressions positives.

La moelle épinière est baignée par le liquide céphalorachidien (LCR), qui est contenu dans un feuillet dural. Cette enveloppe durale entoure le cerveau et descend autour de la moelle épinière, jusqu'à la région sacrée où elle forme une citerne et où le LCR est absorbé. Le LCR a un rôle notamment protecteur pour la moelle épinière en amortissant les chocs.

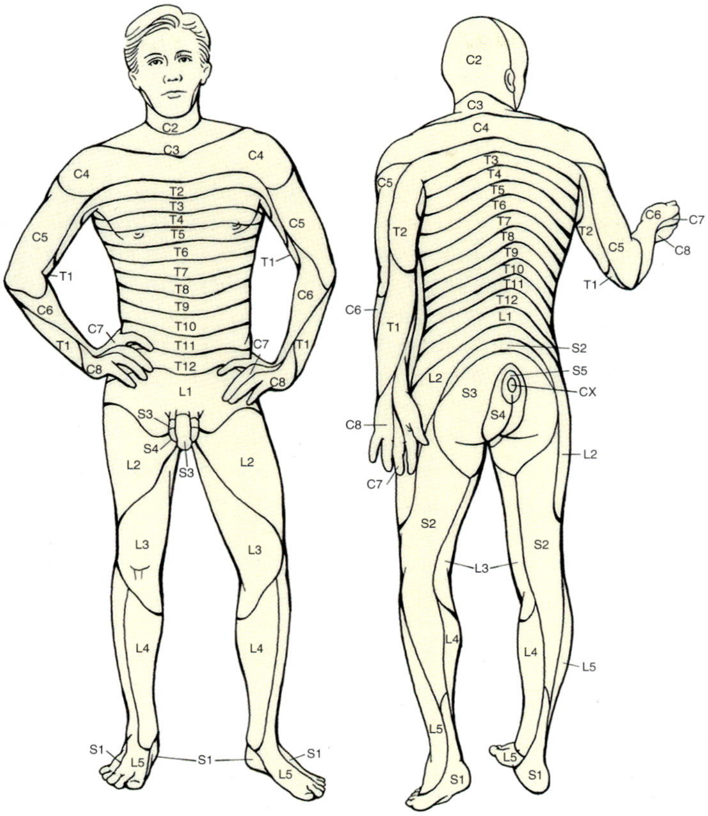

Fig. 9-8. Une carte des dermatomes nous montre la relation entre les zones de sensation de la peau et les nerfs rachidiens correspondant à ces zones de sensation. La perte de sensation dans une de ces zones peut indiquer une lésion du nerf au niveau rachidien.

Physiopathologie

Les structures osseuses de la moelle épinière peuvent supporter des forces allant jusqu'à 1 360 Joules d'énergie. Les accidents sur la voie publique (AVP) ou les accidents de sport peuvent facilement dépasser ce seuil. Même dans le cas d'un accident à petite vitesse avec choc du crâne contre le pare-brise, une personne non ceinturée de 68 kg peut générer des forces s'appliquant sur le rachis cervical de 4 080 à 5 440 Joules. Des forces similaires sont produites lors de l'éjection d'un motard de son véhicule ou lors du choc d'un skieur contre un arbre.

Lésions osseuses

Différents types d'atteintes osseuses peuvent se voir [5] :

- des fractures par tassement pouvant entraîner un aplatissement complet de la vertèbre (en galette) ou une impactation des angles du corps ;
- des fractures qui détachent un fragment osseux qui peut alors comprimer le canal rachidien ;
- des subluxations ou luxations partielles ;
- des distensions ou des déchirures des ligaments et des muscles qui rendent instable la congruence des vertèbres.

Toutes ces atteintes peuvent entraîner des lésions immédiates et irréversibles de la moelle épinière par section, par compression ou par distension. Cependant, dans certains cas, les atteintes osseuses créent une instabilité de la colonne mettant à risque la moelle épinière (fractures dites *instables*), sans lésion immédiate de cette dernière. De plus, un patient porteur d'une lésion du rachis cervical a 10 % de risque d'avoir une autre lésion sur le reste du rachis. Il faut donc immobiliser et protéger tout le rachis d'un patient chez qui l'on suspecte une lésion de la colonne vertébrale.

L'absence de signe de déficit neurologique n'élimine en aucun cas la présence d'une fracture ou d'une lésion instable de la colonne. La normalité de la réponse motrice ou de la sensibilité signifie seulement que la moelle épinière est, pour l'instant, intacte, et en aucun cas que les structures osseuses ou ligamentaires le sont.

Un pourcentage non négligeable de patients porteurs de lésions instables du rachis ne présente aucun déficit neurologique. Une évaluation complète est requise.

Mécanismes spécifiques impliqués lors de lésions de la moelle épinière

La *compression axiale* peut survenir dans différentes situations. La plus fréquente est lorsque la colonne est comprimée quand la tête heurte un objet et que le poids du reste du corps, qui est toujours en mouvement, s'écrase sur le rachis cervical (par exemple, quand un passager non ceinturé percute le pare-brise ou quand un nageur plonge dans des eaux peu profondes). Cette compression avec surcharge axiale peut aussi se produire quand un patient tombe d'une grande hauteur en position verticale, debout. La colonne lombaire est alors comprimée par le poids du thorax et de la tête contre le sacrum. Près de 20 % des chutes de plus de 5 mètres sont associés à des fractures de la colonne lombaire. Lors de tels transferts d'énergie cinétique élevée, la colonne a tendance à exagérer ses courbures normales, et c'est à ces niveaux que les fractures et les compressions surviennent. La colonne a une forme de S, si bien que les forces traumatiques qui lui sont appliquées ont tendance à rompre cet aspect de S. Il se produit une compression de la portion concave et une ouverture de la portion convexe de la colonne.

L'*hyperflexion*, l'*hyperextension* et la *rotation excessive* peuvent entraîner des lésions osseuses et des déchirures musculaires ou ligamentaires, pouvant être responsables de lésions de la moelle épinière.

La *flexion latérale soudaine ou forcée* est responsable de lésions de la moelle épinière pour des amplitudes de mouvements moins importantes que lors des phénomènes de flexion-extension. Lors d'un impact latéral, le torse et la colonne dorsale sont soumis à un déplacement latéral. La tête tend à rester immobile jusqu'à ce que le rachis cervical la tracte, mettant sous tension les points d'attache du rachis au crâne. Le centre de gravité de la tête est situé au-dessus et en avant des points de fixation rachis–crâne ; de ce fait, la tête a tendance à partir sur le côté. Ces mouvements sont souvent responsables de lésions osseuses ou de luxations.

L'*élongation* du rachis se produit lorsqu'une partie de la colonne est fixe et que le reste de la colonne subit un déplacement longitudinal. Cette traction forcée sur le rachis peut facilement entraîner des distensions et des déchirures de la moelle épinière. Ce phénomène est fréquent chez les enfants et lors des pendaisons.

Même si un de ces types de mouvements violents peut être une des principales causes de lésion du rachis chez un patient, un ou plusieurs autres mécanismes peuvent être impliqués.

Lésions de la moelle épinière

Les atteintes primaires se produisent au moment de l'impact et peuvent être des compressions de la moelle épinière, des lésions directes (généralement par des fragments osseux tranchants ou instables) et/ou des interruptions de la vascularisation de la moelle épinière. Les lésions secondaires surviennent à distance du traumatisme et peuvent être dues à un œdème, une ischémie, ou au déplacement d'une lésion osseuse [6].

Les *commotions* de la moelle épinière sont des interruptions transitoires des fonctions de celle-ci en aval d'une lésion. Les *contusions* sont des hématomes ou des saignements dans les tissus de la moelle épinière pouvant produire des pertes transitoires de la fonction spinale (« choc » spinal). Le choc spinal est un phénomène neurologique qui survient après une période imprévisible, postérieure à la lésion médullaire, résultant de la perte sensitive et motrice des fonctions, de la paralysie et également de la perte des réflexes en dessous du niveau de la blessure. Les contusions de la moelle sont souvent causées par la pénétration ou le mouvement d'un fragment osseux. La gravité d'une contusion est fonction de la quantité de saignement au sein des tissus. Une atteinte de la vascularisation de la moelle épinière peut conduire à une ischémie. Une *compression médullaire* peut être secondaire à un œdème pouvant avoir pour conséquence une ischémie, et nécessiter une décompression en urgence. Les lacérations médullaires surviennent quand du tissu médullaire est tordu ou rompu. Les déficits neurologiques peuvent être réversibles si la moelle épinière n'a subi qu'une lésion modérée ; cependant, le déficit est permanent si tous les tractus spinaux ont été rompus.

Les sections de moelle épinière entraînent généralement des lésions irréversibles. Elles peuvent être complètes ou incomplètes. Dans les *sections complètes*, tous les tractus sont interrompus et il y a perte de l'ensemble des fonctions médullaires en aval de la lésion. Du fait de l'œdème évolutif, il faut parfois attendre 24 h avant de connaître l'étendue définitive du déficit. On est, la plupart du temps, face à un tableau de paraplégie ou de tétraplégie. Lors de *sections incomplètes* de la moelle épinière, il n'y a perte que de certaines fonctions médullaires. Les types de sections incomplètes de la moelle épinière sont les suivants [7] :

- le *syndrome médullaire antérieur* (figure 9-9) est la conséquence d'un fragment osseux ou d'une compression des artères médullaires. Il y a perte des fonctions motrices et de la sensibilité à la douleur, à la température, et perte de la sensibilité superficielle. Cependant, les sensations de mouvement, de position et de vibrations sont conservées ;

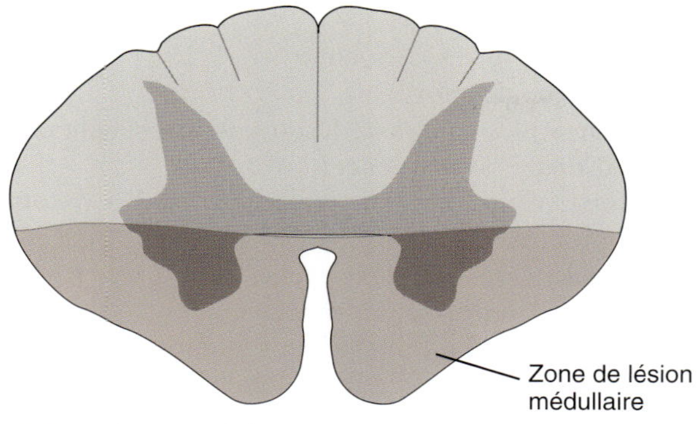

Fig. 9-9. Syndrome médullaire antérieur.

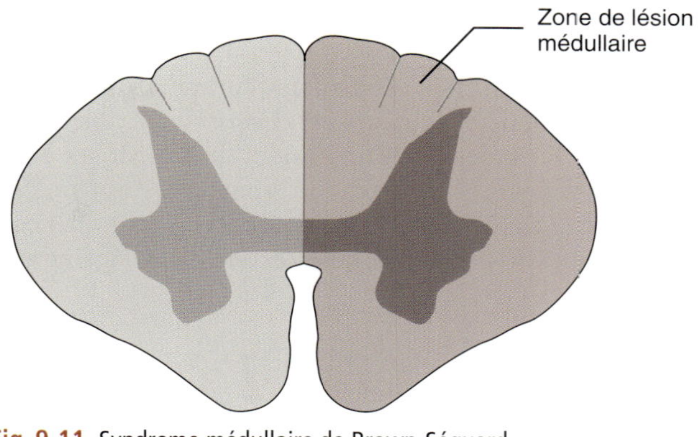

Fig. 9-11. Syndrome médullaire de Brown-Séquard.

- le *syndrome médullaire central* (figure 9-10) survient lors des phénomènes d'hyperextension cervicale. Il y a une baisse de la force motrice et des paresthésies des extrémités supérieures, mais la force musculaire des membres inférieurs est conservée. Les dysfonctionnements vésicaux sont variables;
- le *syndrome de Brown-Séquard* (figure 9-11) est dû à un traumatisme pénétrant qui ne sectionne qu'un côté de la moelle épinière. Il y a donc une paralysie homolatérale et une anesthésie thermoalgique controlatérale.

Le choc neurogénique secondaire à une lésion de la moelle épinière représente un élément significatif supplémentaire. Le choc neurogénique est dû à une perte des fonctions sympathiques lors d'une atteinte médullaire, ce qui provoque en dessous de la lésion une perte du tonus vasculaire et, donc, une vasodilatation. La peau sera chaude, sèche et la fréquence cardiaque lente, mais la pression sanguine sera basse. Lorsque la moelle est interrompue, le mécanisme sympathique de compensation ne peut pas maintenir le contrôle des muscles dans les parois des vaisseaux sanguins en dessous du point d'interruption. Ces artères et artérioles se dilatent, élargissent la taille du lit vasculaire et produisent une hypovolémie relative et une perte partielle des résistances vasculaires systémiques (RVS). Contrairement à la tachycardie associée habituellement à l'état de choc hypovolémique, ce type de lésion est associé à une fréquence cardiaque normale ou à une légère bradycardie. Bien que le patient puisse être hypotendu, souvent le « choc » neurogénique ne cause pas de diminution de la distribution d'oxygène aux tissus périphériques (voir chapitre 7). Les lésions hautes de la moelle (C5 ou au-dessus) ont plus de chances de nécessiter une intervention cardiovasculaire telle que vasopresseurs ou pacemaker [8]. Une récente déclaration de consensus recommande une correction rapide de l'hypotension (PAS < 90 mmHg) à l'installation de la lésion aiguë de la moelle épinière. La pression sanguine de patients avec une suspicion de lésion de la moelle épinière devrait idéalement être maintenue à un niveau normal (PAM 85–90 mmHg) [9].

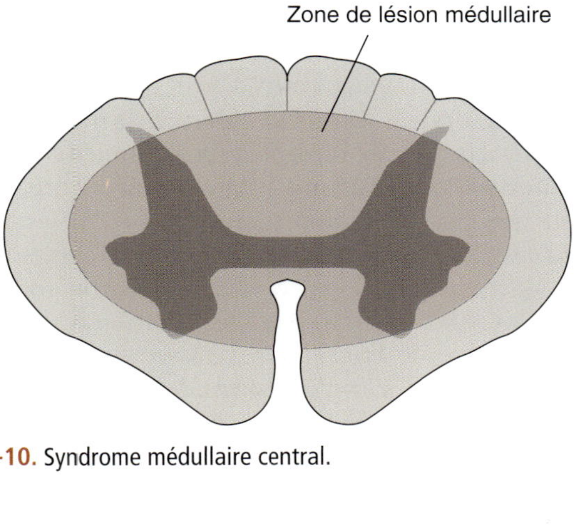

Fig. 9-10. Syndrome médullaire central.

Évaluation

Comme toutes les autres lésions chez un polytraumatisé, l'évaluation des atteintes du rachis doit s'intégrer dans l'évaluation globale du patient. L'évaluation primaire reste la première priorité. Cependant, le patient doit souvent être mobilisé pendant cette phase de la prise en charge. Il faut donc rapidement déterminer, à partir des premières informations sur les conditions de l'accident et sur l'état du patient, si le risque d'avoir une lésion de la colonne existe. Seuls des examens radiographiques adéquats permettront de lever ou de confirmer ce doute. De ce fait, une immobilisation du rachis s'impose, la première méthode employée étant manuelle. La tête du blessé est maintenue en position neutre en respectant l'axe tête–cou–tronc, sauf contre-indication (voir plus loin), jusqu'à ce que le relais soit pris par des méthodes mécaniques (demi-planche, planche, coquille, veste rigide).

Un rapide examen neurologique est réalisé pour identifier les déficits évidents en rapport avec une lésion médullaire. Il est demandé au patient de bouger ses bras, ses mains, ses jambes, et toute incapacité est notée. Puis la présence ou l'absence de sensibilité sont vérifiées, en commençant par les épaules et en allant jusqu'aux pieds.

Importance du mécanisme lésionnel dans l'évaluation d'une lésion médullaire

Classiquement, il était considéré qu'une immobilisation du rachis n'était indiquée qu'en cas de traumatismes secondaires à un accident en mouvement. Cela a causé bien des erreurs dans les démarches de recherche de lésions rachidiennes. Cependant, la décision de mettre en place des mesures de protection du rachis repose également sur la recherche de déficit sensitif ou moteur, sur la présence de douleur, et sur la fiabilité du patient quant à l'expression de ses plaintes. De plus, une douleur du rachis peut être totalement masquée par une douleur plus importante (fracture de la diaphyse fémorale par exemple) [8]. L'absorption d'alcool ou de produits stupéfiants peut aussi altérer la perception du patient.

En préhospitalier, le but premier est de reconnaître les situations où s'impose une immobilisation du rachis, plutôt que d'essayer d'éliminer cliniquement la présence d'une atteinte de la colonne [10–17]. Comme de nombreux patients n'ont pas de lésion médullaire, une approche plus sélective pour la réalisation d'une immobilisation spinale est appropriée, en particulier parce que l'immobilisation spinale a des effets indésirables qui ont été repérés chez des volontaires sains, notamment une augmentation des efforts respiratoires, une ischémie cutanée et une douleur [18]. Les intervenants préhospitaliers devraient suivre les indications appropriées pour la réalisation d'une immobilisation spinale.

Si, après un examen soigneux et complet, il n'y a pas d'indications, une immobilisation peut être inutile. Le point principal en ce qui concerne les soins du rachis est le même que pour tous les soins traumatologiques : une évaluation poussée, avec un traitement adéquat et administré à temps.

Traumatismes fermés

Les principales causes de lésions du rachis chez l'adulte et par ordre de fréquence sont :

- les collisions entre véhicules (AVP) ;
- les plongeons en eau peu profonde ;
- les accidents de moto ;
- les chutes et autres accidents ;
- les accidents de sport.

Les principales causes de lésions du rachis chez l'enfant et par ordre de fréquence sont :

- les chutes d'une hauteur supérieure à 2 à 3 fois la taille du patient ;
- les chutes de vélo ou de tricycle ;
- le fait d'être renversé par un véhicule.

En règle générale, l'intervenant préhospitalier devra supposer qu'il existe une lésion du rachis ou un rachis dit instable dans les situations suivantes :

- tout mécanisme responsable de choc violent sur la tête, le cou, le torse ou le pelvis (coup sur le crâne, ensevelissement, etc.) ;
- tout accident où il se produit de brutales accélérations, décélérations, ou bien l'application de forces latérales sur le cou ou sur le torse (collisions entre voitures, piéton renversé par un véhicule, explosions, etc.) ;
- toute chute, notamment chez une personne âgée ;
- toute éjection ou chute d'un véhicule en mouvement (scooters, voitures, moto, skateboard, vélo, etc.) ;
- accidents en eau peu profonde (plongeon, surf, etc.).

Les autres situations fréquemment associées à des atteintes rachidiennes sont :

- les traumatismes crâniens avec altération du niveau de conscience ;
- l'existence de dommages importants sur le casque d'un motard ;
- un traumatisme important du thorax ;
- les fractures impactées des membres inférieurs ou du pelvis associées à un phénomène de décélération ;
- les lésions importantes en regard de la colonne vertébrale.

Ces mécanismes lésionnels devraient conduire à pratiquer un examen complet pour déterminer si une immobilisation du rachis est nécessaire.

Le port de ceintures de sécurité a prouvé son rôle dans la diminution du nombre de traumatismes crâniens, de traumatismes thoraciques et de décès. Cependant, il n'exclut pas la possibilité d'avoir une lésion rachidienne. Lors de chocs frontaux au cours d'AVP, quand une brutale décélération survient, le thorax ceinturé s'arrête brusquement, alors que la tête a tendance à continuer d'avancer. Maintenue par une forte musculature postérieure, la tête ne peut que peu se déplacer vers l'avant. Si les forces de décélération sont suffisantes, le cou se fléchit et la tête tourne légèrement, jusqu'à ce que le menton touche le thorax. Une telle hyperflexion avec rotation du cou peut être responsable de fractures par tassement cervical, de luxations vertébrales et d'étirement de la moelle épinière (luxation des processus articulaires). D'autres mécanismes en cas de chocs postérieurs ou latéraux (extension) peuvent également être cause de lésions rachidiennes.

L'importance des dégâts du véhicule et les autres blessures dont souffre le patient sont des éléments clés dans la détermination de la suspicion de lésions rachidiennes et, donc, dans la décision d'immobiliser le rachis.

La capacité du patient de se déplacer et de marcher ne signifie pas que l'immobilisation de la colonne n'est pas requise. Un nombre non négligeable de patients nécessitant un traitement chirurgical de fractures instables de la colonne cervicale déambulent sur les lieux de l'accident ou arrivent même en marchant au service des urgences. Un rachis instable ne peut être éliminé que par des examens radiologiques adéquats ou par l'absence de mécanisme susceptible d'entraîner de telles lésions.

Traumatismes pénétrants

Les traumatismes pénétrants constituent un cas particulier en ce qui concerne la possibilité de lésions du rachis associées [19]. En général, s'il n'y a pas de déficit neurologique au moment de l'examen, il y a peu de risques d'avoir une atteinte de la moelle épinière ou du rachis. Cela s'explique par la cinétique et le mécanisme de l'incident. Un objet pénétrant ne cause des dégâts que le long du trajet qu'il fait dans l'organisme. Si cet objet ne touche pas le rachis ou la moelle épinière, il est très peu probable que le patient développe secondairement une atteinte médullaire. De nombreuses études ont montré qu'un traumatisme pénétrant à la tête, au cou ou au torse [21–26] entraîne rarement une lésion instable, et que ces traumatismes ne constituent pas des indications d'immobilisation du rachis, à moins qu'il existe un déficit neurologique. En général, les autres lésions provoquées par un traumatisme pénétrant sont prioritaires dans la prise en charge par rapport aux lésions médullaires.

Indications d'immobilisation du rachis

Le mécanisme de l'accident est un bon indicateur pour déterminer s'il faut immobiliser le rachis. La figure 9-12 donne un algorithme qui peut être suivi facilement. Les points clés sont d'utiliser son bon sens et, *en cas de doute, d'immobiliser*.

Les victimes de traumatismes pénétrants, par exemple par armes à feu ou par armes blanches, quand ils présentent des signes déficitaires (engourdissements, picotements, déficits moteurs ou sensoriels), ou bien des troubles de la conscience, doivent être considérés comme porteurs de lésions du rachis ou de la moelle épinière. S'il n'y a pas de signes neurologiques évocateurs, l'immobilisation n'est pas nécessaire.

Dans le cas des traumatismes fermés, les situations suivantes imposent une immobilisation rachidienne.

1. *Diminution du niveau de conscience* (score de Glasgow [*Glasgow coma scale*, GCS] < 15). Cela inclut :
   - une lésion crânienne traumatique ;
   - une altération de l'état de conscience autre qu'une lésion crânienne traumatique. Par exemple, un patient avec des troubles psychiatriques, ayant une maladie d'Alzheimer, ou sous l'influence de toxiques peut avoir une perception de la douleur altérée ;
   - une réaction au stress aiguë peut masquer la douleur.
2. *Douleurs ou sensibilité rachidiennes*. Elles comprennent les douleurs spontanées à la mobilisation, les points douloureux exquis, les déformations ou une défense en regard de la colonne.
3. *Déficit neurologique ou plainte*. Cela inclut les paralysies complètes ou partielles, les parésies (faiblesses), les anesthésies ou les hypo-esthésies, les paresthésies et le choc spinal. Chez l'homme, le priapisme peut être un signe de lésion médullaire.
4. *Déformation évidente du rachis*. Il s'agit de toute déformation notée lors de l'examen clinique du patient.

Cependant, l'absence de ces signes n'élimine pas la possibilité d'une lésion osseuse rachidienne (encadré 9-1).

Face à un patient impliqué dans un accident susceptible de causer des lésions vertébrales ou médullaires, en l'absence de signe ou de situation imposant une immobilisation de la colonne, il faut évaluer la fiabilité du patient. Un patient est fiable s'il est calme, coopératif et sobre. Dans les situations suivantes, la fiabilité du patient peut être remise en cause :

- intoxication : les patients qui sont sous l'influence de l'alcool ou de drogues doivent être immobilisés et considérés comme traumatisés de la colonne jusqu'au retour de la sobriété ;
- certaines lésions très douloureuses peuvent distraire la perception du patient et masquer une douleur cervicale ou des paresthésies, par exemple une fracture du fémur ou une grande brûlure. Elles peuvent donc rendre les réponses du patient lors de l'évaluation non fiables [8] (figure 9-12) ;
- les difficultés de communication, qu'elles soient dues à un problème de langue, de surdité, d'âge (très petit enfant) ou autre, peuvent gêner l'évaluation.

L'intervenant préhospitalier doit en permanence réévaluer la fiabilité des dires du patient. En cas de doute, il ne faut pas hésiter à supposer qu'une lésion du rachis est présente.

Dans de nombreux cas, on se trouve face à une situation où le mécanisme lésionnel a peu de chances d'entraîner des lésions du rachis (chute sur un poignet en hyperextension avec fracture de type Pouteau-Colles). Dans ces cas, si l'examen clinique est normal, l'immobilisation du rachis n'est pas indiquée.

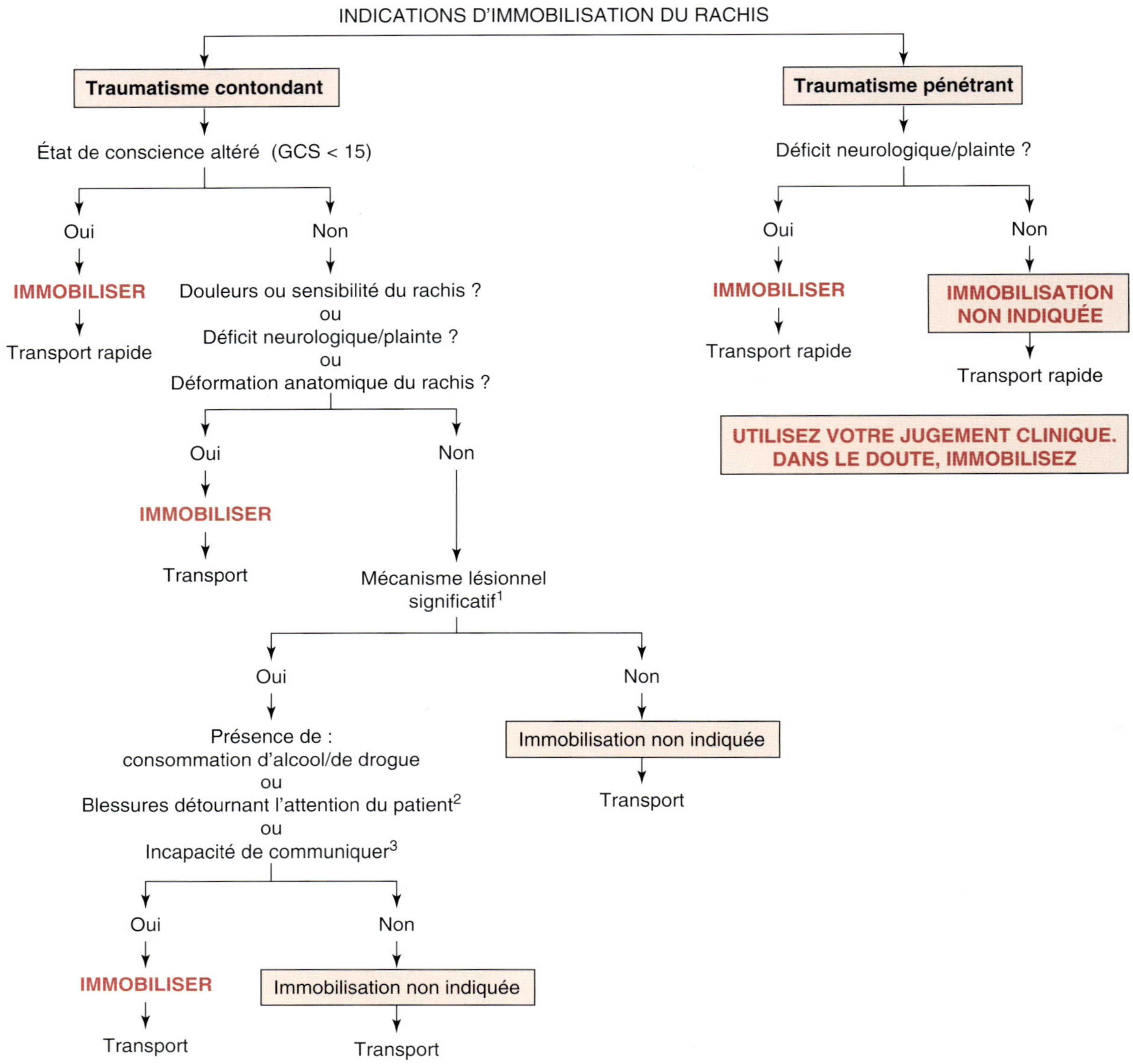

Notes :

[1]Mécanisme lésionnel significatif :
- Tout mécanisme produisant un impact violent à la tête, à la nuque, au thorax ou au pelvis.
- Accidents produisant une accélération ou une décélération soudaine, des forces latérales à la nuque ou au thorax (par exemple : AVP à vitesse moyenne ou haute, piéton renversé, victime d'une explosion, etc.).
- Toute chute, spécialement chez la personne âgée.
- Éjection ou chute de tout véhicule à moteur ou mu par l'homme (scooters, skateboards, vélos, voitures, etc.).
- Accident de plongée en eaux peu profondes.

[2]Blessures détournant l'attention du patient :
- Toute blessure pouvant potentiellement altérer la capacité du patient d'« apprécier » une autre blessure. Les exemples de blessures de ce type incluent : a) fractures d'os long ; b) blessure viscérale nécessitant une consultation chirurgicale ; c) une lacération large, un « dégantage » ou une blessure par compression ; d) brûlures étendues ; ou e) toute autre blessure produisant une altération fonctionnelle aiguë. (Adapté de Hoffman JR, Wolfson AB, Todd K. Mower WR : Selective cervical spine radiography in blunt trauma : methodology of the National Emergency X-Radiography Utilization Study [NEXUS], Ann Emerg Med 461, 1998.)

[3]Incapacité de communiquer :
- Tout patient qui, pour une raison non spécifiée par avant, ne peut communiquer de façon claire et participer à son évaluation (patient sourd et/ou muet, langue étrangère, enfant en bas âge).

Fig. 9-12. Indications d'immobilisation du rachis.

Encadré 9-1 Signes et symptômes de traumatismes du rachis

- Douleur à la nuque ou au dos
- Douleur à la mobilisation de la nuque ou du dos
- Douleur à la palpation de la nuque ou de la ligne médiane du dos
- Déformation de la colonne vertébrale
- Contraction ou tétanisation des muscles du cou ou du dos
- Paralysie, parésies, engourdissement, ou picotements dans les jambes ou les bras à tout moment après l'accident
- Signes et symptômes de choc neurogénique
- Priapisme (chez l'homme)

Prise en charge

La prise en charge d'une éventuelle lésion instable du rachis consiste à immobiliser le patient sur une planche (ou sur un matelas immobilisateur), en décubitus dorsal strict et en position neutre, c'est-à-dire en respectant l'axe tête–cou–tronc. La tête, le cou, le torse et le pelvis doivent être immobilisés afin d'éviter tout mouvement qui pourrait être responsable de lésions médullaires. On suit le même principe général que pour l'immobilisation de toute fracture : on bloque l'articulation au-dessus et en dessous de la blessure. Du fait de la structure de la colonne vertébrale et des interactions entre ses différentes zones, il faut immobiliser toute la colonne. L'articulation au-dessus est la tête, celle en dessous, le pelvis.

Des mouvements modérés en flexion ou en extension des bras ne vont pas produire de déplacement important des épaules. En revanche, n'importe quel mouvement ou angulation du pelvis provoque une mobilisation du sacrum et de la vertèbre qui y est attachée. Par exemple, des mouvements simultanés des deux jambes peuvent entraîner des flexions latérales du rachis.

Une fracture d'une zone de la colonne vertébrale est souvent associée à une fracture dans une autre zone de la colonne [26]. De ce fait, tout le rachis cervical, thoracique, lombosacré doit être immobilisé. Le décubitus dorsal strict est la position offrant la plus grande stabilité au cours du levage, du brancardage et du transport du blessé. Cette position permet de plus un accès assez facile au patient pour l'examen clinique mais aussi pour d'éventuelles mesures thérapeutiques. Les voies aériennes, la respiration, la face et l'abdomen sont « accessibles ».

Les patients se présentent sur les lieux dans quatre postures possibles ; assis, allongés sur la face, en décubitus dorsal ou debout. L'intervenant préhospitalier doit immobiliser manuellement et continuellement tous ces patients jusqu'à ce qu'ils le soient sur une planche ou sur un matelas immobilisateur à dépression. Toutes les techniques ou matériels intermédiaires, comme les demi-planches, les vestes de stabilisation, les extractions rapides avec stabilisation manuelle, ne permettent que d'assurer l'immobilisation du rachis au cours de certaines mobilisations nécessaires du patient, jusqu'à ce qu'une stabilisation « définitive » soit faite (planche, coquille). Une étude récente suggère qu'un type de civière à aubes peut être aussi efficace qu'une longue planche dorsale [28].

Bien souvent, on a tendance à plus se concentrer sur certains équipements d'immobilisation qu'à comprendre les principes de l'immobilisation et les façons de la modifier en fonction des besoins du patient. Ces techniques sont autorisées pour réaliser des mouvements en toute sécurité d'un patient de la position dans laquelle il a été retrouvé jusqu'à une immobilisation en décubitus dorsal sur une planche rigide. Les différents matériaux à notre disposition ne peuvent être utilisés de façon sûre que si nous comprenons les règles générales d'immobilisation du rachis. Toutes les méthodes précises pour l'usage d'une technique peuvent varier selon les situations sur le terrain. Quels que soient l'équipement ou la méthode utilisés, la prise en charge de tout patient présentant une lésion instable du rachis doit suivre les recommandations décrites ci-après.

Règles générales

Si la décision d'immobiliser un patient traumatisé est prise, il faut :

- ajuster la tête dans une position neutre en respectant l'axe tête–cou–tronc, sauf en cas de contre-indication ; ce support manuel et cette stabilisation en ligne doivent être continus ;
- procéder à l'évaluation primaire et mettre en œuvre toute mesure thérapeutique s'imposant ;
- vérifier la motricité, la sensibilité et la vascularisation des quatre extrémités, si l'état du patient le permet ;
- examiner le cou du patient et mettre en place un collier cervical rigide, de taille adaptée et de manière appropriée ;
- placer le patient sur un accessoire d'immobilisation (demi-planche, veste rigide, etc.) (pour l'enfant), ou bien sur une planche rigide ou un matelas immobilisateur à dépression (pour l'adulte),
- immobiliser le torse puis le bassin du patient pour qu'il ne puisse ni se lever, ni s'enfoncer, ni tourner à droite ou à gauche ;
- combler ou rembourrer éventuellement les zones semblant libres (cervicales, torse, etc.) ;
- fixer la tête à la structure d'immobilisation du rachis ;
- immobiliser les jambes pour éviter des mouvements latéraux vers la droite, vers la gauche ou en avant ;

- attacher les bras du patient sur la planche ou sur le matelas immobilisateur à dépression;
- réévaluer les fonctions vitales, la motricité, la sensibilité et la circulation des quatre extrémités.

Stabilisation manuelle en ligne de la tête

Dès qu'est évoquée la possibilité d'une lésion instable du rachis, la première mesure à prendre est d'immobiliser manuellement, en conservant l'alignement tête–cou–tronc de la victime. La tête est alors saisie prudemment et déplacée en position neutre, sauf contre-indication. Cette position est maintenue sans exercer de traction particulière. Ce n'est que dans les cas où le patient est assis ou debout qu'une traction douce doit être appliquée afin de délester du poids de la tête le rachis cervical. L'extrémité céphalique doit être maintenue manuellement et en permanence dans cette position neutre, jusqu'à ce que le patient soit totalement immobilisé sur un système fixe. De ce fait, la tête et le cou du patient sont immédiatement maintenus immobiles, et ce jusqu'à ce que le patient ait été complètement examiné à l'hôpital. Placer la tête en position neutre comporte moins de risques que de transporter un patient avec une tête en position non neutre. De plus, cela facilite le brancardage et le transport.

Il existe cependant certains cas où cette manœuvre est contre-indiquée. Si, au cours du geste, il se produit un des faits suivants, celui-ci doit être *immédiatement interrompu* :

- résistance au mouvement;
- spasme des muscles du cou;
- augmentation de la douleur;
- apparition ou aggravation d'un déficit neurologique (paresthésies, baisse de la force motrice, etc.);
- mise en jeu ou perte du contrôle des voies aériennes ou de la fonction ventilatoire.

En cas de déplacement majeur de l'axe du cou par rapport à la tête et au tronc, le patient doit être immobilisé dans cette position, sans aucune tentative de réduction. Heureusement, ces situations sont rares.

Colliers cervicaux rigides

Les seuls colliers cervicaux rigides ne suffisent pas à immobiliser le rachis cervical. Ils aident simplement à soutenir le rachis cervical et à diminuer l'amplitude de ses mouvements. Les colliers cervicaux rigides limitent la flexion de près de 90 %, et limitent l'extension, les mouvements latéraux et la rotation de 50 % à peu près. Les minerves sont donc d'une grande aide, mais elles doivent toujours être utilisées avec un maintien manuel ou avec un système d'immobilisation mécanique plus efficace (planche, matelas immobilisateur à dépression). Une minerve souple n'a aucun intérêt pour immobiliser un rachis.

Le seul but d'une minerve rigide est de protéger le rachis cervical des phénomènes de compression. Les équipements préhospitaliers d'immobilisation (Ked®, demi-planche, planche longue ou matelas immobilisateur à dépression) permettent, tout de même, quelques légers mouvements, car ils sont fixés à la peau du patient, et les tissus mous peuvent autoriser une certaine mobilité du cadre osseux par rapport à l'enveloppe externe du corps. La plupart des conditions de levage, de brancardage, ou le transport en ambulance (accélération, décélération) engendrent ce type de mouvements.

Une minerve rigide est efficace si elle s'appuie sur le thorax, sur le rachis thoracique en arrière, sur les clavicules et sur les trapèzes. Cette fixation autorise malgré tout des mouvements au niveau de C6, C7 et T1, mais prévient la compression de ces vertèbres. La tête est maintenue sous l'angle de la mandibule et au niveau de l'occiput. Le collier cervical rigide permet de transférer le poids de la tête du rachis cervical à la minerve, ce qui diminue ou élimine les risques de compression.

Bien qu'elle ne réalise pas à elle seule une immobilisation complète, la minerve rigide aide à limiter les mouvements du rachis cervical. La partie rigide inférieure permet enfin d'attacher des systèmes de fixation (bandes adhésives, velcro) de façon sûre.

Le collier doit être de taille adaptée au patient. S'il est trop grand, il va permettre des mouvements d'hyperextension ou laisser le menton se fléchir sur le torse; s'il est trop petit, il autorisera une certaine flexion. La minerve doit être posée de façon convenable. Si elle est trop lâche, elle peut glisser et recouvrir la face et, donc, être inefficace et même compromettre les voies aériennes. Si elle est trop serrée, elle peut comprimer les vaisseaux du cou.

Un collier ne doit être posé qu'une fois la tête amenée en position neutre. Si ce n'est pas le cas, il ne doit pas être utilisé. Si, après la pose d'une minerve, le patient n'est pas capable d'ouvrir seul la bouche sans être obligé d'étendre son rachis cervical, le risque d'inhalation en cas de vomissements est élevé; la minerve ne doit pas être utilisée. S'il est impossible de trouver une minerve adaptée au patient (cou court, trapu), on peut s'aider de linges roulés attachés au patient ou d'autres méthodes improvisées pour maintenir le rachis cervical, mais toujours en respectant les règles de base. Les principes de bases seront toujours suivis (encadré 9-2).

Fixation du torse aux systèmes d'immobilisation

Quel que soit l'équipement utilisé en vue d'immobiliser le rachis, il faut que le torse du patient soit bloqué, afin d'éviter tout mouvement de flexion, d'extension ou tout

Encadré 9-2 Recommandations pour le collier cervical rigide

- Ne permet pas, seul, une immobilisation satisfaisante du rachis cervical
- Doit être de taille adaptée à chaque patient
- Ne doit pas limiter l'ouverture spontanée, ou par l'intervenant préhospitalier, de la bouche du patient en cas de vomissements
- Ne doit en aucun cas gêner ou obstruer la ventilation

déplacement latéral. Il faut donc fixer, attacher le thorax à la planche par exemple. Cela est fait de façon à ce que la tête et le cou soient également soutenus et immobilisés. Le torse et le pelvis du patient sont bloqués, de telle sorte que les parties dorsales, lombaires et sacrées du rachis soient soutenues et ne puissent pas bouger. Le torse doit être solidarisé à la planche, par exemple, avant que la tête ne soit fixée à cette même planche, de façon à éviter toute angulation cervicale en cas de mobilisation intempestive du tronc au cours des manœuvres d'amarrage.

Il existe plusieurs méthodes de fixation du torse aux systèmes d'immobilisation complète. La protection contre les mouvements doit être assurée aussi bien à la partie haute du tronc (épaules, thorax), qu'à la partie basse du tronc (pelvis), afin d'éviter tout risque de compression ou de déplacement latéral des vertèbres. Il existe plusieurs méthodes de fixation de la partie haute du tronc, en passant, par exemple, des attaches fixées à la planche sous les deux creux axillaires et en travers de la portion haute et antérieure du thorax. Une bande peut également être fixée en ceinture, sur le cadre osseux du pelvis, à la planche, ce qui permet de protéger la partie basse du rachis. Il est également possible de fixer le torse à l'aide de sangles posées en X, croisant sur le thorax.

En cas de fracture de la clavicule associée, on peut faire passer deux attaches, chacune dans un creux axillaire, et les amarrer à la planche, au niveau des poignets de brancardage, à hauteur du cou du patient. Cette méthode permet un libre accès au thorax et n'entraîne aucun trouble de la cinétique ventilatoire.

La fixation du bassin peut se faire en passant une attache sur les deux crêtes iliaques et peut être améliorée par deux boucles réalisées à chaque pli inguinal, autorisant ainsi une certaine verticalisation du patient sur la planche, en cas de brancardage en milieu difficile.

Si on utilise des points d'ancrage supplémentaires au niveau du thorax, de l'abdomen ou des crêtes iliaques, il faut s'assurer que la cinétique ventilatoire ne soit pas compromise, et que la pression abdominale ne soit pas trop augmentée.

Maintien en position neutre de la tête

Chez la plupart des patients adultes, il existe un espace libre de 2 à 8 cm entre le plan d'immobilisation et l'arrière du crâne, quand ces patients sont en décubitus dorsal. En effet, l'occiput est souvent moins large que le diamètre thoracique (figure 9-13, A). Il est donc nécessaire de combler suffisamment cet espace afin d'éviter une hyperextension du cou. Cela est réalisé en utilisant des matériaux souples afin d'éviter toute compression (figure 9-13, B). Des draps ou des serviettes pliées sont adéquats. La quantité de rembourrage nécessaire doit être adaptée à chaque patient. Il ne faut pas, à l'inverse, trop combler cet espace rétrocervical, car on impose alors une flexion au rachis. L'hyperflexion tout comme l'hyperextension peuvent aggraver une lésion de la moelle.

En arrivant sur les lieux, face à un patient en décubitus dorsal, il faut maintenir la tête en position neutre

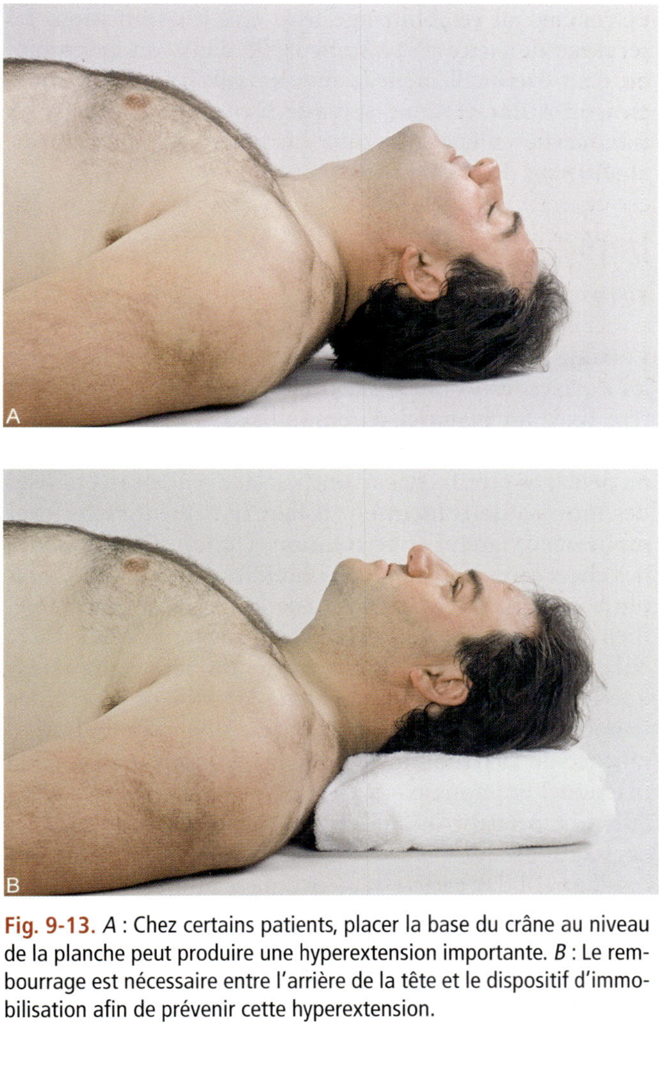

Fig. 9-13. *A* : Chez certains patients, placer la base du crâne au niveau de la planche peut produire une hyperextension importante. *B* : Le rembourrage est nécessaire entre l'arrière de la tête et le dispositif d'immobilisation afin de prévenir cette hyperextension.

et, comme nous venons de le voir, corriger cette hyperflexion spontanée due à des facteurs anatomiques. Il faut donc souvent maintenir manuellement la tête légèrement décollée du sol jusqu'à ce que le patient soit totalement immobilisé et que l'espace libre entre le plan dur et l'occiput soit comblé.

Chez l'enfant (de 7 ans ou moins), la taille de la tête est beaucoup plus importante proportionnellement au reste du corps que chez un adulte, et la musculature postérieure est beaucoup moins développée [28]. Ainsi, quand un enfant est en décubitus dorsal, il a tendance à avoir spontanément une flexion cervicale plus ou moins prononcée (figure 9-14, A). Cela peut mettre en danger le rachis cervical et même compromettre la perméabilité des voies aériennes. Il faut donc combler cet espace anatomique entre l'appui occipital et la zone d'appui dorsale. Pour ce faire, on utilise une serviette de 2 à 5 cm d'épaisseur, qui est placée sous le patient, de la partie supérieure des épaules jusqu'au pelvis. La tête doit alors se trouver en position neutre (figure 9-14, B). Un rembourrage trop fin aurait pour conséquence une extension, un rembourrage trop épais, une flexion. La serviette doit être d'épaisseur égale dans son ensemble; on peut éventuellement la mouler aux formes du corps et assurer une certaine stabilité (éviter les gros plis, les irrégularités d'épaisseur qui entraîneraient un mauvais alignement de la colonne).

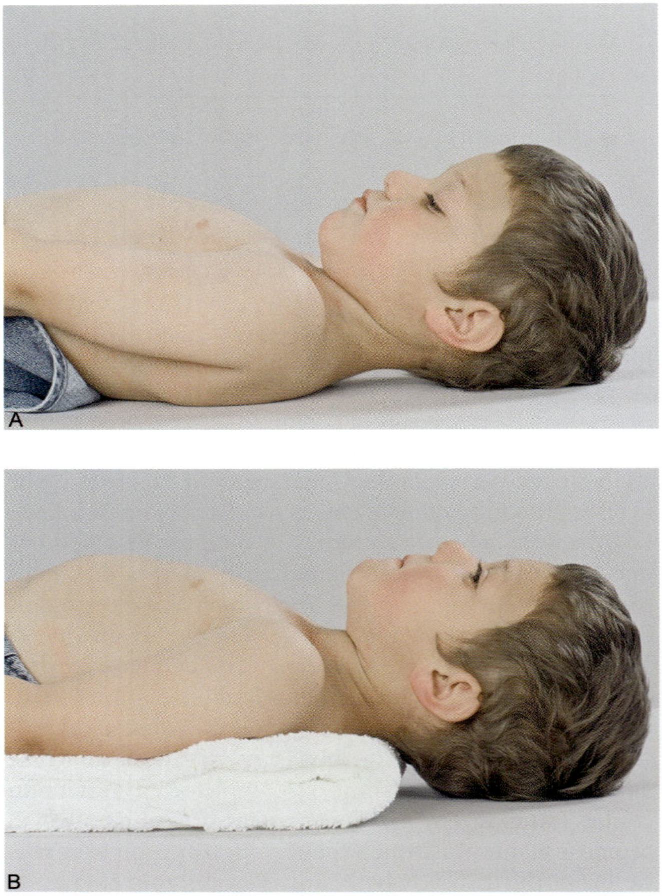

Fig. 9-14. *A* : La grande taille de la tête de l'enfant par rapport à la taille du corps, combinée avec le développement réduit des muscles thoraciques postérieurs, produit une hyperflexion de la tête lorsque l'enfant est placé sur un dispositif d'immobilisation. *B* : Un rembourrage sous les épaules et le tronc préviendra cette hyperflexion.

Immobilisation du reste du corps

Tête

Lorsque le torse du patient a été fixé à la planche et que les espaces libres ont été comblés, la tête doit également être fixée au matériel d'immobilisation (toujours après le torse). Du fait de la forme arrondie du crâne, la tête ne peut pas être fixée sur une surface plane sans utiliser des moyens de contention. Il faut également éviter tout mouvement latéral et de rotation. Du fait de la présence des cheveux et, souvent, de l'humidité de la peau, un simple bandage adhésif passant sur le front est peu fiable. Bien que le poids de la tête soit proche de celui d'une balle de bowling, elle a une forme différente. La tête a une forme ovale, plus longue que large, avec les régions temporales qui sont presque plates. Une immobilisation efficace de la tête impose donc l'utilisation de blocs (en plastique, en mousse, ou faits de serviettes roulées, etc.) latéraux prenant appui sur les régions temporales, et de fixations antérieures (bandes adhésives, velcro), les rendant solidaires. De tels systèmes équipent les vestes d'immobilisation.

Ces blocs d'immobilisation sont placés contre la partie plate latérale de la tête, de chaque côté. Ils doivent aller de la hauteur des oreilles du patient jusqu'à la hauteur de la ligne horizontale des deux yeux. Deux attaches doivent solidariser les deux blocs entre eux. Une fois la tête ainsi emballée (blocs, comblement de l'espace libre postérieur), il est possible de la solidariser au plan dur d'immobilisation du rachis. Une contention est placée en travers du front, à hauteur de l'arcade supraorbitaire pour éviter tout mouvement antérieur. Cette fixation doit être serrée suffisamment pour rapprocher les blocs latéraux et appuyer fermement sur le front. Les sacs de sable ne sont pas recommandés en tant que blocs d'immobilisation en raison du poids qu'ils peuvent faire porter sur la tête et le cou lorsqu'un patient immobilisé est tourné sur le côté [30].

L'utilisation de petites mentonnières en forme de cupule, qui entourent le menton et empêchent d'ouvrir la bouche, est proscrite car elle favorise l'inhalation en cas de vomissements. Néanmoins, il est nécessaire d'avoir un système de contention à la partie inférieure de la face, ce qui permet, d'une part, d'éviter les mouvements antérieurs de la partie basse de la tête et, d'autre part, de solidariser les bases des blocs latéraux entre elles. Cette attache inférieure passe autour des blocs latéraux et sur le collier cervical rigide ; il faut s'assurer qu'elle ne soit pas trop serrée pour éviter toute compression des voies aériennes ou des structures veineuses cervicales. L'utilisation de sacs de sable fixés à une planche rigide est dangereuse. Quelle que soit la qualité de la fixation, ces structures lourdes peuvent facilement se détacher ou glisser. De plus, si on doit tourner le patient fixé sur la planche pour des raisons de brancardage par exemple, les sacs de sable, du fait de leur poids, appliquent une pression latérale sur le rachis cervical, pouvant engendrer une flexion. Les phénomènes d'accélération et de décélération provoquent également des mouvements des sacs de sable, du fait de leur inertie.

Jambes

En cas de mobilisation importante des jambes vers l'extérieur du grand axe du corps, le pelvis peut bouger, entraînant également une mobilisation de la colonne lombaire. Le fait d'attacher les deux pieds entre eux suffit à limiter ce risque.

Les jambes sont bloquées par deux fixations au moins, une au-dessus des genoux, au niveau de la partie moyenne de la cuisse, l'autre en dessous des genoux, au niveau de la partie haute des tibias.

Un adulte a, en moyenne, un tour de hanche de 35 à 50 cm, contre un « tour de cheville » de 15 à 23 cm. Quand les pieds sont attachés ensemble, une forme de V est créée des chevilles au bassin. Parce que le diamètre du corps, au niveau des chevilles, est plus étroit que celui de la planche, les pieds peuvent s'écarter et entraîner des mouvements du bassin et, donc, du rachis. De plus, en cas de prise de gîte de la planche, les deux jambes peuvent glisser latéralement et provoquer une mobilisation encore plus importante du bassin et de la colonne vertébrale.

Il est possible de fixer de façon plus efficace les jambes en les entourant plusieurs fois à l'aide du lien de contention avant de le fixer à la planche, et en plaçant des rembourrages (serviettes, couverture) entre le bord externe des jambes et les bords de la planche.

Bras

Par mesure de sécurité, les bras doivent être attachés sur le support d'immobilisation ou sur le torse du patient. Il est possible de maintenir les bras en pronation, le long du corps, fixés aux bords de la planche, par des contentions passant sur les avant-bras et sur le torse. Ces attaches ne doivent pas être trop serrées afin d'éviter toute compression vasculaire.

L'immobilisation des bras ne doit pas être faite à l'aide de sangles bloquant le pelvis. Le fait d'avoir des attaches indépendantes pour les membres supérieurs permet de les libérer en cas de nécessité de pose d'un abord veineux par exemple, ou d'une mesure de pression artérielle, et ce sans compromettre l'efficacité de l'immobilisation du rachis. Si un bras est attaché avec la sangle thoracique, le libérer débloquerait en même temps la contention thoracique.

Erreurs les plus fréquentes

Les trois erreurs les plus fréquentes sont :

- l'*immobilisation inadéquate* ; le dispositif d'immobilisation peut glisser le long du torse vers le haut ou vers le bas, ou la tête peut encore bouger ;
- l'*immobilisation de la tête en hyperextension*, le plus souvent par absence de rembourrage approprié au niveau rétro-occipital ;
- le *réajustement des attaches du torse après que la tête a été fixée* entraîne des mouvements du thorax se répercutant sur la tête et sur la colonne cervicale.

Une immobilisation complète du rachis est souvent une expérience désagréable pour le patient. Il faut donc toujours évaluer les avantages et les inconvénients de telles mesures. Lorsque le degré de qualité d'immobilisation augmente, le confort du patient diminue. Une immobilisation rachidienne correspond à un équilibre entre la nécessité d'une protection–immobilisation complète du rachis et l'obligation de rendre ce geste tolérable par le patient. L'encadré 9-3 résume les critères d'évaluation des compétences requises pour l'immobilisation du rachis.

Patients obèses

Avec la tendance à l'augmentation de la taille de la population, les soins des patients en surpoids et obèses deviennent plus courants. Le transport de patients de 182 kg survient quotidiennement, et des équipements spécifiques pour patients obèses ont été développés à cet effet. Cependant, un passage en revue de planches commerciales d'immobilisation montre que les planches les plus longues mesurent 40 × 1,83 m, certaines mesurant 46 cm de large. La limite de poids pour ces longues planches varie de 113 kg à 272 kg. Lors de l'utilisation de planches pour les patients traumatisés obèses, une attention particulière est requise pour s'assurer que les limites de sécurité de l'opération ne soient pas dépassées. Par ailleurs, du personnel supplémentaire doit être sollicité pour soulever et extraire des patients obèses sans traumatiser ou léser davantage le patient ou les sauveteurs. Ce sous-groupe de patients traumatisés représente un

Encadré 9-3 Critères d'évaluation des compétences requises pour l'immobilisation du rachis

Les intervenants préhospitaliers ont besoin de pratiquer les techniques d'immobilisation lors de sessions pratiques, sur des patients simulés, avant de les réaliser sur de véritables patients. Lors de la mise en œuvre ou lors de l'évaluation de nouvelles méthodes ou équipements, les critères génériques suivants peuvent constituer un bon outil pour mesurer l'efficacité de l'immobilisation du « patient ».

- L'immobilisation manuelle en ligne a-t-elle été immédiate, et a-t-elle été maintenue en permanence jusqu'à ce qu'une immobilisation définitive soit réalisée ?
- La minerve employée est-elle de taille adaptée et bien posée ?
- Le torse a-t-il été fixé avant la tête ?
- Les contentions sur le torse peuvent-elles glisser vers le haut, le bas, la droite ou la gauche ?
- Le torse peut-il se soulever du support fixe ?
- Les fixations passant sur le thorax compromettent-elles la fonction ventilatoire ?
- La tête est-elle suffisamment immobilisée pour éviter tout mouvement, notamment de rotation ?
- A-t-on placé un rembourrage dans la région rétro-occipitale si cela s'est révélé nécessaire ?
- La tête est-elle en position neutre et en ligne ?
- Y a-t-il un obstacle à l'ouverture buccale du fait de la contention ?
- Les jambes sont-elles fixées de façon à éviter tout mouvement antérieur, de rotation, latéral, même si la planche est renversée ?
- Les jambes et le pelvis sont-ils en position neutre et alignée ?
- Les bras sont-ils fixés ?
- Y a-t-il des signes de compression vasculaire dus à des attaches trop serrées ?
- Le patient a-t-il été cogné, bougé de façon inappropriée au cours des manœuvres d'immobilisation, de telle sorte qu'une éventuelle lésion instable du rachis puisse être déplacée ?
- La procédure d'immobilisation a-t-elle été réalisée dans des délais acceptables ?

Il existe plusieurs méthodes et plusieurs équipements d'immobilisation du rachis, chacun pouvant être utilisé en fonction des compétences de l'intervenant et des conditions d'intervention.

défi dans les objectifs de procédures sécurisées de conditionnement et de déplacement en raison des recommandations imposant de passer peu de temps sur les lieux d'intervention avec les patients traumatisés critiques.

Emploi de stéroïdes

Une série d'études a suggéré que des doses élevées de méthylprednisolone améliorent le pronostic neurologique de patients présentant une lésion aiguë de la moelle épinière résultant de traumatismes contondants, si elles sont débutées à moins de 8 heures de l'événement. Dans beaucoup d'hôpitaux, il est courant que des patients admis avec de telles lésions bénéficient d'un bolus de 30 mg/kg de méthylprednisolone suivis d'une perfusion de 5,4 mg/kg/h sur 48 heures, en fonction de l'heure de mise en route du traitement. Les lésions de la moelle épinière résultant d'un traumatisme pénétrant n'ont pas été étudiées, et les stéroïdes ne sont pas indiqués pour les déficits neurologiques dus à des plaies par arme blanche ou par balles. Parce que les stéroïdes sont connus pour leurs effets secondaires, dont la suppression des fonctions des glandes surrénales et des fonctions immunitaires, et à cause de l'inquiétude concernant la validité scientifique de ces études, l'administration de stéroïdes à des patients présentant des lésions de la moelle épinière est de plus en plus controversée [31]. La décision d'administrer des stéroïdes devrait être réservée aux chirurgiens de traumatologie, d'orthopédie ou aux neurochirurgiens. Un article récent recommande l'administration en préhospitalier de stéroïdes à des patients présentant une lésion aiguë de la moelle épinière [32].

Transport prolongé

Comme pour d'autres lésions, le transport prolongé de patients avec une suspicion ou une confirmation de lésion de la moelle épinière présente des points particuliers. En gardant à l'esprit l'objectif de ne mobiliser qu'une fois les patients avec une suspicion de lésion médullaire, les soins devraient consister à mettre des rembourrages sur la planche avant de sécuriser le patient. Des précautions lors de la stabilisation de la colonne cervicale et lors de mouvements de la colonne doivent être observées au moment où le patient est déplacé vers la planche rembourrée. De tels efforts pourraient aider à réduire le risque de développement de plaies par compression chez un patient avec une lésion médullaire. Toute zone du corps qui pourrait subir des points de pression, particulièrement au niveau des protubérances osseuses, devrait être suffisamment rembourrée.

Les patients immobilisés sur une planche présentent un risque d'inhalation lors des régurgitations. L'aspirateur à mucosités devrait être à proximité de la tête du patient afin d'être immédiatement accessible si des vomissements surviennent. L'insertion d'une sonde gastrique (par voie buccale ou nasale) et l'emploi judicieux d'antiémétiques peuvent contribuer à réduire ce risque.

Les patients avec une lésion médullaire haute peuvent avoir une implication de leur diaphragme et des muscles respiratoires accessoires (par exemple les muscles intercostaux), les prédisposant à une détresse respiratoire. Une détresse respiratoire imminente peut être aggravée et accélérée par des sangles d'immobilisation de la colonne qui entravent la respiration. Avant de débuter un transport prolongé, vérifier une nouvelle fois l'efficacité de la sécurisation du torse au niveau des ceintures scapulaire et pelvienne, et qu'aucune sangle ne limite l'expansion de la cage thoracique.

Comme décrit dans le texte, les patients avec une lésion médullaire peuvent se mettre en hypotension du fait de la perte du tonus sympathique (« choc » neurogénique). Bien que ces patients souffrent rarement d'hypoperfusion tissulaire importante, des bolus de cristalloïdes sont généralement suffisants pour restaurer une pression sanguine normale. Les vasopresseurs sont rarement nécessaires pour traiter le choc neurogénique. La bradycardie est un autre signe de lésion cervicale haute. Si elle est associée à une hypotension significative, la bradycardie peut être traitée avec des doses intermittentes d'atropine (0,5–1 mg IV).

La présence d'une tachycardie combinée avec une hypotension devrait faire soupçonner un choc hypovolémique plutôt que neurogénique. Une évaluation attentive peut localiser exactement la source d'une hémorragie, bien que les sources intra-abdominales et les fractures du bassin soient les plus probables. La pose d'une sonde urinaire permettra un calcul de la diurèse comme autre indicateur de perfusion tissulaire. Chez un adulte, une diurèse supérieure à 30 à 50 ml par heure indique généralement une perfusion satisfaisante. Les pertes de sensation qui accompagnent une lésion médullaire peuvent empêcher un patient conscient de ressentir une péritonite ou d'autres lésions en dessous du niveau de déficit sensitif.

Les patients avec des lésions médullaires peuvent ressentir une douleur dorsale significative ou une douleur des fractures associées. Ainsi que cela est décrit dans le chapitre 12, la douleur doit être prise en charge avec des analgésiques narcotiques intraveineux par petites doses titrées jusqu'au soulagement de la douleur. Les narcotiques peuvent aggraver l'hypotension associée au choc neurogénique. Les rembourrages au niveau de la planche décrits plus haut peuvent également apporter un certain confort pour les fractures de colonne.

Les patients avec une lésion médullaire perdent une partie de leur capacité de réguler la température corporelle, et cela est davantage prononcé lors de lésions plus hautes. Ainsi, ces patients sont sensibles au développement d'une hypothermie, en particulier s'ils sont dans un environnement froid. Les patients peuvent être réchauffés, mais il faut se souvenir que trop de couvertures peuvent entraîner une hyperthermie.

Les lésions de la colonne et de la moelle épinière sont mieux prises en charge dans des hôpitaux qui ont un excellent service d'orthopédie ou de neurochirurgie et qui ont l'expérience de la prise en charge de ces lésions. Tous les centres spécialisés doivent être capables de prendre en charge des lésions de la moelle épinière ainsi que les lésions associées. Certains établissements spécialisés dans la prise en charge de lésions de colonne et médullaires peuvent admettre directement un patient qui a subi une lésion isolée de la moelle épinière (par exemple une blessure sur plongeon en eau peu profonde sans signes d'inhalation).

Résumé

La colonne vertébrale est composée de 24 vertèbres séparées plus le sacrum et le coccyx, empilées les unes sur les autres. Leur rôle principal est de supporter tout le poids du corps tout en autorisant une certaine mobilité. La moelle épinière est contenue dans la colonne vertébrale et est vulnérable en cas de lésion osseuse ou de déplacement des vertèbres.

Quand le support du rachis est diminué du fait d'atteintes musculaires ou tendineuses, la moelle épinière est susceptible d'être traumatisée. Comme la moelle épinière ne se régénère pas, les lésions sont définitives et la paralysie peut être permanente.

La présence d'un traumatisme du rachis et la nécessité de mettre en place une immobilisation complète peuvent être indiquées par le mécanisme de l'accident, la présence de lésions induites par des énergies cinétiques importantes, ou par la présence de signes neurologiques déficitaires. Les atteintes osseuses du rachis ne sont pas toujours cliniquement évidentes. S'il n'y a pas de lésion médullaire, l'examen neurologique peut être normal, même s'il existe une fracture de la colonne. La présence d'un de ces indicateurs au moins doit faire suspecter une lésion vertébrale instable et impose la réalisation d'une immobilisation complète du rachis.

(Suite)

Résumé (Suite)

L'immobilisation d'une lésion du rachis, comme toute immobilisation osseuse, doit prendre l'articulation sus- et sous-jacente, c'est-à-dire bloquer la tête et le cou, le torse et le pelvis. Le support fixe utilisé pour l'immobilisation doit bloquer la tête en position neutre, le thorax et le pelvis sans entraîner ou sans autoriser de mouvements. Des systèmes intermédiaires d'immobilisation peuvent être utilisés dans l'attente d'une immobilisation totale du patient sur un support fixe définitif.

Solution du scénario

Ce patient présente des signes de choc neurogénique. L'effet isolé du système parasympathique dans la partie inférieure du corps provoque une expansion des vaisseaux et donc une hypovolémie relative. La réponse du corps à une hypoperfusion tissulaire est normale au-dessus du point de la lésion, ce qui provoque les signes classiques de l'état de choc par action du système de réponse nerveuse sympathique. Cependant, les patients présentant un choc neurogénique sont classiquement bradycardes, et non pas tachycardes.

Les premières priorités thérapeutiques sont de maintenir la liberté des voies aériennes et l'oxygénation, et d'assister la ventilation afin de maintenir un volume minute adéquat tout en assurant une stabilisation manuelle de la colonne cervicale. Il vous faut immobiliser le patient de manière efficace sur un dispositif d'immobilisation adapté, puis transporter celui-ci sans délais vers un hôpital approprié. Vous pouvez traiter l'hypotension causée par le choc neurogénique en plaçant une perfusion en route pour l'hôpital.

Les objectifs de la prise en charge préhospitalière vont être de prévenir une lésion supplémentaire de la moelle épinière, de maintenir la perfusion des tissus, de surveiller les traumatismes des extrémités en route vers l'hôpital et, enfin, de transporter rapidement le patient vers un hôpital approprié pour les soins définitifs.

Références

1. DeVivo MJ: Causes and costs of spinal cord injury in the United States, *Spinal Cord* 35:809, 1997.
2. Jackson AB, Dijkers M, Devivo MJ, Poczatek RB: A demographic profile of new traumatic spinal cord injuries: change and stability over 30 years, *Arch Phys Med Rehabil* 85:1740, 2004.
3. Meldon SW, Moettus LN: Thoracolumbar spine fractures: clinical presentation and the effect of altered sensorium and major injury, *J Trauma* 38:1110, 1995.
4. Ross SE, O'Malley KF, DeLong WG, et al: Clinical predictors of unstable cervical spine injury in multiply injured patients, *Injury* 23:317, 1992.
5. Marion DW, Pryzybylski G: Injury to the vertebrae and spinal cord. In Mattox KL, Feliciano DV, Moore EE, editors: *Trauma,* New York, 2000, McGraw-Hill.
6. Tator CH, Fehlings MG: Review of the secondary injury theory of acute spinal cord trauma with special emphasis on vascular mechanisms, *J Neurosurg* 75:15, 1991.
7. Tator CH: Spinal cord syndromes: physiologic and anatomic correlations. In Menezes AH, Sonntag VKH, editors: *Principles of spinal surgery,* New York, 1995, McGraw-Hill.
8. Bilello JP, Davis JW, Cunningham MA, et al. Cervical spinal cord injury and the need for cardiovascular intervention, *Arch Surg* 138:1127, 2003.
9. Section on Disorders of the Spine and Peripheral Nerves of the American Association of Neurologic Surgeons/Congress of Neurologic Surgeons: Blood pressure management after acute spinal cord injury, *Neurosurgery* 50:S58, 2002.
10. Ullrich A, Hendey GW, Geiderman J, et al: Distracting painful injuries associated with cervical spinal injuries in blunt trauma, *Acad Emerg Med* 8:25, 2001.
11. Domeier RM, Evans RW, Swor RA, et al: Prospective validation of out-of-hospital spinal clearance criteria: a preliminary report, *Acad Emerg Med* 4:643, 1997.
12. Domeier RM, Swor RA, Evans RW, et al: Multicenter prospective validation of prehospital clinical spinal clearance criteria, *J Trauma* 53:744, 2002.
13. Hankins DG, Rivera-Rivera EJ, Ornato JP, et al: Spinal immobilization in the field: clinical clearance criteria and implementation, *Prehosp Emerg Care* 5:88, 2001.
14. Stroh G, Braude D: Can an out-of-hospital cervical spine clearance protocol identify all patients with injuries? An argument for selective immobilization, *Ann Emerg Med* 37:609, 2001.

15. Dunn TM, Dalton A, Dorfman T, Dunn WW: Are emergency medical technician-basics able to use a selective immobilization of the cervical spine protocol? A preliminary report, *Prehosp Emerg Care* 8:207, 2004.
16. Domeier RM, Frederiksen SM, Welch K: Prospective performance assessment of an out-of-hospital protocol for selective spine immobilization using clinical spine clearance criteria, *Ann Emerg Med* 46:123, 2005.
17. Domeier RM, National Association of EMS Physicians Standards and Practice Committee: Indications for prehospital spinal immobilization, *Prehosp Emerg Care* 3:251, 1997.
18. Kwan I, Bunn F: Effects of prehospital spinal immobilization: a systematic review of randomized trials on healthy subjects, *Prehosp Disast Med* 20:47, 2005.
19. Connell RA, Graham CA, Munro PT: Is spinal immobilization necessary for all patients sustaining isolated penetrating trauma? *Injury* 34:912, 2003.
20. Kennedy FR, Gonzales P, Beitler A, et al: Incidence of cervical spine injuries in patients with gunshot wounds to the head, *Southern Med J* 87:621,1994.
21. Chong CL, Ware DN, Harris JH: Is cervical spine imaging indicated in gunshot wounds to the cranium? *J Trauma* 44:501, 1998.
22. Kaups KL, Davis JW: Patients with gunshot wounds to the head do not require cervical spine immobilization and evaluation, *J Trauma* 44:865, 1998.
23. Lanoix R, Gupta R, Leak L, Pierre J: C-spine injury associated with gunshot wounds to the head: retrospective study and literature review, *J Trauma* 49:860, 2000.
24. Barkana Y, Stein M, Scope A, et al: Prehospital stabilization of the cervical spine for penetrating injuries of the neck: is it necessary? *Injury* 34:912, 2003.
25. Cornwell EE, Chang, DC, Boner JP, et al: Thoracolumbar immobilization for trauma patients with torso gunshot wounds—is it necessary? *Arch Surg* 136:324, 2001.
26. American College of Surgeons Committee on Trauma: *Advanced trauma life support for doctors, student course manual,* ed 7, Chicago, 2004, American College of Surgeons.
27. Krell JM, McCoy MS, Sparto PJ, et al: Comparison of the Ferno Scoop stretcher with the long backboard for spinal immobilization, *Prehosp Emerg Care* 10:46, 2006.
28. DeBoer SL, Seaver M: Big head, little body syndrome: what EMS providers need to know, *Emerg Med Serv* 33:47, 2004.
29. Section on Disorders of the Spine and Peripheral Nerves of the American Association of Neurologic Surgeons/Congress of Neurologic Surgeons: Cervical spine immobilization before admission to the hospital, *Neurosurgery* 50:S7, 2002
30. Nesathurai S: Steroids and spinal cord injury: revisiting the NASCIS 2 and NASCIS 3 trials, *J Trauma* 45:1088, 1998.
31. Bledsoe BE, Wesley AK, Salomone JP: High-dose steroids for acute spinal cord injury in emergency medical services, *Prehosp Emerg Care* 8:313, 2004.
32. Donaldson WF, Lauerman WC, Heil B, et al: Helmet and shoulder pad removal from a player with suspected cervical spine injury: a cadaveric model, *Spine* 23:1729, 1998.
33. Gastel JA, Palumbo MA, Hulstyn MJ, et al: Emergency removal of football equipment: a cadaveric cervical spine injury model, *Ann Emerg Med* 32:411, 1998.
34. Kleiner DM, Almquist JL, Bailes J, et al: *Prehospital care of the spine-injured athlete.* Inter-Association Task Force for Appropriate Care of the Spine-Injured Athlete, Dallas, 2001, National Athletic Trainers' Association.
35. Palumbo MA, Hulstyn MJ: The effect of protective football equipment on the alignment of the injured cervical spine, *Am J Sports Med* 24:446, 1996.
36. Prinsen RKE, Syrotuik DG, Reid DC: Position of the cervical vertebrae during helmet removal and cervical collar application in football and hockey, *Clin J Sport Med* 5:155, 1995.
37. Swenson TM, Lauerman WC, Blanc RO, et al: Cervical spine alignment in the immobilized football player: radiographic analysis before and after helmet removal, *Am J Sports Med* 25:226, 1997.
38. Waninger KN: Management of the helmeted athlete with suspected cervical spine injury, *Am J Sports Med* 32:1331, 2004.
39. Waninger KN: On-field management of potential cervical spine injury in helmeted football players: leave the helmet on! *Clin J Sport Med* 8:124, 1998.

Pour en savoir plus

American College of Surgeons Committee on Trauma: *Advanced trauma life support for doctors, student course manual,* ed 7, Chicago, 2004, ACS.

Pennardt AM, Zehner WJ: Paramedic documentation of indicators for cervical spine injury, *Prehosp Disaster Med* 9:40, 1994.

Prise en charge de la colonne vertébrale

Stabilisation manuelle en ligne

Principe : maintenir le rachis cervical en position neutre et en ligne jusqu'à immobilisation complète du patient.

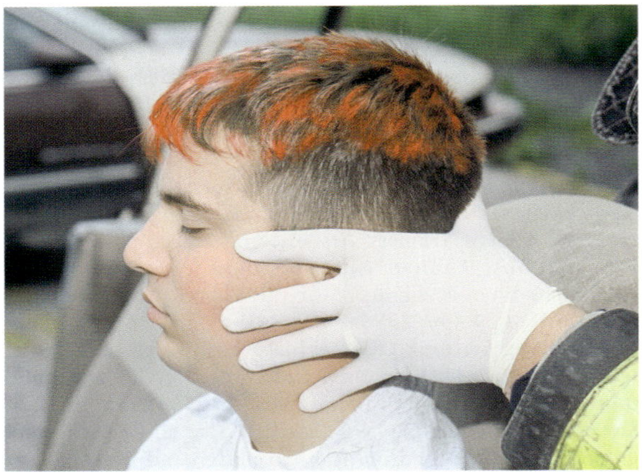

Par l'arrière

Par l'arrière du patient, l'intervenant préhospitalier place ses mains au-dessus des oreilles sans mobiliser la tête du patient. Les pouces sont placés contre la partie postérieure du crâne. Les auriculaires sont placés juste sous l'angle de la mandibule. Les doigts restants sont écartés sur les surfaces latérales planes de la tête du patient. Une pression est appliquée de manière à maintenir la tête dans une position stable. Si la tête n'est pas en position neutre, le sauveteur placera doucement la tête dans cette position, sauf s'il existe une contre-indication à ce geste. Le sauveteur ramènera ses avant-bras contre le siège, l'appuie-tête ou le torse pour une meilleure stabilité.

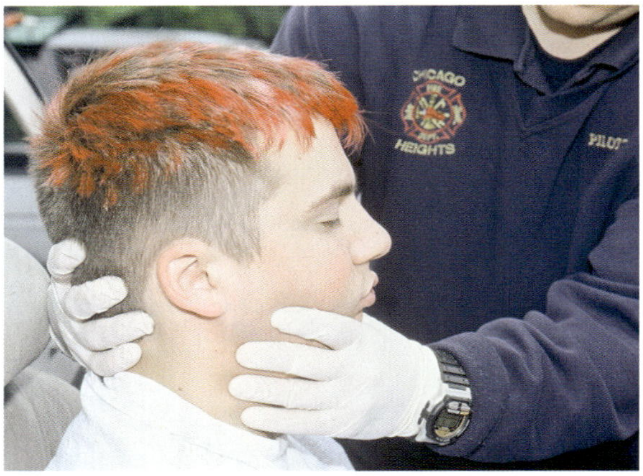

Par le côté

Se trouvant debout sur le côté du patient, le sauveteur passe un bras au-dessus de l'épaule de celui-ci, puis place le creux de sa main autour de la base de la tête, en prenant soin de ne pas mobiliser celle-ci. Le pouce et l'index de l'autre main sont placés de part et d'autre du visage du patient dans le creux formé entre les dents et la mâchoire. Une pression suffisante doit être exercée afin de maintenir et stabiliser la tête. Si la tête n'est pas en position neutre et en ligne, le sauveteur placera celle-ci doucement dans la position, sauf s'il existe une contre-indication. Le sauveteur placera son coude sur le torse du patient pour une meilleure stabilité.

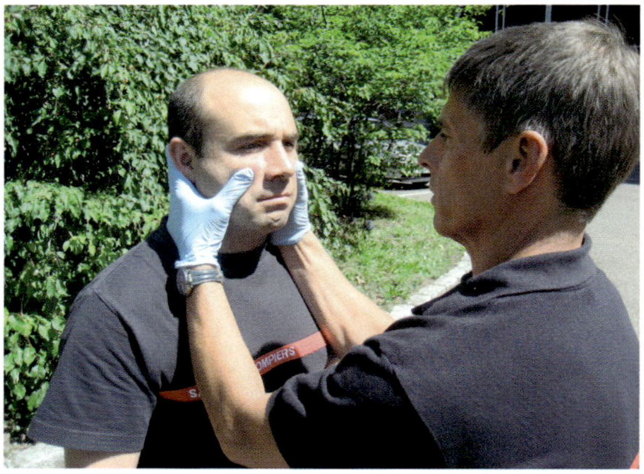

Par l'avant

Se tenant directement face au patient, l'intervenant préhospitalier place ses mains de part et d'autre du visage du patient, comme montré sur la photo. Les auriculaires sont placés sur la face postérieure du crâne. Les pouces se placent dans les creux formés entre les dents du haut et le maxillaire sur chaque joue. Les doigts restants sont écartés sur les surfaces latérales planes de la tête du patient. Une pression est appliquée de manière à maintenir la tête dans une position stable. Si la tête n'est pas en position neutre, le sauveteur placera celle-ci doucement dans la position, sauf s'il existe une contre-indication. L'intervenant préhospitalier placera ses bras contre les épaules du patient pour parfaire la stabilité.

N.B. : L'intervenant peut aussi utiliser cette méthode lorsqu'il est à genoux le long du thorax d'un patient allongé au sol, et qu'il lui fait face.

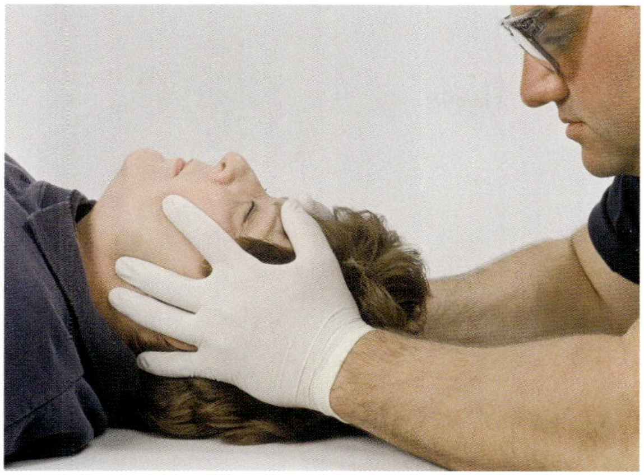

Patient allongé

L'intervenant préhospitalier se positionne au-dessus de la tête du patient allongé, à genoux ou à plat ventre. Les paumes de chaque main sont placées de chaque côté de la tête du patient, couvrant les oreilles de celui-ci. Les doigts sont écartés de façon à stabiliser la tête, ceux-ci pointant vers les pieds du patient, les quatrièmes et cinquièmes doigts de chaque main enveloppant la face antérieure du crâne. Les coudes et avant-bras du sauveteur doivent être posés au sol ou sur ses genoux pour plus de stabilité.

Technique dite du *logroll*

Principe : tourner un patient tout en maintenant une stabilisation manuelle avec le minimum de mouvement du rachis.
Le *logroll* est indiqué : pour positionner un patient sur une planche d'immobilisation dorsale ou un autre dispositif qui facilite les mouvements du patient chez qui l'on suspecte une lésion du rachis; pour tourner celui-ci afin d'examiner son dos.

Patient couché

1. Pendant qu'un intervenant préhospitalier maintient la tête en position neutre, le second sauveteur met en place un collier cervical de taille adaptée.

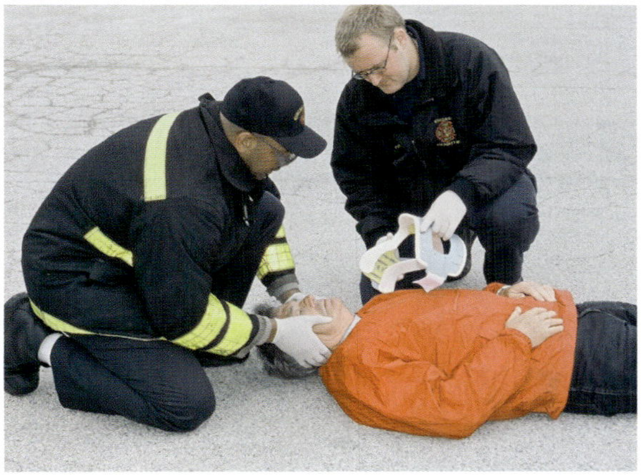

2. Pendant qu'un intervenant préhospitalier maintient la tête en position neutre, un second se met à genou à hauteur du thorax, et un troisième au niveau des genoux. Les bras du patient sont placés le long du corps, les paumes des mains sont plaquées contre le corps, et les jambes sont rassemblées. Le patient est agrippé à hauteur de l'épaule et de la hanche de manière à maintenir une position neutre et en ligne avec les membres inférieurs. Le patient est tourné doucement sur le côté. La planche est placée avec la partie basse de celle-ci se trouvant entre les genoux et les chevilles du patient (la partie haute de la planche dépassant la tête du patient).

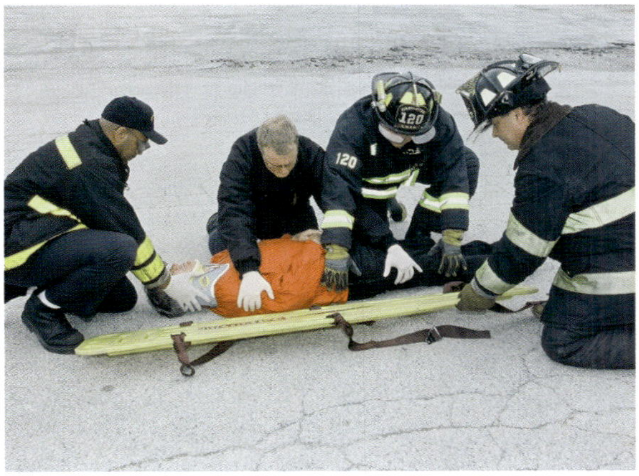

3 La planche dorsale est maintenue inclinée contre le dos du patient. Le patient est «roulé» sur la planche, puis celle-ci est reposée au sol.

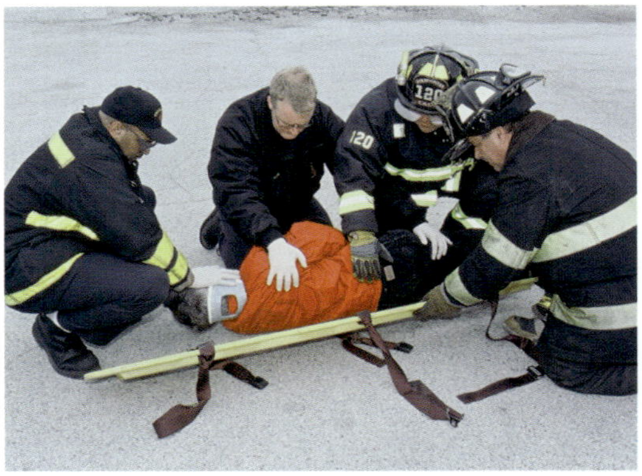

4 Une fois sur le sol, le patient est agrippé fermement par les épaules, le bassin et les membres inférieurs.

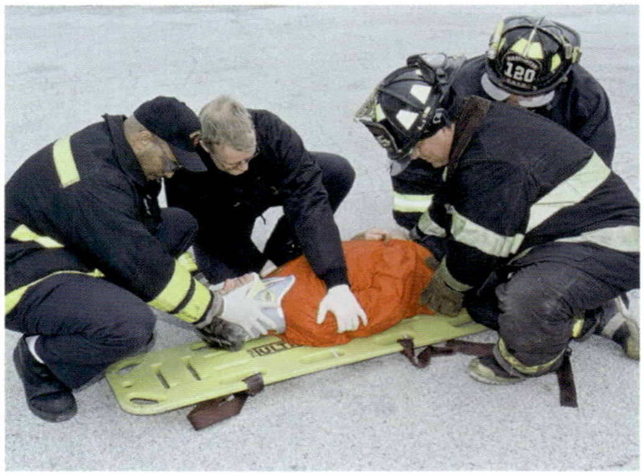

5 Le patient est hissé latéralement et vers le haut de la planche. La position neutre et en ligne est conservée sans effectuer de traction sur la tête et le cou du patient.

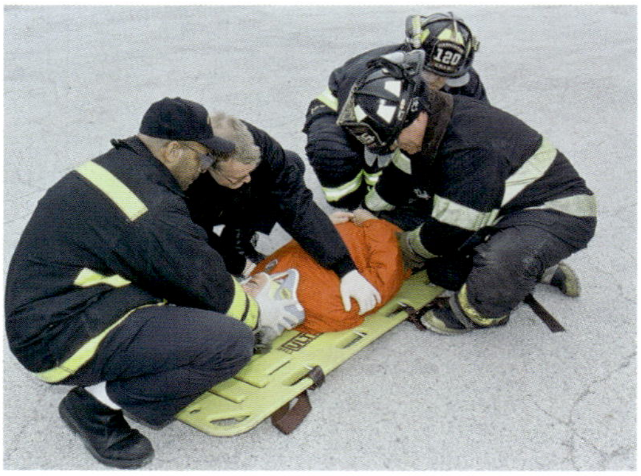

6 Le patient est positionné sur la planche dorsale avec la tête se trouvant en haut de la planche, et le corps centré sur celle-ci.

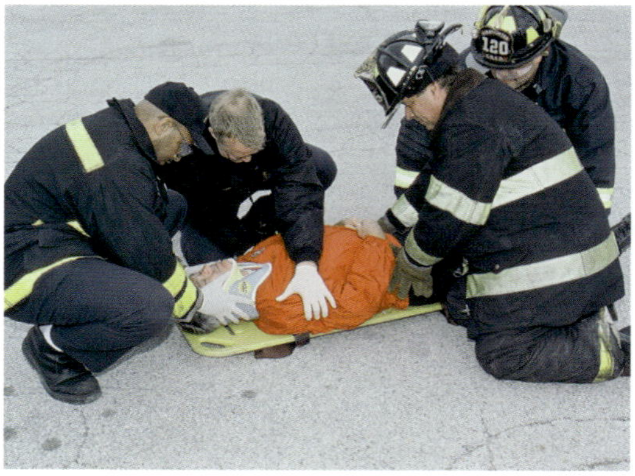

Patient sur le ventre

Lorsqu'un patient se présente sur le ventre, une méthode de stabilisation similaire à celle utilisée pour le patient allongé sur le dos est utilisée. La méthode comprend le même alignement initial des membres du patient, le même positionnement, les mêmes positions de mains des sauveteurs, et les mêmes responsabilités de maintien de l'alignement.

Les bras du patient sont positionnés de façon à anticiper la rotation complète qui aura lieu. *Avec cette méthode de retournement, un collier cervical ne peut être appliqué de manière sécuritaire qu'une fois que la victime se trouve allongée sur le dos en position alignée, pas avant.*

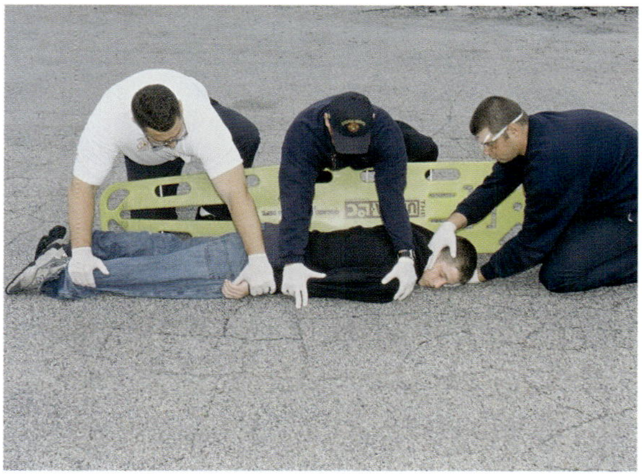

1 Si possible, le patient doit toujours être retourné du côté opposé à la direction où pointe initialement son regard. Un intervenant effectue une stabilisation manuelle de la tête et du cou du patient. Un autre se met à genou à hauteur de la partie médiane du thorax et attrape l'épaule opposée ainsi que la hanche du patient. Un troisième sauveteur se place à hauteur des genoux du patient, plaque le poignet contre le bassin, et agrippe les membres inférieurs. La planche est placée sur la tranche, le bas de celle-ci se trouvant entre les genoux et les chevilles du patient.

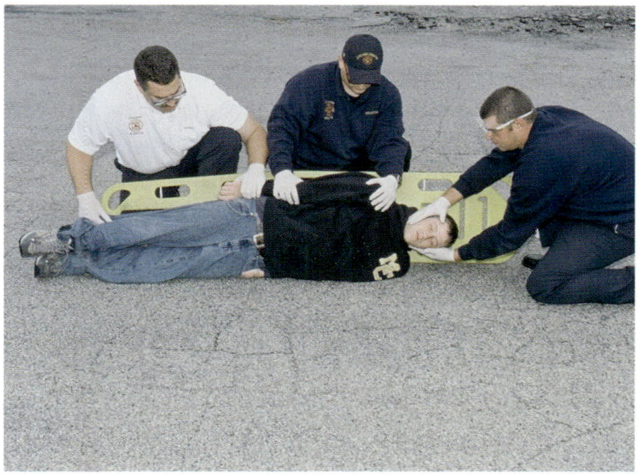

2 Le patient est tourné sur le côté. La tête tourne moins que le torse, de manière à ce que, lorsque le patient se trouve sur le côté (perpendiculaire au sol), la tête et le torse se retrouvent dans la position normale (position anatomique).

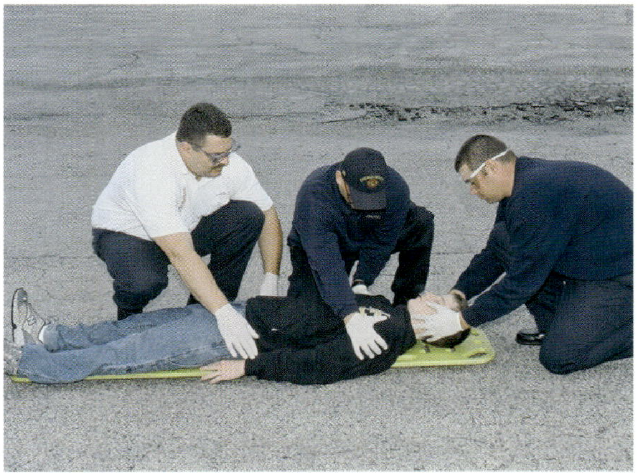

3 Une fois le patient allongé sur la planche, celui-ci est déplacé vers le haut et centré. Les intervenants doivent prendre garde à ne pas tirer sur le patient, mais à maintenir la stabilisation en position neutre et en ligne. Une fois positionné adéquatement sur le dispositif d'immobilisation, un collier cervical de taille adaptée peut être mis en place, et le patient peut être sécurisé sur la planche.

Immobilisation sur une planche dorsale

Principe : immobiliser entièrement un patient allongé sur une planche, tout en maintenant la tête et le cou dans une position neutre et en ligne, et minimiser les risques de lésions supplémentaires.

L'immobilisation sur planche dorsale est indiquée lorsqu'une immobilisation du rachis est indiquée (voir figure 9-12). Cela ne doit pas être confondu avec le transport d'un patient traumatisé sanglé sur une planche par commodité, lorsqu'une immobilisation du rachis n'est *pas* indiquée.

Patient adulte

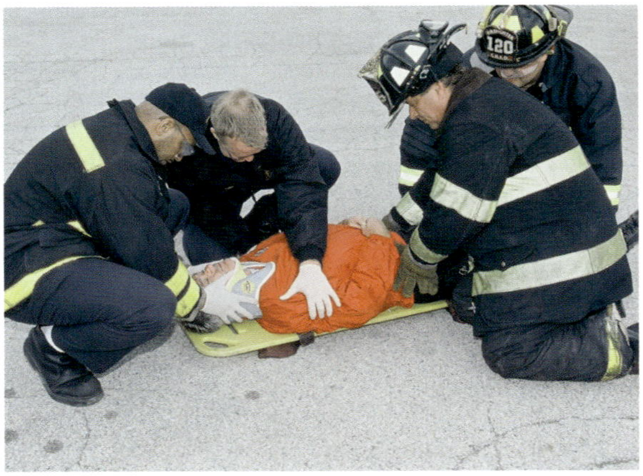

1 La tête et le cou du patient sont mis en position neutre (sauf contre-indication) la stabilisation manuelle en ligne est maintenue, et un collier cervical de taille adaptée est mis en place. Le patient est positionné sur la planche par toute méthode reconnue.

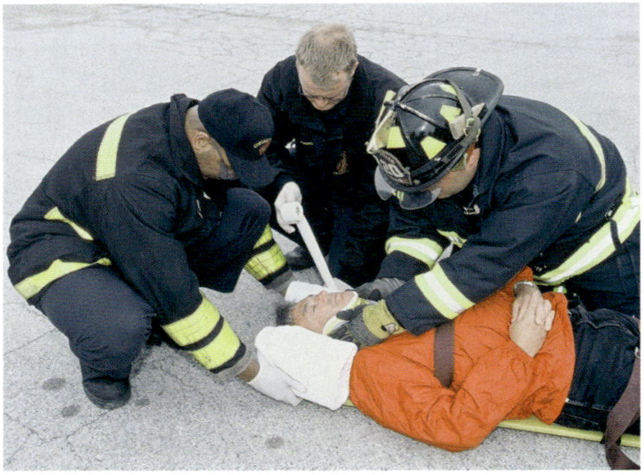

2 Tout en maintenant la stabilisation manuelle, le haut du torse du patient est sanglé en premier sur la planche. Le bas du torse (pelvis) est ensuite sécurisé. Le corps du patient doit être fixé de manière à ne permettre aucun mouvement de haut en bas, de bas en haut, ou latéral. Du rembourrage doit être inséré sous la tête du patient si nécessaire. Afin de maintenir la tête en position neutre, des dispositifs spécifiques (cales de tête) ou des serviettes roulées en forme de boudin sont ensuite placés de part et d'autre de la tête du patient.
N.B. : lors de la mobilisation de la tête du patient sur la planche, une sangle est serrée fermement par-dessus les cales de tête et le bas du front du patient. Une seconde sangle est fixée de manière plus lâche, par-dessus les cales de tête et le collier cervical.

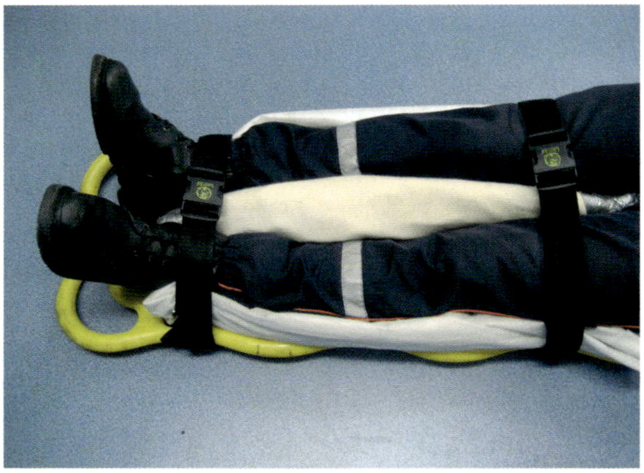

3 L'étape finale de l'immobilisation du patient sur la planche est la sécurisation des membres inférieurs. Un rembourrage est placé entre les jambes de la victime ainsi que sur les côtés pour prévenir tout mouvement. Les sangles sont placées à distance des genoux et juste au-dessous de ceux-ci.

Patient pédiatrique

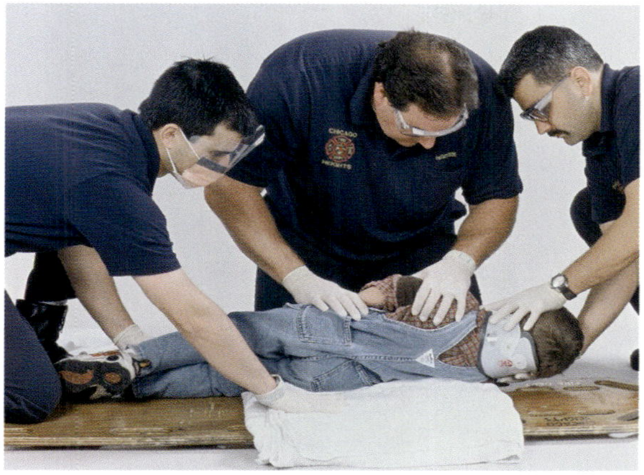

Deux ajustements majeurs de la méthode d'immobilisation d'un adulte sont nécessaires lors de l'immobilisation d'un petit enfant sur une planche dorsale. Du fait de la taille relativement large de la tête de l'enfant par rapport au reste du corps, un rembourrage est nécessaire sous le torse afin de le surélever et de maintenir la colonne dans un alignement neutre. La photo ci-contre montre des intervenants préhospitaliers préparant l'immobilisation d'un enfant sur une planche. Notez que le rembourrage descend des épaules jusqu'au pelvis et déborde latéralement de la planche.

N.B. : les petits enfants sont généralement moins larges qu'une planche destinée à l'immobilisation des adultes. Un rembourrage est donc nécessaire sur les côtés de l'enfant pour prévenir tout mouvement latéral. Des dispositifs d'immobilisation de taille pédiatrique prennent ces différences en considération et sont préférables s'ils sont disponibles.

Application d'une planche sur un patient se trouvant debout : technique dite du *take down*

Principe : immobiliser entièrement un patient se trouvant debout, tout en maintenant la tête et le cou dans une position neutre, et minimiser le risque de blessures supplémentaires.

Cette application est indiquée pour l'immobilisation du rachis chez un patient traumatisé qui est debout, mais qui présente une ou des indication(s) d'immobilisation du rachis (voir figure 9-12).

Il existe généralement deux méthodes pour immobiliser sur une planche un patient se trouvant debout. La première méthode implique de sécuriser le torse et la tête du patient debout sur une planche avant de l'allonger au sol. Cette méthode provoque un certain inconfort chez le patient et n'empêche pas ses mouvements lors de son transfert au sol. La seconde méthode consiste à stabiliser manuellement le patient sur la planche lors de l'abaissement de celle-ci au sol, puis à sécuriser le patient sur la planche. Cette seconde méthode est préférable et peut être réalisée par trois sauveteurs.

Take down à trois sauveteurs ou plus

1 Les intervenants préhospitaliers peuvent réaliser une stabilisation manuelle axiale soit par le côté soit par l'avant du patient. Une fois cette stabilisation manuelle effectuée, un collier cervical de taille adaptée est mis en place. Une planche dorsale est placée derrière le patient, en passant par le côté, et plaquée contre lui. La planche étant en place, la stabilisation manuelle est maintenue jusqu'à ce que le patient soit sécurisé sur la planche.

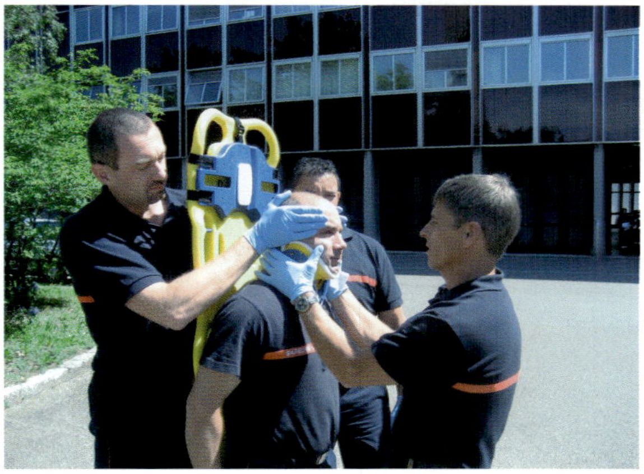

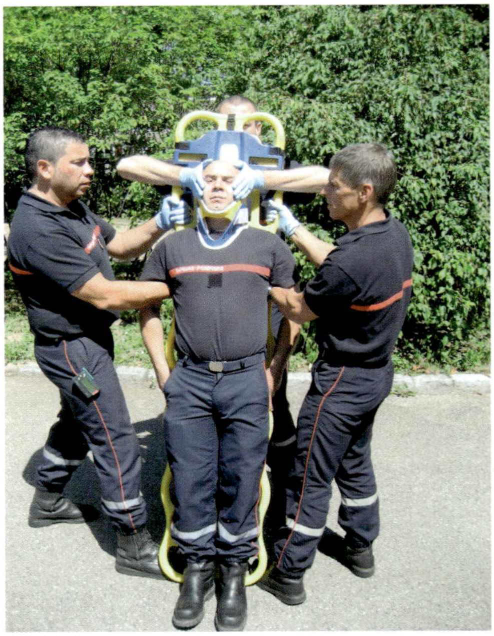

2 Un sauveteur se tient de chaque côté de la victime (tourné légèrement en direction du patient) et insère la main la plus proche du patient sous l'aisselle de celui-ci, puis agrippe la poignée de la planche la plus proche, sans toutefois bouger l'épaule de la victime. L'autre main attrape une autre poignée placée plus haut. Tout en maintenant la stabilisation manuelle, le patient et la planche sont descendus au sol.

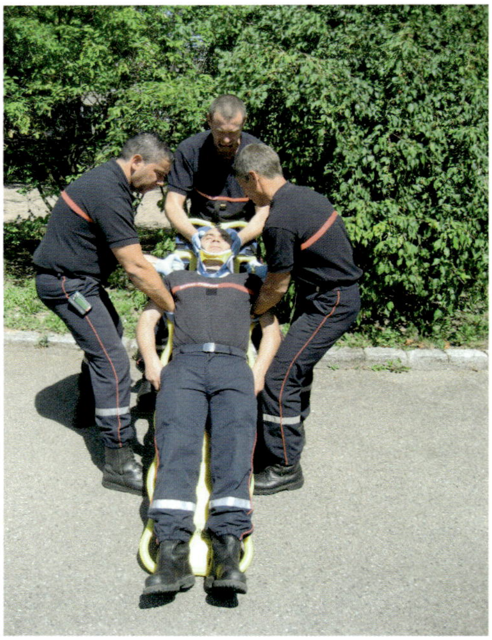

3 La stabilisation manuelle est conservée tout au long de la descente en effectuant une rotation progressive des mains. Une fois le patient au sol, celui-ci est sécurisé sur la planche.

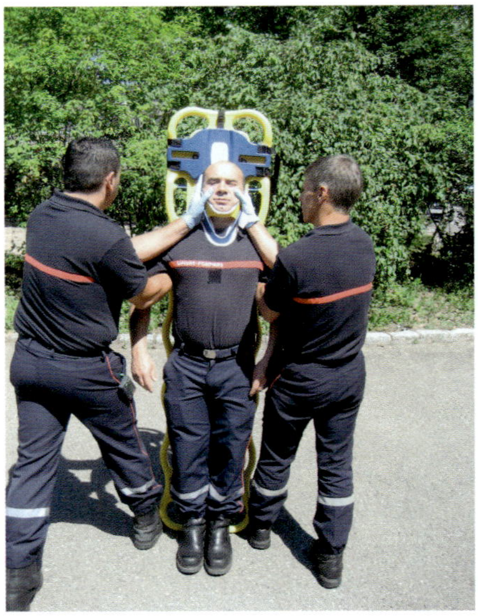

Take down à deux sauveteurs

1 Si trois sauveteurs ne sont pas disponibles, deux sauveteurs peuvent réaliser l'immobilisation d'un patient trouvé debout. Les deux sauveteurs se tiennent de chaque côté du patient et se tournent légèrement en direction de celui-ci. Chaque sauveteur insère la main la plus proche du patient sous l'aisselle de celui-ci et agrippe la poignée de la planche la plus proche. L'autre main est placée, la paume de la main, doigts tendus, contre la face latérale de la tête, en effectuant une pression en direction du patient de façon à maintenir la stabilisation manuelle.

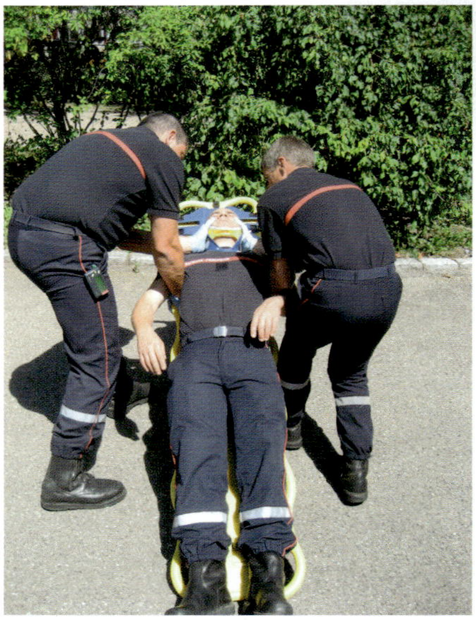

2 Le patient est abaissé, allongé sur la planche, en direction du sol. Les sauveteurs doivent travailler de manière synchronisée durant ce mouvement afin d'assurer une stabilisation manuelle maximale. Lorsque la planche et le patient sont au sol, la stabilisation manuelle est maintenue jusqu'à ce qu'un collier cervical de taille adaptée soit appliqué et que le patient soit immobilisé sur la planche.

Immobilisation en position assise (dispositif de type Ked®)

Principe : immobiliser un patient traumatisé identifié comme non critique avant de le déplacer de sa position assise.

Ce type d'immobilisation est utilisé lorsqu'une stabilisation de la colonne est indiquée chez un patient traumatisé assis sans menace du pronostic vital.

Différentes marques de vestes d'extraction sont disponibles. Chaque modèle est légèrement différent, mais n'importe lequel peut servir d'exemple. Le Ked® est utilisé pour cette démonstration. Certains détails sont modifiés (mais pas la séquence générale) si l'on utilise un autre modèle ou une autre marque de veste d'extraction. Le toit et le pare-brise du véhicule ont ici été retirés pour permettre une meilleure visualisation de la manœuvre.

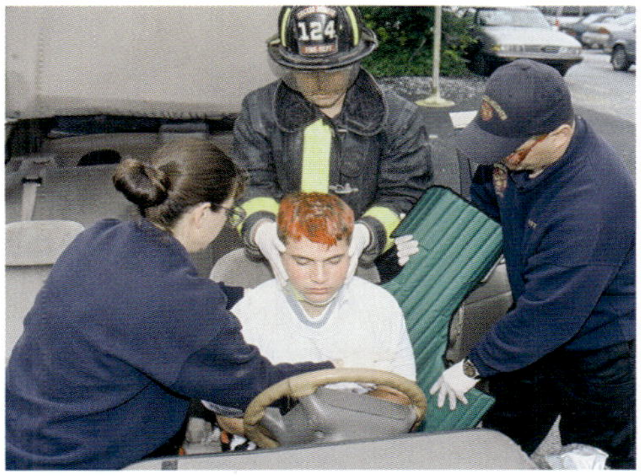

1 Lorsque la stabilisation manuelle du rachis est réalisée et qu'un collier cervical de taille adaptée a été appliqué, la victime est positionnée bien droite, de manière à laisser un espace suffisant entre son dos et le siège du véhicule.

N.B. : avant de placer le Ked® derrière le patient, les sangles des jambes doivent être dénouées et mises derrière le Ked®. Après avoir mis la veste derrière le patient, les pans latéraux sont placés autour du patient et remontés jusqu'à toucher les aisselles.

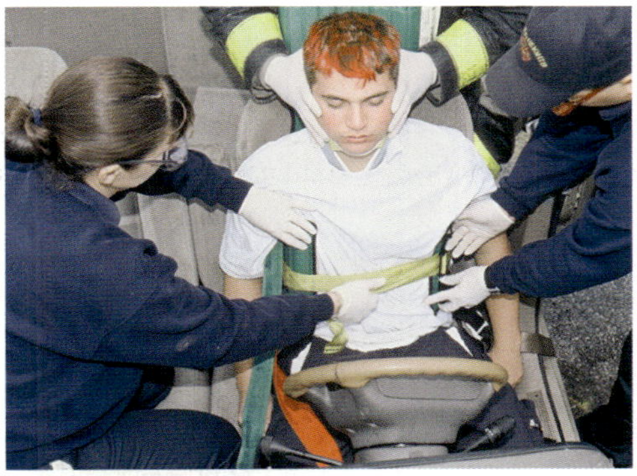

2 Les sangles du torse sont positionnées et serrées en commençant par celle du milieu, suivie de celle du bas. Chaque sangle est serrée après fermeture de la boucle. L'emploi de la sangle du haut à ce moment-là est optionnel. Si elle est utilisée, le sauveteur s'assurera qu'elle n'est pas trop serrée et qu'elle n'altère pas la ventilation du patient. Cette sangle peut être resserrée juste avant l'extraction.

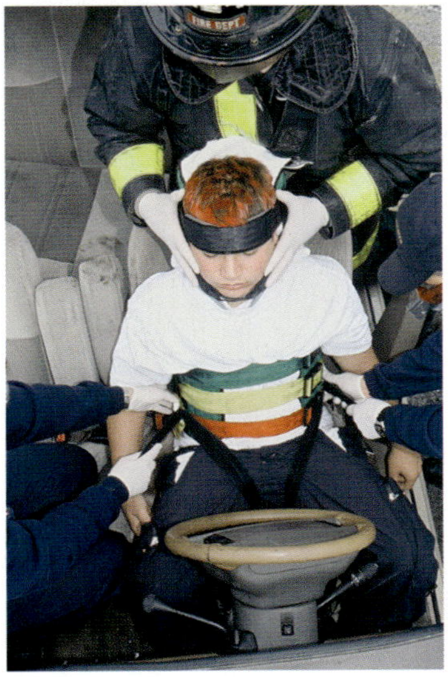

3 Chaque sangle basse est positionnée au niveau du pli de l'aine et serrée. Les deux sangles sont placées sous les jambes du patient et raccordées au Ked® sur leur côté respectif. Avec un mouvement de va-et-vient, la sangle est mise en place jusqu'à ce qu'elle soit tendue et bien en place sur le pli de l'aine. Les parties génitales ne doivent pas être placées sous les sangles, mais bien de côté.

N.B. : les sangles de torse doivent être évaluées et réajustées si besoin. Un rembourrage doit être placé à l'arrière de la tête du patient pour maintenir celle-ci en position neutre et en ligne. Les rabats latéraux doivent être ensuite positionnés, ce qui implique un retrait délicat des mains qui la soutiennent. La tête du patient est sécurisée à l'aide de ces rabats. Le sauveteur veillera à ne pas bloquer la mandibule ni à obstruer les voies aériennes. Toutes les sangles devraient être vérifiées avant l'extraction. Si la sangle haute du thorax n'a pas encore été mise en place et serrée, cela devrait être fait à ce moment-là.

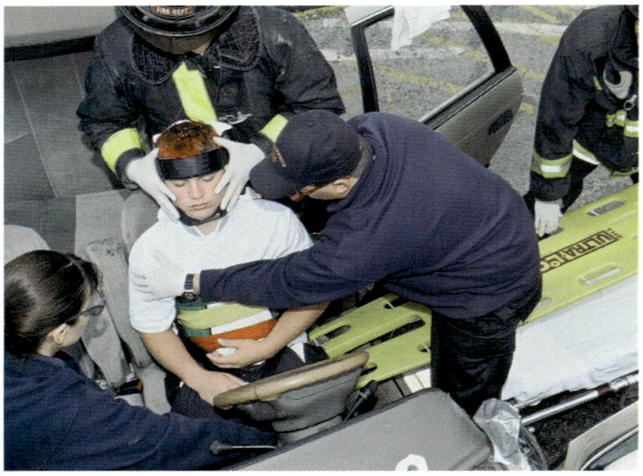

4 Si possible, le brancard de l'ambulance et une planche dorsale devront être placés au niveau de la porte ouverte du véhicule. La planche est glissée sous les fesses du patient de manière à avoir un côté de la planche sécurisé par le siège du véhicule, et l'autre extrémité par le brancard. Si le brancard n'est pas disponible ou si le terrain ne s'y prête pas, la planche sera maintenue par des sauveteurs pendant que le patient est tourné et hissé hors du véhicule.

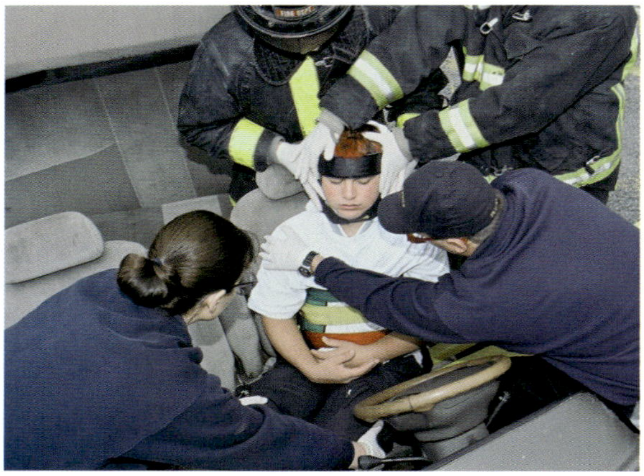

5 Pendant la rotation du patient, les jambes de celui-ci doivent être élevées par-dessus le siège opposé. Si le véhicule dispose d'une console centrale, les jambes devront être déplacées en une seule fois par-dessus celle-ci.

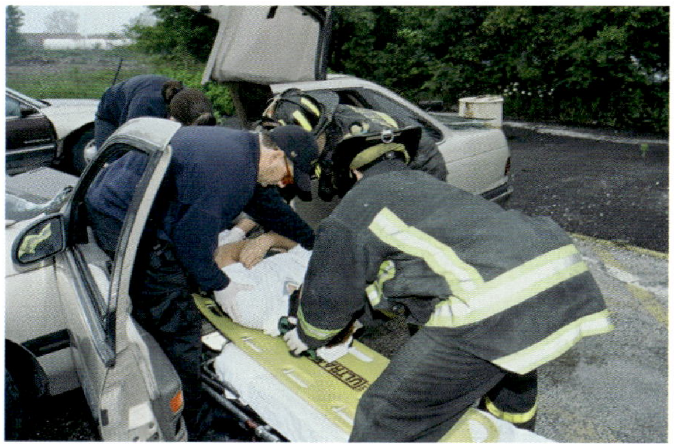

6 Après que le patient a été pivoté dans l'axe de la planche, celui-ci est hissé sur la planche tout en maintenant ses jambes élevées. Après avoir placé le patient sur la planche, les deux sangles basses sont desserrées, et les jambes redescendues. Le patient est positionné vers le haut de la planche à l'aide du Ked®. Le sauveteur doit envisager à ce moment-là de desserrer la sangle thoracique.

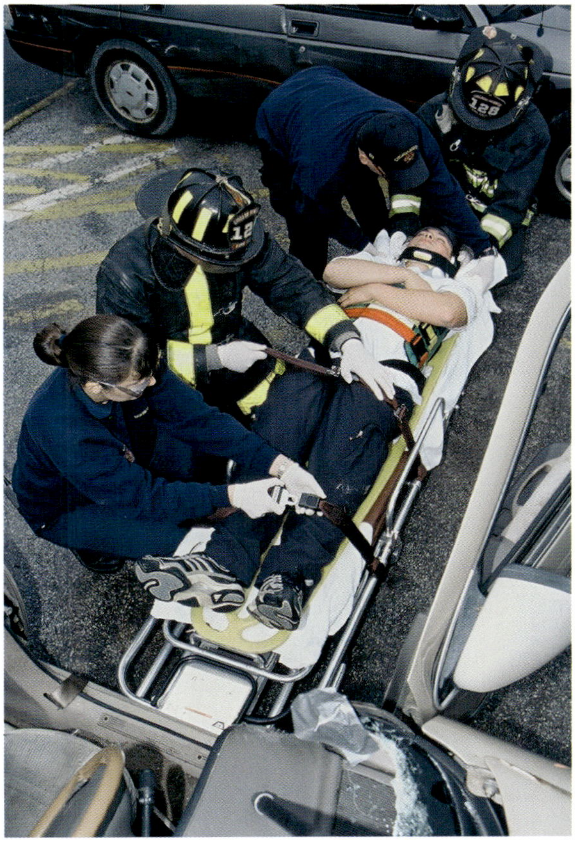

7 Une fois le patient positionné sur la planche dorsale, le Ked® est laissé en place afin de poursuivre l'immobilisation de la tête, du cou et du torse. Le patient et le Ked® sont fixés sur la planche dorsale. Les membres inférieurs sont immobilisés sur la planche, et l'ensemble est amarré sur le brancard.

Extraction rapide

Principe : stabiliser manuellement un patient critique avant et pendant son dégagement de la position assise.

Trois sauveteurs ou plus

Les patients assis présentant des lésions menaçant le pronostic vital et entrant dans les indications d'immobilisation du rachis (voir figure 9-12) peuvent être rapidement extraits d'un véhicule. L'immobilisation sur un dispositif transitoire (type Ked®) avant de mobiliser le patient assure une immobilisation plus stable que la technique d'extraction rapide employée seule. Toutefois, mettre en place le dispositif nécessite entre 4 et 8 min supplémentaires. L'intervenant préhospitalier ne devrait utiliser un dispositif de type Ked® que dans les situations suivantes :

- lorsque les lieux et l'état des patients sont stables, et que le temps ne représente pas une priorité

ou

- lorsqu'une situation spécifique de sauvetage nécessite un levage, et que cela implique des mouvements significatifs, ou le déplacement du patient, avant de pouvoir réaliser l'immobilisation du rachis sur une planche dorsale.

La technique d'extraction rapide est indiquée dans les situations suivantes :

- lorsque le patient présente une détresse vitale, identifiée lors de l'examen primaire ;
- lorsque les lieux ne sont pas sûrs, et qu'il existe un danger clair pour le sauveteur et le patient, nécessitant un dégagement rapide vers un endroit plus sûr ;
- lorsque le patient doit être dégagé rapidement afin de permettre l'accès à un patient plus gravement atteint.

N.B. : la technique d'extraction rapide ne doit être choisie que lorsqu'il existe une ou plusieurs détresses vitales, et non sur la base de préférences personnelles.

1 Une fois la décision prise d'extraire rapidement le patient, une stabilisation manuelle de la tête et du cou en position neutre est réalisée. Cela est effectué de préférence par l'arrière du patient. Si le sauveteur ne peut atteindre l'arrière du patient, la stabilisation manuelle peut être réalisée par le côté. Que ce soit par l'arrière ou par le côté, la tête et la colonne cervicale du patient sont placées en position neutre, une évaluation rapide du patient est effectuée, et un collier cervical de taille adaptée est mis en place. Un brancard d'ambulance et une planche dorsale doivent ensuite être placés face à la porte ouverte du véhicule.

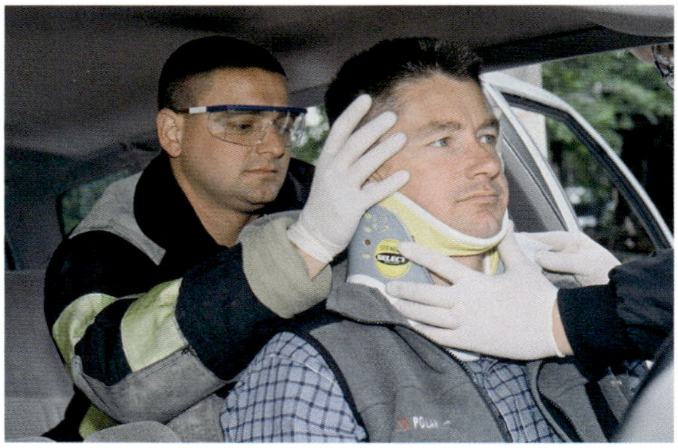

2 Pendant que la stabilisation manuelle est maintenue, le thorax, l'abdomen et les jambes du patient sont agrippés de manière à les contrôler. Le patient est pivoté en une série de petits mouvements contrôlés, jusqu'à ce qu'il ne soit plus possible d'assurer la stabilisation manuelle de la tête.

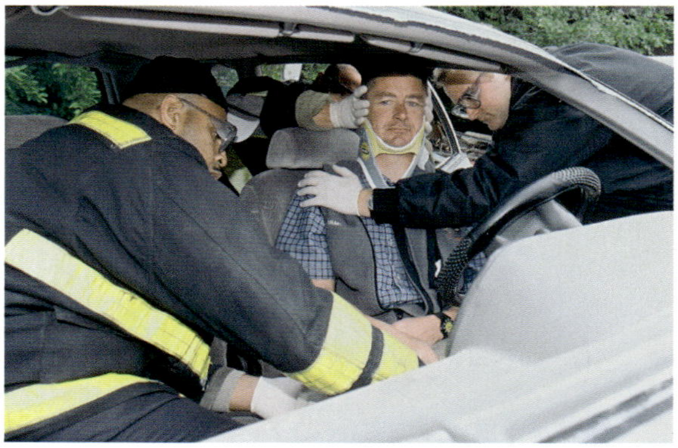

3 Un second intervenant sort du véhicule et prend le contrôle de la stabilisation manuelle de la tête. Le sauveteur assis à l'arrière sort et prend le contrôle du bassin et des jambes du patient.

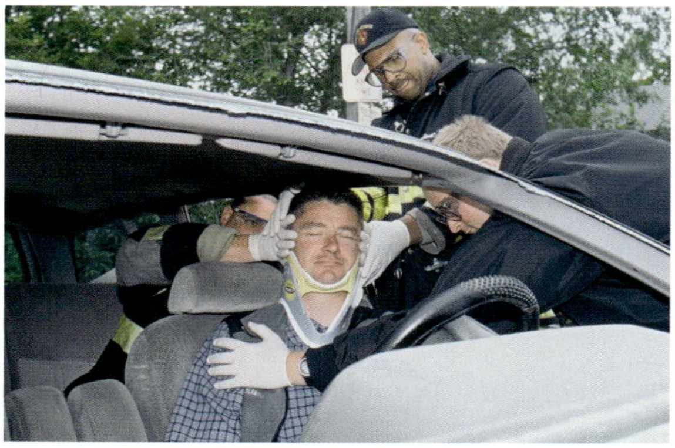

4 La rotation du patient est poursuivie jusqu'à ce que celui-ci puisse être descendu par la porte du véhicule, et posé sur la planche. La planche dorsale est positionnée avec la partie basse sur le siège du véhicule, et le côté tête est placé sur le brancard de l'ambulance. Si le brancard ne peut être positionné à côté du véhicule, un ou plusieurs autres intervenants maintiennent la planche pendant que le patient est hissé dessus.

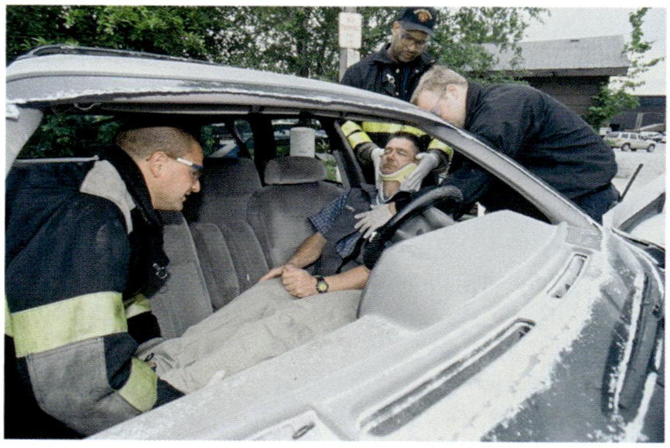

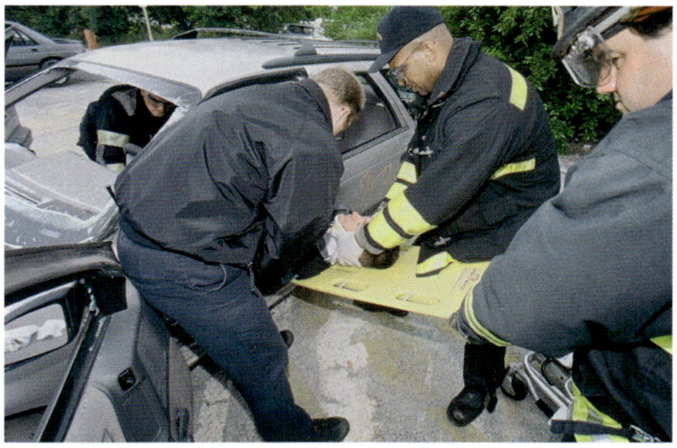

5 Lorsque le tronc du patient est abaissé sur la planche, le thorax du patient est maintenu ainsi que le bassin et les jambes. Le patient est alors hissé sur la planche. Le sauveteur qui maintient la tête doit s'assurer qu'en aucun cas il n'effectue une compression de la colonne cervicale, mais uniquement un maintien de la tête et du cou.

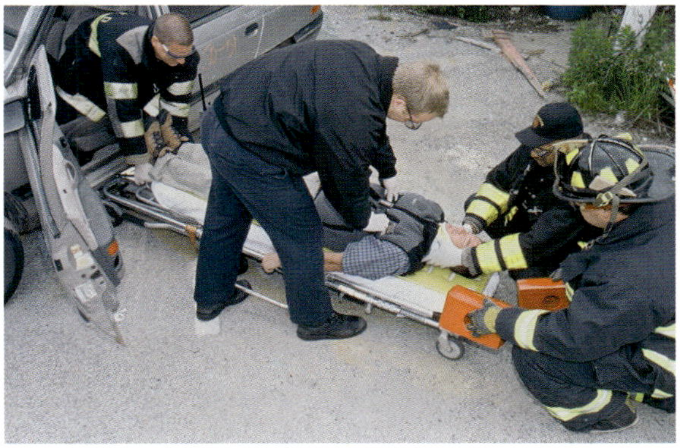

6 Une fois le patient positionné sur la planche dorsale, les intervenants peuvent immobiliser celui-ci sur la planche, puis sécuriser l'ensemble sur le brancard de l'ambulance. Le thorax est fixé en premier, puis le bassin, puis la tête. Les jambes du patient sont fixées en dernier. Si les lieux ne sont pas sûrs, le patient sera déplacé vers un endroit sûr avant son immobilisation finale sur la planche.

N.B. : cette démonstration représente seulement un exemple d'extraction rapide. Parce que très peu de situations sont idéales, les intervenants préhospitaliers peuvent avoir à modifier certaines étapes de l'extraction, pour s'adapter à la situation ou à la position du patient. Les principes de base de l'extraction rapide doivent rester les mêmes durant l'ensemble de la manœuvre, à savoir : maintien de la stabilisation manuelle du rachis pendant toute la manœuvre d'extraction, et ce sans interruption, ainsi que maintien en ligne de la colonne vertébrale sans mouvements indésirables. Toute position des intervenants préhospitaliers qui se révèle « fonctionnelle » peut être utilisée. Cependant, les changements fréquents et/ou multiples de position des sauveteurs, ou de positionnement des mains de ceux-ci, doivent être limités le plus possible, car ils conduisent à une diminution de la qualité de la stabilisation.

La technique d'extraction rapide peut permettre de maintenir de manière efficace la stabilisation de la tête, du cou et du thorax du patient lors de l'extraction d'un véhicule. Les trois points suivants sont essentiels pour la technique d'extraction rapide :

- un intervenant préhospitalier *doit* maintenir la stabilisation de la tête et du cou à tout moment, un autre doit stabiliser et pivoter le thorax, et un troisième doit déplacer et contrôler l'abdomen, le bassin ainsi que les jambes du patient ;
- maintenir la stabilisation manuelle en ligne de la tête et du cou du patient est impossible en un seul mouvement continu. Les sauveteurs doivent limiter chaque mouvement, s'arrêter pour se repositionner, et se préparer pour le mouvement suivant. La précipitation dans les gestes induit des délais supplémentaires et peut être la cause de mouvements du rachis ;
- chaque situation et chaque patient peuvent nécessiter des adaptations des principes de la technique d'extraction. Cette technique ne peut fonctionner que si la manœuvre est pratiquée. Chaque sauveteur doit connaître les actions et mouvements de tous les autres sauveteurs.

N.B. de l'équipe de traduction : la technique présentée ici décrit l'extraction de la victime par le côté où est assis le patient dans le véhicule. Cependant, du fait de la conception des véhicules européens (présence systématique d'une console centrale avec levier de vitesse, frein à main, etc.), il s'avère plus pratique de réaliser l'extraction du côté opposé à celui où se trouve le patient. Les diverses étapes de la technique restent les mêmes, à la différence que la planche dorsale est placée sur le siège passager pour l'extraction du conducteur, afin de permettre la rotation vers l'intérieur du véhicule, et la sortie par la porte côté passager. L'on évite de cette manière tout mouvement préjudiciable au rachis lors d'un éventuel passage des jambes par-dessus la console centrale.

Compétences spécifiques

Deux sauveteurs

Dans certaines situations, les sauveteurs peuvent ne pas être suffisamment nombreux pour réaliser l'extraction d'un patient critique. Dans ce type de situation, une technique à deux sauveteurs peut se révéler utile.

1 Un intervenant préhospitalier initie et maintient la stabilisation manuelle de la tête et du cou du patient. Un deuxième sauveteur place un collier cervical de taille adaptée, puis place une couverture préroulée autour du patient. Le centre de cette couverture roulée est disposé dans l'axe médian du patient, sur le collier cervical. Les extrémités de la couverture sont enroulées autour du collier cervical, croisées et placées sous les bras du patient.

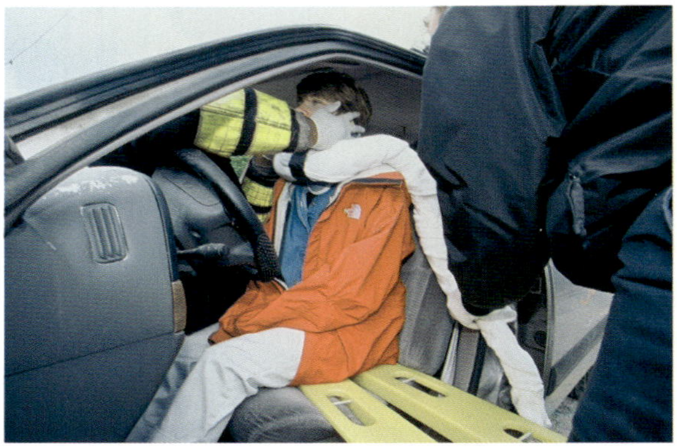

2 Le patient est tourné en utilisant les extrémités de la couverture jusqu'à ce que son dos soit centré face à la porte ouverte du véhicule.

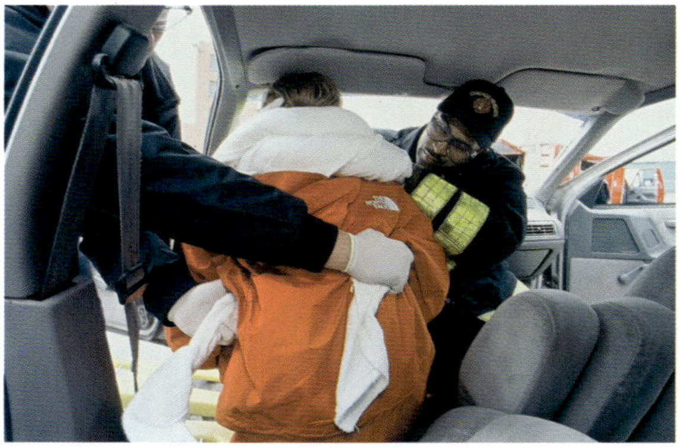

3 Le premier sauveteur contrôle les extrémités de la couverture, déplaçant celles-ci sous les épaules du patient, puis hisse ce dernier sur la planche pendant que le second sauveteur hisse et contrôle l'abdomen, le bassin ainsi que les jambes du patient.

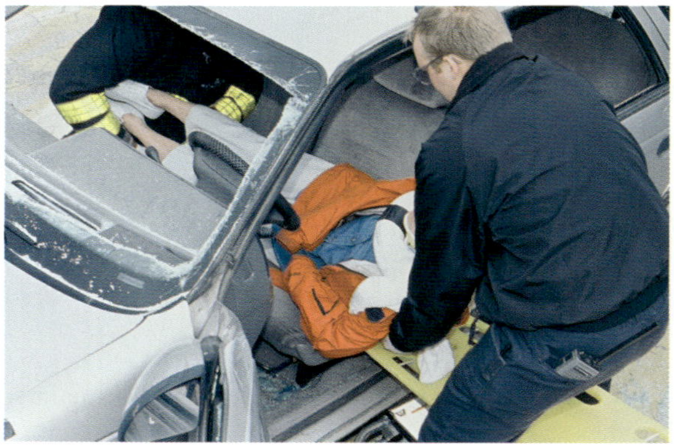

Retrait du casque

Principe : retirer un casque intégral en minimisant les risques de blessures supplémentaires.

Il convient de retirer de manière précoce, durant le processus d'évaluation, le casque intégral des patients qui en portent (encadré 9-4). Cela permet un accès immédiat pour pouvoir évaluer et sécuriser les voies aériennes ainsi que la ventilation du patient. Cela permet également de s'assurer qu'il n'existe pas d'hémorragie masquée, sous la partie postérieure du casque. Le sauveteur peut ainsi bouger la tête (d'une flexion causée par l'épaisseur du casque) vers une position neutre. Cela favorise aussi une évaluation complète de la tête et du cou durant l'examen secondaire, et facilite l'immobilisation du rachis lorsque celle-ci est indiquée *(voir fig. 9-13)*. Le sauveteur doit expliquer au patient ce qui va se passer. Si le patient ou des témoins émettent un avis défavorable au retrait du casque, l'intervenant devra lui expliquer que des intervenants entraînés peuvent retirer un casque tout en protégeant le rachis. Deux intervenants sont nécessaires à cette technique.

Encadré 9-4 Retrait d'équipements sportifs

De nombreuses publications récentes ont préconisé l'immobilisation d'athlètes casqués sur un dispositif d'immobilisation avec le casque [32–39]. Les études critiquant le retrait de casque ont d'abord été faites sur des cadavres. Ces études affirment qu'une hyperextension extrême de la colonne cervicale survient lorsque le casque seul est retiré et si les épaulettes sont laissées en place ; cependant, les études ont été fournies en l'absence de rembourrage approprié sous la tête pour prévenir la chute de celle-ci sur le dispositif. L'adhésion à des précautions convenables et l'application des principes de traitement permettront de mieux accomplir le travail d'immobilisation spinale, qu'il y ait ou non retrait du casque.

Le retrait d'équipements sportifs devrait être réalisé par du personnel entraîné et expérimenté. Historiquement, ces personnels entraînés et expérimentés sont généralement les entraîneurs sportifs présents sur le lieu de l'événement. Les services médicaux d'urgences doivent cependant bénéficier d'une formation au retrait de matériel parce que l'accès aux voies aériennes, s'il est nécessaire, ne peut être accompli que grâce à un accès approprié à la face et à la tête, ce qui exige au moins le retrait d'une protection faciale voire du casque dans beaucoup de cas. S'il est décidé de ne *pas* retirer d'équipement sur les lieux, une personne ayant des connaissances en retrait d'équipements sportifs devrait accompagner le patient à l'hôpital.

Pendant les soins spécifiques nécessaires au retrait du casque, les principes généraux d'immobilisation spinale traités dans les cours Prehospital Trauma Life Support (PHTLS) sont appropriés et doivent être suivis. L'idéal serait de retirer en une fois le casque et les épaulettes. Cependant, il est encore possible d'immobiliser un sportif sur un dispositif sans provoquer d'hyperextension de la colonne cervicale si le casque seul est retiré. La technique sera réalisée grâce à l'emploi approprié de rembourrages derrière la tête pour la maintenir dans un alignement neutre avec le reste de la colonne si les épaulettes ne sont pas retirées. Le personnel des services d'urgences doit déterminer les besoins médicaux spécifiques d'un athlète blessé et suivre les étapes appropriées pour répondre aux besoins, qui peuvent souvent inclure le retrait immédiat d'équipements de sport.

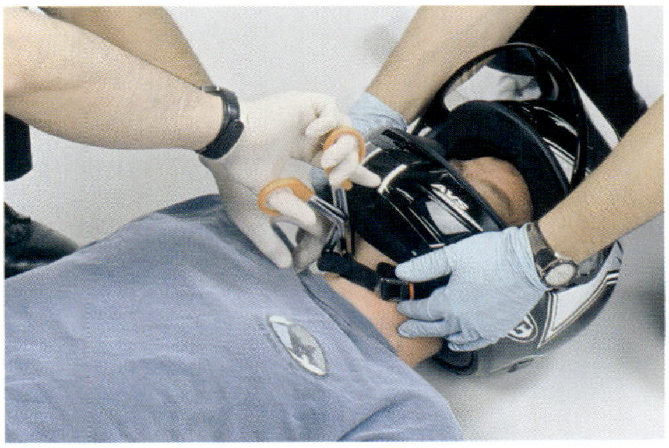

1 Un intervenant prend position à l'arrière de la tête du patient. Avec la paume de ses mains pressée contre les côtés du casque et les doigts agrippés sous les bords inférieurs du casque, le premier sauveteur stabilise le casque, la tête et la nuque dans une position aussi proche que possible de la position neutre. Le second sauveteur s'agenouille à côté du patient, ouvre ou démonte la visière, et défait ou coupe la sangle du menton.

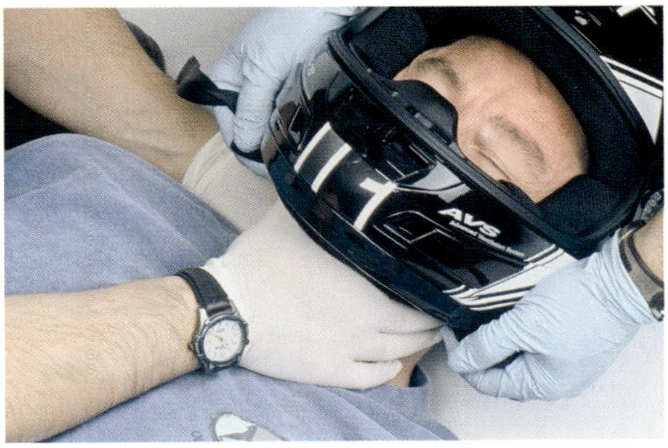

2 La mandibule du patient est agrippée entre le pouce et les deux premiers doigts juste sous le menton. L'autre main est placée sous la nuque du patient, au niveau de l'occiput, afin de contrôler la stabilisation manuelle. L'avant-bras du sauveteur doit être placé au sol ou sur sa cuisse pour assurer un maintien supplémentaire.

Compétences spécifiques

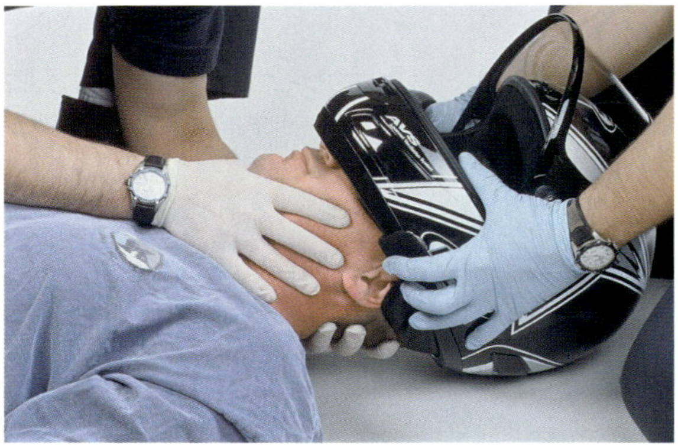

3 Le premier sauveteur écarte doucement les côtés du casque vers l'extérieur, et retire le casque avec des mouvements prudents de bas en haut. Les mouvements du casque doivent êtres lents et réalisés avec précaution. Le sauveteur doit faire attention lors du passage du nez.

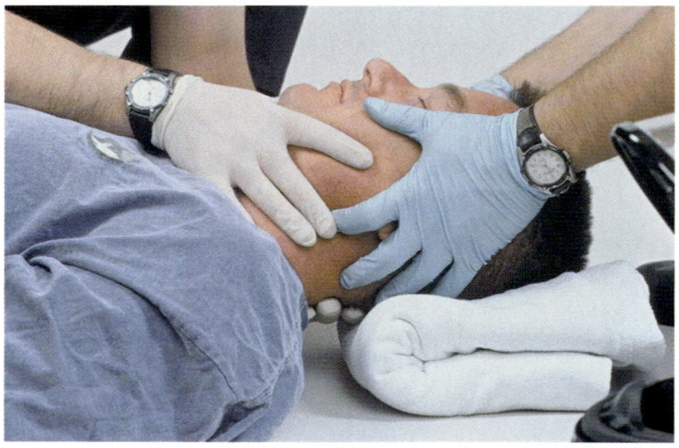

4 Lorsque le casque est retiré, du rembourrage doit être placé à l'arrière de la tête du patient pour permettre le maintien de la position neutre. Une stabilisation manuelle est maintenue, et un collier cervical de taille adaptée est appliqué sur le patient.

N.B. : deux éléments clés relatifs au retrait du casque :

- *pendant qu'un sauveteur maintient la stabilisation manuelle de la tête et du cou du patient, l'autre déplace ses mains. À aucun moment les deux sauveteurs ne doivent bouger leurs mains en même temps ;*
- *l'intervenant préhospitalier doit basculer le casque dans différentes directions, d'abord pour permettre le passage du nez puis pour permettre le passage de l'arrière de la tête du patient.*

Rembourrage pour le maintien de la tête en position neutre

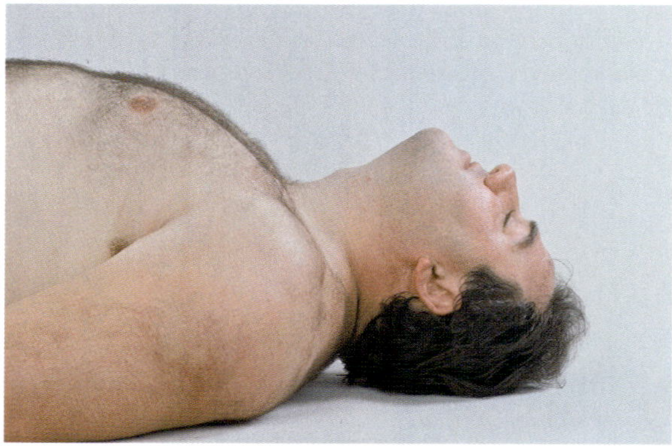

L'incapacité de combler adéquatement l'espace derrière la tête du patient peut résulter en une hyperextension ou une hyperflexion de la nuque du patient. Cela peut être la cause de mouvements excessifs de la colonne et/ou d'une altération de la liberté des voies aériennes.

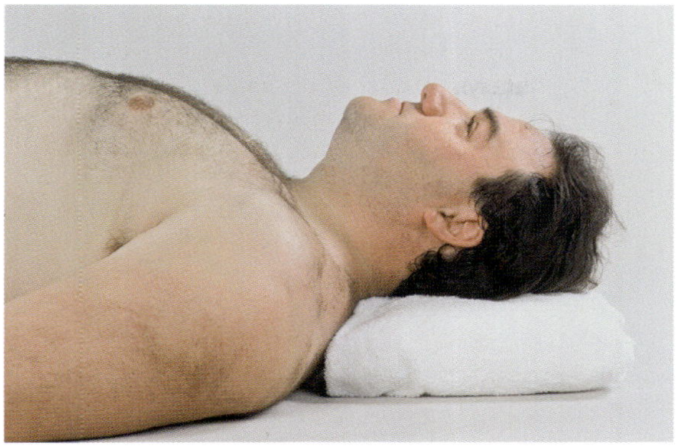

Un rembourrage adéquat derrière la tête permet de placer celle-ci dans une position neutre et en ligne. Chaque patient recevra une quantité de rembourrage différente, en fonction de sa morphologie. Un alignement correct place le lobe des oreilles du patient à hauteur de ses épaules, parallèlement au sol.

Rembourrage pour sécuriser le patient sur une planche dorsale

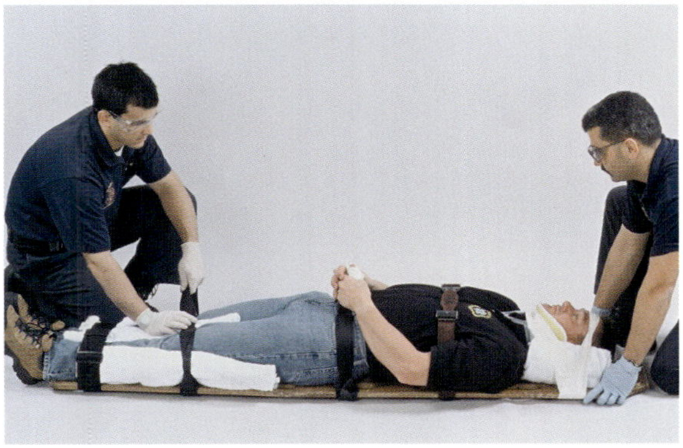

Lorsqu'un sauveteur immobilise un patient sur une planche dorsale, il doit veiller à combler tous les vides entre les côtés du patient et la planche, avec du rembourrage. Combler ces espaces vides puis sangler adéquatement le patient aidera à prévenir le déplacement latéral du patient en cas de rotation sur le côté.

Chapitre 10

Traumatismes thoraciques

Objectifs

À la fin de ce chapitre, le lecteur devra être capable :

- d'expliquer l'anatomie et la physiologie des organes intrathoraciques ;
- de décrire les perturbations anatomiques et physiologiques qui résultent d'un traumatisme thoracique ;
- d'intégrer la relation qui lie la cinématique des traumatismes et les conséquences physiopathologiques sur les organes thoraciques avec comme objectif de développer un niveau de suspicion pour les traumatismes du thorax ;
- de différencier les patients chez qui une prise en charge et un transport rapide sont recommandés de ceux chez qui l'évaluation et la prise en charge sur les lieux sont possibles ;
- d'expliquer en quoi le lieu de prise en charge (urbain, péri-urbain, rural, milieu périlleux) peut influer sur l'évaluation et la prise en charge d'un traumatisme thoracique ;
- de décrire les signes, les symptômes, la physiopathologie et la prise en charge des lésions suivantes :
  - fracture de côte
  - volet costal
  - contusion pulmonaire
  - pneumothorax (ouvert et fermé)
  - pneumothorax sous tension (suffocant)
  - hémothorax
  - contusion myocardique
  - tamponnade péricardique
  - commotion cardiaque
  - rupture aortique
  - ruptures trachéale ou bronchique
  - asphyxie traumatique
  - rupture du diaphragme.

PHTLS – Secours et soins préhospitaliers aux traumatisés

Scénario

Vous êtes appelé sur les lieux d'un accident impliquant un motocycliste. Votre délai de route est de 5 à 8 minutes. Pendant le trajet, les premiers secours rapportent à la radio la prise en charge d'un homme de 37 ans qui a dérapé sur une flaque d'huile. Il a percuté la rambarde de sécurité sur le côté droit de la route. À votre arrivée, la moto a été enlevée, les lieux sont sûrs, et le patient a été placé sur un plan dur. Le collier cervical est en place.

Alors que vous débutez votre évaluation, vous constatez que le patient est conscient mais qu'il ventile difficilement. Il se plaint de douleurs thoraciques et d'une douleur du membre inférieur droit. Il est capable de vous raconter l'accident, mais parle par tranches de 3 à 4 mots, en raison d'une ventilation rapide et difficile. Sa peau est pâle, froide et moite. Son pouls est rapide et filant. La jambe droite est fracturée et il existe une hémorragie. Le pied droit présente une rotation anormale. Votre équipier applique de l'oxygène, alors que vous poursuivez votre évaluation. La trachée est en position médiale, et il n'existe pas de turgescence jugulaire. Il existe une distension significative de l'hémithorax droit, avec des crépitants et une diminution du murmure vésiculaire à droite. Des dermabrasions sont présentes de ce côté. L'examen de l'abdomen est normal. Il existe enfin une fracture ouverte du tibia droit.

Quelle est la cause la plus probable de la détresse respiratoire chez ce patient ? Est-ce qu'il présente des lésions pouvant altérer son pronostic vital ? Comment traitez-vous ce type de pathologie sur le terrain ? Quelles sont vos différentes options pour le transport du patient ? En quoi la localisation de l'accident (par exemple en zone rurale) peut-elle influencer votre prise en charge, notamment en cas de durée longue de transport ? En vous fondant sur les informations dont vous disposez, quelles autres blessures pouvez-vous suspecter ?

Comme d'autres formes de blessures, le thorax peut être le siège de traumatismes fermés ou pénétrants. Des mécanismes variés, incluant les accidents de la circulation, les chutes, les accidents de sport, les blessures par écrasement, les plaies par armes blanches et par armes à feu, peuvent perturber le fonctionnement normal des organes thoraciques. Le traitement de la majorité des traumatismes thoraciques est non chirurgical. Seuls 15 à 20 % des traumatismes thoraciques requièrent une *thoracotomie*. Le traitement des traumatismes thoraciques est donc principalement médical, comprenant l'oxygénothérapie, l'assistance respiratoire, le drainage pleural et l'analgésie [1–3].

Néanmoins, les conséquences des traumatismes thoraciques peuvent être importantes : les organes thoraciques sont impliqués dans l'oxygénation, la ventilation et le transport de l'oxygène. Les traumatismes thoraciques méconnus ou non identifiés du fait d'une évaluation incomplète ou imprécise peuvent accroître la morbidité. L'*hypoxie* (taux inadéquats d'oxygène dans le sang), l'*hypercapnie* (concentration de CO_2 sanguin excessive), l'*acidose* (concentration acide sanguine excessive) et le *choc* (insuffisance de perfusion en oxygène des organes et des tissus) peuvent résulter d'une mauvaise prise en charge d'un traumatisme thoracique et conduire à une défaillance multiviscérale (complication tardive). Au final, les traumatismes thoraciques sont responsables du quart de la mortalité de l'ensemble des traumatismes [1–3].

Anatomie

Le thorax est un cylindre creux formé par 12 paires de côtes et des structures musculaires. Dix paires s'articulent postérieurement avec le rachis dorsal et antérieurement avec le sternum, grâce à des cartilages costaux. Les deux paires inférieures sont appelées « côtes flottantes ». Cette cage constitue une protection efficace des organes contenus dans le thorax. En fait, les côtes inférieures constituent également une protection des organes de la partie supérieure de l'abdomen, principalement le foie et la rate. La cage thoracique osseuse est renforcée par des muscles. Les *muscles intercostaux* lient les côtes les unes aux autres. De nombreux groupes musculaires participent à la mécanique ventilatoire (par ascension de la partie supérieure du thorax), incluant notamment les muscles grand et petit pectoral et le muscle grand dorsal.

Ces muscles constituent également un « rembourrage » protecteur, comme en témoignent les forces importantes nécessaires pour induire des lésions des organes intrathoraciques.

Les principaux muscles impliqués dans la mécanique ventilatoire sont les muscles intercostaux, le *diaphragme* (muscle en dôme attaché à la partie interne et inférieure du thorax) et les muscles du cou (attachés sur les côtes supérieures). Un nerf, une artère et une veine cheminent en dessous de chaque côte, apportant nutrition et stimulation aux muscles intercostaux.

Les plèvres sont de fines membranes, formées de deux feuillets distincts : la *plèvre pariétale* qui tapisse la face interne de la cavité thoracique, et la *plèvre viscérale* qui recouvre la surface externe des poumons. Normalement, il n'existe aucun espace entre ces deux membranes. En fait, une toute petite quantité de liquide existe entre la surface pleurale des poumons et la surface interne de la cavité thoracique, comme une goutte d'eau entre deux plaques de verre, qui rend la séparation des deux plaques de verre difficile. Le liquide pleural a pour effet de créer une tension de surface très forte qui « colle » les deux plèvres ensemble. De cette manière, les forces entre les plèvres s'opposent à l'élasticité naturelle du poumon et à la tendance naturelle qu'ont les poumons à se collaber.

Les poumons occupent les deux moitiés gauche et droite de la cavité thoracique (figure 10-1). Un espace médian appelé *médiastin* est localisé au centre du thorax. Le médiastin contient le cœur, les gros vaisseaux, la trachée, les bronches souches et l'œsophage.

Physiologie

Les deux systèmes de la physiologie pulmonaire qui sont le plus souvent impliqués dans un traumatisme thoracique que sont la *ventilation* et la *circulation* [1–3]. Ces deux systèmes interagissent afin que l'oxygène soit distribué aux organes, aux tissus et, finalement, aux cellules et afin que le dioxyde de carbone soit épuré. Pour mieux comprendre ce qui se passe lors d'un traumatisme thoracique, il est important de bien comprendre la physiologie de ces deux systèmes.

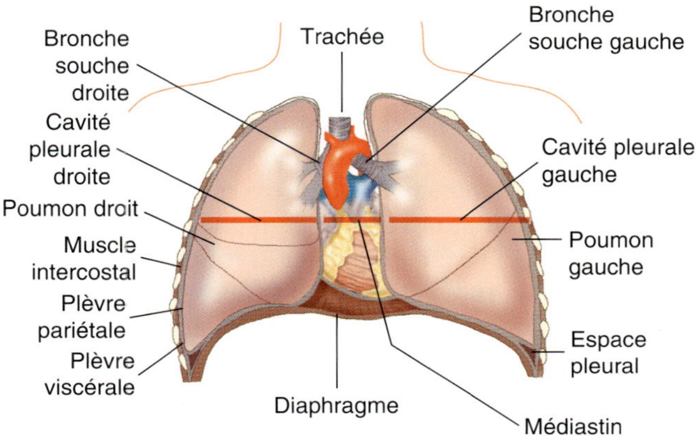

Fig. 10-1. La cage thoracique contient les côtes, les muscles intercostaux, le diaphragme, le médiastin, les poumons, le cœur, les grands vaisseaux, les bronches, la trachée et l'œsophage.

Ventilation

Le terme impropre « respiration » traduit en fait ce que nous devrions nommer « ventilation ». La *ventilation* est le processus mécanique par lequel l'air passe de l'extérieur du corps vers la bouche, le nez, le pharynx, la trachée, les bronches, les poumons et, finalement, ces petits sacs appelés *alvéoles*. Le passage de l'air extérieur vers les voies aériennes est appelé *inspiration*. Au niveau des alvéoles, l'oxygène de l'air passe à travers la membrane alvéolocapillaire vers de petits vaisseaux sanguins (les *capillaires*) où il est capté par l'hémoglobine des globules rouges. Ce processus est appelé *oxygénation*. Simultanément, le dioxyde de carbone (CO_2), qui est dissous dans le sang, diffuse dans les alvéoles par un processus appelé *exhalation* (figure 10-2). La *respiration cellulaire* est l'utilisation de l'oxygène par la cellule pour produire de l'énergie (voir chapitre 7).

L'inspiration est provoquée par la contraction des muscles ventilatoires (principalement diaphragme et muscles intercostaux), qui provoque une ascension et un écartement des côtes, ainsi qu'un abaissement du diaphragme. Ces contractions musculaires provoquent une augmentation du volume de la cavité thoracique,

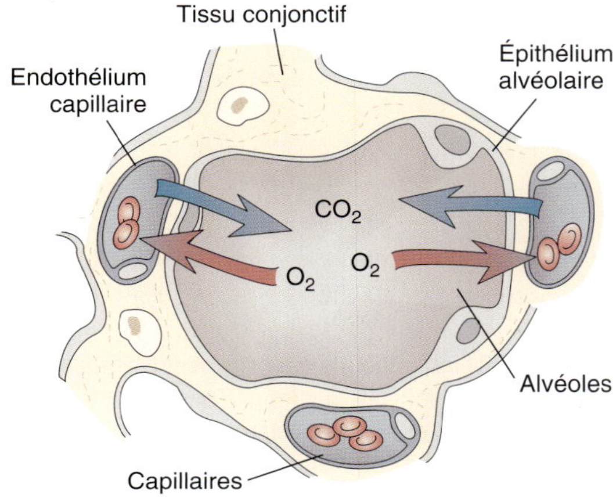

Fig. 10-2. Il existe des rapports étroits entre les capillaires et les alvéoles ; en conséquence, l'oxygène (O_2) peut diffuser facilement au travers des capillaires de la paroi alvéolaire, de la paroi capillaire et des globules rouges. Le dioxyde de carbone (CO_2) diffuse dans le sens opposé, du capillaire vers l'alvéole.

créant ainsi une dépression intrathoracique par rapport à la pression atmosphérique. Il en résulte un flux d'air de l'extérieur vers la cavité thoracique (figures 10-3 et 10-4). L'*expiration* est passive, liée au relâchement des muscles intercostaux et du diaphragme qui retournent à leur position de repos. Ce relâchement induit une montée de la pression intrathoracique qui dépasse ainsi la pression atmosphérique, permettant à l'air de passer des alvéoles, des bronches, de la trachée, des voies aériennes supérieures vers l'extérieur.

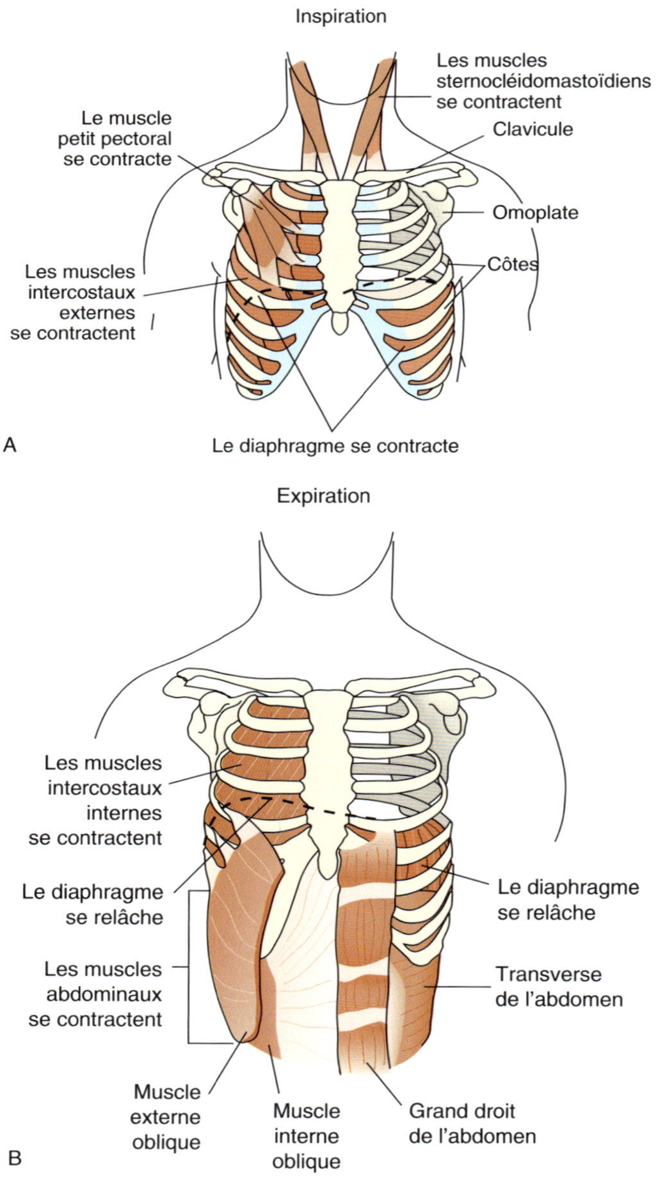

Fig. 10-3. *A* : Durant l'inspiration, le diaphragme se contracte et s'aplatit. Les muscles de l'inspiration, tels que les muscles intercostaux externes, le muscle petit pectoral et le muscle sternocléidomastoïdien, écartent les côtes et le sternum, qui augmentent le diamètre et le volume de la cage thoracique. *B* : Durant l'expiration normale (au repos), l'élasticité de la cage thoracique permet au diaphragme et aux côtes de retrouver leur position de repos, ce qui diminue le volume de la cavité thoracique. Durant l'expiration à l'effort, les muscles accessoires comme les muscles intercostaux internes et les muscles abdominaux se contractent, afin de diminuer plus rapidement le volume de la cage thoracique.

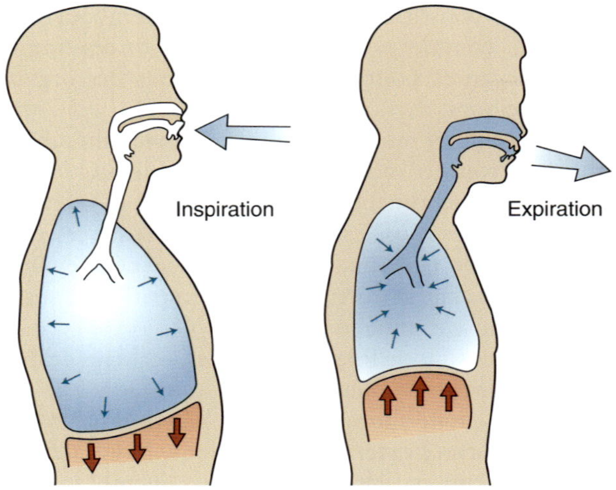

Fig. 10-4. Lorsque le diaphragme est détendu et la glotte ouverte, les pressions à l'intérieur et à l'extérieur sont égales. Lorsque la cage thoracique se dilate (inspiration), la pression intrathoracique diminue et l'air entre.

Le contrôle de la ventilation est sous la dépendance de centres respiratoires du tronc cérébral. Il existe deux voies principales par lesquelles le cerveau contrôle la ventilation. La première fait appel à la détection de la pression partielle en CO_2 (Pa_{CO_2}) par des cellules spécialisées appelées *chémorécepteurs* et situées dans les centres respiratoires. L'autre voie fait appel à la détection de l'oxygène par d'autres chémorécepteurs situés dans l'aorte et les artères carotides. La Pa_{CO_2} est le reflet de l'acidité du sang. L'organisme neutralise cette charge acide par des bicarbonates, induisant la production de CO_2 (par l'anhydrase carbonique). Le CO_2 est éliminé par les poumons. Si les chémorécepteurs détectent une augmentation de la Pa_{CO_2}, ils stimulent les centres respiratoires afin d'augmenter la fréquence et l'amplitude ventilatoires, d'éliminer plus de CO_2 et de revenir à une capnie normale (figure 10-5). Ce processus adaptatif est très efficace, car il peut augmenter le volume d'air mis en jeu d'un facteur 10.

Dans certaines pathologies pulmonaires, telles que l'emphysème ou la bronchopneumopathie chronique obstructive (BPCO), le poumon n'est plus capable d'éliminer le CO_2 aussi efficacement. Il en résulte une Pa_{CO_2} plus élevée de façon chronique dans le sang. Dans ce cas, les chémorécepteurs deviennent insensibles au CO_2. Dans cette situation, les chémorécepteurs aortiques et

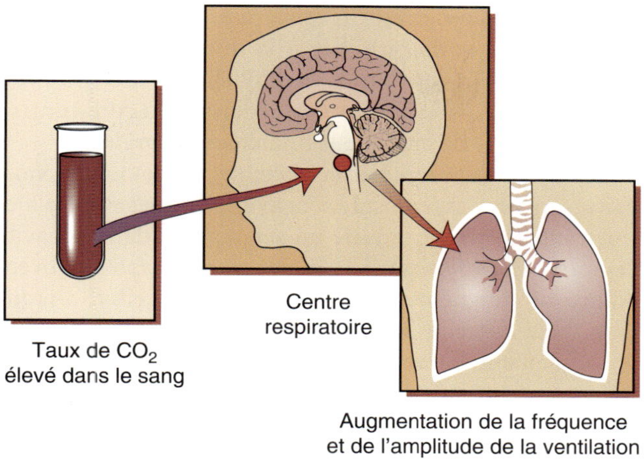

Fig. 10-5. Une augmentation du taux sanguin de CO_2 est détectée par les cellules sensibles à ces changements, qui stimulent le poumon pour augmenter la profondeur de l'inspiration et la fréquence de la ventilation.

carotidiens stimulent les centres respiratoires quand la concentration en oxygène chute. À l'instar de ce qui se passe pour le CO_2, les chémorécepteurs aortiques et carotidiens stimulent les centres respiratoires, induisant une stimulation des muscles ventilatoires et augmentant ainsi la fréquence et l'amplitude ventilatoires pour retourner à une Pao_2 normale (figure 10-6).

L'encadré 10-1 définit plusieurs termes importants pour comprendre et expliquer la physiologie pulmonaire.

Circulation

L'autre système pouvant être altéré par un traumatisme thoracique est la circulation. Le chapitre 7 détaille plus

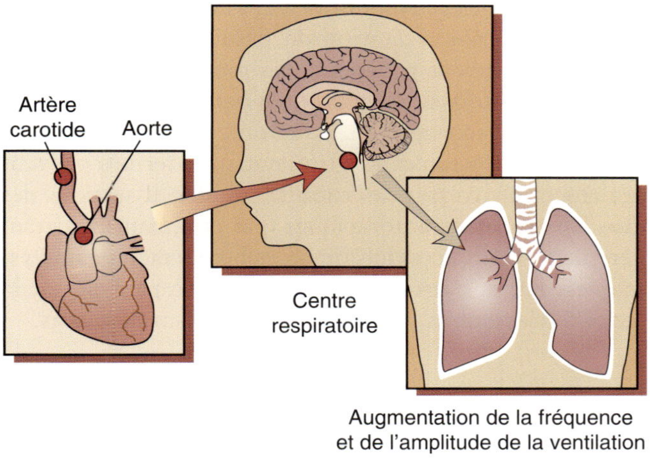

Fig. 10-6. Des récepteurs localisés dans l'aorte et les carotides sont sensibles au taux d'O_2 dans le sang (Pao_2) et stimulent la ventilation afin d'augmenter l'apport d'O_2 en cas de diminution de la Pao_2.

Encadré 10-1 Les volumes pulmonaires et leurs relations

Espace mort : c'est l'espace qui contient le volume d'air qui ne participe pas aux échanges gazeux (c'est-à-dire air contenu dans la trachée et les bronches).

Volume de réserve expiratoire (VRE) : volume d'air restant qui peut être expiré après une expiration normale (0,8–1,8 l).

Capacité résiduelle fonctionnelle (CRF) : volume d'air total restant dans le poumon après une expiration normale (2,6–3,0 l).

Capacité inspiratoire (CI) : volume d'air qui peut être inspiré après une expiration normale (2,6–3,0 l).

Volume de réserve inspiratoire (VRI) : volume d'air supplémentaire qui peut encore être inhalé après une inspiration normale (1,2–2,5 l).

Ventilation minute (V_E) : volume d'air mobilisé (inspiratoire et expiratoire) pendant une minute.

Volume résiduel (VR) : quantité d'air restant dans les poumons après une expiration forcée (1,2–1,8 l).

Volume courant (V_T) : volume d'air qui est inhalé et exhalé durant un cycle ventilatoire normal (0,4–0,5 l).

Capacité pulmonaire totale (CPT) : volume d'air total contenu dans le poumon en inflation maximale. Ce volume décroît de 6,0 l pour un adulte jeune à 4,0 l pour une personne âgée.

Capacité vitale (CV) : quantité d'air qui peut être expirée après une inspiration maximale (2,4–4,8 l).

Travail respiratoire : travail développé pour actionner la paroi thoracique et le diaphragme. Ce travail augmente avec la fréquence ventilatoire, la ventilation minute et la pathologie pulmonaire.

Les relations entre ces différents volumes peuvent se résumer par les équations suivantes :

$$CPT = CV + VR$$
$$CV = VRI + V_T + VRE = CI + VRE$$
$$CPT = CRF + CI$$
$$CRF = VRE + VR$$
$$CI = VRI + V_T$$

précisément ce sujet, mais certains points méritent d'être abordés concernant la physiologie pulmonaire.

Le cœur, situé au centre du thorax, dans le médiastin, fonctionne comme une pompe. Pour qu'une pompe fonctionne, elle doit être amorcée par du liquide. Pour le cœur, cet amorçage est permis par le retour veineux amené par deux grosses veines : la *veine cave supérieure* et la *veine cave inférieure*. Le cœur se contracte normalement 70 à 80 fois par minute, éjectant le sang dans l'aorte.

Toute pathologie qui altère le retour veineux vers le cœur (par exemple une hémorragie ou une augmentation de pression dans la cavité thoracique lors d'un pneumothorax sous tension) induit une baisse du débit cardiaque et donc de la pression artérielle. De la même façon, une pathologie qui blesse le cœur lui-même (par exemple une contusion myocardique) peut rendre la pompe moins efficace, conduisant aux mêmes modifications hémodynamiques. De la même façon que les chémorécepteurs sont sensibles à la $Paco_2$, les *barorécepteurs* sont sensibles aux modifications de pression artérielle, et induisent des modifications de fréquence cardiaque et de force de contraction.

Physiopathologie

Les traumatismes fermés comme les traumatismes pénétrants peuvent perturber les processus physiologiques précédemment décrits.

Traumatismes pénétrants

Conceptuellement, les traumatismes pénétrants sont faciles à comprendre. Lors de ces traumatismes, des objets de différentes tailles transpercent la paroi thoracique, entrent dans la cavité thoracique et peuvent léser les organes intrathoraciques. Physiologiquement, il n'existe pas d'espace entre les deux plèvres (plèvre viscérale tapissant le poumon, plèvre pariétale tapissant la cage thoracique). Cependant, lorsqu'un projectile crée une communication entre la cavité thoracique et l'air extérieur, de l'air tend à pénétrer dans l'espace pleural par le pertuis à la faveur de chaque inspiration. En effet, la résistance au passage de l'air est souvent moindre par le pertuis traumatique que par les voies aériennes. L'air dans l'espace pleural (*pneumothorax*) tend à séparer les deux plèvres, aggravant ainsi le pneumothorax. Tout cela tend à collaber le poumon, empêchant sa fonction d'hématose (oxygénation du sang). Une plaie pulmonaire favorise également le passage d'air du poumon vers la cavité pleurale, écrasant de même le poumon. Dans tous les cas, il peut en résulter une dyspnée. Pour faire face à cette amputation de la fonction pulmonaire, la stimulation des centres respiratoires va induire une polypnée (augmentation de la fréquence ventilatoire). Il en résulte une augmentation du travail ventilatoire. Le patient peut être capable de tolérer ce surcroît de travail ventilatoire, mais si cet état n'est pas diagnostiqué et traité, il peut s'ensuivre une détresse respiratoire, avec une fine hypoxie et hypercapnie.

Si l'entrée d'air se poursuit dans la cavité pleurale sans possibilité d'évacuation, la pression dans la cavité pleurale va augmenter progressivement, conduisant à un pneumothorax sous tension. Celui-ci se traduira d'abord par une détresse respiratoire. Puis s'associeront une détresse circulatoire, liée à la diminution du retour veineux au cœur (en raison de l'hyperpression intrathoracique) et un déplacement du médiastin du côté controlatéral. Un état de choc peut finalement survenir.

Les tissus dilacérés par la plaie, de même que les vaisseaux sanguins intercostaux peuvent saigner. Ces plaies pénétrantes peuvent induire un saignement dans la cavité pleurale (*hémothorax*). Les plaies transfixiantes peuvent induire un saignement cataclysmique. En effet, chaque plèvre peut contenir 3000 ml de sang approximativement. Ce saignement intrathoracique peut ne pas être extériorisé, mais peut être suffisant pour provoquer un état de choc. La présence d'une grande quantité de sang dans l'espace pleural va également gêner la ventilation, empêchant entre autres le poumon de s'expandre normalement.

Enfin, une plaie pulmonaire peut aussi provoquer un saignement intrapulmonaire (hémorragie intra-alvéolaire). Ce sang va « noyer » les alvéoles, empêchant l'hématose.

Traumatismes fermés

Des conséquences physiopathologiques similaires résultent des traumatismes fermés, bien que leur mécanisme de survenue soit indirect. Les forces appliquées sur la paroi thoracique sont transmises aux organes intrathoraciques, en particulier les poumons. L'onde de choc peut lacérer les tissus et les vaisseaux sanguins, aboutissant à une hémorragie intra-alvéolaire. Dans ce cas, on parle de *contusion pulmonaire*. Les conséquences sur la ventilation et l'hématose sont comparables aux traumatismes pénétrants.

Si les forces appliquées sur le poumon conduisent à une rupture de la plèvre, un pneumothorax simple ou un pneumothorax sous tension peuvent survenir. Les traumatismes fermés peuvent également induire des fractures costales, qui, par lacération du tissu pulmonaire et des vaisseaux, peuvent provoquer un pneumothorax ou un hémothorax (tous deux provoqués par un saignement des vaisseaux intercostaux, du poumon contus ainsi que des muscles intercostaux). Les traumatismes fermés peuvent également provoquer des ruptures ou des dissections des gros vaisseaux intrathoraciques (par étirement), particulièrement l'aorte, conduisant à des hémorragies cataclysmiques. Enfin, dans de rares cas, le choc peut ouvrir la paroi thoracique, à l'image des traumatismes ouverts.

Énergie et blessure

Le potentiel de n'importe quel mécanisme à provoquer une blessure est lié à la quantité d'énergie délivrée à tout ou partie d'un organisme ou d'un organe. Un coup de couteau porté à une victime véhicule une faible énergie, et les lésions sont la conséquence d'une lacération de l'organe. La balle d'une arme à feu véhicule une énergie importante, d'autant plus que sa vitesse est importante. Plus l'énergie est importante, plus les lésions constatées pourront être à distance du point d'impact. Les énergies dispensées par une chute d'une faible hauteur, par un coup de batte de base-ball ou par une collision à forte vitesse avec une voiture sont sans commune mesure. Plus l'énergie dispensée est importante, plus les intervenants préhospitaliers doivent s'attendre à des blessures pouvant perturber la ventilation, l'hématose ou la circulation.

Les traumatismes thoraciques peuvent également impliquer le cœur, provoquant notamment une contusion myocardique ou une tamponnade péricardique. Cela est traité plus loin.

Évaluation

En pratique médicale, l'évaluation comprend l'interrogatoire et l'examen clinique. Lors de la prise en charge de patients victimes d'un traumatisme, l'interrogatoire reprend les *items AMPLE* pour la recherche de l'âge (*age*), des traitements pris (*medications*), des antécédents médico-chirurgicaux (*past history*), de l'heure du dernier repas (*last meal*) et des circonstances de l'accident (*events*) [5].

À côté des circonstances qui ont amené l'accident, tous les symptômes présentés par le patient sont recueillis si le patient est conscient et capable de communiquer. Les victimes de traumatismes thoraciques présentent le plus souvent des douleurs thoraciques à type de coup de poignard, d'étreinte, constrictive. Fréquemment, la douleur est accentuée à la respiration ou lors de mouvements. La victime peut rapporter une sensation de souffle court ou une impossibilité de reprendre sa respiration. Si un choc apparaît, le patient peut ressentir une angoisse. Il est important de noter que le patient peut être asymptomatique en dépit d'un traumatisme réel.

L'étape suivante est la réalisation d'un examen clinique. Cet examen comprend quatre phases : l'observation, la palpation, la percussion et l'auscultation. L'évaluation devrait aussi prendre en compte la détermination des paramètres vitaux. La mesure de la saturation en oxygène du sang (Spo_2) au moyen d'un oxymètre de pouls est d'un apport évident [5,6].

- *Observation*. Il est noté l'existence d'une pâleur, ou de sueurs qui témoignent de l'existence d'un choc. Il peut également exister une angoisse ou une sensation de peur. L'existence d'une *cyanose* (aspect bleuté des téguments, particulièrement visible au niveau des lèvres) témoigne d'une hypoxie avancée. La fréquence et les troubles ventilatoires doivent être notés (gasp, tirage, battement des ailes du nez, etc.). La trachée est-elle déviée ou centrée ? Les veines jugulaires sont-elles distendues ? L'examen de la paroi thoracique est réalisé à la recherche de contusions, de dermabrasions, de plaies et/ou d'une asymétrie ventilatoire. Enfin, l'existence d'une respiration paradoxale (affaissement de la cage thoracique en inspiration au lieu de l'inverse) est recherchée.
- *Auscultation*. Elle est bilatérale. Une diminution ou une abolition du murmure vésiculaire normal peut témoigner de l'existence d'un pneumothorax et/ou d'un hémothorax du côté examiné. Une contusion pulmonaire peut se traduire par l'existence de râles crépitants ou de ronchis à l'auscultation.
- *Palpation*. La palpation douce du thorax recherche la présence de sensibilité, de crépitants (emphysème sous-cutané) ou d'un enfoncement de la cage thoracique.
- *Percussion*. La percussion du thorax est un examen difficile à réaliser sur le terrain en raison du bruit ambiant. La percussion consiste à placer la main à plat sur la zone du thorax à examiner et à percuter un des doigts de cette main avec l'index et le majeur de l'autre main. Cela produit un son qui est analysé en comparaison avec le point symétrique sur l'autre hémithorax. Un son *mat* peut témoigner de l'existence d'une contusion ou d'un hémothorax. Un *tympanisme* témoigne d'un pneumothorax.

La réévaluation de l'examen clinique est fondamentale pour suivre l'évolution du patient au cours du temps. En effet, une aggravation de l'état clinique peut simplement se traduire par une augmentation de la fréquence ventilatoire.

Prise en charge des lésions spécifiques

Fractures de côtes

Même si les côtes sont des structures anatomiques assez bien protégées par des muscles périthoraciques, les fractures de côtes sont fréquentes lors des traumatismes thoraciques. Les côtes supérieures, profondes et larges, sont correctement protégées par la ceinture scapulaire (os et muscles) [1–3]. Parce qu'il faut développer des énergies importantes pour provoquer des fractures des côtes supérieures, les patients qui présentent ce type de fractures risquent des lésions importantes telle une rupture traumatique de l'aorte. Les fractures de côtes se produisent préférentiellement entre la 4ᵉ et la 8ᵉ côtes, là où elles sont plus fines et moins protégées par la musculature. Les côtes cassées peuvent provoquer des lésions des vaisseaux et du poumon sous-jacent [1,3,7]. Les fractures costales simples mettent rarement le pronostic vital en jeu chez l'adulte. Les fractures costales basses [8–10] peuvent être associées à des traumatismes de la rate et du foie [1,3,7]. La compression pulmonaire peut rompre les alvéoles pulmonaires.

Évaluation

Les patients qui présentent des fractures costales simples sont fréquemment peu symptomatiques. Ils se plaignent le plus souvent d'une douleur thoracique et d'un souffle court. Il peut exister une dyspnée, la palpation peut retrouver la fracture et l'auscultation peut retrouver des crépitants. L'examen comprend la mesure des signes vitaux, particulièrement la fréquence ventilatoire. La mesure de la Spo_2 est utile [1,11,12].

Prise en charge

La base de la prise en charge d'un patient présentant une fracture isolée d'une côte est le traitement de la douleur, communément réalisée en préhospitalier par l'immobilisation et la diminution des mouvements des côtes ; cela peut être réalisé en utilisant le bras du patient et une sangle. Il est important de réévaluer fréquemment l'état du patient, en gardant à l'esprit l'aggravation possible de la ventilation et la survenue d'un choc. La mise en place d'une voie veineuse périphérique doit être envisagée en fonction de l'état clinique du patient et de la durée de transport vers l'hôpital. L'administration d'antalgiques peut être indiquée si besoin. Le patient est encouragé à prendre des insufflations profondes et à tousser de temps en temps pour prévenir la survenue d'*atélectasies* (collapsus alvéolaire). Une contention serrée de la cage thoracique est contre-indiquée, car elle favorise la survenue d'atélectasies [1,3]. L'administration d'oxygène et l'assistance ventilatoire peuvent être nécessaires.

Volet costal

Le volet costal survient lorsque deux ou plusieurs côtes adjacentes sont fracturées en plusieurs endroits sur leur longueur. Cela a pour effet de créer un segment qui n'est plus solidaire du reste de la cage thoracique. La force nécessaire à produire un volet thoracique assure une contusion pulmonaire sous-jacente. Le patient présente donc deux causes de détresse respiratoire : le volet thoracique et la contusion pulmonaire sous-jacente. Ce segment « libre » va bouger dans une direction opposée au reste de la cage thoracique lors de l'inspiration et de l'expiration. Normalement, au cours de l'inspiration, alors que le diaphragme descend et que les côtes s'élèvent et se séparent, la pression intrathoracique diminue. La combinaison d'une pression basse dans la cage thoracique avec une pression atmosphérique externe plus élevée fait se déplacer le volet thoracique vers l'intérieur plutôt que vers l'extérieur durant l'inspiration. Ce mouvement est appelé mouvement paradoxal. Au cours de l'expiration, quand le diaphragme se déplace vers le haut et que les côtes se rapprochent, la pression intrathoracique augmente. Le segment « flottant » (volet costal) a alors tendance à bouger vers l'extérieur (figure 10-7). Le degré de l'insuffisance respiratoire qui résulte du volet est direc-

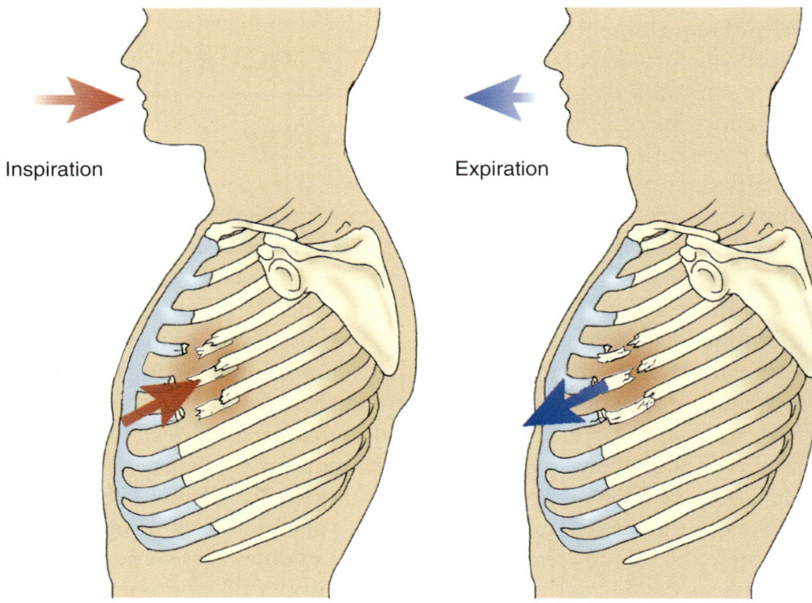

Fig. 10-7. Mouvement paradoxal. Si la stabilité de la paroi thoracique a été perdue du fait de fractures de côtes en deux endroits ou plus, lorsque la pression intrathoracique diminue durant l'inspiration, la pression de l'air externe attire le « volet costal » vers l'intérieur. Lorsque la pression intrathoracique augmente durant l'expiration, le volet costal est poussé vers l'extérieur.

tement proportionnel à la taille du volet. La seconde cause de détresse ventilatoire est l'existence d'une contusion pulmonaire sous-jacente, qui perturbe les échanges gazeux au niveau de la zone pulmonaire contuse.

Évaluation

Comme pour une fracture simple, l'évaluation du patient retrouve le symptôme douleur. La douleur est typiquement plus importante et le patient présente plus volontiers une détresse ventilatoire. La fréquence ventilatoire est augmentée, et le patient ne peut prendre des inspirations profondes. L'hypoxie est courante, attestée par la présence d'une cyanose ou une Spo_2 basse. Le volet peut se voir cliniquement comme ne pas apparaître évident. Initialement, la gaine musculaire tend à stabiliser le volet. Alors que les muscles se fatiguent, le volet devient apparent. L'existence de crépitants à l'auscultation est fréquente. La stabilité du volet peut être appréciée par la palpation.

Prise en charge

La prise en charge répond à plusieurs objectifs que sont le traitement de la douleur, l'assistance ventilatoire si nécessaire et la réévaluation fréquente de l'état clinique du patient. La fréquence ventilatoire est le paramètre le plus important à suivre. L'oxymétrie de pouls, si elle est disponible, est importante pour détecter une hypoxie [6]. De l'oxygène doit être administré et une voie veineuse doit être posée, sauf dans le cas d'un transport hospitalier extrêmement bref. Une assistance ventilatoire au masque ou par ventilation mécanique peut être indiquée [11]. Les efforts de stabilisation mécanique du volet sont vains [1].

Contusion pulmonaire

Lorsque le tissu pulmonaire est lacéré par un traumatisme pénétrant ou contondant, du sang peut envahir les alvéoles pulmonaires. Il en résulte une perturbation des échanges gazeux, l'air ne pouvant plus entrer dans les alvéoles. Du sang et de l'œdème peuvent également inonder les espaces interstitiels interalvéolaires, diminuant encore d'autant les échanges gazeux. Comme noté précédemment, la contusion pulmonaire est presque toujours présente lors de volets thoraciques. La contusion pulmonaire est une complication usuelle et potentiellement létale des traumatismes thoraciques [3,7]. Une défaillance ventilatoire sévère peut survenir rapidement, dans les 24 premières heures.

Évaluation

L'examen du patient est dépendant de la gravité de l'atteinte pulmonaire. L'évaluation initiale et précoce peut être normale. Il est recommandé de garder un fort niveau de suspicion, particulièrement en cas de volet thoracique.

Prise en charge

La prise en charge consiste à assurer une ventilation alvéolaire adéquate. De l'oxygène doit être administré. La réévaluation clinique fréquente est la règle, particulièrement la fréquence ventilatoire, la Spo_2 (en la maintenant supérieure à 95 %) ainsi que le degré de détresse respiratoire. L'assistance respiratoire (au masque ou par intubation) peut être nécessaire [12]. En l'absence de détresse circulatoire, le remplissage doit être limité de façon à ne pas aggraver l'œdème interstitiel et à ne pas compromettre la ventilation ni l'oxygénation.

Pneumothorax

Un pneumothorax est présent dans plus de 20 % des traumatismes thoraciques [8]. Les trois types de pneumothorax suivants sont de gravité croissante : simple, ouvert et sous tension.

Le *pneumothorax simple* correspond à la présence d'air dans la cavité pleurale. Si la quantité d'air intrapleural augmente, le poumon homolatéral s'affaisse (figure 10-8). Le *pneumothorax ouvert* (plaie thoracique soufflante) correspond à un pneumothorax associé à une plaie thoracique, permettant à l'air extérieur d'entrer et de sortir lors des mouvements respiratoires. Le *pneumothorax sous tension* survient quand de l'air entre dans la cavité pleurale sans pouvoir s'en échapper. Il en résulte une augmentation de pression intrapleurale, altérant la fonction circulatoire par compression des cavités cardiaques.

Pneumothorax simple

Évaluation. L'évaluation d'un pneumothorax simple permet de retrouver des symptômes comparables aux fractures costales. Le patient se plaint fréquemment de douleurs thoraciques et peut présenter divers symptômes et signes de détresse ventilatoire. L'absence ou la diminution des bruits respiratoires sur le côté impliqué sont des signes classiques. La recherche d'un tympanisme à la percussion est un excellent indicateur, mais il peut être difficile à apprécier sur le terrain. Chez un patient traumatisé et dans un contexte préhospitalier, l'absence ou la diminution des bruits respiratoires, associée à une détresse ventilatoire, indique un pneumothorax. L'auscultation des sommets pulmonaires (apex) permet plus souvent de mettre en évidence une diminution ou une abolition du murmure vésiculaire que l'auscultation à mi-champ pulmonaire.

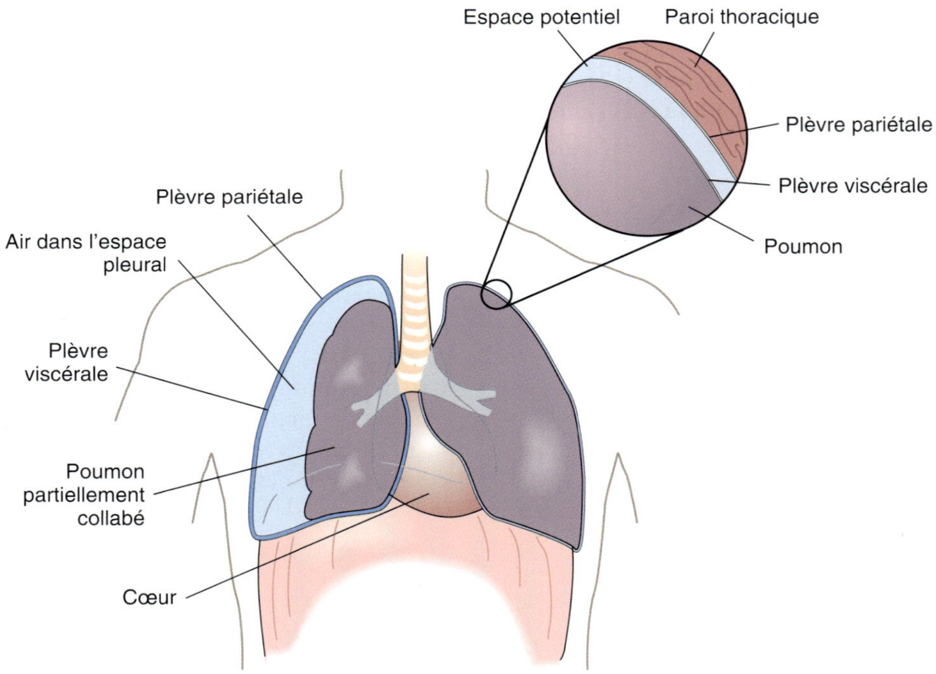

Fig. 10-8. De l'air dans l'espace pleural comprime le poumon, diminue la quantité de poumon pouvant être ventilée et diminue ainsi l'oxygénation du sang qui quitte le poumon.

Prise en charge. Le point fondamental est de considérer qu'un pneumothorax simple peut évoluer vers un pneumothorax sous tension à tout moment. Le patient doit être surveillé et monitoré de façon à diagnostiquer la survenue d'un pneumothorax sous tension (voir plus loin) [8–14]. Le soignant administre de l'oxygène, met en place une voie veineuse et anticipe sur le traitement d'un choc qui surviendrait. Quand une immobilisation spinale n'est pas indiquée, le patient est préférentiellement laissé en position semi-assise. Un transport rapide est essentiel [9,12,13]. Une paramédicalisation ou une médicalisation sont souvent nécessaires.

Pneumothorax ouvert

Le pneumothorax avec plaie thoracique, comme le pneumothorax simple, est défini par la présence d'air dans la cavité pleurale, dont l'effet est de collaber le poumon homolatéral. Dans le pneumothorax ouvert, il existe par ailleurs une plaie thoracique qui met la cavité pleurale en relation avec l'air extérieur. À l'inspiration du patient, la pression intrathoracique devient négative, créant ainsi une aspiration de l'air extérieur vers la cavité pleurale. Si la plaie est importante, il se crée un flux d'air entrant et sortant lors du cycle ventilatoire (plaie soufflante) (figure 10-9). Du fait d'une moindre résistance à l'écoulement de l'air au niveau de la plaie thoracique par rapport à la résistance des voies aériennes, le flux aérien au travers de la plaie se développe préférentiellement. Il en résulte une hypoventilation alvéolaire du poumon sain. Certains patients peuvent présenter une plaie avec effet soupape, faisant que l'air extérieur pénètre dans le thorax à l'inspiration, mais ne s'échappe pas du thorax à l'expiration. Il se développe alors un pneumothorax sous tension (pneumothorax suffocant).

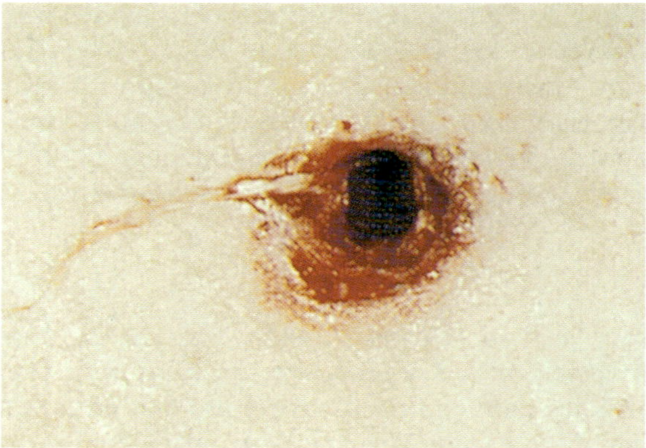

Fig. 10-9. Une plaie par arme à feu ou par arme blanche provoque un trou dans la paroi thoracique qui laisse entrer et sortir l'air de la cavité pleurale.

Les étiologies des plaies thoraciques comprennent principalement les plaies par arme à feu, par arme blanche et les empalements.

Évaluation. Il s'agit le plus souvent d'un patient qui présente une détresse respiratoire. Le patient est tachypnéique et anxieux. Il existe fréquemment une tachycardie et le pouls peut être filant. L'observation du thorax montre la plaie, soufflante le plus souvent.

Prise en charge. La prise en charge consiste en premier lieu à fermer l'orifice d'entrée d'air, et à débuter une oxygénothérapie du patient. Le flux aérien peut le plus souvent être stoppé par application d'un pansement occlusif (emballage de matériel stérile) fixé sur ses trois côtés par du ruban adhésif (4e côté laissé libre) [1]. Cela prévient l'entrée d'air par la plaie dans le thorax à l'inspiration, et permet la sortie de l'air à l'expiration par le bord libre du pansement (figure 10-10).

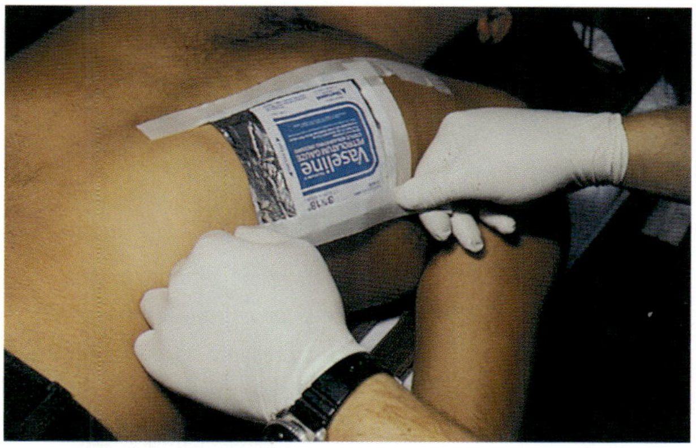

Fig. 10-10. Fixer un bout de plastique ou d'emballage sur la plaie à l'aide de ruban adhésif sur trois côtés, afin de créer une valve permettant à l'air de sortir de l'espace pleural, mais pas d'y entrer.

Si ces mesures sont insuffisantes, l'intubation avec ventilation mécanique peut être indiquée [11]. Dans ce cas, il est important de détecter la survenue d'un pneumothorax suffocant qui pourrait survenir. Si des signes de mauvaise tolérance ventilatoire apparaissent, le pansement de la plaie doit être retiré, de façon à favoriser la décompression d'un éventuel pneumothorax suffocant. En cas d'échec de cette manœuvre, il est indiqué de décomprimer à l'aiguille le pneumothorax et d'envisager l'intubation si elle n'était pas déjà pratiquée [10].

Un patient avec un pneumothorax ouvert est à considérer comme présentant une contusion du poumon sous-jacent. En conséquence, l'air intrapleural peut provenir de l'air extérieur au travers de la plaie et de l'air alvéolaire (rupture alvéolaire sous-jacente). Donc, même si le pansement occlusif est efficace, de l'air issu des alvéoles rompues peut continuer à s'accumuler dans la plèvre et conduire à un pneumothorax suffocant (figure 10-11). Ce pansement peut être remplacé par un dispositif commercial (dispositif d'Asherman). Néanmoins, aucune étude n'a démontré la supériorité de ce dispositif sur le pansement. Par ailleurs, le rapport coût/bénéfice ne semble pas favorable à ce dispositif.

Pneumothorax sous tension (ou suffocant)

Le pneumothorax suffocant est une urgence vitale. L'issue d'air dans la cavité pleurale qui ne peut s'en échapper a pour conséquence une augmentation de la pression intrathoracique. Il en résulte une détresse ventilatoire et une détresse circulatoire avec état de choc. L'augmentation des pressions dans l'hémithorax blessé

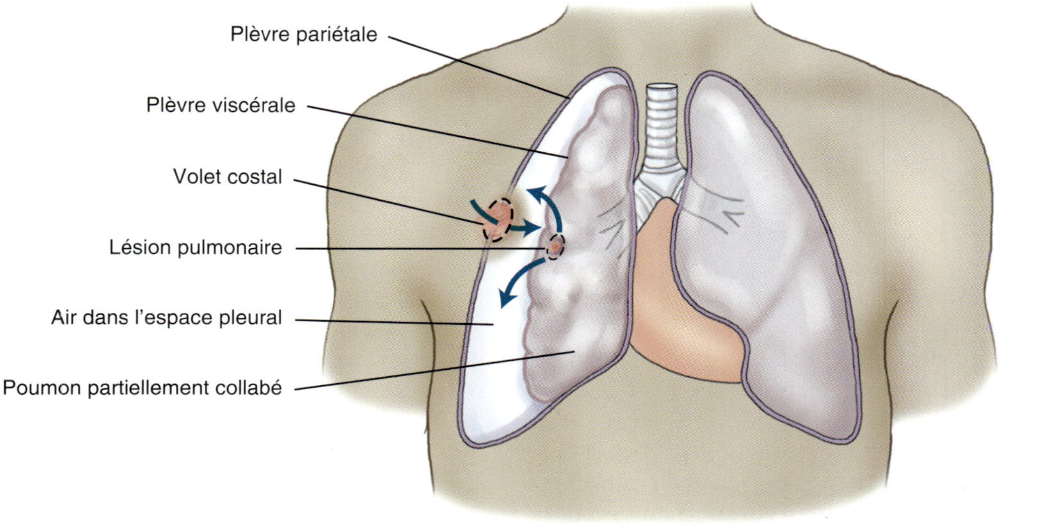

Fig. 10-11. En raison de la proximité de la paroi thoracique et du poumon, il est extrêmement difficile de léser la paroi thoracique par un traumatisme perforant sans léser le poumon. Fermer le trou dans la paroi thoracique ne diminue pas forcément la fuite d'air dans l'espace pleural, car la fuite peut aussi provenir du poumon.

conduit à un refoulement des structures médiastinales vers le côté sain (figure 10-12). Il en résulte une diminution du retour veineux vers le cœur (baisse du débit cardiaque) ainsi qu'une difficulté pour le poumon sain de s'expandre normalement. Ce déplacement des structures médiastinales vers le côté sain comprime le poumon sain, augmentant encore dès lors le travail ventilatoire pour oxygéner le poumon sain. Au même moment, le poumon lésé se collabe et ne participe plus aux échanges gazeux. Finalement, il existe une hypoxie avec détresse ventilatoire.

Tout patient présentant un traumatisme thoracique risque de développer un pneumothorax suffocant. Les patients particulièrement exposés sont les patients à risque de pneumothorax (par exemple fractures de côtes), les patients dont le pneumothorax est connu (par exemple traumatismes pénétrants du thorax), et les patients victimes d'un traumatisme thoracique et qui nécessitent une ventilation mécanique (ou ventilation en pression positive). Ces patients doivent être particulièrement surveillés et transportés vers une structure adaptée aussi vite que possible.

Évaluation. Les signes sont variables en fonction de l'importance de l'augmentation des pressions intrapleurales. Initialement, les patients peuvent être anxieux, se plaignant d'une douleur thoracique et de souffle court. À mesure que la pression intrapleurale augmente, les patients présentent une agitation et une détresse respiratoire. Dans les cas les plus graves, une cyanose et un arrêt respiratoire peuvent survenir. Il existe une classique déviation de la trachée du côté opposé au pneumothorax sous tension, une diminution du murmure vésiculaire et des vibrations vocales ainsi qu'un tympanisme à la percussion du côté du pneumothorax. Les signes auscultatoires sont parfois difficiles à retrouver sur le terrain. L'entraînement à l'auscultation est primordial pour mieux détecter ces signes parfois difficiles à retrouver. Les autres signes du pneumothorax suffocant comprennent la distension des veines jugulaires, une crépitation neigeuse sous-cutanée (inconstante) et une cyanose. La tachycardie et la tachypnée s'aggravent au fur et à mesure que la pression intrathoracique augmente, pouvant aller jusqu'à l'état de choc avec hypotension artérielle.

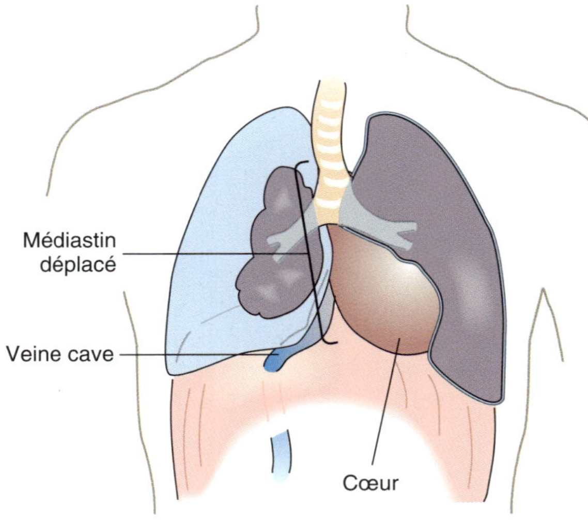

Fig. 10-12. Pneumothorax sous tension. Lorsque la pression dans l'espace pleural augmente, non seulement le poumon du même côté est comprimé, mais le médiastin est aussi refoulé de l'autre côté. Le poumon controlatéral est alors comprimé et la pression intrathoracique augmente, ce qui diminue le flux capillaire et comprime la veine cave.

Bien que les signes suivants soient fréquemment associés dans les pneumothorax suffocants, certains peuvent manquer ou être difficiles à identifier sur le terrain.

- La *déviation de la trachée* au niveau du cou est habituellement un signe tardif. Dans le cou, la trachée est retenue par du tissu conjonctif. En conséquence, la déviation de la trachée est davantage un phénomène intrathoracique. La déviation trachéale n'est le plus souvent pas remarquée en préhospitalier. Même si elle est présente, la déviation trachéale est difficile à diagnostiquer par l'examen clinique.
- La *distension des veines jugulaires* est un signe classique du pneumothorax suffocant. Cependant, un patient traumatisé présentant un pneumothorax sous tension peut également être hypovolémique. Dès lors, la distension des veines jugulaires peut être minime voire absente. De plus, si un pantalon antichoc est utilisé, il peut exister une distension des veines jugulaires en l'absence de pneumothorax suffocant.
- La *cyanose* est difficile à mettre en évidence sur le terrain. Un faible éclairage, une peau parfois sale et ensanglantée peuvent gêner le diagnostic de cyanose.
- La *diminution ou l'abolition du murmure vésiculaire*. Le signe physique le plus constant est la diminution ou l'abolition du murmure vésiculaire du côté de la lésion. Cependant, l'auscultation est difficile et requiert un entraînement important. Il est conseillé aux équipes préhospitalières de s'entraîner le plus fréquemment possible à l'auscultation des bruits normaux et pathologiques.
- La *percussion du thorax* est une excellente méthode diagnostique quand elle est pratiquée dans l'environnement calme d'un hôpital. La percussion est plus délicate dans un environnement bruyant. Compte tenu de ces difficultés, la percussion n'est pas recommandée sur le terrain pour le diagnostic de pneumothorax suffocant.

Prise en charge. La prise en charge d'un patient présentant un pneumothorax sous tension vise à réduire la pression intrapleurale (décompression) [10]. Chez le patient présentant une plaie thoracique avec un pneumothorax sous tension, il convient de retirer le pansement (le cas échéant) pendant plusieurs secondes. Le retrait du pansement devrait permettre de rééquilibrer les pressions, avec issue d'air vers l'extérieur du thorax. Cette manœuvre doit être réitérée fréquemment. En cas d'échec de cette manœuvre ou de pneumothorax suffocant sans plaie, il convient de réaliser une décompression à l'aiguille (cathlon de 10 à 16 gauge; voir la section consacrée aux compétences spécifiques pour une description complète de la procédure). Le drainage thoracique n'est généralement pas pratiqué en préhospitalier pour des raisons d'asepsie et du fait du risque de complications (en l'absence de radiographie du thorax préalable). En effet, l'incidence des complications à l'insertion d'un drain pleural varie de 2,8 à 21 % selon les études [15,16]. La décompression à l'aiguille doit être réalisée quand les trois signes suivants sont présents : (1) détresse respiratoire chez le patient en ventilation spontanée ou difficulté d'insufflation au ballon autoremplisseur, (2) diminution ou abolition unilatérale du murmure vésiculaire, et (3) détresse circulatoire avec PAS < 90 mmHg [10,14]. La décompression rapide du pneumothorax ne doit pas retarder le transport de la victime, sous oxygène, vers un service adapté.

Décompression à l'aiguille. La décompression à l'aiguille est réalisée au niveau du 2e ou 3e espace intercostal sur la ligne médioclaviculaire (figure 10-13). Ce niveau de ponction est choisi du fait de la facilité de ponction, du faible risque de complication et de l'accessibilité chez un patient conditionné en préhospitalier (collier cervical, bras le long du corps). Le cathéter, une fois en place, a peu de chances d'être déplacé à cet endroit. Le poumon est collabé et refoulé du côté controlatéral; il n'a donc pas de risque d'être perforé au moment de l'exsufflation du pneumothorax. La décompression est réalisée avec un cathéter intraveineux de gros calibre (10 à 16 gauge). Dans certains cas, la décompression peut être inefficace, soit du fait de la taille du cathéter (< 5 cm), soit du fait d'une torsion du cathéter au retrait de l'aiguille métallique [17,18]. Un dispositif de décompression spécifique, de diamètre plus important (8,5 French) est commercialisé. L'aiguille et le cathéter sont progressivement enfoncés dans le thorax jusqu'à issue d'air sous pression. Une fois la décompression réalisée, le cathéter est laissé en place sans l'aiguille et fixé sur le thorax. Une ponction trop profonde peut occasionner une plaie pulmonaire, du cœur ou des gros vaisseaux [19].

La décompression à l'aiguille transforme un pneumothorax sous tension en un pneumothorax ouvert peu important, nécessitant néanmoins la poursuite de l'oxygénothérapie et/ou l'assistance ventilatoire.

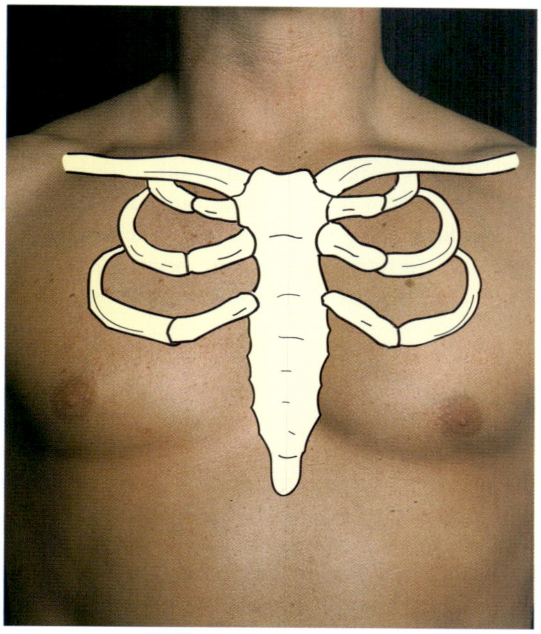

Fig. 10-13. La décompression du pneumothorax sous tension à l'aiguille est la technique la plus simple et qui comporte le moins de risque de complication, si elle est pratiquée au niveau du 2e espace intercostal sur la ligne médioclaviculaire.

D'une façon générale, la survenue d'un pneumothorax suffocant bilatéral est exceptionnelle chez les patients qui ne sont pas intubés et ventilés en pression positive. La première étape chez ces patients est de confirmer la bonne position de la sonde d'intubation, de s'assurer qu'il n'existe pas une intubation sélective, et de s'assurer que la sonde d'intubation n'est pas coudée. Des précautions importantes doivent être prises en cas de décompression bilatérale. En effet, s'il n'existait pas de pneumothorax suffocant bilatéral, la ponction des deux plèvres induit un pneumothorax bilatéral avec risque de détresse respiratoire.

Le patient doit être pris en charge dans une structure adaptée. Une voie veineuse périphérique doit être posée. Le patient doit être surveillé et réévalué fréquemment. Des décompressions itératives et l'intubation peuvent devenir nécessaires.

Hémothorax

L'hémothorax est défini par la présence de sang dans l'espace pleural. Chez l'adulte, parce que la cavité pleurale peut contenir 2500 à 3000 ml de sang, l'hémothorax peut constituer une source de perte sanguine importante. En fait, l'importance de la spoliation sanguine dans la cavité pleurale représente une agression bien plus importante que la compression du parenchyme pulmonaire par ce sang (figure 10-14). Il est rare qu'un hémothorax soit suffisamment abondant pour induire un « hémothorax sous tension ». Les mécanismes conduisant à un hémothorax sont comparables à ceux qui conduisent à un pneumothorax. Le sang peut provenir des muscles, des vaisseaux intercostaux, du parenchyme pulmonaire, des vaisseaux pulmonaires et des gros vaisseaux médiastinaux.

Évaluation

L'évaluation retrouve un patient en détresse. La douleur et la dyspnée sont des symptômes classiques. Les intervenants préhospitaliers doivent rechercher des signes de choc : pâleur, confusion, tachycardie, tachypnée et hypotension artérielle. Le murmure vésiculaire est diminué ou aboli et la percussion est mate. Un pneumothorax peut être associé, augmentant alors le risque de détresse cardiorespiratoire.

Prise en charge

La prise en charge a pour but de corriger à la fois les désordres circulatoires et ventilatoires. L'apport en O_2 à haute concentration est systématique et peut nécessiter une assistance ventilatoire en pressions positives (ballon autoremplisseur ou intubation au besoin). Comme pour toute atteinte thoracique, le patient doit être surveillé cliniquement de façon rigoureuse. L'hypovolémie ou l'état de choc sont des complications majeures, et doivent être traités par un remplissage veineux et un transport rapide vers un centre hospitalier, où une intervention chirurgicale pourra être réalisée immédiatement.

Contusion myocardique

La contusion myocardique résulte le plus souvent d'un impact sur la partie antérieure du thorax, en particulier lors des brutales décélérations avec un choc frontal [1,20]. C'est l'exemple du patient non ceinturé qui vient percuter le volant de son véhicule lors d'une collision frontale. Le cœur est alors comprimé entre le sternum en avant et le rachis en arrière (figure 10-15). Cette compression myocardique brutale induit une augmentation de pression dans les cavités cardiaques, provoquant une contusion myocardique, parfois des lésions valvulaires et rarement des ruptures myocardiques.

- *Contusion myocardique.* C'est le résultat le plus classique de la brusque augmentation de pression dans les cavités cardiaques. Il existe un certain degré de destruction de cellules cardiaques. Il peut en résulter des anomalies du rythme cardiaque, comme des tachycardies sinusales [20], des extrasystolies ventriculaires, des tachycardies ou fibrillation ventriculaires. Si le septum est atteint, l'électrocardiogramme (ECG) peut montrer des blocs de conduction intraventriculaire, tel un bloc de branche droit. Si une masse myocardique importante est contuse, il peut exister une altération de la fonction myocardique, avec baisse du débit cardiaque pouvant aller jusqu'au choc cardiogénique. À la différence des autres formes de choc rencontrées en traumatologie, le choc cardiogénique ne se traite pas par le remplissage.
- *Rupture valvulaire.* La rupture des piliers ou des valves induit typiquement une insuffisance valvulaire. Le patient présente un état de choc de gravité variable avec des signes d'insuffisance cardiaque congestive (dyspnée, râles crépitants à l'auscultation, bruits cardiaques surajoutés).

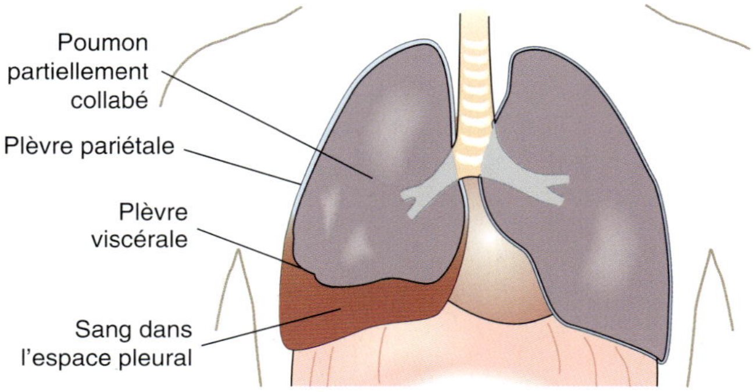

Fig. 10-14. Hémothorax. La quantité de sang qui peut s'accumuler dans la cavité thoracique (occasionnant une hypovolémie) est bien plus symptomatique que la diminution en volume pulmonaire, due à la présence de sang dans la cavité thoracique.

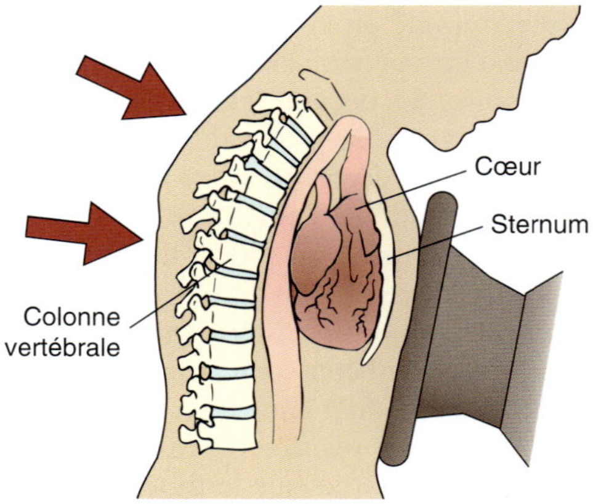

Fig. 10-15. Le cœur peut être comprimé entre le sternum (lorsque le sternum percute la colonne de direction ou le tableau de bord) et la paroi thoracique postérieure (lorsque la paroi thoracique continue à se déplacer vers l'avant). Cela peut entraîner une contusion du myocarde.

■ *Rupture myocardique*. Il s'agit d'un événement rare, survenant dans moins de 1 % des traumatismes thoraciques fermés [20–22]. La plupart de ces patients vont décéder précocement dans un tableau d'hémorragie cataclysmique et/ou de tamponnade myocardique. Ceux qui survivent présenteront une tamponnade péricardique, abordée plus loin.

Évaluation

La contusion myocardique est une lésion survenant chez les patients avec une compression importante du thorax. Dans un contexte préhospitalier, tout patient présentant un traumatisme significatif du thorax doit être considéré comme étant porteur d'une contusion myocardique. Comme souvent avec les traumatismes thoraciques, le patient se plaint de douleurs thoraciques et d'un souffle court. Si un trouble du rythme est présent, le patient peut se plaindre de palpitations. L'examen physique peut mettre en évidence des signes de fracture du sternum et/ou des côtes. Un « sternum flottant » se caractérise par des fractures costales de part et d'autre du sternum, induisant un mouvement paradoxal du sternum avec les mouvements respiratoires. En cas de rupture valvulaire, l'examen peut retrouver un souffle cardiaque associé à des signes d'insuffisance cardiaque congestive (hypotension artérielle, distension des veines jugulaires, crépitations à l'auscultation pulmonaire). L'ECG peut retrouver une tachycardie, des troubles du rythme et/ou de la conduction, des modifications du segment ST.

Prise en charge

La stratégie de prise en charge optimale comprend une évaluation de qualité et la transmission du bilan à la structure adaptée. Une oxygénothérapie est débutée, de même que la mise en place d'une voie veineuse périphérique. Le patient est scopé, notamment à la recherche des troubles du rythme, de la conduction et des modifications du segment ST. Les troubles du rythme ou de la conduction peuvent être traités par des intervenants qualifiés. Comme toujours, l'assistance ventilatoire est débutée si elle est indiquée.

Tamponnade péricardique

La tamponnade péricardique survient quand du liquide s'accumule entre le péricarde et le cœur [1,21]. Le sac péricardique est composé d'un tissu conjonctif fibreux sans propriété élastique. À l'état normal, il n'existe que très peu de liquide entre le péricarde et le cœur, à l'instar de l'espace pleural. Parce que le péricarde n'a aucune propriété élastique, la pression dans le sac péricardique va s'élever très vite à mesure que du liquide (du sang dans un contexte traumatique) s'accumule. Cette augmentation de pression va induire une diminution du retour veineux vers le cœur et, dès lors, diminuer le débit cardiaque et la pression artérielle. En cas de tamponnade cardiaque sur une plaie, à chaque contraction du cœur, une certaine quantité de sang va remplir le péricarde, diminuant encore d'autant le remplissage en vue de la contraction suivante (figure 10-16). Cela peut conduire à une dissociation électromécanique qui constitue une menace vitale au cours de laquelle l'ensemble des intervenants préhospitaliers doivent se coordonner pour assurer la survie du patient. Le péricarde d'un adulte normal peut contenir jusqu'à 300 ml de sang avant que la dissociation électromécanique ne survienne, mais un volume de 50 ml de sang est suffisant pour diminuer le retour veineux et donc le débit cardiaque [1].

Le plus souvent, dans un contexte traumatique, la tamponnade cardiaque est liée à un traumatisme pénétrant ou contondant. Il en résulte soit une rupture d'une des chambres du cœur, soit, plus simplement, une rupture

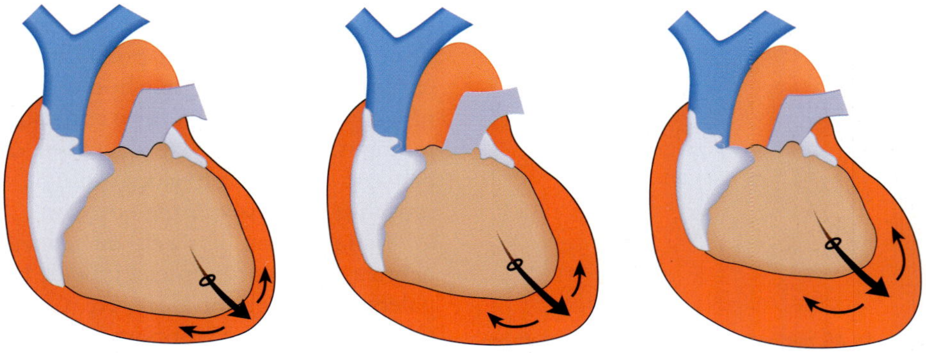

Fig. 10-16. Tamponnade péricardique. Lorsque le sang envahit l'espace péricardique depuis une cavité cardiaque, il limite l'expansion du ventricule et ce dernier ne peut se remplir correctement. En augmentant l'épanchement péricardique, le volume ventriculaire diminue, et une chute du débit cardiaque s'ensuit.

partielle du myocarde. Dans tous les cas, un saignement survient dans le péricarde. Au même moment, l'augmentation de pression dans le péricarde peut avoir un effet de tamponnement et diminuer dès lors le débit du saignement, expliquant la survie de certaines victimes. Dans le cas de plaies par arme à feu, les lésions du cœur et du péricarde sont si importantes que le péricarde ne peut plus contenir l'hémorragie, conduisant à une exsanguination rapide. Il en est de même pour les empalements.

La tamponnade myocardique doit être envisagée dès lors qu'il existe un traumatisme thoracique pénétrant. Il faut considérer qu'une tamponnade est présente jusqu'à preuve du contraire dès lors que le traumatisme pénétrant s'inscrit dans un rectangle délimité en haut par les clavicules, sur les côtés par une ligne verticale passant par les mamelons, et en bas par une ligne horizontale passant par la jonction sternocostale (figure 10-17). L'existence d'un tel traumatisme doit être mentionnée à la structure de régulation ou à l'hôpital receveur.

Évaluation

L'évaluation doit rechercher rapidement l'existence d'une plaie dans la zone à risque, de même que les symptômes et les signes physiques liés à la tamponnade. La *triade de Beck* comprend trois signes caractéristiques d'une tamponnade : (1) un assourdissement des bruits du cœur (l'épanchement présent autour du cœur rend difficile l'écoute des bruits de fermeture des valves), (2) une turgescence des veines jugulaires (liée à l'augmentation de pression dans le péricarde que gêne le retour veineux), et (3) une hypotension artérielle. Un autre signe de tamponnade est l'existence d'un pouls paradoxal. Accentuation d'un phénomène normal, il s'agit d'une baisse de la pression artérielle systolique (PAS) à l'inspiration. En effet, alors que le poumon s'expand, l'éjection du cœur droit est facilitée au détriment de l'éjection du cœur gauche.

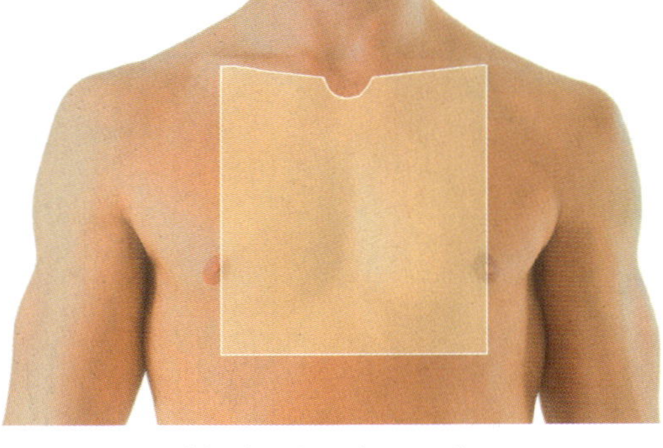

Fig. 10-17. Sur une série de 46 patients présentant un traumatisme cardiaque pénétrant, 40 avaient une plaie dans « l'aire cardiaque ». (Source : Richardson JD, Flint LM, *Trauma : pathophysiology and clinical care*, Chicago, Yearbook Medical, 1987.)

Cette variation de PAS ne dépasse pas habituellement 10 à 15 mmHg. On parle de pouls paradoxal quand la variation de PAS est plus importante.

La détection de certains de ces signes peut être difficile sur le terrain, en particulier l'assourdissement des bruits du cœur et le pouls paradoxal. Il faut donc garder un niveau de suspicion élevé, fondé sur la localisation de la plaie et l'existence d'une hypotension artérielle.

Prise en charge

Les patients avec une tamponnade péricardique nécessitent un transport rapide, sous monitorage, vers un hôpital approprié [9,12,23–27]. Les intervenants préhospitaliers doivent rapidement reconnaître la tamponnade et informer le centre de régulation ou l'hôpital receveur, de façon à alerter l'équipe chirurgicale. Il est nécessaire d'administrer de l'oxygène à haut débit. Un remplissage vasculaire doit être initié, de façon à augmenter la pression veineuse centrale et donc le débit cardiaque. L'intubation et la ventilation mécanique sont à envisager sérieusement dès lors que le patient est hypotendu (induction à haut risque) [13,25,26].

Le traitement étiologique consiste en un drainage chirurgical ainsi qu'en une réparation de la lésion ayant conduit à la tamponnade. Le drainage à l'aiguille de la tamponnade (péricardiocentèse percutanée) peut être une solution d'attente. Dans de rares cas, une thoracotomie de sauvetage a été réalisée sur le terrain [28,29]. En revanche, l'utilisation du pantalon antichoc est contre-indiquée chez ces patients [30].

Commotion ou sidération cardiaque

Le terme de « commotion » cardiaque (ou sidération cardiaque) se réfère à la situation clinique au cours de laquelle un choc à l'apparence bénigne sur la face antérieure du thorax conduit à un arrêt cardiaque soudain. Cette sidération cardiaque est responsable d'une vingtaine de décès d'enfants ou d'adolescents (âge moyen de 13 ans) par an aux États-Unis. La plupart des experts s'accordent pour dire que cette sidération cardiaque résulte d'un choc relativement mineur au niveau du précordium (aire cardiaque), survenant à un moment précis du cycle électrique cardiaque. D'autres pensent que la physiopathologie de cette maladie implique un vasospasme coronaire.

Typiquement, il s'agit de jeunes patients qui sont heurtés par un projectile, à type de balle de base-ball, de palets de hockey sur glace, etc. Cependant, cette sidération a également été rapportée après des coups (sports de combat) ou des collisions entre deux adversaires. Après le choc, la victime marche quelques pas et s'écroule en arrêt cardiaque. Classiquement, aucune lésion costale, sternale ou cardiaque n'est retrouvée à l'autopsie. La plupart de ces patients n'ont aucun antécédent cardiaque. La prévention de ces accidents fait appel au port d'équipement de protection ou à l'utilisation de balles souples.

Évaluation

Les patients sont en arrêt cardiaque. Une dermabrasion présternale est parfois retrouvée. Les victimes sont le plus souvent en fibrillation ventriculaire, mais un bloc auriculoventriculaire du troisième degré associé à un bloc de branche gauche et à un sus-décalage du segment ST a déjà été retrouvé.

Prise en charge

Dès que l'arrêt cardiaque a été confirmé, une réanimation cardiopulmonaire est initiée. La sidération cardiaque est traitée de façon comparable à la prise en charge de tout arrêt cardiaque. Le trouble du rythme ou de la conduction doit être diagnostiqué le plus rapidement possible, et la défibrillation pratiquée le cas échéant. Le pronostic est sombre, avec une survie ne dépassant pas 15 % des cas. Les survivants sont ceux qui auront bénéficié d'une prise en charge rapide de l'arrêt cardiaque par les premiers témoins, incluant une défibrillation rapide. Le coup de poing sternal est sans efficacité démontrée. Si la défibrillation immédiate est inefficace, le patient est intubé et une voie veineuse périphérique est mise en place. L'adrénaline et les antiarythmiques sont utilisés conformément aux protocoles des prises en charge de l'arrêt cardiaque.

Dissection traumatique de l'aorte

La dissection traumatique de l'aorte résulte d'un mécanisme d'accélération/décélération brusque [31]. C'est l'exemple du choc frontal à grande vitesse ou de la chute à plat de grande hauteur.

L'aorte naît de la partie supérieure du cœur dans le médiastin. Le cœur et la crosse de l'aorte sont relativement mobiles dans le médiastin. Alors que la crosse de l'aorte devient l'aorte descendante, elle adhère à la colonne vertébrale et devient relativement immobile. Lors d'une décélération soudaine, par exemple lors d'un choc frontal à haute vélocité, le cœur et la crosse de l'aorte continuent à se déplacer dans le médiastin par rapport à l'aorte descendante qui reste fixe. Cela induit des forces de cisaillement à la jonction de la crosse avec l'aorte descendante [31]. Ce cisaillement peut causer la rupture des différentes couches qui constituent la paroi de l'aorte (figure 10-18). La rupture totale de la paroi aortique conduit à une hémorragie massive. Cependant, quand

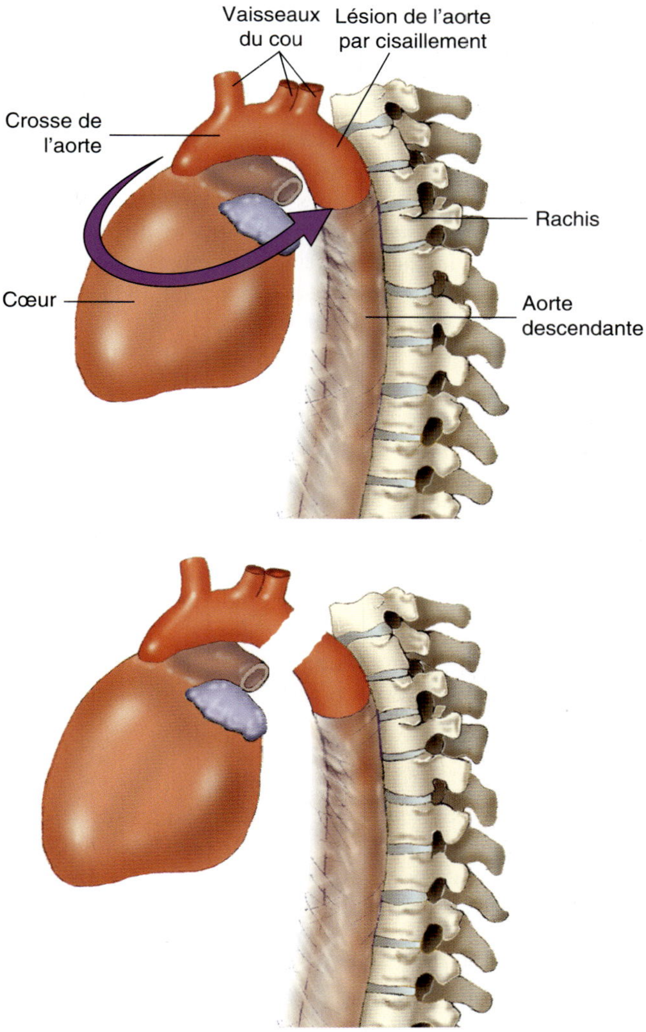

Fig. 10-18. L'aorte descendante est solidement amarrée aux vertèbres thoraciques. La crosse de l'aorte et le cœur ne sont pas attachés à la colonne vertébrale. La rupture par force de cisaillement survient à la jonction entre la crosse de l'aorte et l'aorte descendante.

la rupture est seulement partielle (dissection des parois internes), la survie est possible pour une durée variable. Le diagnostic rapide et le traitement adapté permettent donc un pronostic favorable [31].

Évaluation

Il est important de garder un niveau de suspicion élevé en préhospitalier, particulièrement dans les situations d'accélération/décélération à haute énergie. Étonnamment, dans de telles situations, les lésions externes de la cage thoracique peuvent être minimes. Néanmoins, l'équipe préhospitalière doit évaluer les voies aériennes et la ventilation. Une auscultation de même qu'une palpation soigneuses doivent être réalisées. L'asymétrie du pouls radial (radial droit et radial gauche) ou l'asymétrie entre le pouls radial et le pouls fémoral sont des arguments en faveur d'une dissection de l'aorte.

Le diagnostic de certitude repose sur des examens d'imagerie à l'hôpital. La radiographie standard du thorax peut montrer divers signes en faveur de la dissection. Le plus caractéristique est l'élargissement du médiastin. L'aortographie, le scanner et l'échographie transœsophagienne apportent la certitude diagnostique [31].

Prise en charge

Le traitement de la dissection de l'aorte sur le terrain est d'abord symptomatique. Il importe de garder un niveau de suspicion élevé devant un mécanisme lésionnel significatif. D'autres lésions thoraciques sont recherchées. L'apport en O_2 à haute concentration est indiqué. Une voie veineuse doit être posée, sauf en cas de transport extrêmement bref. Le bilan est rapidement transmis à la régulation ou à l'hôpital de destination. Le contrôle de la pression artérielle est fondamental pour que ce type de patient ait une chance de survie (encadré 10-2).

Rupture trachéobronchique

La rupture trachéobronchique est une pathologie rare mais potentiellement létale [32]. Toute lacération pulmonaire implique une rupture des voies aériennes. La partie intrathoracique de la trachée ou les bronches de division peuvent se rompre. Il en résulte un pneumomédiastin ou un pneumothorax, par issue d'air des voies aériennes vers le médiastin ou les plèvres. Cela peut conduire à un pneumothorax sous tension, ou à un pneumomédiastin sous tension, équivalent à une tamponnade péricardique. À la différence du pneumothorax sous tension, dans le cas d'une rupture trachéobronchique, la décompression à l'aiguille peut être inefficace, en raison d'un flux d'air continu au travers de l'aiguille (figure 10-19). Le flux d'air au travers de la lésion est important. La fonction ventilatoire peut être significativement altérée, en raison d'un flux d'air préférentiel au travers de la lésion. La ventilation en pression positive peut aggraver le pneumothorax sous tension. Les traumatismes pénétrants sont plus impliqués que les traumatismes fermés dans la survenue des ruptures trachéobronchiques. Cependant, les traumatismes fermés à haute énergie peuvent conduire à des ruptures trachéales et bronchiques [32].

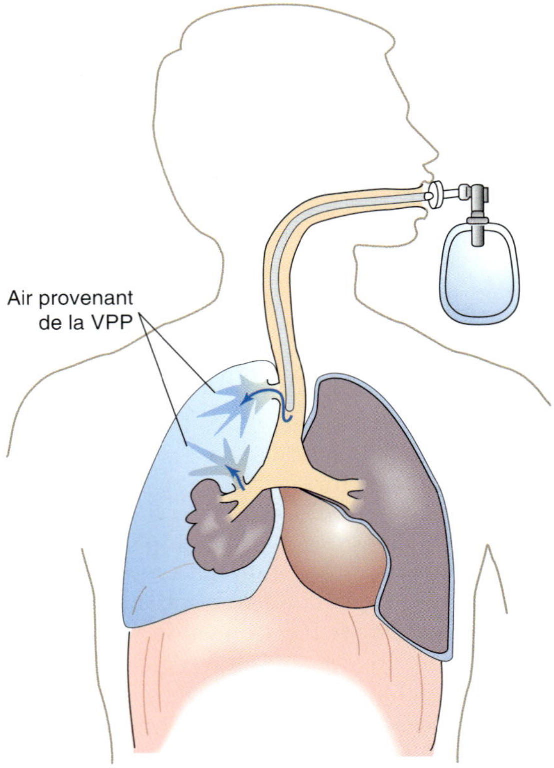

Fig. 10-19. Rupture trachéale et bronchique. La ventilation en pression positive (VPP) peut rapidement envoyer de grandes quantités d'air à travers la trachée ou les bronches dans l'espace pleural, produisant un pneumothorax sous tension.

Encadré 10-2 Contrôle de la pression artérielle

Attention : Lors du transport primaire ou secondaire d'un patient chez qui l'on suspecte une dissection aortique, il est important de contrôler la pression artérielle, afin de ne pas induire d'hémorragie cataclysmique (voir chapitre 7). Il sera prescrit à la plupart de ces patients des anti-hypertenseurs, tels des β-bloquants (par exemple esmolol, métoprolol), pour maintenir un niveau de pression artérielle moyenne à 70 mmHg ou moins.

Évaluation

L'évaluation retrouve un patient en détresse évidente, parfois pâle. Le patient présente une détresse ventilatoire, avec mise en jeu des muscles respiratoires accessoires et un battement des ailes du nez. Un emphysème sous-cutané, une distension des veines jugulaires ou une déviation de la trachée peuvent être observés. La fréquence ventilatoire est élevée et le patient peut présenter une hypoxie franche. Le patient peut présenter une hypotension artérielle ou non, de même qu'une hémoptysie. Une hémorragie externe est plus le fait des traumatismes pénétrants. Un hémothorax peut être présent dans les traumatismes pénétrants ou les traumatismes fermés.

Prise en charge

La prise en charge comprend l'administration d'oxygène à haute concentration, et parfois l'assistance ventilatoire. L'assistance ventilatoire au masque peut être mal tolérée ; le transport vers l'hôpital adapté n'en est encore que plus urgent.

Asphyxie traumatique

Le terme d'asphyxie traumatique, en fait peu approprié, est relatif au fait que les victimes ressemblent à des patients étranglés. Elles présentent la même coloration bleutée de la tête et du cou (et parfois de la partie supérieure du thorax) que les patients étranglés. Cependant, à la différence des patients étranglés, ceux qui présentent une asphyxie traumatique ne souffrent pas d'une asphyxie vraie (plus d'échange gazeux). L'apparente similitude entre la strangulation et l'asphyxie traumatique est liée à la gêne au retour veineux de la tête et du cou dans les deux pathologies.

Le mécanisme de l'asphyxie traumatique est une brutale et importante augmentation de pression intrathoracique liée à une compression du thorax (par exemple compression du thorax par un véhicule). Le sang est ainsi refoulé des cavités cardiaques vers la tête et le cou. Les capillaires et les veines peuvent se rompre. Il peut en résulter des troubles de la conscience et des troubles oculaires. L'asphyxie traumatique pourrait être un marqueur de contusion ou de rupture myocardique [33].

Évaluation

Les patients avec une asphyxie traumatique se présentent avec une cyanose de la face et de la partie supérieure du cou, au-dessus du point d'impact sur le thorax (figure 10-20). La coloration cutanée du reste du corps est normale. Parce que les forces nécessaires pour induire ce type de lésion sont importantes, la plupart des pathologies décrites dans ce chapitre peuvent être présentes.

Prise en charge

Le traitement est d'abord symptomatique. L'administration d'oxygène à haute concentration ($\text{Fio}_2 \geq 0{,}85$), la mise en place d'une voie veineuse et l'assistance ventilatoire font partie du traitement. La coloration de la peau revient à la normale en une semaine environ.

Rupture du diaphragme

De petites dilacérations du diaphragme peuvent survenir lors des traumatismes pénétrants de la région thoracoabdominale [1]. Parce que le diaphragme s'élève et s'abaisse durant la ventilation, toute plaie pénétrante située sous la ligne des mamelons en avant ou sous la pointe de l'omoplate en arrière peut léser le diaphragme. En général, ces lésions sont peu symptomatiques à la phase initiale du traumatisme, mais elles doivent être réparées chirurgicalement en raison du risque d'étranglement des viscères abdominaux dans le défect diaphragmatique.

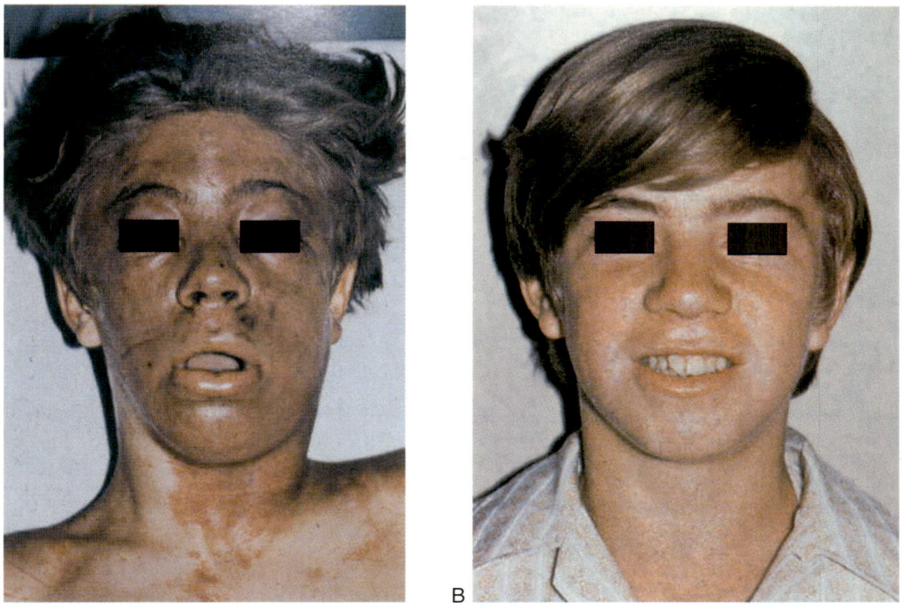
A B

Fig. 10-20. Asphyxie traumatique. *A* : À l'admission à l'hôpital. *B* : Trois semaines après l'accident. (Source : Moore JD, Mayer JH, Gago O, *Traumatic asphyxia*, Chest 62 (5), 1972.)

Évidemment, les organes intrathoraciques et abdominaux peuvent être lésés au cours du traumatisme.

Par ailleurs, les ruptures diaphragmatiques peuvent survenir lors d'une augmentation brutale de la pression abdominale. À la différence des petites ruptures diaphragmatiques survenant lors des plaies pénétrantes, les ruptures diaphragmatiques par hyperpression abdominale sont volontiers plus larges et provoquent l'étranglement rapide des viscères dans le thorax [1]. La détresse ventilatoire est liée à la présence de viscères abdominaux dans le thorax et à la contusion pulmonaire. Cette détresse ventilatoire engage le pronostic vital (figure 10-21). En plus de la dysfonction ventilatoire, des fractures costales, un hémothorax, un pneumothorax et des lésions des organes intra-abdominaux peuvent accompagner la rupture du diaphragme. Ces patients présentent volontiers une détresse respiratoire et nécessitent une prise en charge rapide.

Évaluation

L'évaluation montre un patient en détresse respiratoire aiguë, qui peut être anxieux, tachypnéique et pâle. Ces patients peuvent présenter une contusion de la paroi thoracique, un emphysème sous-cutané, une diminution du murmure vésiculaire du côté pathologique, ou des bruits intestinaux auscultés au niveau du thorax. Il peut exister une concavité abdominale si la plupart des viscères migrent dans le thorax.

Prise en charge

La prise en charge comprend une ventilation assistée en pressions positives et l'administration d'O_2 à la concentration de 85 % (FiO_2 de 0,85) ou plus. Les patients doivent être rapidement transportés vers un hôpital adapté. La pose d'un pantalon antichoc est formellement contre-indiquée. En cas d'aggravation de la ventilation et de l'oxygénation après la mise en place d'un pantalon antichoc, le diagnostic de rupture diaphragmatique doit être évoqué [1].

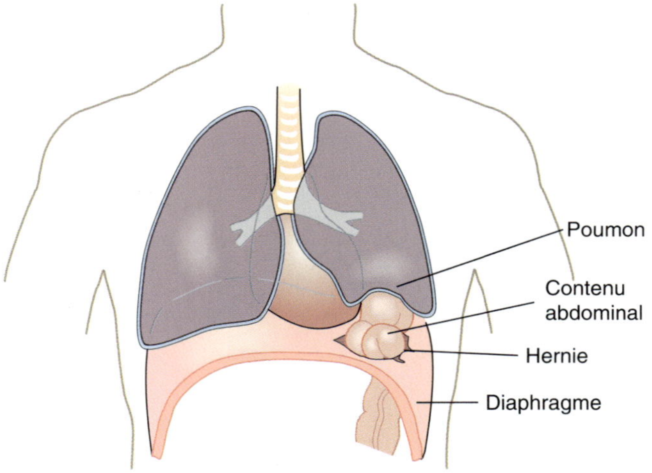

Fig. 10-21. La rupture diaphragmatique permet le passage de l'intestin ou d'autres organes dans la cavité thoracique, provoquant une compression du poumon et une détresse respiratoire.

Transport prolongé

Les priorités de traitement des patients présentant un traumatisme thoracique (ou chez qui on le suspecte) durant un transport prolongé comprennent la prise en charge des voies aériennes, l'assistance ventilatoire et l'oxygénation, le contrôle des hémorragies et la réanimation hydroélectrolytique. En cas de transport prolongé, l'intubation doit avoir des indications larges. Les indications de l'intubation comprennent notamment la détresse respiratoire (surtout si elle s'aggrave), le volet costal, le pneumothorax ouvert et les fractures costales multiples. L'oxygène doit être administré de façon à maintenir une $SpO_2 \geq 95$ %.

La ventilation doit être assistée si nécessaire. Les contusions pulmonaires ont tendance à s'aggraver avec le temps, et l'utilisation d'une PEEP (pression positive de fin d'expiration) peut améliorer l'oxygénation. Tout patient victime d'un traumatisme thoracique significatif est susceptible de développer un pneumothorax compressif, dont il faut détecter les signes cliniques. En présence d'une diminution ou d'une abolition du murmure vésiculaire, d'une aggravation de la détresse ventilatoire et d'une hypotension, la décompression pleurale à l'aiguille doit être envisagée. La mise en place d'un dispositif type Pleurocath® ne se conçoit que par du personnel entraîné.

L'abord veineux est la règle, et le remplissage vasculaire doit être adapté. L'objectif pour la PAS chez les patients chez qui l'on suspecte une hémorragie intrathoracique, intra-abdominale ou rétropéritonéale est de 80 à 90 mmHg. Un excès de remplissage peut en effet aggraver l'œdème pulmonaire sur une contusion ainsi que le saignement (voir chapitre 7). La douleur importante doit être traitée par titration en morphine. Si cette titration accentue la détresse respiratoire et l'hypotension artérielle, une assistance ventilatoire et un remplissage seront entrepris.

Les patients qui présentent des troubles du rythme consécutifs à une contusion myocardique peuvent être traités par antiarythmiques. L'ensemble des constatations et des traitements débutés doivent être mentionnés sur une fiche bilan qui sera transmise au service receveur.

Résumé

Les traumatismes du thorax sont particulièrement importants car il existe un risque potentiel de défaillance respiratoire et circulatoire, et ils sont souvent associés à des polytraumatismes. Il est important de traiter ces patients de manière agressive, et de les transporter rapidement vers une structure hospitalière adéquate. L'administration d'O_2 à haute concentration et l'assistance ventilatoire sont en première ligne du traitement chez les patients avec un traumatisme thoracique. Les signes en faveur d'un pneumothorax sous tension doivent être recherchés, car celui-ci est mortel s'il n'est pas rapidement traité. Le pneumothorax sous tension est facilement traitable par une décompression à l'aiguille, qui peut être réalisée en situation préhospitalière. Du fait du risque élevé de polytraumatisme, surtout au cours de traumatismes contondants du thorax, il est important de ne pas négliger l'immobilisation du rachis et, comme pour tout blessé, de contrôler les hémorragies. La pose de voie veineuse ne doit pas retarder le transport et peut être entreprise pendant celui-ci ; le monitorage cardiaque peut aider à dépister une contusion du myocarde. Bien que la plupart des victimes présentant un traumatisme thoracique puissent être traitées sans intervention chirurgicale, il est important que de tels patients soient évalués et pris en charge dans un centre hospitalier adapté.

Solution du scénario

La cinétique de l'accident, les plaintes et l'examen clinique vous font suspecter un important traumatisme avec menace vitale. Le patient est conscient, il parle et est orienté, témoignant notamment de voies aériennes supérieures libres et de l'absence de traumatisme crânien significatif. Il présente une détresse ventilatoire. La présence de crépitants, la palpation de l'hémithorax droit et la diminution du murmure vésiculaire à droite indiquent de possibles fractures costales et un pneumothorax droit. La mise sous oxygène est indispensable rapidement, et l'assistance au masque facial peut être utile. L'existence de lésions intra-abdominales est possible. Les fractures des membres inférieurs seront réduites et immobilisées.

Les priorités de ce scénario sont de reconnaître les lésions vitales, de stabiliser le patient et d'entreprendre le transfert vers un hôpital adapté. Ce patient risque des complications compte tenu de sa détresse respiratoire et des multiples blessures. Le patient doit être transporté vers un hôpital adapté, type *trauma center*. La voie veineuse peut être mise pendant le transport. Le patient doit être monitoré pendant le transport, compte tenu du risque de complications. Si les distances sont trop importantes, le transport aérien doit être envisagé.

Références

1. American College of Surgeons: Thoracic trauma. In ACS Committee on Trauma: *Advanced trauma life support for doctors, student course manual*, Chicago, 2004, ACS.
2. Wall MJ, Huh J, Mattox KL: Thoracotomy. In Mattox KL, Feliciano DV, Moore EE: *Trauma*, ed 5, New York, 2004, McGraw-Hill.
3. Livingston DH, Hauser CJ: Trauma to the chest wall and lung. In Mattox KL, Feliciano DV, Moore EE: *Trauma*, ed 5, New York, 2004, McGraw-Hill.
4. Wilson RF: Pulmonary physiology. In Wilson RF: *Critical care manual: applied physiology and principles of therapy*, ed 2, Philadelphia, 1992, Davis.
5. American College of Surgeons (ACS): Initial assessment. In ACS Committee on Trauma: *Advanced trauma life support for doctors*, Chicago, 2004, ACS.
6. Silverston P: Pulse oximetry at the roadside: a study of pulse oximetry in immediate care, *BMJ* 298:711, 1989.
7. Richardson JD, Adams L, Flint LM: Selective management of flail chest and pulmonary contusion, *Ann Surg* 196:481, 1982.
8. Di Bartolomeo S, Sanson G, Nardi G, et al: A population-based study on pneumothorax in severely traumatized patients, *J Trauma* 51(4):677, 2001.
9. Regel G, Stalp M, Lehmann U, Seekamp A: Prehospital care: importance of early intervention outcome, *Acta Anaesthesiol Scand Suppl* 110:71, 1997.
10. Eckstein M, Suyehara DL: Needle thoracostomy in the prehospital setting, *Prehosp Emerg Care* 2:132, 1998.
11. Barone JE, Pizzi WF, Nealon TF, Richman H: Indications for intubation in blunt chest trauma, *J Trauma* 26:334, 1986.
12. Mattox KL: Prehospital care of the patient with an injured chest, *Surg Clin North Am* 69(1):21, 1989.

13. Cooper C, Militello P: The multi-injured patient: the Maryland Shock Trauma protocol approach, *Semin Thorac Cardiovasc Surg* 4(3):163, 1992.
14. Barton ED, Epperson M, Hoyt DB, et al: Prehospital needle aspiration and tube thoracostomy in trauma victims: a six year experience with aeromedical crews, *J Emerg Med* 13:155, 1995.
15. Davis DP, Pettit K, Rum CD, et al: The safety and efficacy of prehospital needle and tube thoracostomy by aeromedical personnel, *Prehosp Emerg Care* 9:191, 2005.
16. Etoch SW, Bar-Natan MF, Miller FB, et al: Tube thoracostomy: factors related to complications, *Arch Surg* 130:521, 1995.
17. Cullinane DC, Morris JA, Bass JG, Rutherford EJ: Needle thoracostomy may not be indicated in the trauma patient, *Injury* 32:749, 2001.
18. Givens ML, Ayotte K, Manifeld C: Needle thoracostomy: implications of computed tomography chest wall thickness, *J Acad Emerg Med* 11:211, 2004.
19. Butler KL, Best IM, Weaver WL, Bumpers HL: Pulmonary artery injury and cardiac tamponade after needle decompression of a suspected tension pneumothorax, *J Trauma* 54:610, 2003.
20. Newman PG, Feliciano DV: Blunt cardiac injury, *New Horizons* 7(1):26, 1999.
21. Ivatury RR: The injured heart. In Mattox KL, Feliciano DV, Moore EE: *Trauma,* ed 5, New York, 2004, McGraw-Hill, p 555.
22. Symbas NP, Bongiorno PF, Symbas PN: Blunt cardiac rupture: the utility of emergency department ultrasound, *Ann Thorac Surg* 67(5):1274, 1999.
23. Ivatury RR, Nallathambi MN, Roberge RJ, et al: Penetrating thoracic injuries: in-field stabilization vs. prompt transport, *J Trauma* 27:1066, 1987.
24. Bleetman A, Kasem H, Crawford R: Review of emergency thoracotomy for chest injuries in patients attending a UK Accident and Emergency department, *Injury* 27(2):129, 1996.
25. Durham LA III, Richardson RJ, Wall MJ Jr, et al: Emergency center thoracotomy: impact of prehospital resuscitation, *J Trauma* 32(6):775, 1992.
26. Honigman B, Rohweder K, Moore EE, et al: Prehospital advanced trauma life support for penetrating cardiac wounds, *Ann Emerg Med* 19(2):145, 1990.
27. Lerer LB, Knottenbelt JD: Preventable mortality following sharp penetrating chest trauma, *J Trauma* 37(1):9, 1994.
28. Wall MJ Jr, Pepe PE, Mattox KL: Successful roadside resuscitative thoracotomy: case report and literature review, *J Trauma* 36(1):131, 1994.
29. Coats TJ, Keogh S, Clark H, Neal M: Prehospital resuscitative thoracotomy for cardiac arrest after penetrating trauma: rationale and case series, *J Trauma* 50(4):670, 2001.
30. Honigman B, Lowenstein SR, Moore EE, et al: The role of the pneumatic antishock garment in penetrating cardiac wounds, *JAMA* 266:2398, 1991.
31. Mattox KL, Wall MJ, Lemaire SA: Injury to the thoracic great vessels. In Mattox KL, Feliciano DV, Moore EE: *Trauma,* ed 5, New York, 2004, McGraw-Hill.
32. Riley RD, Miller PR, Meredith JW: Injury to the esophagus, trachea, and bronchus. In Mattox KL, Feliciano DV, Moore EE: *Trauma,* ed 5, New York, 2004, McGraw-Hill.
33. Rogers FB, Leavitt BJ: Upper torso cyanosis: a marker for blunt cardiac rupture, *Am J Emerg Med* May 15(3):275, 1997.

Pour en savoir plus

Bowley DM, Boffard KD: Penetrating trauma of the trunk, *Unfallchirurg* 104(11):1032, 2001.

Brathwaite CE, Rodriguez A, Turney SZ, et al: Blunt traumatic cardiac rupture: a 5-year experience, *Ann Surg* 212(6):701, 1990.

Callaham M: Peridcardiocentesis in traumatic and nontraumatic cardiac tamponade, *Ann Emerg Med* 13:924, 1984.

Deakin CD: Morbidity in 624 patients requiring prehospital chest tube decompression, *J Trauma* 44(1):98, 1998.

Gervin AS, Fischer RF: The importance of prompt transport in salvage of patients with penetrating heart wounds, *J Trauma* 22:443, 1982.

Helm M, Schuster R, Hauke J: Tight control of prehospital ventilation by capnography in major trauma victims, *Br J Anaesth* 90(3):327, 2003.

Kulshrestha P, Das B, Iyer KS, et al: Cardiac injuries: a clinical and autopsy profile, *J Trauma* 30(2):203, 1990.

Lateef F: Commotio cordis: an underappreciated cause of sudden death in athletes, *Sports Med* 30:301, 2000.

Luna GK, Eddy AC, Copass M: The sensitivity of vital signs in identifying major thoracoabdominal hemorrhage, *Am J Surg* 157(5):512, 1989.

Papadopoulos IN, Bukis D, Karalas E, et al: Preventable prehospital trauma deaths in a Hellenic urban health region: an audit of prehospital trauma care, *J Trauma* 41(5):864, 1996.

Rozycki GS, Feliciano DV, Oschner MG, et al: The role of ultrasound in patients with possible penetrating cardiac wounds: a prospective multicenter study, *J Trauma* 46:542, 1999.

Ruchholtz S, Waydhas C, Ose C, et al: Prehospital intubation in severe thoracic trauma without respiratory insufficiency: a matched-pair analysis based on the Trauma Registry of the German Trauma Society, *J Trauma* 52(5):879, 2002.

Schmidt U, Stalp M, Gerich T, et al: Chest tube decompression of blunt chest injuries by physicians in the field: effectiveness and complications, *J Trauma* 44(1):98, 1998.

Streng M, Tikka S, Leppaniemi A: Assessing the severity of truncal gunshot wounds: a nation-wide analysis from Finland, *Ann Chir Gynaecol* 90(4):246, 2001.

Traumatismes thoraciques

Décompression à l'aiguille

Le patient présentant une pression intrathoracique augmentée en raison de l'apparition d'un pneumothorax sous tension doit avoir une décompression de la cavité thoracique. Si la cavité n'est pas décomprimée, l'augmentation progressive de la pression va diminuer la capacité ventilatoire et diminuer le retour veineux cardiaque, compromettant ainsi le débit cardiaque et provoquant la mort.

Dans le cas où un pneumothorax ouvert a été traité par un pansement occlusif et où un pneumothorax sous tension se développe, ce dernier peut normalement être traité par une décompression de la plaie, à condition que l'ouverture existe encore. L'ouverture du pansement pendant quelques secondes devrait permettre à l'air sous tension de sortir de la cavité thoracique.

Une fois que la pression a été diminuée, le pansement sur trois côtés est repositionné sur la plaie afin de pouvoir assurer une ventilation adéquate et de limiter l'aspiration d'air à travers la plaie pendant l'inspiration. Le patient doit être surveillé de près et, en cas de réapparition d'un pneumothorax sous tension, le pansement doit être enlevé pour permettre la décompression.

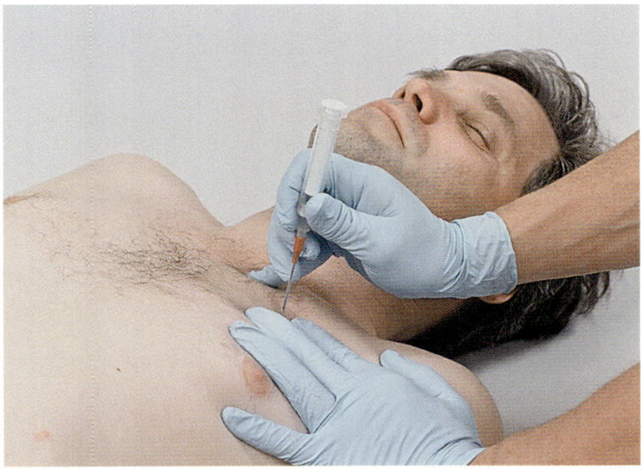

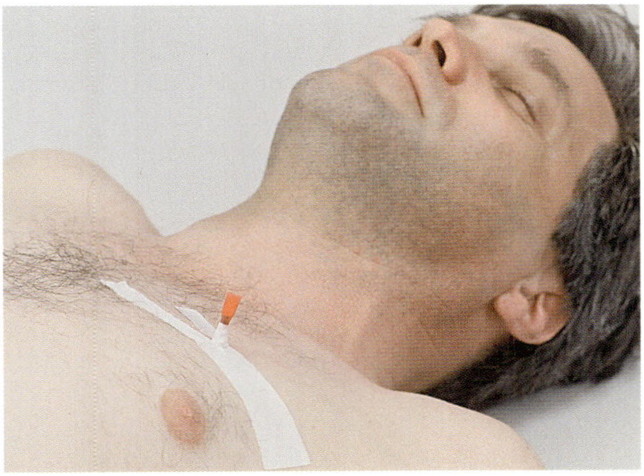

La décompression d'un pneumothorax sous tension est réalisée par la confection d'une ouverture dans la paroi thoracique – thoracostomie – du côté du pneumothorax. Il existe différentes méthodes pour réaliser une thoracostomie. La thoracostomie à l'aide d'une aiguille est la méthode la plus rapide et qui nécessite le moins de matériel; elle constitue la méthode de choix sur le terrain.

La décompression à l'aiguille comporte peu de risque et est grandement bénéfique pour le patient, car elle permet une amélioration de l'oxygénation du sang et de la circulation. Elle doit être réalisée lorsque les trois critères suivants sont présents :

- preuve d'aggravation de la détresse respiratoire ou de difficultés à ventiler le patient à l'aide d'un ballon autoremplisseur;
- bruits respiratoires diminués ou abolis;
- état de choc décompensé (pression artérielle systolique < 90 mmHg).

Le matériel nécessaire comporte :

- une seringue;
- une bande adhésive;
- un tampon désinfectant;
- une aiguille de 10–14 gauge (16 gauge).

Le premier intervenant préhospitalier prépare la seringue et l'aiguille, alors que le second ausculte le patient pour confirmer le côté du pneumothorax. Le côté du pneumothorax est indiqué par une diminution ou une abolition des bruits respiratoires.

1 Après confirmation du pneumothorax sous tension, le repère anatomique est localisé du côté du pneumothorax (2e espace intercostal sur la ligne médio-claviculaire) et désinfecté. La peau est tendue entre les doigts de la main non dominante. L'aiguille est placée sur le rebord supérieur de la côte. Une fois que l'aiguille est dans la cavité thoracique, de l'air va en ressortir et l'aiguille ne doit pas être enfoncée plus profondément. Le guide métallique du cathéter est laissé en place et l'aiguille retirée. Il faut veiller à ne pas tordre le cathéter. Une fois que l'aiguille est retirée, on doit entendre l'air sortir du cathéter. Si l'air ne sort pas, ce dernier doit être laissé en place pour montrer qu'une tentative de décompression a été réalisée.

2 Après que l'aiguille a été retirée, le cathéter est fixé avec une bande adhésive. Une fois le cathéter fixé, on ausculte le thorax à la recherche de la réapparition ou de l'augmentation des bruits ventilatoires. Le patient doit être monitoré et transporté rapidement vers un hôpital approprié. Il ne faut pas perdre de temps pour réaliser une valve antireflux.

Chapitre 11

Traumatismes abdominaux

Objectifs

À la fin de ce chapitre, le lecteur devra être capable :

- d'observer la scène et d'en déduire un niveau de suspicion de traumatisme abdominal ;
- de reconnaître les signes trouvés lors de l'examen secondaire indiquant une hémorragie intra-abdominale ;
- de relier les signes externes de lésion abdominale aux risques potentiels d'une lésion abdominale spécifique ;
- d'envisager les effets physiopathologiques des traumatismes fermés ou pénétrants de l'abdomen, en se fondant sur les données qu'il est possible de collecter dans un contexte préhospitalier ;
- d'identifier les indications d'intervention et de transport rapide dans le contexte d'un traumatisme abdominal ;
- de comprendre les décisions de prise en charge appropriées en cas de traumatisme abdominal, comprenant les empalements, les éviscérations et les traumatismes des organes génitaux externes ;
- de décrire les indications, contre-indications, avantages, inconvénients et limites d'utilisation du pantalon antichoc pour le contrôle des hémorragies intra-abdominales et intrapelviennes ;
- de décrire les modifications anatomiques et physiologiques associées à la grossesse, à la physiopathologie et à la prise en charge d'une patiente traumatisée ;
- de décrire les effets sur le fœtus d'un traumatisme abdominal chez la mère, et d'énumérer les priorités de la prise en charge.

Scénario

Vous êtes engagé sur les lieux d'un accident de la voie publique impliquant une seule personne. En route, vous apprenez que la victime est une femme enceinte qui a fait plusieurs tonneaux. À l'arrivée, vous êtes en présence d'une victime de 19 ans, couchée à côté du véhicule. Elle est allongée sur le côté, ses genoux repliés. Vous observez des signes évidents de la violence du choc, tels le déploiement des airbags et l'enfoncement de la carrosserie. La patiente présente un saignement modéré du scalp et de la face. Ses yeux sont fermés, mais elle les ouvre quand vous lui parlez. En réponse à votre question, la patiente vous signale qu'elle s'est extraite seule du véhicule. Elle est incapable de vous donner le moindre élément concernant sa grossesse et ne se souvient plus des circonstances de l'accident. Elle se tient l'abdomen et vous répète avec insistance que le bébé va bien.

Votre évaluation montre que les voies aériennes sont libres, une fréquence ventilatoire de 28 cycles/min, une fréquence cardiaque à 110/min et une pression artérielle de 100/68 mmHg. La patiente présente une plaie du scalp, les pupilles sont symétriques, rondes et réactives. La peau est pâle, sans sueurs. La palpation de l'abdomen retrouve une sensibilité du quadrant inférieur gauche. Elle présente une déformation de l'avant-bras droit. Vous retrouvez également une ecchymose abdominale inférieure compatible avec le « signe de la ceinture de sécurité ».

Quelles sont les priorités dans la prise en charge de cette patiente ? Quelles sont les modifications dans la prise en charge rendues nécessaires par la grossesse ? Quelles informations supplémentaires sont pertinentes pour la prise en charge de la patiente ? Quels sont les effets de l'état de la patiente sur le fœtus ? Est-ce que les priorités de la prise en charge de cette patiente diffèrent du fait de la grossesse ? Comment l'interprétation des données de l'examen clinique est-elle modifiée par les changements anatomiques et physiologiques liés à la grossesse ?

Lorsqu'elles sont ignorées, les lésions intra-abdominales sont l'une des principales causes de décès chez les patients traumatisés. Parce qu'elles sont difficiles à diagnostiquer en préhospitalier, la bonne prise en charge consiste à transporter rapidement ces patients vers l'hôpital approprié le plus proche.

La mortalité précoce due à un traumatisme abdominal résulte typiquement d'une hémorragie massive, consécutive aussi bien à un traumatisme fermé qu'à un traumatisme pénétrant. Les complications tardives et les décès peuvent être liés à des lésions passées inaperçues du foie, de la rate, côlon, de l'intestin grêle, de l'estomac ou du pancréas. L'absence de signes locaux de traumatisme abdominal ne doit pas faire exclure la possibilité de lésions sévères, en particulier quand la conscience est altérée par la prise d'alcool, de drogue ou par un traumatisme crânien. Un niveau de suspicion élevé, fondé sur le mécanisme de l'accident, devrait alerter les intervenants préhospitaliers sur le risque potentiel de traumatisme abdominal et d'hémorragie intra-abdominale. Un intervenant préhospitalier ne doit pas se focaliser sur l'étendue exacte du traumatisme abdominal : il doit examiner en globalité son patient.

Anatomie

L'abdomen contient les principaux organes des systèmes digestif, endocrinien et urogénital, ainsi que les principaux vaisseaux du système circulatoire. La cavité abdominale est située en dessous du diaphragme, ses limites étant la paroi abdominale antérieure, le pelvis, la colonne vertébrale et les muscles de l'abdomen ainsi que les flancs. La cavité abdominale est divisée en deux espaces. L'*espace péritonéal* (la « vraie » cavité abdominale) contient l'intestin grêle et le gros intestin, la rate, le foie, l'estomac, la vésicule biliaire et les organes de reproduction chez la femme (figure 11-1). L'espace rétropéritonéal (espace virtuel derrière la « vraie » cavité abdominale) contient les reins, les uretères, la vessie, les organes de la reproduction, la veine cave inférieure, l'aorte abdo-

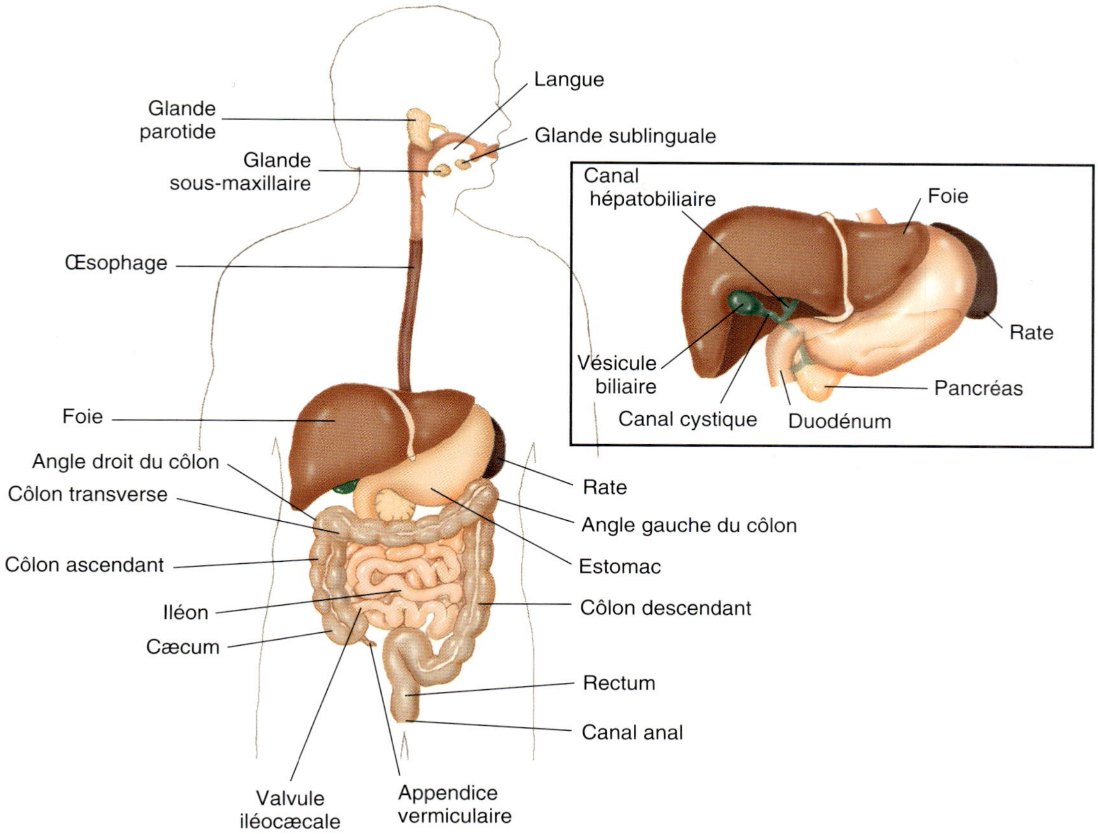

Fig. 11-1. Les lésions des organes péritonéaux induisent souvent des péritonites. Les organes péritonéaux comprennent des organes pleins (foie, rate) et des organes creux (estomac, intestin grêle, côlon) et les organes de la reproduction.

minale, le pancréas, et une portion du duodénum, du côlon ainsi que du rectum (figure 11-2). La vessie et les organes reproducteurs chez l'homme (pénis, testicules et prostate) sont des organes sous-péritonéaux.

Une partie importante du haut abdomen se trouve en fait dans la partie inférieure du thorax. Cette partie supérieure de l'abdomen est protégée en avant par les côtes, et en arrière par la colonne vertébrale. Cette partie contient le foie, la vésicule biliaire, la rate, l'estomac et le diaphragme, qui tous peuvent être lésés en cas de fracture costale ou du sternum. Les organes les plus fréquemment atteints, par des forces similaires à celles nécessaires pour fracturer une côte, sont la rate et le foie.

La partie inférieure de l'abdomen est protégée sur toutes ses faces par le pelvis. Cette zone contient le rectum et la majeure partie de l'intestin grêle (surtout quand le patient est debout), la vessie et les uretères, et chez la femme, les organes de la reproduction. Les hémorragies retropéritonéales associées à une fracture du bassin sont une complication majeure des lésions de cette portion de la cavité abdominale. L'abdomen entre les côtes et le pelvis est seulement protégé par les muscles abdominaux. En arrière, une meilleure protection est assurée par la colonne lombaire, les muscles psoas et les muscles paravertébraux (figure 11-3).

Pour faciliter l'examen clinique, on peut diviser la surface de l'abdomen en quatre quadrants. Ces quadrants sont déterminés en traçant deux lignes : une ligne verticale partant de la pointe de la xiphoïde sternale jusqu'à la symphyse pubienne, et une seconde ligne, perpendiculaire à la première, et passant par l'ombilic (figure 11.4). Il convient de connaître les repères anatomiques en raison de l'importante corrélation entre la localisation des organes et la réponse douloureuse. Le quadrant supérieur droit inclut le foie et la vésicule biliaire; le quadrant supérieur gauche contient la rate et l'estomac; et les quadrants inférieurs droit et gauche contiennent principalement les intestins. Une partie du tractus intestinal existe dans les quatre quadrants. La vessie est située au niveau de la ligne médiane entre les quadrants inférieurs.

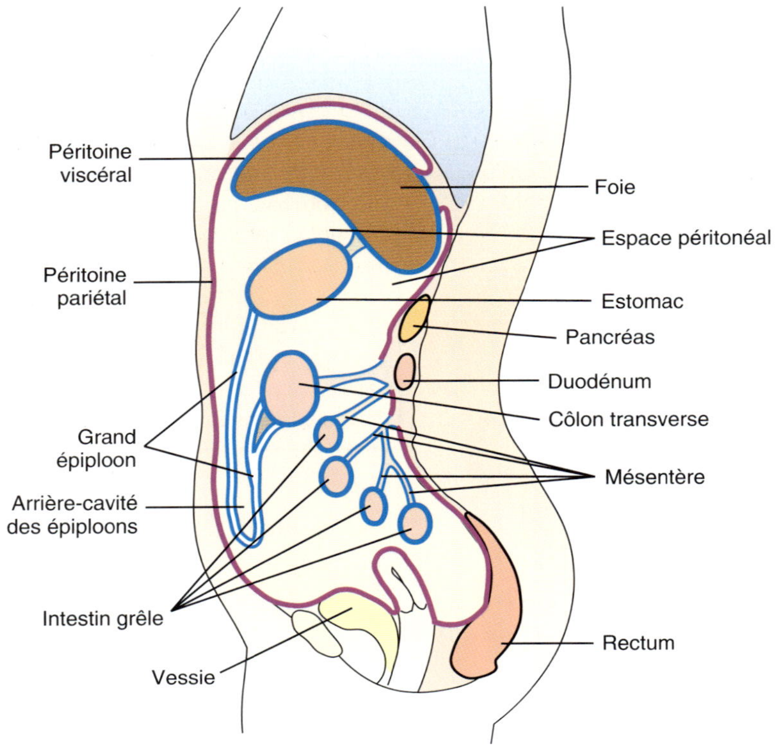

Fig. 11-2. L'abdomen est divisé en deux espaces : l'espace péritonéal et l'espace rétropéritonéal. L'espace rétropéritonéal comprend la partie de l'abdomen en arrière du péritoine. Les organes rétropéritonéaux n'étant pas en contact avec la cavité péritonéale, les lésions de ces organes ne produisent pas nécessairement de péritonite.

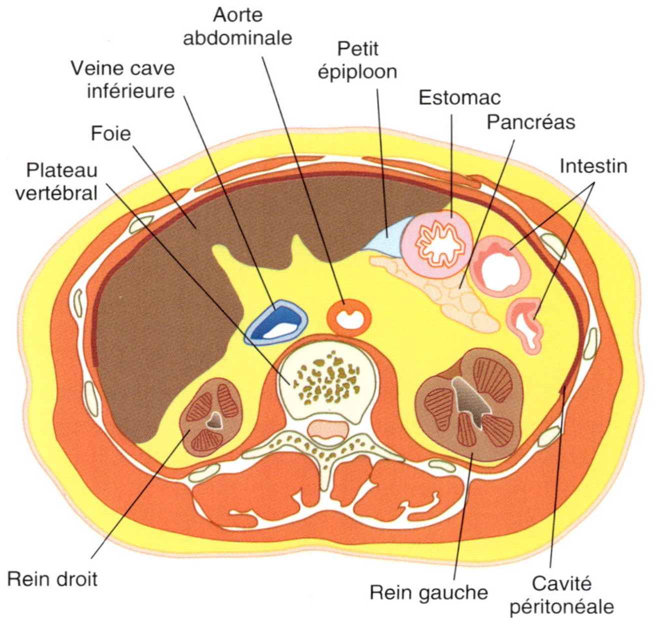

Fig. 11-3. Cette section transverse de la cavité abdominale montre la position des différents organes dans le plan antéropostérieur.

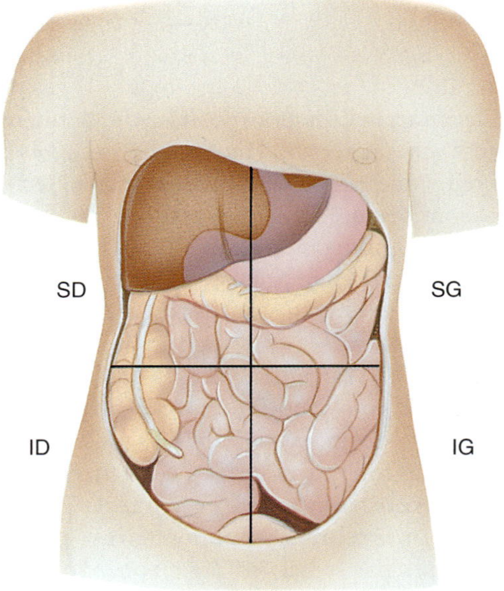

Fig. 11-4. Comme pour l'examen de n'importe quelle partie du corps, meilleure est la description de la douleur, de la défense ou de la contracture, meilleure sera la précision diagnostique. La façon la plus courante d'identifier topographiquement quelle partie de l'abdomen est atteinte est de diviser l'abdomen en quatre quadrants : supérieur gauche, supérieur droit, inférieur gauche et inférieur droit.

Physiopathologie

Séparer les organes abdominaux en différents groupes – pleins, creux et vasculaires – permet de comprendre la physiopathologie des traumatismes abdominaux. Lorsqu'ils sont lésés, les organes pleins et les vaisseaux (foie, rate, aorte, veine cave) saignent, alors que les organes creux (intestins, vésicule biliaire, vessie) vident leur contenu dans la cavité péritonéale ou dans l'espace rétropéritonéal. Le saignement dans la cavité péritonéale ou l'espace retropéritonéal peut contribuer, isolément ou en association à d'autres lésions, au développement d'un choc hypovolémique. Par ailleurs, la rupture d'organes creux aboutit à un tableau de *péritonite* (inflammation du péritoine) ou de *sepsis* (infection massive) si elle n'est pas rapidement traitée chirurgicalement. Parce que la bile et les urines sont normalement stériles et qu'elles ne contiennent pas d'enzymes digestives, la rupture de la vésicule biliaire ou de la vessie ne provoque pas de péronite aussi rapidement que la perforation du tube digestif. Le saignement induit par la lésion du tube digestif est généralement faible, sauf si les gros vaisseaux mésentériques sont atteints.

Les blessures de l'abdomen peuvent être causées par des traumatismes fermés et/ou pénétrants. Les traumatismes pénétrants, tels que les blessures par armes à feu ou par armes blanches, sont plus facilement identifiables que les traumatismes fermés. Des lésions multiples des organes peuvent exister en cas de traumatisme pénétrant, bien que cela soit moins commun avec les plaies par armes blanches qu'avec celles par armes à feu. La visualisation mentale de la trajectoire d'une lame ou d'une balle peut permettre d'identifier certaines lésions possibles.

Le diaphragme remonte dans sa portion antérieure jusqu'au 4e espace intercostal, latéralement jusqu'au 6e et, postérieurement, jusqu'au 8e espace intercostal en expiration maximale (figure 11-5). Les patients présentant des plaies pénétrantes du thorax sous cette ligne peuvent donc présenter des lésions abdominales. Les plaies pénétrantes des flancs ou des fesses peuvent également impliquer des organes intra-abdominaux. Ces lésions pénétrantes peuvent provoquer une hémorragie par atteinte des gros vaisseaux ou d'un organe plein, ou encore perforer un segment des intestins, l'organe le plus fréquemment touché lors de traumatismes pénétrants.

Les traumatismes fermés de l'abdomen constituent une menace vitale plus importante que les traumatismes pénétrants, en raison d'un diagnostic souvent plus difficile. Les traumatismes fermés des organes intra-abdominaux sont généralement secondaires à des mécanismes de compression ou de cisaillement. Lors des phénomènes de *compression*, les organes de l'abdomen sont écrasés entre des objets solides (par exemple le volant d'une voiture) et la colonne vertébrale. Les forces de *cisaillement* provoquent des ruptures d'organes pleins ou des ruptures vasculaires lorsque ces forces d'étirement s'exercent sur un pédicule vasculaire ou sur un ligament sustenteur d'organe. Le foie et la rate peuvent se déchirer et saigner facilement, avec pertes de sang importantes. L'augmentation de la pression intra-abdominale produite par une compression, par exemple lorsque le patient percute le volant, peut entraîner une rupture du diaphragme avec ascension des organes abdominaux dans le thorax (voir chapitres 3 et 10). La présence d'organes intra-abdominaux dans le thorax peut induire une détresse ventilatoire et cardiaque du fait notamment de la gêne à l'expansion du poumon et du remplissage du cœur (figure 11-6). Bien que chaque coupole du diaphragme puisse être lésée, la coupole gauche est la plus souvent atteinte.

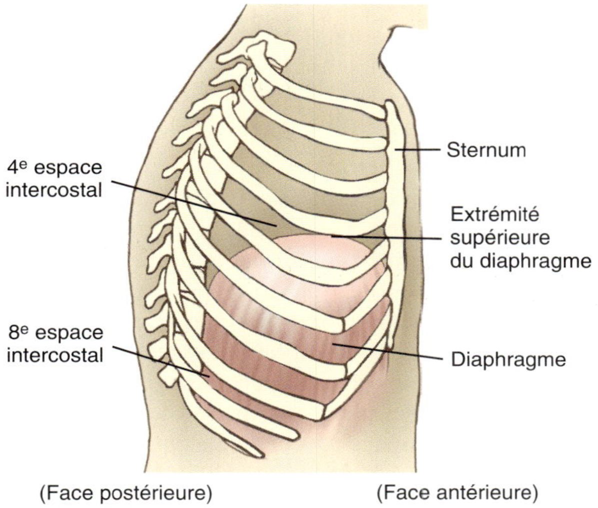

Fig. 11-5. Vue latérale de la position du diaphragme.

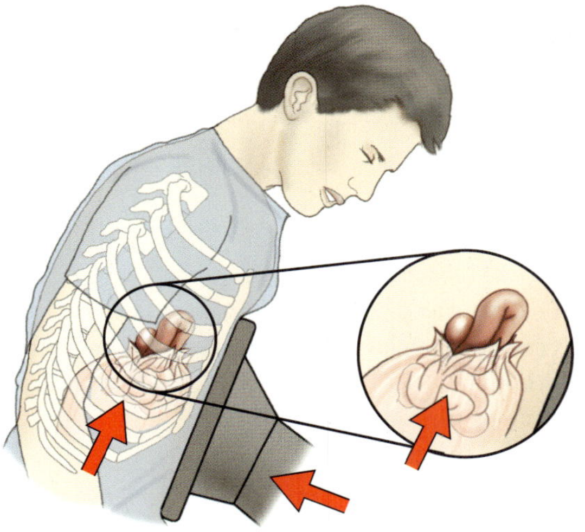

Fig. 11-6. Lors d'une augmentation de la pression intra-abdominale, le diaphragme peut se rompre.

Les fractures du pelvis peuvent être associées à des hémorragies majeures causées par la rupture de nombreuses artères et veines présentes au niveau du petit bassin. Les lésions de la vessie, des uretères, du rectum, du vagin chez la femme et de l'urètre chez l'homme sont également des complications des fractures du bassin.

Évaluation

L'évaluation du blessé présentant un traumatisme de l'abdomen peut être difficile, en particulier en raison du manque de moyens diagnostiques en préhospitalier. Le niveau de suspicion de lésions intra-abdominales doit être fondé sur l'appréciation du mécanisme de l'accident, sur les données de l'interrogatoire des témoins ou du patient, et sur les données de l'examen clinique (encadré 11-1).

Éléments de cinématique

Comme pour tous les traumatismes, la connaissance du mécanisme lésionnel permet de suspecter les lésions abdominales potentielles. Les lésions abdominales peuvent résulter d'un traumatisme fermé et/ou pénétrant. D'une façon générale, seuls 15 % des plaies par arme blanche nécessiteront une exploration chirurgicale, alors que 85 % des plaies par arme à feu nécessiteront une chirurgie. Les plaies par arme blanche sont moins volontiers péritonéales que les plaies par arme à feu. Et même si la plaie par arme blanche touche finalement le péritoine, les lésions des organes sont moins délabrantes que lors des plaies par balle, du fait d'une moindre énergie cinétique.

De nombreux mécanismes lésionnels peuvent aboutir à des lésions d'organes par compression et/ou cisaillement. Les organes abdominaux sont le plus souvent touchés par des mécanismes lésionnels importants (décélération ou compression importante), même si des mécanismes lésionnels en apparence moins importants peuvent conduire aux mêmes lésions (bagarres, chute d'escalier, accidents de sport). Les forces de compression et/ou de cisaillement peuvent être majeures, notamment lors des accidents de la voie publique (deux-roues ou véhicules à moteur) ou lors de chutes de grande hauteur. L'existence de dispositifs de protection (ceinture de sécurité, etc.) mérite d'être notée.

Encadré 11-1 Signes d'un traumatisme abdominal*

- Mécanisme du traumatisme avec décélération ou compression importante
- Volant du véhicule déformé
- Plaie de l'abdomen, des flancs, du dos
- Existence d'un choc hypovolémique sans cause évidente
- Choc plus grave que ne le laisseraient envisager les lésions visibles
- Signe de « la ceinture de sécurité »
- Signes de péritonite

* Signes qui augmentent le niveau de suspicion d'un traumatisme abdominal.

Anamnèse

Les éléments anamnestiques doivent être recueillis du patient, de la famille ou des témoins, et seront transmis à l'hôpital d'accueil. En plus de l'anamnèse AMPLE (allergie, médicaments, passé médical et chirurgical, heure du dernier repas, événements précédant l'accident), d'autres questions peuvent être posées, notamment s'il s'agit d'un accident de voiture :

- le type de collision et la position du patient dans le véhicule ;
- l'étendue des dégâts sur le véhicule, incluant les déformations, la nécessité de désincarcération ;
- la présence d'éléments de sécurité active ou passive sur le véhicule (ceintures de sécurité, airbags, siège enfant, etc.).

Parmi les éléments à rechercher lors des traumatismes pénétrants, on retrouve :

- le type d'arme en cause (arme de poing ou fusil, calibre, longueur de la lame) ;
- le nombre de plaies par balle ou par arme blanche ;
- la quantité de sang perdue sur les lieux.

Examen physique

Bilan primaire

La plupart des traumatismes abdominaux sévères vont être révélés lors de l'examen primaire, en particulier lors de l'évaluation du status ventilatoire et/ou circulatoire. S'il n'y a pas de traumatismes associés, les voies aériennes sont libres le plus fréquemment. Les troubles ventilatoires, circulatoires et neurologiques sont généralement corrélés avec l'importance du choc. À la phase initiale du choc ou si celui-ci est compensé, la fréquence ventilatoire peut être modérément augmentée, alors que l'on retrouve une tachypnée importante en cas de choc hypovolémique décompensé. La rupture d'une coupole diaphragmatique peut également compromettre la fonction ventilatoire : à l'auscultation des champs pulmonaires, on peut parfois entendre des bruits intestinaux (borborygmes). De même, une hémorragie peut se traduire par la présence d'un choc modéré à sévère, avec tachycardie, hypotension artérielle, et une peau froide, moite et pâle.

L'indicateur le plus fiable d'une hémorragie intra-abdominale est la présence d'un tableau de choc de cause inexpliquée [1]. En évaluant l'état neurologique, l'intervenant préhospitalier s'attachera à détecter de petits signes de choc compensé, telles une anxiété ou une agitation, alors qu'il notera une franche altération des fonctions supérieures en cas de choc décompensé. Quand des anomalies des systèmes ventilatoire, circulatoire et neurologique sont retrouvées à l'examen clinique, l'abdomen doit être examiné.

Bilan secondaire

Durant le bilan secondaire, l'abdomen est examiné plus en détail. Cet examen systématique consiste en une inspection et une palpation. L'encadré 11-2 énumère les éléments en faveur du diagnostic de péritonite.

Inspection. On observe l'état des tissus mous et la distension. Un traumatisme abdominal peut être suspecté si l'on observe des lésions des tissus mous sur l'abdomen, les flancs et/ou le dos. Ces lésions peuvent être des contusions, des dermabrasions, des plaies, un saignement ou, plus rarement, une éviscération ou un objet empalé. Le *signe de Grey-Turner* (ecchymose des flancs) ou le *signe de Cullen* (ecchymose autour de l'ombilic) indiquent un saignement retropéritonéal; cependant, ces signes peuvent être absent dans les premières heures après l'accident. Le signe de « la ceinture de sécurité » (ecchymose ou dermabrasion autour de l'abdomen et/ou du thorax au niveau des sangles de ceinture) indique qu'une énergie importante a été dispensée au niveau de l'abdomen. Le signe de la ceinture est en règle associé à un traumatisme intra-abdominal, en particulier chez l'enfant (figure 11-7).

Le périmètre de l'abdomen doit être évalué, surtout s'il est distendu. La distension abdominale peut témoigner d'une hémorragie interne importante; cependant, la cavité péritonéale d'un adulte peut contenir 1,5 litre de sang avant de se distendre. La distension abdominale peut également être liée à une distension gastrique, notamment lors de la ventilation manuelle au masque. Enfin, ces signes peuvent manquer même en cas de lésions importantes.

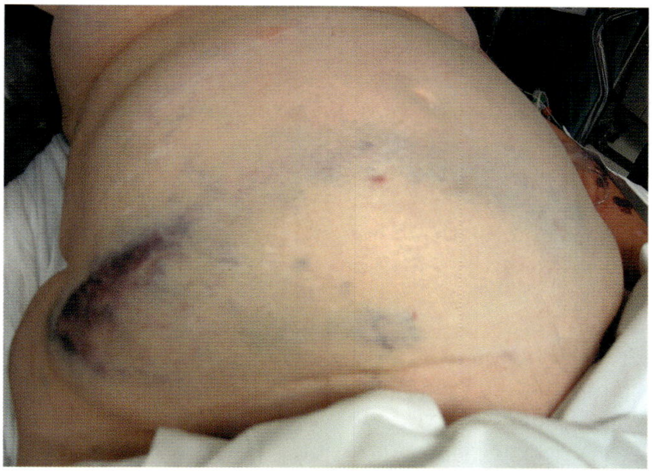

Fig. 11-7. Signe de « la ceinture de sécurité » chez une patiente âgée, résultant d'une décélération importante.

Encadré 11-2 Signes de péritonite*

- Douleur abdominale importante à la palpation ou à la toux (localisée ou généralisée)
- Défense abdominale
- Douleur à la percussion
- Bruits abdominaux diminués ou absents

* Signes trouvés à l'examen clinique qui sont en faveur du diagnostic de péritonite.

Palpation. La palpation de l'abdomen évalue la souplesse de l'abdomen. Idéalement, la palpation débute dans un quadrant de l'abdomen où le patient ne présente pas de douleur. Chaque quadrant est ensuite palpé. Lors de la palpation, l'intervenant recherche une défense (les muscles se contractent volontairement et brutalement) ou une contracture (les muscles sont contractés involontairement en réponse à une péritonite). À la différence de la défense, la contracture persiste même si l'intervenant tente de distraire le patient (conversation ou palpation avec le stéthoscope). La dépression brutale de l'abdomen peut également témoigner d'une péritonite, retrouvant une accentuation de la douleur au relâchement brutal de la palpation.

La palpation appuyée d'un abdomen à l'évidence traumatisé devrait être évitée, car cela risque de favoriser un resaignement (par déplacement d'un caillot de sang) ou de favoriser l'issue du contenu intestinal par une éventuelle plaie de l'intestin. Une palpation prudente est de même réalisée en cas d'objet empalé. Bien que la sensibilité de l'abdomen soit un élément fondamental à apprécier en cas de traumatisme abdominal, plusieurs facteurs peuvent rendre l'examen physique non contributif (faux négatifs). Les patients qui présentent une altération des fonctions supérieures, en cas notamment de traumatisme crânien ou d'une intoxication alcoolique ou médicamenteuse associée, peuvent avoir un examen physique *non fiable* (une absence de douleur ou une palpation normale peuvent être notées alors même qu'il existe des lésions abdominales). Les patients aux âges extrêmes de la vie sont plus susceptibles d'avoir un examen abdominal non fiable du fait de réponses parfois inadaptées à la douleur. De même, les patients présentant une fracture du bassin ou des fractures costales basses peuvent avoir un examen abdominal anormal soit du fait de ces seules fractures, soit en raison de l'association avec des lésions abdominales. Enfin, en raison de douleurs majeures en d'autres sites (par exemple fracture du rachis ou des membres), la symptomatologie abdominale peut rester au second plan.

Le pelvis doit être palpé avec précaution à la recherche d'une douleur ou d'une instabilité. Il est évalué en trois temps par 1) un appui sur les crêtes iliaques en direction postérieure, 2) un appui sur les crêtes iliaques dans un plan frontal, et 3) une pression sur la symphyse. Si une instabilité est notée, il est important de ne plus poursuivre la palpation.

Auscultation. L'auscultation de l'abdomen n'est généralement pas contributive en préhospitalier. Il est inutile de perdre du temps à ausculter l'abdomen dans la mesure où les données de cet examen ne modifient pas la prise en charge du patient. En revanche, l'auscultation de bruits digestifs sur l'aire thoracique peut témoigner d'une rupture diaphragmatique.

Percussion. Bien que la percussion de l'abdomen puisse retrouver une matité ou un tympanisme anormal, ces données ne doivent pas modifier la prise en charge. Une sensibilité particulière à la percussion (comme à la toux) peut témoigner d'une péritonite.

Examens particuliers

La chirurgie reste la pierre angulaire de la plupart des traitements en traumatologie abdominale. De plus, il ne sert à rien de perdre du temps en examens inutiles dans la mesure où le diagnostic de certitude ne pourra être posé que par le scanner ou la laparotomie exploratrice chez la plupart des patients.

Dans les services de réanimation ou d'urgences, l'échographie abdominale est fréquemment utilisée au lit du patient, notamment pour évaluer les patients traumatisés suspects d'hémorragie intra-abdominale [1–3]. L'*échographie FAST* (*focused with sonography for trauma*) comprend trois vues abdominales (sur les quatre réalisées) pour diagnostiquer la présence d'un épanchement, sanglant le plus souvent (encadré 11-3). En raison de sa simplicité et de matériels de mieux en mieux adaptés, certains services civils ou militaires évaluent la possibilité et l'opportunité de réaliser des échographies en préhospitalier. Il est maintenant démontré que la FAST-échographie est réalisable en préhospitalier, mais aucune étude n'a pour l'instant démontré une amélioration de la prise en charge par cette technique [4,5]. En conséquence, l'échographie FAST ne peut pour l'instant être recommandée comme un standard en préhospitalier.

L'examen abdominal peut être difficile. La présence des éléments diagnostiques suivants doit conduire à un niveau de suspicion élevé (voir encadré 11-1) :

- signes évidents de traumatisme (lésions des tissus mous, plaie par balle, etc.) ;
- présence d'un choc hypovolémique sans cause évidente ;
- sévérité d'un choc hypovolémique qui ne peut être expliqué par les lésions constatées (fractures, hémorragies externes, etc.) ;
- existence de signes péritonéaux ;
- mécanisme de l'accident (par exemple volant déformé).

Prise en charge

La prise en charge des traumatisés abdominaux consiste à reconnaître la présence de lésions abdominales potentielles et à transporter rapidement le patient vers l'hôpital approprié le plus proche. Les fonctions vitales sont régulièrement évaluées durant le transport. Les recommandations suivantes sont appliquées.

1. Après s'être assuré de la sécurité des lieux, évaluer rapidement la scène et le patient.
2. Assurer la libération des voies aériennes supérieures, donner de l'oxygène pour maintenir une saturation ≥ 95 %, et assister la ventilation si nécessaire.
3. Contrôler les hémorragies externes et immobiliser le patient sur un plan dur.
4. Conditionner et transporter rapidement le patient vers l'hôpital adapté le plus proche. Dans la mesure où la prise en charge d'un traumatisé abdominal requiert le plus souvent la chirurgie, le transport sera assuré vers un hôpital disposant de chirurgiens rapidement disponibles. Le transport de patients vers un hôpital ne disposant pas de chirurgiens disponibles diminue le bénéfice du transport rapide. Dans les zones rurales ne disposant pas de plateaux chirurgicaux, il faut envisager le transport vers des hôpitaux adaptés par ambulance ou hélicoptère. La chirurgie précoce est un facteur pronostique majeur en traumatologie abdominale chez les patients instables.

Encadré 11-3 Échographie FAST*

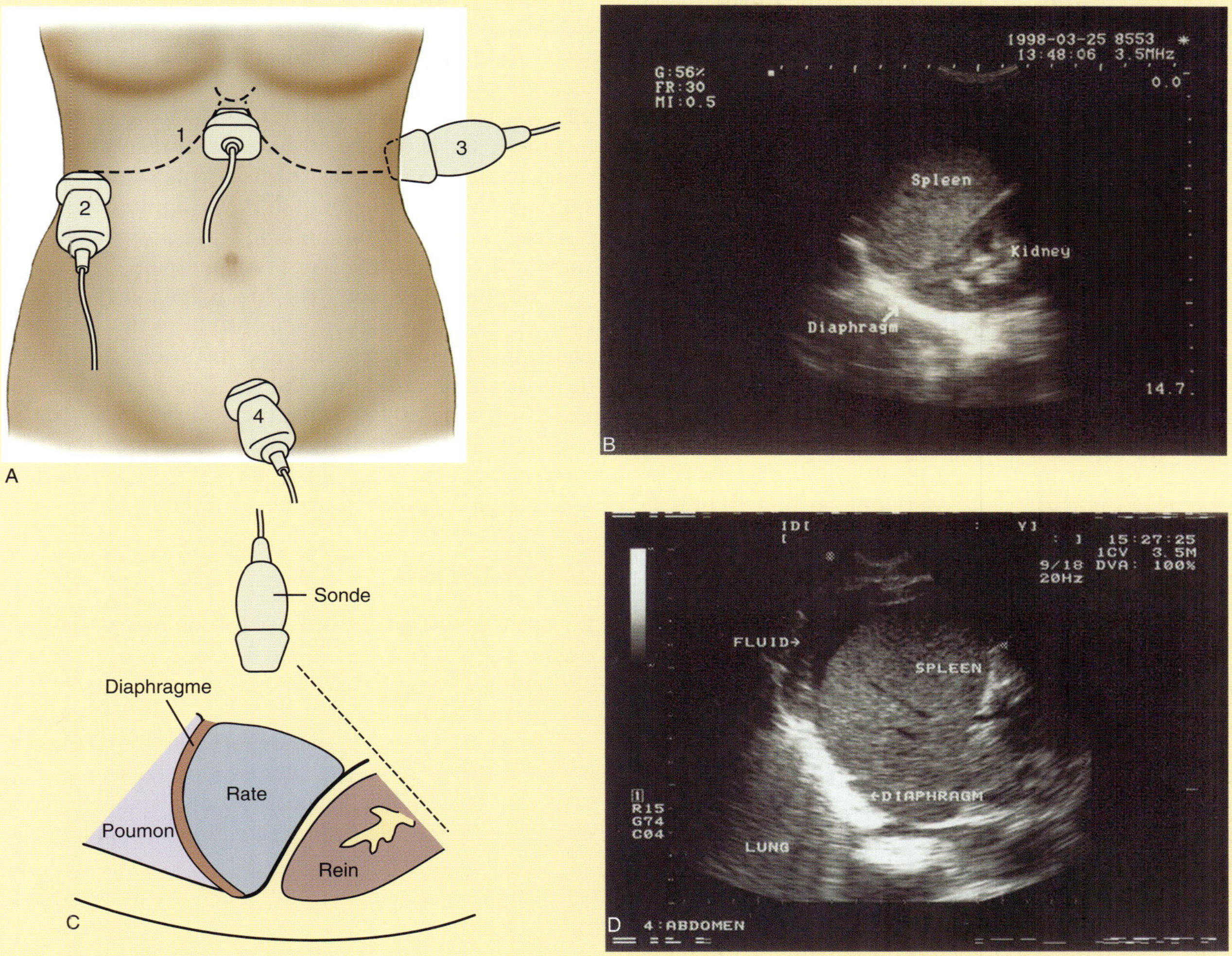

A : Les quatre vues de l'échographie FAST. *B* : Vue hépatorénale normale. *C* : Vue hépatorénale avec identification des organes. *D* : Vue anormale avec présence de sang (bande sombre entre le foie et le rein).

L'échographie FAST a un intérêt en traumatologie dans la mesure où il existe souvent une hémorragie péritonéale dans les traumatismes importants. Même si l'échographie ne permet pas d'identifier le type de liquide présent, on admet qu'il s'agit de sang en cas de traumatisme.

Technique

- Quatre fenêtres sont prises en compte, dont trois péritonéales :
  - péricardique
  - périhépatique (Morrison)
  - périsplénique
  - pelvis
- Un épanchement apparaît sans écho (noir).
- La présence de liquide fait indiquer la réalisation d'un scanner.

Avantages

- Examen rapide
- Examen réalisable au lit du patient
- Peut être mis en œuvre au cours de la réanimation
- Examen non invasif
- Moins coûteux que le scanner

Inconvénients

- Examen peu contributif chez les patients obèses, quand il existe un emphysème sous-cutané, quand il existe des antécédents de chirurgie abdominale.
- Opérateur-dépendant.

* L'échographie FAST a été étudiée dans plusieurs systèmes préhospitaliers [8–11].

5. Chez les patients en état de choc décompensé et chez qui l'on suspecte une hémorragie intra- ou rétropéritonéale ou une fracture du bassin, le pantalon antichoc peut être appliqué (voir chapitre 7). Le gonflage du compartiment abdominal est contre-indiqué chez les patients présentant une détresse respiratoire, une éviscération, une suspicion de rupture diaphragmatique ou une grossesse.
6. Poser une voie veineuse périphérique et débuter le remplissage vasculaire pendant le transport. Comme indiqué dans le chapitre 7, un remplissage inadapté dans un modèle animal de choc hémorragique a conduit à pérenniser ou à favoriser le resaignement (dilution des facteurs de la coagulation). En matière de remplissage, les intervenants préhospitaliers peuvent être placés en situation contradictoire : maintenir une pression artérielle suffisante pour assurer une perfusion d'organe adéquate sans pour autant restaurer une pression artérielle normale qui pourrait favoriser le saignement. En l'absence de traumatisme crânien associé, l'objectif est d'assurer une pression artérielle systolique de 80 à 90 mmHg (pression artérielle moyenne de 60 à 65 mmHg).

Points particuliers

Objets empalés

Parce que la mobilisation d'un objet empalé peut provoquer des blessures secondaires, ou parce que la partie distale de l'objet en cause peut tamponner un saignement, le retrait de cet objet empalé est contre-indiqué dans le contexte préhospitalier (figure 11-8). Les intervenants préhospitaliers ne doivent ni bouger ni retirer un objet empalé dans l'abdomen d'un patient. À l'hôpital, ces objets ne sont enlevés que si leur forme et leur localisation ont été identifiées par une évaluation radiologique, que si du sang est disponible et uniquement si une équipe chirurgicale est prête. Le plus souvent, ces objets seront retirés en salle d'opérations. Sur les lieux de l'intervention, l'objet doit être immobilisé (manuellement ou mécaniquement) afin d'éviter tout mouvement supplémentaire, sur le terrain et durant le transport. En cas de saignement autour de la zone de pénétration, une pression avec le plat de la main doit être appliquée autour de l'objet. Un soutien psychologique du patient est crucial, surtout si celui-ci peut voir l'objet empalé.

L'abdomen ne doit pas être palpé ou percuté dans ces cas, car la palpation peut produire des lésions supplémentaires des tissus, ou une intrusion plus profonde de l'extrémité distale de l'objet. Des examens complémentaires n'ont aucun intérêt, car la présence d'un objet empalé pose l'indication d'une exploration chirurgicale. La présence d'un objet empalé est une contre-indication à la mise en place d'un pantalon antichoc.

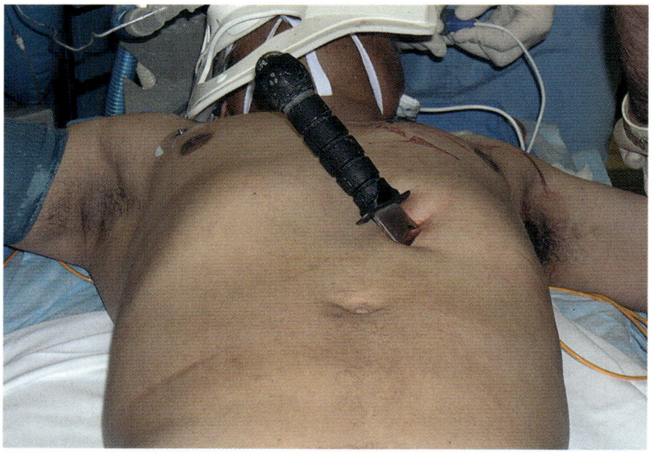

Fig. 11-8. Coup de couteau dans l'abdomen.

Éviscération

En cas d'éviscération, une partie d'intestin ou d'autres organes passe par une plaie à l'extérieur de la cavité abdominale (figure 11-9). Le tissu le plus souvent visualisé est l'épiploon graisseux qui recouvre les intestins. Il ne faut en aucun cas essayer de replacer les tissus saillants à l'intérieur de la cavité abdominale. Les viscères doivent être laissés dans la position où ils sont trouvés. Il importe en revanche de protéger l'intestin ou les organes

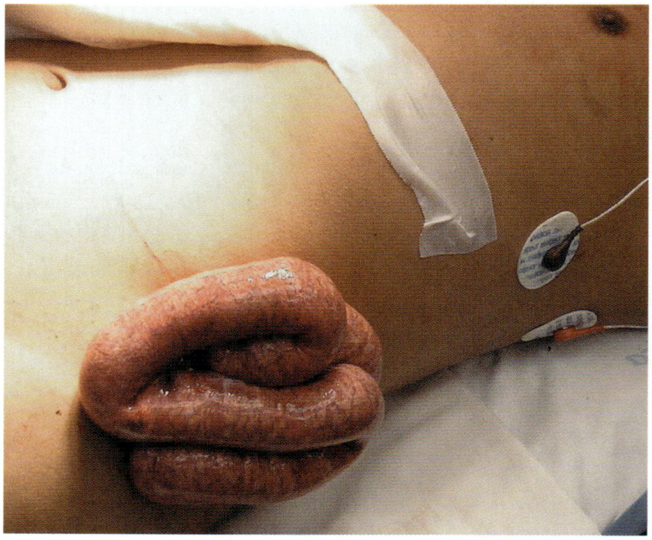

Fig. 11-9. Éviscération de l'intestin grêle au travers d'une plaie de l'abdomen.

éviscérés de lésions supplémentaires. La plus grande partie du contenu abdominal nécessite d'être protégé par un pansement humide. Si les intestins ou certains des autres organes intra-abdominaux deviennent secs, des lésions tissulaires peuvent survenir. C'est pourquoi le contenu abdominal éviscéré doit être recouvert avec des pansements stériles humidifiés avec du sérum salé stérile (du soluté NaCl 0,9 % peut être utilisé). Ces pansements doivent être périodiquement réhumidifiés. Les pansements humidifiés doivent être recouverts d'un grand pansement sec pour conserver la température corporelle du patient.

Il importe enfin de rassurer le patient (soutien psychologique) qui présente une éviscération, et de lui faire garder son calme. Toute situation qui augmente la pression intra-abdominale, tels des pleurs, des cris ou de la toux, peut favoriser une éviscération supplémentaire.

Grossesse

Modifications physiologiques et anatomiques de la grossesse

La grossesse entraîne des modifications anatomiques et physiologiques. Ces modifications peuvent rendre particulièrement difficile l'évaluation d'une patiente. Le sauveteur se retrouve face à deux patients potentiels – ou plus – et doit connaître les changements survenus tout au long de la grossesse.

La grossesse dure typiquement 40 semaines depuis la conception jusqu'à la naissance, et cette période se divise en trois trimestres. Le premier trimestre dure 12 semaines, alors que le 2e trimestre, le plus long, se termine à la 28e semaine.

Après la fécondation et la nidation, l'utérus augmente de taille jusqu'à la 38e semaine. Jusqu'à la 12e semaine, l'utérus est protégé par le pelvis. À la 20e semaine, le sommet de l'utérus (fundus) est au niveau de l'ombilic, alors qu'il approche l'appendice xyphoïde à la 38e semaine. Cette modification anatomique rend l'utérus et son contenu plus sensibles aux lésions, notamment les plaies pénétrantes (figure 11-10). Les blessures utérines peuvent inclure les plaies, les ruptures, le décollement placentaire ou la rupture prématurée des membranes. Le placenta et l'utérus gravide sont richement vascularisés, pouvant conduire à des hémorragies importantes. Ces hémorragies peuvent ne pas être extériorisées, demeurant intra-utérines ou intrapéritonéales.

Bien qu'une protubérance marquée de l'abdomen soit évidente à la fin de la grossesse, les organes abdominaux ne se modifient pas, à l'exception de l'utérus. Les intestins, qui sont déplacés vers le haut, sont protégés par l'utérus dans les deux derniers trimestres de la grossesse. L'augmentation du poids et de la taille de l'utérus modifie le centre de gravité de la patiente et fait accroître le risque de chute. À cause de sa proéminence, l'abdomen gravide est souvent lésé lors de chutes.

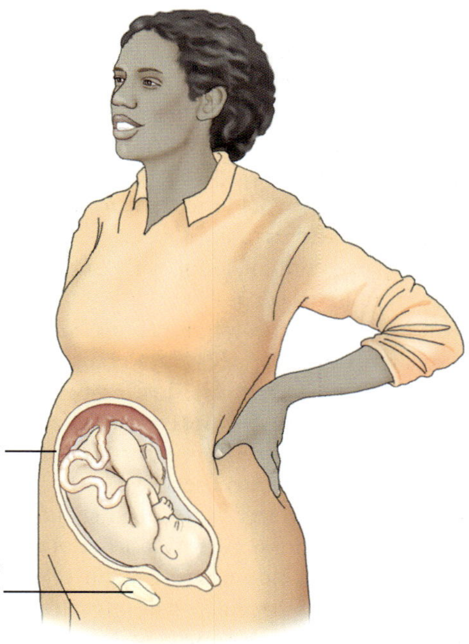

Fig. 11-10. Chez la femme enceinte, du fait que l'utérus et le fœtus se placent au-dessus de la symphyse pubienne, le fœtus devient plus exposé aussi bien aux traumatismes contondants qu'aux traumatismes pénétrants.

En plus des modifications anatomiques, il existe des modifications physiologiques pendant la grossesse. La fréquence cardiaque de la mère augmente tout au long de la grossesse, passant de 15 à 20 battements/min au-dessus de la normale lors du 3e trimestre. Cela rend l'interprétation d'une tachycardie plus difficile. Les pressions artérielles systolique et diastolique augmentent de 5 à 15 mmHg durant le 2e trimestre, pour retrouver des valeurs normales au terme de la grossesse. Après la 10e semaine de grossesse, le débit cardiaque est augmenté de 1 à 1,5 l/min. La patiente présente au terme une augmentation de près de 50 % de son volume sanguin. *Du fait de cette augmentation importante, 30 à 35 % du volume sanguin peuvent être perdus avant que des signes et symptômes d'hypovolémie ne deviennent apparents.*

Certaines femmes vont présenter une hypotension importante en décubitus dorsal. Cette hypotension, survenant préférentiellement au 3e trimestre, est due à la compression de la veine cave par l'utérus. Cette compression induit une diminution du retour veineux vers le cœur, et donc une diminution du débit cardiaque et de la pression artérielle. Le traitement ou la prévention de cette hypotension passe par les mesures suivantes.

1. La parturiente est placée en décubitus latéral gauche. Si une immobilisation du rachis est indiquée, 10 à 15 cm de rembourrage doivent être placés sous le côté droit du dispositif d'immobilisation.
2. Si la patiente ne peut pas être pivotée, sa jambe droite doit être élevée de manière à déplacer l'utérus vers la gauche.
3. L'utérus peut être déplacé manuellement vers la gauche.

Ces trois manœuvres réduisent la compression sur la veine cave, augmentent le retour veineux vers le cœur et améliorent le débit cardiaque.

Durant le 3e trimestre, le diaphragme remonte et il peut exister des dyspnées modérées, particulièrement lorsque la patiente est sur le dos. Le péristaltisme intestinal (mouvements musculaires propulsifs des intestins) est ralenti durant la grossesse, en particulier la vidange gastrique (le bol alimentaire peut persister plusieurs heures dans l'estomac). C'est pourquoi la femme enceinte a un haut risque de vomissement et d'inhalation.

L'éclampsie est une complication tardive de la grossesse. Alors que la *prééclampsie* est caractérisée par des œdèmes et une hypertension artérielle, l'*éclampsie* est caractérisée par une altération des fonctions supérieures et des convulsions, pouvant mimer un accident vasculaire. Une évaluation neurologique attentive et la découverte de toute donnée pertinente sur le plan médical sont importantes à noter [6,7].

Évaluation

La grossesse n'altère pas obligatoirement les voies aériennes, mais une détresse respiratoire peut survenir lorsqu'une parturiente au 3e trimestre est immobilisée sur un plan dur. La diminution du péristaltisme intestinal rend les vomissements et l'inhalation plus fréquents. La liberté des voies aériennes et la fonction ventilatoire sont évaluées, incluant l'auscultation et la mesure de la Spo_2.

Comme pour les autres causes d'hémopéritoine, le saignement intra-abdominal par rupture de l'utérus ne va pas entraîner immédiatement une péritonite. Plus fréquemment, l'hémopéritoine sera masqué par l'augmentation du débit cardiaque et du volume sanguin total de la parturiente. Donc, il faut garder un niveau de suspicion élevé et être alerté par des changements discrets (telle la couleur de la peau). D'une façon générale, les conditions de santé maternelles sont le reflet des conditions de santé fœtales. Cependant, dans certains cas, la perfusion utéroplacentaire peut être altérée, alors que l'hémodynamique maternelle semble conservée. Cela survient quand l'organisme maternel détourne le volume sanguin au détriment du fœtus pour préserver les circulations privilégiées maternelles (circulation cérébrale et myocardique). La fonction neurologique maternelle doit être évaluée, même si l'étiologie d'une défaillance est de précision difficile en préhospitalier.

Comme chez la patiente qui n'est pas enceinte, l'auscultation des bruits intestinaux est sans intérêt. La recherche des bruits du cœur fœtaux est également sans intérêt en préhospitalier dans la mesure où leur absence ou présence ne va pas modifier la prise en charge. La présence d'un saignement génital est à rechercher, de même que la présence de contractions et de mouvements fœtaux.

Prise en charge

En matière de traumatologie chez la femme enceinte, on peut retenir qu'une réanimation maternelle adaptée assure une perfusion fœtale adaptée. Il est important d'anticiper le risque de vomissements et de disposer d'une aspiration puissante à proximité. La priorité est d'assurer la perméabilité des voies aériennes et une ventilation de qualité. L'oxygène est administré de façon à assurer une $Spo_2 \geq 95$ %. La ventilation peut parfois être assistée, en particulier aux stades avancés de la grossesse.

Les principes de traitement d'un choc chez la femme enceinte sont les mêmes que pour tout patient et incluent le remplissage vasculaire, surtout s'il existe un choc décompensé. La présence d'un saignement vaginal isolé ou d'un abdomen tendu avec un saignement vaginal au 3e trimestre doit faire évoquer le diagnostic de décollement placentaire ou de rupture de l'utérus. Cela menace autant le pronostic vital du fœtus que celui de sa mère, dans la mesure où le saignement peut être massif. Il n'existe pas d'objectif hémodynamique clairement défini chez la femme enceinte traumatisée. Cependant, la restauration d'une pression artérielle systolique et moyenne normale permet d'assurer une perfusion fœtale adaptée, certes avec le risque d'augmenter un saignement maternel.

Le transport de la parturiente vers un centre adapté ne doit pas être retardé. Le transport est la règle, même si le traumatisme semble minime, afin de procéder aux examens maternels et fœtaux difficiles à réaliser sur le terrain. L'hôpital adapté dispose de services obstétrical et chirurgical immédiatement disponibles le cas échéant. Une réanimation adéquate de la mère est la clé de la survie fœtale.

Les traumatismes génito-urinaires

Les traumatismes des reins, des uretères et de la vessie se traduisent le plus souvent par une hématurie. Cette hématurie ne sera diagnostiquée qu'à l'occasion d'une miction ou d'un sondage urinaire de la victime. Parce que les reins sont richement vascularisés, un traumatisme rénal ouvert ou fermé peut se traduire par une hémorragie rétropéritonéale massive. Une fracture du bassin peut entraîner des lésions vésicales et/ou des organes génitaux et/ou du rectum. Une hémorragie externe importante peut exister.

Les traumatismes des organes génitaux externes peuvent avoir de multiples causes, même si l'éjection d'un deux-roues ou d'une voiture, les accidents du travail, les plaies par balle et les agressions sexuelles sont les causes les plus fréquentes. Parce que cette région est richement innervée, les traumatismes génito-urinaires sont douloureux. Un traumatisme psychologique est souvent associé. En raison d'une vascularisation importante, l'hémorragie est souvent conséquente (figure 11-11). En général, le saignement peut être contrôlé par un pansement compressif. Si un pansement compressif n'est pas nécessaire au contrôle de l'hémorragie, les plaies seront recouvertes d'un pansement avec des compresses stériles humidifiées par du sérum salé isotonique (sérum physiologique). Une partie amputée doit être prise en charge selon les principes décrits au chapitre 12. Le diagnostic lésionnel précis sera réalisé à l'hôpital.

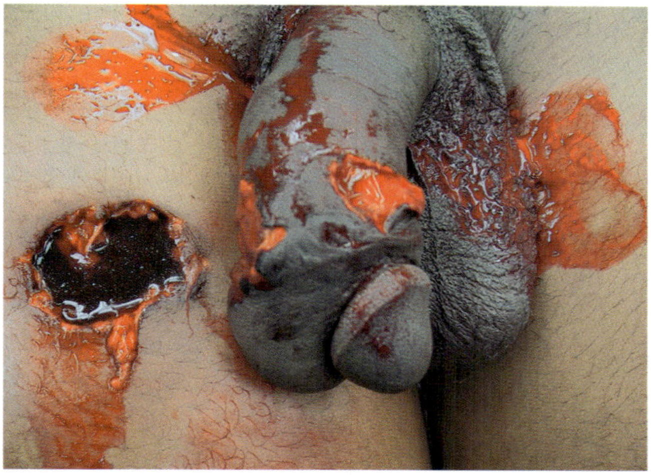

Fig. 11-11. Plaie du pénis par arme à feu. L'hémorragie pénienne peut être importante.

Résumé

La mise en jeu potentielle du pronostic vital lors d'un traumatisme abdominal est extrêmement importante. Aucune autre région de l'organisme n'est plus susceptible de présenter une hémorragie majeure sans preuve physique apparente de lésion. L'état d'un patient traumatisé de l'abdomen peut se détériorer très rapidement et sans signe annonciateur. C'est pourquoi le maintien d'un niveau de suspicion élevé à l'égard d'une lésion abdominale est crucial.

L'étendue d'une lésion d'un organe abdominal est rarement identifiable dans le contexte préhospitalier. La prise en charge d'un patient présentant un traumatisme abdominal inclut une évaluation rapide, la préparation pour le transport, l'oxygénation, le contrôle des hémorragies et l'assistance de la circulation. Un pantalon antichoc est utile dans la prise en charge du choc provoqué par les traumatismes abdominaux et pelviens, dans la mesure où il n'existe pas de contre-indication à son emploi. Le seul moyen qu'a l'intervenant préhospitalier de réaliser les soins définitifs pour un patient chez qui l'on suspecte une hémorragie intra-abdominale consiste à transporter celui-ci vers un hôpital capable de réaliser rapidement une intervention chirurgicale.

Bien que les priorités de traitement restent les mêmes, certains aspects des traumatismes abdominaux nécessitent une attention particulière. Le patient présentant une éviscération ou un empalement abdominal nécessite également une prise en charge spécifique pour éviter la survenue de lésions supplémentaires et de complications. Pour prendre en charge le mieux possible les patients présentant un traumatisme abdominal, il convient de maintenir un niveau de suspicion élevé quant au mécanisme lésionnel et quant à l'état de choc en l'absence de cause évidente. Les changements anatomiques et physiologiques liés à la grossesse ont des implications sur la gamme des lésions rencontrées, sur la présentation des signes et symptômes des traumatismes, et sur la prise en charge des patients traumatisés. Dans le contexte préhospitalier, une réanimation adéquate de la mère est la clé de la survie fœtale.

Solution du scénario

Les signes vitaux de la patiente peuvent être reliés aux modifications physiologiques induites par la grossesse ou bien révéler de manière subtile un état de choc. Du fait de la cinétique de l'accident et des autres données de l'évaluation, vous conserverez un niveau de suspicion élevé quant à la possibilité d'une hémorragie interne chez cette patiente. La plaie du scalp et la désorientation de la patiente imposent une immobilisation du rachis, que vous devrez modifier pour prévenir la compression de la veine cave. Parce que l'oxygénation du fœtus dépend de la fonction cardiorespiratoire de la mère, l'administration d'oxygène et l'assistance de la circulation de cette dernière sont les meilleurs traitements pour le fœtus. Des informations supplémentaires sur le mécanisme lésionnel et sur l'historique obstétrique seraient pertinentes. Du fait du risque potentiel de décollement placentaire et d'autres lésions internes, un transport vers un hôpital adapté comportant un plateau obstétrical et chirurgical est indiqué.

Références

1. American College of Surgeons Committee on Trauma: Abdominal trauma. In *Advanced trauma life support for doctors, student course manual,* ed 7, Chicago, 2004, ACS.
2. Rozycki GS, Ochsner MG, Jaffin JH, et al: Prospective evaluation of surgeons' use of ultrasound in the evaluation of trauma patients, *J Trauma Injury Infect Crit Care* 34(4):516, 1993.
3. Rozycki GS, Ochsner MG, Schmidt JA, et al: A prospective study of surgeon-performed ultrasound as the primary adjuvant modality for injured patient assessment, *J Trauma Injury Infect Crit Care* 39(3):492, 1995.
4. Rozycki GS, Ochsner MG, Feliciano DV, et al: Early detection of hemoperitoneum by ultrasound examination of the right upper quadrant: a multicenter study, *J Trauma Injury Infect Crit Care* 45(5):878, 1998.
5. Rozycki GS, Ballard RB, Feliciano DV, et al: Surgeon-performed ultrasound for the assessment of truncal injuries: lessons learned from 1540 patients, *Ann Surg* 228(4):557, 1998.
6. American College of Surgeons Committee on Trauma: Trauma in women. In *Advanced trauma life support for doctors, student course manual,* ed 7, Chicago, 2004, ACS.
7. Knudson MM, Rozycki GS, Paquin MM: Reproductive system trauma. In Moore EE, Feliciano DV, Mattox KL, editors: *Trauma,* ed 5, New York, 2004, McGraw-Hill.
8. Polk JD, Fallon WF Jr: The use of focused assessment with sonography for trauma (FAST) by a prehospital air medical team in the trauma arrest patient, *Prehosp Emerg Care* 4(1):82, 2000.
9. Melanson SW, McCarthy J, Stromski CJ, et al: Aeromedical trauma sonography by flight crews with a miniature ultrasound unit, *Prehosp Emerg Care* 5(4):399, 2001.
10. Walcher F, Kortum S, Kirschning T, et al: Optimized management of polytraumatized patients by prehospital ultrasound, *Unfallchirurg* 105(11):986, 2002.
11. Strode CA, Rubal BJ, Gerhardt RT, et al: Wireless and satellite transmission of prehospital focused abdominal sonography for trauma, *Prehosp Emerg Care* 7(3):375, 2003.

Pour en savoir plus

Berry MJ, McMurry RG, Katz VL: Pulmonary and ventilatory responses to pregnancy, immersion and exercise, *J Appl Physiol* 66(2):857, 1989.

Coburn M: Genitourinary trauma. In Moore EE, Feliciano DV, Mattox KL, editors: *Trauma,* ed 5, New York, 2004, McGraw-Hill, p 809.

Esposito TJ: Trauma during pregnancy, *Emerg Med Clin North Am* 12:167, 1994.

Frame SB, Timberlake GA, Rosh DS, et al: Penetrating injuries of the abdominal aorta, *Am Surg* 56(10):651, 1990.

Hill DA, Delaney LM, Duflou J: A population-based study of outcome after injury to car occupants and to pedestrians, *J Trauma* 40(3):351, 1996.

Pearlman MD, Tintinalli JE, Lorenz RP: Blunt trauma during pregnancy, *N Engl J Med* 323:1606, 1991.

Schoenfeld A, Ziv E, Stein L, et al: Seat belts in pregnancy and the obstetrician, *Obstet Gynecol Surv* 42(5):275, 1987.

Timberlake GA, McSwain NE Jr: Trauma in pregnancy: a 10-year perspective, *Am Surg* 55(3):151, 1989.

Tso EL, Beaver BL, Haller JA Jr: Abdominal injuries in restrained pediatric passengers, *J Pediatr Surg* 28(7):915, 1993.

Chapitre 12

Traumatismes musculosquelettiques

Objectifs

À la fin de ce chapitre, le lecteur devra être capable :

- d'indiquer les trois catégories de classification des patients présentant des lésions des membres, et de relier celles-ci aux priorités thérapeutiques ;
- de décrire les évaluations primaire et secondaire appliquées aux lésions des extrémités ;
- de connaître l'importance d'une hémorragie dans les fractures ouvertes et fermées des os longs, du pelvis et des côtes ;
- d'indiquer les cinq principaux problèmes physiopathologiques associés aux traumatismes des extrémités, qui peuvent nécessiter une prise en charge adaptée dans le contexte préhospitalier ;
- d'expliquer la prise en charge d'un traumatisme des extrémités, qu'il soit isolé, ou qu'il représente une lésion dans un contexte de ploytraumatisme ;
- en fonction d'une situation donnée, impliquant un traumatisme des extrémités, de sélectionner la méthode d'immobilisation appropriée ;
- de décrire les spécificités dans la prise en charge de la fracture du fémur ;
- de décrire la prise en charge des amputations.

Scénario

Votre coéquipier et vous-même êtes appelés sur les lieux d'une intervention, pour une dame âgée ayant chuté dans les escaliers d'une hauteur d'environ un étage. Elle est retrouvée à l'intérieur de sa maison, au bas des escaliers. Elle est consciente et alerte. Elle se plaint de douleurs à la hanche et à la cuisse gauche ainsi qu'à son bras droit. Ses paramètres vitaux sont les suivants : tension artérielle à 108/64, fréquence circulatoire à 112/min et fréquence respiratoire à 20/min. Sa peau est chaude au toucher, mais légèrement moite. Sa jambe gauche est manifestement déformée.

Comment allez-vous compléter l'évaluation de cette patiente ? Quelles lésions vous attendez-vous à trouver ? Comment l'étude de la cinétique de l'accident peut-elle vous mener à ces déductions ? Quelle est votre première priorité dans la prise en charge de cette patiente ? Quelle est votre seconde priorité dans la prise en charge de cette patiente ? De quelle manière allez-vous focaliser la prise en charge de cette patiente ?

Les blessures des extrémités, qui sont fréquentes chez les patients traumatisés, posent rarement un problème vital immédiat. Néanmoins, elles peuvent entraîner une menace vitale en cas de perte importante de sang (hémorragie) soit externe soit interne dans le membre blessé.

Lorsque l'état du patient est jugé critique, l'intervenant préhospitalier doit prendre en compte les trois principales considérations suivantes, au vu des lésions des extrémités.

1. Maintenir l'évaluation des priorités. Ne pas être distrait par les blessures musculosquelettiques, d'apparence spectaculaire mais n'influençant pas le pronostic vital (figure 12-1).
2. Reconnaître les blessures musculosquelettiques potentiellement dangereuses pour la vie.
3. Reconnaître la cinétique à l'origine des blessures musculosquelettiques et la présence éventuelle d'autres lésions vitales causées par le transfert d'énergie.

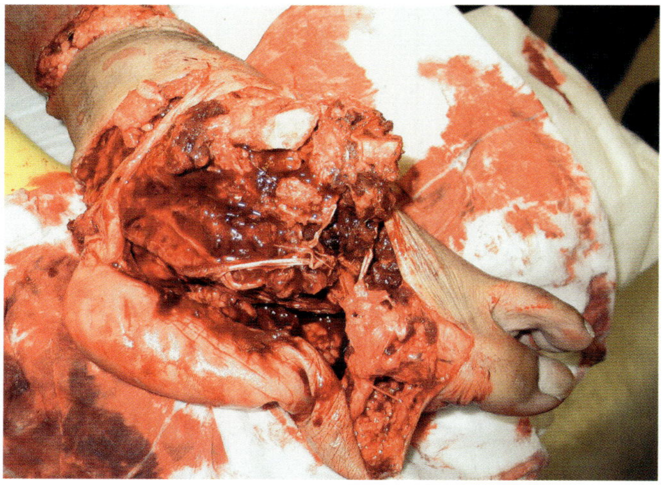

Fig. 12-1. Certaines extrémités lésées, bien que spectaculaires, n'influencent pas le pronostic vital.

Si une lésion vitale ou potentiellement vitale est découverte dans n'importe quelle partie du corps lors de l'évaluation primaire, l'évaluation secondaire (anamnèse et examen physique) ne doit pas être démarrée. Tout problème découvert lors de l'examen primaire doit être corrigé et réévalué selon la règle ABC avant de passer à l'évaluation secondaire (voir ci-après). Il faut donc différer l'examen secondaire qui doit être fait soit durant le transport, soit à l'arrivée au service des urgences.

Chaque patient traumatisé en état critique, chez qui l'on suspecte des fractures, est immobilisé en décubitus dorsal sur une planche, dans la position anatomique la plus favorable à une réanimation. Cette position est appelée *attelle anatomique*. Immobiliser la victime sur la planche permet effectivement de bloquer et de soutenir chaque os et articulation. Si cela peut être fait de façon efficace, cela ne doit pas empêcher de se concentrer sur les états critiques. L'intervenant préhospitalier n'est pas chargé de classifier les différentes lésions musculosquelettiques, mais de l'identification et du traitement des lésions menaçant directement la vie et, seulement si le temps le permet, de l'identification et de l'immobilisation des lésions des extrémités.

Anatomie et physiologie

Comprendre les grandes lignes de l'anatomie et de la physiologie du corps humain fait partie intégrale des ressources et des connaissances de l'intervenant préhospitalier. L'anatomie et la physiologie sont les fondements de l'évaluation et de la prise en charge des blessés. Sans une bonne compréhension des structures des os et des muscles, on ne pourra pas faire de lien approprié entre le mécanisme des blessures et les lésions superficielles ou internes. Bien que cet ouvrage ne porte pas sur l'ensemble de l'anatomie et de la physiologie du système locomoteur, il en passe les bases en revue.

L'adulte possède environ 206 os classés en fonction de leur forme : longs, courts, plats, soudés et sésamoïdes. Les os *longs* se composent du fémur, de l'humérus, du cubitus (ulna), du radius, du tibia et du péroné (fibula). Les os *courts* incluent les os du métacarpe, les métatarses et les phalanges. Les os *plats* sont généralement fins et compacts, tels le sternum, les côtes et les omoplates. Les os *soudés* font partie de la boîte crânienne. Les os *sésamoïdes* sont localisés dans les tendons. La rotule est le plus grand os sésamoïde (figure 12-2).

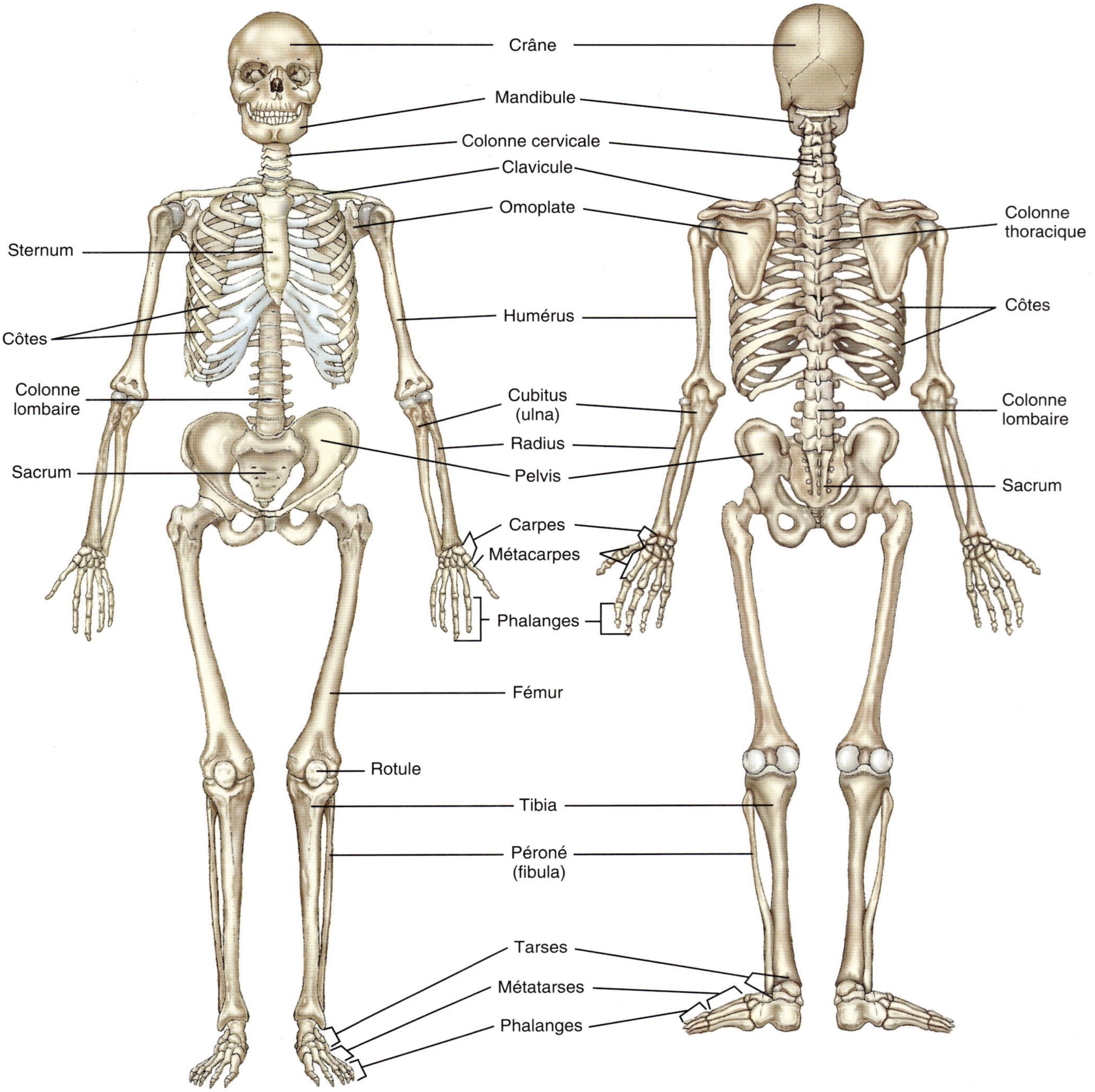

Fig. 12-2. Le squelette humain.

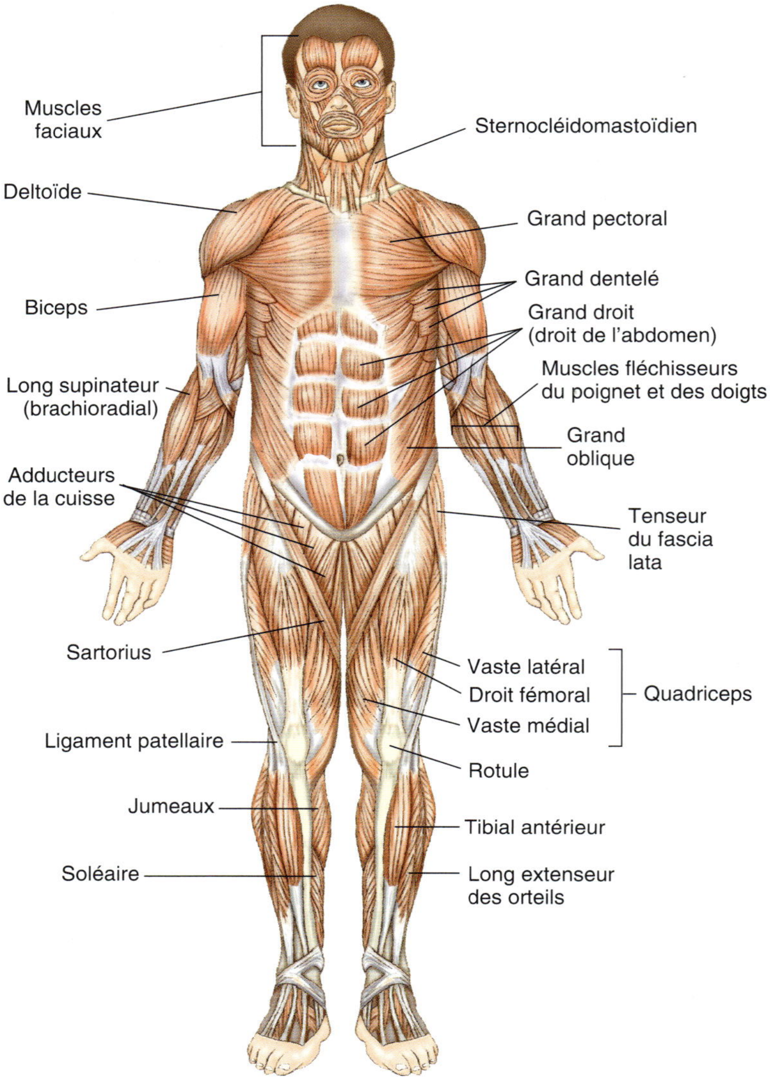

Fig. 12-3. Principaux muscles du corps humain.

Le corps humain possède plus de 700 muscles individualisés et classés selon leur action. Les muscles concernés dans ce chapitre sont les muscles volontaires ou squelettiques. Le terme « muscles *squelettiques* » est relatif à leur fonction locomotrice du squelette. Les muscles de cette catégorie mobilisent volontairement les structures du corps (figure 12-3).

Les autres structures abordées dans ce chapitre sont les tendons et les ligaments. Un *tendon* est une bande solide, non élastique de tissu fibreux attachant les muscles aux os. Il s'agit de la partie blanche de l'extrémité des muscles qui relie le muscle à l'os dont il assure la mobilité. Un *ligament* est une bande de tissu fibreux solide reliant les os entre eux. Leur fonction consiste à maintenir les os entre eux.

Évaluation

Conformément aux règles de triage, les lésions musculosquelettiques peuvent être catégorisées en trois grands types.
1. Lésions traumatiques musculosquelettiques isolées non vitales (fracture isolée d'un membre).
2. Lésions traumatiques musculosquelettiques non vitales associées à des lésions vitales chez un patient polytraumatisé (lésions vitales et fracture d'un membre).
3. Lésions traumatiques musculosquelettiques vitales (fracture du bassin ou du fémur avec hémorragie massive menaçant la vie).

La fonction de l'évaluation primaire est d'identifier et de traiter toutes les lésions vitales. La présence d'un traumatisme musculosquelettique non vital peut être un indicateur de l'existence d'un polytraumatisme et ne doit pas empêcher l'intervenant préhospitalier de réaliser son évaluation primaire. Il doit, lors de ce type de situation, se poser les questions suivantes.

- Si l'énergie latérale libérée a été suffisamment importante pour fracturer un humérus protégé par des muscles épais, n'y a-t-il pas une lésion pulmonaire sous-jacente ?
- Existe-t-il une lésion thoracique potentiellement vitale ou une lésion des organes de la partie supérieure de l'abdomen avec une simple fracture de côtes ?
- Existe-t-il une lésion potentiellement vitale avec les plaies du visage ou les lésions osseuses de la face, de la mandibule, des maxillaires, de l'os frontal ?

La réponse à toutes ces questions est « oui ». Aussi, l'intervenant préhospitalier ne doit pas être distrait par la présence de lésions musculosquelettiques traumatiques. Il doit les considérer comme de possibles indices d'une lésion vitale. Cette façon de procéder va permettre d'éviter, ou de prévenir, qu'une lésion potentiellement vitale ne devienne vitale.

Mécanisme lésionnel

Déterminer le mécanisme des lésions est un des points clés de l'évaluation et de la prise en charge du patient traumatisé. Déterminer rapidement si le mécanisme des lésions a entraîné un faible ou fort échange d'énergie (par exemple, chute d'un vélo versus chute d'une moto) permet à l'intervenant préhospitalier de reconnaître les blessures les plus critiques. La meilleure source d'informations en ce qui concerne le mécanisme des lésions est le blessé lui-même. Si la victime est inconsciente, les détails de l'accident peuvent être obtenus par les témoins. Si aucun témoin n'est disponible, une bonne analyse peut être faite en se fondant sur les constatations des lieux et sur les différentes lésions. Ces informations doivent être retransmises à l'hôpital receveur et être consignées sur le rapport d'intervention.

L'historique et le mécanisme lésionnel fournissent déjà de très bonnes indications sur les lésions possibles. Les lésions primaires les plus évidentes sont liées au mécanisme lésionnel. Cependant, d'un point de vue musculosquelettique, à moins d'une hémorragie, ces lésions ne sont pas vitales et peuvent donc être traitées par des pansements et des attelles. Les lésions secondaires ne sont pas évidentes, mais situées sur le « chemin des blessures ». Les exemples qui suivent illustrent la différence entre lésions primaires et secondaires.

- Si une personne saute par une fenêtre les pieds en avant, les lésions primaires vont être des fractures des calcanéus, des tibias, des péronés (fibulas), des fémurs, du bassin et du rachis ainsi que des lésions aortiques par cisaillement. Les lésions secondaires seront quant à elles localisées au niveau de l'abdomen et de la tête, le corps ayant basculé en avant après avoir touché le sol.
- Lors d'une collision d'un motocycliste contre un poteau téléphonique, si celui-ci heurte le poteau avec la tête, les lésions primaires seront des traumatismes crâniens, cervicaux et thoraciques. Les lésions secondaires peuvent être une fracture du fémur après que celui-ci a heurté le guidon.

Un autre exemple est le cas d'un passager avant d'un véhicule impliqué dans un choc latéral. Comme cela a été indiqué au chapitre 3, la première loi de Newton implique qu'un corps en mouvement ne s'arrête que si on lui applique une force opposée égale à celle qui a entraîné le mouvement. La voiture est l'objet en mouvement jusqu'à ce qu'elle soit arrêtée par l'autre véhicule. La porte du véhicule cible est projetée contre la partie supérieure du bras ; ce dernier sera poussé vers la paroi thoracique, produisant des fractures de côtes et des contusions pulmonaires ainsi qu'une possibilité de fracture de l'humérus. Étant donné la cinématique de cet accident, les lésions musculosquelettiques primaires suspectées pourraient être des fractures de l'humérus, du bassin et du fémur. Les lésions secondaires à suspecter seraient des fractures costales, des lésions thoraciques, pulmonaires et cardiaques. Il convient aussi de rechercher comme lésions secondaires les lésions d'abrasions liées au gonflement des airbags.

Une autre possibilité de lésions secondaires dans un choc latéral survient lorsqu'un passager non ceinturé devient un projectile dans le véhicule. L'autre véhicule percutant le côté passager lui implique un mouvement jusqu'à ce qu'il soit stoppé par un autre objet tel que le conducteur. Cependant, les lésions proximales sont plus graves que les lésions distales. Dans ce cas, le mécanisme des lésions pour le conducteur est lié au corps du passager non ceinturé.

Une visualisation appropriée du premier au dernier objet qui a pu être en mouvement est essentielle pour la bonne compréhension du mécanisme des lésions.

Évaluations primaire et secondaire

La première étape de toute évaluation consiste à assurer la sécurité des lieux et l'analyse de la situation. Une fois que les lieux sont sécurisés, la victime peut être prise en charge. L'évaluation primaire concerne toutes les lésions vitales qui peuvent être identifiées et leur traitement. Traiter une amputation de jambe est sans importance si le patient ne respire pas. La gestion de la perméabilité des voies aériennes, de la respiration et de la circulation (ABC) demeure la base d'une bonne évaluation. La prise en charge d'une hémorragie massive est incluse dans le bilan primaire, et doit être contrôlée quand elle est jugée vitale.

Si le patient n'a pas de lésion vitale, les intervenants préhospitaliers peuvent passer à l'évaluation secondaire. Lors de l'évaluation secondaire, les intervenants préhospitaliers doivent agir de la manière suivante :

- enlever tous les vêtements qui n'auraient pas été retirés lors de l'évaluation primaire ;
- si le patient est conscient, le questionner sur le mécanisme lésionnel, sur ses sensations, ses douleurs et d'éventuelles pertes de sensibilité ;
- examiner la victime à la recherche de gonflements, de plaies, d'abrasions épidermiques, d'hématomes, de couleur anormale, de mouvements, de recoloration capillaire et de déformations ;
- palper les pouls, sentir la température, rechercher des crépitations ;
- évaluer les sensations perçues en plusieurs endroits au niveau des mains et des doigts ainsi qu'au niveau des pieds et des orteils. Les sensations émanant des mains sont transmises par l'intermédiaire de trois nerfs contre deux pour les pieds. La sensation pouvant être partielle, il est important d'évaluer les grandes fonctions motrices : ouverture et fermeture des poings, force de préhension (force dans les mains) et mouvements des orteils. Procéder simultanément au contrôle des mouvements volontaires des extrémités, et aux tests neuromusculaires ;
- vérifier la présence du pouls, la mobilité et les sensations perçues avant et après une manœuvre d'immobilisation ;
- immobiliser toute suspicion de fractures ou luxations.

Les plaies peuvent saigner plus ou moins. Une hémorragie dans les tissus mous va produire un gonflement, un hématome et une ecchymose. Un hématome et une déformation peuvent indiquer une fracture fermée ou une atteinte importante d'un vaisseau sanguin. Les atteintes musculosquelettiques sont douloureuses chez la plupart des patients, à moins qu'il y ait une lésion des nerfs, avec perte de la sensibilité de cette région.

Les pouls, la motricité et la sensibilité sont des éléments importants de l'évaluation. Bien que la perte de motricité et de sensibilité puisse généralement indiquer une atteinte neurologique (des nerfs), ces lésions associées à une absence des pouls correspondent typiquement à une atteinte artérielle majeure. L'évaluation primaire est faite pour établir un statut de base du patient et permettre d'identifier les blessures mettant en jeu le pronostic vital. La réévaluation continue permet d'identifier les changements par rapport à l'évaluation initiale.

Les *crépitations* osseuses sont les bruits que font les extrémités d'une fracture se frottant les unes contre les autres. Des crépitations peuvent être obtenues en palpant le site de la blessure ou en mobilisant les extrémités. On peut comparer le son obtenu au bruit d'un craquement, d'une rupture ou au bruit que fait un emballage lorsqu'on en crève les bulles. Si la crépitation osseuse est souvent reconnue pendant l'examen, il ne faut en aucun cas la rechercher ou la provoquer à nouveau, car elle peut entraîner des lésions supplémentaires. La crépitation osseuse est une sensation particulière qui ne s'oublie pas facilement.

Atteintes musculosquelettiques spécifiques

Les blessures des extrémités s'accompagnent principalement de deux problèmes, l'hémorragie et l'instabilité (fracture et luxation), nécessitant une prise en charge préhospitalière adaptée.

Hémorragie

Un saignement peut être spectaculaire ou subtil. Il peut s'agir, par exemple, d'un léger suintement provenant d'une grande abrasion, d'un écoulement de sang rouge foncé lors d'une lacération superficielle, ou d'un saignement saccadé, de couleur rouge vif, provenant d'une artère ouverte ; la quantité de sang perdu associée à la rapidité de sa perte détermineront la capacité du patient de compenser ou d'aggraver son état de choc. Une bonne règle consiste à se rappeler qu'aucun saignement n'est mineur. Chaque globule rouge compte, quelle que soit l'abondance de l'hémorragie, car la perte de sang alors cumulée peut devenir importante, particulièrement sur la durée.

Un saignement artériel *externe* doit être identifié au moment de l'évaluation primaire. Généralement, ce type de saignement est facilement apprécié, mais cela peut être plus difficile lorsque le sang est caché sous le patient ou bien dans des vêtements épais ou sombres. Idéalement, le contrôle de toute hémorragie manifeste s'effectue pendant la prise en charge des voies aériennes et de la fonction ventilatoire, si les moyens disponibles sont suffisants ; sinon, l'hémorragie est contrôlée lors de sa découverte durant l'évaluation de la circulation ou lors du retrait des vêtements. L'estimation de la perte de sang externe reste extrêmement difficile. Les secouristes les moins expérimentés ont tendance à surestimer l'importance de l'hémorragie extériorisée ; mais la sous-estimation est également possible car les signes flagrants de la perte de sang extériorisée ne sont pas toujours apparents. Le patient a pu être déplacé du lieu où il a été blessé, ou le sang perdu peut être absorbé par les vêtements ou la surface du sol (terre), ou encore avoir été lavé par la pluie ou de l'eau.

Une hémorragie *interne* est souvent associée à un traumatisme musculosquelettique. Elle peut résulter de lésions vasculaires, de lésions des tissus musculaires, et

Tableau 12-1 Approximations des hémorragies internes associées aux fractures

Os fracturé	Perte de sang interne (ml)
Côte	125
Radius ou cubitus	250–500
Humérus	500–750
Tibia ou péroné	500–1 000
Fémur	1 000–2000
Pelvis	1 000–pertes massives

de lésions osseuses imputables à des fractures ou à une atteinte médullaire. Un gonflement permanent d'un membre ou une peau pâle, froide et sans pouls peut indiquer une hémorragie interne artérielle ou veineuse. Un saignement interne significatif peut être associé à des fractures (tableau 12-1). Les intervenants préhospitaliers doivent tenir compte de la possible perte de sang interne et externe pouvant être associé à un traumatisme des extrémités. Cela va contribuer à l'évaluation de la perte de sang pouvant conduire à une hypoperfusion ou au choc, et permettre la prise de mesures initiales en cas de détérioration systémique afin de la prévenir.

Prise en charge

La première étape de la prise en charge d'une hémorragie externe s'effectue par l'intermédiaire d'une compression directe. Comme cela a été expliqué dans le chapitre 7, l'élévation d'un membre ne va pas ralentir le saignement, et dans une atteinte musculosquelettique, elle peut aggraver les blessures présentes. Si l'hémorragie ne peut être contrôlée par une compression directe, un garrot peut être mis en place comme décrit dans le chapitre 7. Les agents hémostatiques (TraumaDex®, QuickClot®, etc.) disponibles dans le commerce n'ont pas été suffisamment étudiés par les différents services d'urgences, et doivent être réservés aux transports de longue durée.

Après le contrôle des saignements chez les patients présentant une hémorragie d'extrémité menaçant le pronostic vital, les intervenants préhospitaliers peuvent réévaluer le bilan primaire, et se focaliser sur la réanimation et débuter un transport rapide vers l'établissement le mieux adapté à l'état clinique du patient. Durant le transport, le patient doit être oxygéné et une voie veineuse doit être mise en place pour tout patient en état de choc de classe II, III ou IV. Pour les patients présentant un saignement mineur, sans signes de choc ou d'atteintes vitales, le contrôle peut être effectué par une compression directe, et une seconde évaluation doit être effectuée.

Instabilité des os et articulations (fractures et luxations)

Les lésions des structures supportant les articulations, la fracture d'un os, ou la blessure d'un muscle ou d'un tendon majeurs affectent la capacité fonctionnelle d'un membre. Il y a deux raisons à l'instabilité articulaire ou osseuse d'un membre : les fractures et les luxations.

Fractures

Si un os est fracturé, l'immobiliser va réduire le risque de lésion supplémentaire et la douleur du patient. Les mouvements de l'extrémité saillante fracturée à l'intérieur du muscle à proximité des vaisseaux et des nerfs peuvent entraîner des lésions supplémentaires importantes.

En général, les fractures se classent en deux types : les fractures fermées et les fractures ouvertes. Lors d'une *fracture fermée*, la peau n'est pas transpercée par l'extrémité de l'os, contrairement à la *fracture ouverte*, où l'intégrité de la peau a été atteinte (figure 12-4A). Les chirurgiens orthopédiques peuvent classer les fractures en fonction de leur disposition (fractures de bois vert, comminutives), mais ces types ne peuvent être différenciés sans radiographies, et le savoir n'influence pas la prise en charge sur le terrain.

Les fractures fermées sont des fractures où l'os est cassé mais où la peau a gardé son intégrité (la peau n'est pas lésée) (Figure 12-4B). Les signes d'une fracture ouverte sont : perte de sensibilité, déformation, hématome et crépitations. Cependant, chez certains patients, la perte de sensibilité peut être le seul signe clinique. Les pouls, la couleur de la peau ainsi que la fonction motrice et sensitive doivent être contrôlés au niveau distal sur tout site de suspicion de fracture. Demander au patient de bouger un membre fracturé peut résulter en une fracture ouverte. Le fait que le patient arrive à mobiliser une extrémité fracturée ne signifie pas toujours que celle-ci n'est pas atteinte; l'adrénaline produite lors de la survenue d'un événement traumatisant peut accroître la tolérance de patients à certains éléments, alors que ce ne serait pas le cas habituellement. Par ailleurs, certains patients ont une remarquable tolérance à la douleur.

Les fractures ouvertes se caractérisent par une perforation interne de la peau par la partie saillante d'un os, ou par des lacérations de la peau et des muscles en aval d'un site de fracture (figure 12-4C). Quand un os perfore la peau, la partie se retrouvant alors à l'extérieur peut être contaminée par des bactéries provenant de la peau ou de l'environnement. Cette complication sérieuse

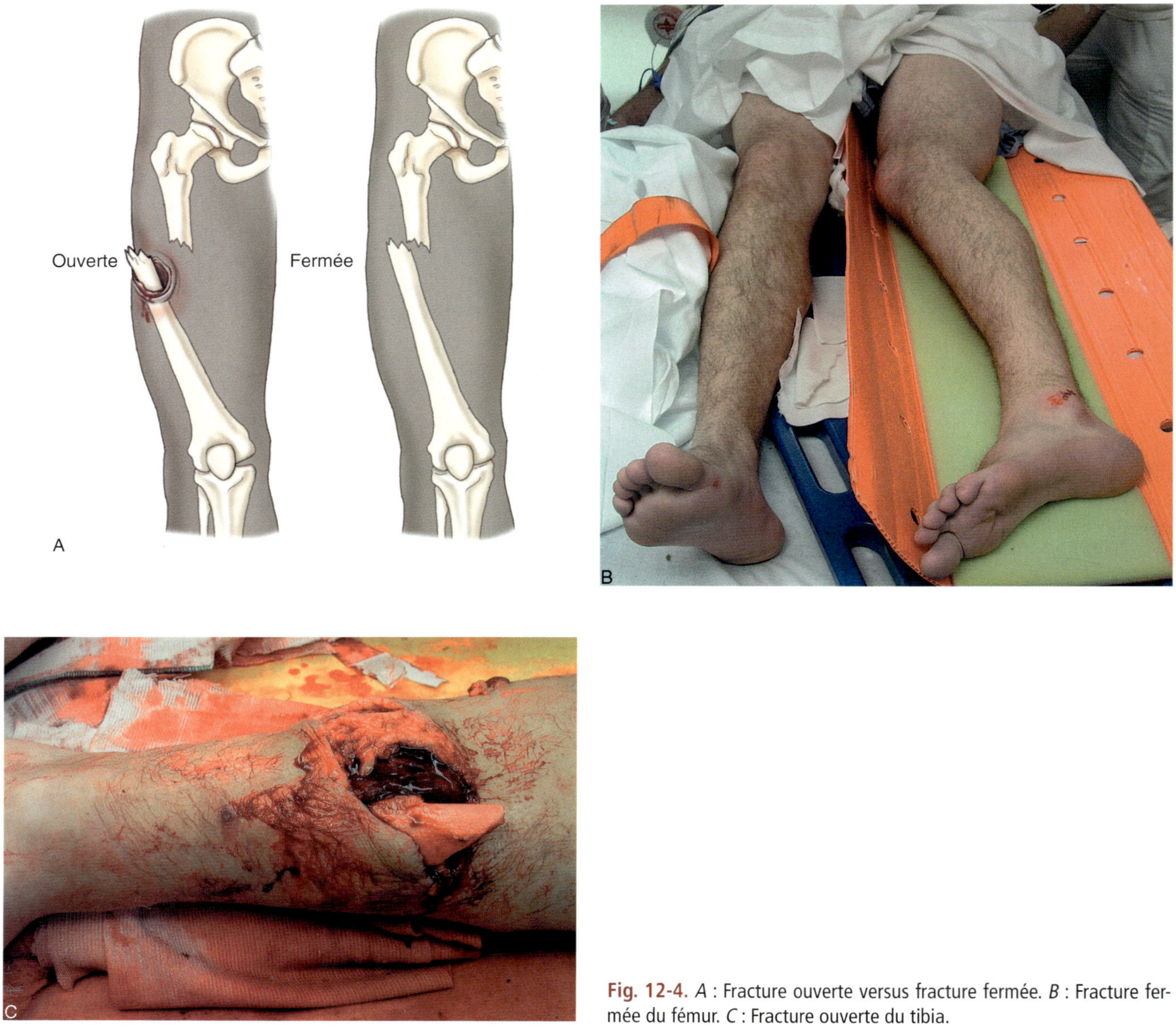

Fig. 12-4. *A* : Fracture ouverte versus fracture fermée. *B* : Fracture fermée du fémur. *C* : Fracture ouverte du tibia.

caractérisée par une infection de l'os se nomme *ostéomyélite*, et peut interférer dans le processus de consolidation de la fracture. Bien que la plaie d'une fracture ouverte ne soit souvent pas associée à une hémorragie importante, un saignement persistant peut provenir de la cavité intraosseuse (moelle) ou peut survenir comme un hématome profond des tissus se décompressant à travers la peau lésée. L'intervenant préhospitalier doit considérer toute plaie à côté d'une possible fracture comme une fracture ouverte, et la traiter comme telle. Il ne doit pas essayer de remettre en place un os sortant de la peau, fracturé ou intact; cependant, l'os peut parfois reprendre sa position initiale lors d'un réalignement, ou du fait d'un spasme musculaire se produisant habituellement en présence de fractures. Une immobilisation inadéquate ou une manipulation agressive peuvent transformer une fracture fermée en une fracture ouverte. Les fractures ouvertes peuvent être facilement détectées chez un patient traumatisé.

Comme indiqué précédemment, les fractures peuvent engendrer des hémorragies internes importantes dans les couches tissulaires autour de la fracture. Les deux principales fractures associées à une hémorragie massive sont les fractures du fémur et du pelvis. Un adulte peut perdre entre 1 000 et 2 000 ml de sang à l'occasion d'une fracture de fémur. Par conséquent, une hémorragie interne

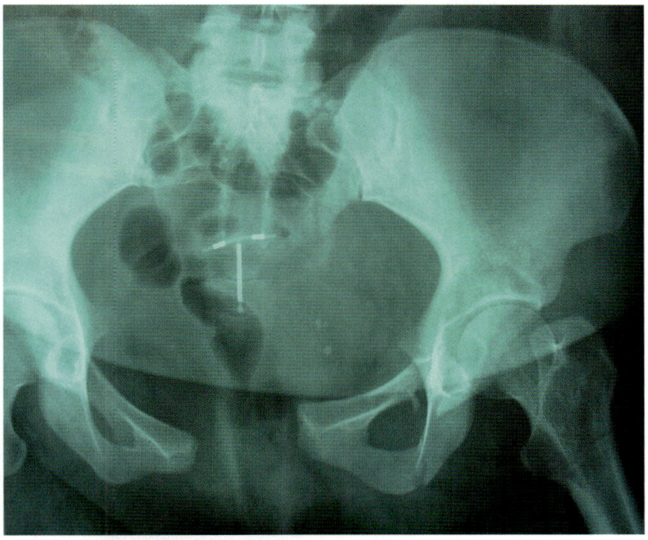

Fig. 12-5. Radiographie d'une importante fracture par compression antériopostérieure du bassin. Elle est largement marquée au niveau de la symphyse pubienne, interrompue au niveau de l'articulation sacrée, avec des fractures du rameau pubien.

associée à une fracture bilatérale des fémurs peut suffire à entraîner le décès par choc hypovolémique.

Les fractures pelviennes sont également la cause fréquente d'une hémorragie importante (figure 12-5). De multiples petites artères et veines adjacentes au pelvis peuvent être déchirées par les arêtes saillantes des os ou par les articulations sacro-iliaques qui s'ouvrent ou se brisent. Une palpation ou une manipulation agressive du bassin peuvent augmenter de façon importante la perte de sang en cas de fracture pelvienne instable. Afin d'évaluer le pelvis, la palpation doit être réalisée avec précaution, mais à une seule reprise. Une pression manuelle modérée, de l'avant vers l'arrière et par les côtés, peut permettre l'identification de crépitations ou d'une instabilité du pelvis. La région autour du pelvis est un « espace potentiel » car extensible; il peut accueillir une quantité importante de sang. L'espace dans la cavité pelvienne étant si important, une hémorragie peut survenir sans signes cliniques externes. Les fractures ouvertes du bassin, qui surviennent souvent quand un piéton est renversé ou lors de l'éjection d'un passager d'un véhicule, sont fréquemment mortelles. Régulièrement, cela se traduit par une hémorragie massive externe plutôt qu'interne, et les arêtes osseuses peuvent lacérer le rectum ou le vagin, donnant lieu à une infection pelvienne sévère (encadré 12-1).

Prise en charge

Fractures ouvertes ou fermées. Le premier impératif dans la prise en charge des fractures consiste à contrôler l'hémorragie et à traiter le choc hypovolémique ainsi induit. Une pression directe associée à un pansement compressif contrôleront pratiquement l'ensemble des hémorragies externes rencontrées en préhospitalier. Les plaies ouvertes ou les parties osseuses exposées devront être recouvertes par un pansement stérile. Les hémorragies internes sont contrôlées en premier lieu par une immobilisation, qui a l'avantage supplémentaire de réduire la douleur. Si l'os visible se rétracte dans la plaie durant l'immobilisation, cette information doit être indiquée au service hospitalier receveur. L'administration d'antibiotiques en intraveineux a peu d'intérêt dans la prise en charge des fractures ouvertes en préhospitalier, surtout dans les zones urbaines et périurbaines.

La mobilisation d'un membre atteint devrait être évitée autant que possible. L'objectif principal d'une immobilisation est de prévenir tout mouvement du membre atteint, dans un but antalgique, mais aussi afin d'empêcher des lésions supplémentaires des tissus et des hémorragies. Un membre doit être immobilisé dans son entier afin de réduire les mouvements osseux à l'endroit de la fracture. La procédure consiste à soutenir manuellement l'endroit de la fracture puis à mettre en place un dispositif d'immobilisation, incluant les articulations situées au-dessus et en dessous du membre fracturé. De nombreux types d'attelles sont disponibles, et la plupart peuvent être employés sur les fractures ouvertes et fermées (encadré 12-2). L'ensemble des techniques d'immobilisation rendant difficile l'évaluation ultérieure du membre, celle-ci doit faire l'objet d'un examen approfondi avant l'immobilisation.

En général, la plupart des fractures sont immobilisées dans la position initiale. Les exceptions concernent les patients présentant une fracture avec absence d'un pouls distal, et les patients avec fractures de membres ne pouvant pas être transportés dans la position initiale en raison de la position atypique du membre. Dans ces situations, l'intervenant préhospitalier peut tenter de réaligner le membre avec retenue, afin de le ramener dans une position anatomique adéquate. Si une ou deux tentatives ne permettent pas de restaurer la circulation, d'autres tentatives seront probablement infructueuses. Les tentatives de réalignement de membres devront être abandonnées si le patient se plaint de douleur importante ou si une résistance au mouvement est ressentie. Le repositionnement du membre dans une position normale facilitera son immobilisation et une amélioration de la circulation.

Les quatre points suivants sont importants dans l'application des différents types d'attelles.

1. Les attelles rigides évitent la mobilité du membre, afin d'améliorer le confort du patient et prévenir les douleurs relatives à la compression.

Encadré 12-1 Les fractures du bassin

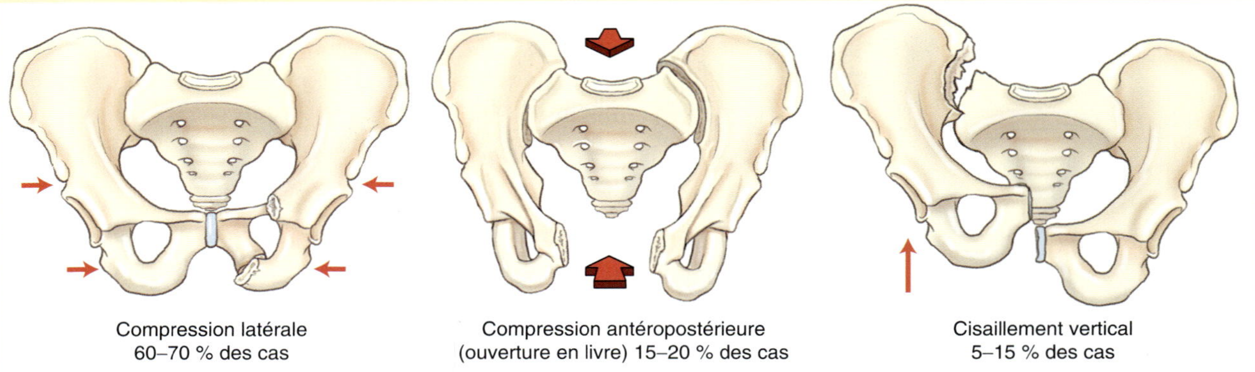

Les fractures pelviennes peuvent être classées en fractures mineures, relativement insignifiantes, et complexes associées à une hémorragie massive interne ou externe. Les fractures de l'**anneau pelvien** sont associées à un taux de mortalité de 6 %, alors que ce taux peut dépasser 50 % dans le cas des fractures ouvertes. La perte de sang est la principale cause de décès chez les patients ayant des fractures pelviennes ; les autres causes de décès sont dues aux traumatismes craniocérébraux et aux défaillances multiples d'organes. Le pelvis étant un os solide et difficilement fracturable, les patients présentant des fractures pelviennes ont souvent d'autres fractures associées, incluant des traumatismes craniocérébraux (51 %), des fractures d'os longs (48 %), des traumatismes thoraciques (20 %), des perturbations urétrales chez les hommes (15 %), des traumatismes de la rate (10 %), et des traumatismes du foie et des reins (7 % chacun).

Les différents types de fractures du bassin

- **Fractures de branches.** Lorsqu'elles sont isolées sur le haut ou le bas de la branche, elles sont généralement sans gravité et ne nécessitent pas de stabilisation chirurgicale. Les individus chutant violemment sur le périnée peuvent se fracturer les quatre branches (lésion dite « à califourchon » par les Anglo-Saxons). Ces fractures typiques ne sont pas associées à des hémorragies internes significatives.
- **Fractures acétabulaires.** Ces fractures sont la conséquence d'un choc entre la tête fémorale et l'acétabulum. L'intervention chirurgicale est généralement nécessaire afin d'améliorer la mobilité de la hanche. Ces atteintes peuvent être associées à une hémorragie interne significative.
- **Fractures de l'anneau pelvien.** Les fractures de l'anneau pelvien sont habituellement classées en trois catégories. L'hémorragie la plus menaçante pour le pronostic vital du patient est probablement celle provoquée par le mécanisme de cisaillement vertical du bassin, mais elle peut être également associée à toutes les autres sortes de fractures pelviennes. L'intervenant préhospitalier peut rechercher les crépitations et noter les instabilités relatives à chaque sorte de fracture de l'anneau pelvien.
- Les **fractures induites par une compression latérale** représentent la majorité des atteintes traumatiques de l'anneau pelvien. Elles peuvent résulter de l'application de forces contre les structures anatomiques du flanc du pelvis (par exemple un piéton est heurté par un véhicule). Le volume du pelvis est réduit lors de ces fractures.
- Les **fractures résultant d'une compression antéropostérieure** représentent environ 15 % des fractures pelviennes. Ces atteintes résultent de l'application de forces dirigées en antéropostérieur (par exemple une personne coincée entre un véhicule et un mur). Elles sont également appelées fractures en livre ouvert, en raison de la séparation fréquente de la symphyse ; et dans ce type de fractures, le volume du pelvis est largement augmenté.
- Les **fractures induites par un cisaillement vertical** sont les fractures de l'anneau pelvien les moins fréquentes, mais elles ont le plus fort taux de mortalité. Elles résultent de l'application d'une force verticale contre la moitié du pelvis (par exemple une chute de sa hauteur, avec une réception sur une seule jambe en premier). Comme les deux hémipelvis sont coupés et déplacés l'un de l'autre, ces lésions s'accompagnent souvent d'un arrachement des vaisseaux sanguins, ce qui entraîne une importante hémorragie interne.

2. Enlever les bijoux et les montres parce que ces objets entravent la circulation et peuvent provoquer des œdèmes. La lubrification avec une lotion ou un gel lubrifiant permet de retirer aisément les bagues serrées.

3. Évaluer les fonctions neurovasculaires distales au site de blessure avant et régulièrement après la mise en place de tout dispositif d'immobilisation. Une absence de signe de circulation (pouls) au niveau de l'extrémité du

Encadré 12-2 Les différents types d'attelles

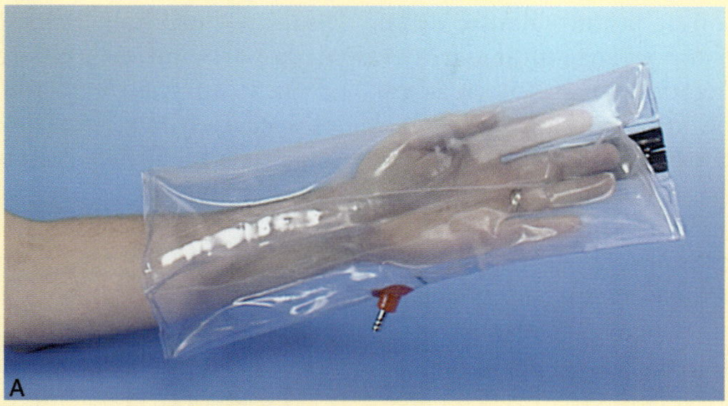

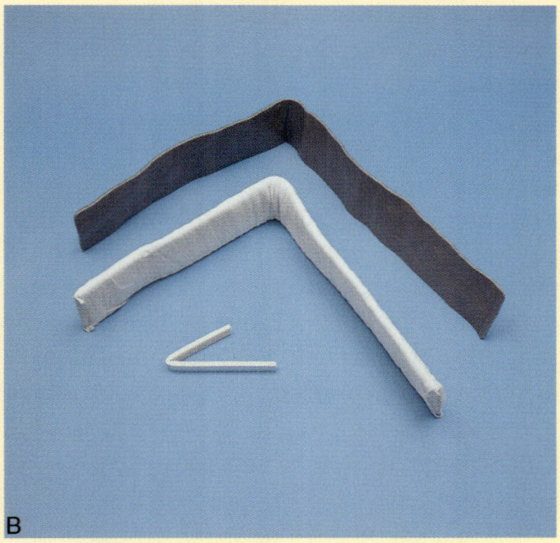

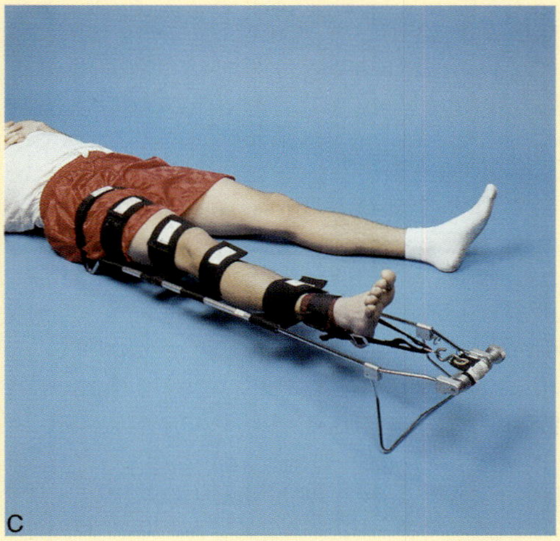

A : Attelle rigide. *B* : Attelle modelable. *C* : Attelle de traction.
(*A* extrait de McSwain NE, Paturas J, *The basic EMT : comprehensive prehospital patient care*, 2nd ed., St Louis, Mosby, 2001 ; *B* et *C* extraits de Sanders MJ, *Mosby's paramedic textbook*, 3rd ed., St Louis, Mosby, 2006.)

De multiples attelles et matériels d'immobilisation sont disponibles, dont les suivants.

- La forme des **attelles rigides** ne peut pas être modifiée (voir figure **A**). Elles requièrent que la partie du corps qui y est positionnée corresponde à la forme de l'attelle. Des exemples d'attelles rigides sont les planches d'immobilisation (en bois, plastique ou métal) ainsi que les attelles gonflables. La planche d'immobilisation dorsale (planche longue) fait partie de ce type d'attelle. Les attelles rigides sont particulièrement recommandées pour les atteintes d'os longs.
- Les **attelles modelables** peuvent prendre des formes variées et être utilisées dans diverses combinaisons pour s'accorder aux extrémités lésées (voir figure **B**). Les exemples d'attelles modelables incluent les attelles à dépression, les coussins, les draps, les attelles en carton, les échelles métalliques souples et les attelles modulables en métal recouvertes de mousse. Ces attelles sont particulièrement recommandées pour l'immobilisation de la cheville, du poignet et des os longs.
- Les **attelles de traction** sont ainsi désignées car elles maintiennent mécaniquement une traction dans l'axe pour favoriser le réalignement du membre (voir figure **C**). Elles sont le plus souvent utilisées pour stabiliser les fractures fémorales.

membre lésé indique soit une atteinte vasculaire, soit un syndrome de compression ; un transport rapide dans une structure adaptée devient alors la priorité pour le devenir du patient.

4. Après immobilisation, envisager une élévation du membre, afin de diminuer l'œdème et la douleur désagréable. De la glace ou des packs réfrigérés peuvent alors être utilisés pour diminuer la douleur et le gonflement, et

peuvent être placés sur le membre immobilisé près du site de la fracture.

Fractures du fémur. Les fractures du fémur représentent une lésion particulière en raison de la musculature de la cuisse. En plus d'apporter un support structural essentiel pour le membre inférieur, le fémur permet aux muscles puissants de la cuisse de garder un certain degré d'extension au repos. Lorsque le fémur est fracturé au sein de sa structure osseuse, cette résistance à la contraction est supprimée. Lors des contractions musculaires, les bords saillants des os fracturés peuvent léser les tissus musculaires, provoquant des hémorragies internes supplémentaires associées à des douleurs, et peuvent entraîner une fracture ouverte. S'il n'y a pas de lésion menaçant le pronostic vital, une *attelle de traction* peut être mise en place afin de stabiliser les fractures de la partie moyenne de la diaphyse fémorale. L'application d'une traction, d'abord manuelle puis avec l'utilisation d'un dispositif mécanique, va permettre de réduire les saignements internes ainsi que de diminuer la douleur du patient. Une étude sur l'utilisation en préhospitalier d'attelles de traction a démontré que presque 40 % des patients présentent une atteinte qui soit complique, soit contre-indique l'utilisation d'une attelle de traction [1]. Les contre-indications à l'utilisation de cette dernière sont les suivantes :

- une suspicion de fracture pelvienne ;
- une suspicion de fracture de la tête fémorale (hanche) ;
- un arrachement (avulsion) ou une amputation de la cheville ou du pied ;
- une suspicion de fractures proches du genou (une attelle de traction peut être utilisée de la même manière qu'une attelle rigide dans cette situation, mais la traction ne doit pas être réalisée).

Chez les patients présentant des fractures de la partie moyenne de la diaphyse fémorale et qui ont d'autres atteintes potentiellement vitales, la durée de prise en charge doit être limitée, et la mise en place d'une attelle de traction est donc proscrite. Au contraire, l'attention doit être portée sur le traitement de l'atteinte vitale, et le membre a priori fracturé doit être suffisamment stabilisé lorsque le patient est immobilisé sur la planche dorsale. Si un pantalon antichoc est utilisé pour un état de choc décompensé (de classe III ou IV), celui-ci peut également permettre la stabilisation d'une fracture du fémur.

Fractures du bassin. Les fractures sévères du bassin présentent deux problèmes particuliers pour les intervenants préhospitaliers. Le plus important est l'hémorragie interne qui peut se révéler très difficile à prendre en charge. Certaines données indiquent que le pantalon antichoc pourrait être très utile en comprimant le bassin, et pourrait limiter ou arrêter l'hémorragie interne par tamponnade [2,3]. Il ne devrait cependant être appliqué et gonflé chez un patient chez qui l'on suspecte une fracture du pelvis que lorsque ce dernier est en état de choc hypovolémique décompensé (classe III ou IV). Si un pantalon antichoc n'est pas disponible, il faut envisager l'utilisation d'un drap fortement serré et en écharpe autour de la partie inférieure du bassin. Les membres inférieurs doivent aussi être en adduction et en rotation interne, et sécurisés dans cette position. Plusieurs fabricants de matériels médicaux commercialisent des « ceintures pelviennes » ; il s'agit de dispositifs permettant d'immobiliser certains types de fractures du bassin. Aucun argument convaincant n'a été, pour l'instant, avancé quant aux bénéfices de son utilisation lors du transport de patients pouvant présenter des fractures du bassin entre les lieux de la prise en charge et le centre receveur (encadré 12-3).

Le second problème est relatif aux patients présentant une fracture du bassin extrêmement instable ; ils peuvent être difficiles à mobiliser, et nécessitent même une adaptation de la technique du *logroll* (mise sur le flanc) afin d'éviter un déplacement des fragments osseux pouvant entraîner une hémorragie. Le dispositif le plus adéquat pour la mobilisation d'un patient susceptible de présenter une fracture instable du bassin à la palpation peut être le brancard cuillère. S'il n'est pas disponible, le patient peut être tourné en utilisant la procédure modifiée du *logroll*, en prenant soin de limiter sa mobilisation au strict nécessaire pour son immobilisation sur la planche dorsale. Cette action doit être exécutée très rapidement.

Luxations

Les articulations sont maintenues entre elles par les ligaments. Les os sont attachés aux muscles par les tendons. Les mouvements des extrémités sont accomplis par la contraction des muscles (phénomène de réduction). Cette réduction de la longueur du muscle va exercer une traction sur les tendons fixés aux os et permettre par conséquent la mobilisation de l'extrémité de l'articulation. Une *luxation* est une séparation de deux os à l'articulation, résultant d'une rupture significative des ligaments, qui normalement stabilisent l'articulation (figures 12-6 et 12-7). Une luxation, comme une fracture, aboutit à l'instabilité d'une région que l'intervenant préhospitalier doit sécuriser. Les luxations peuvent provoquer une douleur importante. Une luxation peut être difficile à distinguer d'une fracture, et peut également être associée à des fractures (fracture-luxation). La présence de luxations antérieures chez les patients n'ayant pas subi de corrections chirurgicales peut conduire à la répétition de cellesci, du fait de la plus grande élasticité des ligaments. Contrairement à ceux qui subissent une luxation pour la première fois, ces patients sont souvent familiarisés avec leur blessure et peuvent aider à la prise en charge et à la stabilisation.

Encadré 12-3 Les ceintures pelviennes

Comme indiqué dans le texte, au moins trois ceintures pelviennes sont disponibles dans le commerce le Pelvic Binder (Pelvic Binder, Dallas) ; le Sam Sling (Sam Products, Newport, Oregon) ; et le TPOD (BioCybernetics International, LaVerne, Californie).

Explications

Certaines fractures du bassin sont associées à une augmentation du volume du pelvis (par exemple les fractures résultant d'une compression antéropostérieure), permettant par ce biais à l'hémorragie de continuer à se développer au sein de ce « troisième espace ». Le volume pelvien étant augmenté, il y a moins de tissus entourant le bassin pour limiter le saignement. Avant le développement des ceintures pelviennes, les patients qui présentaient ce type de lésions et se trouvaient, sur un plan hémodynamique, instables (état de choc), devaient subir une immobilisation du bassin afin de diminuer le volume du pelvis et, par conséquent, d'accroître la possibilité de stopper l'hémorragie. Bien que ce dispositif paraisse diminuer les besoins en sang, peu de publications suggèrent qu'il diminuerait la mortalité due à ce type de fractures.

Inconvénients

Des problèmes sévères peuvent survenir avec l'utilisation de ceintures pelviennes en préhospitalier.

1. Les fractures du bassin sont difficiles à diagnostiquer en l'absence de radiographies. Il n'existe aucune publication de données indiquant que les intervenants préhospitaliers peuvent diagnostiquer ce type de fractures sur la seule évaluation clinique. Par ailleurs, une fracture du bassin qui n'est pas identifiée ne bénéficie donc pas de compression. Dans le cas où celle-ci serait diagnostiquée, seules les fractures résultant d'une compression antéropostérieure pourraient en bénéficier, car les fractures induites par une compression latérale interviennent dans un volume pelvien diminué.
2. Peu de données existent sur leur efficacité. Seules quelques études de cas relatives à l'utilisation de ceintures pelviennes en préhospitalier ont été rapportées. Bien que quelques-unes mettent en évidence une nette diminution du volume pelvien, peu parlent des besoins en transfusion, et aucune ne montre de diminution de la mortalité avec leur utilisation.
3. Aucune recherche scientifique n'a été publiée sur l'utilisation en préhospitalier de ceintures pelviennes, et par conséquent aucune donnée ne montre de bénéfices liés à leur utilisation.
4. Le coût financier pour ce simple dispositif médical est relativement important.

Usages potentiels

Une utilisation potentielle en dehors de l'hôpital pourrait concerner le transfert entre services d'un patient présentant une fracture résultant d'une compression antéropostérieure, confirmée par radiographie et associée à un état de choc de classe II, III ou IV. Chez ces patients, la ceinture pelvienne pourrait être appliquée avant le transfert, en particulier chez ceux en état de choc décompensé. La décision relative à son utilisation doit être prise en accord avec la régulation médicale.

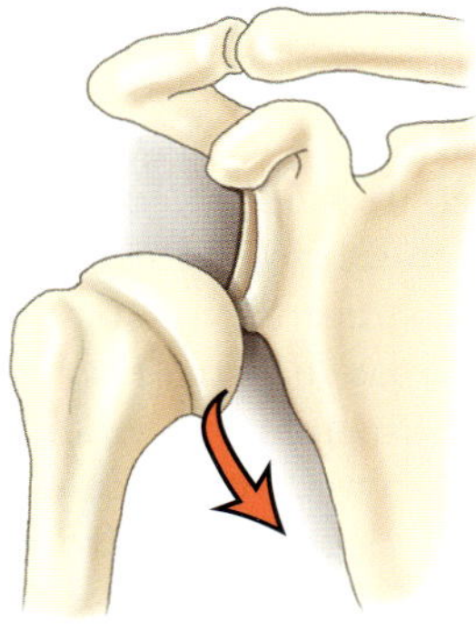

Fig. 12-6. Une luxation est la séparation d'un os par rapport à son articulation. (Source : McSwain NE Jr, Paturas JL, *The basic EMT : comprehensive prehospital patient care*, 2nd ed., St Louis, Mosby, 2001.)

Prise en charge. En règle générale, en cas de suspicion de luxations, celles-ci doivent être immobilisées dans la position où elles se trouvent. Une mobilisation modérée de l'articulation peut être effectuée afin de restaurer le flux sanguin lorsque le pouls est absent ou faible. Quand la durée de transport est limitée, la meilleure décision peut être de procéder au transport plutôt que d'essayer de manipuler l'articulation. Cette manœuvre va entraîner chez le patient de grandes douleurs ; il faut donc préparer ce dernier avant de mobiliser l'extrémité. Une attelle devrait être utilisée pour immobiliser la lésion. Un compte-rendu précis relatant comment était la luxation au moment de sa prise en charge, la présence des pouls, la mobilité, la sensibilité, et la coloration avant et après immobilisation est important. Durant le transport, de la glace ou des packs réfrigérés peuvent être utilisés afin d'atténuer la douleur et de diminuer l'œdème. L'utilisation d'analgésique peut également réduire la douleur.

La National Association of EMS Physicians (NAEMSP ; Association nationale des médecins urgentistes) recommande la réduction des luxations lorsque le temps de transport est prolongé [4]. La raison en est que les articulations sont plus difficiles à réduire si elles restent luxées de façon prolongée ; dans ce cas, l'intervenant préhospitalier peut essayer de réduire une luxation sur le terrain.

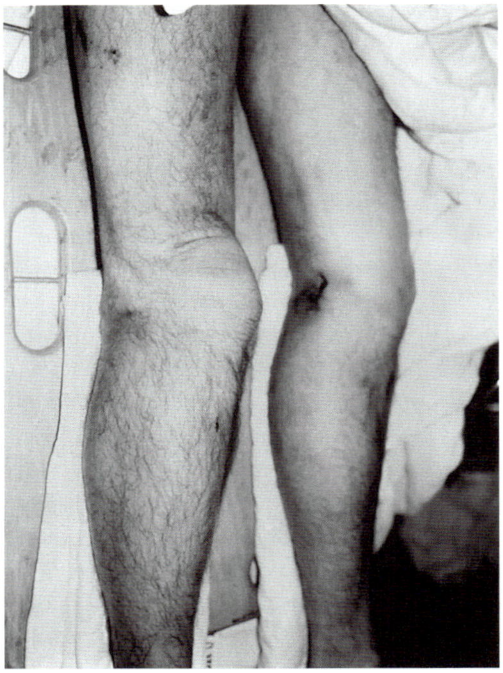

Fig. 12-7. Luxation antérieure du genou droit avec dépassement du tibia sur le fémur. (Source : Ferrera PC, Colucciello SA, Marx JA et al, *Trauma management : an emergency medicine approach*, St Louis, Mosby, 2001.)

Avant d'essayer de la réduire en préhospitalier, l'intervenant devrait être correctement formé à la mise en œuvre de ces techniques. La réduction ne devrait être entreprise que s'il existe un protocole local écrit ou sous la supervision d'un médecin. Les procédures suivies doivent être consignées de manière précise.

Considérations particulières

Patient polytraumatisé critique

Lors de l'évaluation initiale des patients polytraumatisés présentant des atteintes des extrémités, ces lésions ne doivent pas être ignorées. Cependant, l'objectif se limitera à prévenir des aggravations ultérieures. Il est préférable, lors de la prise en charge de patients en état critique ayant des atteintes des extrémités non hémorragiques, de *procéder au maintien des fonctions vitales plutôt que de prendre en charge le membre atteint*. L'attention doit être maintenue sur la gestion des fonctions vitales au travers des techniques de réanimation, et seuls des soins limités devraient être prodigués aux membres atteints, sans tenir compte de l'aspect impressionnant de la blessure. Une immobilisation adéquate du patient sur une planche d'immobilisation dorsale permettra à l'ensemble des extrémités d'être immobilisées en position anatomique. L'évaluation secondaire ne pourra être menée si une menace vitale est identifiée et traitée lors de l'évaluation primaire, ainsi qu'en cas de durée de transport courte. Si l'évaluation secondaire est différée pour cette raison, l'intervenant préhospitalier peut simplement rapporter par écrit les signes cliniques qui l'ont empêché de réaliser l'évaluation secondaire.

Prise en charge de la douleur

La NAEMSP recommande qu'une analgésie adéquate soit réalisée chez les patients présentant un traumatisme isolé d'une extrémité et/ou une fracture de hanche [5]. Les techniques basiques de prise en charge devraient être réalisées en premier (c'est-à-dire immobilisation, packs de glace, élévation), aussi bien qu'une bonne communication avec le patient afin de réduire son anxiété. Les protocoles mis en place pour l'utilisation des analgésiques devraient comporter des données claires sur leurs indications et contre-indications. L'assistance pharmacologique des interventions peut par exemple comprendre l'utilisation de sulfate de morphine, de fentanyl, de protoxyde d'azote, et des agents anti-inflammatoires non stéroïdiens. Il est indispensable que le patient soit surveillé et que les paramètres avant et après administration de l'analgésique soient consignés. Le monitorage comprend l'oxymétrie de pouls en continu ainsi que les paramètres vitaux tels que la fréquence cardiaque, la fréquence ventilatoire et la tension artérielle. L'utilisation d'une échelle visuelle analogique est indispensable afin d'apprécier l'intensité de la douleur et d'adapter le traitement antalgique. Une capnographie en continu peut fournir les premiers signes relatifs à un surdosage en narcotiques [6].

L'emploi des analgésiques est recommandé pour le traumatisme isolé d'une articulation ou d'une côte, mais est généralement contre-indiqué chez les patients polytraumatisés. La stabilisation et l'immobilisation d'une fracture ou d'une luxation devraient largement atténuer la douleur ressentie par le patient, grâce à la limitation des mouvements du membre lésé. La perception de la douleur peut être atténuée chez un patient présentant des signes de prise d'alcool ou de drogue lors de lésions significatives.

L'emploi de médicaments pour traiter la douleur doit se faire judicieusement et en tenant compte de la tolérance du patient. L'administration d'analgésiques devrait être proscrite lorsque (1) le patient présente ou développe des signes et symptômes de choc, (2) la douleur est significativement soulagée par les manœuvres de stabilisation et d'immobilisation, (3) ou le patient semble être sous l'influence de drogues ou d'alcool. L'administration de médicaments doit être entreprise en tenant compte des éventuelles complications.

Le traitement de la douleur chez le patient traumatisé consiste à traiter la douleur physique autant que l'anxiété relative à la douleur et à la situation. Les analgésiques agissent sur la douleur et les sédatifs sur la composante anxieuse. Les benzodiazépines telles que le diazépam (Valium®), le midazolam (Hypnovel®), le lorazépam et l'alprazolam (Xanax®) sont les mieux connues et ont des bénéfices associés sur l'amnésie antérieure. Souvent, les patients ne se remémorent pas les détails de ce qui leur est arrivé une fois que les médicaments ont été administrés. Une extrême attention doit être apportée quant à l'administration simultanée de benzodiazépines et de narcotiques.

Une douleur importante est généralement traitée avec l'emploi de narcotiques (opiacés). La morphine, le fentanyl et la nalbuphine (Nubain®) sont des narcotiques fréquemment utilisés. Une dépression respiratoire et éventuellement une apnée sont les effets les plus préjudiciables à l'utilisation des narcotiques. Un autre effet indésirable lié aux narcotiques est leur pouvoir vasodilatateur. Cela concerne particulièrement les patients traumatisés se trouvant en état de choc compensé (classe II), leur hypovolémie pouvant être « masquée » par les narcotiques, et une profonde hypotension pouvant survenir. Chez les patients potentiellement en état de choc compensé, une dose minimale doit être administrée, en intraveineux, et titrée lentement jusqu'à ce qu'un soulagement satisfaisant de la douleur soit noté. La meilleure voie d'administration chez les patients traumatisés est la voie intraveineuse, car en intramusculaire les doses peuvent être absorbées irrégulièrement si une hypoperfusion est présente. Les effets indésirables pouvant être induits par l'ensemble des narcotiques sont le plus souvent les nausées et les vomissements, les vertiges, les étourdissements, la sédation et l'euphorie. Pour toutes ces raisons, l'utilisation de ces agents doit se faire avec précaution chez les patients présentant des traumatismes crâniens, car la pression intracrânienne peut être augmentée. Les données suggèrent que les effets analgésiques et les effets indésirables de la morphine et du fentanyl sont comparables [7].

Morphine

La morphine est utilisée chez des patients présentant une douleur modérée à sévère. Le dosage devrait être titré en fonction de la réponse du patient à la douleur et de son statut physiologique. Son administration peut se faire par voie intraveineuse, intramusculaire ou sous-cutanée. Le dosage pour les patients adultes en intraveineux s'échelonne entre 2,5 et 15 mg, en administration très lente sur plusieurs minutes, et sous monitorage afin de prévenir d'éventuelles complications et de constater le soulagement du patient. Pour les administrations intramusculaires et sous-cutanées, la dose pour un adulte pesant 70 kg est de 10 mg. L'administration par voie intramusculaire n'est pas indiquée en préhospitalier.

Fentanyl

Le fentanyl a des propriétés qui ont un intérêt en préhospitalier chez les patients traumatisés. Il a une action rapide et n'engendre pas d'augmentation de la libération d'histamines (contrairement à la morphine), ce qui peut aggraver l'hypotension chez les patients se trouvant en hypovolémie. Comme pour tous les narcotiques, la dose doit être titrée jusqu'au soulagement du patient et en fonction de sa condition physiologique générale. La dose habituelle est de 50 à 100 microgrammes pour un adulte et de 1 à 2 microgramme par kilo de poids chez l'enfant. Les effets secondaires sont identiques à ceux de la morphine. Le fentanyl présente cependant des contre-indications spécifiques : allergie, traumatisme crânien associé à une augmentation de la pression intracrânienne, dépression respiratoire, perte du contrôle des voies aériennes.

Mépéridine (péthidine)

La mépéridine est généralement utilisée pour des affections chroniques, de bénignes à graves. La dose habituelle est de 50 à 150 mg en intramusculaire ou en sous-cutané, et doit être titrée en fonction de la réponse du patient et de sa condition physiologique générale. La mépéridine provoque une dépression du débit cardiaque en fonction de la dose administrée, en particulier lorsque les doses dépassent 5 mg/kg. Compte tenu du fait que le foie la décompose, la mépéridine se transforme en métabolites qui peuvent provoquer hallucinations et crises convulsives. L'administration préhospitalière classique d'une dose unique n'est pas susceptible de provoquer ces effets. La mépéridine doit être utilisée avec précaution chez les patients prenant des antidépresseurs ou de l'alcool. Comme les autres opiacés, la mépéridine peut entraîner une insuffisance respiratoire. La dose pour les patients âgés est de 1 à 2 mg/kg en intramusculaire, intraveineux ou sous-cutané. Lorsqu'on l'administre en intraveineux, elle doit être diluée et administrée lentement. Une administration rapide augmenterait la possibilité d'effets négatifs. Il faut administrer avec précaution la mépéridine chez les patients souffrant de palpitations cardiaques ou de tachycardie supraventriculaire. La mépéridine est contre-indiquée chez les patients allergiques aux médicaments ou qui ont pris des inhibiteurs d'oxydase de monoamine (MAO) dans les deux dernières semaines. (NdT : spécialité non utilisée en France)

Amputations

Lorsque le tissu a été totalement séparé d'une extrémité, il est totalement dénutri et désoxygéné. Ce type de blessure est appelé amputation ou avulsion. Une *amputation* est la perte d'une partie ou de la totalité d'un membre, et une *avulsion* implique le déchirement d'un tissu mou. Initialement, les saignements peuvent être importants dans ce type de blessures. Cependant, les vaisseaux de la zone blessée peuvent se resserrer, et la coagulation peut concourir à réduire la perte de sang. Tout mouvement peut perturber la coagulation et les saignements peuvent recommencer. Des amputations partielles peuvent être accompagnées de saignements significatifs.

Le diagnostic d'une amputation est souvent évident sur les lieux d'un accident (figure 12-8). Ce type de blessures attire l'attention des témoins, et le patient peut ou non savoir qu'une de ses extrémités est manquante. Psychologiquement, les intervenants préhospitaliers doivent gérer cette blessure avec précaution. Le patient peut ne pas être prêt à affronter la perte d'un membre et ne doit être averti qu'après avoir été évalué et traité. Le membre manquant doit être retrouvé pour une éventuelle greffe. Même s'il ne lui est pas possible de retrouver totalement l'usage de son membre, le patient peut en retrouver partiellement l'usage. L'examen préliminaire doit être conduit avant la recherche du membre manquant. La perspective d'une amputation peut être effrayante, mais si le patient ne respire pas, la perte d'un membre est secondaire.

Les amputations sont souvent très douloureuses. Le traitement de la douleur doit être entrepris une fois que les problèmes de survie ont été écartés par l'examen préliminaire. Dans certaines circonstances, le patient peut se plaindre de douleurs liées à l'amputation. La *douleur fantôme* est la sensation que la douleur existe dans une extrémité manquante. La raison de la douleur fantôme n'est pas entièrement connue, mais le cerveau peut ne pas se rendre compte que l'extrémité n'existe plus. D'habitude, ce n'est pas le cas lors de la phase initiale de la blessure.

Les principes de la prise en charge d'une extrémité amputée sont les suivants [8].

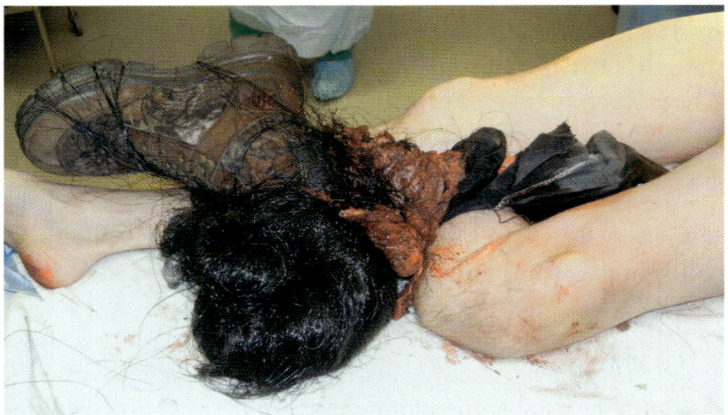

Fig. 12-8. Amputation presque totale de la jambe gauche qui a été happée par une machine. Le matériau noir est de la fibre produite par la machine qui est emmêlée dans la jambe.

1. Nettoyez la partie amputée en la rinçant doucement avec une solution de Ringer lactate.
2. Enveloppez la partie amputée avec de la gaze stérile humidifiée avec la solution de Ringer, et mettez-la dans un sac en plastique ou un récipient.
3. Après avoir étiqueté le sac ou le récipient, mettez-le dans un autre récipient rempli de glace pilée.
4. *Ne gelez pas* la partie amputée en la plaçant directement sur la glace ou en ajoutant un autre liquide de refroidissement tel que de la glace sèche.
5. Transportez la partie amputée en même temps que le patient vers l'infrastructure la plus proche.

Plus la dette en oxygène de la partie amputée est importante, moins elle aura de chances de pouvoir être greffée avec succès. Refroidir la partie du corps amputée sans la geler retardera la période critique. Cependant, la greffe n'est pas garantie. Parce que les prothèses des extrémités basses permettent généralement au patient de mener une vie presque normale, l'hypothèse de la greffe des extrémités basses sera rarement prise en considération. De plus, à condition qu'ils soient sectionnés proprement, en d'autres termes, amputés sainement, les jeunes sujets non fumeurs sont d'habitude de meilleurs candidats pour les greffes. Les patients candidats à une greffe de doigt, d'une main ou d'un avant-bras devraient être transportés dans des centres de traumatologie adaptés parce que les autres structures n'ont pas de spécialistes capables de réparer de petits vaisseaux sanguins (chirurgie microvasculaire).

On ne doit pas tarder à transporter le patient sous prétexte qu'il faut retrouver une partie amputée manquante. Si la partie manquante n'est pas rapidement retrouvée, les forces de l'ordre ou d'autres responsables doivent rester sur les lieux pour la chercher. Lorsque la partie amputée est transportée dans un véhicule autre que celui du patient, l'intervenant préhospitalier s'assure que les transporteurs de la partie amputée comprennent clairement où le patient est emmené et comment s'occuper de la partie une fois retrouvée. La structure qui la recevra doit être avertie aussitôt que la partie est retrouvée, et son transport doit être fait aussi vite que possible.

Dans de rares occasions, un patient a une extrémité coincée, et l'amputation sur place peut être la seule solution raisonnable. En général, beaucoup d'extrémités coincées peuvent être décoincées avec le concours d'une personne compétente. Si le patient a une extrémité incarcérée dans une machine, il est souvent négligé de faire appel à la personne de la maintenance qui répare la machine. Cette personne a souvent les connaissances techniques pour en démonter rapidement les parties, facilitant ainsi le dégagement. Si une amputation est nécessaire, c'est idéalement un chirurgien qui devrait la faire. On peut avoir besoin d'administrer des sédatifs ou d'effectuer une anesthésie générale pour effectuer cette opération.

Syndrome des loges

Le syndrome des loges correspond à l'état d'un membre menacé par un afflux compromis du sang vers une extrémité en raison de la pression grandissante dans ce membre. Les muscles des extrémités sont enveloppés par un tissu conjonctif dense appelé *fascia*. Ce fascia forme de nombreux compartiments dans les extrémités, où les muscles sont contenus. L'avant-bras contient trois compartiments, et le bas de la jambe (le mollet) quatre. Le fascia musculaire a un étirement minimal et n'importe quelle force augmentant la pression dans les compartiments peut créer un syndrome des loges. Les deux causes les plus communes du syndrome des loges sont les hémorragies résultant d'une fracture ou d'une blessure vasculaire, et l'œdème tridimensionnel qui se forme lorsque le tissu du muscle ischémique est à nouveau irrigué après une période de diminution ou d'absence de flux sanguin. Cependant, une attelle ou un plâtre serrés trop fortement peuvent également produire un syndrome des loges. Comme la pression dans le compartiment augmente au-delà de la pression capillaire (environ 30 mmHg), le flux ne circule pas vers les capillaires. Le tissu irrigué par ces vaisseaux devient alors ischémique. La pression peut continuer à augmenter au point que même le débit artériel soit compromis par la compression dans les artères.

On peut se rappeler les signes d'un syndrome des loges grâce aux « 5 P » : douleur (*pain*), paresthésie, pouls absent, pâleur, paralysie. Les deux premiers signes d'un syndrome des loges en développement sont la douleur et la paresthésie. La douleur est souvent décrite comme disproportionnée par rapport à la blessure. Cette douleur peut augmenter de manière significative en passant un doigt ou un orteil sur cette extrémité. Les nerfs sont extrêmement sensibles à leur apport sanguin, et un débit sanguin compromis se manifeste rapidement sous la forme de paresthésie. Ces symptômes devant normalement être associés à une fracture, il est important que l'intervenant préhospitalier fasse les examens circulatoire, moteur et sensoriel de base, ainsi que des examens en série afin de pouvoir identifier les changements.

Les trois autres signes – absence de pouls, pâleur et paralysie – sont tardifs et indiquent un syndrome des loges très net et un membre dont le muscle est en danger de mort (nécrose). Les compartiments peuvent aussi être extrêmement tendus et fermes à la palpation, bien qu'il soit difficile de juger les pressions des loges par un simple examen physique. À l'hôpital, les pressions des loges sont mesurées aux extrémités dans lesquelles le syndrome des loges est suspecté.

Le syndrome des loges ne peut être définitivement traité qu'à l'hôpital. Seules des manœuvres basiques peuvent être entreprises sur le terrain. Élever le membre en question peut aider à réduire l'œdème et à diminuer le risque de développer un syndrome des loges. Une attelle ou des pansements trop serrés doivent être enlevés et la perfusion distale doit être réévaluée. Comme un syndrome des loges peut se développer durant un transfert prolongé, les examens en série sont essentiels pour l'identification rapide de ce problème. À l'hôpital, le syndrome des loges est traité par intervention chirurgicale (fasciotomie), la peau des compartiments affectés étant incisée.

Syndrome d'écrasement

Le syndrome d'écrasement (*crush syndrome*), également connu sous le nom de *rhabdomyolyse traumatique*, est une entité clinique caractérisée par l'insuffisance et la mort d'un rein après un traumatisme musculaire sévère. Le syndrome d'écrasement a été décrit pour la première fois lors de la Première Guerre mondiale chez les soldats allemands rescapés de tranchées effondrées, puis à nouveau lors de la Seconde Guerre mondiale chez les patients victimes du bombardement de Londres. Lors de la Seconde Guerre mondiale, le syndrome d'écrasement fut associé à un taux de mortalité supérieur à 90 %. Durant la guerre de Corée, le taux de mortalité fut de 84 % mais, avec l'apparition de l'hémodialyse, le taux de mortalité redescendit à 53 %. Lors de la guerre du Vietnam, le taux de mortalité était à peu près similaire : 50 %.

L'importance du syndrome d'écrasement ne doit toutefois pas être limitée à des domaines historique ou militaire. Environ 3 à 20 % des survivants de tremblements de terre ont subi une blessure par écrasement, et environ 40 % des survivants d'immeubles effondrés souffrent de ces mêmes blessures [9,10]. En 1978, un tremblement de terre près de Pékin a fait plus de 350 000 blessés et 242 769 tués. Plus de 48 000 de ces personnes ont succombé au syndrome d'écrasement.

Le syndrome d'écrasement se produit lorsque la destruction d'un muscle libère une molécule connue sous le nom de myoglobine. La *myoglobine* est une protéine trouvée dans un muscle et qui est responsable de la coloration rouge caractéristique de la chair. La fonction de la myoglobine dans le tissu musculaire est de servir de réserve intracellulaire pour l'oxygène. Lorsque la myoglobine est libérée d'un muscle lésé, elle est susceptible de léser les reins et d'entraîner une insuffisance rénale aiguë.

Les patients souffrant du syndrome d'écrasement sont diagnostiqués comme suit :

- ils ont été coincés durant un temps prolongé ;
- ils ont une blessure traumatique de la masse musculaire ;
- la circulation sanguine des zones blessées est compromise.

La blessure traumatique d'un muscle entraîne la libération non seulement de myoglobine mais également de potassium. Une fois que le patient a été désincarcéré, le membre affecté est transfusé avec du sang neuf, mais l'ancien sang contenant des niveaux élevés de myoglobine et de potassium est évacué de la zone blessée dans le reste du corps. Un taux de potassium élevé peut entraîner une arythmie cardiaque mortelle; la myoglobine libérée va produire une urine de couleur thé ou cola, ce qui se transformera au final en défaillance rénale.

Pour améliorer le pronostic des personnes souffrant du syndrome d'écrasement, le point essentiel est une réanimation liquidienne précoce et agressive. Il est important que l'intervenant préhospitalier se souvienne que les toxines s'accumulent à l'intérieur du membre lors de la désincarcération. Au moment de la libération du membre coincé, les toxines accumulées sont diluées dans la circulation centrale, comme le ferait un bolus de poison. C'est pourquoi il est important de minimiser les effets toxiques de l'accumulation de myoglobine et de potassium avant de dégager le membre. La perfusion doit être pratiquée avant la désincarcération [11]. Certains auteurs ont avancé le fait que la désincarcération finale pouvait être retardée jusqu'à ce que le patient soit correctement perfusé [12]. Un délai dans l'instauration d'une perfusion produira une défaillance rénale chez 50 % des patients, et un délai de 12 heures ou plus produira cette défaillance chez 100 % des patients. Un patient mal perfusé risque un arrêt cardiaque durant sa désincarcération [13]. Il faut procéder à la réanimation liquidienne en utilisant une solution saline normale sans dépasser les 1 500 ml par heure. Le soluté de Ringer lactate est à éviter car il contient du potassium.

Une fois que la pression sanguine est stabilisée et que le volume est rétabli, il faut effectuer une prophylaxie pour éviter l'hyperkaliémie et les effets toxiques de la myoglobine. L'alcalinisation de l'urine protègera en partie les reins. L'ajout d'une ampoule (50 mEq) de bicarbonate de sodium et de 10 g de mannitol à chaque litre de liquide utilisé durant la période de désincarcération peut aider à diminuer le risque d'une défaillance rénale. Une fois que le patient a été désincarcéré, les solutés de solution saline normale peuvent être réduits à 500 ml par heure, en alternant un sérum salé isotonique et une ampoule de bicarbonate de sodium par heure [14].

Extrémité mutilée

Une extrémité mutilée est une blessure complexe résultant d'un transfert d'énergie élevé au cours duquel une ou plusieurs des entités suivantes sont blessées de manière importante : (1) la peau et les muscles, (2) les tendons, (3) un os, (4) les vaisseaux sanguins, et (5) les nerfs (figure 12-9). Les circonstances courantes dans lesquelles des extrémités peuvent être mutilées comprennent les accidents de moto, les éjections du véhicule lors d'accidents de voiture ou les renversements de piétons par des voitures. Lorsque cela se produit, les patients peuvent être en état de choc, en raison de la perte de sang externe ou d'hémorragies provoquées par les blessures, qui sont courantes en raison de la violence du choc. La plupart des extrémités mutilées impliquent des fractures ouvertes graves, et l'amputation peut être nécessaire dans certains cas. Le sauvetage du membre est possible pour certains patients. Le succès dépend souvent de l'expérience des chirurgiens traumatologues et orthopédistes.

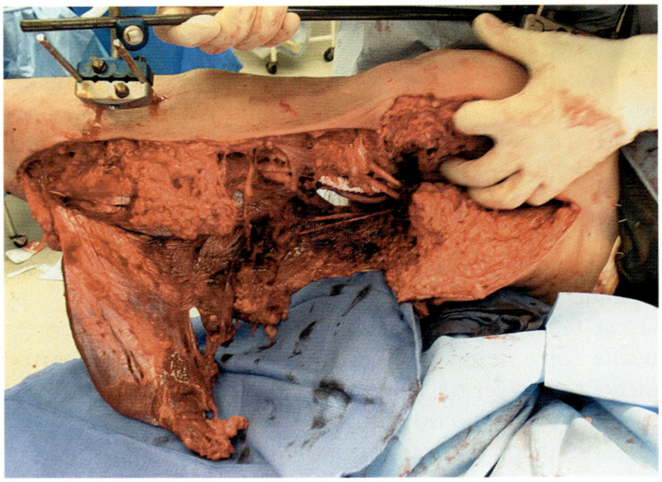

Fig. 12-9. Extrémité mutilée provoquée par une blessure par écrasement entre deux véhicules. Le patient a des fractures, l'artère et la veine poplitées sectionnées, et une blessure étendue du tissu mou. Un fixateur externe a été mis en place.

Même avec une extrémité mutilée, l'attention est toujours portée sur l'évaluation primaire afin d'écarter ou d'endiguer les risques mortels. L'application d'un garrot peut être nécessaire pour contrôler l'hémorragie. Une attelle doit être appliquée sur l'extrémité mutilée, si l'état du patient le permet. Ces patients devraient être orientés vers des structures d'urgences spécialisées dans la prise en charge des patients traumatisés.

Entorses

Une *entorse* est une blessure où les ligaments sont étirés ou déchirés. Les entorses sont provoquées par une torsion brusque des articulations au-delà de leur degré de torsion naturel. Elles sont caractérisées par une douleur importante, un gonflement et éventuellement un hématome. À première vue, l'entorse peut ressembler à une fracture ou à une luxation. La différence nette entre une entorse et une fracture ne peut être établie qu'avec une radiographie. Lors des soins préhospitaliers, il est raisonnable d'immobiliser une entorse présumée, au cas où celle-ci serait en fait une fracture ou une luxation. Un pack de glace peut soulager la douleur, de même qu'un antalgique.

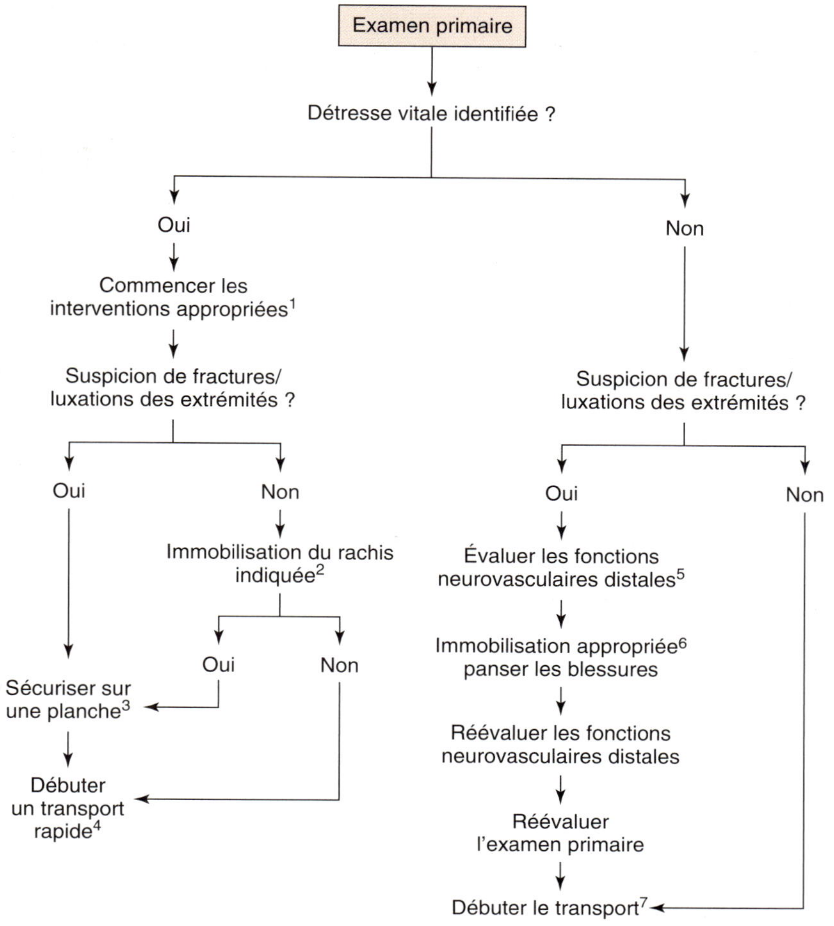

[1] Prise en charge des voies respiratoires, assistance ventilatoire, traitement de l'état de choc.

[2] Voir l'algorithme des indications de l'immobilisation du rachis, (p. 234).

[3] Les extrémités blessées sont immobilisées en position anatomique,sécurisées sur une planche.

[4] Transporter vers l'infrastructure la plus proche (type centre de traumatologie, si possible) ; évaluer les fonctions neurovasculaires distales et poser une attelle de traction (en cas de suspicion de fracture du fémur) si le temps le permet.

[5] Évaluer la perfusion tissulaire (pouls et temps de recoloration capillaire) et la fonction neurologique (moteur et sensorielle) distale au niveau de la fracture ou de la luxation soupçonnée.

[6] Utiliser une technique de pose d'attelle appropriée pour immobiliser la fracture ou la luxation suspectée ; en cas de suspicion de fracture de la diahyse du fémur, poser une attelle de traction.

[7] Transporter vers l'hôpital adapté le plus proche.

Transport prolongé

Les patients ayant des traumatismes des extrémités présentent souvent des blessures coexistantes. Au cours d'un traumatisme abdominal ou thoracique, une hémorragie interne peut survenir; lors d'un transport prolongé, l'intervenant préhospitalier devra donc régulièrement réévaluer le patient, afin de s'assurer que l'ensemble des menaces vitales sont identifiées et que n'en émergent pas de nouvelles. Les paramètres vitaux devront être obtenus à des intervalles réguliers. Des solutions de perfusion de cristalloïdes devront être administrées afin de maintenir une normalité des signes vitaux, à moins qu'une hémorragie interne importante soit suspectée au niveau du bassin, de l'abdomen ou du thorax.

La prise en charge générale des suspicions de blessure d'un membre inclut les étapes suivantes.

1. Compléter et traiter l'ensemble des blessures menaçant le pronostic vital découvertes lors de l'évaluation initiale.
2. Arrêter tout saignement et traiter le choc hypovolémique.
3. Évaluer les fonctions neurovasculaires distales.
4. Soutenir et maintenir la région blessée.
5. Immobiliser l'extrémité lésée, y compris l'articulation au-dessus et celle au-dessous de la lésion.
6. Réévaluer l'extrémité atteinte après l'immobilisation; en particulier, rechercher un changement de la fonction neurovasculaire distale.
7. Prévenir la douleur par une prise en charge adaptée.

Lorsque la durée de transport est longue, l'intervenant préhospitalier doit prêter une grande attention à la perfusion tissulaire des extrémités. En cas d'atteinte de la circulation d'un membre, l'intervenant préhospitalier doit tenter de repositionner celui-ci dans une position anatomique afin d'améliorer le flux sanguin. De la même façon, en cas de luxation avec diminution de la circulation distale, une réduction doit être envisagée sur les lieux. L'évaluation de la perfusion distale englobe la perception d'un pouls, la couleur et la température du membre, autant que l'examen des fonctions motrice et sensitive. Les compartiments doivent être palpés afin de déceler l'éventuel développement d'un syndrome des loges. Des mesures pour assurer un confort du patient doivent être prises. Les attelles doivent être confortables et bien matelassées. Les membres doivent être évalués afin de supprimer tout point de pression au contact de l'attelle pouvant contribuer à la création d'un ulcère, tout particulièrement en cas de perfusion distale compromise. L'utilisation de narcotiques analgésiques doit se faire à intervalles réguliers, sous monitorage de la fréquence ventilatoire, de la pression sanguine, de l'oxymétrie de pouls et de la capnographie, si disponibles. Si du personnel formé est présent, une anesthésie locorégionale par blocs périphériques peut être réalisée car elle soulage le patient, comme le bloc fémoral lors d'une fracture du tiers moyen de la diaphyse fémorale.

Les blessures souillées devraient être nettoyées avec une solution saline afin d'enlever les grosses particules telles que de l'herbe. Si la durée de transport est supérieure à 120 minutes, des antibiotiques peuvent être administrés aux patients ayant des fractures ouvertes. Une céphalosporine de première génération, la céfazoline, est suffisante pour les fractures ouvertes mineures, alors qu'un agent à large spectre, tel que la céfoxitine, peut être utilisé pour des fractures ouvertes plus graves. Lors d'une amputation, une évaluation périodique doit être menée afin que la partie du membre amputé reste au frais mais ne gèle pas, ou ne macère pas du fait du trempage dans l'eau.

Résumé

La prise en charge des patients avec des lésions des extrémités est fondée sur l'évaluation des priorités de ces lésions des extrémités par rapport aux autres lésions et aux autres affections. Chez les patients polytraumatisés, les intervenants préhospitaliers portent leur attention, au cours de l'évaluation primaire, sur la recherche et la prise en charge de toutes les lésions vitales, y compris les hémorragies internes et externes. Ces patients doivent être rapidement immobilisés en position déclive anatomique sur une planche (ou un matelas immobilisateur à dépression) pour stabiliser efficacement toutes les lésions des extrémités et permettre à l'intervenant de se focaliser sur les besoins essentiels du patient. En cas de polytraumatisme, l'intervenant préhospitalier ne doit pas s'occuper des lésions n'engageant pas le pronostic vital avant que les détresses vitales n'aient été stabilisées. Il ne doit pas laisser passer les lésions menaçant la vie en raison de l'apparence parfois impressionnante de lésions non vitales.

Les patients présentant une lésion non critique isolée représentent une autre catégorie. La priorité initiale reste cependant d'écarter une lésion vitale. C'est seulement lorsque le bilan a permis d'écarter toute détresse vitale et d'identifier que la lésion était isolée sans implication systémique que le patient peut être pris en charge selon la manière prescrite. Lorsque le mécanisme des lésions indique un violent changement de mouvement, un polytraumatisme, ou un traumatisme rachidien, l'intervenant préhospitalier doit anticiper une atteinte systémique et tenir compte de l'âge du patient, de sa condition physique ainsi que de son historique médical dans le cadre de l'évaluation.

Solution du scénario

Après avoir achevé l'examen primaire, l'attention doit être portée sur les éventuels sites de fractures. Il existe trois fractures possibles dans ce scénario : au niveau de la hanche gauche, de la cuisse gauche et de l'humérus droit. La première priorité, après l'évaluation primaire et la prise en charge de toutes les lésions vitales, consiste à limiter toute mobilisation de fracture et à stabiliser manuellement le rachis cervical. Le moyen le plus approprié pour une immobilisation simultanée de l'ensemble des fractures est, dans cette situation précise, la planche d'immobilisation dorsale. À cet instant, l'ensemble des signes vitaux sont stables, mais la peau moite de la patiente peut faire craindre que son état se dégrade rapidement. En raison de la probabilité de fracture de la hanche et du fémur, le niveau de suspicion d'une hémorragie interne et d'un état de choc doit être élevé. La prise en charge doit se concentrer sur la stabilisation de toutes les fractures ainsi que du rachis, et un abord veineux doit être mis en place vers la structure hospitalière appropriée.

Un monitorage précis des différents paramètres vitaux est obligatoire, car un état de choc peut survenir.

Références

1. Wood SP, Vrahas M, Wedel S: Femur fracture immobilization with traction splints in multisystem trauma patients, *Prehosp Emerg Care* 7:241, 2003.
2. Flint LM, Brown A, Richardson JD, et al: Definitive control of bleeding from severe pelvic fractures, *Ann Surg* 189:709, 1979.
3. Flint L, Babikian G, Anders M, et al: Definitive control of mortality from severe pelvic fracture, *Ann Surg* 211:703, 1999.
4. Goth P, Garnett G: Clinical guidelines for delayed or prolonged transport: II. Dislocations. Rural Affairs Committee, National Association of Emergency Medical Services Physicians, *Prehosp Disaster Med* 8(1):77, 1993.
5. Alonso-Serra HM, Wesley K: Prehospital pain management, *Prehosp Emerg Care* 7:842, 2003.
6. Hatlestad D: Capnography in sedation and pain management, *J Emerg Med Serv,* 34:65, 2005.
7. Galinski M, Dolveck F, Borron SW, et al: A randomized, double blind study comparing morphine with fentanyl in prehospital analgesia, *Am J Emerg Med* 23:114, 2005.
8. Seyfer AE: *Guidelines for management of amputated parts,* Chicago, 1996, American College of Surgeons Committee on Trauma.
9. Pepe E, Mosesso VN, Falk JL: Prehospital fluid resuscitation of the patient with major trauma, *Prehosp Emerg Care* 6:81, 2002.
10. Better OS: Management of shock and acute renal failure in casualties suffering from crush syndrome, *Ren Fail* 19:647, 1997.
11. Michaelson M, Taitelman U, Bshouty Z, et al: Crush syndrome: experience from the Lebanon war, 1982, *Isr J Med Sci* 20:305, 1984.
12. Pretto EA, Angus D, Abrams J, et al: An analysis of prehospital mortality in an earthquake, *Prehosp Disaster Med* 9:107, 1994.
13. Collins AJ, Burzstein S: Renal failure in disasters, *Crit Care Clin* 7:421, 1991.
14. Sever MS, Vanholder R, Lameire N: Management of crush-related injuries after disasters, *N Engl J Med* 354:1052, 2006.

Pour en savoir plus

Ashkenazi I, Isakovich B, Kluger Y, et al: Prehospital management of earthquake casualties buried under rubble, *Prehosp Disast Med* 20:122, 2005.

American College of Surgeons Committee on Trauma: Musculoskeletal trauma. In *Advanced trauma life support,* Chicago, 2005, ACS.

Coppola PT, Coppola M: Emergency department evaluation and treatment of pelvic fractures, *Emerg Med Clin North Am* 18(1):1, 2003.

Gregory RT, Gould RJ, Peclet M, et al: The mangled extremity syndrome: a severity grading system for multisystem injury of the extremity, *J Trauma* 25:1147, 1985.

Howe HR, Poole GV, Hansen KJ, et al: Salvage of lower extremities following combined orthopedic and vascular trauma: a predictive salvage index, *Am Surg* 53:205, 1987.

McSwain NE Jr, Paturas JL, editors: *The basic EMT: comprehensive prehospital patient care,* ed 2, St Louis, 2001, Mosby.

Roessler MS, Wisner DH, Holcroft JW: The mangled extremity: when to amputate? *Arch Surg* 126:1243, 1991.

Chapitre 13

Les brûlures

Objectifs

À la fin de ce chapitre, le lecteur devra être capable :

- de définir les brûlures selon leur profondeur ;
- de définir précisément les zones atteintes par une brûlure ;
- de comprendre comment le froid intense peut aggraver la profondeur d'une brûlure ;
- d'estimer la surface brûlée en utilisant la règle des 9 de Wallace ;
- de calculer les volumes de soluté nécessaires pour la réanimation hydroélectrolytique des brûlés en utilisant la formule de Parkland ;
- de définir les règles de remplissage vasculaire chez les enfants brûlés ;
- de décrire les pansements qui peuvent être utilisés en préhospitalier pour les brûlures ;
- d'expliquer les particularités d'une brûlure d'origine électrique ;
- d'expliquer la prise en charge des patients présentant des brûlures circulaires ;
- d'indiquer les trois éléments particuliers à prendre en compte lors d'inhalation de fumées d'incendie ;
- d'appliquer les principes de prise en charge de patients brûlés sur des lieux d'intervention jugés dangereux ;
- d'indiquer les critères de transfert de patients vers les centres de grands brûlés.

Scénario

Votre unité est initialement envoyée dans un immeuble résidentiel en soutien sanitaire. Alors que vous êtes en route, vous êtes informé par le commandant des pompiers que deux adultes ont pu s'échapper des flammes. Selon les voisins, l'une de ces deux personnes, un homme, est réentrée dans le bâtiment afin de tenter de secourir deux enfants prisonniers des flammes au second étage. À votre arrivée, l'équipe des sapeurs-pompiers est en train d'administrer des soins à trois victimes sur un espace vert près du bâtiment.

1re victime
Il s'agit d'un homme de 34 ans qui tousse et présente un wheezing. Les vêtements qu'il porte sont brûlés en grande partie. Sa ventilation est spontanée mais laborieuse. Sa fréquence cardiaque est de 118 battements/min, sa pression artérielle est à 148/94 mmHg, sa fréquence ventilatoire est à 22 mouvements/min, et l'oxymétrie pulsée montre une valeur de 92 %. Ce patient présente manifestement des brûlures partielles et profondes au niveau de la face, des deux membres supérieurs ainsi que de la partie antérieure du tronc.

2e victime
Il s'agit d'une fille de 11 ans qui est inconsciente avec une respiration superficielle. Sa fréquence cardiaque est à 140 battements/min, sa pression artérielle à 88/48 mmHg, sa fréquence ventilatoire est 26 mouvements/min et sa saturation est à 92 %. Sur le plan lésionnel, elle présente manifestement des brûlures profondes au niveau du membre supérieur droit et partiellement au niveau de sa main gauche. Les premiers secouristes arrivés sur place l'ont placée sous oxygène avec un masque à inhalation.

3e victime
Il s'agit d'une enfant de 2 ans. Elle est couverte de suie et ne présente manifestement aucune brûlure. Elle est en arrêt cardiopulmonaire et les premiers intervenants ont débuté une réanimation cardiopulmonaire.

Quelle est l'étendue des brûlures pour chacun de ces patients ? Quelles sont les étapes initiales du traitement de ces patients ? Comment les intervenants préhospitaliers peuvent-ils reconnaître une lésion par inhalation ?

Beaucoup de gens considèrent les brûlures comme les blessures les plus redoutables et les plus effrayantes qui soient. Chacun d'entre nous a souffert dans son existence d'une brûlure plus ou moins grave et expérimenté la douleur intense et l'anxiété qui sont associées à ce type de lésion, aussi mineure soit-elle. Les brûlures sont fréquentes dans l'industrie, dans l'agriculture ainsi que dans des contextes civils ou militaires. Les brûlures peuvent prendre des aspects extrêmement variés.

Une idée fausse, largement répandue, consiste à penser que les brûlures ne concernent que la peau. Bien au contraire, les brûlures étendues peuvent donner lieu à des atteintes multisystémiques, avec des effets menaçant le pronostic vital sur le cœur, les poumons, les reins, le tractus gastro-intestinal et le système immunitaire. La principale cause de décès chez un patient brûlé n'est pas directement consécutive à la brûlure mais aux complications respiratoires auxquelles elles donnent lieu.

Bien que considérées comme une forme de traumatisme, les brûlures présentent des différences importantes qui méritent considération. Après un traumatisme comme un accident de la circulation ou une chute, la réponse physiologique d'une victime est d'initier différents mécanismes adaptés pour préserver la vie. Ces mécanismes de réponse peuvent être l'arrêt d'une hémorragie, l'augmentation du débit cardiaque et l'augmentation de la production de différentes protéines sériques protectrices. À l'inverse, après une brûlure grave, le corps du patient a tendance à interrompre les différentes fonctions de la vie, à évoluer vers le choc puis la mort. La prévention de cet état de choc représente une des pierres angulaires du traitement initial des patients brûlés.

La recherche de l'étiologie des brûlures permettra au sauveteur d'éviter de prendre en charge de manière inappropriée des blessures et de prodiguer les meilleurs soins à la victime. Les intervenants préhospitaliers doivent avant tout veiller à définir les circonstances dans lesquelles la brûlure est intervenue dans la mesure où un pourcentage non négligeable de brûlures chez des enfants ou chez des adultes est le résultat d'une blessure intentionnelle.

L'inhalation de fumées est une lésion dangereuse qui risque de mettre en jeu le pronostic vital; ses conséquences sont généralement plus importantes que celles de la brûlure elle-même. L'inhalation de fumées toxiques est un facteur prédictif majeur de mortalité, supérieur à l'âge du patient ou à l'étendue des brûlures [1]. Il est à noter que des volumes relativement faibles de fumées toxiques inhalées sont susceptibles de générer des lésions systémiques majeures qui peuvent n'apparaître que plusieurs jours après l'exposition.

Approximativement 20 % de tous les brûlés sont des enfants, et 20 % de ces enfants sont les victimes de brûlures intentionnelles ou de violences volontaires [2a,2b]. Les violences par brûlures viennent en deuxième dans la typologie des violences physiques infligées aux enfants. Ce type de violences ne concerne pas que les enfants. Il est relativement courant de voir des femmes brûlées dans le cadre de violences domestiques. Il en va de même pour les personnes âgées, elles aussi victimes de maltraitances.

Anatomie

La peau représente environ 1,5 à 2 m² chez un adulte normal. Elle est constituée de deux couches, l'épiderme et le derme. L'*épiderme* est une couche d'une épaisseur d'environ 0,05 mm dans les zones périoculaires par exemple; il peut atteindre 1 mm d'épaisseur au niveau du pied. Le *derme* est environ 10 fois plus épais que l'épiderme.

La peau d'un homme est plus épaisse que celle d'une femme; celle des enfants et des personnes âgées est plus fine que chez un adulte normal. Ces particularités anatomiques expliquent que, pour une exposition égale à un agent qui va provoquer une brûlure, les lésions seront extrêmement variables en fonction de l'âge ou du sexe de la victime.

La peau possède différentes fonctions, la plus importante étant de former une barrière protectrice contre l'environnement extérieur, ce qui permet notamment d'éviter la propagation d'infections. La peau permet également d'éviter des pertes liquidiennes et de réguler la température corporelle en permettant notamment la transpiration.

Caractéristiques des brûlures

La chaleur coagule les protéines; c'est de cette manière que l'on cuit les œufs. C'est également le mécanisme primaire des lésions induites par la chaleur. L'œuf présente à l'état initial une apparence liquide et transparente. Lorsque cet œuf est exposé à des températures élevées, il devient rapidement opaque et se solidifie. Un processus similaire se produit lorsqu'un patient est brûlé. Dans le cas de l'œuf, les protéines changent de forme et sont détruites dans un processus connu sous le nom de *dénaturation*. Lorsqu'une brûlure survient chez un patient, l'élévation de la température, la radiation ou la présence d'un agent chimique entraîne des lésions sévères qui donnent lieu à la dénaturation protéique.

Une brûlure totale intéresse trois zones de tissu cutané (figure 13-1). La zone centrale est connue sous le nom de *zone de coagulation*; c'est celle-ci qui sera majoritairement affectée. Cette zone est nécrotique et n'est pas capable de se régénérer.

Adjacente à cette zone de nécrose, la zone dite de *stase* est en général le siège de lésions moindres. Les cellules dans cette zone, si elles sont lésées, ne le sont pas de manière irréversible. Cependant, si ces cellules sont privées d'oxygène ou d'irrigation sanguine, elles risquent d'évoluer vers une nécrose définitive. Cette zone est appelée zone de stase car, immédiatement après la brûlure, l'irrigation sanguine dans cette région est stagnante. Des soins précoces et adaptés au patient brûlé auront pour objectif de préserver cette forme de circulation et l'apport d'oxygène au niveau des cellules atteintes. La phase de réanimation du patient brûlé aura pour finalité d'éliminer cette stase et de rétablir une circulation normale qui favorise l'oxygénation. Une réanimation inadéquate conduit à la mort cellulaire dans cette zone de stase et risque de faire évoluer une brûlure intermédiaire en brûlure profonde. Une des erreurs très fréquemment observées dans la prise en charge des patients brûlés consiste en l'application d'eau froide sur des zones brûlées. Lorsque du liquide froid est utilisé pour stopper le processus de brûlure, il provoque une

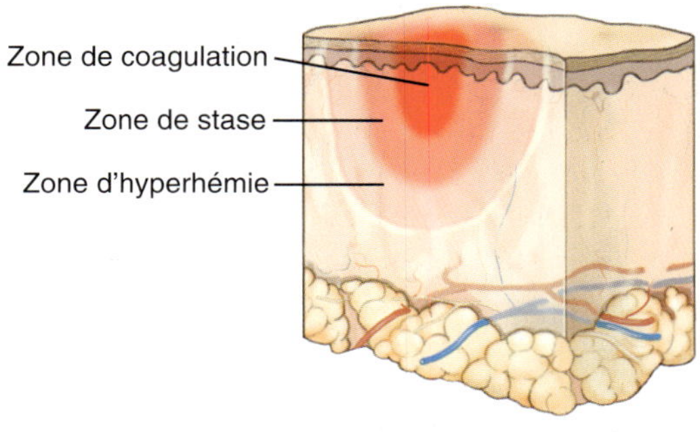

Fig. 13-1. Les trois zones affectées par les brûlures.

vasoconstriction qui aura notamment pour effet délétère d'empêcher le rétablissement d'un débit sanguin. S'il est établi que l'application d'eau froide a un effet immédiat de nature antalgique, ce bénéfice se traduira, in fine, par une augmentation des lésions tissulaires. Pour ces raisons, le processus de brûlure doit impérativement être interrompu en utilisant de l'eau à température ambiante ou proche de la température cutanée normale. Notons que l'analgésie doit être administrée par voie orale ou parentérale.

Enfin, la zone la plus profonde est nommée *zone d'hyperémie*. Cette zone est généralement peu affectée sur le plan lésionnel. C'est à ce niveau que se produit une augmentation du débit sanguin, secondaire à un processus inflammatoire en réaction à la brûlure.

Profondeur des brûlures

L'estimation de l'étendue d'une brûlure peut être un exercice particulièrement difficile et délicat. Souvent, une brûlure qui relève a priori du second degré peut se révéler être du troisième degré 24 à 48 heures plus tard. Une surface brûlée qui peut apparaître comme étant du premier ou du deuxième degré à première vue peut, après débridement, révéler des brûlures du troisième degré une fois que l'épiderme s'est détaché du reste du revêtement cutané. C'est pourquoi l'évaluation finale de la profondeur d'une brûlure nécessite 48 heures. Il est donc recommandé de se contenter de dire au patient que la brûlure est d'apparence plutôt superficielle ou plutôt profonde.

Brûlures du premier degré

Les brûlures du premier degré ne concernent que l'épiderme et sont caractérisées par une peau rouge et douloureuse (figure 13-2). Le tableau clinique est rarement très significatif, à l'exception des coups de soleil couvrant une grande étendue de peau. Dans ce cas, la douleur peut être importante et un risque de déshydratation existe s'il n'y a pas hydratation orale appropriée. Ces brûlures évoluent spontanément vers une guérison au bout d'une semaine et ne donnent lieu à aucune séquelle.

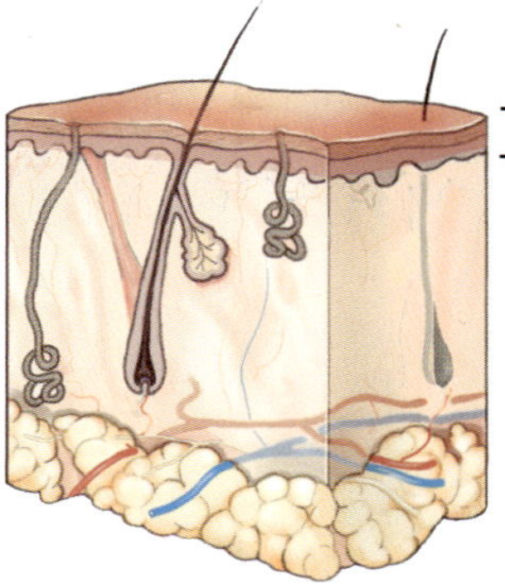

Fig. 13-2. Brûlures du premier degré.

Brûlures du deuxième degré

Les brûlures du deuxième degré, également appelées *brûlures partielles*, concernent l'épiderme et une partie plus ou moins importante du derme (figure 13-3). Les brûlures du deuxième degré peuvent être classées en *superficielles* ou *profondes*. Ces brûlures sont caractérisées par l'existence de phlyctènes et une douleur importante. Dans certains cas, la phlyctène est percée et donne une apparence dénudée et brillante à la peau. Dans la mesure où le derme n'est pas atteint, ces brûlures peuvent évoluer favorablement et guérir en 2 à 3 semaines. Dans ces brûlures intermédiaires, la zone de coagulation s'étend à tout l'épiderme mais également au derme dans des proportions variables. Si les soins ne sont pas adéquats, la zone de stase en rapport avec la brûlure peut évoluer vers une nécrose et donner lieu finalement à une brûlure du troisième degré. Une brûlure du deuxième degré superficielle guérit grâce à des soins appropriés. Une brûlure du deuxième degré profonde nécessite une intervention chirurgicale.

Brûlures du troisième degré

Les brûlures du troisième degré peuvent prendre des apparences différentes (figure 13-4). Le plus souvent, la peau apparaît indurée, carbonisée, et des saignements sont possibles (figure 13-5). Dans les cas sévères, la peau peut avoir une apparence carbonisée et on peut voir des thromboses des vaisseaux sanguins (figure 13-6). La plupart des patients ressentiront une douleur car les zones

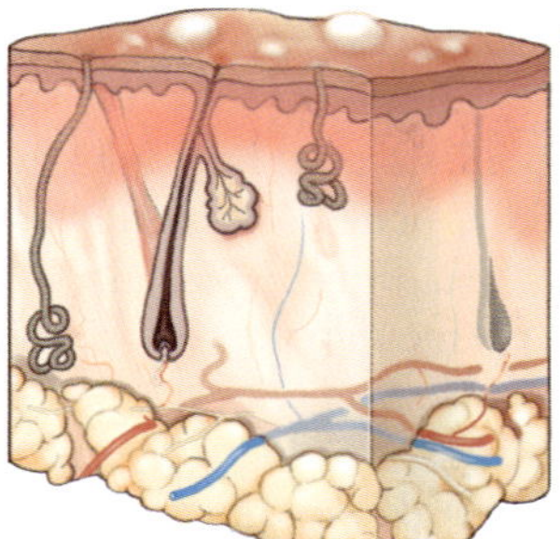

Fig. 13-3. Brûlures du deuxième degré.

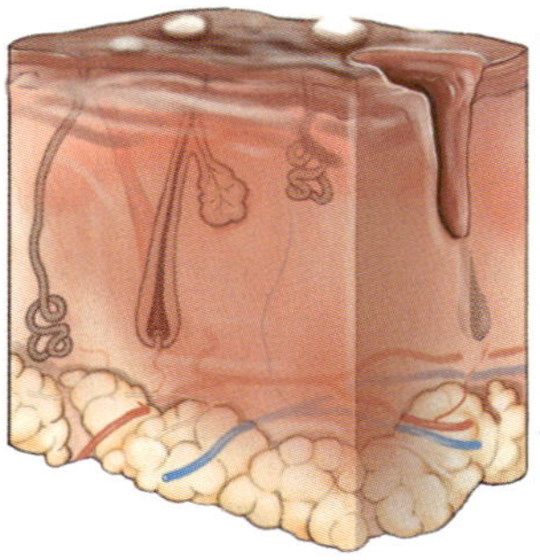

Fig. 13-4. Brûlures du troisième degré.

de brûlures du troisième degré sont entourées de brûlures du deuxième degré. Des brûlures de cette profondeur sont susceptibles de mettre en jeu le pronostic vital. Une excision chirurgicale rapide et une rééducation dans un centre hospitalier spécialisé sont requises.

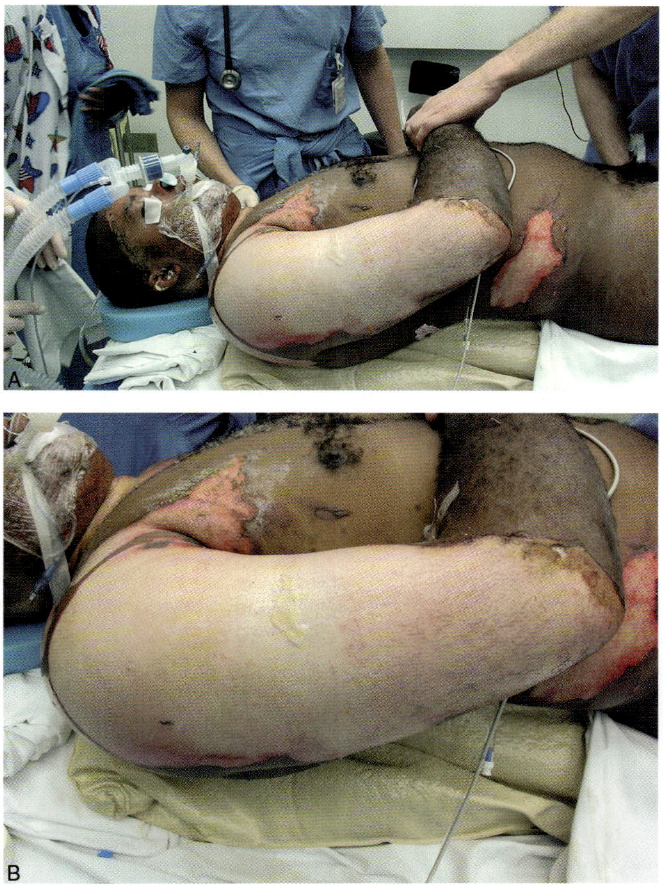

Fig. 13-5. Ce patient souffre d'une brûlure profonde (troisième degré) caractérisée par l'aspect blanc et l'apparence de cuir.

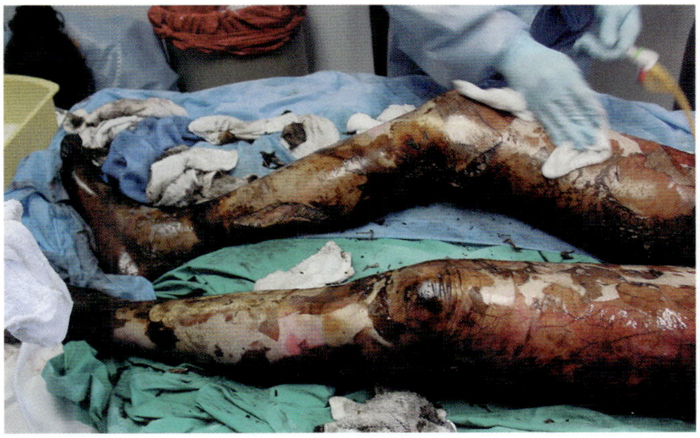

Fig. 13-6. Exemple de brûlures profondes avec desquamation et thrombose visible de vaisseaux sanguins.

Brûlures du quatrième degré

Les brûlures du quatrième degré sont celles qui ne concernent pas exclusivement la peau mais s'étendent aux tissus graisseux, aux muscles, aux os ou aux organes internes (figure 13-7). [NdT : la classification française ne comprend que trois degrés.]

Phlyctènes

La conduite à tenir face à des phlyctènes fait l'objet de nombreux débats; il s'agit notamment de savoir s'il faut les débrider et comment les traiter en cas d'association avec des brûlures partielles. La phlyctène se constitue lorsque l'épiderme est séparé du derme sous-jacent, processus qui s'accompagne d'une fuite de liquide vers l'extérieur. La présence de protéines osmotiquement actives dans la phlyctène provoque une inflation de la perte liquidienne qui va entretenir le phénomène et risque d'élargir cette cloque. Lorsque la phlyctène s'étend, cela crée une augmentation de pression au niveau des tissus blessés avec pour effet une accentuation de la douleur. Beaucoup pensent que la peau qui recouvre la phlyctène agit comme une protection et contribue à prévenir l'infection. Au contraire, la peau qui

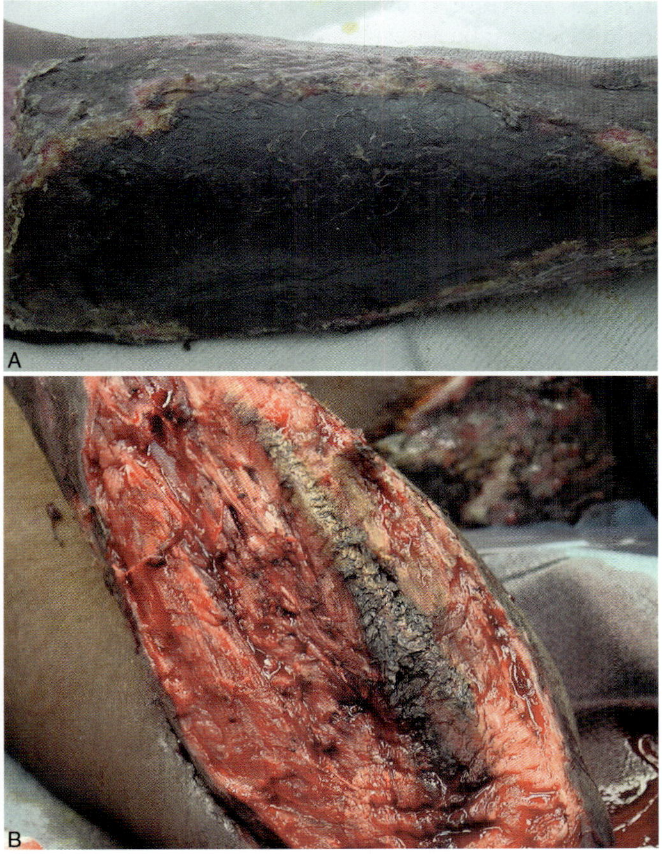

Fig. 13-7. Brûlures du quatrième degré intéressant les membres supérieurs avec des atteintes de la peau, mais aussi de la graisse sous-cutanée, du muscle et de l'os.

recouvre la phlyctène n'est pas normale et, de ce fait, n'est pas en mesure d'assumer le rôle de barrière protectrice. Par ailleurs, maintenir ces phlyctènes en l'état empêche l'application locale d'antibiotiques directement au niveau de la zone lésée. Pour toutes ces raisons, les phlyctènes doivent être percées et débridées, mais pas sur le terrain [4].

Estimation de l'étendue d'une brûlure

L'estimation de l'étendue d'une brûlure est nécessaire non seulement pour instituer une réanimation hydroélectrolytique appropriée, mais également pour prévenir des complications associées au choc hypovolémique susceptibles d'intervenir chez un patient brûlé. La méthode la plus communément appliquée est celle connue sous le nom de règle des 9 de Wallace. Cette méthode repose sur le principe que la plupart des régions du corps de l'adulte représentent 9 % du total de la surface corporelle (figure 13-8). Le périnée ou les organes génitaux représente 1 %. La paume de la main représente également 1 %.

Les enfants ont des proportions différentes de celles des adultes. Par exemple, la tête des enfants est proportionnellement bien plus grande que celle des adultes, et leurs membres sont plus courts proportionnellement à ceux des adultes. C'est la raison pour laquelle la règle des 9 est différente pour les enfants.

La *table de Lund-Browder* est un diagramme plus précis qui tient notamment compte des variations de surface en fonction de l'âge (figure 13-9).

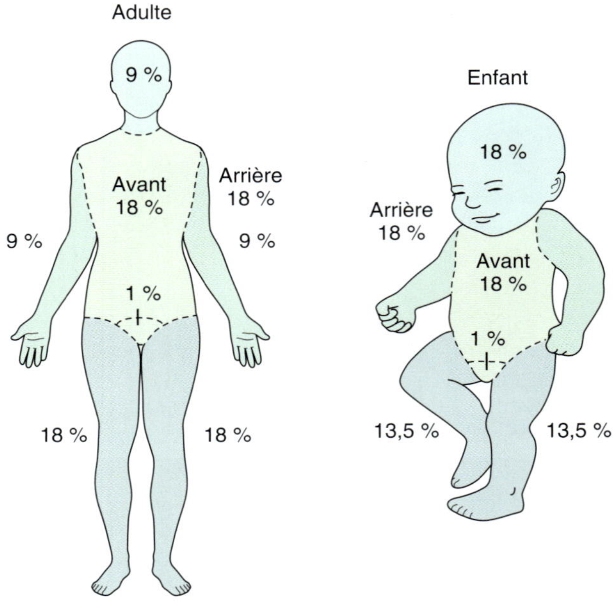

Fig. 13-8. Règles des 9 de Wallace.

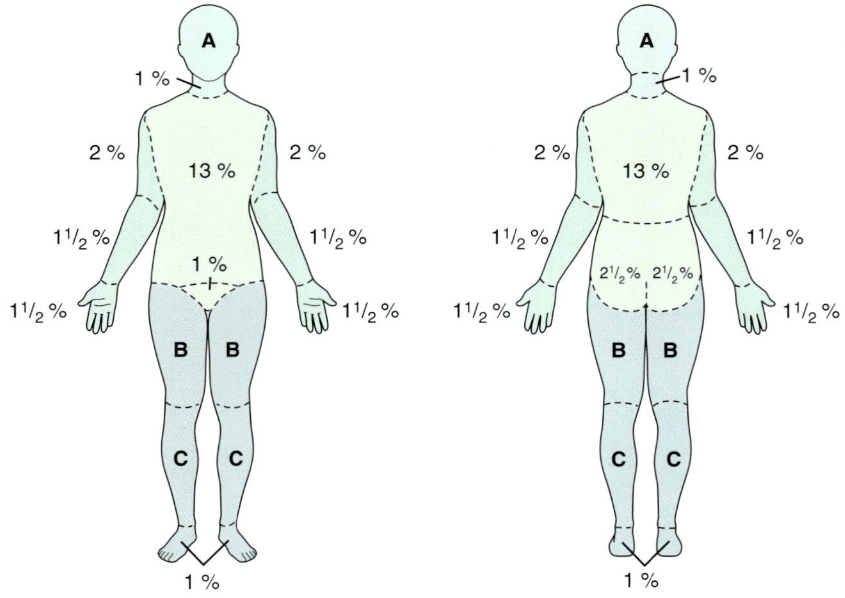

Zone	Âge 0	1	5	10	15	Adulte
A - ½ de la tête	9½ %	8½ %	6½ %	5½ %	4½ %	3½ %
B - ½ de la cuisse	2 ¾ %	3¼ %	4 %	4¼ %	4½ %	4¼ %
C - ½ d'une jambe	2½ %	2½ %	2¾ %	3 %	3¼ %	3½ %

Fig. 13-9. Table de Lund et Browder.

Une nouvelle méthode de détermination de l'étendue des brûlures mais également de définition des besoins en terme de réanimation liquidienne a été développée ; elle a l'avantage d'être facilement applicable en situation préhospitalière. Il s'agit d'une alternative à la règle des 9 et fondée sur ce que l'auteur nomme « la règle des 1 » et le score de l'étendue des brûlures (*burn size score*).

En utilisant la méthode traditionnelle, l'étendue de la surface brûlée est estimée en utilisant la règle des 9. Cette estimation est suivie du calcul du volume nécessaire à la réanimation liquidienne. Ce calcul nécessite de réaliser deux multiplications et deux divisions. Dans un environnement souvent chaotique, alors que la priorité doit résider dans l'administration de soins rapides et adaptés au patient, il ne s'agit pas d'une priorité.

La « règle des 1 » utilise un index de réanimation en référence à une table qui permet de lire la quantité de liquide à administrer (figures 13-10 et tableau 13-1).

La première étape consiste à utiliser le *burn size score* (BSS). La technique utilise le même découpage anatomique que la règle des 9. On cotera 1 si plus de 50 % de la région sont affectés par une lésion due à une brûlure, et 0,5 si moins de la moitié de cette région est concernée. En associant les cotations pour les différentes zones anatomiques, on obtient le BSS. Il suffit ensuite de confronter la colonne correspondant au BSS à la ligne correspondant au poids du patient pour connaître le débit de liquide administré.

Prenons un exemple. Un patient de 70 kg est victime de brûlures des deux membres inférieurs, de la partie inférieure du thorax, de l'abdomen et de la moitié du membre supérieur gauche. Calculer d'abord le BSS :

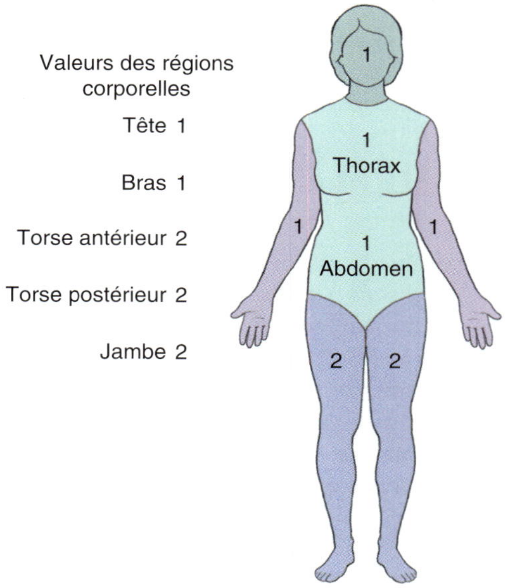

Fig. 13-10. Diagramme corporel utilisé pour déterminer l'indice de brûlure.

Tableau 13-1 Détermination de la réanimation liquidienne par l'indice de brûlure

Poids corporel	Débit de réanimation liquidienne intraveineuse initiale (Ringer lactate, ml/h)										
	Burn size score (BSS) (score de l'étendue des brûlures)										
kg	1	2	3	4	5	6	7	8	9	10	11
40	90	180	270	360	450	540	630	720	810	900	990
50	113	225	338	450	563	675	788	900	1013	1125	1238
60	135	270	405	540	675	810	945	1080	1215	1350	1485
70	158	315	473	630	788	945	1103	1260	1418	1575	1733
80	180	360	540	720	900	1080	1260	1440	1620	1800	1980
90	203	405	608	810	1013	1215	1418	1620	1823	2025	2228
100	225	450	675	900	1125	1350	1575	1800	2025	2250	2475
110	248	495	743	990	1238	1485	1733	1980	2228	2475	2723
120	270	540	810	1080	1350	1620	1890	2160	2430	2700	2970
130	293	585	878	1170	1463	1755	2048	2340	2633	2925	3218
140	315	630	945	1260	1575	1890	2205	2520	2835	3150	3465
150	338	675	1013	1350	1688	2025	2363	2700	3038	3375	3713

Membre inférieur droit 2
Membre inférieur gauche 2
Abdomen 1
Thorax antérieur 1
Moitié du membre supérieur gauche 0,5

BSS = 2 + 2 + 1 + 1 + 0,5 = 6,5 (arrondi à 7)

Sur le tableau 13-1, regardez la ligne correspondant à 70 kg puis la colonne 7. La lecture de la table indique que ce patient nécessite un débit de 1103 ml/h. À noter qu'une table similaire existe pour les enfants.

Réanimation liquidienne

L'administration de grands volumes intraveineux de liquide est nécessaire pour prévenir l'apparition d'un choc hypovolémique chez tout patient brûlé. Après une brûlure, la victime souffre d'une perte substantielle de liquide intravasculaire sous la forme de la création d'un œdème concernant tout le corps, mais également de l'évaporation qui survient en regard des zones lésées. Cette évaporation peut être particulièrement conséquente.

La phase de réanimation du patient brûlé en état de choc a pour but non seulement la restauration des pertes intravasculaires, mais également la restauration, par anticipation, des pertes prévisibles (encadré 13-1). Chez un patient traumatisé, il peut être nécessaire de remplacer les volumes qui ont été perdus à l'occasion d'une hémorragie, qu'elle soit externe ou interne. S'agissant d'un patient brûlé, l'objectif est de déterminer le volume de liquide que le patient sera amené à perdre dans les 24 premières heures, et à l'administrer.

Le Ringer lactate représente le soluté de référence dans la réanimation circulatoire initiale chez un patient brûlé. La quantité de soluté administrée dans les 24 premières heures après une brûlure représente habituellement 2 à 4 ml/kg par pourcentage de surface corporelle brûlée. La *formule de Parkland* propose d'administrer 4 ml/kg par pourcentage de surface corporelle brûlée. La moitié de ce volume est administrée dans les 8 premières heures, le reste dans les 16 heures suivantes. Dans ces modalités d'administration, il est important de considérer le moment de la brûlure et non pas le moment où le sauveteur prend en charge la victime. Cette considération est particulièrement importante à prendre en compte dans le domaine militaire où l'accès aux blessés est parfois long.

Encadré 13-1 Réanimation d'un patient brûlé

Réanimer un patient brûlé peut être assimilé au fait de remplir un seau qui a perdu son étanchéité. Tout se passe comme si le seau perdait l'eau que l'on y versait à débit régulier. Un cercle concentrique se trouve à proximité immédiate de la partie supérieure du seau. Votre objectif est de maintenir le niveau d'eau le plus proche possible de cette ligne. Initialement, le niveau d'eau dans le seau sera très bas. Plus le seau est resté sans surveillance pendant une longue période, plus le niveau résiduel dans le contenant est bas, et plus les volumes nécessaires pour rétablir le niveau adéquat sont importants. Le contenant va continuer à fuir ; aussi, pour maintenir le niveau désiré, il conviendra d'alimenter sans cesse le seau en eau, à un débit constant.

Plus le délai entre la brûlure et l'institution d'une réanimation hydroéléctrolytique est long, plus l'hypovolémie s'aggrave. C'est pourquoi la perfusion de volumes conséquents de liquides est nécessaire pour rétablir l'homéostasie. Lorsque la réanimation liquidienne est instituée, les pertes vasculaires persistent à l'instar du seau qui n'est pas étanche. Afin de maintenir l'équilibre homéostatique, l'administration de solutés supplémentaires est indispensable pour compenser les pertes.

Patients pédiatriques

Les enfants requièrent des volumes plus importants de soluté IV que les adultes pour des brûlures de même taille. Par ailleurs, les enfants ont des réserves métaboliques de glycogène plus faibles que les adultes ; aussi, l'un des objectifs complémentaires de cette phase de réanimation liquidienne consiste à apporter un supplément IV de glucose à 5 % pour maintenir une glycémie proche de la normale.

Inhalation de fumées

Le patient qui présente des lésions d'inhalation associées à une brûlure nécessite également un volume significativement plus élevé de soluté qu'un patient qui n'a pas inhalé de fumée [6]. L'inhalation de fumées génère un processus de brûlures chimiques au niveau des poumons. La tendance habituellement observée est de diminuer les volumes de liquide administrés chez ces patients, dans l'idée de préserver les poumons. Cette précaution n'est pas justifiée et a pour effet d'aggraver les lésions pulmonaires.

Soins initiaux aux patients brûlés

La première étape consiste à interrompre le processus des brûlures. *Interrompre ce processus ne signifie pas refroidir la brûlure.* Il s'agit de deux actions bien différentes. La méthode la plus efficace et la plus appropriée pour interrompre le processus de brûlure est d'asperger les zones brûlées avec de l'eau à température ambiante. L'utilisation d'eau froide est parfaitement contre-indiquée. Ainsi que nous l'avons vu précédemment, l'application d'eau froide va certes interrompre le processus et donner lieu à une diminution des douleurs, mais cela va aussi provoquer l'extension des lésions tissulaires au niveau de la zone de stase. À cette phase, il convient d'enlever tous les vêtements et les bijoux, car ils maintiennent une chaleur résiduelle et continuent à brûler le patient.

Les soins les plus adaptés consistent à couvrir les zones brûlées d'un pansement sec, stérile et non adhérent. Il convient aussi de recouvrir la zone d'un linge sec et propre. Cette application prévient les conséquences de l'exposition environnementale et a un effet analgésique dans la mesure où les zones brûlées ne sont plus en contact direct avec l'air (encadré 13-2).

Il a été observé que les intervenants préhospitaliers étaient peu satisfaits et frustrés par l'application de cette technique. Quoi qu'il en soit, l'application de tulle gras ou de pommade antibiotique est *proscrite* dans la mesure où elle empêche une évaluation précise de la brûlure. La seule application d'un pansement sec et stérile constitue la première étape. Les pommades antibiotiques seront de toute façon enlevées à l'arrivée au centre de brûlés pour visualiser directement la brûlure et déterminer son degré de gravité.

Des pansements stériles contenant des substances antimicrobiennes sont apparus récemment sur le marché et sont utilisés dans les centres de brûlés (figure 13-11). Ces dispositifs sont enduits d'argent, lequel se libère progressivement au contact d'une zone brûlée. Cette libération a pour effet une protection antimicrobienne. Récemment, ces dispositifs ont été adaptés par les centres de brûlés pour un usage préhospitalier. Ils peuvent être rapidement appliqués sur une brûlure récente avec pour effet une éradication des organismes contaminants. L'effet antibiotique est obtenu dans les 30 minutes suivant l'application [7–9]. Ce dispositif est particulièrement adapté dans le cadre militaire en raison de son efficacité et de son faible encombrement.

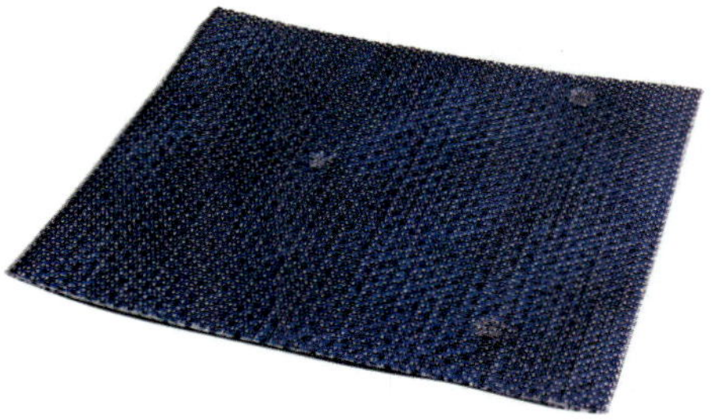

Fig. 13-11. Pansement Acticoat® (Smith & Nephew Wound Management; reproduction autorisée).

Encadré 13-2 Prévention des flux d'air au contact des patients brûlés

La plupart des gens ont fait la désagréable expérience d'un flux d'air qui touche une carie dentaire. L'aspiration d'air provoquée par la ventilation va provoquer une intensification de la douleur du fait de l'hypersensibilité des structures nerveuses de la dent. Chez un patient victime de brûlures intermédiaires, le contact des multitudes de ramifications nerveuses avec des flux d'air dans l'environnement va augmenter la douleur. Il convient donc de recouvrir les surfaces lésées chez ces patients afin de rechercher un effet antalgique en prévenant simplement ces douleurs.

Évaluation primaire et réanimation

L'objectif de l'évaluation primaire est d'identifier les menaces vitales afin de préserver la vie. La technique de l'ABCDE est parfaitement applicable pour les patients brûlés, même si le cas de ces derniers est particulièrement difficile.

Ventilation

Le maintien d'une ventilation efficace et adaptée représente la première priorité dans l'administration de soins aux patients brûlés. La chaleur dégagée par le feu peut provoquer des œdèmes au niveau des voies aériennes, œdèmes qui peuvent évoluer vers une obstruction partielle ou complète des voies aériennes supérieures. C'est la raison pour laquelle une attention particulière et une évaluation continue de la ventilation sont requises. Le contrôle des voies aériennes doit être le plus précoce possible. Il doit être réalisé de manière prudente. L'intubation trachéale de ces patients est souvent difficile et parfois dangereuse. La prise en charge des voies aériennes chez ces patients doit être faite par le personnel le plus expérimenté disponible.

Si le recours à l'intubation trachéale est nécessaire, des précautions particulières doivent être prises pour sécuriser le tube et prévenir toute extubation accidentelle. Une fixation utilisant du tissu adhésif doit être proscrite avec un patient présentant des brûlures de la face. La technique la plus sûre consiste à utiliser une épingle à nourrice dans laquelle on fait glisser un lien en tissu, que l'on dispose d'un côté de la tête au-dessus de l'oreille, de l'autre côté en dessous de l'oreille avant de le nouer. Des dispositifs de fixation sont désormais commercialisés et peuvent être utilisés.

Fonction respiratoire

Comme chez n'importe quel patient traumatisé, la respiration peut être affectée par différents problèmes associés comme des fractures de côtes et des pneumothorax. Dans le cas de brûlures circulaires au niveau du thorax, la compliance pulmonaire va diminuer progressivement et se solder par une incapacité pour le patient de mettre en œuvre la mécanique ventilatoire. Dans de tels cas, la réalisation d'une escarrotomie de sauvetage peut être indiquée en préhospitalier.

Circulation

L'évaluation de la fonction circulatoire inclut la mesure de la pression artérielle, la recherche de brûlures circulaires et la pose de deux voies veineuses de gros calibre. La mesure précise de la pression artérielle peut être difficile ou impossible lorsque les brûlures intéressent les extrémités, et même si elle peut être mesurée, les valeurs de pression artérielle systémique risquent d'être erronées dans le cas de brûlures profondes et de la constitution, parfois rapide, d'œdèmes aux extrémités. Même si un patient présente une pression artérielle adéquate alors que ses membres supérieurs présentent une brûlure circulaire, la pose de voies veineuses dans ces zones est à éviter. Durant le transport, les membres brûlés doivent être surélevés afin de minorer le processus inflammatoire et le développement d'œdème.

Ainsi que cela a été évoqué plus haut, deux voies veineuses de gros calibre à haut débit doivent être mises en place rapidement chez tout patient présentant des brûlures intéressant plus de 20 % de la surface corporelle totale. Idéalement, ces cathéters ne devraient pas être placés à proximité des tissus brûlés; cependant, une veine peut être cathétérisée dans une zone brûlée si aucune alternative n'est possible. Dans ce cas, la fixation du cathéter devra être soigneuse et solide. En cas de besoin, notamment si le transport doit être long, il est peut-être adapté de fixer le cathéter par suture cutanée.

Déficit neurologique

Les patients brûlés sont des patients traumatisés et ils sont susceptibles de présenter des lésions associées. Les brûlures se présentent de manière évidente et peuvent parfois être impressionnantes; mais il est vital d'évaluer les autres lésions, qui peuvent être internes et menacer plus immédiatement le pronostic vital que les brûlures. Lorsqu'ils cherchent à fuir les flammes, les patients peuvent sauter par les fenêtres d'immeubles; des éléments de l'immeuble en feu peuvent s'effondrer sur la victime; etc. Il convient donc d'évaluer chez ces patients les déficits neurologique et moteur. Les fractures d'os longs doivent être identifiées et immobilisées. Une imobilisation rachidienne doit être effectuée en présence du moindre doute.

Exposition/environnement

La priorité suivante est d'exposer entièrement le patient. Chaque centimètre carré du patient doit être exposé et inspecté rigoureusement. Les vêtements et les bijoux doivent être enlevés immédiatement, car, comme indiqué précédemment, ils sont susceptibles d'entretenir le processus de brûlure. Un examen corporel soigneux et complet pourra révéler des lésions qui n'étaient pas apparentes jusque-là.

Le contrôle des paramètres de l'environnement est particulièrement important. Les patients brûlés ne sont plus en mesure de réguler leur température corporelle et sont particulièrement exposés à l'hypothermie. Aussi, tous les efforts doivent être mis en œuvre pour préserver une température corporelle proche de la normale. Les patients brûlés doivent être particulièrement bien couverts. L'ambulance doit être chauffée convenablement quelle que soit la saison.

Évaluation secondaire

L'évaluation secondaire fait suite à l'évaluation primaire et ne diffère pas pour un patient brûlé par rapport à celle d'un patient traumatisé classique. L'intervenant préhospitalier doit faire une évaluation de la tête aux pieds, à la recherche d'autres lésions ou de toute affection médicale.

Pansements et protection des blessures

Avant de débuter le transport, les surfaces brûlées doivent être protégées par des pansements et des champs. Le but est la prévention des infections et des flux d'air générateurs de douleurs.

Les pansements secs et stériles sont suffisants avant le transport d'un patient. Plusieurs couvertures sont ensuite placées sur les champs stériles. Ainsi que cela a été exposé précédemment, l'application de substances antibiotiques n'est pas indiquée en préhospitalier.

Transport

Les patients brûlés et présentant de multiples blessures doivent être orientés vers un service d'urgences adéquat, dans lequel toute atteinte des fonctions vitales pourra être traitée. Ce n'est qu'après une phase de stabilisation que ces patients pourront être transférés vers un centre spécialisé dans la prise en charge des brûlés. Les critères de transfert vers un centre de brûlés édictés par l'American College of Surgeons sont indiqués dans l'encadré 13-3.

Encadré 13-3 Lésions nécessitant le recours à un centre de traitement des brûlés

Les patients gravement brûlés doivent pouvoir bénéficier d'une prise en charge spécialisée dans des centres qui disposent d'un niveau de ressources et d'expertise adaptés. Le transport initial ou précoce vers un tel centre diminue la mortalité et le taux de complications. Ces centres sont susceptibles de traiter les enfants, les adultes ou les deux.

Le Committee on Trauma de l'American College of Surgeons recommande d'y faire admettre les patients victimes de brûlures selon les critères suivants.

1. Lésion d'inhalation
2. Brûlures intermédiaires affectant plus de 10 % de la surface corporelle totale
3. Brûlures profondes (troisième degré), quel que soit l'âge
4. Brûlures siégeant au niveau de la face, des mains, des pieds, des organes génitaux, du périnée ou des principales articulations
5. Brûlures d'origine électrique (y compris foudroiement)
6. Brûlures chimiques
7. Patients brûlés avec des pathologies médicales préexistantes qui pourraient compliquer la prise en charge, prolonger la durée de traitement ou affecter la mortalité
8. Patients présentant une association brûlures et traumatisme et chez lesquels les brûlures représentent l'atteinte qui risque le plus de compromettre le pronostic vital. Si les lésions traumatiques associées sont prévalentes, la stabilisation préalable dans un *trauma center* s'impose avant le transfert vers un centre de traitement des brûlés
9. Enfants brûlés en l'absence d'équipements adaptés et de personnels suffisamment qualifiés dans l'hôpital de proximité
10. Patients brûlés chez qui la nature de la brûlure nécessitera une difficile et longue prise en charge spécialisée dans le domaine social, émotionnel et de rééducation.

D'après American College of Surgeons Committee on Trauma, *Resources for optimal care of the injured patient*, Chicago, ACS, 2006.

Réanimation liquidienne

La détermination du volume liquidien nécessaire et la réanimation des patients brûlés sont des processus importants qui visent à éviter l'évolution vers un état de choc hypovolémique. L'étendue des brûlures est estimée selon la règle des 9 ou une méthode alternative.

Ainsi que cela a été vu, le volume administré durant les 24 premières heures ainsi que le débit horaire sont déterminés en utilisant la formule de Parkland. Certaines structures d'accueil des brûlés utilisent d'autres algorithmes, mais la formule de Parkland est la plus utilisée pour la réanimation des patients brûlés. Afin de déterminer le débit d'administration du soluté, l'intervenant doit connaître l'étendue de la brûlure, le poids du patient et le temps qui s'est écoulé depuis la survenue de la brûlure. Le volume à perfuser représente, pour les 24 premières heures, 4 ml multipliés par le poids en kg multipliés par le pourcentage des surfaces brûlées. La moitié de ces solutés doit être administré les 8 premières heures à compter de l'heure de survenue de la brûlure, le reste durant les 16 heures suivantes.

Par exemple, si l'on considère un homme de 80 kg qui est brûlé à 30 % au troisième degré et que ce patient a été pris immédiatement en charge par les secours, l'application de la formule donne le résultat suivant :

$$\text{volume nécessaire les 24 premières heures} = 4 \text{ ml} \times 80 \text{ kg} \times 30\,\% = 9600 \text{ ml}$$

Il faut diviser ce chiffre par deux (= 4800 ml) pour savoir quelle quantité administrer les 8 premières heures. Pour déterminer lé débit horaire des 8 premières heures, il faut diviser ce chiffre par 8 :

$$4800 \text{ ml}/8 = 600 \text{ ml/h}$$

Pour les 16 heures suivantes, il faut diviser ce chiffre par 16 :

$$4800 \text{ ml}/16 = 300 \text{ ml/h}$$

Considérations particulières

Brûlures électriques

Les brûlures électriques sont susceptibles de générer des lésions graves que de nombreux intervenants préhospitaliers ont tendance à sous-estimer. Dans de nombreux cas, l'étendue et l'apparence des lésions ne reflètent pas la gravité du traumatisme. On observe souvent une disproportion entre l'étendue des lésions tissulaires et les nécroses par rapport à l'apparence du traumatisme. Cela s'explique par le fait que ces lésions interviennent dans la partie interne de l'organisme lors du passage du courant. Le patient présentera des brûlures au niveau des points de contact avec la source électrique ainsi qu'avec le sol. Lors du passage du courant dans l'organisme, des couches tissulaires profondes sont détruites alors que les lésions de surface semblent mineures (figure 13-12).

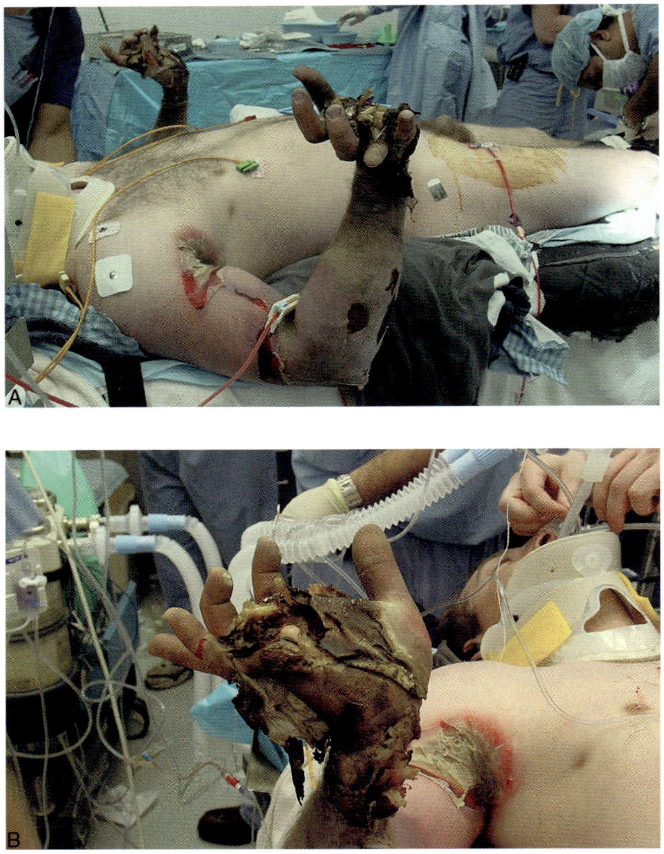

Fig. 13-12. Patients présentant des lésions dues à une brûlure d'origine électrique à haute tension.

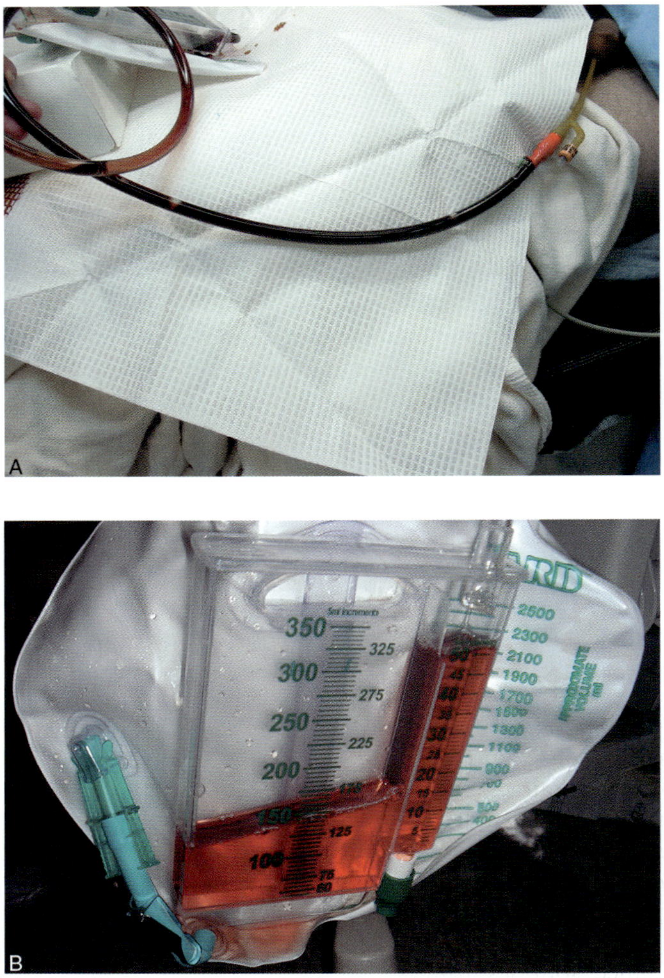

Fig. 13-13. Urines d'un patient victime d'une brûlure électrique à haute tension. La présence d'une myoglobinurie signe la destruction musculaire.

Il existe des similitudes entre les lésions générées par les brûlures électriques et les lésions d'écrasement. Dans les deux cas, on observe une destruction massive de certains groupes musculaires qui provoque une libération de potassium et de myoglobine (voir chapitre 12). L'augmentation de la *kaliémie* peut provoquer de sévères arythmies cardiaques. Cette donnée est importante à considérer dans la mesure où elle contre-indique l'utilisation du relaxant musculaire qu'est la succinylcholine. La *myoglobine* est une molécule que l'on trouve dans les muscles et qui aide le tissu musculaire à transporter l'oxygène. L'augmentation conséquente du taux de myoglobine dans le sang se révèle toxique pour les reins et peut donner lieu à une insuffisance rénale. Chez ces patients, les urines prennent la couleur tout à fait typique du thé ou du cola (figure 13-13).

Chez ces patients, le traitement consistera en une diurèse agressive supérieure à 100 ml/h pour les adultes, ou à 1 ml/kg chez les enfants pour prévenir l'insuffisance rénale. Du bicarbonate de sodium est administré dans certains cas pour rendre la myoglobine plus soluble afin de réduire la probabilité de survenue d'une lésion rénale.

Les patients victimes d'une brûlure électrique peuvent présenter des lésions associées. On peut observer des ruptures de membranes tympaniques, lesquelles entraînent des difficultés d'audition. Des contractions musculaires intenses et soutenues peuvent entraîner des fractures multiples du rachis et des os longs. Tous ces patients doivent bénéficier d'une immobilisation rachidienne. Il en va de même pour les fractures des os longs avérées ou suspectées. Des hémorragies intracrâniennes et des arythmies cardiaques peuvent aussi survenir.

Les arcs électriques libèrent des températures parfois proches de 2500 à 3000 °C et provoquent des brûlures par un mécanisme de conduction. Il est habituel que ces patients présentent des lésions traumatiques associées.

Brûlures circulaires

Les brûlures circulaires au niveau du tronc ou des membres sont susceptibles d'engager le pronostic vital. Ces brûlures circulaires génèrent l'effet d'un garrot, le pouls distal pouvant disparaître. Les brûlures circulaires au niveau du thorax peuvent provoquer une constriction telle que la ventilation mécanique deviendra impossible. Les patients souffrant de telles lésions doivent donc impérativement être rapidement transportés vers un centre de brûlés. Les *escarrotomies* sont des incisions chirurgicales effectuées dans les zones brûlées afin de permettre une expansion des tissus les plus profonds et de décomprimer les structures vasculaires (figure 13-14).

Inhalation de fumées

La principale cause de décès des patients brûlés n'est pas le traumatisme thermique lui-même mais les conséquences de l'inhalation de fumées toxiques. Tout patient qui a été exposé à des fumées toxiques dans un espace confiné doit être considéré comme un patient risquant de présenter une lésion d'inhalation. Il en va de même pour tout patient présentant une brûlure de la face ou de la suie au niveau du visage. Cependant, l'absence de ces signes ne doit pas faire exclure définitivement le diagnostic d'une inhalation toxique. Il est donc indispensable de maintenir un niveau de suspicion élevé chez tout patient brûlé dans la mesure où les signes et symptômes peuvent n'apparaître que plusieurs jours après l'exposition.

Les trois éléments constitutifs de l'inhalation de fumée sont les brûlures thermiques, l'asphyxie et les lésions pulmonaires induites par les toxines affectant le processus respiratoire. L'air sec est très peu conducteur de la chaleur; de ce fait, l'inhalation d'air chaud provoque rarement des lésions thermiques au niveau des voies aériennes au-delà des cordes vocales. La surface étendue du nasopharynx agit efficacement comme un échangeur de chaleur; il refroidit l'air inhalé, qui est presque à la température corporelle au moment où il atteint les cordes vocales. Lors de l'inhalation d'air à 300 °C, l'air est refroidi à 50 °C lorsqu'il arrive au niveau de la trachée [10]. Les cordes vocales jouent un rôle supplémentaire de protection, grâce à leur positionnement réflexe en adduction [11]. La seule exception est l'inhalation de vapeurs chaudes. La vapeur a une capacité de conduction de la chaleur 4000 fois supérieure à celle de l'air sec et peut, de ce fait, provoquer lorsqu'elle est inhalée, des brûlures au niveau des voies aériennes distales et des bronchioles [11]. Heureusement, ce type de brûlures est rare.

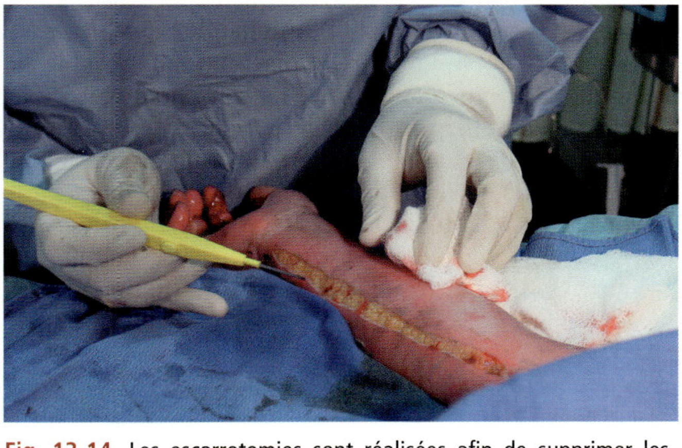

Fig. 13-14. Les escarrotomies sont réalisées afin de supprimer les effets de compression dus à une brûlure circulaire.

Substances asphyxiantes

Deux substances gazeuses sont importantes à considérer en raison de leur pouvoir d'asphyxie. Il s'agit du *monoxyde de carbone* (CO) et du *cyanure d'hydrogène*. Ces deux molécules sont classées parmi les gaz asphyxiants; elles provoquent la mort cellulaire par hypoxie ou asphyxie. Les patients qui sont intoxiqués par ces substances ont un apport d'oxygène aux tissus inadéquat, alors que leur pression artérielle et leur taux de saturation en oxygène restent normaux. Le CO se lie bien plus à l'hémoglobine que l'oxygène. Les symptômes de l'intoxication au CO dépendent de la durée et du degré de l'exposition. Les symptômes vont des céphalées au coma.

Le traitement de l'intoxication au CO réside dans l'administration d'oxygène. En respirant de l'air ambiant (contenant 21 % d'oxygène), le corps va éliminer la moitié du CO en 250 minutes [12]. Lorsqu'on administre au patient de l'oxygène à 100 %, la demi-vie de la carboxyhémoglobine est réduite à 40 à 60 minutes [13].

Le cyanure d'hydrogène est produit par la combustion de plastique ou de polyuréthane. Ces poisons agissent dans l'organisme en empêchant l'utilisation de l'oxygène par les cellules. Un patient victime d'une telle intoxication peut mourir d'asphyxie alors que la quantité d'oxygène circulante est adéquate dans son sang. Les symptômes sont l'altération du niveau de conscience, des vertiges, des céphalées, une tachycardie ou une tachypnée. Le traitement consiste à transporter rapidement le patient vers un centre hospitalier disposant d'un antidote. Ce dernier peut également être administré sur les lieux. Le mécanisme d'action de cet antidote est d'induire la formation d'une autre substance toxique dans le sang du patient. Cette dernière se lie au cyanure d'hydrogène et le corps peut ainsi lentement détoxifier le gaz. L'administration de cet antidote nécessite cependant des précautions [14–16].

Le « Lilly kit » est l'antidote actuellement utilisé aux États-Unis pour ce type d'intoxication. Cette méthode de traitement de l'empoisonnement au cyanure d'hydrogène a été développée dans les années 1930. Elle s'est montrée efficace dans le traitement d'animaux qui avaient inhalé 21 fois la dose létale de cyanure d'hydrogène [17]. Ce kit contient différents agents. Les premiers à être administrés sont le nitrite d'amyl et le nitrite de sodium. Le nitrite d'amyl est inhalé et le nitrite de sodium est administré par voie intraveineuse. Ces substances nitrées transforment l'hémoglobine pour créer de la *méthémoglobine*. Les cyanures exercent leurs effets toxiques en liant une molécule au processus cellulaire, le *cytochrome aa3*. La molécule de cyanure est plus attirée par la méthémoglobine que par le cytochrome aa3. De ce fait, les molécules de cyanure vont se désolidariser du cytochrome aa3 pour aller se lier aux molécules de méthémoglobine. Une fois le cytochrome aa3 débarrassé du cyanure, la cellule peut à nouveau produire de l'énergie de manière normale. Cependant, la méthémoglobine n'est pas en mesure de délivrer aussi bien que l'hémoglobine de l'oxygène au niveau des tissus périphériques. La diminution d'apport d'oxygène induite par la méthémoglobinémie peut avoir des effets indésirables chez les patients ayant un taux sanguin de CO élevé ou une anémie liée à un processus hémorragique [18]. Le troisième agent dans ce kit d'antidotes est le thiosulfate. Le *thiosulfate* agit sur le métabolisme du cyanure en le transformant en thiocyanate, lequel peut être excrété dans les urines. L'utilisation de ce type de traitement peut aggraver l'hypoxie cellulaire chez les patients souffrant d'une intoxication au CO.

Cette technique est exclusivement utilisée en Amérique du Nord. En France, le recours au Cyanokit (hydroxocobolamine) est la règle; il s'agit d'un antidote des intoxications par les cyanures minéraux ou organiques :

- l'hydroxocobalamine est un antidote action rapide, par complexation des cyanures sous forme de cyanocobalamine atoxique;
- l'hydroxocobalamine réactive les enzymes de la chaîne respiratoire mitochondriale, cible essentielle de la toxicité des cyanures;
- les données in vitro et in vivo démontrent également la capacité de l'hydroxocobalamine à restaurer des fonctions complexes, profondément altérées par le cyanure, aussi bien sur organe isolé que sur animal entier, ou bien à en prévenir la toxicité, notamment myocardique et neurologique, que ce soit après intoxication aiguë ou chronique.

Lésions pulmonaires induites par des toxines

Les éléments constitutifs de lésions thermico-asphyxiantes secondaires à une inhalation sont généralement apparents au moment de l'intervention des secours. À l'opposé, les signes et symptômes de lésions pulmonaires induites par des toxines peuvent ne se manifester qu'au bout de plusieurs jours. Les premiers jours après l'inhalation sont habituellement appelés « lune de miel ». Durant cette période, le patient apparaît relativement stable avec éventuellement de discrètes dysfonctions respiratoires. La gravité de cette lésion pulmonaire est très largement dépendante de deux facteurs : la composition des fumées inhalées et la durée de l'exposition [21].

En termes simples, la fumée est le produit d'une combustion incomplète; il s'agit de poussière chimique. Les substances chimiques présentes dans la fumée réagissent au contact des muqueuses trachéales et pulmonaires et entraînent des lésions cellulaires conséquentes [22–24]. Des substances comme l'ammoniac, l'acide chlorhydrique et le dioxyde de soufre forment des acides corrosifs et alcalins au moment de leur inhalation [25].

Prise en charge préhospitalière

L'élément essentiel dans la prise en charge d'un patient exposé à ce type d'inhalation est de s'interroger sur la nécessité ou non de réaliser une intubation orotrachéale. Si la perméabilité des voies aériennes n'est pas certaine, celles-ci peuvent être sécurisées par une intubation orotrachéale [26,27]. Une réévaluation continue de la perméabilité des voies aériennes est nécessaire. Les changements intervenant dans le caractère de la voix ou l'apparition de bave sont des signes d'une obstruction imminente des voies aériennes.

Ces patients doivent être transportés vers un centre de brûlés même en l'absence de brûlure cutanée. Ces centres sont habitués à ce type de patients et peuvent mettre en œuvre des techniques de ventilation adaptées.

Maltraitance d'enfants

Environ 20 % des enfants maltraités sont victimes de brûlures intentionnelles. La majorité de ces enfants sont âgés de 1 à 3 ans [28].

La forme de brûlure la plus fréquente est l'immersion forcée d'un enfant dans de l'eau chaude. Ces blessures interviennent lorsqu'un adulte place un enfant dans de l'eau chaude pour le punir. Les facteurs prédictifs de la gravité des lésions sont l'âge du patient, la température de l'eau et la durée de l'exposition. Ces enfants présentent souvent des brûlures du deuxième et du troisième degrés, localisées au niveau des mains et des pieds. L'origine de ces lésions est particulièrement suspicieuse lorsque les brûlures sont symétriques et localisées (figures 13-15 et 13-16). Dans le cas d'un enfant ébouillanté, celui-ci va réaliser, de manière réflexe, une flexion des membres supérieurs et/ou inférieurs en raison de la douleur qui est générée. La brûlure résultante va donc épargner la fosse poplitée, la fosse antécubitale et l'aine. Il y aura aussi des lignes de démarcation visibles entre les tissus brûlés et non brûlés [30–31] (figure 13-17).

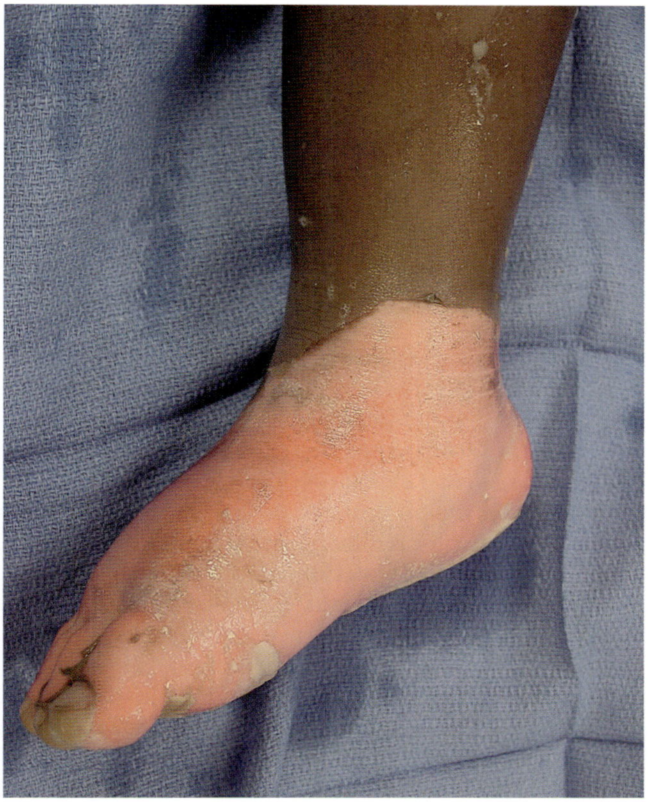

Fig. 13-15. Lésion du pied d'un enfant indiquant une brûlure intentionnelle par immersion pouvant être rapportée à une maltraitance.

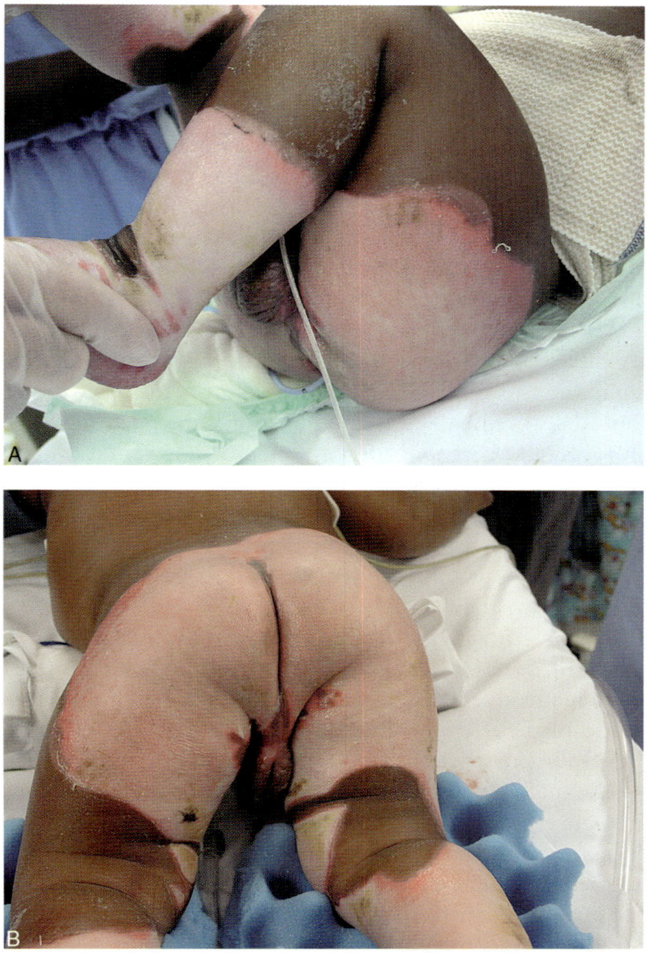

Fig. 13-16. La localisation caractéristique de ces brûlures et l'absence de lésions associées liées aux éclaboussures indiquent qu'il s'agit d'un cas de maltraitance.

Dans le cas d'une immersion accidentelle dans de l'eau chaude, les brûlures vont présenter différents niveaux de profondeur et des contours irréguliers. Des petites zones de brûlures à distance des zones de brûlures plus étendues résultent des éclaboussures [32].

Brûlures par contact

Les brûlures par contact sont le second mécanisme le plus fréquent de brûlures chez les enfants, qu'il s'agisse d'accidents ou de lésions intentionnelles. Chaque partie de la surface corporelle a un certain degré de courbure. Lorsqu'un accident à type de brûlure par contact intervient, l'agent causal entre en contact avec la partie incurvée de la zone concernée. L'agent causal est éloigné violemment ou alors la victime se retire. Les lésions résultantes ont des contours irréguliers et une profondeur variable. Lorsqu'un enfant est brûlé intentionnellement par contact, l'agent causal est pressé sur la peau de l'enfant. Cela donne lieu à des lésions aux contours nets entre les zones brûlées et non brûlées et de profondeur uniforme.

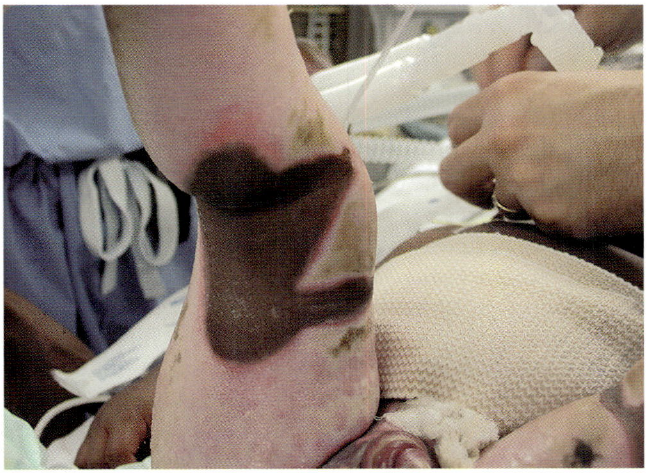

Fig. 13-17. Le fait que les zones de flexion aient été épargnées et qu'il y ait des lignes de démarcation nettes entre les zones brûlées et non brûlées indique que cet enfant était en position de défense fléchie avant l'événement. Ce tableau clinique est en faveur d'un cas de maltraitance.

Brûlures par radiation

La gravité des brûlures produites par différentes formes de radiations dépend de la quantité d'énergie qui est absorbée par le tissu cible. Les radiations peuvent être électromagnétiques, dues aux rayons X, aux rayons gamma ou à des particules radioactives. Les différentes formes de radiations sont capables de transférer différents degrés d'énergie aux tissus. De plus, certaines formes de radiations, par exemple électromagnétiques, peuvent passer à travers des vêtements ou à travers une personne sans causer de dommage particulier. À l'opposé, d'autres formes de radiations, par exemple l'exposition aux neutrons, sont absorbées par le tissu cible et entraînent des lésions importantes. C'est l'absorption même de la radiation qui donne lieu à des lésions tissulaires. La capacité d'absorption de la radiation entraîne plus de lésions que la dose de radiation. Des doses équivalentes de diverses formes de radiation auront des effets tout à fait différents sur un individu.

L'exposition typique à une radiation intervient généralement dans un contexte industriel ou professionnel. Cependant, avec l'augmentation du terrorisme, l'explosion d'un petit engin nucléaire hybride (bombe sale) est une réelle possibilité.

L'explosion d'une arme nucléaire dans une zone urbaine est susceptible de provoquer des blessures et des décès selon trois mécanismes : des brûlures thermiques qui interviennent dans la première phase après la détonation; puis des blasts particulièrement destructeurs; et enfin la production de radiations. La mortalité liée à la combinaison de brûlures thermiques et de radiations est plus grande que la mortalité due à des brûlures thermiques et à des radiations d'ampleur équivalente. La combinaison de ces deux types de brûlures a un effet synergique sur la mortalité [33].

Une attaque nucléaire pourrait provoquer de nombreuses pertes humaines et de nombreux blessés, et risquerait de submerger complètement les services de secours. De plus, une attaque réalisée en zone d'habitations pourrait détruire complètement les infrastructures médicales et anéantir les sauveteurs. Les intervenants préhospitaliers rescapés risqueraient d'être sollicités pour une très longue période.

Les soins préhospitaliers administrés à des patients irradiés sont sensiblement identiques à ceux administrés à des patients exposés à des substances chimiques. La priorité essentielle est d'extraire le patient du milieu hostile et de la source de contamination, d'éliminer les vêtements contaminés, et de laver abondamment le patient à l'eau. Tout vêtement porté par une personne qui a été irradiée doit être considéré comme contaminé et manipulé avec précaution. L'irrigation précautionneuse vise à supprimer tout débris ou particule radioactive dans une zone contaminée sans étendre la contamination vers des surfaces corporelles épargnées. Cette irrigation est continue jusqu'à ce que la contamination ait été stabilisée, le niveau d'irradiation étant mesuré par un compteur de type Geiger [34]. Un patient présentant des brûlures doit bénéficier d'une réanimation hydroélectrolytique similaire à celle de n'importe quel autre patient brûlé. Ces patients sont susceptibles de présenter des vomissements et des diarrhées, ce qui nécessitera une augmentation des volumes perfusés.

Les conséquences physiologiques d'une irradiation corporelle totale sont appelées syndrome d'irradiation aiguë (maladie aiguë des rayons). Les symptômes initiaux de ce syndrome apparaissent typiquement dans les heures qui suivent l'exposition. Les cellules corporelles qui sont le plus exposées aux conséquences des radiations sont celles qui, typiquement, se reproduisent rapidement. Ce sont les cellules que l'on retrouve au niveau cutané, au niveau du tractus gastro-intestinal et dans la moelle osseuse. Ces tissus manifestent donc les premiers signes du syndrome d'irradiation aiguë. Quelques heures après l'exposition à la radiation, le patient va présenter des nausées et vomissements ainsi que des douleurs abdominales. Ce tableau clinique impose la mise en place rapide d'une réanimation liquidienne agressive afin de prévenir le développement d'une insuffisance rénale. Dans les jours suivants, le patient peut présenter des diarrhées sanglantes, une ischémie intestinale, puis de multiples infections qui vont le conduire au décès. La moelle osseuse va interrompre sa production de globules blancs nécessaires à la lutte contre les infections ainsi que celle de plaquettes nécessaires à la coagulation. Les infections et les problèmes hémorragiques qui en résultent entraînent souvent la mort.

Après un événement nucléaire, les dispositifs médicaux risquent de manquer. Dans ce contexte, l'hydratation des patients peut se réaliser par voie orale. Un patient coopératif devrait, dans ces conditions, être encouragé à boire des quantités importantes d'eau salée afin de maintenir un débit urinaire suffisant. Les solutés peuvent également être délivrés par une sonde nasogastrique. Les solutions salées utilisées oralement comprennent les solutions de type Moyer (5 ml de chlorure de sodium et une cuillère de bicarbonate de soude dans un litre d'eau) ou la solution de réhydratation orale de l'Organisation mondiale de la santé (OMS). Les recherches animales ont montré des résultats encourageants mettant en œuvre ce type de stratégie chez des patients présentant des brûlures de 40 % du total de la surface corporelle. L'administration de substance salée dans le tractus gastro-intestinal à hauteur de 20 ml/kg correspond à une réanimation liquidienne intraveineuse standard [35].

Brûlures chimiques

Tous les intervenants préhospitaliers doivent être familiarisés avec les principes de traitement des brûlures chimiques. Les intervenants en zone urbaine peuvent être sollicités pour des lésions chimiques survenant en milieu industriel ; en zone rurale, il s'agira plus fréquemment de brûlures provoquées par des agents utilisés dans le milieu de l'agriculture. Des tonnes de matières dangereuses sont transportées quotidiennement sur les autoroutes ou par le rail. Les sauveteurs militaires peuvent être conduits à traiter des blessures causées par des armes chimiques, des engins incendiaires et des substances chimiques diverses.

Les lésions dues à ces produits chimiques sont habituellement le résultat d'une exposition prolongée. Il s'agit donc d'un processus très différent de celui des brûlures thermiques, pour lesquelles la durée de l'exposition est souvent très brève. Quatre facteurs conditionnent la gravité d'une blessure chimique : la nature de l'agent chimique, la concentration de ce produit, la durée de contact et le mécanisme d'action de l'agent chimique.

Les agents chimiques sont classés en acides, bases, organiques ou inorganiques. Les *acides* sont des agents chimiques dont le pH est proche de 7 (neutre) et 0 (acide fort). Les *bases* sont des agents qui ont un pH compris entre 7 et 14. Les acides provoquent des lésions tissulaires par un mécanisme appelé *nécrose coagulative* ; le tissu se transforme en une barrière qui empêche l'acide de pénétrer plus profondément. Les brûlures imputables aux bases détruisent le tissu par *nécrose de liquéfaction*. La base liquéfie les tissus, ce qui permet aux agents chimiques de pénétrer plus profondément, provoquant des lésions étendues et profondes.

Il est important que les intervenants préhospitaliers connaissent le traitement des brûlures intéressant les yeux provoquées par une exposition aux bases. Une exposition faible et courte peut entraîner la perte de la vue de la victime. Le traitement consiste en une abondante irrigation de liquide. Si possible, la décontamination oculaire continue est réalisée en utilisant une lentille de Morgan. Cette irrigation peut être associée à l'application d'un anesthésique local comme la proparacaïne afin de simplifier les soins pour le patient et le sauveteur (figure 13-18).

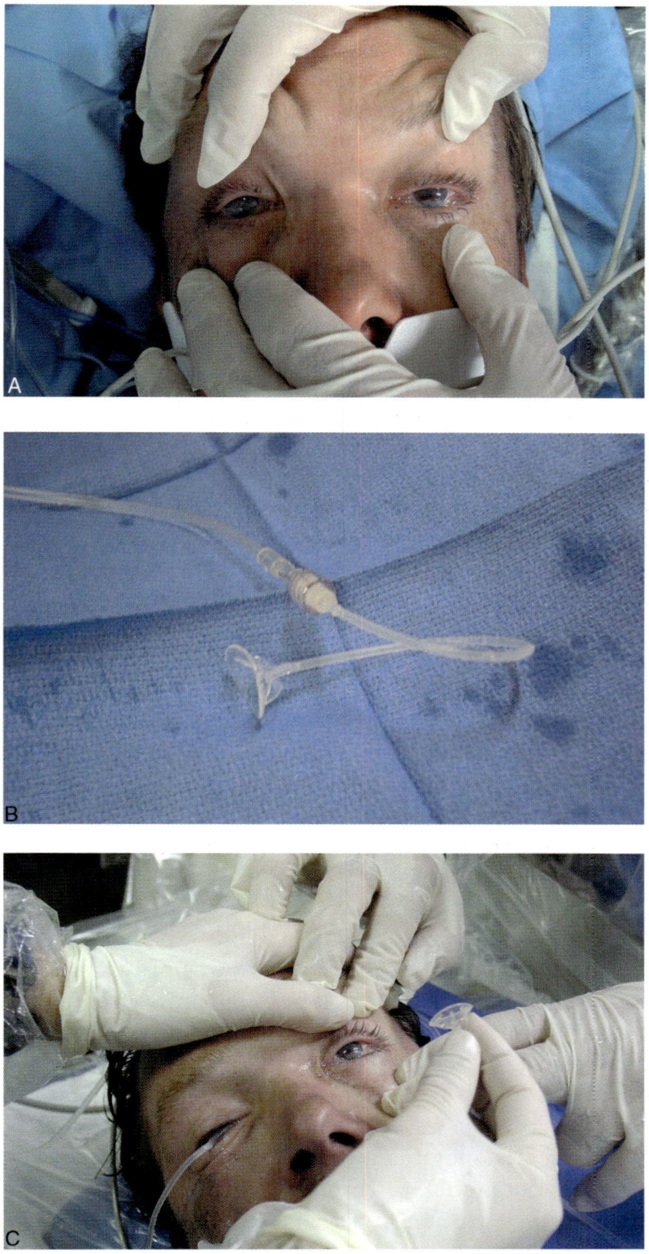

Fig. 13-18. Les brûlures chimiques concernant les yeux doivent rapidement être rincées avec d'importants volumes de solution saline isotonique. La mise en place d'une lentille de Morgan permet de réaliser une irrigation oculaire appropriée.

Traitement

La principale priorité dans l'administration de soins à un patient exposé à un agent chimique est, comme pour toute urgence, la sécurité de la scène et des personnes. Protégez-vous toujours en premier. S'il y a un doute concernant un danger chimique, prenez toutes les précautions utiles et déterminez si un équipement spécial, tel un appareil respiratoire autonome, est nécessaire. Évitez de contaminer les équipements ou les véhicules ; cela risquerait de créer des risques supplémentaires par la suite. Tentez le plus rapidement possible d'identifier l'agent en cause.

Les soins comprennent le déshabillage complet du patient. Ces vêtements doivent être manipulés avec beaucoup de précautions. Si une substance particulière est présente sur la peau, il faut l'éliminer par brossage doux et complet. Le patient doit ensuite être lavé à grandes eaux afin de diluer le plus possible les éventuelles substances toxiques encore présentes. Le point le plus important du lavage est l'utilisation de grands volumes d'eau. Une pratique répandue consiste à utiliser 1 ou 2 litres d'eau pour un seul patient, puis à stopper le processus de lavage lorsque l'eau commence à s'accumuler sur le sol. Quand de petits volumes d'eau sont utilisés, l'agent n'est pas évacué mais se répartit sur la surface corporelle [36,37]. Un lavage inadéquat risque de provoquer des lésions là où il n'y en avait pas auparavant, du fait de la dilution sur la surface corporelle de l'agent. Une solution consiste à immobiliser le patient sur une planche, puis à le mettre en position verticale et à le rincer en ayant pris la précaution de déposer, à ses pieds, un réceptacle qui permette de contenir les eaux contaminées.

L'utilisation d'agents neutralisants pour des brûlures chimiques est à éviter. En effet, dans le processus de neutralisation se produit souvent une réaction exothermique qui peut créer une brûlure thermique, en plus de la lésion due à l'agent chimique. Ces agents neutralisants sont habituellement utilisés pour les matériaux, pas pour les hommes.

Exposition à des agents chimiques spécifiques

Le *ciment* est un agent alcalin qui est susceptible de se fixer sur les vêtements ou sur la peau. Le ciment en poudre peut réagir avec la transpiration et provoquer une *dessiccation* de la peau. Les lésions apparaissent typiquement quelques heures ou un jour après le contact avec le ciment. Les carburants comme le gasoil et le kérosène peuvent causer des brûlures par contact lors d'expositions prolongées. Ces hydrocarbures organiques peuvent dissoudre les membranes cellulaires et provoquer des nécroses cutanées [38]. Enfin, le risque de toxicité systémique n'est pas à négliger en cas d'exposition durable. Ces lésions doivent être abondamment rincées à l'eau.

L'*acide chlorhydrique* est une substance dangereuse couramment utilisée en milieu industriel et militaire. Le réel danger de cet agent provient de l'ion fluorure qui produit des altérations profondes des électrolytes exposés, particulièrement le calcium et le magnésium [39]. En l'absence de traitement, l'acide chlorhydrique va liquéfier les tissus et provoquer une spoliation du calcium intraosseux. Le traitement initial est l'irrigation à l'eau suivie de l'application de gel de gluconate de calcium. Ces patients doivent être transportés sans délai vers une unité spécialisée.

Les blessures provoquées par le phosphore interviennent habituellement dans le milieu militaire. Le *phosphore blanc* est un agent incendiaire utilisé dans la production de munitions. Il brûle de manière très violente lorsqu'il est exposé à l'air, produisant des flammes très claires. Le traitement initial comprend le déshabillage rapide, certaines particules de phosphore peuvent être contenues dans les vêtements. Les zones lésées doivent être immergées dans l'eau ou être recouvertes d'un champ préalablement trempé dans une solution saline.

L'*hypochlorite* est souvent utilisé pour produire des détergents ménagers et industriels. Il s'agit d'un puissant alcalin. Les dilutions en contiennent 4 à 6 %, et il n'y a pas de risque létal, sauf si le contact concerne une zone étendue. Les solutions ayant des concentrations supérieures peuvent se révéler létales. Un flacon de 30 ml dilué à 15 % est considéré comme susceptible d'engager le pronostic vital.

Le *soufre* et le *gaz moutarde* sont classés dans la catégorie des gaz *vésicants*. Ces agents ont été utilisés en tant qu'armes chimiques et figurent parmi les menaces terroristes. Ils ont la particularité d'être particulièrement irritants pour la peau mais également pour le parenchyme pulmonaire et pour les yeux. Après l'exposition, les patients vont ressentir une sensation de brûlure dans la gorge et les yeux. Dans les heures suivant l'exposition, la peau a un aspect rouge associé à des phlyctènes au niveau des aisselles et de l'aine. Dans les cas les plus sévères, des nécroses cutanées et une détresse respiratoire se développent [40–42]. Le principal traitement préhospitalier est la décontamination.

Lorsqu'ils prennent en charge des patients ayant été exposés à des vésicants, les intervenants doivent porter les gants, blouses et appareils respiratoires adaptés. Les patients doivent être décontaminés et irrigués avec de l'eau ou une solution saline.

Les *gaz lacrymogènes* et agents similaires (dit agents anti-émeutes) sont responsables d'irritations au niveau de la peau, du parenchyme pulmonaire et des yeux. La durée des symptômes est de 30 à 60 minutes. Le traitement consiste à extraire le patient du milieu hostile, à enlever les habits contaminés, à laver la peau et à rincer les yeux.

Transport prolongé

Le transport prolongé de victimes brûlées représente un véritable défi pour les intervenants préhospitaliers. Le point le plus important est la surveillance constante et minutieuse de la fonction ventilatoire. Potentiellement tout patient victime d'un traumatisme thermique, particulièrement ceux présentant des brûlures au niveau de la face ou du cou et ceux qui ont été bloqués dans un espace confiné, risque de présenter des brûlures des voies aériennes ou des lésions d'inhalation. Avant de débuter un transport prolongé, les patients présentant les risques les plus élevés de brûlure des voies aériennes et ceux dont la fonction ventilatoire est considérée comme limite devraient bénéficier d'une intubation endotrachéale à titre conservatoire. Si une intubation en séquence rapide est réalisée, la succinylcholine ne devrait pas être utilisée. En effet, l'intervenant préhospitalier ne peut pas déterminer si le patient présente une hyperkaliémie liée à une atteinte musculaire.

En l'absence de méthode pour détecter la toxicité du monoxyde de carbone, tous les patients doivent être maintenus sous inhalation d'oxygène à 100 % jusqu'à ce que le taux sérique de monoxyde de carbone puisse être mesuré. Les patients brûlés doivent bénéficier d'un supplément d'oxygène afin de maintenir une $Spo_2 \geq 95$ %, et la ventilation doit être assistée en cas de besoin. Le maintien de la perméabilité des voies aériennes chez les patients brûlés est un problème potentiel. Au décours de la brûlure, un processus inflammatoire va se mettre en place qui va s'aggraver avec le temps et la réanimation liquidienne. De ce fait, les voies peuvent s'obstruer durant le transport. Une prise en charge agressive des voies aériennes, y compris à titre préventif, est essentielle.

Les patients exposés à des brûlures chimiques ou à d'autres matières dangereuses doivent être décontaminés avant leur transport. Cette décontamination doit être soigneuse pour éviter que d'autres personnes ne soient exposées à l'agent. Les patients souffrant d'une intoxication au cyanure doivent, en cas de transport prolongé prévisible, bénéficier de l'administration d'une thérapeutique adaptée sur avis de la régulation médicale. Toutes les zones brûlées devraient être recouvertes d'un pansement sec et stérile. Le transport doit être effectué dans un environnement chaud pour éviter l'hypothermie.

Les patients brûlés peuvent avoir des lésions associées et il convient de ne jamais négliger un examen complet à la recherche d'autres traumatismes. L'évaluation en route inclut l'évaluation de la circulation de tous les membres lésés, particulièrement ceux qui ont des brûlures circulaires. En cas d'accord de la régulation médicale et si du personnel expérimenté est présent, des escarrotomies peuvent être pratiquées en cas de détresse respiratoire ou si un membre est compromis. Cependant, les escarrotomies peuvent donner lieu à des hémorragies qui risquent d'être difficiles à contrôler en préhospitalier. La réalisation de cette procédure suppose donc une évaluation sérieuse du rapport risques/bénéfices. Les escarrotomies au niveau du thorax en cas de difficulté respiratoire sont évidemment prioritaires sur celles qui concernent les membres, lesquels peuvent attendre plusieurs heures. Les patients présentant une suspicion de lésion au niveau du rachis doivent être immobilisés convenablement.

Une réanimation hydroélectrolytique adaptée est essentielle chez les patients gravement brûlés. Les volumes à perfuser doivent être calculés précisément et la restauration volumique instituée sur au moins deux voies veineuses de gros calibre. Les doses doivent être adaptées en fonction des signes vitaux et du débit urinaire. Ainsi, la pose d'une sonde vésicale à demeure peut être indiquée. La diurèse horaire doit être comprise entre 0,5 et 1 ml/kg. La coloration rouge des urines indique la présence de myoglobine secondaire à une atteinte musculo-squelettique. Dans ce cas, une diurèse horaire supérieure à 100 ml/h doit être la cible. Le traitement de la douleur doit être institué le plus rapidement possible au moyen de morphiniques par voie intraveineuse, administrés à petites doses et titrés. Un transport prolongé doit s'accompagner d'un monitorage complet de toutes les fonctions vitales.

Résumé

Toutes les brûlures sont sérieuses, quelle que soit leur étendue. Certaines brûlures intéressent des surfaces plus importantes que d'autres, mais il n'y a pas de brûlures mineures. Les brûlures menaçant potentiellement les fonctions vitales peuvent être d'origine thermique, électrique ou chimique. À l'inverse d'un traumatisme mécanique (pénétrant ou fermé), l'organisme dispose de peu de mécanismes d'adaptation pour survivre à une brûlure sévère. Les brûlures ne se limitent pas à la peau. Il y a, le plus souvent, des problèmes systémiques. Les patients gravement brûlés vont connaître des défaillances des systèmes cardiovasculaire, pulmonaire, gastro-intestinal, rénal et immunitaire. Contrairement à la réponse organique se produisant après un traumatisme fermé ou pénétrant, les patients présentant des brûlures étendues risquent d'évoluer vers un état de choc hypodynamique pouvant rapidement affecter le pronostic vital. La prise en charge initiale consiste en un traitement agressif et approprié. Une réanimation liquidienne inappropriée peut conduire à une dysfonction multisystémique et même à une accentuation des brûlures. En ce sens, le rôle des intervenants préhospitaliers est très important.

(Suite)

Résumé *(Suite)*

Des soins précoces et adaptés conditionnent souvent le devenir du patient à court et à moyen termes.

Malgré leur caractère dangereux et compliqué, les brûlures sont rarement fatales à court terme. Même dans les cas les plus sévères, avec l'association de lésion d'inhalation et de grandes zones brûlées, le décès n'intervient pas immédiatement. L'intervenant préhospitalier doit toujours rechercher des lésions traumatiques associées à la brûlure. Il convient donc de ne pas se focaliser sur la brûlure et de rechercher systématiquement des lésions associées qui peuvent mettre en jeu le pronostic vital. Il est important de réaliser une évaluation primaire et secondaire pour ne pas manquer ces lésions (par exemple pneumothorax, tamponnade péricardique, rupture de rate).

Un autre facteur à ne pas négliger dans les soins aux patients brûlés est la vigilance constante que doivent exercer les intervenants préhospitaliers pour ne pas devenir des victimes eux-mêmes. En effet, lors de ces soins de patients brûlés (feu, fumée, source électrique, substance chimique), les agents en cause sont souvent susceptibles de concerner également les intervenants.

Même de petites brûlures mais intéressant les fonctions organiques majeures (les mains, la face, les articulations, le périnée) nécessitent un temps de cicatrisation relativement long et peuvent donner lieu à un préjudice fonctionnel et esthétique. Afin d'optimiser le devenir de ces patients, l'intervenant hospitalier doit pleinement considérer la gravité de ces atteintes particulières. Les centres spécialisés dans l'accueil et le traitement des brûlés ne sont pas réservés aux patients présentant des brûlures étendues ou des menaces affectant les fonctions vitales. Connaître les critères de transfert vers ce type de centres permet de s'assurer que tout patient brûlé récupérera au maximum ses fonctions.

Les principales causes de décès des patients brûlés demeurent les complications liées à l'inhalation de fumée : asphyxie, atteinte thermique des voies aériennes et lésion pulmonaire induite par les toxines. Le tableau clinique de défaillance respiratoire n'intervient souvent qu'au bout de 48 heures ou plus. Aussi, tout patient exposé à des fumées toxiques, même en l'absence de brûlure cutanée, doit être orienté vers un centre de brûlés.

Des matériaux dangereux de toutes sortes sont retrouvés partout, en zone rurale ou urbaine. La bonne connaissance des toxiques courants, la maîtrise des techniques d'extraction et de décontamination de victimes de tels accidents doivent être une préoccupation constante des intervenants préhospitaliers. Par ailleurs, les techniques sont les mêmes en cas d'utilisation d'armes de destruction massive.

Solution du scénario

1re victime

Ce patient présente une ventilation laborieuse avec une valeur de saturation en oxygène à 92 %. Compte tenu de la présence de vêtements brûlés et de l'étendue des brûlures, ce patient doit être considéré comme ayant inhalé massivement des fumées d'incendie. Vous devez maintenir un niveau de suspicion élevé par rapport à la constitution d'un œdème des voies aériennes et à l'inhalation de fumée. La perméabilité des voies aériennes doit être votre préoccupation. Cependant, le patient est toujours en mesure de ventiler spontanément. Eu égard aux risques qu'il encourt, vous devez prendre en compte le temps nécessaire au transport ; c'est ce temps qui déterminera votre conduite à tenir. Si le transport doit être prolongé ou retardé, ce patient doit bénéficier d'une intubation trachéale. Il nécessite, à l'évidence, un apport d'oxygène à 100 %. Si l'option de l'intubation trachéale a été retenue, prenez soin de bien sécuriser le tube au moyen d'une fixation adéquate.

Ce patient présente des brûlures au niveau de la face, des extrémités des deux membres supé-

(Suite)

rieurs et de la partie antérieure du tronc. Chaque membre représente approximativement 9 % de surface corporelle totale, la partie antérieure du tronc 9 %, et la face approximativement 4 %. On peut donc considérer que ce patient présente des brûlures intéressant 31 % de la surface corporelle totale. Son poids est d'environ 80 kg. La formule de Parkland appliquée à ce patient pour estimer le volume de liquides nécessaire à sa réanimation est la suivante :

31 % × 80 kg × 4 ml/kg
par % de surface brûlée = 9920 ml qui doivent être administrés durant les 24 premières heures.

La moitié de ce volume, soit 4960 ml, doit être administrée durant les 8 premières heures.

Le débit sera le suivant :

4960/8 = 620 ml/h durant
les 8 premières heures.

2e victime

Cette fille peut présenter une lésion d'inhalation. En raison de son état de conscience, elle doit immédiatement être placée sous oxygène et l'intubation trachéale doit être réalisée sans délai. La surface brûlée (un bras entier et de petites zones de l'autre bras) représente approximativement 10 % de la surface corporelle totale. Cette patiente doit être dirigée vers un centre spécialisé pour le traitement des brûlés.

3e victime

Cette petite fille a manifestement tenté de se protéger du feu dans le coin d'une pièce ou sous un lit. Son arrêt cardiorespiratoire est directement lié à une hypoxie et à une asphyxie imputable à une intoxication au monoxyde de carbone et peut-être au cyanure d'hydrogène. Les chances de survie de cet enfant sont minimes.

Références

1. Tredget EE, Shankowsky HA, Taerum TV, et al: The role of inhalation injury in burn trauma: a Canadian experience, *Ann Surg* 212:720, 1990.

2a. Herndon D, Rutan R, Rutan T: Management of the pediatric patient with burns, *J Burn Care Rehabil* 14(1):3, 1993.

2b. Rossignal A, Locke J, Burke J: Pediatric burn injuries in New England, USA, *Burns* 16(1):41, 1990.

3. Robinson MC, Del Becarro EJ: Increasing dermal perfusion after burning by decreasing thromboxane production, *J Trauma* 20:722, 1980.
4. Heggers JP, Ko F, Robson MC, et al: Evaluation of burn blister fluid, *Plast Reconstr Surg* 65:798, 1980.
5. Lentz CW, Younan DS, Reid DJ: Burn resuscitation index: a tool for initiating fluid resuscitation, *J Burn Care Rehabil* 25:S49, 2004.
6. Navar PD, Saffle JR, Warden GD: Effect of inhalation injury on fluid resuscitation requirements after thermal injury, *Am J Surg* 150:716, 1985.
7. Dunn K, Edwards-Jones VT: The role of Acticoat with nanocrystalline silver in the management of burns, *Burns* 30(suppl):S1, 2004.
8. Wright JB, Lam K, Burrell RE: Wound management in an era of increasing bacterial antibiotic resistance: a role for topical silver treatments, *Am J Infect Control* 26:572, 1998.
9. Yin HQ, Langford R, Burrell RE: Comparative evaluation of the antimicrobial activity of Acticoat antimicrobial dressing, *J Burn Care Rehabil* 20:195, 1999.
10. Moritz AR, Henriques FC, McClean R: The effects of inhaled heat on the air passages and lungs, *Am J Pathol* 21:311, 1945.
11. Peters WJ: Inhalation injury caused by the products of combustion, *Can Med Assoc J* 125:249, 1981.
12. Forbes WH, Sargent F, Roughton FJW: The rate of carbon monoxide uptake by normal men, *Am J Physiol* 143:594, 1945.
13. Mellins RB, Park S: Respiratory complications of smoke inhalation in victims of fires, *J Pediatr* 87:1, 1975.
14. Feldstein M, Klendshoj NJ: The determination of cyanide in biological fluids by microdiffusion analysis, *J Lab Clin Med* 44:166, 1954.
15. Norris JC, Moore SJ, Hume AS: Synergistic lethality induced by the combination of carbon monoxide and cyanide, *Toxicology* 40:121, 1986.
16. Vogel SN, Sultan TR: Cyanide poisoning, *Clin Toxicol* 18:367, 1981.
17. Chen KK, Rose CL, Clowes GH: Comparative values of several antidotes in cyanide poisoning, *Am J Med Sci* 188:767, 1934.
18. Langford RM, Armstrong RF: Algorithm for managing injury from smoke inhalation, *BMJ* 299:902, 1989.
19. Houeto P, Borron SW, Sandouk P, et al: Pharmacokinetics of hydroxocobalamin in smoke inhalation victims, *J Toxicol Clin Toxicol* 34:397, 1996.
20. Sauer SW, Keim ME: Hydroxocobalamin: improved public health readiness for cyanide disasters, *Ann Emerg Med* 37:635, 2001.
21. Crapo R: Smoke inhalation injuries, *JAMA* 246:1694, 1981.
22. Herndon DN, Traber DL, Niehaus GD, et al: The pathophysiology of smoke inhalation in a sheep model, *J Trauma* 24:1044, 1984.
23. Till GO, Johnson KJ, Kunkel R, et al: Intravascular activation of complement and acute lung injury, *J Clin Invest* 69:1126, 1982.
24. Thommasen HV, Martin BA, Wiggs BR, et al: Effect of pulmonary blood flow on leukocyte uptake and release by dog lung, *J Appl Physiol Respir Environ Exerc Physiol* 56:966, 1984.
25. Trunkey DD: Inhalation injury, *Surg Clin North Am* 58:1133, 1978.
26. Haponik E, Summer W: Respiratory complications in the burned patient: diagnosis and management of inhalation injury, *J Crit Care* 2:121, 1987.
27. Cahalane M, Demling R: Early respiratory abnormalities from smoke inhalation, *JAMA* 251:771, 1984.
28. Hight DW, Bakalar HR, Lloyd JR: Inflicted burns in children: recognition and treatment, *JAMA* 242:517, 1979.

29. Chadwick DL: The diagnosis of inflicted injury in infants and young children, *Pediatr Ann* 21:477, 1992.
30. Adronicus M, Oates RK, Peat J, et al: Non-accidental burns in children, *Burns* 24:552, 1998.
31. Purdue GF, Hunt JL, Prescott PR: Child abuse by burning: an index of suspicion, *J Trauma* 28:221, 1988.
32. Lenoski EF, Hunter KA: Specific patterns of inflicted burn injuries, *J Trauma* 17:842, 1977.
33. Brooks JW, Evans EI, Ham WT, Reid JD: The influence of external body radiation on mortality from thermal burns, *Ann Surg* 136:533, 1953.
34. Association AB: Radiation injury. In *Advanced burn life support course,* 1999, American Burn Association.
35. Michell MW, Oliveira HM, Vaid SU, et al: Enteral resuscitation of burn shock using intestinal infusion of World Health Organization oral rehydration solution (WHO ORS): a potential treatment for mass casualty care, *J Burn Care Rehabil* 25:S48, 2004.
36. Bromberg BF, Song IC, Walden RH: Hydrotherapy of chemical burns, *Plast Reconstr Surg* 35:85, 1965.
37. Leonard LG, Scheulen JJ, Munster AM: Chemical burns: effect of prompt first aid, *J Trauma* 22:420, 1982.
38. Mozingo DW, Smith AD, McManus WF, et al: Chemical burns, *J Trauma* 28:642, 1998.
39. Mistry D, Wainwright D: Hydrofluoric acid burns, *Am Fam Physician* 45:1748, 1992.
40. Willems JL: Clinical management of mustard gas casualties, *Ann Med Milit Belg* 3S:1, 1989.
41. Papirmeister B, Feister AJ, Robinson SI, et al: The sulfur mustard injury: description of lesions and resulting incapacitation. In *Medical defense against mustard gas,* Boca Raton, Fla, 1990, CRC.
42. Sidell FR, Takafuji ET, Franz DR: *Medical aspects of chemical and biological warfare,* Washington, DC, 1997, Office of the Surgeon General.

Chapitre 14

Traumatismes chez l'enfant

Objectifs

À la fin de ce chapitre, le lecteur devra être capable :

- d' dentifier les particularités des lésions rencontrées chez l'enfant ;
- de comprendre l'importance toute particulière de la prise en charge des voies aériennes et de la restauration de l'oxygénation chez l'enfant ;
- de reconnaître et d'interpréter les signes vitaux chez l'enfant ;
- de savoir faire et de comprendre la prise en charge des traumatismes chez l'enfant ;
- de savoir calculer le score traumatique pédiatrique (Pediatric Trauma Score) ;
- d'identifier les signes évocateurs de maltraitance.

Scénario

Vous êtes appelé pour un piéton renversé par une voiture. Il s'agit d'un enfant heurté par une voiture de sport à un carrefour alors qu'il courait après une balle. Vous savez que la vitesse est limitée à 70 km/h à cet endroit. Il n'y a pas de facteur climatique pouvant expliquer l'accident.

À votre arrivée sur les lieux, la zone est sécurisée et balisée par les forces de l'ordre, la circulation est contrôlée. En vous approchant du patient, vous découvrez un petit garçon, âgé d'environ 6 ans, allongé sur le dos, présentant une angulation impressionnante, vers l'extérieur, de sa jambe gauche. L'enfant semble très calme.

Vos évaluations primaire et secondaire révèlent que cet enfant a 6 ans et s'appelle Scott. Il a un pouls central et périphérique à 130 cycles/min, le pouls radial étant plus faible que le pouls carotidien ; la TA est de 75 mmHg à la palpation ; la fréquence ventilatoire est de 16/min, légèrement irrégulière, mais sans anomalie auscultatoire. Alors que vous parlez avec cet enfant, vous remarquez que, malgré une évidente fracture déplacée du fémur gauche, il ne se plaint d'aucune douleur, et reste calme et reposé. Vous vous apercevez également qu'il ne semble pas comprendre ce qui se passe autour de lui et ce qui lui arrive. Ses pupilles sont légèrement dilatées, sa peau est pâle et il transpire. Une personne qui dit être une amie de la famille vous apprend que la mère de Scott est en route et vous demande de l'attendre.

Quelles sont les priorités dans la prise en charge de ce patient ? Quelles sont les lésions probables dont souffre cet enfant ? Quelle est la destination la plus appropriée pour cet enfant ?

Les traumatismes représentent la première cause de décès chez les enfants aux États-Unis. Plus de 20 000 enfants meurent chaque année des suites de traumatismes, et plus de 120 000 ont des séquelles définitives. Le pire est que près de 80 % de ces décès pourraient être évités soit par des mesures de prévention, soit par une prise en charge initiale adéquate [1]. Comprendre les particularités anatomiques et physiologiques du patient pédiatrique, intégrer l'immaturité de leur anatomie et de leur physiologie, appréhender les mécanismes lésionnels en fonction de ces données sont des points indispensables pour une évaluation et une prise en charge de qualité.

Les enfants ne sont pas des adultes de petite taille. Ils ont des particularités dans leur façon de réagir aux stress, dans leur physiologie, dans leurs différents degrés de maturité osseuse ou de développement psychologique.

Ce chapitre décrit tout d'abord les spécificités de l'enfant traumatisé et, ensuite, les modalités de la prise en charge de ces patients. Bien qu'il existe des spécificités pédiatriques, la prise en charge générale et le maintien des fonctions vitales restent globalement classiques.

L'enfant en tant que patient traumatisé

Quelques données statistiques

L'incidence des traumatismes fermés (par rapport aux traumatismes pénétrants) est plus élevée chez l'enfant. Aux États-Unis, les traumatismes fermés restent le mécanisme le plus fréquent, les traumatismes pénétrants représentant seulement 10 % des cas. Ces données sont recueillies par la National Trauma Data Bank qui dépend de l'American College of Surgeons. Les traumatismes fermés ont plus de risques d'entraîner des lésions multisystémiques.

Les chutes représentent la première cause de traumatisme avant l'âge de 10 ans. La deuxième cause est le cas de piétons renversés par un véhicule, et touche généralement les enfants entre 6 et 10 ans. Pour les enfants de plus de 12 ans, la première cause d'accident est en tant que passager ou que conducteur de véhicule motorisé. Selon les statistiques, une blessure est accidentelle dans 87 % des cas, due à un accident de sport dans 4 % des cas, et à une agression dans 5 % des cas. Les atteintes multisystémiques semblent être plutôt la règle que l'exception et, de ce fait, il faut suspecter des lésions de tous les organes jusqu'à preuve du contraire. Bien que l'on ne puisse voir que des lésions externes minimes, les lésions d'organes vitaux ne peuvent être écartées qu'après examens complémentaires ou réévaluations soigneuses et régulières.

Cinétique des traumatismes en pédiatrie

La taille d'un enfant en fait une petite cible sur laquelle des forces traumatiques linéaires importantes vont s'appliquer. Du fait d'un tissu graisseux peu important, d'une élasticité augmentée des tissus conjonctifs et d'une distance plus petite des organes par rapport à la peau, les forces traumatiques diffusent moins que chez l'adulte et sont absorbées dans des volumes plus petits. La transmission de l'énergie cinétique aux organes se fait donc de façon plus directe. Le squelette d'un enfant est moins calcifié que celui d'un adulte, ce qui donne à l'os une plus grande possibilité de se déformer avant de casser. Il est donc possible qu'il y ait des lésions internes sans lésion externe apparente. Par exemple, si les fractures de côtes sont rares, les contusions pulmonaires sont fréquentes.

Types de lésions rencontrés

Les particularités anatomiques et physiologiques des enfants associées aux différents mécanismes lésionnels provoquent des types de lésions particulières (tableau 14-1). Connaître ces particularités permet à l'intervenant préhospitalier de mieux appréhender le problème. Par exemple, la plupart des traumatismes contondants chez l'enfant incluent un traumatisme crânien avec pour effet une apnée, une hypoventilation et une hypoxie ; celles-ci sont beaucoup plus fréquentes que l'hypovolémie et l'hypotension. De ce fait, les protocoles de prise en charge des enfants traumatisés sont très « agressifs » sur la prise en charge des voies aériennes et de la fonction respiratoire (encadré 14-1).

Homéostasie thermique

Le rapport entre la surface corporelle d'un enfant et le volume corporel est le plus élevé à la naissance et diminue au cours de l'enfance. Cela signifie que la surface à travers laquelle la chaleur peut être perdue est plus grande. L'hypothermie est donc une agression supplémentaire qui peut facilement se rajouter aux différents stress traumatiques déjà présents. Si elle est profonde, le risque d'arrêt cardiopulmonaire est élevé. De plus, la plupart des signes de l'hypothermie se confondent avec ceux du choc, ce qui rend l'évaluation encore plus compliquée.

Impact psychologique

Chez les petits enfants en particulier, toute agression (traumatisme, maladie, etc.) peut entraîner une régression dans les comportements. De plus, la crainte des personnes inconnues ou des situations inhabituelles peut rendre l'interrogatoire et l'examen difficiles. Une approche plus souple et plus douce est souvent nécessaire.

Tableau 14-1 Principaux types de lésions traumatiques pédiatriques

Type de traumatisme	Types de lésions
AVP (enfant passager)	*Non ceinturé* : polytraumatisme, traumatismes crânien et du rachis cervical, plaies du cuir chevelu et de la face *Ceinturé* : traumatismes du thorax et de l'abdomen, fractures de la partie basse du rachis *Impact latéral* : traumatismes de la tête, du cou, et du thorax ; fractures des extrémités *Airbags déployés* : traumatismes de la tête, de la face, et du thorax ; fractures des extrémités des membres supérieurs
AVP (enfant piéton)	*À petite vitesse* : fractures des extrémités des membres inférieurs *À grande vitesse* : polytraumatisme, traumatismes du cou et de la tête, fractures des membres inférieurs
Chute	*De petite hauteur* : fractures des extrémités *De moyenne hauteur* : traumatismes du cou et de la tête, fractures des membres inférieurs et supérieurs *De grande hauteur* : polytraumatisme, traumatismes du cou et de la tête, fractures des membres supérieurs et inférieurs
Accident de vélo	*Sans casque* : plaies du cuir chevelu et du cou, plaies du scalp et de la face, fractures des extrémités *Avec casque* : fractures des membres supérieurs *Choc contre le guidon* : lésions intra-abdominales

D'après American College of Surgeons Committee on Trauma, Extremes of age : pediatric trauma, in *Advanced trauma life support for doctors, student course manual*, 7th ed, Chicago, ACS, 2004. AVP : accident de la voie publique.

Encadré 14-1 Lésions chez l'enfant associées au port de la ceinture de sécurité ou au déclenchement des airbags

Malgré les lois imposant le port de la ceinture de sécurité ou l'installation des petits enfants dans des systèmes adaptés à leur taille, dans près de la moitié des accidents de la voie publique (AVP), l'enfant est soit non attaché soit attaché de manière inappropriée [3]. Si l'enfant est le passager avant d'un véhicule équipé d'un airbag passager avant, il est probable qu'il présente des lésions graves, qu'il porte ou qu'il ne porte pas la ceinture [4]. Un enfant passager avant avec système airbag a deux fois plus de risques de présenter des lésions qu'un passager avant ceinturé sans airbag [5].

L'American Academy of Pediatrics a défini la notion de *maintien optimal* pour les enfants passagers de véhicules. Les enfants doivent toujours être placés sur un siège arrière. Les enfants doivent être installés dans des sièges spécifiques de sécurité jusqu'à l'âge de 4 ans (face vers l'arrière jusqu'à l'âge de 1 an), puis assis sur dispositif surélévateur et attachés avec les ceintures de sécurité classiques jusqu'à l'âge de 8 à 10 ans. Après cet âge, le passager enfant peut être installé sur un siège standard en utilisant la ceinture de sécurité classique à trois points d'ancrage (ne jamais utiliser une ceinture pelvienne à deux points d'ancrage seule). Un *maintien suboptimal* est défini comme étant l'utilisation d'une ceinture de sécurité classique seule pour un enfant de moins de 8 ans, ou comme l'utilisation d'une ceinture à deux points d'ancrage seulement pour toute personne de plus de 8 ans [6]. Dans une étude récente, quand ces recommandations sont suivies, le risque de traumatisme abdominal est 3,5 fois inférieur à la situation où le maintien est suboptimal [7]. Le bénéfice en terme de protection de placer un enfant sur un siège arrière est tel que le risque de décès est de 30 % inférieur, même si la ceinture de sécurité ne comporte que deux points d'ancrage, à celui d'un enfant assis en position passager avant et portant une ceinture de sécurité à trois points d'ancrage [8].

Les enfants portant une ceinture à deux points d'ancrage (reposant sur le pelvis ou sur l'abdomen seulement) ou une ceinture inappropriée sont susceptibles de souffrir plus fréquemment de lésions des intestins. L'incidence est difficile à déterminer. Dans une étude, 20 % des enfants blessés présentaient une lésion cutanée abdominale due à la ceinture, et 50 % de ces enfants avaient une lésion intra-abdominale significative, 25 % de ces lésions étant des perforations digestives [9]. Une autre étude a montré que 5 % seulement des enfants présentaient une lésion cutanée due à la ceinture, et que parmi ces enfants, 13 % souffraient de lésions intra-abdominales [10]. Il est donc logique de supposer que tout enfant portant une ceinture à deux points d'ancrage et présentant une lésion cutanée abdominale due à cette ceinture risque de souffrir d'une lésion intra-abdominale, et ce jusqu'à preuve du contraire.

Dans près de 1 % de tous les AVP impliquant des enfants, l'enfant est exposé au déploiement d'un airbag. Parmi ces enfants, 14 % souffrent de lésions sévères, alors que seulement 7,5 % des enfants passagers avant ceinturés non soumis au déploiement de l'airbag en souffrent. Le risque total était de 86 % versus 55 % dans l'étude contrôle [5]. Les lésions mineures dues aux airbags sont des brûlures mineures et des plaies du torse et de la face. Les lésions majeures sont des atteintes plus sérieuses du thorax, du cou, de la face et des membres supérieurs [11]. Il y a eu un cas décrit de décapitation d'un enfant par le déploiement d'un airbag [4].

Les parents ou les personnes responsables de l'enfant doivent être intégrés à la prise en charge pour que celle-ci soit de bonne qualité, et leurs demandes ou leurs angoisses sont à prendre sérieusement en considération. En voyant dans certaines situations le stress ou l'inconfort psychologique des soignants face à un enfant gravement malade ou gravement blessé, on imagine mal quelle peut être la détresse des parents. La prise en charge de ce binôme « enfant–parents » est capitale, et il ne faut pas hésiter à intégrer les parents dans l'événement et à informer les parents du déroulement, même sombre, de la pathologie.

Convalescence et séquelles

Chez l'enfant, les traumatismes osseux peuvent avoir des conséquences plus graves que chez l'adulte, notamment si les zones de croissance sont atteintes. Les risques, à long terme, de déformations, d'inégalité de longueur de membre, de déviation sont importants si ces lésions sont mal traitées. Les enfants, même victimes de blessures mineures, peuvent garder des séquelles cérébrales, psychologiques ou organiques, prolongées. Près de 60 % des enfants victimes de graves polytraumatismes ont des troubles de la personnalité ; et 50 % ont des atteintes cognitives ou des handicaps physiques. De plus, l'impact sur la cellule familiale est loin d'être négligeable, et de telles situations peuvent déboucher sur des conflits importants, des dépressions parentales et des divorces.

Une défaillance dans la prise en charge d'un enfant traumatisé peut donc avoir des conséquences sur la possibilité de survie de l'enfant, mais aussi, à long terme, sur la qualité de vie de cet enfant. Il peut exister des lésions internes majeures, sans traumatisme externe marqué. Du bon sens clinique et un niveau de suspicion élevé permettent une prise en charge adéquate.

Physiopathologie

La qualité de la prise en charge immédiate d'un enfant traumatisé détermine grandement le taux de survie et le risque de séquelles ultérieures. Pendant ces minutes critiques, une bonne évaluation systématique permet d'éviter de passer à côté d'une atteinte potentiellement létale ou pouvant avoir un taux de morbidité élevé. Comme chez l'adulte, les trois causes de décès précoces les plus fréquentes sont l'hypoxie, les hémorragies massives et les atteintes du système nerveux central (SNC). Un manquement dans le triage et dans le transport rapide vers une structure compétente pour un traitement définitif optimal remet en cause la qualité globale de la prise en charge du patient.

Hypoxie

La première priorité en préhospitalier est toujours d'établir la perméabilité des voies aériennes supérieures (VAS). La confirmation de cette perméabilité n'élimine pas la nécessité d'une assistance ventilatoire ou d'une oxygénothérapie, surtout en cas d'atteinte du SNC ou en cas de signes d'hypoventilation ou d'hypoperfusion. Un enfant peut rapidement passer du stade de détresse respiratoire avec tachypnée et tirage à un stade de défaillance majeure avec épuisement et apnée. Dès que la perméabilité des VAS est assurée, il faut évaluer le rythme et la profondeur des mouvements respiratoires afin d'apprécier la qualité de la ventilation alvéolaire. Si la ventilation alvéolaire est abaissée, l'apport supplémentaire d'O_2 ne suffira pas à prévenir, à lui seul, l'hypoxie cellulaire.

Une oxygénation adéquate est indispensable, surtout pour un patient souffrant de lésions cérébrales. Si l'hypoxie cérébrale est évitée, le patient garde toutes ses chances d'une possible récupération. Si possible, les patients nécessitant une assistance respiratoire doivent être préoxygénés avant d'être intubés. Dans la plupart des cas, ces manœuvres de base sont suffisantes pour prévenir l'hypoxie et pour améliorer la marge de sécurité en cas d'intubation. Une période prolongée d'hypoxie au cours de tentatives multiples et infructueuses d'intubation sera sans doute plus délétère pour l'enfant qu'une ventilation simple au ballon autoremplisseur et un transport rapide [12,14,15].

Hémorragies

La plupart des traumatismes en pédiatrie n'entraînent pas d'exsanguination immédiate. Malheureusement, les enfants qui présentent des pertes sanguines massives meurent soit sur les lieux, soit en arrivant à l'hôpital. La plupart des enfants pris en charge aux urgences souffrent de lésions multisystémiques, dont une au moins est responsable de spoliation sanguine. Ces hémorragies peuvent être mineures (contusions ou plaies minimes), ou potentiellement mortelles (plaie de la rate, du foie, du rein, etc.).

Comme l'adulte, l'enfant compense les hémorragies en augmentant ses résistances vasculaires systémiques (RVS) aux dépens de la perfusion périphérique. En fait, les enfants compensent beaucoup mieux que les adultes qui ont souvent des pathologies vasculaires préexistantes. La pression artérielle seule est un mauvais indicateur de l'état de choc. Les signes de mauvaise perfusion d'organes sont de meilleurs indicateurs, tels que les signes d'altération du niveau de la conscience, de diminution de la perfusion cutanée (baisse de la température, marbrures, temps de recoloration capillaire allongé), ou de baisse de la diurèse. Cependant, chez l'enfant, les signes précoces du choc peuvent être très discrets et difficiles à remarquer. La tachycardie peut être due à une hypovolémie, à la peur ou à la douleur. De plus, la fréquence cardiaque varie selon l'âge. Une altération de la perfusion cutanée peut être due à une hypotension, à une hypothermie ou aux deux. Si l'intervenant préhospitalier manque ces signes discrets de choc, l'enfant peut alors perdre un volume sanguin trop important, et les systèmes de compensation peuvent être dépassés. Dans ce cas, le débit cardiaque s'effondre, les organes ne sont plus perfusés et l'enfant plonge dans un état de choc décompensé qui est souvent d'évolution fatale. Il faut donc rechercher et surveiller ces signes précoces de choc.

Une des raisons majeures de cette décompensation brutale en état de choc profond est la perte graduelle de la masse de globules rouges (GR). La restauration d'un volume circulant avec des liquides tels que les cristalloïdes permet une augmentation transitoire de la pression artérielle, mais ces liquides vont se dissiper en diffusant à travers la membrane capillaire. La principale conséquence est que le volume circulant sera peu à peu remplacé par un liquide où la masse de GR sera de plus en plus diluée, si bien que la capacité de transporter de l'O_2 aux tissus diminuera considérablement. On admet que l'état de tout enfant nécessitant plus de 20 ml/kg de bolus de cristalloïde risque de se détériorer, d'un point de vue hémodynamique, très rapidement.

Une erreur fréquente lors de l'évaluation initiale d'un enfant blessé est d'avoir tendance à trop le remplir quand un abord veineux a été trouvé. Pour un enfant qui présente une hémorragie modérée, ayant des constantes vitales normales, le remplissage vasculaire devrait se limiter à un ou deux bolus de 20 ml/kg. Un bolus de ce type représente à peu près 25 % du volume sanguin circulant de l'enfant. En l'absence de saignement important, un volume supérieur aura pour effet de diminuer l'hématocrite (le rapport entre le volume occupé par les GR et le volume sanguin total).

Étant donné la plus haute incidence de lésions cérébrales par rapport au choc hémorragique lors des traumatismes fermés, on a longtemps pensé qu'une hyperhydratation pouvait avoir des effets secondaires très néfastes pour le cerveau et pouvait aggraver un œdème cérébral ou accélérer son apparition. Aucune preuve n'a été faite sur le fait qu'arrêter le remplissage vasculaire réduirait l'œdème cérébral [16]. En fait, il y a plus de preuves dans la littérature qui sont en faveur du fait qu'un remplissage agressif permet de prévenir la survenue d'une hypotension, un facteur connu de lésions cérébrales secondaires [17,18]. La perfusion cérébrale doit être adéquate pour que l'apport d'oxygène au cerveau se fasse dans de bonnes conditions. Si le sang, même hyperoxygéné, n'atteint pas le cerveau du fait d'une pression trop basse, des lésions cérébrales hypoxiques sont à craindre. Une évaluation clinique prudente et précise, ainsi qu'une surveillance des effets des actes thérapeutiques sont donc capitales.

Les solutés cristalloïdes *isotoniques* sont recommandés en cas de lésion cérébrale, les solutés cristalloïdes *hypotoniques* (les glucosés) étant à bannir car ils augmentent l'œdème cérébral. Bien que les solutés cristalloïdes hypertoniques (salés notamment) soient utilisés en réanimation pédiatrique, aucune preuve n'a été faite de leur bénéfice s'ils sont utilisés sur le terrain.

Lésions cérébrales

Les modifications physiopathologiques qui surviennent au niveau du SNC après un traumatisme débutent quelques minutes après ce dernier. Une réanimation précoce et adéquate est la clé du succès si l'on veut augmenter le taux de survie de ces patients. Bien qu'il existe des lésions majeures et rapidement mortelles du SNC, dans la plupart des cas, ce sont les lésions secondaires à une hypoperfusion, à une hypoventilation, à une hyperventilation ou à une ischémie qui assombrissent le pronostic final. Une oxygénation adéquate et une ventilation efficace (en évitant toute hyperventilation) sont donc des priorités lors de la prise en charge précoce, tout comme la prévention de l'hypotension [18]. Même des enfants présentant des comas profonds peuvent récupérer sans séquelle si l'hypoxie cérébrale est évitée.

Pour un même degré de gravité d'une atteinte cérébrale, un enfant a des chances de survie supérieures à celles d'un adulte. Cependant, si une lésion extracrânienne est associée, les taux de survie redeviennent les mêmes dans les deux populations.

Les enfants souffrant de lésions cérébrales post-traumatiques ont souvent un niveau de conscience qui n'est que légèrement altéré. Ils peuvent également avoir présenté une perte de connaissance initiale passagère méconnue. Une perte de connaissance initiale est un indicateur très important de risque de lésion cérébrale, et elle doit être recherchée lors de l'anamnèse. Il est également important d'évaluer les critères suivants :

- score de Glasgow;
- réactivité pupillaire;
- réponse aux stimulations sensorielles;
- fonction motrice.

La recherche de ces éléments cliniques est essentielle dans l'évaluation initiale de l'enfant traumatisé. Les lésions du SNC débutent par une atteinte neuronale directe puis évoluent vers l'œdème cérébral et l'hypoperfusion. L'absence d'une évaluation primaire efficace rend les mesures diagnostiques et thérapeutiques ultérieures plus difficiles.

Le recueil des données propres au mécanisme de l'accident est capital en cas de soupçon de lésion du rachis cervical. Du fait de l'atmosphère cartilagineuse dans laquelle les enfants évoluent, les examens radiologiques standard sont moins fiables que chez les adultes. Il n'est pas rare de trouver des lésions de la moelle épinière sans lésion osseuse visible sur les clichés radiographiques standard. L'histoire de l'accident ou la survenue d'un déficit neurologique transitoire peuvent être les seuls signes évocateurs d'une lésion médullaire cervicale.

Évaluation

Évaluation primaire (initiale)

La variabilité de poids et de taille des enfants (tableau 14-2), la taille et le calibre de leurs vaisseaux sanguins ainsi que le volume circulant, et leurs caractéristiques anatomiques uniques confèrent à la prise en charge de ces jeunes patients un caractère de défi. Il est capital d'avoir un matériel pédiatrique adapté. Essayer de mettre en place un cathéter intraveineux trop gros ou une sonde endotrachéale inappropriée peut être plus délétère que bénéfique. Pour cette raison, des abaques portables et déroulables le long du patient (type Broselow) peuvent être d'une grande aide. Cette bande, qui se déroule à côté du patient, permet une estimation relativement précise du poids de l'enfant, de la taille des équipements à utiliser, et des dosages des principales molécules d'urgence appropriés [19]. Il est nécessaire de posséder des lames de laryngoscope, des tubes endotrachéaux, des sondes nasogastriques, des drains thoraciques, des brassards à tension, des masques à oxygène, des ballons autoremplisseurs et des cathéters veineux de tailles adéquates.

Voies aériennes

Comme chez l'adulte, la priorité est la prise en charge rapide et efficace des voies aériennes. La relative grosseur

Tableau 14-2 Tailles et poids en fonction de l'âge

Groupe	Âge	Taille moyenne (cm)	Poids moyen (kg)
Nouveau-né	0–6 semaines	51–63	4–5
Nourrisson	7 semaines–1 an	56–80	4–11
Jeune enfant	1–2 ans	77–91	11–14
Préscolaire	2–6 ans	91–122	14–25
Scolaire	6–13 ans	122–165	25–63
Adolescent	13–16 ans	165–182	62–80

de la langue et la position plus antérieure du larynx confèrent à l'enfant davantage de risques d'obstruction des voies aériennes. Plus l'enfant est petit, plus la taille de la tête et de la face est importante par rapport au reste du corps. En décubitus dorsal, le risque de flexion du rachis cervical et donc de plicature de la partie postérieure du pharynx est plus grand, augmentant ainsi les risques d'obstruction. En l'absence de lésion cervicale, la meilleure position pour éviter l'obstruction haute des voies aériennes est une très légère extension ou surélévation de la face, connue comme la position de « reniflement » (*sniffing position*). En cas de traumatisme, la *position neutre* est celle qui protège le mieux le rachis cervical tout en assurant une perméabilité adéquate des voies aériennes. De ce fait, pour l'enfant traumatisé, le cou doit être immobilisé pour éviter toute hyperflexion de C5–C6 et pour éviter toute hyperextension de C1–C2, choses qui arrivent quand le patient est en position de « reniflement ». Placer un rembourrage consistant ou une couverture ou un drap plié, de 2 à 3 cm d'épaisseur, sous le torse du patient diminuera cette flexion aiguë du cou et aidera à maintenir la perméabilité des voies aériennes (figure 14-1). L'immobilisation manuelle du rachis cervical est maintenue tout au long de la prise en charge des voies aériennes et est prolongée jusqu'à ce que le patient soit totalement immobilisé sur une planche ou dans un matelas à dépression.

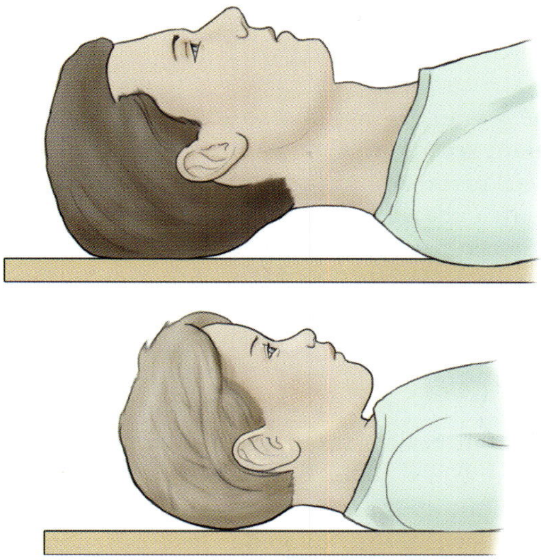

Fig. 14-1. Comparé à un adulte, un enfant a un occiput plus développé et une musculature des épaules plus importante. Quand il est en décubitus dorsal strict sur un plan dur, cela entraîne une flexion du cou.

La ventilation à l'aide d'un ballon autoremplisseur avec de l'oxygène à 100 % (Fio_2 de 1) représente probablement le meilleur choix initial quand l'enfant traumatisé nécessite une assistance ventilatoire, que ce soit à cause d'une détresse respiratoire, d'un état de choc décompensé ou d'un coma traumatique [12]. Si l'enfant est inconscient, une canule oropharyngée peut être placée prudemment, en sachant que cela peut provoquer des vomissements, notamment s'il existe toujours un réflexe nauséeux. Il est également vrai que le masque laryngé est une alternative acceptable pour maintenir les voies aériennes chez l'enfant traumatisé. De ce fait, l'intubation trachéale est réservée aux patients pour qui la ventilation au ballon autoremplisseur avec masque facial est soit inefficace, soit entraîne une distension gastrique excessive (ventilation prolongée). Le larynx d'un enfant est plus petit que celui d'un adulte, a un angle antérocaudal plus prononcé (vers en haut et vers en bas), et est souvent plus difficile à visualiser lors de la laryngoscopie directe (figure 14-2). Cependant, la manière la plus efficace de ventiler un enfant qui n'est pas ventilable au masque facial et la façon la plus sûre de sécuriser les voies aériennes chez l'enfant reste l'intubation orotrachéale sous contrôle direct par laryngoscopie. L'intubation nasotrachéale à l'aveugle peut être source de saignement et peut entraîner des trajets intracérébraux en cas de fractures importantes de la base du crâne ; elle ne doit être évoquée qu'en dernier recours

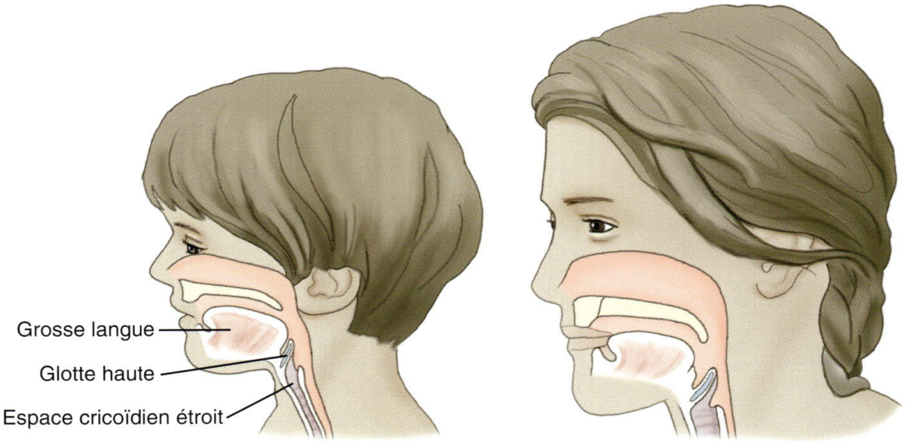

Fig. 14-2. Comparaison des voies aériennes entre l'enfant et l'adulte.

lorsque les autres options se sont révélées inefficaces. Un enfant souffrant d'un traumatisme facial important avec une perméabilité des voies aériennes compromise a de fortes chances d'être un candidat à l'oxygénation transtrachéale percutanée (à l'aide d'un cathéter de gros calibre) en attendant une sécurisation définitive secondaire des voies aériennes.

Fonction respiratoire

Comme tout patient traumatisé, un enfant doit recevoir une FiO_2 de 85à 100 %. Cela se fait en apportant de l'O_2 à l'aide d'un masque pédiatrique. Chez le petit enfant, lorsque survient une hypoxie, le corps compense en augmentant la fréquence ventilatoire (tachypnée), et en augmentant de manière drastique le travail respiratoire en recrutant tous les muscles accessoires du cou et de l'abdomen. Cela peut rapidement provoquer un épuisement et une décompensation respiratoire majeure, avec un arrêt respiratoire, suivi au final d'un arrêt cardiaque hypoxique.

La reconnaissance d'une détresse respiratoire et la mise en route d'une assistance ventilatoire sont les points clés d'une prise en charge efficace de l'enfant polytraumatisé. Le rythme respiratoire normal varie avec l'âge et la fréquence respiratoire normale d'un enfant de moins de 4 ans est classiquement 3 à 4 fois supérieure à celle d'un adulte (tableau 14-3).

Une tachypnée avec des efforts (tirage) ou des difficultés respiratoires augmentées peuvent être les premiers signes d'une détresse respiratoire ou d'un choc. Lorsque la détresse augmente, d'autres signes apparaissent, comme une respiration superficielle avec des mouvements respiratoires minimes. Le murmure vésiculaire peut être faible

Tableau 14-3 Fréquences respiratoires en fonction de l'âge

Groupe	Âge	Fréquence respiratoire (cycles/minute)	Fréquence respiratoire indiquant une baisse possible de la ventilation minute et nécessitant une assistance ventilatoire
Nouveau-né	0–6 semaines	30–50	< 30 ou > 50
Nourrisson	7 semaines–1 an	20–30	< 20 ou > 30
Jeune enfant	1 an–2 ans	20–30	< 20 ou > 30
Préscolaire	2–6 ans	20–30	< 20 ou > 30
Scolaire	6–13 ans	(12–20)–30	< 20 ou > 30
Adolescent	13–16 ans	12–20	< 12 ou > 20

ou irrégulier, et les échanges ventilatoires au niveau de la bouche et du nez peuvent être diminués voire infimes. Les symptômes suivants peuvent alors apparaître :

- extension/flexion de la tête à chaque inspiration/expiration;
- râles ou geignements;
- battements des ailes du nez;
- stridor ou ronflements;
- tirage suprasternal, supraclaviculaire ou intercostal;
- utilisation des muscles accessoires de l'abdomen et du cou;
- respiration abdominale avec balancement thoraco-abdominal.

L'efficacité de la fonction ventilatoire d'un enfant peut être évaluée à l'aide des indicateurs suivants :

- le rythme, la profondeur et les efforts indiquent si le volume minute est approprié;
- le murmure vésiculaire confirme la profondeur des échanges;
- les sibilants (wheezings), les râles ou les ronchis indiquent des échanges gazeux alvéolaires perturbés;
- une peau rose indique une ventilation efficace;
- une peau grise, cyanosée ou marbrée indique une oxygénation et une perfusion insuffisantes;
- une anxiété, une agitation ou une agressivité peuvent être des signes précoces d'hypoxie;
- un état léthargique, une altération du niveau de conscience, un coma peuvent être des signes plus tardifs d'hypoxie.

Une évaluation rapide de la fonction respiratoire comprend l'estimation de la fréquence respiratoire (recherche d'une tachypnée), des efforts ventilatoires anormaux (tirage, battements des ailes du nez, mobilisation des muscles accessoires, balancement thoracoabdominal), l'auscultation (perception du murmure vésiculaire, symétrie, bruits pathologiques), la coloration cutanée et le niveau de conscience. La cyanose centrale (plus que la cyanose périphérique) est un signe relativement tardif et non spécifique de défaillance respiratoire.

Chez un enfant qui, initialement, se présente avec une tachypnée et des efforts respiratoires augmentés, un ralentissement secondaire de la fréquence respiratoire et une apparente diminution des efforts respiratoires peuvent indiquer une évolution vers l'épuisement et non une amélioration du tableau clinique. Une assistance respiratoire doit être entreprise chez tout enfant présentant des signes d'échanges gazeux diminués ou des signes d'épuisement respiratoire. Le principal problème est plus d'obtenir un volume courant adéquat que d'atteindre des Fio_2 élevées. De ce fait, la meilleure façon de dispenser une assistance respiratoire est d'utiliser un ballon autoremplisseur raccordé à une source d'oxygène et équipé d'un système de concentration en oxygène (type chaussette pour obtenir une Fio_2 de 85 à 100 %). Comme les voies aériennes sont de plus petit diamètre, des aspirations peuvent être régulièrement nécessaires. Chez les nourrissons, qui respirent par le nez, les narines doivent être aspirées.

Lors d'une ventilation au masque chez un enfant, il est important d'éviter toute pression sur le plancher de la bouche, car cela provoque une bascule de la langue en arrière contre le palais mou, qui peut alors obstruer les voies aériennes. Toute pression sur les parties non solides de la trachée doit aussi être évitée. Une technique à une ou à deux mains peut être utilisée.

Il est capital de choisir un masque facial de taille adaptée, afin d'éviter toute fuite, pour obtenir un volume courant adéquat et éviter toute hyperinsufflation, laquelle peut déboucher sur une distension gastrique et sur des barotraumatismes (pneumothorax compressif). La *distension gastrique* peut provoquer des régurgitations et des inhalations; elle peut aussi limiter la course du diaphragme et donc diminuer la qualité mécanique de la ventilation. Le *pneumothorax compressif* (ou sous tension) peut provoquer rapidement une détresse respiratoire importante et un collapsus cardiovasculaire, les enfants ayant un médiastin plus mobile que celui des adultes. Cela protège le médiastin de lésions aortiques mais le rend beaucoup plus sensible aux pneumothorax sous tension, car il va plus précocement être déplacé et comprimé. Les signes cardiovasculaires vont donc s'exprimer plus rapidement que chez un adulte.

Les modifications des constantes et des signes respiratoires peuvent évoluer de façon minime et la détérioration peut être très brutale. Tous ces paramètres doivent être estimés lors de l'évaluation primaire et sans cesse recontrôlés pour ainsi dépister tout signe évoquant une aggravation. L'oxymétrie de pouls est un moyen supplémentaire de surveillance, et la Spo_2 doit être maintenue à une valeur d'au moins 95 %.

Circulation

Le taux de survie après une exsanguination post-traumatique complète est faible en pédiatrie. Heureusement, ce type de situation est rare. Les hémorragies externes doivent être identifiées et contrôlées au cours de l'évaluation primaire. Les enfants répondent généralement bien au remplacement volumique. Une simple mesure de la fréquence cardiaque et de la pression artérielle ne suffit pas à évaluer de façon suffisante la situation. Un monitorage continu et précis des fonctions vitales est indispensable pour prévenir la survenue d'un état de choc. Les valeurs normales de la fréquence cardiaque et de la TA, en fonction de l'âge, sont données dans les tableaux 14-4 et 14-5.

Si, lors de l'évaluation primaire, une hypotension sévère est évoquée, il est fort probable que la cause soit une hémorragie importante. Elle peut être externe et alors

Tableau 14-4 Fréquence cardiaque en fonction de l'âge

Groupe	Âge	Fréquence cardiaque normale	Fréquence cardiaque pouvant indiquer la survenue d'un problème grave (tachycardie ou bradycardie)
Nouveau-né	0–6semaines	120–160	< 100 ou > 150
Nourrisson	7 semaines–1 an	80–140	< 80 ou > 120
Petit enfant	1–2 ans	80–130	< 60 ou > 110
Préscolaire	2–6 ans	80–120	< 60 ou > 110
Scolaire	6–13 ans	(60–80)–100	< 60 ou > 100
Adolescent	13–16 ans	60–100	< 60 ou > 100

Tableau 14-5 Pression artérielle en fonction de l'âge (en mmHg)

Groupe	Âge	Pression artérielle normale systolique–diastolique*	Limite inférieure de la pression artérielle
Nouveau-né	0–6 semaines	74–100 50–68	< 60
Nourrisson	7 semaines–1 an	84–106 56–70	< 70
Jeune enfant	1 an–2 ans	98–106 50–70	< 70
Préscolaire	2–6 ans	98–112 64–70	< 75
Scolaire	6–13 ans	104–124 64–80	< 80
Adolescent	13–16 ans	118–132 70–82	< 80

* Les chiffres du haut représentent les pressions systoliques, ceux du bas, les pressions diastoliques.

visible (grandes plaies du cuir chevelu, fracture ouverte du fémur), ou bien intrathoracique (associée à des troubles ventilatoires et à une auscultation perturbée) ou, enfin, intra-abdominale. Le sang n'étant pas une matière compressible, toute hémorragie intra-abdominale peut produire une distension et une défense abdominales. Cependant, chez le petit enfant, la distension abdominale est souvent le fait d'une distension gastrique provoquée par l'air dégluti au cours des pleurs. Une décompression à l'aide d'une sonde naso- ou orogastrique peut aider à faire la part des choses. Dans le doute, la distension abdominale est considérée comme un signe d'hémorragie intra-abdominale potentielle.

Une notion importante chez l'enfant est celle de l'état de choc compensé. Du fait de capacités de compensation élevées, un enfant souffrant de pertes sanguines significatives peut ne présenter que des signes cliniques mineurs. La tachycardie initiale peut être secondaire à l'hypovolémie, mais aussi à la peur, à la douleur ou au stress. De plus, les valeurs normales des constantes vitales varient avec l'âge. Tout enfant traumatisé doit être monitoré de près – pouls, TA, fréquence respiratoire et niveau de conscience. Il est souvent difficile chez un enfant d'obtenir des chiffres de TA fiables, d'autant plus que l'on se trouve en milieu préhospitalier. Si elles sont mesurées, les valeurs de TA systolique chez le petit enfant peuvent être des valeurs basses, inquiétantes pour un adulte mais pouvant être tout à fait normales pour cet enfant. Il est donc capital de se fier en premier lieu aux autres signes cliniques du choc plutôt qu'aux seules valeurs de la TA mesurée.

Un enfant hypovolémique peut maintenir une TA moyenne en augmentant ses résistances vasculaires périphériques. Cette compensation peut être évaluée cliniquement en recherchant un allongement du temps de recoloration capillaire, une peau pâle ou marbrée aux extrémités, une température froide des extrémités, et une diminution de l'intensité des pouls périphériques. Chez l'enfant, l'hypotension n'apparaît qu'à partir de pertes sanguines correspondant à 30 % environ du volume circulant. Si des mesures thérapeutiques adéquates ne sont pas entreprises, le volume circulant peut diminuer au-delà des capacités de compensation, et déboucher sur un état de choc. Ce concept de choc évolutif est très important dans l'évaluation primaire, et conditionne toute la prise en charge de l'enfant traumatisé, notamment le transport vers une structure adéquate, même si les lésions initiales semblent mineures et bien tolérées.

Déficit neurologique

Après l'évaluation et la prise en charge des voies aériennes, de la fonction respiratoire et de la circulation, l'évaluation primaire continue avec l'état neurologique du patient. Bien que l'échelle AVPU (*a*lerte, réponse aux stimuli *v*erbaux, réponse à la douleur [*p*ain], pas de réponse [*u*nresponsive]) reste un moyen rapide d'estimation du niveau de conscience, il doit être associé à l'examen des pupilles (symétriques, égales, réactives à la lumière). Le score de Glasgow est un outil plus précis encore, mais il doit être adapté pour l'enfant de moins de 4 ans, chez qui les capacités de communiquer sont réduites (tableau 14-6). La surveillance clinique est alors encore plus capitale pour cette tranche d'âge.

Le score de Glasgow doit être réévalué fréquemment, les changements de valeurs pouvant correspondre à une évolution des lésions (voir chapitres 5 et 8). Un bilan neurosensoriel plus complet sera effectué pendant l'évaluation secondaire, si cela est possible.

Tableau 14-6 Score verbal pédiatrique

Réponse verbale	Score verbal
Utilise les mots appropriés, sourit, fixe et suit du regard	5
Pleure mais est consolable	4
Pleure, est irritable en permanence	3
Agité	2
Absence de réponse	1

Exposition/environnement

Les enfants doivent être examinés à la recherche de lésions potentiellement graves. Cependant, ils peuvent être effrayés lorsqu'on essaie de les déshabiller. Enfin, ils sont plus facilement susceptibles de développer une hypothermie; il faut donc, une fois l'examen clinique terminé, ne pas oublier de les protéger contre le froid en réduisant au maximum les risques de pertes de chaleur, notamment en les recouvrant.

Pediatric Trauma Score (PTS)

La décision concernant le degré de gravité à appliquer à l'état d'un enfant s'appuie sur l'évaluation primaire et sur le PTS. La sous-estimation de la potentialité de certaines lésions d'organes et la prise en charge inadéquate du patient sont deux problèmes fréquents. Le PTS (figure 14-3) est un outil fiable qui permet de quantifier numériquement le devenir possible du patient, en termes de morbidité et de mortalité. Il consiste en un classement de six items cliniques auxquels sont attribuées des valeurs numériques, qui, additionnées, donnent un score prédictif de la gravité des blessures et de leur potentielle létalité. Ce système est fondé sur l'analyse des lésions et des caractéristiques de l'enfant afin de procurer au personnel soignant une check-list systématique, et afin d'éviter de manquer un facteur de gravité au cours de l'évaluation primaire. Le PTS est différent du Revised Trauma Score (RTS), qui ne se fonde que sur la TA, la fréquence respiratoire et le score de Glasgow.

Le PTS donne les six facteurs directement impliqués dans le devenir du patient pédiatrique traumatisé. La taille est le premier critère car il a été démontré que la mortalité post-traumatique est plus élevée pour les enfants de petite taille (nourrisson, jeunes enfants). Les voies aériennes sont le critère suivant; est également considérée dans ce registre l'assistance ventilatoire nécessaire pour maintenir une oxygénation adéquate.

Le facteur le plus important au cours de l'évaluation primaire du SNC est le niveau de conscience et la notion de perte de connaissance. Les enfants peuvent souvent présenter une perte de connaissance initiale (PCI) transitoire, qui est cotée dans le PTS +1, au même titre qu'une obnubilation, et ce quelle que soit sa durée, même si l'enfant a retrouvé un niveau de conscience normal. Cela est dû au fait qu'une PCI peut être associée à des lésions intracrâniennes potentiellement mortelles.

La pression artérielle systolique (PAS) est utilisée de façon à identifier les patients chez qui un choc peut être une évolution possible (PAS 51–90 mmHg : +1). Une PAS inférieure à 50 mmHg est un facteur de risque évident, quelle que soit la taille de l'enfant (–1) (encadré 14-2). À l'inverse, un enfant dont la PAS dépasse 90 mmHg (2)

Valeur attribuée	+2	+1	−1
Taille	Enfant/adolescent > 20 kg	Jeune enfant (11–20 kg)	Nourrisson < 10 kg
Voies aériennes	Normales	Assistées : O_2 au masque, canule	Intubation : endotrachéale ou ventilation
Conscience	Réveillé	Obnubilé, perte de connaissance	Coma, pas de réponse
Pression artérielle systolique	90 mmHg, bons pouls périphériques, bonne perfusion	51–90 mmHg, fémoraux palpables	< 50 mmHg pouls filants ou absents
Fracture	Aucune	Une seule fracture fermée	Fractures multiples ou ouvertes
Lésions cutanées	Aucune	Contusion, abrasion, plaie superficielle < 7 cm	par arme blanche qui traverse les fascias

Fig. 14-3. Pediatric Trauma Score. Le Pediatric Trauma Score est conçu pour fonctionner en tant que check-list. Chaque item peut être évalué à partir d'un examen physique simple. L'évaluation des voies aériennes est conçue de manière à refléter quelle intervention est nécessaire pour des soins efficaces. Une fracture ouverte est cotée −1 pour la fracture et −1 pour la lésion cutanée. Alors même que l'observation clinique et l'évaluation diagnostique continuent, une définition plus avancée ainsi que la réévaluation permettent d'établir une « tendance » prédisant la sévérité des lésions ainsi que le devenir potentiel du patient.

Encadré 14-2 Signes vitaux et normes quantitatives

L'adjectif *pédiatrique* ou le terme *enfant* correspondent à une grande variété et à différents degrés de développement physique, de maturité émotionnelle, et de taille corporelle. L'approche du patient et les conséquences des blessures varient énormément entre un nourrisson et un adolescent.

Le poids et la taille de l'enfant sont bien souvent les critères les plus importants pour adapter les posologies, bien plus que l'âge [19]. Le tableau 14-2 décrit les tailles et poids moyens en fonction de l'âge.

Les valeurs acceptables des constantes vitales varient avec l'âge. L'intervenant préhospitalier ne peut se référer aux normes adultes pour les petits enfants. Un adulte qui ventile à 30/min est tachypnéique. Un adulte qui a une fréquence cardiaque à 120/min est tachycarde. Les deux sont considérés comme alarmants chez un adulte et significatifs d'une pathologie. En revanche, ces mêmes constantes chez un enfant sont considérées comme normales.

Les études et listes rapportées dans la littérature pédiatrique n'ont pas réussi à donner des valeurs normatives pour les différents âges. Évaluer un enfant dont on ignore les signes vitaux de base sera considéré comme une complication supplémentaire. Une approche conservatrice incite à considérer ces signes vitaux comme pathologiques même si, pour l'enfant, ces normes paraissent physiologiquement acceptables. Les lignes directrices fournies dans les tableaux 14-3, 14-4 et 14-5 peuvent aider à évaluer les signes vitaux. Ces tableaux représentent les valeurs correspondant à la plupart des enfants dans leur groupe d'âge.

Les valeurs indicatives dans les limites de la normale sont établies à partir de données statistiques et ne sont que des aides relatives. Il existe également des abaques comme la règle de Broselow.

On peut aussi s'aider de formules d'estimation :

Poids (kg) = 8+ (2 × âge de l'enfant en années).

Pression artérielle systolique la plus basse acceptée (mmHg) = 70+ (2 × âge de l'enfant en années)

Volume sanguin total (ml) = 80 × poids de l'enfant en kg

Comme chez l'adulte, les constantes vitales chez l'enfant aident à établir l'évaluation, mais l'état clinique de départ et son évolution restent les pierres angulaires de la prise en charge, surtout quand on est conscient de la vitesse à laquelle une situation peut s'aggraver, et à laquelle une détresse respiratoire ou un état de choc peuvent apparaître.

sera dans une catégorie à meilleur pronostic qu'un enfant avec un petit degré d'hypotension. Si un brassard à tension de taille adaptée n'est pas disponible, la palpation des pouls permet d'effectuer le score (2 si le pouls radial ou pédieux est perceptible : 1 si seuls les pouls carotidien ou fémoral sont palpables, et −1 si aucun pouls n'est palpable).

Du fait de la haute incidence des lésions squelettiques en termes de mortalité et de séquelles fonctionnelles chez l'enfant, la présence de fractures est un des six critères du PTS. Enfin, l'état cutané est le dernier facteur prédictif à la recherche de plaie ou de lésions pénétrantes.

Par sa conception, le PTS est un outil simple, comportant tous les critères pour identifier les enfants en état critique ou susceptibles de le devenir. Le PTS est directement proportionnel à l'Injury Severity Score (ISS) et est inversement proportionnel au taux de mortalité. En dessous d'un score de 8, le patient doit être transporté sans délais vers une structure où une prise en charge pédiatrique spécialisée est possible, ces enfants faisant partie du groupe où la prévention de la mortalité et de la morbidité est la plus élevée. Bien que les études aient montré que d'autres scores comme le RTS, la valeur U de l'AVPU, ou une meilleure réponse motrice cotée à 1 du score de Glasgow sont tout aussi corrélés que le PTS au taux de mortalité, il n'en reste pas moins que le PTS est le seul score qui prend en compte la taille du patient et la présence de lésions squelettiques ou cutanées. Le PTS est un outil de triage facilement accessible mais n'est pas reconnu dans certains pays où d'autres options sont choisies.

Évaluation secondaire (anamnèse et examen clinique détaillé)

Il ne peut être procédé à l'évaluation secondaire de l'enfant qu'en l'absence d'urgences vitales ou après la prise en charge de celles-ci. La tête et le cou doivent être examinés à la recherche de dermabrasions, de plaies ou de déformations. Le thorax est de nouveau examiné, à la recherche d'une éventuelle contusion pulmonaire qui peut être aggravée par une hyperhydratation. Une détresse respiratoire associée à des bruits auscultatoires anormaux peut alors apparaître. Du fait de l'élasticité de la cage thoracique chez l'enfant, il peut y avoir des lésions internes sans fracture de côtes ou sans signe extérieur. Ces patients ont souvent un estomac plein, ce qui augmente le risque d'inhalation, surtout en cas de troubles de la conscience ou d'activité convulsive associés, et la pose d'une sonde naso- ou orogastrique peut être nécessaire.

Bien que les fractures de côtes soient rares chez l'enfant, elles supposent une haute énergie cinétique, et sont de ce fait synonymes de haut risque de lésion intrathoracique associée. La présence d'emphysème sous-cutané (crépitation neigeuse à la palpation) peut correspondre à la présence d'un pneumothorax. Le risque de mortalité augmente avec le nombre de côtes fracturées.

L'examen de l'abdomen recherche une distension, une défense, une douleur, une pâleur, un hématome ou une masse palpable. Une palpation prudente des crêtes iliaques recherche une fracture et augmente donc le niveau de suspicion de saignement rétropéritonéal ou de lésion urogénitale, et augmente aussi le risque de saignements occultes.

Chaque membre doit être examiné à la recherche de déformation, de douleur, de déficit vasculaire ou neurologique. L'enfant a un squelette qui n'est pas complètement calcifié, et des zones de croissance éphysaire (cartilage de croissance) peuvent être atteintes (décollement épiphysaire). Les œdèmes, douleurs ou limitations de la mobilité font suspecter des lésions osseuses jusqu'à confirmation ou non par des examens de radiologie. Chez les enfants comme chez les adultes, une lésion orthopédique d'un membre non repérée a peu d'influence sur la mortalité, mais les conséquences fonctionnelles peuvent être des déformations ou des handicaps définitifs.

Prise en charge

Les clés du succès dans la prise en charge des enfants traumatisés sont une évaluation rapide, une prise en charge agressive des urgences vitales et un transport rapide vers une structure capable de traiter un patient pédiatrique.

Voies aériennes

Le premier objectif est de restaurer une oxygénation tissulaire adéquate le plus vite possible. L'oxygénation et la circulation sont deux facteurs essentiels chez l'enfant traumatisé, tout comme chez l'adulte. La première priorité de la prise en charge est d'établir la perméabilité des voies aériennes.

Cela peut être assuré à l'aide de moyens d'aspiration, de manœuvres manuelles ou de méthodes mécaniques. Tout comme chez l'adulte, la prise en charge initiale doit inclure la stabilisation de la colonne cervicale. Il est nécessaire de mettre un rembourrage sous le torse des petits enfants (une serviette ou une couverture pliée avec une épaisseur de 2 à 3 cm) pour garder le cou en position droite plutôt qu'en flexion légère, qui est la position spontanée du fait de la taille importante de l'occiput (figure 14-4). Quand on positionne et quand on maintient la perméabilité des voies aériennes d'un

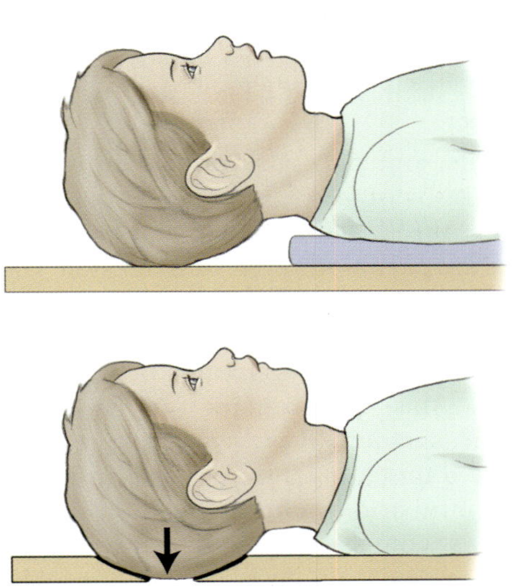

Fig. 14-4. Assurer un rembourrage adéquat sous le torse.

enfant, il faut éviter d'appuyer sur les tissus mous du cou et de la trachée. Une fois que le contrôle manuel est assuré, et s'il n'y a pas de réflexe nauséeux, on peut introduire une canule oropharyngée. L'introduction doit être faite doucement et prudemment, en suivant l'axe de la langue (c'est-à-dire sans effectuer de rotation à 180° comme chez l'adulte), afin d'éviter tout traumatisme des parties molles. On peut s'aider d'un abaisse-langue pour contrôler la langue. Bien entendu, l'intubation orotrachéale est la meilleure méthode pour obtenir un contrôle définitif des voies aériennes, notamment en cas de transport long. Une étude suggère cependant qu'il n'y a pas de différence en terme de survie ou de devenir neurologique entre les enfants intubés sur le terrain et ceux ventilés à l'aide d'un ballon autoremplisseur, quand le temps de transport est court [12]. Une étude plus récente montre que, en milieu rural, la multiplication des tentatives d'intubation est associée à des complications importantes [13].

Fonction respiratoire

Le volume minute et les efforts respiratoires des patients doivent être évalués soigneusement; parce qu'il existe un risque potentiel de détérioration rapide d'une hypoxie en arrêt respiratoire, une ventilation assistée doit être entreprise en cas d'augmentation des efforts respiratoires associés à une dyspnée importante. Un ballon autoremplisseur avec un masque de taille adaptée, délivrant une FiO_2 de 85 à 100 %, doit être utilisé. La surveillance de la SpO_2 à l'aide d'un oxymètre de pouls est un moyen supplémentaire d'évaluation continue; elle doit se situer au-delà de 95 %. Pour l'enfant intubé souffrant d'un traumatisme craniocérébral (TCC), la surveillance continuelle du CO_2 expiré ($ETCO_2$) doit être faite, afin de documenter le bon placement du tube endotrachéal et afin d'éviter toute dyscapnie qui aura des effets tout aussi délétères que l'hypoxie en cas de TCC (encadrés 14-3 et 14-4). L'objectif d'$ETCO_2$ se situe entre 30 et 40 mmHg [15].

Les enfants sont plus susceptibles de présenter un collapsus cardiovasculaire en cas de pneumothorax sous tension que les adultes. La plupart des enfants souffrant d'un pneumothorax sous tension vont présenter un tableau de décompensation cardiaque aiguë du fait de la chute du retour veineux au cœur, avant que toute anomalie d'oxygénation ou de ventilation n'apparaisse. Ainsi, tout enfant qui décompense de manière aiguë, surtout s'il est ventilé en pressions positives (à l'aide d'un ballon autoremplisseur ou à travers une sonde d'intubation), impose que l'on recherche un pneumothorax compressif. La distension des veines jugulaires et la déviation de la trachée sont des signes tardifs et parfois difficilement observables, notamment quand un collier cervical a été préalablement posé. Dans ce cas, une diminution des bruits respiratoires à droite est une indication d'une décompression à l'aiguille. En cas de diminution du murmure vésiculaire à gauche, il peut s'agir d'une intubation sélective dans la bronche souche droite, mais quand cela est associé à une décompensation cardiaque profonde, le pneumothorax compressif est fort probable. Les repères anatomiques pour réaliser une décompression à l'aiguille sont les mêmes que chez l'adulte. L'amélioration clinique est souvent plus rapide que chez l'adulte car le médiastin, qui est très mobile, retrouve plus rapidement une position adéquate.

Encadré 14-3 Intubation de la trachée chez l'enfant

Il faut porter une attention toute particulière au rachis cervical, lors de l'intubation. Une personne doit maintenir manuellement la tête en position neutre et en ligne, pendant que l'autre intube. La portion la plus étroite des voies aériennes chez l'enfant est l'anneau cricoïdien et, de ce fait, des sondes sans ballonnet doivent être utilisées chez le nourrisson et chez le jeune enfant (classiquement de moins de 8 ans). La taille de la sonde à intubation à utiliser peut être grossièrement évaluée en regardant le diamètre du cinquième doigt ou le diamètre externe des narines ou en utilisant la formule (16 + âge)/4. Une pression cricoïdienne légère permet d'améliorer la laryngoscopie tout en diminuant le risque d'inhalation en comprimant le haut œsophage. En cas d'intubation en séquence rapide, de l'atropine doit être utilisée pour diminuer le risque de bradycardie. La fréquence cardiaque est un facteur prépondérant de la perfusion chez l'enfant.

Une erreur fréquente au cours de l'intubation de l'enfant en situation d'urgence est la trop profonde insertion de la sonde, ce qui a pour effet de réaliser une intubation dite sélective, généralement dans la bronche souche droite. Le tube ne devrait pas être avancé plus de trois fois le diamètre du tube en centimètres. L'auscultation pulmonaire est systématique après une intubation de la trachée, et la perception du murmure vésiculaire dans les deux champs pulmonaires signe, en général, le bon positionnement de la sonde. Il faut revérifier régulièrement la bonne position de la sonde, surtout si le patient a été manipulé. L'auscultation permet en outre de rechercher des lésions pulmonaires associées. La ventilation en pressions positives expose toujours au risque de pneumothorax, qui peut vite devenir compressif, avec les conséquences sur le pronostic vital que l'on sait.

Encadré 14-4 Intubation chez l'enfant en préhospitalier : le grand débat*

Il paraît intuitivement évident que l'intubation précoce de la trachée chez un enfant souffrant d'un traumatisme crânien grave soit bénéfique. Une étude rétrospective montre clairement les bénéfices de cette intubation pour une population adulte [20]. D'autres études qui avaient pour but d'évaluer l'intubation en séquence rapide (ISR) ont montré qu'elle améliorait l'efficacité et le taux de succès de l'intubation tant chez l'enfant que chez l'adulte [21,22]. Cependant, plusieurs études prospectives et rétrospectives, qui comparaient intubation préhospitalière et ventilation au masque facial à l'aide d'un ballon autoremplisseur ont montré qu'il n'y avait pas de différence en termes de taux de survie et de devenir neurologique, et que l'intubation pouvait même être dans certains cas délétère [14,23,24]. Une étude prospective randomisée sur une population pédiatrique comparant intubation versus ventilation au ballon autoremplisseur, dans un contexte urbain, avec des délais et des durées de transport courts, n'a pas montré de différence en termes de survie ou de devenir neurologique, mais a montré une augmentation de l'incidence de complications dans le groupe intubé [12].

Des périodes prolongées d'hypoxie sont souvent associées aux processus d'intubation de la trachée, ainsi que des périodes de ventilation trop agressives [15].

Les données concernant l'intubation pédiatrique en préhospitalier sont limitées et ambiguës. Chez l'enfant en ventilation spontanée, l'intubation de la trachée, même suivant un protocole d'ISR, doit être décidée et doit être réalisée de façon très prudente. Quand des protocoles d'intubation pédiatrique sont mis en place dans les organismes préhospitaliers, ils doivent comporter au moins les items suivants [25].

- Supervision médicale étroite.
- Entraînement et connaissances théoriques continuellement remises à jour, avec pratique sur patient au bloc opératoire.
- Monitorage, stockage adéquat des médicaments utilisés et méthodes de vérification du bon placement de la sonde.
- Protocole d'ISR standardisé.
- Techniques de sauvetage disponibles.
- Contrôle permanent de l'assurance/qualité et évaluation des performances.

Le Combitube a été évalué comme étant une option efficace pour les patients adultes traumatisés [26] ; cependant, sa grande taille et l'absence de modèles plus petits spécifiquement pédiatriques en font une option inadéquate pour le petit enfant. Le masque laryngé a montré son efficacité comme technique alternative de perméabilisation des voies aériennes et de ventilation chez l'enfant; il peut être proposé comme choix possible en cas de difficultés [27].

* Les études dont il est question ici ont été réalisées dans le cadre d'une organisation nord-américaine de soins préhospitaliers. Néanmoins, les recommandations sur les protocoles d'évaluation des techniques d'intubation gardent leur valeur en France.

Circulation

Une fois que les hémorragies externes sont contrôlées, l'état de la perfusion doit être évalué. Le contrôle des hémorragies externes peut se faire en appliquant une pression directe sur la plaie, et non pas en recouvrant simplement le saignement de plusieurs couches de compresses absorbantes. Les résistances vasculaires périphériques, chez un enfant, peuvent maintenir une TA normale jusqu'à ce que le collapsus survienne, collapsus souvent réfractaire à la thérapeutique. Il est capital de mettre en place les mesures thérapeutiques qui s'imposent, dès que des signes de choc hypovolémique compensé sont retrouvés, et encore plus si des signes de choc décompensé sont présents. Le Ringer lactate ou le sérum salé à 0,9 % sont utilisés en bolus de 20 ml/kg. Pour tout patient pédiatrique ayant des signes de choc hémorragique et d'hypovolémie, la survie est directement liée au remplacement volumique et à un transport rapide vers une structure adaptée compétente. Le transport ne doit pas être retardé pour obtenir l'abord veineux ou pour réaliser le remplissage vasculaire.

Abords veineux

Le remplissage vasculaire chez un enfant très hypotendu ou avec des signes d'état de choc doit apporter un volume adéquat de liquides vers l'oreillette droite, et ce le plus directement possible, de façon à rétablir une précharge efficace. L'abord veineux doit se trouver, si possible, au-dessus du diaphragme. Une intraveineuse doit d'abord être tentée au niveau de la fosse antécubitale. La veine saphène, qui se situe à la cheville, est une alternative possible. La veine jugulaire externe est souvent d'accès limité du fait de l'immobilisation du rachis et du contrôle des voies aériennes.

Chez un patient instable ou potentiellement instable, seulement deux essais d'abord veineux périphérique sont conseillés, ou une durée de 90 secondes. Au-delà de ces limites, une voie centrale, sous forme d'un trocart intraosseux, est à envisager (encadré 14-5). La pose d'une voie veineuse centrale fémorale est également possible chez le plus grand enfant si l'opérateur est habitué à cette technique et en accord avec les protocoles locaux.

Encadré 14-5 Voie intraosseuse chez l'enfant

La voie intraosseuse est une alternative adéquate pour assurer le remplissage vasculaire d'un enfant blessé de tout âge. C'est une voie efficace pour l'administration de la plupart des substances médicamenteuses de l'urgence, et c'est une voie de remplissage de bonne qualité.

Le site le plus simple pour poser une telle voie est la crête tibiale dans sa portion antérieure, juste sous la tubérosité tibiale. Après avoir préparé la peau avec une solution antiseptique, la jambe est maintenue immobile. Le point de ponction est choisi sur la partie antéro-interne de la crête tibiale, 1 à 2 cm sous la tubérosité tibiale. Il est recommandé de piquer avec des kits spécialement prévus à cet effet (les aiguilles de rachis ou celles de ponction osseuse peuvent être utilisées). Les aiguilles de rachis comprises entre 18 et 20 gauge sont efficaces car elles ont un trocart qui prévient l'obstruction du cathéter lorsque l'on traverse le cortex osseux vers la moelle. N'importe quelle aiguille entre 14 et 20 gauge peut être utilisée en urgence. Le trocart est placé à 90° par rapport au plan cutané, puis enfoncé fermement, avec le stylet à l'intérieur de l'aiguille pendant toute la progression de cette dernière à travers le cortex jusque dans la moelle osseuse. Les signes qui indiquent que l'aiguille est dans la moelle osseuse sont les suivants :

- sensation de perte de résistance quand le cortex est franchi ;
- aspiration de moelle osseuse dans l'aiguille possible ;
- possibilité d'injecter des liquides sans signe de gonflement sous-cutané.

La voie intraosseuse doit être évoquée, pendant la prise en charge initiale, si la pose d'une voie veineuse périphérique percutanée est impossible. Parce que son débit est limité, la voie intraosseuse à elle seule sera rarement suffisante.

Si l'enfant a plus de 6 ans, la voie intraosseuse ou la voie fémorale sont des alternatives temporaires jusqu'à ce que le patient soit à l'hôpital. La veine fémorale est facilement accessible en l'absence de traumatisme important du bassin et elle expose à moins de risques que les voies sous-clavières ou jugulaires internes [28]. La pose d'une jugulaire interne ou d'une sous-clavière doit être faite en milieu hospitalier avec un contrôle de qualité étroit ; elle est très fortement déconseillée en préhospitalier.

La détermination des patients qui nécessitent absolument un abord vasculaire dépend de la durée du transport. En cas de doute, un avis médical doit être demandé à la centrale de régulation.

Remplissage vasculaire

Comme chez l'adulte, le Ringer lactate ou le sérum salé isotonique sont les liquides de choix pour entreprendre un remplissage chez l'enfant hypovolémique. Parce que le temps que reste un cristalloïde dans le système vasculaire est court, un ratio de 3 : 1 (volume de cristalloïde : volume de sang perdu) est utilisé. Le bolus initial doit correspondre à 25 % approximativement du volume circulant, soit un bolus de 20 ml/kg. De ce fait, un total de 50 à 60 ml/kg peut être nécessaire dans le cas de pertes sanguines importantes. Pour un enfant qui ne présente aucune amélioration après un premier bolus de 20 ml/kg et aucune stabilisation après le deuxième bolus, l'emploi de sang va être nécessaire très rapidement. Le cristalloïde peut temporairement donner une précharge suffisante. Cependant, tant que la masse de globules rouges n'est pas restaurée, l'hypoxie cellulaire continue.

Lésions spécifiques

Traumatismes craniocérébraux

Les traumatismes craniocérébraux (TCC) restent la première cause de décès chez l'enfant. Dans une étude du National Pediatric Trauma Registry concernant 40 000 patients, les lésions du SNC sont soit le premier, soit le second facteur de décès. Bien que la prévention puisse éviter la plupart de ces accidents, une réanimation agressive, efficace et précoce peut au moins diminuer les conséquences de ces blessures. Encore une fois, l'oxygénation, la ventilation et la circulation sont les priorités de la prise en charge initiale. Le pronostic d'enfants souffrant de TCC est bien meilleur que chez l'adulte ; cependant, ces mêmes atteintes sont de pronostic plus sombre pour les enfants de moins de 3 ans que pour les enfants plus âgés.

L'évaluation primaire du niveau de conscience est un moyen pronostique rapide et fiable. Quels que soient les signes retrouvés à l'examen clinique, tout enfant présentant une possible lésion cérébrale est susceptible de développer un œdème et une hypoperfusion cérébrale. Cela peut être associé à des traumatismes qui paraissent bénins.

Le score de Glasgow est établi au cours de l'évaluation primaire et il est un moyen de surveiller l'évolution, à condition qu'il soit répété régulièrement. De l'O_2 doit être administré au patient, et un monitorage avec un oxymètre de pouls mis en place. Bien que les vomissements soient fréquents après une commotion cérébrale simple, des vomissements persistants doivent faire suspecter et rechercher des lésions plus importantes.

Tout comme l'hypoxie, l'hypovolémie peut assombrir le pronostic. Les hémorragies externes doivent être contrôlées et les membres fracturés immobilisés afin de minimiser tout saignement supplémentaire. Il faut essayer de garder ces enfants en état d'euvolémie en instaurant un remplissage vasculaire. Dans de rares circonstances, des enfants peuvent devenir hypovolémiques du fait de saignements intracrâniens, car leurs sutures ne sont pas fermées et les fontanelles sont encore présentes. De ce fait, un enfant qui possède une fontanelle ouverte peut mieux tolérer un hématome expansif intracérébral. Le bombement de la fontanelle est un signe évocateur d'hypertension intracrânienne ou d'une lésion cérébrale grave.

Les enfants présentant un score de Glasgow inférieur ou égal à 8 doivent être intubés. Cependant, en cas d'essais infructueux répétés d'intubation de la trachée, le risque d'épisodes d'hypoxie augmente, et le transport est souvent longuement retardé. Une oxygénation et une ventilation adéquates sont les objectifs à atteindre et non pas le bon placement du tube. Dans ce cas, une assistance ventilatoire avec un ballon autoremplisseur est la meilleure solution alternative, le matériel d'aspiration étant préparé [12,14,15].

Chez un enfant avec des signes d'augmentation de la pression intracrânienne (PCI) (hypertension intracrânienne), comme des pupilles peu ou pas réactives, une hypertension artérielle, une bradycardie, ou un déficit moteur, on peut diminuer la PCI par une hyperventilation prudente. Cependant, l'hyperventilation diminue également l'apport d'oxygène au cerveau et peut donc aggraver une lésion hypoxique [29]. Il est donc fortement recommandé de n'utiliser cette option qu'en cas de signe de latéralisation ou en cas de signe d'engagement. La concentration en CO_2 en fin d'expiration ($ETCO_2$) est un outil précis et très utile pour le contrôle de la qualité de l'assistance respiratoire quand le patient est intubé. L'objectif est de maintenir une $ETCO_2$ à 35 mmHg. Une hyperventilation avec une valeur d'$ETCO_2$ de moins de 25 mmHg est associée à un pronostic neurologique moins bon [15]. Si la capnographie n'est pas disponible, une fréquence respiratoire de 30 par minute pour l'enfant et de 35 par minute pour le nourrisson est adaptée [16].

En cas de transport prolongé, des petites doses de mannitol (0,5–1 g/kg de poids corporel) peuvent être utilisées, si le patient présente des signes d'hypertension intracrânienne, en sachant qu'il existe alors un risque d'hypovolémie, surtout si le remplissage vasculaire initial a été insuffisant. Le mannitol ne doit donc être utilisé qu'avec accord médical et selon les protocoles en vigueur. Des crises convulsives peuvent survenir peu de temps après et ne requièrent pas la prise en charge du personnel préhospitalier. Néanmoins, des crises répétées sont inquiétantes, et peuvent nécessiter l'introduction d'un traitement anticonvulsivant à base de diazépam (0,1–0,2 mg/kg par dose). Le midazolam ou le lorazépam sont également des options possibles. L'utilisation de ces substances, qui appartiennent toutes à la famille des benzodiazépines, doit être prudente et faite sous surveillance étroite, car il existe un risque de dépression respiratoire et d'hypotension.

Traumatismes rachidiens

L'indication d'une immobilisation du rachis chez un enfant est fondée sur le mécanisme de l'accident et sur les résultats de l'examen clinique. On recherche la présence de blessures qui supposent des mouvements violents ou brutaux de la tête, du cou, du torse, ou bien la présence de signes évocateurs d'une lésion médullaire, comme une déformation, une douleur vertébrale ou un déficit neurologique. Tout comme chez l'adulte, la prise en charge initiale d'une potentielle lésion instable du rachis cervical est l'immobilisation manuelle, puis la pose d'un collier cervical de taille appropriée et, enfin, l'immobilisation sur un support rigide, de façon à ce que la tête, le cou, le torse, le pelvis et les jambes soient maintenus en position neutre et soient alignés. Il ne faut en aucun cas que la contention gêne la ventilation, la possibilité d'ouvrir la bouche, ou toute mesure de réanimation. La décision d'immobiliser le rachis chez un enfant se prend plus fréquemment que chez l'adulte, du fait des difficultés de communication dues à l'âge. Cette immaturité est également responsable de peur et de manque de coopération quand les enfants doivent être immobilisés. De plus, un enfant qui se débat au cours des manœuvres d'immobilisation risque d'aggraver une lésion cervicale existante. Il peut alors être décidé de ne pas attacher complètement l'enfant si celui-ci est raisonnable. Il est évident qu'une telle décision doit être justifiée et documentée, et que le patient doit être surveillé continuellement.

Quand un tout petit enfant est placé en décubitus dorsal strict, la taille relativement plus importante de l'occiput entraîne une flexion de la tête. De ce fait, un rembourrage suffisant (2 à 3 cm) doit être placé sous le torse du patient pour ainsi surélever le thorax et permettre à la tête de rester en position neutre. Ce rembourrage doit être parfaitement plat et régulier, depuis les épaules jusqu'au pelvis, et s'étendre jusqu'aux bords latéraux du torse, pour que la colonne thoracique, lombaire et sacrée repose sur un socle plat et stable. Des couvertures ou des draps roulés peuvent être placés entre les bords de la planche et les côtés du patient afin d'éviter tout mouvement latéral, même si le support est basculé sur la tranche, en cas de vomissements par exemple.

Il existe de nouveaux systèmes d'immobilisation. Il est important de se familiariser avec ces équipements, notamment s'il s'agit de matériel fait initialement pour l'adulte et adapté à l'enfant par la suite. Ainsi, les dispositifs d'immobilisation « courts » (type Ked®) sont utilisables chez l'enfant, mais il faut s'assurer que l'immobilisation soit efficace et non délétère. Il faut également être habitué aux techniques d'immobilisation d'un jeune enfant dans un siège auto enfant [30,31].

Lésions thoraciques

Comme mentionné plus haut, la relative élasticité de la cage thoracique de l'enfant réduit le transfert des énergies cinétiques à travers les structures osseuses vers les organes internes. Ainsi, le risque de contusions pulmonaires, de pneumothorax ou d'hémothorax est plus élevé. Garder un niveau de suspicion élevé est donc capital pour éviter de sous-estimer la gravité du tableau clinique. Tout enfant présentant un traumatisme thoracique doit être surveillé de près, à la recherche de troubles de la ventilation ou de signes de choc. Il faut donc surveiller de près tout enfant présentant une abrasion ou une contusion sur le torse dans les suites d'un traumatisme contondant, car cela peut être initialement le seul signe évocateur d'une lésion intrathoracique.

Le transport doit se faire sous surveillance scopique en cas de traumatisme d'intensité significative. Il est également important de surveiller étroitement l'état d'oxygénation du patient et sa ventilation.

Lésions abdominales

La présence d'un traumatisme contondant de l'abdomen; un pelvis instable à la palpation; une distension, une douleur, une défense, une contraction abdominales; ou un choc de cause inexpliquée peuvent être des signes de saignements intra-abdominaux. La trace de la ceinture de sécurité en travers de l'abdomen d'un enfant est souvent le signe de lésions internes sévères (figure 14-5). La prise en charge repose sur le remplissage vasculaire, une FiO_2 élevée et un transport rapide vers une structure compétente sous surveillance continue des constantes vitales. Si cela est possible et ne retarde pas le transport, et en l'absence de traumatisme facial significatif, une sonde nasogastrique peut être posée pour décomprimer l'estomac.

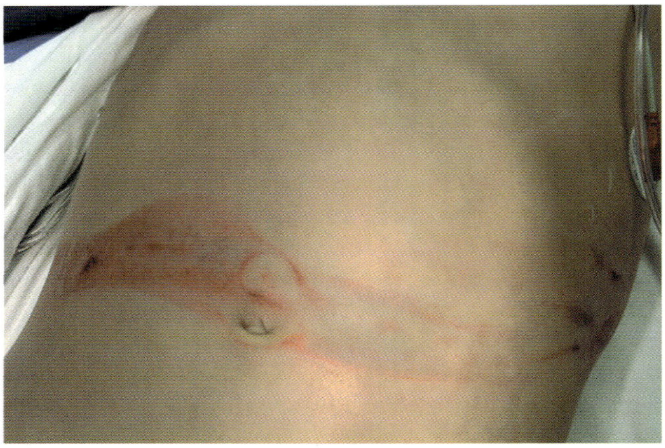

Fig. 14-5. « Signe de la ceinture de sécurité » chez un enfant de 6 ans qui présente une rupture de la rate. Ce signe est souvent associé à des traumatismes intra-abdominaux sérieux.

Traumatismes des extrémités

Le squelette d'un enfant est en phase de croissance et possède des zones de croissance qui sont cartilagineuses. Les ligaments collatéraux qui maintiennent le squelette osseux sont souvent plus solides que les os et supportent mieux les traumatismes que les os auxquels ils sont attachés. De ce fait, si des lésions osseuses sont présentes à type de fracture des os longs ou à type de luxation articulaire, cela signifie que les forces impliquées ont été importantes. Des fractures incomplètes sont fréquentes (appelées fractures de bois vert) et ne s'expriment que par un œdème et une douleur localisés.

Les atteintes articulaires, en dehors des traumatismes pénétrants, sont beaucoup plus rares que les lésions diaphysaires ou épiphysaires. Les atteintes des cartilages de conjugaison doivent être recherchées avec beaucoup de soin, du fait du risque fonctionnel qu'elles comportent. La possibilité de lésions vasculaires associées à des lésions orthopédiques doit être recherchée, et les pouls distaux doivent être palpés. Souvent, seulement les examens radiographiques (radiographie standard ou artériographie) permettent de détecter ces lésions.

En cas de polytraumatisme grave, il est important de ne pas se focaliser sur les lésions visibles, mais d'assurer le maintien des fonctions vitales. Les hémorragies externes non contrôlées associées à des fractures de membres peuvent représenter à elles seules des lésions potentiellement mortelles. Comme chez l'adulte, une évaluation primaire complète, une réanimation adéquate ainsi qu'un conditionnement et un transport rapides permettent de réduire le taux de mortalité. Si l'immobilisation des fractures peut être réalisée sans interférer avec les mesures de réanimation et sans retarder le transport, cela permet de minimiser les risques de saignement périfracturaires.

Brûlures

Après les AVP et les noyades, les brûlures sont la troisième cause de décès d'origine traumatique chez les enfants [32]. La prise en charge d'un patient pédiatrique représente un défi technique et émotionnel difficile pour les intervenants préhospitaliers, et la particularité des lésions par brûlure ne fait que renforcer ce défi. En effet, un enfant brûlé peut voir ses voies aériennes compromises par un œdème, l'abord veineux peut être rendu périlleux en cas de brûlures des extrémités, et la douleur peut rendre l'enfant hystérique.

L'évaluation et la prise en charge doivent suivre l'ABCDE, mais cela peut être plus compliqué à réaliser que pour un enfant traumatisé non brûlé. La plupart des décès secondaires à des incendies sont dus non pas aux lésions thermiques mais à l'inhalation de fumées toxiques. Dans ces situations, les enfants se cachent souvent sous un lit, ou s'enferment dans un placard, et quand leur cadavre est retrouvé, il n'y a souvent aucune trace de brûlure sur le corps. La cause de la mort est souvent l'inhalation de monoxyde de carbone (CO) ou de cyanure d'hydrogène, et l'hypoxie qui en résulte. Plus de 50 % des enfants de moins de 9 ans impliqués dans un incendie ont un certain degré de lésion d'inhalation.

L'œdème laryngé secondaire à une brûlure des voies aériennes est toujours à évoquer face à un patient brûlé, mais encore plus quand il s'agit d'un enfant. Le petit diamètre de la trachée d'un enfant signifie qu'un œdème trachéal de 1 mm créera plus d'obstruction que dans le cas d'un adulte, chez qui le diamètre des voies aériennes est plus important. Un contrôle précoce des voies aériennes et notamment l'intubation de la trachée devront être réalisés, avant que le patient n'exprime de signes de détresse respiratoire. Un enfant conscient présentant un certain degré d'obstruction des voies aériennes se présentera souvent en position assise. Une fois l'intubation réalisée et contrôlée, le tube devra être sécurisé afin d'éviter toute extubation accidentelle. En effet, si le patient est extubé, l'opérateur risque de ne plus être en mesure de le réintuber, ce qui peut avoir des conséquences dramatiques. Fixer une sonde d'intubation sur une peau brûlée et suintante n'est pas chose facile. L'utilisation de bandes adhésives dans ce cas est à proscrire. On peut alors s'aider de bandes de tissus stériles que l'on essaie de faire passer au-dessus et au-dessous de l'oreille, et de nouer sans entraîner de compression.

La pose d'une voie veineuse est capitale pour éviter le passage en état de choc hypovolémique. Un retard dans l'initiation du remplissage vasculaire a été associé à une augmentation de la morbidité et de la mortalité des patients brûlés, d'autant plus s'il s'agit d'enfants.

Un remplissage trop agressif peut provoquer des complications respiratoires ainsi qu'une aggravation des œdèmes, deux situations qui sont délétères. Après avoir sécurisé les voies aériennes et mis en place une ventilation efficace, il est donc capital d'obtenir une voie veineuse de bonne qualité. Les enfants ont un volume circulant faible, et un retard dans le remplissage vasculaire peut provoquer un état de choc hypovolémique. Afin de pouvoir obtenir un remplissage vasculaire efficace, qui suppose des volumes et des débits importants dans le cas de patients brûlés, il est nécessaire d'avoir deux voies d'abord de bon calibre. La pose d'une voie est difficile généralement dans ces situations ; la pose de deux voies le sera d'autant plus. Des brûlures étendues des membres peuvent rendre impossible la pose de cathéters périphériques. Chez un enfant brûlé, un retard ne serait-ce que de 30 minutes peut suffire à ce que le patient se retrouve en état de choc hypovolémique. Il est donc évident que quand une voie veineuse est trouvée, il faut la sécuriser et éviter à tout prix de la perdre. Là aussi, l'utilisation de bandes adhésives peut être impossible, et on peut être amené à poser des petites attelles fixées par des bandes en tissu.

Si l'abord veineux périphérique est impossible à obtenir, la voie intraosseuse est une alternative. Bien que cette voie ait été auparavant recommandée pour les enfants de moins de 3 ans, il est maintenant possible d'utiliser cette voie d'abord pour des enfants plus âgés et même pour des adultes. Si une sonde urinaire est posée (transport prolongé), la diurèse souhaitée est de 1 ml/kg/h. Si elle est inférieure à cette valeur, un bolus de cristalloïdes de 20 ml/kg doit être donné, et le débit de base du remplissage vasculaire sera augmenté. La quantité de liquides à perfuser à un enfant brûlé est établie selon la règle des 9 (ou règle de Wallace). Cette règle rapide mais imprécise a été à l'origine établie pour des patients adultes en situation de guerre. Le socle de cette méthode est l'estimation à 9 % de la surface corporelle totale de la plupart des régions anatomiques (tête, torse antérieur, bras). Chez l'enfant, la proportion des différentes parties du corps est différente que pour un adulte (la tête est plus grosse, les membres sont plus petits). De ce fait, les abaques utilisés chez l'enfant sont différents et sont à adapter en fonction de l'âge. La règle des 9 de type adulte ne s'applique donc pas.

Le volume à perfuser et le débit à maintenir sont déterminés à partir de la surface brûlée (voir chapitre 13). Deux particularités pédiatriques méritent cependant d'être soulignées. Tout d'abord, les petits enfants ont des réserves en glycogène qui sont limitées. Le *glycogène* est une molécule qui sert au stockage des hydrates de carbone et qui est utilisée en cas de stress. Si les réserves en glycogène sont nulles, le patient risque de développer une hypoglycémie. Deuxièmement, les enfants ont un rapport volume/surface corporelle élevé ; la forme générale d'un adulte est un cylindre, alors que celle d'un enfant est une sphère. Cela implique que les patients pédiatriques vont avoir besoin de plus de remplissage vasculaire. De ce fait, en plus du remplissage calculé en fonction de la surface brûlée, les enfants doivent recevoir un remplissage de base contenant du glucose à 5 %.

Chaque année, près de 1,5 million d'enfants sont victimes de brûlures au cours de maltraitances. Cela représente 20 % des cas de maltraitances [33–35]. Environ 20 à 25 % des enfants admis dans les services pédiatriques de brûlés le sont suite à des sévices [36–37]. Il est capital que les intervenants préhospitaliers soient au courant de cette réalité.

Les deux mécanismes fréquemment rencontrés au cours de ces maltraitances sont soit les brûlures par immersion dans de l'eau chaude, soit des brûlures par contact. Les brûlures par immersion touchent classiquement les enfants en âge d'apprentissage des techniques de toilette. Ces lésions sont caractérisées par une démarcation nette entre zone brûlée et zone saine, et par le fait que les plis de flexion sont indemnes.

Les brûlures par contact sont infligées à l'aide de fer à repasser, de fer à friser ou de cigarettes. Les brûlures par cigarette sont classiquement rondes et mesurent un peu plus de 1 cm de diamètre (1,3 cm en moyenne). Afin d'éviter les soupçons, l'agresseur peut infliger ces brûlures au niveau de zones habituellement couvertes par des vêtements, sous les cheveux ou dans les creux axillaires. Les brûlures par contact d'origine accidentelle ont des contours irréguliers et une profondeur hétérogène. À l'inverse, ces mêmes brûlures dans un contexte intentionnel ont des contours réguliers et une profondeur homogène. En effet, les différentes parties du corps ne sont pas lisses et ont un certain degré de courbure. Ainsi, quand un objet brûlant tombe sur une partie du corps, il va y avoir un point de contact initial, puis un glissement de cet objet. De ce fait, la brûlure aura des bords irréguliers et une profondeur variable, non constante. Si l'objet est délibérément maintenu sur la peau sur une même zone, la brûlure sera à bords réguliers et de profondeur uniforme (voir chapitre 13).

Il est important de toujours maintenir un certain niveau de suspicion quant à la possibilité de sévices à enfant et tous les cas suspects doivent être signalés. Il est alors capital de bien examiner le patient, de bien évaluer les caractéristiques de la lésion et d'évaluer l'environnement (présence d'objets ayant pu servir à la maltraitance, caractéristiques de la baignoire, profondeur de l'eau, etc.). Le nom des personnes sur place est à noter. Tout enfant victime de brûlures intentionnelles doit bénéficier d'une prise en charge spécialisée.

Prise en charge de la douleur

Tout comme pour l'adulte, la douleur chez l'enfant doit être prise en compte en préhospitalier. L'analgésie s'impose en cas de traumatismes périphériques isolés ou en cas de suspicion de fracture cervicale. De petites doses d'opiacés, titrées en IV ne doivent pas modifier de façon majeure l'état neurologique. Toutes les zones douloureuses doivent être notées avant l'analgésie et notamment toute douleur abdominale. La morphine ou le fentanyl sont des choix classiques, mais doivent être administrés sous contrôle médical et en respectant les protocoles établis. Du fait des risques d'hypotension et de dépression respiratoire associés à ces produits, les patients doivent être monitorés par oxymétrie de pouls et prise régulière des constantes vitales. En règle générale, l'association morphiniques et benzodiazépines n'est pas indiquée du fait de la potentialisation des effets secondaires (hypotension et dépression respiratoire).

Transport

Parce qu'une arrivée à temps dans une structure compétente est le facteur primordial d'un taux de survie élevé, le *triage* est une notion très importante de la prise en charge.

La tragédie de morts évitables d'enfants suite à des traumatismes a fait l'objet de nombreuses études au cours des trois dernières décennies. Près de 80 % de ces décès peuvent être qualifiés d'évitables ou de potentiellement évitables. Ce sont ces statistiques qui ont conduit à créer, aux États-Unis, des centres de traumatologie (*trauma centers*) pédiatriques, centres où les standards de soins et de prise en charge se doivent d'être de haute qualité.

Beaucoup de grands centres urbains nord-américains possèdent à la fois des *trauma centers* adultes et pédiatriques. Si le délai de transport est légèrement allongé pour aller dans un centre spécialisé en pédiatrie, le patient va tout de même avoir une prise en charge plus pointue que dans un centre non spécialisé ; de ce fait, l'allongement modéré du temps de transport est justifié. Cependant, si de tels centres sont trop éloignés des lieux de l'accident, les enfants gravement blessés doivent être transportés vers un centre adulte classique, car une évaluation et une réanimation précoces vont augmenter les chances de survie en cas de traumatisme grave, avant que le patient ne soit secondairement transféré vers un centre référent [38]. Dans les zones où il n'existe pas de centre pédiatrique spécialisé en traumatologie, le personnel soignant des centres adultes se doit d'avoir une expérience et une formation suffisantes pour prendre ces cas en charge de façon efficace. En l'absence de structure de type *trauma center*, le patient est transporté vers la structure la plus proche. Dans ces cas, les transports héliportés vers un centre de référence sont également envisageables. Il ne semble pas y avoir de bénéfice à transporter par hélicoptère un patient traumatisé pour un trajet intra-urbain, les délais entre voie terrestre et voie aérienne semblant être identiques [39].

Une étude du National Pediatric Trauma Registry portant sur 15 000 cas montre que près de 25 % des enfants nécessiteraient des soins en centres spécialisés. Le PTS fournit une aide précieuse au triage. Certaines régions utilisent des outils de triage différents. Ces protocoles doivent être connus par les intervenants préhospitaliers locaux.

Transport prolongé

Dans certaines situations, la durée du transport peut être longue ; les intervenants préhospitaliers peuvent alors faire face à une prise en charge plus longue qu'habituellement. Même si cette prise en charge prolongée ne pourra pas avoir la qualité d'une prise en charge hospitalière du fait de manque de sang par exemple ou du manque de moyen technique de diagnostic, si on applique de façon organisée les principes développés dans ce paragraphe, le transport pourra être sûr. S'il est possible d'être en contact radio ou téléphonique avec des membres de l'équipe spécialisée receveuse, des conduites à tenir ou des conseils pourront être demandés.

La prise en charge consiste tout d'abord en une évaluation continue de l'ABCDE. L'enfant doit être immobilisé entièrement sur une planche, et une attention particulière doit être portée à son rachis. Le rembourrage doit être optimal. Si l'intubation est indiquée, elle doit être réalisée en utilisant une intubation en séquence rapide. La saturation en O_2 et le monitorage de l'ETCO_2 sont nécessaires. S'il existe des signes de choc, des bolus de 20 ml/kg de sérum salé ou de Ringer lactate sont administrés jusqu'à amélioration clinique. Le score de Glasgow est réalisé à intervalles réguliers. L'évaluation des autres lésions est faite, et des mesures particulières sont mises en place pour éviter toute hypothermie. Les fractures doivent être immobilisées, stabilisées et évaluées sur le plan neurovasculaire de manière répétée. Ce cycle d'évaluations primaires répétées permet une prise en charge sûre au cours du transport prolongé.

En cas de modification ou d'aggravation de l'état clinique du patient, une réévaluation primaire ABCDE s'impose. Est-ce que la sonde d'intubation est toujours en position intratrachéale ? Si oui, existe-t-il un pneumothorax compressif, ou la sonde n'a-t-elle pas migré dans la bronche souche droite ? Si l'enfant qui a bénéficié d'un remplissage vasculaire important est toujours en état de choc, développe-t-il une tamponnade péricardique, ou une contusion myocardique sévère, ou un saignement occulte (intra-abdominal, plaie du scalp non vue) ? Est-ce que le score de Glasgow s'est modifié ? Les signes de localisation observés sont-ils dus à un œdème cérébral qui nécessiterait une perfusion de mannitol ou une hyperventilation contrôlée ? Est-ce que les extrémités sont intactes d'un point de vue vasculaire, et l'enfant est-il normotherme ? Si le contact radio est possible, des conseils peuvent être demandés.

En prêtant attention aux modifications d'une évaluation ABCDE continue du patient, celui-ci peut être transporté dans des conditions optimales vers la structure receveuse.

Plan de triage pédiatrique en situation de catastrophe : exemple du modèle JumpSTART[1]

La plupart des scénarios catastrophes sont susceptibles de compter des victimes pédiatriques. Il va donc falloir faire face au stress engendré par une situation pouvant vite devenir chaotique, mais aussi au stress d'avoir à prendre en charge des enfants en état grave. Il est important d'avoir dans ces situations particulières des plans de triage qui soient applicables à toutes les tranches d'âge. Dans les protocoles de triage initiaux, aucun patient n'a de priorité spécifique en fonction de son statut social ou de son âge. Ces plans doivent être fondés sur des raisonnements et non sur des sentiments. Si on se focalise et si on bloque des équipes soignantes sur des enfants sur le simple fait qu'il s'agit d'enfants, on risque alors de manquer de moyens pour des patients qui nécessiteraient absolument une prise en charge pour des motifs médicaux objectifs, et non pas pour une question de compassion liée au jeune âge de la victime.

Le système de triage START (*simple triage and rapid treatment*) est le plus communément utilisé aux États-Unis et dans certains autres pays. Malheureusement, ce système est mal adapté pour les victimes pédiatriques, notamment pour les petits enfants dont les signes vitaux sont très différents de ceux des adultes. Pour palier cette défaillance, un protocole de triage initial spécifique pédiatrique a été mis au point. Le Dr Lou Romig, un pédiatre urgentiste de Floride, a développé le protocole de triage JumpSTART en 1995. Cet outil de triage peut être utilisé simultanément avec le système START en cas de catastrophe impliquant des adultes et des enfants. Les patients sont triés en quatre catégories d'urgence de prise en charge (rouge/immédiat, jaune/retardé, vert/mineur, noir/mort ou moribond), et chaque victime est évaluée avec les mêmes items d'un même protocole.

L'âge apparent est un élément clé quand il s'agit de victimes pédiatriques. En effet, connaître l'âge exact d'un enfant est impossible la plupart du temps. Certains protocoles se fondaient sur le poids de la victime pour évaluer son âge, mais cette donnée est difficilement mesurable sur le terrain. Le Dr Romig suggère donc de se fonder sur une estimation visuelle de l'âge :

- si le patient semble être un enfant, appliquez le Jump START ;
- si le patient semble être un jeune adulte, appliquez le START.

[1] Ce paragraphe concerne les protocoles de triage appliqués aux États-Unis, lesquels ne peuvent pas s'appliquer stricto sensu en France. Il existe en France des protocoles préétablis dans le cadre du plan rouge ou dans le cadre des enseignements officiels de médecine de catastrophe, qui sont les références à appliquer dans le cadre légal de l'activité préhospitalière. Tout manquement au suivi de ces protocoles serait une faute professionnelle. Il reste néanmoins intéressant de savoir comment ce genre de situation est abordé dans un autre pays industrialisé (NdT).

Triage primaire

Le triage primaire débute sur le modèle du START, à savoir que toute victime valide se rend en un autre point désigné à cet effet, pour un triage secondaire (figure 14-6). Il est important de noter que certains adultes valides peuvent porter vers la zone verte de triage secondaire des enfants non valides, et que des enfants peuvent ne pas être en âge de se déplacer seuls. De ce fait, la possibilité de marcher ne suffit pas à

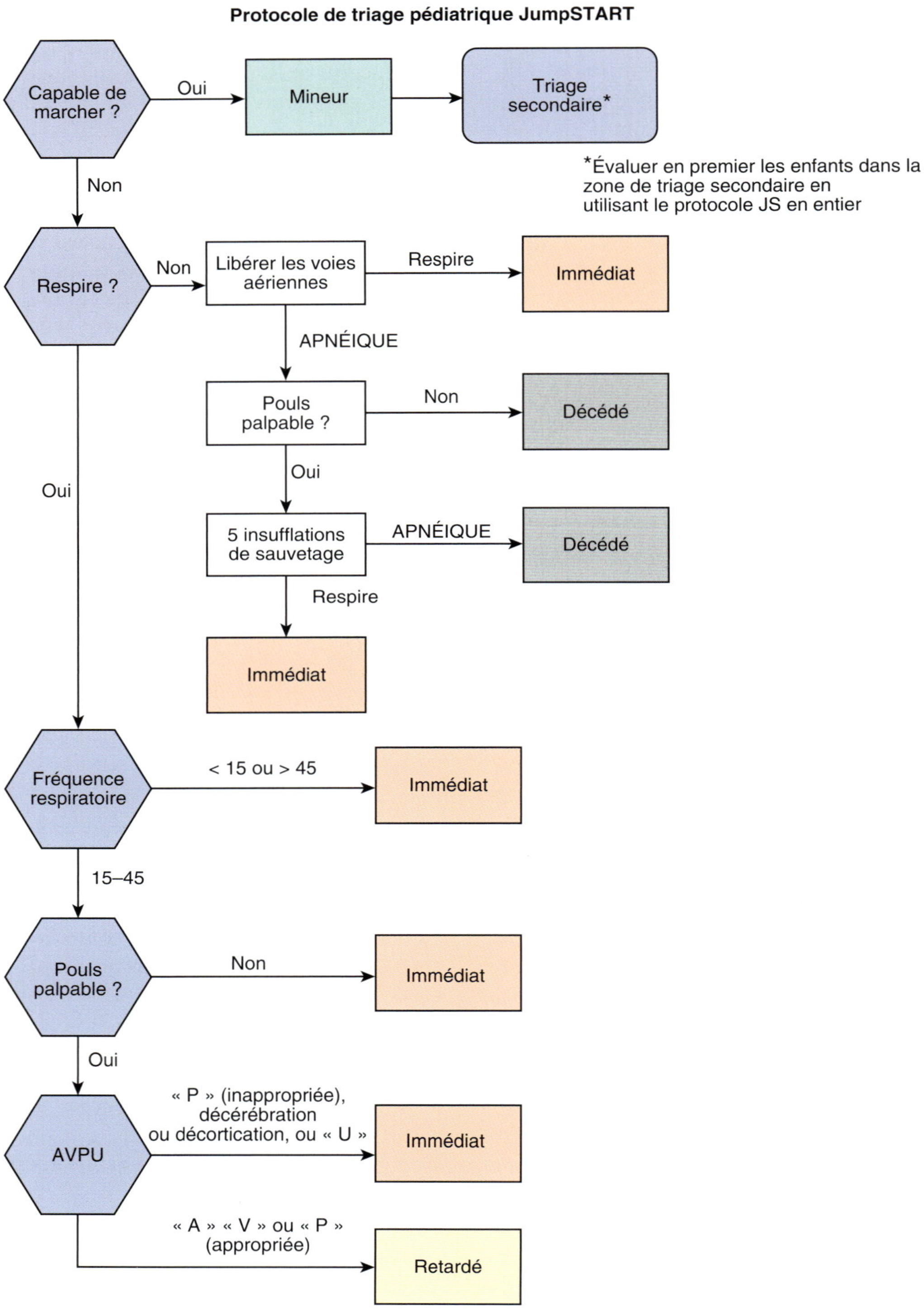

Fig. 14-6. Algorithme JumpSTART. (Avec l'aimable autorisation du Dr Lou Romig.)

évaluer des enfants pour savoir s'ils entrent dans la catégorie verte. Le JumpSTART permet de prendre en compte, dans l'évaluation de l'impossibilité de marcher, le critère de l'âge, un retard de développement, ou un handicap physique. Les enfants portés par des adultes dans les zones vertes de triage secondaire, doivent être évalués en premier. Le JumpSTART doit être utilisé dans cette zone pour effectuer l'évaluation primaire des enfants. Tout enfant entrant alors dans une catégorie jaune ou rouge sera amené dans la zone de prise en charge correspondante.

Pour les patients n'ayant toujours pas été triés, les deux protocoles s'appliquent de la même manière, les intervenants triant les victimes au fur et à mesure qu'ils les rencontrent (figure 14-7). Si la victime respire spontanément, la fréquence respiratoire est évaluée. Si le patient ne respire pas, les voies aériennes sont libérées et la ventilation spontanée de nouveau recherchée. Dans les deux protocoles, si le patient se remet à respirer, il est classé rouge. À ce niveau, dans le START, il est dit que si le patient ne reprend pas une ventilation spontanée après libération des voies aériennes, il est étiqueté noir.

Le JumpSTART dicte une autre attitude pour l'enfant apnéique. Les enfants, plus que les adultes, peuvent être en arrêt respiratoire sans que le cœur soit totalement et irréversiblement anoxique. Il reste une sorte de « fenêtre de sauvetage ». Bien que cela ne soit pas prouvé de façon scientifique, il est théoriquement possible qu'un enfant qui se trouve à un stade précoce de l'arrêt respiratoire mais qui garde un certain degré d'activité circulatoire ne progresse pas vers un arrêt cardiocirculatoire complet si la ventilation est rapidement restaurée. C'est sans doute la différence physiopathologique la plus significative entre les deux modes de triage. Ainsi, dans le JumpSTART, si l'enfant est en arrêt respiratoire malgré la libération des voies aériennes, l'intervenant vérifie la présence d'un pouls. Si un pouls est trouvé, il donne alors cinq ventilations de sauvetage (à l'aide d'un masque protecteur simple et non d'un ballon autoremplisseur pour minimiser l'encombrement sur le terrain). Si cela provoque

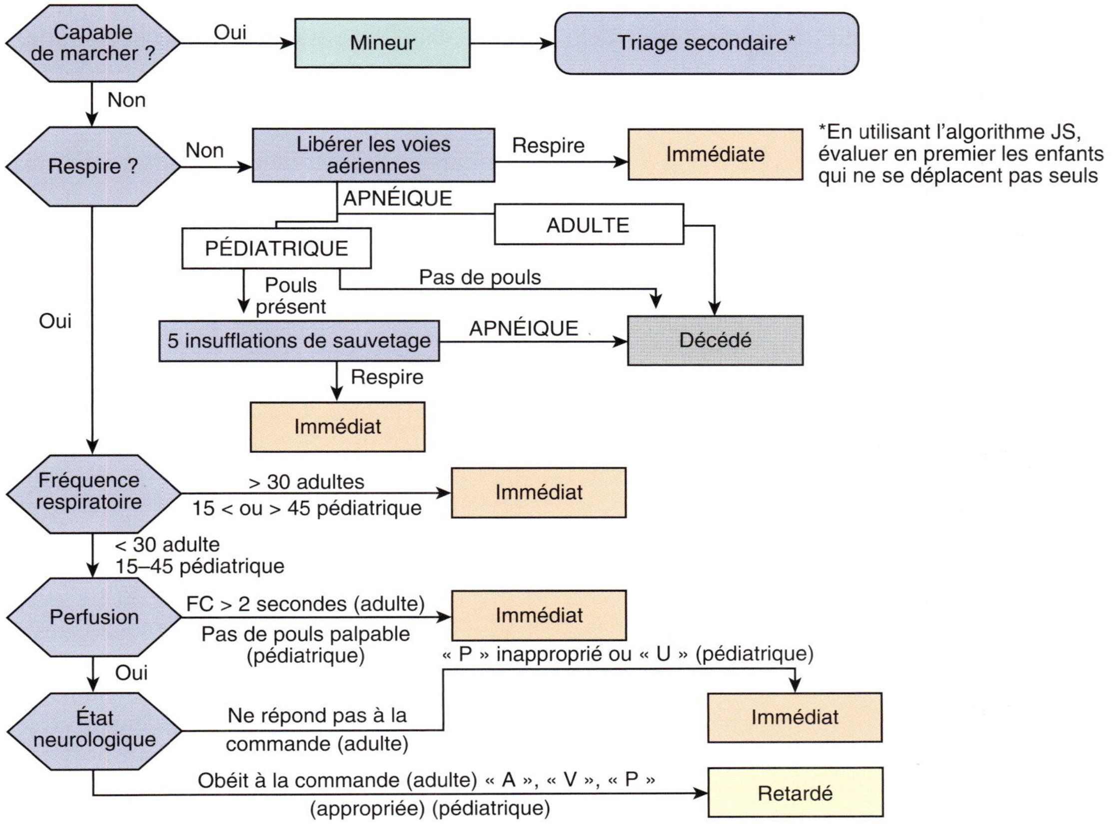

Fig. 14-7. Algorithme combiné START/JumpSTART. (Avec l'aimable autorisation du Dr Lou Romig.)

la reprise d'une respiration spontanée, la victime est classée rouge, l'intervenant trieur ne faisant pas de ventilation complémentaire. Si les ressources humaines sont nécessaires, cela est assuré par d'autres équipiers. Si l'apnée persiste malgré les cinq ventilations de sauvetage, le patient est étiqueté noir et le trieur continue son travail, c'est-à-dire le triage des autres victimes.

L'algorithme se superpose ensuite à celui du START, certains points étant modifiés pour mieux coller aux particularités du patient pédiatrique. La fréquence respiratoire qui fait passer un patient en « rouge » dans le JumpSTART est une fréquence qui est soit inférieure à 15, soit supérieure à 45 cycles par minute. Lorsque l'on combine les trois valeurs des deux algorithmes START et JumpSTART, on obtient 15–30–45, valeurs facilement mémorisables.

Les enfants qui ont une fréquence respiratoire comprise entre 15 et 45 sont alors évalués sur le plan circulatoire. La présence ou l'absence de pouls est recherchée. Le temps de recoloration capillaire n'est pas utilisé, car il peut facilement être modifié par des facteurs extérieurs et peut être difficile à évaluer si la luminosité est faible. Le START utilise également la recherche du pouls comme outil d'évaluation de la perfusion. Si le pouls est présent, l'état neurologique est évalué. Si le pouls n'est pas perçu, le patient est classé « rouge ».

Le START utilise la capacité de répondre à des ordres simples comme signe d'état neurologique normal. Comme certains enfants, même si leur état neurologique est indemne, ne peuvent pas répondre à des ordres simples par absence de compréhension ou par peur, du fait de leur développement mental, le JumpSTART utilise le score AVPU pour évaluer l'état neurologique des victimes pédiatriques. Si l'enfant est alerte, ou non alerte mais répond à la voix, ou de façon appropriée à la douleur, il est alors classé « jaune ». Une réponse appropriée à la douleur signifie qu'il est capable de localiser la douleur et de retirer volontairement un membre stimulé, ou de repousser la stimulation. Les enfants qui ne localisent pas la douleur, ou qui répondent avec des mouvements généraux incoordonnés, ou bien qui ont des réactions de décortication ou de décérébration sont classés « rouges ». Les enfants classés « jaunes » ont plus de chances d'avoir un réflexe nauséeux présent et donc sont plus à même de protéger leurs voies aériennes. En revanche, les enfants classés « rouges » ont plus de risques de ne pas être capables de protéger leurs voies aériennes.

En résumé, un enfant qui ne peut pas marcher, qui respire spontanément entre 15 et 45 respirations par minute, qui a un pouls palpable, qui répond de manière adaptée à la douleur est classé « jaune ». Tout enfant qui est apnéique, mais qui a un pouls et qui répond aux cinq ventilations en pression positive, ou qui a une fréquence respiratoire spontanée inférieure à 8/min ou supérieure à 45/min, ou qui n'a pas de pouls palpable, ou qui répond de façon inadaptée ou inexistante à la douleur est classé « rouge ».

Comme nous l'avons vu, certains enfants ne sont pas capables de se déplacer seuls, ne sont donc pas valides, du simple fait de leur développement psychomoteur normal ou en raison d'une lésion. Cela ne signifie pas que ces patients sont forcément exclus de la catégorie « verte ». Pour les enfants qui ne peuvent pas se déplacer seuls, l'algorithme JumpSTART est appliqué. Si l'enfant présente au moins un des critères « rouges », il est alors classé dans la catégorie « rouge ». Si le patient présente des signes « jaunes », il doit être examiné plus minutieusement, à la recherche de signes extérieurs évoquant des lésions significatives, telles que des brûlures, des traumatismes pénétrants ou des pertes de substances importantes, des saignements incontrôlables, ou une distension abdominale ; il est alors classé « jaune » (à noter que le patient ne présente aucun signe permettant de le classer en « rouge »). Si l'enfant n'a aucun signe extérieur d'atteinte sérieuse, il est alors classé en catégorie « verte ».

Il est souvent impossible de séparer les enfants de leurs parents dans ces situations très particulières. Dans ces cas-là, il est possible d'amener l'enfant et son parent dans la zone de traitement correspondant à celle de la victime la plus gravement atteinte. Si cela est possible, il faut éviter de perdre trop de temps à vouloir séparer absolument l'enfant de ses parents quand ces derniers s'y opposent, tout en étant clair sur le fait qu'à un moment donné, pour le bien du patient, cette séparation sera indispensable.

Triage secondaire

Le triage primaire, quel que soit l'algorithme utilisé, n'est que la phase initiale d'un processus dynamique. Toutes les victimes doivent être réévaluées de la façon la plus fréquente possible, afin de détecter une amélioration ou une détérioration de leur état. Le triage secondaire peut être rapproché de l'évaluation secondaire, moment où l'état physiologique est réévalué, où les atteintes anatomiques sont toutes identifiées ou suspectées et où, enfin, si cela est possible, le traitement est mis en route. C'est à ce niveau du tri que les patients risquent d'être sous-évalués ou surévalués. C'est également à ce niveau du tri que destinations, modes de transport et priorités de transport sont décidés.

Il n'y a pas de protocole particulier qui soit reconnu de manière générale aux États-Unis en ce qui concerne le triage secondaire. En règle générale, les patients qui nécessitent un traitement urgent hospitalier (sang, intervention chirurgicale) sont prioritaires pour le transport. Une fois que les triages primaire et secondaire sont faits, que les patients nécessitant des soins urgents sont pris en charge, et que les moyens humains restant sont suffisants, les patients classés dans la catégorie « noire » sont réévalués à la recherche de signes de vie. Des techniques de réanimation ne seront entreprises sur ces patients que si les ressources humaines pour prendre en charge les autres catégories de patients sont suffisantes, et que s'il existe une chance de survie pour les patients préalablement classés en catégorie « noire » (cela dépend de l'étendue et de la gravité des lésions présentes ainsi que des délais de prise en charge). Il est possible de mettre en place des protocoles de soins palliatifs dans certains cas pour des patients classés dans la catégorie « noire ».

Résumé et bénéfices

Le protocole JumpSTART associé au protocole START fonctionne de manière efficace aux États-Unis en cas d'événement avec un grand nombre de blessés. Les données permettant de trier les nombreux patients ont été modifiées pour pouvoir s'appliquer aux patients pédiatriques. Le JumpSTART reconnaît que le processus pathologique menant au décès chez les enfants est la défaillance ou l'arrêt respiratoire, et permet d'ouvrir une sorte de fenêtre de sauvetage pour ces cas. L'ouverture des voies aériennes chez les enfants apnéiques ayant un pouls a pour but de stimuler la respiration. De plus, il est possible de catégoriser des enfants « verts » même si ceux-ci ne sont pas valides au sens strict du terme, car leur développement psychomoteur ne leur permet pas une validité autonome.

Un protocole de triage des victimes pédiatriques est un plus tant pour les patients que pour les intervenants. En suivant des protocoles clairement établis, cela permet aux intervenants préhospitaliers de se focaliser sur des conduites à tenir simples, économes en terme de temps passé, efficaces, et ce dans un environnement très stressant. Cela permet donc de prendre des décisions difficiles, que l'on pourrait qualifier de vie ou de mort, en se fondant sur les données le plus objectivement possible.

Un site internet permet d'obtenir plus d'informations sur ces protocoles de triage (www.jumpstarttriage.com), qui, nous le rappelons, ne sont pas obligatoirement la référence dans le pays où vous exercez ; il est donc capital de connaître les protocoles et les procédures officielles en cours dans le pays d'exercice professionnel et il est obligatoire de s'y conformer.

Enfants battus ou maltraités

La maltraitance d'enfants est une cause de traumatisme souvent sous-estimée dans la population pédiatrique. Près de 20 % des brûlures chez l'enfant sont secondaires à des maltraitances ou à des négligences. Il est important de garder cette possibilité à l'esprit et de la rechercher le cas échéant.

Dans beaucoup de juridictions aux États-Unis, l'intervenant préhospitalier est légalement mandaté s'il identifie des maltraitances sur enfants. Dans ce cas, il est protégé par les autorités.

On doit suspecter une maltraitance si le ou les signes suivants sont notés :

- discordance entre l'histoire de l'accident et les lésions retrouvées ; une histoire de l'accident qui n'est pas constante ;
- une attitude ou une réponse inadaptée de la part de la famille ou de l'entourage ;
- un délai anormalement long entre le temps de l'accident et le moment où l'enfant est amené à la consultation ;
- l'histoire de l'accident est incompatible avec l'état de développement de l'enfant. Par exemple : le cas d'un nouveau-né tombé du lit doit être considéré comme suspect car un nouveau-né est incapable de se tourner seul dans son lit.

Certains types de lésions suggèrent également un cas d'enfant battu (figure 14-8) :

- des hématomes multiples et d'anciennetés différentes (à l'exclusion des paumes, des avant-bras, des tibias et du front, qui sont des zones souvent traumatisées suite à des chutes). Les hématomes accidentels surviennent généralement sur des proéminences osseuses ;
- des lésions « bizarres », telles que des morsures, des brûlures de cigarettes ou des traces de contention (de cordes) ;
- des brûlures ou des traces d'ébouillantage sur des zones inhabituelles (voir chapitre 13).

Il est important de noter ce genre d'informations et de les transmettre aux équipes qui reçoivent l'enfant, afin que toutes les mesures administratives ou légales soient mises en route. Près de 50 % des enfants battus retournent dans leur milieu et donc retombent entre les mains de leur agresseur, car le cas n'a pas été suspecté ou n'a pas été signalé (encadré 14-6).

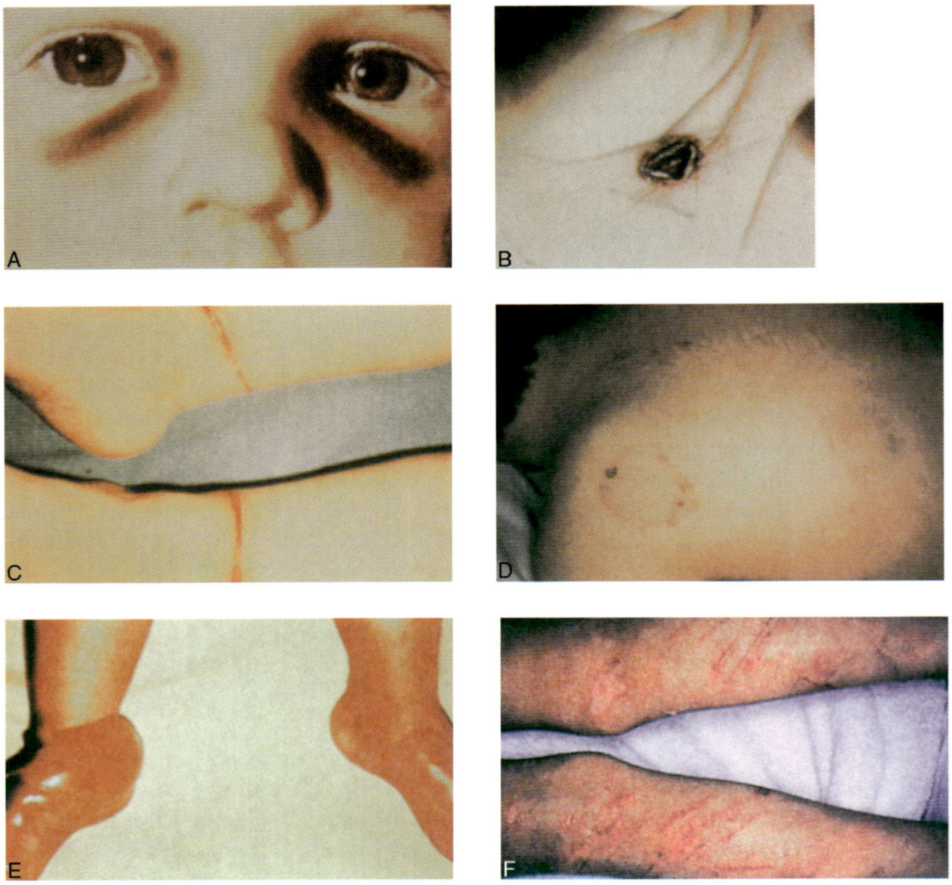

Fig. 14-8. Indicateurs de maltraitance possible. *A* : Yeux de « raton-laveur » ou ecchymose périorbitaire ; une indication possible d'une fracture de la fosse antérieure du crâne. *B* : Brûlure récente de la paume de la main par une cigarette. *C* : Abrasions récentes causées par des liens. *D* : Morsure humaine. *E* : Brûlure des pieds par « trempage » ou « ébouillantage ». *F* : Traces et dermabrasions des jambes résultant de sévices par l'usage d'un câble électrique. (Source : Sanders M, *Mosby's paramedic textbook*, 2nd ed. Revised, St Louis, Mosby, 2001.)

Encadré 14-6 Documenter une suspicion de sévices à enfant*

Les intervenants préhospitaliers peuvent être les premiers à intervenir sur les lieux d'une maltraitance concernant un enfant. Malgré l'obligation et la priorité de prodiguer des soins à la victime, ils peuvent être les seuls témoins d'éléments primordiaux pouvant déboucher sur une procédure de signalement. La constatation et la collecte de ces éléments sont capitales, tant pour déterminer les causes du traumatisme que le ou les éventuels responsables. Dix règles de base sont à respecter pour faire face à ces situations « d'enfants en besoin d'assistance ».

1. Noter tous les adultes et tous les enfants présents.
2. Noter toutes les déclarations des personnes présentes (se familiariser avec les procédures légales concernant les éléments pouvant être retenus par la justice).
   - identité du déclarant ;
   - noter toutes les déclarations dans un dossier officiel ;
   - noter les dires hors déclaration ;
   - noter l'heure à laquelle la déclaration a été faite ;
   - noter le comportement du déclarant ;
   - expliquer votre travail ;
   - poser des questions de suivi ;
   - enregistrer les questions posées ; une réponse ne peut être évaluée que si la question est connue ;
   - noter toutes les personnes qui ont entendu la déclaration.
3. Noter les éléments relevant de l'environnement ; des pièces à conviction peuvent être enlevées ou modifiées par des personnes extérieures à l'équipe.

(Suite)

4. Récupérer les éléments significatifs.
5. Identifier et noter l'âge de l'enfant ainsi que son niveau de développement psychomoteur.
6. Connaître les signes faisant évoquer une maltraitance ou une négligence.
   - Signes de maltraitance physique : fractures inexpliquées, hématomes notamment périorbitaires, coupures, brûlures, morsures, griffures ; comportement antisocial ; peur des adultes ; signes d'apathie, de dépression, d'agressivité, de stress ou troubles de l'alimentation.
   - Signes de violences sexuelles : difficultés à marcher ou à s'asseoir, comportement à type de soumission ou d'agressivité, cauchemars, lit souillé, baisse de l'appétit, connaissances ou questions inappropriées avec l'âge sur des sujets ayant trait au sexe, peur d'une personne en particulier.
   - Signes de négligence : habillement non adapté, hygiène douteuse, odeur corporelle évocatrice, rash cutané important au niveau du siège, cachexie, manque de nourriture, de jouets, intoxication chronique familiale d'alcool ou de drogues, conditions de vie de mauvaise qualité.
7. Évaluer les enfants présents.
8. Évaluer les enfants et les adultes handicapés.
9. Respecter les impératifs des procédures légales.
10. Contact avec les autorités officielles.

Les maltraitances et les négligences sur enfants débouchent sur des procédures lourdes, et la documentation des constatations faites sur les lieux par les équipes préhospitalières est primordiale.

* Ces recommandations sont celles en usage aux États-Unis dans le cadre d'une procédure de déclaration légale de maltraitance ou de négligences infligées à un enfant, et ne sont données qu'à titre indicatif.

D'après Rogers LL, Emergency medical professionnals : assisting in identifying and documenting child abuse and neglect, *NCPA Update Newslett* 17(7) : 1, 2004.

Résumé

La prise en charge d'un enfant traumatisé suit les règles habituelles, modifiées suivant les particularités propres au patient pédiatrique. Les lésions cérébrales d'origine traumatique sont la première cause de décès traumatique chez l'enfant, et sont souvent associées à une mise en jeu des voies aériennes. Les enfants ont pour habitude de mieux compenser une perte de volume que les adultes, mais la décompensation en est d'autant plus brutale et profonde. Des lésions des organes internes ou des vaisseaux peuvent survenir, même en l'absence de signes extérieurs de traumatisme. Les signes suivants font de l'enfant traumatisé un patient instable qui doit être rapidement évacué vers un centre compétent :

- difficultés respiratoires ;
- signes de choc ou d'instabilité hémodynamique ;
- toute notion de perte de connaissance post-traumatique ;
- un traumatisme fermé significatif du thorax ou de l'abdomen ;
- des fractures de côtes ;
- une fracture du pelvis.

Quand cela est possible, un enfant traumatisé grave ou ayant un Pediatric Trauma Score inférieur à 8 doit être transporté vers un centre pédiatrique de traumatologie.

Solution du scénario

Vous évaluez cet enfant comme étant un patient polytraumatisé en état de choc. Du seul fait du mécanisme de l'accident, vous considérez l'état de Scott comme critique. À cause de l'association fracture du fémur et altération du niveau de conscience, vous devez déterminer quel est le plus grand danger pour la vie de ce patient : le traumatisme cérébral, une potentielle perte sanguine venant du fémur ou une autre blessure non apparente. Pour vous, la première urgence est le choc hypovolémique (petite TA, tachycardie), dû à la lésion fémorale et/ou à un saignement intra-abdominal associé. Tout d'abord, vous délivrez à Scott de l'O_2 à haute FiO_2 à l'aide d'un masque à 100 %. Vous êtes prêt à envisager des mesures plus agressives pour assister sa ventilation, en cas de dégradation. En cas d'intubation, il faut prévoir une protection du rachis cervical, et une intubation en séquence rapide est envisageable, en fonction des compétences de l'équipe.

Au vu de l'état du patient, vous convenez avec votre centre de régulation qu'un transport héliporté vers un centre spécialisé où des services de neurochirurgie et de réanimation pédiatriques sont disponibles est le plus pertinent. Vos tentatives de pose de voies veineuses périphériques sont infructueuses, et vous décidez alors d'utiliser la voie intraosseuse. Vous débutez un remplissage par cristalloïdes, et au moment où se présente l'hélicoptère, la mère de Scott arrive.

Références

1. Gaines BA, Ford HR: Abdominal and pelvic trauma in children, *Crit Care Med* 30(11 suppl):S416, 2002.
2. American College of Surgeons Committee on Trauma: Extremes of age: pediatric trauma. In *Advanced trauma life support for doctors, student course manual*, ed 7, Chicago, 2004, ACS.
3. Winston FK, Durbin DR, Kallan MJ, Moll EK: The danger of premature graduation to seat belts for young children, *Pediatrics* 105(6):1179, 2000.
4. Grisoni ER, Pillai SB, Volsko TA, et al: Pediatric airbag injuries: the Ohio experience, *J Pediatr Surg* 35(2):160, 2000.
5. Durbin DR, Kallan M, Elliott M, et al: Risk of injury to restrained children from passenger air bags, *Traffic Injury Prev* 4(1):58, 2003.
6. American Academy of Pediatrics Committee on Injury and Poison Prevention: Selecting and using the most appropriate car safety seats for growing children: guidelines for counseling parents, *Pediatrics* 109(3):550, 2002.
7. Nance ML, Lutz N, Arbogast KB, et al: Optimal restraint reduces the risk of abdominal injury in children involved in motor vehicle crashes, *Ann Surg* 239(1):127, 2004.
8. Braver ER, Whitfield R, Ferguson SA: Seating positions and children's risk of dying in motor vehicle crashes, *Injury Prev* 4(3):181, 1998.
9. Bensard DD, Beaver BL, Besner GE, Cooney DR: Small bowel injury in children after blunt abdominal trauma: is diagnostic delay important? *J Trauma Injury Infect Crit Care* 41(3):476, 1996.
10. Allen GS, Moore FA, Cox CS Jr, et al: Hollow visceral injury and blunt trauma, *J Trauma Injury Infect Crit Care* 45(1):69, 1998.
11. Durbin DR, Kallan M, Elliott M, et al: Risk of injury to restrained children from passenger airbags, *Annu Proc Assoc Adv Auto Med* 46:15, 2002.
12. Gausche M, Lewis RJ, Stratton SJ, et al: Effect of out-of-hospital pediatric endotracheal intubation on survival and neurological outcome: a controlled clinical trial, *JAMA* 283(6):783, 2000.
13. Ehrlich PF, Seidman PS, Atallah D, et al: Endotracheal intubation in rural pediatric trauma patients, *J Pediatr Surg* 39:1376, 2004.
14. Davis DP, Hoyt DB, Ochs M, et al: The effect of paramedic rapid sequence intubation on outcome in patients with severe traumatic brain injury, *J Trauma Injury Infec Crit Care* 54(3):444, 2003.
15. Davis DP, Dunford JV, Poste JC, et al: The impact of hypoxia and hyperventilation on outcome after paramedic rapid sequence intubation of severely head-injured patients, *J Trauma Injury Infect Crit Care* 57(1):1, 2004.
16. Adelson PD, Bratton SL, Carney NA, et al: Guidelines for the acute medical management of severe traumatic brain injury in infants, children, and adolescents. Chapter 4. Resuscitation of blood pressure and oxygenation and prehospital brain-specific therapies for the severe pediatric traumatic brain injury patient, *Pediatr Crit Care Med* 4(3 suppl):S12, 2003.
17. York J, Arrillaga A, Graham R, Miller R: Fluid resuscitation of patients with multiple injuries and severe closed head injury: experience with an aggressive fluid resuscitation strategy, *J Trauma Injury Infect Crit Care* 48(3):376, 2000.
18. Manley G, Knudson MM, Morabito D, et al: Hypotension, hypoxia, and head injury: frequency, duration, and consequences, *Arch Surg* 136(10):1118, 2001.
19. Luten R: Error and time delay in pediatric trauma resuscitation: addressing the problem with color-coded resuscitation aids, *Surg Clin North Am* 82(2):303, 2002.
20. Winchell RJ, Hoyt DB: Endotracheal intubation in the field improves survival in patients with severe head injury, *Arch Surg* 132(6):592, 1997.
21. Davis DP, Ochs M, Hoyt DB, et al: Paramedic-administered neuromuscular blockade improves prehospital intubation success in severely head-injured patients, *J Trauma Injury Infect Crit Care* 55(4):713, 2003.
22. Pearson S: Comparison of intubation attempts and completion times before and after the initiation of a rapid sequence intubation protocol in an air medical transport program, *Air Med J* 22(6):28, 2003.

23. Stockinger ZT, McSwain NE Jr: Prehospital endotracheal intubation for trauma does not improve survival over bag-valve-mask ventilation, *J Trauma Injury Infect Crit Care* 56(3):531, 2004.
24. Murray JA, Demetriades D, Berne TV, et al: Prehospital intubation in patients with severe head injury, *J Trauma Injury Infect Crit Care* 49(6):1065, 2000.
25. Davis BD, Fowler R, Kupas DF, Roppolo LP: Role of rapid sequence induction for intubation in the prehospital setting: helpful or harmful? *Curr Opin Crit Care* 8(6):571, 2002.
26. Davis DP, Valentine C, Ochs M, et al: The Combitube as a salvage airway device for paramedic rapid sequence intubation, *Ann Emerg Med* 42(5):697, 2003.
27. Martin SE, Ochsner MG, Jarman RH, et al: Use of the laryngeal mask airway in air transport when intubation fails, *J Trauma Injury Infect Crit Care* 47(2):352, 1999.
28. Venkataraman ST, Thompson AE, Orr RA: Femoral vascular catheterization in critically ill infants and children, *Clin Pediatr* 36(6):311, 1997.
29. Carmona Suazo JA, Maas AI, van den Brink WA, et al: CO_2 reactivity and brain oxygen pressure monitoring in severe head injury, *Crit Care Med* 28(9):3268, 2000.
30. De Lorenzo RA: A review of spinal immobilization techniques, *J Emerg Med* 14(5):603, 1996.
31. Valadie LL: Child safety seats and the emergency responder, *Emerg Med Serv* 33(7):68, 2004.
32. National Vital Statistics System, Centers for Disease Control and Prevention: Deaths: final data for 1997, *MMWR* 47 (19):1, 1999.
33. Heins M: The "battered child" revisited, *JAMA* 251:3295, 1984.
34. Weimer CL, Goldfarb IW, Slater H: Multidisciplinary approach to working with burn victims of child abuse, *J Burn Care Rehabil* 9:79, 1988.
35. Hight DW, Bakalar HR, Lloyd JR: Inflicted burns in children: recognition and treatment, *JAMA* 242:517, 1979.
36. Feldman KW, Schaller RT, Feldman JA, McMillon M: Tap water scald burns in children, *Pediatrics* 62:1, 1978.
37. Montrey JS, Barcia PJ: Nonaccidental burns in child abuse, *South Med J* 78:1324, 1985.
38. Larson JT, Dietrich AM, Abdessalam SF, Werman HA: Effective use of the air ambulance for pediatric trauma, *J Trauma Injury Infect Crit Care* 56(1):89, 2004.
39. Eckstein M, Jantos T, Kelly N, Cardillo A: Helicopter transport of pediatric trauma patients in an urban emergency medical services system: a critical analysis, *J Trauma Injury Infect Crit Care* 53(2):340, 2002.

Pour en savoir plus

Anonymous: EMSC Partnership for Children/National Association of EMS Physicians model pediatric protocols: 2003 revision, *Prehosp Emerg Care* 8(4):343, 2004.

Chapitre 15

Traumatismes chez la personne âgée

Objectifs

À la fin de ce chapitre, le lecteur devra être capable :

- de déterminer l'épidémiologie des traumatismes chez les personnes âgées ;
- de déterminer les effets anatomiques et physiologiques de l'âge en tant que facteurs causal et physiopathologique de traumatismes ;
- d'expliquer les interactions des différentes pathologies médicales préexistantes avec les lésions traumatiques et leurs implications physiopathologiques ;
- d'expliquer les effets physiologiques de certaines classes médicamenteuses sur la physiopathologie et sur la manifestation des traumatismes chez les personnes âgées ;
- d'indiquer les différences de prise en charge et d'évaluation entre la personne âgée et le patient plus jeune ;
- de déterminer les modifications de l'immobilisation du rachis pour une personne âgée qui doit rester efficace tout en permettant un haut degré de confort ;
- de déterminer les différences thérapeutiques entre la personne âgée et un patient plus jeune ;
- de reconnaître les signes évocateurs de maltraitance ou de négligence.

Scénario

Votre équipe est envoyée pour un homme tombé à terre. Lors de votre évaluation de la scène, vous remarquez qu'il s'agit d'un homme âgé couché sur le ventre au bord de la route. Les témoins vous indiquent que l'homme marchait de façon irrégulière avant de tomber. Tout en maintenant le rachis en position neutre, vous et vos équipiers placez la victime sur le dos. Le patient présente une lacération au front et une grande plaie sur l'avant-bras droit qui saignent abondamment. La victime a aussi des contusions étendues sur le visage avec des ecchymoses périorbitaires et une respiration agonique. Il est épuisé et vous trouvez dans ses papiers une carte signalant que cette personne est sous anticoagulants.

Pensez-vous que les blessures soient l'événement primitif ou secondaires à un problème médical? Est-ce que les blessures sont liées à la chute ou à un événement antérieur? Comment le fait que ce patient soit sous anticoagulants affecte votre niveau de suspicion vis-à-vis d'un traumatisme intracrânien et d'une potentielle blessure intrathoracique ou d'un saignement intra-abdominal? En quoi l'âge du patient, ses antécédents médicaux et ses traitements peuvent-ils interagir avec les blessures qu'il présente et modifier la physiopathologie de ses lésions ou les manifestations cliniques par rapport à un patient plus jeune? Quels problèmes médicaux potentiels pourraient nécessiter l'utilisation fréquente d'anticoagulants? Comment allez-vous modifier votre prise en charge et votre évaluation de ce patient, particulièrement en terme de stabilisation de ses voies aériennes? Devrait-t-on utiliser l'âge avancé comme seul critère supplémentaire pour un transport vers un service d'accueil d'urgence?

La population âgée représente le groupe d'âge qui augmente le plus vite dans la population générale. Les gériatres les divisent en général en trois groupes :

- *âge moyen :* entre 50 et 64 ans;
- *âge tardif :* entre 65 et 79 ans;
- *âge plus évolué :* de 80 ans à plus.

Bien que de telles définitions soient des données épidémiologiques importantes, il est aussi important de reconnaître que les changements physiologiques liés à l'âge se produisent tout au long de la vie et varient selon les individus. La récupération des traumatismes crâniens fermés commence à baisser entre 20 et 30 ans, et la survie globale suite à ces traumatismes baisse après la trentaine. De plus, l'âge est souvent associé à des antécédents médicaux. La prise en charge des personnes âgées englobe la reconnaissance de ces facteurs, même si les patients plus jeunes peuvent développer des caractéristiques similaires.

Aux États-Unis, plus de 34 millions de personnes (12 % de la population) sont âgées de 65 ans ou plus, et l'importance de ce groupe d'âge a beaucoup augmenté ces 100 dernières années. Parallèlement, le taux de fécondité a diminué, ce qui signifie que de moins en moins de personnes qui ont moins de 65 ans vont financer les dépenses de santé et les dépenses de la vie courante de cette population âgée de plus de 65 ans. En 2050, près de 25 % des Américains seront sous assistance médicale, et la population des plus de 85 ans sera passée de 4 à 19 millions [1].

Les personnes âgées représentent un véritable défi lors de la prise en charge préhospitalière, le deuxième plus difficile après la prise en charge des enfants. Les malaises soudains et les traumatismes dans la population âgée représentent une entité à part. Certaines des données les plus récentes montrant l'effet des conséquences de l'âge ont été vérifiées par la Major Trauma Outcome Study de l'American College of Surgeons Committee on Trauma [2]. Des données provenant de plus de 3800 patients âgés de 65 ans et plus ont été comparées à celle de près de 43 000 de moins de 65 ans. La mortalité a augmenté chez les personnes de plus de 45 ans à 55 ans et a doublé chez les personnes âgées de 75 ans. Les risques de cette tranche d'âge apparaissent à travers le spectre des lésions sévères, suggérant que les blessures qui pourraient être facilement tolérées par les jeunes patients peuvent être mortelles chez les personnes âgées.

Cette population est davantage susceptible de présenter des pathologies avancées et des traumatismes associés que le reste de la population; il est par conséquent important, lors de la prise en charge préhospitalière, d'envisager la possibilité de survenue de complications plus fréquentes et plus variées. Les différents handicaps que peut présenter une personne âgée sont importants et variés, si bien que l'évaluation de cette dernière peut prendre beaucoup plus de temps que celle d'un jeune patient. Bien que les accidents se produisent plus fréquemment chez les jeunes et que les urgences gériatriques soient plus souvent des problèmes médicaux, un grand nombre d'appels d'ordre gériatrique concernent des traumatismes.

Le traumatisme est la cinquième cause de mortalité chez les personnes âgées avant le diabète, la grippe et la maladie d'Alzheimer. Approximativement 15 % des blessures mortelles, chez les personnes âgées, sont classées comme homicides et 25 % de tous les traumatismes mortels aux États-Unis concernent ce groupe d'âge [3].

Des styles de blessures particulières sont aussi propres aux personnes âgées. Bien que les accidents de la circulation soient la cause principale de décès traumatique, les chutes sont la cause prédominante des décès chez les patients de plus de 75 ans. Comme les enfants de moins de 5 ans, les ébouillantés concernent un grand pourcentage de brûlés chez les plus de 65 ans.

Les progrès réalisés ces dernières années n'ont pas seulement augmenté l'espérance de vie, mais aussi amélioré la qualité de vie, ce qui permet aux personnes âgées d'avoir des activités physiques plus importantes et plus variées qu'auparavant. Ainsi, de plus en plus de personnes âgées vivent plus longtemps et profitent d'une santé relativement bonne, ce qui leur permet de voyager, de conduire et de continuer à avoir une activité physique; celle-ci peut, bien entendu, être responsable de traumatismes. De plus, un grand nombre de personnes qui pourraient être retraitées continuent à travailler malgré des problèmes de santé ou malgré un âge avancé.

Les changements sociaux récents ont suscité une augmentation du nombre des personnes âgées vivant dans des maisons de retraite ou dans des appartements aménagés, ou autres types de maisons médicalisées. Cela suppose une augmentation de l'incidence des traumatismes domestiques simples comme les chutes. Ces dernières années, la fréquence des agressions ou des meurtres perpétrés sur les personnes âgées a également augmenté. En effet, elles représentent des cibles faciles.

Ayant à l'esprit l'accroissement de cette population à risque, l'intervenant préhospitalier doit bien appréhender les besoins spécifiques des personnes âgées. Il est important de comprendre les interactions entre les pathologies préexistantes et les lésions traumatiques. Ce chapitre traite donc de la prise en charge de tout patient de 65 ans et plus, de tout patient ayant l'apparence physique d'une personne âgée, ou de toute personne d'âge moyen qui présente des pathologies médicales préexistantes importantes.

Anatomie et physiologie du vieillissement

Le vieillissement est un processus qui entraîne des changements dans la structure physique, dans la composition corporelle, dans la fonction des organes, et qui peut être responsable de problèmes lors de la prise en charge préhospitalière. L'âge influence les taux de mortalité et de mobilité.

Le vieillissement est un processus biologique naturel qui peut débuter dès le commencement de la vie adulte. À ce moment-là, les organes ont fini leur maturation et une sorte de point final dans la maturation physiologique a été atteint. Graduellement, le corps perd son habileté à maintenir l'homéostasie, et les fonctions organiques déclinent sur une période de plusieurs années jusqu'à ce que la mort survienne.

Le processus fondamental du vieillissement se passe au niveau cellulaire; il est le reflet à la fois de changements structurels anatomiques et de chargements des fonctions physiologiques. Les personnes dites du quatrième âge sont généralement caractérisées par leur fragilité, leurs capacités intellectuelles ralenties, des polypathologies avancées et une diminution de leurs fonctions sensorielles. Toutes les fonctions et tous les tissus de l'organisme sont touchés; la peau est généralement sèche et ridée, les cheveux blanchissent et tombent, les articulations sont atteintes d'ostéoarthrite, et les temps de réflexe et de réaction sont diminués (figure 15-1).

Influences des pathologies médicales chroniques préexistantes

Au fur et à mesure que le patient vieillit, le risque de souffrir de problèmes médicaux augmente. Bien que certaines personnes puissent atteindre des âges avancés sans avoir aucun problème médical sérieux, il est statistiquement prouvé que le nombre de pathologies médicales augmente avec l'âge. Aux États-Unis, plus d'un tiers des soins sont prodigués à des personnes âgées [5]. Les maladies peuvent habituellement être traitées et contrôlées pour éviter, dans des conditions normales, les épisodes aigus. Ainsi, certaines personnes peuvent vivre jusqu'à des âges avancés avec des pathologies chroniques importantes, tout en ayant une qualité de vie acceptable. Néanmoins, ce genre de patients a plus de risques de décompenser brutalement ses problèmes médicaux au cours d'un traumatisme qui peut être bénin à première vue.

Un épisode médical aigu peut laisser des séquelles à vie; par exemple, une personne ayant eu un infarctus du myocarde va présenter une certaine diminution de sa fonction cardiaque. Ainsi, au fur et mesure que les

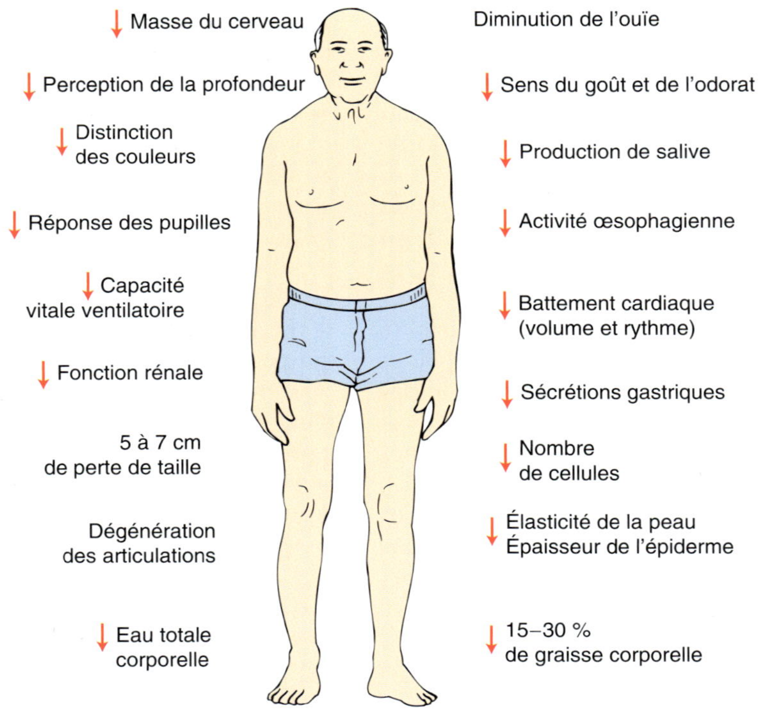

Fig. 15-1. Changements causés par l'âge.

épisodes aigus se succèdent, que les fonctions d'organes sont modérément altérées, ce genre de patients sera plus à même de présenter des décompensations importantes pour les traumatismes jugés bénins.

Plus une personne vieillit, plus le nombre de problèmes médicaux peut s'accroître. Aucun n'est véritablement isolé ; l'influence totale sur l'organisme est souvent plus grande que la somme de chaque effet. Alors que l'affection progresse et réduit la qualité des fonctions corporelles vitales, la capacité de la personne de faire face à des agressions anatomiques ou physiologiques même modestes diminue de façon importante.

Quel que soit l'âge du patient, quels que soient ses antécédents médicaux, la prise en charge et la priorité des affections menaçant le pronostic vital suite à un traumatisme restent les mêmes. Cependant, du fait des antécédents médicaux, les personnes âgées peuvent aussi mourir de blessures moins sévères, et plus rapidement que des patients jeunes. Les données statistiques montrent que les pathologies préexistantes jouent un rôle dans la survie de la personne âgée traumatisée (tableau 15-1), et que plus un patient traumatisé a d'affections, plus le taux de mortalité augmente (tableau 15-2). Certaines affections sont associées à un taux de mortalité plus élevé du fait de la façon dont elles interfèrent avec la capacité qu'a une personne âgée de répondre à un traumatisme (tableau 15-3) [6].

Tableau 15-1 Pourcentage de patients ayant une pathologie préexistante

Âge (années)	Maladies préexistantes (%)
15–24	2,8
25–34	8
35–44	17
45–54	30,8
55–64	44,1
65–74	50
> 75	64,9

Adapté de Milzman DP, Boulanger BR, Rodriguez A et al. Preexisting disease in trauma patients : a predictor of fate independent of age and injury score. J Trauma 1992 ; 32 : 236.

Oreilles, nez et gorge

La dégénérescence de la dentition et des gencives nécessite bien souvent le port de prothèses dentaires. La présence de bridges, de couronnes, de dents instables rend possible leur inhalation en cas de troubles de la conscience.

La perte de la dentition et la rétraction des gencives diminuent la rigidité de la cavité buccale, ce qui peut rendre difficile une ventilation avec le ballon autoremplisseur adapté à un masque facial. De plus, l'intubation peut être rendue plus difficile par la rétraction de la mandibule due à la perte de la dentition. Les tissus nasopharyngés deviennent de plus en plus fragiles ; cela augmente le risque d'hémorragie lors d'une intubation mal réalisée.

Système respiratoire

Les changements des voies aériennes et des poumons ne peuvent pas toujours être liés aux effets exclusifs du vieillissement. L'exposition régulière à un environnement toxique peut être causé par le tabagisme ou les risques professionnels au cours de la vie. On peut s'attendre également à des changements naturels indépendamment des effets toxiques. La fonction ventilatoire décline avec l'âge en partie du fait d'une diminution des capacités d'expansion de la cage thoracique et d'une augmentation de la rigidité des voies aériennes. La perte de la compliance est souvent secondaire à une calcification des cartilages qui relient les côtes aux autres structures osseuses. Ainsi, l'expansion de la cage thoracique est diminuée. De ce fait, la personne âgée a besoin de plus d'effort pour assurer les actes de la vie quotidienne.

La surface alvéolaire diminue également avec l'âge. On estime qu'elle diminue de 4 % tous les 10 ans après l'âge de 30 ans. Ainsi, une personne de 70 ans aura, par exemple, une surface alvéolaire diminuée de 16 %. Cette perte entraîne une baisse des échanges alvéolocapillaires en O_2. De plus, avec l'âge, la capacité de l'hémoglobine de fixer l'O_2 décroît, ce qui explique une saturation en O_2 plus basse que la normale et, par conséquent, des réserves amoindries [7]. Parce que le mécanisme ventilatoire et la surface d'échange gazeux sont diminués, le patient âgé est moins capable de compenser les pertes physiologiques lors d'un traumatisme.

Les réflexes de toux et de vomissement sont également diminués, et, associés à une diminution du tonus du sphincter œsophagien, ils provoquent une augmentation du risque d'inhalation. La réduction du nombre de *cils* (sortes de cheveux qui permettent l'expulsion de petites particules et du mucus retrouvés dans les bronches) prédispose la personne âgée à des problèmes liés à l'inhalation de particules.

Tableau 15-2 Pronostic et nombre de pathologies préexistantes

Nombre de pathologies	Survivants	Décédés	Taux de mortalité (%)
0	6341	211	3,2
1	868	56	6,1
2	197	36	15,5
3 ou plus	67	22	24,7

Adapté de Milzman DP, Boulanger BR, Rodriguez A et al. Preexisting disease in trauma patients : a predictor of fate independent of age and injury score. J Trauma 1992 ; 32 : 236.

Tableau 15-3 Prévalences des pathologies préexistantes et taux de mortalité

Pathologie préexistante	Nombre de patients	Pourcentage de pathologies présentes (%)	Total (%)	Taux de mortalité (%)
HTA	597	47,9	7,7	10,2
Pulmonaire	286	23,0	3,7	8,4
Cardiaque	223	17,9	2,9	18,4
Diabète	198	15,9	2,5	12,1
Obésité	167	13,4	2,1	4,8
Cancer	80	6,4	1,0	20,0
Neurologique	45	3,6	0,6	13,3
Rénale	40	3,2	0,5	37,5
Hépatique	41	3,3	0,5	12,2

Adapté de Milzman DP, Boulanger BR, Rodriguez A et al. Preexisting disease in trauma patients : a predictor of fate independent of age and injury score. J Trauma 1992 ; 32 : 236.

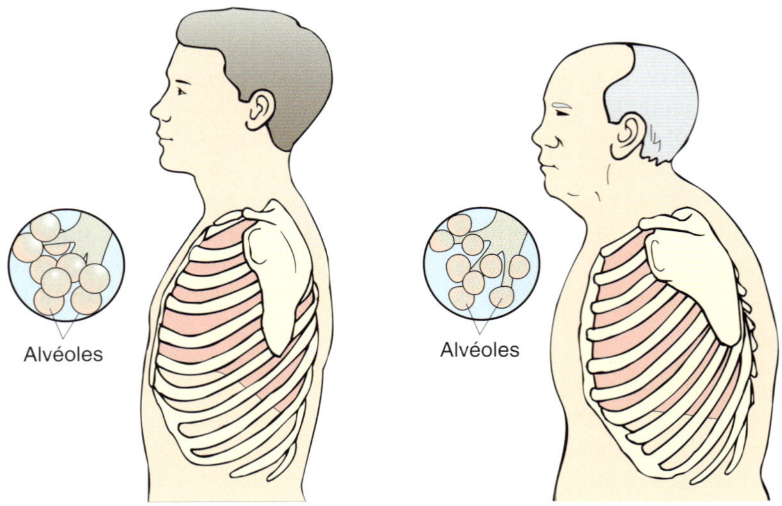

Fig. 15-2. La courbure de la colonne peut provoquer une bosse antéropostérieure, qui peut être la cause de difficultés ventilatoires. La réduction de la surface alvéolaire peut réduire la quantité d'oxygène qui est échangée dans les poumons.

Un autre facteur qui affecte le système respiratoire est le changement de la courbure rachidienne. En effet, la personne a tendance à avoir un rachis dorsal légèrement fléchi, ce qui augmente les difficultés respiratoires (figure 15-2). Il y a également des modifications au niveau du diaphragme qui diminuent la capacité ventilatoire. La rigidité de la cage thoracique suppose un plus grand travail du diaphragme. De ce fait, les personnes âgées sont plus sensibles aux changements de pressions abdominales, ce qui peut avoir un impact respiratoire plus important que chez le sujet jeune. Ainsi, en position de décubitus, ou le fait d'avoir un estomac distendu après un repas important peuvent provoquer une défaillance respiratoire. L'obésité est également un facteur aggravant de toutes ces difficultés respiratoires.

Système cardiovasculaire

Les maladies du système cardiovasculaire sont la principale cause de décès chez les personnes âgées. Elles représentent près de 3000 morts pour 100 000 personnes au-dessus de l'âge de 65 ans. En 2002, l'infarctus du myocarde représentait 29 % des décès aux États-Unis, dont 7 % causés par une mort subite [7].

La diminution de l'élasticité des parois artérielles provoque une augmentation des résistances vasculaires périphériques. Le myocarde et les vaisseaux sanguins se reposent sur leur élasticité et leur contractilité pour fonctionner correctement. Avec l'âge, ces propriétés diminuent, et le système cardiovasculaire devient moins efficace pour perfuser les extrémités du corps. Le débit cardiaque peut ainsi diminuer approximativement de 50 % entre l'âge de 20 et de 80 ans. Près de 10 % des personnes de plus 75 ans vont souffrir, à un certain degré, d'une insuffisance cardiaque congestive.

L'*athérosclérose* est une diminution du diamètre des vaisseaux sanguins, généralement due à un épaississement des parois internes des artères, secondaire à des dépôts de graisses. Ces dépôts, appelés *plaques*, diminuent le diamètre interne des vaisseaux. Le même rétrécissement se produit au niveau des coronaires. Presque 50 % de la population âgée de 65 ans ont les artères coronaires sténosées [8].

Cela provoque une pathologie appelée *hypertension artérielle*, pathologie qui touche près d'un adulte sur six aux États-Unis. La calcification des parois artérielles diminue la capacité des vaisseaux de changer de taille en réponse à des stimulations endocriniennes ou du système nerveux central. Cette baisse de la circulation peut toucher n'importe quel organe vital et est une cause commune d'insuffisance cardiaque. Surtout, la tension artérielle normale de la personne âgée traumatisée peut être plus élevée qu'un patient plus jeune. Ce qui pourrait être autrement accepté comme une tension normale peut indiquer un choc hypovolémique profond chez un patient avec une hypertension préexistante [9].

Avec l'âge, le cœur lui-même montre des signes d'augmentation de son tissu fibreux et de sa taille (*hypertrophie cardiaque*). L'atrophie des cellules des systèmes de conduction provoque une augmentation de l'incidence des arythmies cardiaques. Le réflexe normal (tachycardie), en réponse à une hypotension, diminue avec l'âge, provoquant une incapacité pour la population âgée d'accélérer sa fréquence cardiaque dans ces conditions. La fréquence cardiaque maximale commence également à baisser à partir de 40 ans; cela se calcule avec la formule 220 moins l'âge en année. Les patients porteurs de pacemaker ont un rythme cardiaque qui est fixe, et le débit cardiaque ne peut pas être modifié, même si les demandes de l'organisme en O_2 sont augmentées.

Chez le patient âgé traumatisé, la circulation réduite contribue à l'hypoxie cellulaire. Cela peut provoquer des arythmies cardiaques, des insuffisances cardiaques aiguës et même des morts subites. La capacité de l'organisme de compenser des pertes sanguines ou d'autres causes de choc est diminuée de façon significative chez la personne âgée du fait de la baisse de la réponse inotrope positive aux catécholamines. De plus, le volume sanguin circulant total diminue, créant moins de réserve physiologique lors d'un traumatisme hémorragique. Le dysfonctionnement diastolique rend le patient plus dépendant au remplissage auriculaire pour augmenter le débit cardiaque, qui est diminué par un état hypovolémique.

La combinaison d'une circulation diminuée et de défenses circulatoires amoindries, associées à un risque élevé d'insuffisance cardiaque, peut être responsable de problèmes importants lors de la prise en charge du choc chez la personne âgée. Le remplissage vasculaire doit être fait de façon très prudente du fait du risque d'insuffisance cardiaque en cas de surcharge. Il est donc important de prendre plus de précautions lors du traitement de l'hypotension et du choc afin d'éviter cette surcharge [10].

Système nerveux

Au fur et à mesure de l'avancée en âge, le poids du cerveau et le nombre de neurones (cellules nerveuses) diminuent. Le poids du cerveau atteint son maximum (1,4 kg) vers l'âge de 20 ans. À 80 ans, le cerveau perd environ 10 % de son poids, avec une atrophie cérébrale progressive [11]. Le corps compense cette perte d'espace par une augmentation du liquide cérébrospinal. Bien que cet accroissement de l'espace du cerveau puisse le protéger des contusions, il autorise également davantage de mouvements du cerveau en réponse aux lésions d'accélération/décélération. L'augmentation de l'espace dans la voûte crânienne explique aussi pourquoi le patient âgé peut avoir des volumes importants de sang autour du cerveau sans symptômes significatifs.

La vitesse de conduction le long des cellules nerveuses diminue également. Cela provoque seulement de petits changements du comportement ou de la pensée. Les réflexes sont aussi plus lents. Les fonctions compensatrices peuvent être affectées, en particulier chez les patients porteurs de maladie, comme la maladie de Parkinson, ce qui peut entraîner une diminution de la conduction nerveuse en périphérie, pouvant être responsable de tremblements ou de sensations d'instabilité.

Les capacités des fonctions supérieures sont généralement bien maintenues, alors que les compétences physiques diminuent. Les capacités intellectuelles, qui comprennent la compréhension verbale, les capacités arithmétiques, l'idéation, l'expérience et les connaissances, tendent à augmenter après 60 ans chez ceux qui continuent à avoir une activité d'apprentissage; à l'exception des personnes qui développent une démence sénile ou un trouble du type maladie d'Alzheimer.

Le vieillissement normal biologique cérébral n'est pas un facteur prédictif de maladie cérébrale. Cependant, l'altération des structures corticales du cerveau peut entraîner des altérations mentales. Ainsi, la mémoire peut être affectée, la personnalité changer, et d'autres diminutions de l'activité cérébrale peuvent être remarquées. Près de 10 à 15 % des personnes âgées nécessitent pour ces raisons une aide à domicile. Cependant, lors de l'examen d'une personne âgée souffrant d'un traumatisme, toute anomalie de la fonction cérébrale doit être considérée comme étant en relation avec une lésion traumatique aiguë du cerveau, ou bien en relation avec un état de choc ou une hypoxie.

Changements sensoriels

Vue et audition

Environ 28 % des personnes âgées ont des anomalies de l'audition, et environ 13 % ont des anomalies visuelles. Les hommes ont tendance à avoir plutôt des troubles de l'audition, alors que les deux sexes ont la même prévalence d'anomalie de la vision.

La perte de la vision représente un défi à tout âge, mais elle peut être plus problématique pour la personne âgée. L'incapacité de lire des ordonnances peut avoir des effets désastreux. De plus, la personne âgée a souvent une diminution de son acuité visuelle, une diminution de la capacité de différencier les couleurs et une diminution de la vision nocturne.

Un des facteurs lésionnels au fil des années est l'exposition aux ultraviolets. La cornée, avec l'âge, tend à augmenter d'épaisseur et à changer de courbure. Le résultat est quasi constant, chez toute personne de plus de 40 ans, et entraîne une *presbytie* pouvant nécessiter le port de lunettes pour la lecture.

De même, la personne âgée peut avoir de grandes difficultés à voir en cas de luminosité trop importante. La diminution du larmoiement entraîne une sécheresse et des démangeaisons oculaires, des brûlures ou l'impossibilité de garder les yeux ouverts pendant une longue période.

Le cristallin tend à devenir plus épais et moins perméable au rayonnement lumineux. Ce processus est appelé *cataracte*. Il est souvent responsable d'une vision sombre et trouble. Près de 95 % des personnes âgées souffrent de cataracte à un degré plus ou moins important. Cette anomalie augmente le risque d'accident de la circulation, surtout si la personne âgée conduit la nuit [12].

Une diminution de l'audition, appelée *presbyacousie*, est également caractéristique du vieillissement. Elle est due à une perte de la conduction des sons au niveau de l'oreille interne et peut éventuellement être compensée jusqu'à un certain degré par l'utilisation d'appareillages. Cette perte de l'audition est plus importante quand la personne essaie de différencier les sons complexes, comme lorsque plusieurs personnes parlent en même temps dans une ambiance bruyante.

Perception de la douleur

Du fait du processus du vieillissement et de la présence de maladies telles que le diabète, les personnes âgées peuvent ne pas percevoir la douleur de façon normale. Elles ont donc plus de risques de se blesser lors de l'exposition à des chaleurs trop importantes ou à un froid trop prolongé. Beaucoup de personnes âgées souffrent de pathologies telles que l'arthrose qui peuvent provoquer des douleurs chroniques permanentes. Ce seuil douloureux permanent peut être responsable de l'augmentation du seuil de tolérance à la douleur. Cela peut donc entraîner une incapacité d'identifier une zone comme étant douloureuse. Lors de l'examen de patients, surtout ceux qui souffrent d'habitude de douleurs diffuses et qui ont donc une grande tolérance à la douleur, il faudrait repérer les zones où la douleur a augmenté ou les zones où elle s'est étendue. L'intervenant préhospitalier note également si les caractéristiques ou les facteurs de cette douleur ont changé depuis l'accident.

Système rénal

Les changements entraînés par le vieillissement incluent la réduction du niveau de filtration et de capacité excrétoire des reins. Ces modifications doivent être prises en compte en cas d'administration de médicaments éliminés par les reins. L'insuffisance rénale chronique affecte typiquement les personnes âgées, et contribue à diminuer l'intégrité d'un patient en bonne santé et sa capacité de résistance aux accidents traumatiques. Par exemple, le dysfonctionnement rénal peut être une cause d'anémie chronique, qui pourrait baisser la réserve physiologique d'un patient.

Système musculosquelettique

Les os ont tendance à se déminéraliser avec l'âge. Ce phénomène (*ostéoporose*) est différent selon le sexe. Lors de la croissance de l'adulte jeune, la masse osseuse est plus importante chez la femme que chez l'homme. Cependant, l'ostéoporose est accélérée chez la femme après la ménopause. Du fait de cette incidence plus élevée de l'ostéoporose, les femmes âgées ont une plus grande probabilité de fractures, notamment du col du fémur. Les causes de l'ostéoporose comprennent une perte du niveau d'estrogène, une augmentation de la période d'inactivité, ainsi que la prise inadéquate de calcium.

L'ostéoporose contribue de manière importante aux fractures de la hanche et aux fractures de compression spontanées des corps vertébraux. Le taux approche 1 % par an pour les hommes et 2 % pour les femmes après 85 ans [13].

La taille des personnes âgées est souvent plus petite que celle qu'elles avaient étant jeunes, du fait de tassements vertébraux et discaux. Alors que le disque s'aplatit, une perte de 5 cm en taille est souvent observée entre l'âge de 20 ans et 70 ans. La *cyphose* (courbure de la colonne vertébrale) dans la région thoracique peut également contribuer à la baisse de taille ; elle est généralement due à l'ostéoporose (figure 15-3). Les os deviennent donc plus poreux et plus fragiles, et un effritement peut se produire. Comme la colonne vertébrale dans son segment thoracique devient plus courbée, la tête et les épaules ont tendance à être poussées vers l'avant (figure 15-4). En cas de bronchopneumopathie chronique obstructive (BPCO), en particulier en cas d'emphysème, la cyphose peut être plus prononcée du fait de l'augmentation du développement des muscles accessoires de la respiration.

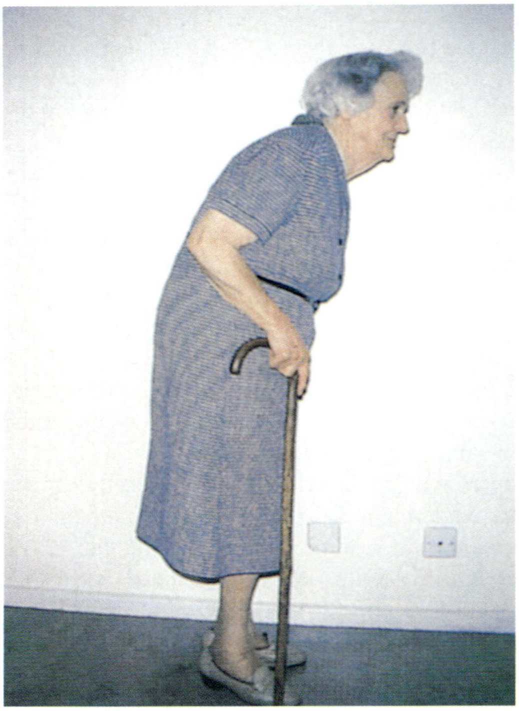

Fig. 15-3. Cyphose, communément causée par l'ostéoporose.

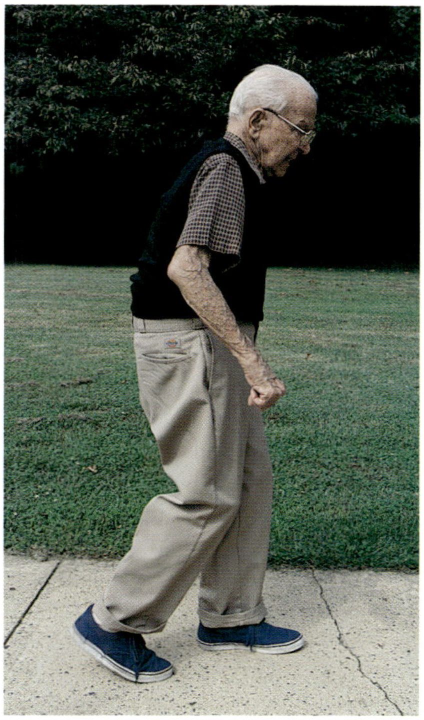

Fig. 15-4. Du fait de la tendance à fléchir les jambes, les bras apparaissent plus longs.

Les taux absolus d'hormones de croissance diminuent avec l'âge, parallèlement à la diminution de la réponse des hormones anabolites. Cela a l'effet combiné de réduire la masse musculaire de 4 % par décennie après 25 ans jusqu'à 50 ans ; le processus s'accélère de 10 à 35 % par décennie après 50 ans. La perte de masse musculaire est mesurée par le nombre total de cellules musculaires et par la réduction de leur taille.

Cela provoque des incapacités de fléchir la hanche ou les genoux de façon adéquate et prédispose la personne âgée aux risques de chute. La fatigue musculaire chez la personne âgée peut être responsable de nombreux problèmes qui touchent la mobilité, et les chutes sont une des complications majeures de cet état. Les changements dans la posture corporelle sont communs et provoquent une accentuation de la courbure rachidienne avec l'âge. Du fait de l'ostéoporose, les os deviennent moins élastiques, plus fragiles et, par conséquent, se cassent plus facilement. La combinaison de la baisse de la force musculaire avec l'augmentation de la fragilité des os peut provoquer des fractures multiples pour des traumatismes d'intensité modérée. Les zones de fracture les plus fréquentes, chez les personnes âgées, intéressent le fémur (proximal), la hanche, l'humérus et le poignet. L'augmentation du taux des chutes, comme mécanisme de blessure, a pour conséquence des fractures de la région distale du radius de type Pouteau-Colle (traumatisme en hyperextention du poignet).

Toute la colonne vertébrale est affectée par les changements dus au vieillissement, essentiellement provoqués par l'ostéoporose et les calcifications (*ostéophytes*) des ligaments vertébraux. Les calcifications ont pour conséquence de diminuer la mobilité du rachis et rendent le canal rachidien plus étroit. Ces patients ont donc un grand risque de lésions de la moelle épinière, même si le traumatisme paraît mineur. Cette sténose du canal rachidien augmente le risque de lésion médullaire sans fracture osseuse cervicale associée. La colonne thoracique et lombaire est également touchée par ce processus dégénératif qui est responsable d'une augmentation du risque de chute. L'intervenant préhospitalier doit donc garder un niveau de suspicion élevé de lésion médullaire, car plus de 50 % des compressions sur fracture vertébrale sont asymptomatiques [14].

Peau

Les changements concernant la peau et les tissus conjonctifs associés au vieillissement ont pour conséquences des difficultés de cicatrisation des plaies suite à un traumatisme. Le nombre de cellules diminue, la résistance des tissus est perdue, et la fonction de la peau est altérée. Au cours du vieillissement, la sudation et les glandes sébacées disparaissent. Cette perte de la capacité de transpirer diminue les capacités du corps de réguler la température. La perte des glandes sébacées qui produisent une sorte d'huile rend la peau sèche. La production de mélanine, le pigment qui donne sa couleur à la peau et aux cheveux, diminue également, ce qui provoque une certaine pâleur cutanée et la perte de coloration des cheveux. La peau est généralement fine et fragile du fait de la diminution des tissus conjonctifs. Les risques de surinfections pour des traumatismes minimes cutanés sont donc augmentés. La peau se détend et s'affaisse sous forme de boursouflures et de plis, particulièrement au niveau des zones plus exposées à l'usure, telles que les muscles faciaux de l'expression. La diminution des tissus gras sous-cutanés prédispose la personne âgée à l'*hypothermie*. La perte de plus 20 % de l'épaisseur du derme avec l'avancement de l'âge et la perte de la vascularisation associée sont également responsables du dysfonctionnement thermorégulatoire. Pourtant, une hypothermie devrait aussi suggérer la possibilité d'une septicémie occulte, d'un hypothyroïdisme, ou d'un sur dosage de phénothiazine chez les personnes âgées. Cette baisse des tissus gras prédispose également la personne âgée à un risque de fracture important, ces tissus réalisant normalement une sorte d'emballage protecteur de l'os. Enfin, une immobilisation prolongée sans prévention des points de compression peut être responsable assez rapidement d'escarres pouvant avoir des conséquences très importantes à long terme. L'amincissement de la peau a aussi pour résultat la perte potentielle de tissus et de la réponse aux lésions avec transfert d'énergie relativement bas.

Nutrition et système immunitaire

Avec l'âge, la réduction de la masse corporelle et la diminution du métabolisme provoquent une diminution des besoins caloriques. Cependant, à cause d'une utilisation inefficace des mécanismes, les besoins en protéines peuvent augmenter. Ces changements résultent souvent d'une malnutrition préexistante chez les personnes âgées traumatisées. Les moyens financiers des retraités peuvent aussi affecter leurs choix concernant une alimentation de qualité.

Le système immunitaire a tendance à perdre en efficacité avec l'âge. Schématiquement, la taille des organes liés à la réponse immunitaire (thymus, foie et rate) diminue. Il y a donc une augmentation du risque d'infections systémiques associées à tous les problèmes nutritionnels préexistants communs aux personnes âgées. Le *sepsis* est une cause fréquente de mort tardive après un traumatisme, qu'il soit d'intensité sévère ou modérée.

Évaluation

L'évaluation des patients âgés en préhospitalier est identique à l'évaluation de toute victime traumatisée. Bien que la méthodologie soit inchangée, l'approche de ces patients peut être différente. Cependant, comme avec tout patient traumatisé, on doit dans un premier temps considérer le mécanisme lésionnel. Cette section traite de la particularité de prise en charge des patients âgés traumatisés.

Mécanisme lésionnel

Chutes

Les chutes sont les principales causes de décès et de blessures chez les personnes de plus de 75 ans. Environ un tiers des personnes de plus de 65 ans chutent chaque année, ce chiffre atteignant 50 % à l'âge de 80 ans. Les hommes et les femmes chutent avec une fréquence égale, mais les femmes sont deux fois plus exposées aux blessures sérieuses du fait d'une ostéoporose plus importante.

La plupart des chutes sont inhérentes au vieillissement, avec notamment la modification de la posture et de la marche [15]. La diminution de l'acuité visuelle, due à une cataracte, à un glaucome ou à une baisse de la vision nocturne, rend la conduite dangereuse. Les maladies du système nerveux central et périphérique ainsi que le retentissement des affections cardiovasculaires favorisent les chutes. Cependant, les facteurs de risque les plus importants restent les obstacles présents dans l'environnement, comme les planchers glissants, les escaliers, les chaussures inadaptées ou encore un éclairage insuffisant.

Les fractures des os longs représentent la majorité des blessures, les fractures de la hanche entraînant le plus fort taux de mortalité et de morbidité. Le taux de mortalité des personnes souffrant d'une fracture de la hanche est de 20 % à 1 an, et atteint 33 % à 2 ans. Ces décès sont le plus souvent secondaires à une embolie pulmonaire ou à des effets induits par la diminution de la mobilité.

Accidents de la circulation

Les accidents de la circulation représentent la principale cause de décès parmi la population gériatrique entre 65 et 74 ans. Un patient âgé est 5 fois plus exposé à des lésions mortelles lors d'un accident de la circulation qu'une victime plus jeune, même si une vitesse excessive est rarement en cause chez les conducteurs âgés [16]. Les personnes âgées sont souvent impliquées dans des collisions se produisant le jour, par beau temps et à proximité de leur domicile.

Ces statistiques mettant en avant l'importante mortalité sont attribuées à certaines modifications physiologiques. En particulier, les altérations de la mémoire et du jugement ainsi que la baisse de la vue et de l'audition peuvent allonger le temps de réaction. Les études d'accidentologie indiquent que le conducteur âgé éprouve des difficultés à s'adapter au trafic routier.

L'alcool est rarement impliqué, à la différence des accidents de la circulation avec des victimes plus jeunes. Seuls 6 % des personnes âgées mortellement blessées étaient sous l'emprise de l'alcool au moment de l'accident, contre 23 % pour les autres tranches d'âge.

Les piétons âgés représentent 20 % des piétons décédés au cours d'accidents. Du fait de leur vitesse de déplacement plus lente, il se peut que le temps que leur laissent les feux tricolores soit trop court pour qu'ils puissent traverser en toute sécurité. Cela pourrait expliquer que plus de 45 % des personnes âgées décèdent à proximité d'un passage protégé.

Sévices et maltraitances

Les sévices se définissent par la privation de liberté, l'intimidation, le fait d'infliger des blessures ou des cruautés aboutissant à des blessures morales et/ou physiques, tout en interdisant les appels à l'aide auprès des services compétents. Les personnes âgées sont très vulnérables face au crime. Les traumatismes liés aux actes de violences envers les personnes âgées représentent 10 % des admissions aux urgences. La dépendance liée à l'âge peut prédisposer ces personnes à la maltraitance ou aux négligences de la part des personnes qui sont censées s'en occuper. On estime à 15 % le nombre de cas dénoncés [17,18] (voir plus loin).

Brûlures

Les patients âgés représentent 20 % des admissions dans les unités de brûlés, avec environ 1500 décès par an. Les personnes âgées décèdent de brûlures moins importantes et moins graves que les personnes des autres tranches d'âge. Le taux de mortalité est sept fois supérieur aux patients plus jeunes.

Du fait de l'altération de l'acuité visuelle et auditive, les personnes âgées peuvent se rendre compte tardivement que leur habitation est en feu. La perception de la douleur peut elle aussi être altérée, ce qui peut aboutir à des brûlures plus importantes. De plus, l'amincissement de la peau engendre des lésions plus profondes.

La préexistence de pathologies médicales, telles qu'une maladie cardiovasculaire ou un diabète, assombrit le pronostic des patients brûlés âgés. L'état de choc hypovolémique et les infections sont le plus souvent à l'origine du décès.

Lésions cérébrales traumatiques

À l'âge de 70 ans, le cerveau a perdu 10 % de sa masse. La dure-mère adhère plus étroitement au crâne, entraînant une perte de volume cérébral ; les veines s'y tendent donc et peuvent se rompre. De ce fait, les hémorragies extradurales sont moins fréquentes que les hémorragies sous-durales. À cause de l'atrophie cérébrale, des signes cliniques minimes peuvent masquer une importante hémorragie sous-durale. L'association d'un traumatisme crânien et d'un choc hypovolémique augmente le taux de mortalité. Des pathologies médicales préexistantes ou leur traitement peuvent provoquer une altération de l'état mental des patients âgés. S'il est difficile de différencier une confusion chronique d'une confusion aiguë, la personne âgée traumatisée devra être évacuée vers un centre spécialisé afin d'affiner l'évaluation.

Voies aériennes

L'examen du patient âgé commence par l'évaluation des voies aériennes. L'altération de l'état de conscience peut être associée à l'obstruction des voies aériennes par la langue. La cavité orale devra être examinée à la recherche de corps étrangers, tel un dentier qui se serait délogé.

Ventilation

Les patients âgés ayant une fréquence ventilatoire inférieure à 10 et supérieure à 30 cycles/min, tout comme les patients plus jeunes, nécessiteront une assistance ventilatoire en pression positive du fait d'un volume minute trop faible. Chez la plupart des adultes, une fréquence ventilatoire comprise en 12 et 20 cycles/min est normale, et confirme que le volume minute est adéquat. Néanmoins, chez les personnes âgées, la diminution physiologique de la capacité pulmonaire peut aboutir à un volume minute inadéquat, et ce malgré une fréquence ventilatoire normale. Si la fréquence ventilatoire est anormale, il faut évaluer immédiatement les bruits ventilatoires.

Circulation

Le temps de recoloration capillaire est allongé chez les personnes âgées du fait d'une fonction circulatoire moins efficace ; c'est donc un mauvais indicateur des modifications hémodynamique chez ces patients. Une certaine diminution des fonctions motrices, sensitives et circulatoire des extrémités est commune chez les patients âgés.

Certains signes ne peuvent être interprétés correctement sans connaître les antécédents du patient. Les paramètres vitaux dits « normaux » chez les patients plus jeunes ne le sont plus forcément chez les patients âgés. Bien que les fourchettes des paramètres physiologiques soient assez larges chez l'adulte, elles peuvent varier au-delà de ces limites ; on doit donc s'attendre à de telles variations chez les patients âgés. Une éventuelle prémédication peut contribuer à ces changements. Par exemple, une pression artérielle systolique (PAS) de 120 mmHg est généralement considérée comme normale chez l'adulte. Cependant, chez un patient hypertendu chronique qui a normalement une PAS de 150 mmHg, une PAS à 120 mmHg pourrait suggérer un état de choc décompensé lié à un saignement caché. De même, le rythme cardiaque est un mauvais indicateur d'installation d'un état de choc chez les personnes âgées du fait des traitements médicamenteux et de la faible réponse cardiaque à la libération de catécholamines (adrénaline). Des paramètres vitaux isolés sont donc difficilement interprétables et doivent être confrontés avec l'ensemble des constatations de l'évaluation du patient. Négliger ces paramètres ou ne pas rechercher de pathologies particulières en rapport avec la spécificité du patient serait délétère pour la victime.

Déficit neurologique

Toute découverte de signes neurologiques chez un patient âgé devrait alerter. On peut observer chez les personnes âgées d'importantes différences du statut mental, de la mémoire ou de l'orientation. Une atteinte neurologique significative devrait être comparée au statut neurologique initial du patient. À moins qu'une personne sur les lieux puisse le décrire précisément, il convient de considérer que le patient âgé a une atteinte neurologique et/ou une hypoxie cérébrale. La capacité de différencier une altération chronique du statut neurologique et les changements aigus est une compétence essentielle afin de ne pas sous- ou surévaluer un patient présentant des troubles neurologiques. Cependant, l'inconscience reste dans tous les cas un signe sérieux.

L'orientation spatiotemporelle du patient âgé devrait être évaluée par un interrogatoire prudent et complet. Les personnes ne travaillant pas de façon régulière (5 jours de travail par semaine puis le weekend) peuvent présenter une certaine désorientation. Chez les personnes retraitées, ne pas faire le distinguo entre les jours de la semaine ou même les mois de l'année n'indique pas forcément une désorientation, mais plutôt un manque de repères chronologiques. De même, les personnes ne conduisant plus peuvent manquer de repères topographiques (routes, frontières, emplacements, etc.). Bien que normalement orientées, elles peuvent ne pas être capables d'identifier le lieu où elles se trouvent. La confusion ou la difficulté à se remémorer les souvenirs lointains est un meilleur signe de trouble neurologique. Le récit répétitif de souvenirs anciens, quant à lui, tient souvent plus de la nostalgie du passé ; il importe donc de ne pas l'interpréter comme étant de la sénilité ou un trouble neurologique.

Exposition/environnement

Les personnes âgées sont plus sensibles aux changements environnementaux. Leur capacité de répondre aux changements de température est amoindrie, de même que leur production de chaleur et leur mécanisme de lutte contre l'hyperthermie. Cela peut être dû à des anomalies électrolytiques (hypokaliémie, hypothyroïdie, diabète), à une altération du métabolisme de base, à une diminution de la capacité de frissonner, à l'athérosclérose, et aux effets de l'alcool ou de médicaments. L'hyperthermie peut être occasionnée par un accident vasculaire cérébral, l'administration de diurétiques, d'antihistaminiques et d'antiparkinsoniens. L'hypothermie peut être en relation avec un ralentissement du métabolisme de base, une diminution du tissu adipeux, une altération de la vasoconstriction périphérique ou encore un apport nutritionnel trop faible.

Évaluation secondaire (anamnèse et examen physique)

Lors de l'évaluation secondaire, il est important de considérer après la prise en charge des urgences, les facteurs suivants. L'intervenant préhospitalier prendra peut-être plus de temps pour collecter les informations et l'histoire de la maladie chez les patients âgés.

- *L'organisme peut ne pas répondre de la même manière que chez un patient plus jeune.* Les signes typiques de maladies aiguës, comme la fièvre ou la douleur, peuvent mettre plus de temps à se développer, ce qui peut compliquer l'examen clinique de la personne âgée. De plus, certains médicaments vont modifier la réponse de l'organisme. Un intervenant préhospitalier ne pourra se reposer que sur l'anamnèse.
- *Un peu plus d'attention et de patience pourront être nécessaires du fait des troubles auditifs et visuels du patient âgé.* Il est primordial d'être attentif et rassurant. Ce n'est pas parce que les capacités d'expression d'un patient sont altérées ou abolies que ses compétences intellectuelles le sont aussi. La présence sur les lieux de membres de la famille ou de personnes proches peut permettre de recueillir ou de valider des informations sur l'état général de la victime, son passé médicochirurgical ou ses traitements médicamenteux. Cependant, toutes les personnes âgées ne présentent pas de tels déficits. Crier systématiquement à l'oreille des personnes âgées ou ralentir la cadence verbale n'est pas nécessaire et peut être humiliant.
- *L'évaluation d'une personne âgée peut nécessiter l'emploi de différentes stratégies d'interrogatoire.* Il convient d'éviter de poser des questions dont la réponse peut être simplement oui ou non, la personne âgée ayant souvent tendance à répondre par l'affirmative lorsqu'elle ne comprend pas. Il faut donc privilégier les questions nécessitant des réponses ouvertes et plus longues. Cependant, l'utilisation de termes techniques ou trop complexes est à proscrire au profit de questions simples et facilement compréhensibles. Au lieu de demander : « Décrivez-moi la douleur dans votre hanche », demander : « Est-ce que la douleur dans votre hanche est plutôt aiguë, lancinante, ou engourdie ? » Ou bien : « Sur une échelle de 1 à 10, à combien estimez-vous votre douleur ? »
- *L'évaluation d'un patient âgé peu nécessiter l'aide d'une tierce personne.* Avec l'autorisation du patient, l'interrogatoire de l'entourage peut être nécessaire afin d'obtenir des informations pertinentes et fiables. Toutefois, il est important de ne pas infantiliser ce patient. Cette erreur est fréquente autant chez les intervenants préhospitaliers qu'aux urgences. Souvent, des proches biens intentionnés veulent tellement assister une personne âgée qu'ils affectionnent qu'ils répondent à vos questions à leur place. Dans de telles situations, l'intervenant peut très facilement réaliser une appréciation erronée de l'état clinique ou de l'histoire de la maladie. Cela augmente la possibilité d'obtenir des informations incomplètes ou imprécises, et cela discrédite aussi le patient en tant que personne mature. Certaines personnes âgées peuvent refuser la présence de toute tierce personne lors de l'interrogatoire ou de l'examen, et ce pour de multiples raisons. En cas de négligence ou de maltraitance, la victime peut être embar-

rassée ou avoir peur de faire des révélations sur d'éventuelles contusions ou marques en présence de l'auteur des maltraitances d'autant plus si c'est un proche. Enfin, le patient peut ne pas avoir envie que ses proches aient connaissance de certains problèmes de santé.

- *Une altération de la compréhension ou des troubles neurologiques sont un problème pour les personnes âgées.* Ces anomalies peuvent aller de la confusion à la démence sénile de type maladie d'Alzheimer. Ces patients ont non seulement des difficultés à communiquer, mais peuvent aussi être dans l'incapacité de comprendre ce qu'on leur demande. Ils peuvent n'être d'aucune aide lors de l'interrogatoire. Ils peuvent également être agités ou agressifs à l'encontre de l'entourage.
- *Un interrogatoire simple, clair et rassurant (et répété) peut être d'une grande utilité.* Bien souvent, un membre de la famille ou un ami peut être d'une grande assistance.
- *Une attention particulière doit être portée envers les déficits auditifs, visuels, de la compréhension et de la mobilité.* Il est important de garder le contact visuel. Le patient âgé malentendant essayera de lire sur vos lèvres ou d'interpréter l'expression de votre visage. Les parasites tels que le bruit de fond, le relâchement de votre attention devront être réduits au minimum. L'aisance dans le discours, les mouvements involontaires des nerfs crâniens ou les difficultés respiratoires devront être notés. Est-ce que les mouvements du patient sont aisés, instables ou déséquilibrés ?
- *Serrez la main du patient pour ressentir sa force de préhension, plissez la peau et vérifiez son retour à la normale, et relevez la température corporelle.* Adressez-vous à lui en l'appelant par son nom de famille, à moins qu'il ne demande que vous l'appeliez par son prénom. Les questions ouvertes devront être privilégiées, par exemple : « Décrivez la douleur dans votre abdomen ; est-elle… ? » ; et des questions comme : « Où cela fait-il mal ? », évitées.
- *Recherchez les anomalies du comportement ou des manifestations qui ne correspondent pas à l'accident.* Les vêtements du patient sont-ils adaptés au lieu où vous l'avez trouvé ?
- *Observez l'état de nutritionnel du patient.* Semble-t-il normal, maigre ou cachectique ? Les personnes âgées éprouvent moins la sensation de soif, ce qui les expose plus à la déshydratation. De plus, la fonction rénale de la personne âgée est diminuée, ce qui entraîne des difficultés à faire face à la blessure. La diminution de la diurèse est un mauvais indicateur de la perfusion cellulaire chez les personnes âgées. Leur masse graisseuse est diminuée de 15 à 30 % ainsi que la quantité totale d'eau de l'organisme.
- *La masse musculaire et la masse osseuse sont diminuées chez les personnes âgées, ce qui rend les os plus fragiles.* À cela s'ajoutent un phénomène de dégénérescence articulaire ainsi que l'ostéoporose. Elles présentent donc un risque important de fractures lors de traumatismes mineurs, principalement au niveau des vertèbres, des hanches, ou des côtes.
- *Les personnes âgées subissent une dégénérescence des cellules myocardiques, et une diminution des cellules rythmogènes.* Elles sont particulièrement exposées aux arythmies du fait de la perte d'élasticité du cœur et des gros vaisseaux. L'utilisation courante de β-bloquants, d'inhibiteurs calciques ou de diurétiques complique souvent la prise en charge de ces patients. Aussi, lors d'un traumatisme, les patients âgés présentent un faible débit cardiaque associé à une hypoxie sans lésion pulmonaire. La diminution physiologique avec l'âge du volume d'éjection cardiaque, de la fréquence cardiaque et de la fonction cardiaque augmente le taux de mortalité ou de morbidité en cas de traumatismes. Une victime âgée avec une tension artérielle systolique à 120 mmHg doit être considérée en état de choc hypovolémique jusqu'à preuve du contraire.
- *La capacité vitale respiratoire d'un patient âgé est diminuée d'environ 50 %.* Les modifications de la colonne vertébrale (cyphose) aggravent les anomalies du rapport ventilation/perfusion. L'hypoxie cellulaire apparaît donc plus rapidement que chez le sujet jeune. On note également une diminution de l'élasticité pulmonaire et de la cage thoracique qui induit une baisse du volume courant, et donc du volume minute. Les échanges capillaires en O_2 et en CO_2 diminuent aussi de façon significative. L'hypoxie chez le patient âgé tend à être progressive.

Médication

La connaissance de la médication peut fournir des informations déterminantes pour la prise en charge préhospitalière. La recherche de maladies préexistantes chez le patient âgé traumatisé est également importante. Les classes médicamenteuses suivantes sont particulièrement intéressantes en raison de leur fréquence d'utilisation et du fait qu'elles peuvent affecter la prise en charge du patient âgé.

- Les β-bloquants (par exemple propranolol, métoprolol) peuvent expliquer une bradycardie. Lors d'un état de choc, la tachycardie peut ne pas apparaître. L'inhibition des mécanismes de défense sympathique par les β-bloquants peut masquer la réelle gravité d'un état hémodynamique précaire. De tels patients peuvent donc décompenser subitement.
- Les inhibiteurs calciques (par exemple vérapamil) peuvent empêcher la vasoconstriction périphérique et, de ce fait, accélérer l'installation d'un choc hypovolémique.
- Les anti-inflammatoires non stéroïdiens (par exemple ibuprofène) peuvent favoriser le saignement en influant sur la fonction plaquettaire.

- Les anticoagulants (par exemple clopidogrel, aspirine, coumadine) favorisent le saignement. L'utilisation de la coumadine augmente le risque d'accident hémorragique cérébral. Tout saignement d'origine traumatique devient, sous l'effet des anticoagulants, plus important mais surtout plus difficile à stopper. Une hémorragie interne peut rapidement progresser vers un état de choc puis vers le décès du patient.
- Les antidiabétiques (par exemple insuline, metformine, rosiglitazone) peuvent être à l'origine des événements ayant entraîné le traumatisme (hypoglycémie induite par les antidiabétiques).
- Les personnes âgées ont fréquemment recours à la phytothérapie. L'intégration de ces produits à la liste de médicaments étant souvent omise, ces patients devraient être interrogés au sujet de leur utilisation. Ces préparations phytothérapiques ne sont pas réglementées et peuvent avoir des effets indésirables en fonction du dosage. Des interactions médicamenteuses avec d'autres traitements sont possibles. Les complications peuvent être un saignement (préparation à base d'ail) ou un infarctus du myocarde (éphédrine/Ma-Huang).

Une des grandes difficultés avec les personnes âgées est l'accès à la liste des médicaments qu'ils prennent du fait de l'altération de leurs fonctions mentales ou encore de l'utilisation de plus en plus importante de médicaments génériques aux noms complexes. Dans certaines régions des États-Unis, les services d'urgences ont développé un projet s'intitulant Vial of Life (www.vialoflife.com) [19]. Dans ce programme, le patient détaille l'histoire de sa maladie ainsi que son traitement médicamenteux, lesquels sont placés sur la porte du réfrigérateur. Afin de faciliter la tâche aux intervenants préhospitaliers, un autocollant est placé sur la porte d'entrée indiquant l'adhésion à ce programme.

Prise en charge

Voies aériennes

Dans la population âgée, le port d'appareils dentaires est courant et peut affecter la prise en charge des voies aériennes. S'il est bien fixé, un appareil doit généralement être laissé en place afin d'assurer une meilleure étanchéité lors de la ventilation au masque. Cependant, les prothèses dentaires partielles ou instables doivent être retirées, car elles risquent d'obstruer les voies aériennes lors de la ventilation.

Le caractère friable des muqueuses nasopharyngées et la prise fréquente d'anticoagulants rendent la mise en place de canules nasopharyngées risquée chez la personne âgée traumatisée. Le saignement provoqué par l'insertion de la canule peut nécessiter une aspiration afin de libérer les voies aériennes. L'arthrite peut affecter les articulations temporomandibulaires ainsi que la colonne cervicale. La perte de flexibilité de ces zones complique l'intubation endotrachéale.

L'objectif de la prise en charge des voies aériennes est d'assurer leur perméabilité pour que l'oxygène puisse être délivré aux cellules. La ventilation mécanique par masque ou par sonde d'intubation endotrachéale devra être considérée plus tôt chez le patient âgé du fait d'une diminution physiologique des réserves d'oxygène [20].

Ventilation

Pour tout patient traumatisé, l'administration d'oxygène devra se faire le plus précocement possible. L'incidence de la bronchopneumopathie chronique obstructive (BCPO) est élevée chez les personnes âgées. En présence de BPCO, la commande respiratoire n'est plus sous la dépendance directe du niveau sanguin de CO_2, mais sous celle du niveau d'O_2. Cependant, face à un patient BPCO traumatisé critique, la délivrance à haut débit d'O_2 ne se discute pas. Si l'élévation du taux de CO_2 résulte en un état comateux, il faut assister la ventilation au ballon autoremplisseur ou intuber le patient. Le but est de maintenir une saturation en oxygène supérieure à 95 %.

La rigidité de la paroi thoracique des personnes âgée est augmentée. De plus, la masse musculaire est diminuée; il en va de même avec les muscles respiratoires. Ces modifications sont responsables d'une baisse des volumes pulmonaires. De ce fait, les patients âgés pourront nécessiter une ventilation assistée plus rapidement que les patients jeunes. Enfin, les pressions nécessaires à la ventilation de ces patients seront plus importantes à cause de l'augmentation de la rigidité thoracique.

Circulation

La prise en charge des hémorragies chez le sujet âgé diffère quelque peu de celle des autres patients. Les personnes âgées ont des capacités cardiovasculaires souvent nettement abaissées. Les signes vitaux classiques sont de mauvais indicateurs d'un état de choc chez une personne âgée, car un patient hypertendu dans son état normal peut être en état de choc avec une PAS de 110 mmHg. Une réduction du volume sanguin circulant, une possible anémie chronique et la préexistence d'atteinte myocardique ou coronaire ne laissent au patient âgée qu'une faible tolérance en matière de perte sanguine. Le contrôle précoce des hémorragies par compression directe, la stabilisation ou l'immobilisation des fractures, et le transport rapide vers un service d'urgences adapté sont essentiels. Le remplissage vasculaire devra être guidé par un niveau de suspicion fondé sur le mécanisme lésionnel et sur l'état hémodynamique du patient.

Immobilisation

La protection du rachis cervical, en particulier chez les patients traumatisés qui souffrent de lésions multiples, est un standard de la prise en charge. Chez les personnes âgées, l'immobilisation du rachis ne doit pas être réservée aux cas de traumatismes; elle est également requise en cas de pathologies médicales pour lesquelles il est nécessaire de maintenir la perméabilité des voies aériennes supérieures. En effet, les pathologies arthrosiques ou rhumatoïdes rendent le rachis cervical extrêmement fragile lors de la sollicitation de celui-ci, même en l'absence de lésions. Il existe également, en cas de mobilisation intempestive du cou, un risque d'obstruction des artères irriguant le cerveau pouvant entraîner des troubles de la conscience et même un accident vasculaire cérébral.

Lors de la pose d'un collier cervical chez un patient âgé souffrant d'une cyphose prononcée, il est important de vérifier que celui-ci ne comprime ni les voies aériennes supérieures, ni les artères carotides. En cas d'impossibilité de pose d'une attelle cervicale, d'autres techniques d'immobilisation (serviettes roulées, draps, etc.) doivent être employées.

Il peut également être nécessaire de placer du rembourrage sous la tête, la nuque et/ou entre les omoplates, surtout si le patient présente des déformations liées à la cyphose. Du fait de la diminution du tissu adipeux, il faut, chez les patients âgés frêles, rajouter du rembourrage lors d'une immobilisation sur une planche. L'intervenant préhospitalier devra être particulièrement vigilant quant à la surveillance des points de compression pouvant rapidement occasionner des escarres. Au moment de sangler la personne âgée, il se peut qu'elle ne puisse pas complètement étendre les jambes en raison d'une diminution de la mobilité des articulations des hanches et des genoux. Cela nécessitera la mise en place de rembourrage sous les jambes afin d'apporter confort et sécurité pendant le transport [21].

Maintien de la température corporelle

Les patients âgés nécessitent un monitorage étroit de la température tout au long de la prise en charge afin de prévenir toute hypo- ou hyperthermie. Bien qu'il soit nécessaire de déshabiller et d'examiner le patient afin de diagnostiquer les lésions, il faut garder à l'esprit que la personne âgée est particulièrement sensible et exposée à l'hypothermie. Certains médicaments peuvent entraîner une hyperthermie pouvant nécessiter le refroidissement du patient si la température devient trop élevée. Enfin, des expositions longues à des températures trop élevées ou trop basses entraînent un risque d'hypo- ou d'hyperthermie plus important que chez le sujet jeune.

Considérations médicolégales

Certains points légaux sont importants lors de la prise en charge d'une personne âgée. Une récente étude a montré que, même si la mortalité augmente avec l'âge, 80 % des patients âgés victimes de traumatismes récupèrent un niveau fonctionnel élevé. Dans certaines circonstances, le patient ou la famille peut renoncer à l'acharnement thérapeutique et préférer une prise en charge palliative fondée sur le confort du patient (par exemple un patient âgé présentant des brûlures étendues). Le patient peut décider d'une limitation thérapeutique en le mentionnant sur un document légal.

Dans la plus grande partie des États-Unis, aucune décision médicale ne peut être prise par un proche pour un patient adulte. Certains patients peuvent être sous tutelle ou curatelle, ce qui donne un droit administratif ou financier au tuteur, mais en aucun cas par rapport à une éventuelle décision médicale. La prise de décision est sous l'entière responsabilité du médecin sur place ou du médecin régulateur.

Dans le feu de l'action, il peut être difficile de faire des distinctions médicolégales fines. Aussi, en partant du principe qu'un « appel au secours » à été lancé en faisant appel aux services de secours, le principe du « consentement implicite » doit s'appliquer pour les patients inconscients ou dont l'état mental est altéré.

Quoi qu'il en soit, devant une situation problématique, il convient de ne pas hésiter à faire appel à la police qui se chargera d'éclaircir la situation. Ces situations devront faire l'objet d'un compte-rendu détaillé dans le rapport d'intervention.

Maltraitance et négligence de la personne âgée

La maltraitance est définie par l'action d'un proche (famille, auxiliaire de vie, entourage) qui porte atteinte à la personne âgée physiquement, émotionnellement ou aux biens de cette personne.

Les cas de maltraitance ou de négligence envers les personnes âgées sont en augmentation. L'ampleur de ces actes de maltraitance est relativement méconnue pour les raisons suivantes.

1. Les personnes âgées maltraitées sont largement écartées de la société.
2. Maltraitances et négligences envers les personnes âgées ont des définitions variées.
3. Les personnes âgées ont souvent peur de porter plainte ou de témoigner lorsqu'elles sont agressées par

peur de représailles. Elles peuvent aussi ressentir de la honte lorsque l'agresseur est un de leurs enfants.
4. Certaines juridictions manquent de moyens ou ont des méthodes de recensement différentes concernant la prise en compte des maltraitances de personnes âgées.

Les signes physiques et émotionnels de maltraitances comme les viols, les violences physiques et les privations alimentaires ne sont souvent pas identifiés lors de l'examen clinique car ils ne sont pas recherchés. En particulier, il est rare que les personnes âgées de sexe féminin fassent état de viols. De plus, les atteintes des fonctions supérieures (démences, psychotropes) peuvent rendre impossibles ou non fiables les plaintes des patients.

Profil de la victime

Le plus souvent, les personnes âgées victimes de maltraitances ont une ou plusieurs des caractéristiques suivantes :

- personne âgée de plus de 65 ans, en particulier les femmes de plus de 75 ans ;
- fragile ;
- plusieurs pathologies médicales chroniques ;
- démence ;
- troubles du sommeil, inversion du cycle nycthéméral avec agitation nocturne ;
- incontinence urinaire et/ou fécale ;
- dépendance à l'égard d'autres personnes pour les activités de la vie quotidienne.

Profil de l'agresseur

Beaucoup de personnes âgées vivant dans un environnement familial et étant des femmes de plus de 75 ans, l'analyse de ce contexte peut fournir des informations. L'agresseur est fréquemment un membre de la famille ; il peut s'agir de l'époux du patient, ou de la belle-fille qui exerce par ailleurs une activité professionnelle à plein temps ou à mi-temps. La plupart de ces agresseurs ne sont pas formés aux soins à dispenser aux personnes âgées ; ils sont généralement dépassés par la situation et n'ont plus le moindre moment de répit personnel du fait de la sollicitation permanente en soins.

La maltraitance n'est pas réservée au milieu familial. D'autres environnements comme les maisons de convalescence, les maisons de retraite, ou les centres de long séjour sont des lieux où les patients peuvent se voir infliger des maltraitances sur le plan physique ou pharmacologique. Les patients âgés déments peuvent être considérés par les soignants comme indésirables dans le service.

Le profil habituel de l'agresseur peut inclure un ou plusieurs des facteurs suivants :

- existence d'un conflit au domicile ;
- fatigue importante ;
- chômage ;
- difficultés financières ;
- prise de substances psychotropes ;
- histoire de maltraitance dans l'enfance.

Catégorisation des maltraitances

Les maltraitances peuvent être classées en trois catégories.
1. Les *maltraitances physiques* comportent violences, négligences, privations alimentaires, mauvaises conditions d'hygiène et défauts de soins. Les signes cliniques de ces maltraitances peuvent être évidents (par exemple brûlures, hématomes), ou discrets (par exemple malnutrition). Les signes de maltraitance envers les personnes âgées ressemblent à ceux rencontrés en pédiatrie (figure 15-5) (voir chapitre 14).
2. Les *maltraitances psychologiques* peuvent prendre la forme de négligences, d'agressions verbales, d'infantilisation, ou de privation de stimulations sensorielles.
3. Les *maltraitances financières* se traduisent par le vol de liquidité ou d'objets de valeur au domicile de la personne âgée.

Points importants

La plupart des personnes âgées maltraitées sont terrorisées à l'idée de porter plainte, de peur des représailles. Dans le cas de maltraitances commises par un membre de la famille au domicile, la crainte du placement dans une structure peut amener la victime à mentir sur les causes réelles d'un traumatisme. Dans d'autres cas, lorsque les fonctions mentales sont très altérées (démence sénile), le patient n'est plus en mesure de porter plainte. Il est donc primordial pour l'intervenant préhospitalier de rechercher les signes d'éventuelles maltraitances ou négligences.

L'identification d'une situation de maltraitance peut permettre de réduire les possibilités qu'elle se reproduise. Il faut donc, lorsque la situation est douteuse, maintenir un niveau de suspicion élevé et en référer aux services sociaux et aux autorités (encadré 15-1).

Orientation des victimes

Un des plus grands défis en ce qui concerne les soins préhospitaliers aux patients traumatisés est de définir quel patient va tirer le meilleur profit d'une prise en charge chirurgicale dans un centre hospitalier adapté et performant. De plus, les critères de triage habituels peuvent

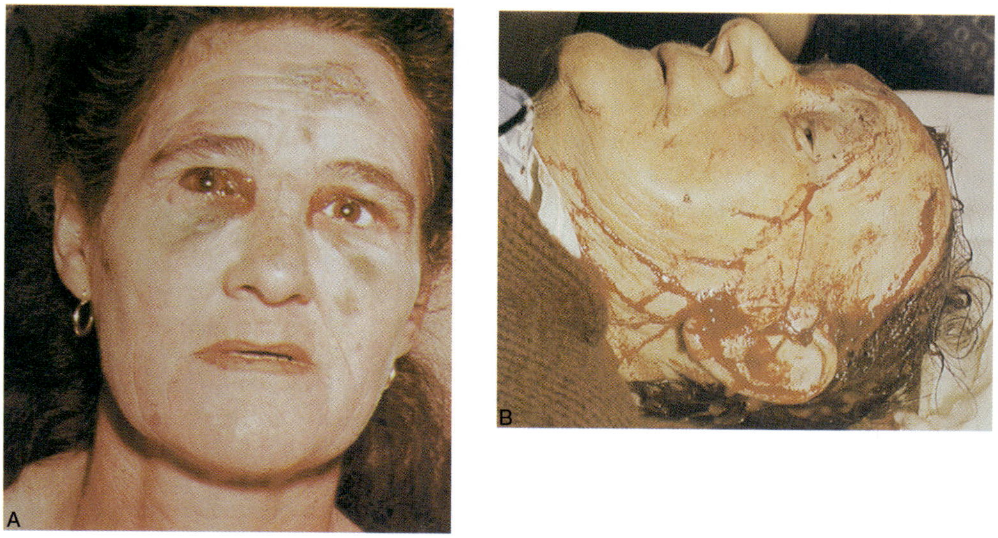

Fig. 15-5. Signes de maltraitance physique chez les personnes âgées. *A* : Hématome causé par un coup de poing. Cette femme a accepté d'être hospitalisée uniquement sous la pression de la police. Avant de partir, elle signale une sensation « d'inconfort » à la nuque. L'examen radiographique montre une fracture du corps vertébral de C6. *B* : Plaie du scalp. Le scalp est une localisation commune dans la maltraitance des personnes âgées et provoque souvent un état de choc hémorragique. (Source : London PS, *A colour atlas of diagnosis after recent injury*, Londres, Wolfe, 1990.)

être moins fiables à l'égard des personnes âgées pour des raisons physiologiques et pharmacologiques. Une des principales recommandations de l'Eastern Association for the Surgery of Trauma (Association de chirurgie traumatique) pour les patients âgés est la suivante : les patients âgés victimes de traumatisme doivent plus volontiers être évacués vers un centre spécialisé (*trauma center*) [22]. Les données de plusieurs États américains montrent qu'un nombre disproportionné de patients âgés sont orientés vers les *trauma centers*.

Transport prolongé

La plupart des soins préhospitaliers aux personnes âgées victimes de traumatismes obéissent à des protocoles. Cependant, des situations particulières peuvent survenir lors de transports prolongés. Ces considérations sont particulièrement importantes lors de l'orientation des victimes plus légèrement atteintes vers les centres spécialisés.

Le traitement sur une période prolongée de l'état de choc en préhospitalier requiert une réévaluation soigneuse des signes vitaux durant le transport. Après le contrôle des hémorragies, la réanimation liquidienne doit être adaptée à la réponse physiologique afin de l'adapter au statut hémodynamique du patient. Une augmentation trop importante de la volémie pourrait faire décompenser une insuffisance cardiaque préexistante. L'emploi du pantalon antichoc est moins fréquent que par le passé; néanmoins, il peut être utilisé lors des transports

Encadré 15-1 Déclaration de maltraitances ou de négligences envers une personne âgée*

Dans beaucoup d'États américains, le personnel préhospitalier a l'obligation légale de rapporter les maltraitances, négligences ou exploitations diverses envers les personnes âgées. On entend par *maltraitance* le fait d'infliger délibérément des douleurs, des blessures tant physiques que morales, la privation de liberté, ou encore les relations sexuelles non consenties. Les *négligences* se caractérisent par l'altération préméditée de la qualité de vie par défaut de soins physiques ou mentaux. L'*exploitation* est l'utilisation illégale de la personne à des fins lucratives ou pour en retirer des avantages. Ces dernières années, les cas de maltraitance rapportés ont été de plus en plus nombreux. Cependant, de jeunes adultes présentant une incapacité mentale ou physique sont également exposés aux maltraitances et aux négligences.

Les signes pouvant laisser supposer des actes de maltraitance peuvent être des blessures inexpliquées ou peu communes, une présentation contradictoire des faits, un proche empêchant que la victime ne communique avec d'autres personnes, la déshydratation ou la dénutrition, un état dépressif, une privation de soins médicaux, de soins dentaires, un manque de chauffage, une exposition volontaire au froid ou au chaud.

*NdT : en France, les modalités de signalement d'éventuels cas de maltraitance sont régies pour le Code Pénal et le Code de la Santé publique.

(Suite)

Encadré 15-1 ***(Suite)***

L'intervenant suspectant des actes de maltraitance doit en informer directement les services sociaux plutôt que de compter sur des intermédiaires tels que le personnel hospitalier. Si la personne maltraitée est en danger immédiat, ou si elle a été abusée sexuellement, il est impératif d'en informer immédiatement la police. En cas de mort apparemment liée à un acte de maltraitance ou de négligence, il est du rôle de l'intervenant de rapporter ses constatations au médecin légiste ainsi qu'aux forces de l'ordre. Les témoins de ces scènes peuvent être tenus pénalement responsables en cas de non-dénonciation. Cependant, ils bénéficient de la protection des témoins de crimes qui leur permet de garder leur identité confidentielle, et de partager les informations médicales qui, en temps normal, sont protégées par le secret médical.

prolongés afin de stabiliser les fractures pelviennes et des membres inférieurs. Cependant, le pantalon antichoc peut faire décompenser une insuffisance cardiaque congestive préexistante. Il peut également altérer la ventilation du fait de l'augmentation de la pression sur le diaphragme ; c'est précisément ce muscle que les personnes âgées sollicitent pour compenser la diminution physiologique de la compliance thoracique. La décision de mettre en place un pantalon antichoc chez un patient âgé traumatisé requiert de surveiller la survenue de complications.

L'immobilisation « corps entier » sur un plan dur peut entraîner la survenue d'escarres lors de transports prolongés. L'amincissement du tissu adipeux et l'altération de la vascularisation accélèrent l'apparition de telles complications. Il convient durant ces transports de mettre en place un rembourrage approprié. Les services de secours situés dans des zones reculées devraient envisager l'acquisition de matelas immobilisateurs à dépression.

Le contrôle de l'environnement de la cellule sanitaire est essentiel lors des transports prolongés de patients âgés. Il faudra limiter l'exposition du patient et adapter la température du véhicule afin de prévenir l'hypothermie. Le patient en hypothermie va frissonner, ce qui favorise son passage en mécanisme anaérobie, conduit à la sécrétion d'acide lactique, et accélère le processus de l'état de choc.

En conclusion, le choix d'un moyen d'évacuation aérien pour le transport des patients âgés traumatisés est justifié. Le transport héliporté peut réduire la durée d'exposition environnementale ; le patient pourra ainsi bénéficier plus rapidement d'un geste chirurgical et de transfusions sanguines.

Résumé

Les personnes âgées vivent plus longtemps, dans de meilleures conditions, en meilleure santé et sont plus actives qu'autrefois. Cela implique une augmentation de la mortalité et de la morbidité liées aux traumatismes dans la population âgée. Les changements anatomiques et physiologiques associés au vieillissement, aux maladies chroniques et à la prise de médicaments peuvent favoriser l'apparition de certains traumatismes et de certaines complications, et diminuer les capacités de compensation de l'organisme vis-à-vis d'un état de choc. Les patients âgés ont peu de réserves physiologiques et tolèrent mal les agressions de l'organisme.

Chez un patient âgé, beaucoup de facteurs peuvent masquer les signes précoces d'aggravation, augmentant ainsi le risque de passage brutal en phase de décompensation sans aucun signe avant-coureur. Un simple traumatisme isolé peut avoir des répercussions systémiques aiguës et profondes pouvant mettre en jeu le pronostic vital. Il est donc important de rester sur ses gardes lors de la prise en charge de ces patients traumatisés.

Il peut également y avoir des lésions graves sans que rien l'ait indiqué à l'examen initial. Ces lésions vont avoir un retentissement beaucoup plus important que chez un patient plus jeune. Il est donc important en tant qu'intervenant préhospitalier d'avoir à l'esprit ce risque afin d'anticiper la prise en charge, d'optimiser la qualité des soins et d'influer sur le devenir du patient.

Solution du scénario

Chez les personnes âgées victimes d'un traumatisme, il n'est pas toujours possible de déterminer si le traumatisme est l'événement primaire ou s'il est secondaire à un malaise ayant entraîné la chute. Ce malaise peut être dû à une prise de médicaments, à un accident vasculaire cérébral, à une syncope ou à un infarctus du myocarde. Il faut garder à l'esprit que la chute ou l'accident peut être secondaire à un problème médical aigu, mais aussi que ce patient a pu être victime d'un traumatisme contondant (agression, maltraitance). Le fait que le patient soit sous anticoagulants et qu'il a donc une coagulation perturbée augmente le risque de saignement intracérébral ou d'un saignement important par une plaie mineure.

Les traumatismes chez les personnes âgées peuvent être aggravés par les effets du vieillissement, par des maladies chroniques associées et par les médications. Ces facteurs peuvent également modifier les signes cliniques habituels de l'état de choc. De même, les pathologies préexistantes et les changements physiologiques liés au vieillissement peuvent aggraver des traumatismes ayant l'air bénins et faire basculer le patient dans une situation grave, ce qui n'aurait pas été le cas s'il avait été plus jeune.

Il est donc important d'aborder ce malade avec un niveau de suspicion élevé, même si les signes et symptômes qu'il présente ne semblent pas sérieux. Dans ce cas, les signes sont masqués par les effets de l'âge, la maladie et les médicaments. La modification du rachis cervical à cause de l'accentuation de la courbure du rachis entraîne des difficultés d'immobilisation. La prise en charge des voies aériennes supérieures peut être plus difficile que chez un patient jeune, les modifications des structures faciales lors du vieillissement pouvant rendre les techniques de ventilation au masque moins aisées. Pour de multiples raisons, les patients âgés ont en outre un risque d'inhalation augmenté. Dans ce scénario, il s'agit d'une personne âgée aux blessures sérieuses qui nécessite une évacuation vers un centre spécialisé (*trauma center*). Cependant, les patients âgés plus légèrement blessés, du fait des particularités physiologiques, devraient eux aussi être évacués vers un tel centre.

Références

1. Scommegna P: US growing bigger, older, and more diverse, Population Reference Bureau, 2005, http://www.prb.org/.
2. Champion H et al: The Major Trauma Outcome Study: establishing national norms for trauma care, *J Trauma* 30(11):1356, 1990.
3. Weigelt J: Trauma. Advanced trauma life support for doctors. In *Advanced trauma life support*, ed 6, Chicago, 1997, ACS.
4. Jacobs D: Special considerations in geriatric injury, *Curr Opin Crit Care* 9(6):535, 2003.
5. US Department of Health and Human Services, Centers for Disease Control and Prevention, National Center for Health Statistics: *Access to health care*. Part 3. Older adults, 2005, http://www.cdc.gov/nchs/.
6. Milzman DP, Boulanger BR, Rodriguez A, et al: Pre-existing disease in trauma patients: a predictor of fate independent of age and injury severity score, *J Trauma* 32:236, 1992.
7. Smith T: Respiratory system: aging, adversity, and anesthesia. In McCleskey CH, editor: *Geriatric anesthesiology*, Baltimore, 1997, Williams & Wilkins.
8. US Department of Health and Human Services, Centers for Disease Control and Prevention, National Center for Health Statistics: *Stroke and cerebrovascular diseases*, 2005, http://www.cdc.gov/nchs/.
9. US Department of Health and Human Services, Centers for Disease Control and Prevention, National Center for Health Statistics: *Hypertension*, 2005, http://www.cdc.gov/nchs/.
10. Abrams K et al: Management of trauma in the geriatric patient, *Curr Opin Anaesthesiol* 17(2):165, 2004.
11. Carey J: *Brain facts: a primer on the brain and nervous system*, Washington, DC, 2002, Society for Neuroscience, www.sfn.org.
12. US Department of Health and Human Services, National Institutes of Health, National Eye Institute: *Cataract: what you should know*, 2005, http://www.nei.nih.gov/health/cataract/cataract_facts.asp.
13. Alexander J, Shneiderman A: *Vertebral fracture*, 2004, http://www.emedicine.com/med/topic2895.htm.
14. Blackmore C: Cervical spine injury in patients 65 years old and older: epidemiologic analysis regarding the effects of age and injury mechanism on distribution, type, and stability of injuries, *Am J Roentgenol* 178:573, 2002.
15. Tinetti M: Preventing falls in elderly persons, *N Engl J Med* 348:42, 2003.
16. US Department of Health and Human Services, Centers for Disease Control and Prevention, National Center for Health Statistics: *Older adult drivers: fact sheet*, 2005, http://www.cdc.gov/nchs/.
17. US Department of Health and Human Services, US Administration on Aging, National Center on Elder Abuse, 2005, http://www.elderabusecenter.org/.

18. US Department of Health and Human Services, US Administration on Aging: *Elder rights and resources,* 2005, http://www.aoa.gov/eldfam/Elder_Rights/Elder_Rights.asp.
19. Vial of Life, 2005, http://www.vialoflife.com/index_old.html.
20. Heffner J, Reynolds S: Airway management of the critically ill patient, *Chest* 127:1397, 2005.
21. American Geriatric Society: *Geriatric education for emergency medical services (GEMS),* Sudbury, Mass, 2003, Jones & Bartlett.
22. Eastern Association for the Surgery of Trauma: Guidelines for geriatric trauma. In *Practice management guidelines,* www.east.org/tpg/geriatric.pdf.

Pour en savoir plus

American College of Surgeons Committee on Trauma: Extremes of age: geriatric trauma. In *Advanced trauma life support for doctors, student course manual*, ed 7, Chicago, 2004, ACS.

Lavoie A, Ratte S, Clas D, et al: Preinjury warfarin use among elderly patients with closed head injuries in a trauma center, *J Trauma* 56:802, 2004.

Tepas JJ 3rd, Veldenz HC, Lottenberg L, et al: Elderly trauma: a profile of trauma experience in the sunshine (retirement) state, *J Trauma* 48:581, 2000.

Victorino GP, Chong TJ, Pal JD: Trauma in the elderly patient, *Arch Surg* 138:1093-1097.

Chapitre 16

Traumatismes liés à l'environnement I : chaleur et froid

Objectifs

À la fin de ce chapitre, le lecteur devra être capable :

- de donner les raisons pour lesquelles le coup de chaleur est considéré comme une menace vitale ;
- de faire la différence entre le coup de chaleur et l'hyponatrémie ;
- d'énumérer deux procédures de refroidissement efficaces pour l'épuisement à la chaleur et le coup de chaleur ;
- d'énumérer les cinq facteurs qui exposent les intervenants préhospitaliers à un risque d'affection liée à la chaleur ;
- d'expliquer les règles de réhydratation liquidienne et comment elles peuvent être employées pour prévenir la déshydratation dans des environnements chauds ou froids ;
- de faire la différence entre la prise en charge d'une hypothermie modérée et celle d'une hypothermie sévère ;
- d'indiquer les signes d'une gelure modérée, et d'expliquer comment prévenir sa progression ;
- d'expliquer la logique de la déclaration : « les patients ne sont pas morts jusqu'à ce qu'ils soient chauds et morts ».

Scénario

Lors d'une après-midi d'été ensoleillée, chaude et humide (36,6 °C, 65 % d'humidité relative), une unité médicale est appelée pour un patient inconscient. À l'arrivée sur les lieux, deux intervenants trouvent un homme de 60 ans léthargique, obèse, couché en décubitus dorsal sur un sentier de randonnée pédestre et cycliste. Il est empourpré, avec le visage et les avant-bras chauds et moites. Le premier intervenant réalise l'évaluation initiale et trouve une respiration rapide et superficielle ainsi qu'un pouls rapide, pendant que le second intervenant pose des questions aux témoins à propos du patient et des événements qui ont précédé l'incident. Un compagnon de randonnée décrit que le patient était confus et qu'il n'a pas compris ce qui a été dit juste avant qu'il ne s'évanouisse, et qu'il prend des médicaments pour des allergies et des antidépresseurs.

Quelle est votre impression générale pour ce patient ? Est-ce une situation urgente ? Quels facteurs sont susceptibles de mettre ce patient dans cet état ? Comment procéderiez-vous à l'évaluation de ce patient, et quel est le traitement initial ? Quel est l'index thermique à l'arrivée des secours sur les lieux, et quel est son impact sur l'état du patient ? Avez-vous une inquiétude pour les intervenants préhospitaliers travaillant dans cet environnement chaud ?

Ce chapitre se concentre sur la reconnaissance et le traitement des expositions aux températures chaudes et froides parce que les traumatismes thermiques entraînent les plus forts taux de morbidité et de mortalité parmi tous les traumatismes liés à l'environnement aux États-Unis [1–3].

Traumatisme thermique

Les extrêmes environnementaux liés à la chaleur et au froid provoquent des lésions similaires, et des individus peuvent décéder durant le plein été et les mois d'hiver. Les individus sensibles aux températures élevées et basses sont les personnes très jeunes, la population âgée, la population urbaine pauvre, les individus qui prennent des traitements spécifiques, les patients qui ont des maladies chroniques, et les personnes alcooliques [3–6]. La majorité des interventions des services médicaux d'urgences américains pour des lésions par la chaleur et le froid concernent des patients *hyperthermiques* et *hypothermiques* en milieu urbain. Toutefois, l'intérêt accru pour des activités de loisirs à haut risque et d'aventure dans des lieux sauvages éloignés pendant les périodes aux températures extrêmes expose beaucoup d'individus à un risque de lésions liées au chaud et au froid ainsi qu'au décès [7–10].

Épidémiologie

Affections liées à la chaleur

Sur une période de 20 années (1979–1999) aux États-Unis, 8015 décès de toutes causes liés à la chaleur ont été enregistrés [2]. Davantage de décès ont été causés par le stress à la chaleur qu'aux ouragans, à la foudre, aux tornades, aux inondations et aux tremblements de terre combinés. Parmi ceux-ci, 3829 (48 %) décès ont été liés à des températures ambiantes élevées. La moyenne est d'environ 182 décès liés à la chaleur par an au cours des 4 mois les plus chauds (de mai à août). Le plus grand pourcentage de décès (1891, ou 45 %) survient chez ceux de 65 ans ou plus. Par ailleurs, la morbidité et la mortalité peuvent être très élevées lorsque des vagues de chaleur saisonnières surviennent (≥ 3 jours consécutifs de température de l'air (32,2 °C).

En 1995, une vague de chaleur record est survenue durant une période de 17 jours à Chicago [11–12]. Le bureau du Chicago Medical Examiner a rapporté 1177 décès liés à la chaleur durant cette courte période. Ces cas comprenaient les décès pour lesquels la chaleur était considérée comme cause sous-jacente (primaire) de décès et où un accident cardiovasculaire avait été déterminé comme étant la cause du décès, la chaleur étant le facteur contributif (secondaire). En comparaison avec la même période en 1994, l'augmentation de décès liés à la chaleur était de 84 %. Sur ces 1177 cas, la chaleur était la cause primaire de décès chez 465 (39,5 %) [12].

Affections liées au froid

Les conditions climatiques moyennes à sévères ont causé 13 970 décès non intentionnels liés à l'hypothermie aux États-Unis entre 1978 et 1998 (une moyenne de 699 décès par an), et 6857 de ces décès sont survenus chez des personnes de 65 ans ou plus [3]. À âge égal, les décès par hypothermie surviennent approximativement 2,5 fois plus souvent chez les hommes que chez les femmes. L'incidence de décès liés à l'hypothermie augmente progressivement avec l'âge, et est 3 fois plus élevée chez les hommes que chez les femmes après l'âge de 15 ans. En 2003, 599 décès ont été rapportés suite à une exposition au froid aux États-Unis; 67 % étaient des hommes et 51 % avaient plus de 65 ans [6]. La majorité des facteurs qui contribuent à une hypothermie accidentelle sont la pauvreté urbaine, les conditions socioéconomiques, l'absorption d'alcool, la malnutrition et l'âge (personnes très jeunes, personnes âgées) [3,6].

Anatomie

La peau, le plus grand organe du corps, représente l'interface avec l'environnement externe et sert de couche de protection. Elle contrôle l'invasion des micro-organismes, maintient l'équilibre hydrique, et régule la température. La peau est composée de trois couches : l'épiderme, le derme et le tissu sous-cutané (figure 16-1). L'*épiderme*, qui est la couche la plus externe, est entièrement fait de cellules épithéliales et ne possède pas de vaisseau sanguin. Juste sous l'épiderme se trouve le derme. Le *derme*, ou couche profonde de la peau, est 20 à 30 fois plus épais que l'épiderme. Il est formé d'un assemblage de tissus conjonctifs contenant des vaisseaux sanguins, des produits sanguins, des terminaisons nerveuses, des glandes sébacées et des glandes sudoripares. La couche la plus interne, le *tissu sous-cutané*, est un mélange de tissus élastiques et fibreux ainsi que de tissus graisseux, et sous cette couche se trouvent les muscles. La peau, les nerfs, les vaisseaux sanguins et d'autres structures anatomiques sous-jacentes ont un rôle majeur dans la régulation de la température corporelle.

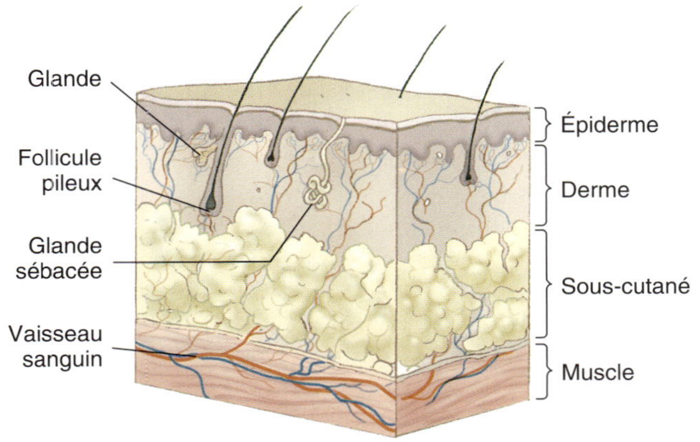

Fig. 16-1. La peau est composée de trois couches (épiderme, derme et tissu sous-cutané) et de muscles associés. Certaines couches contiennent des structures anatomiques, telles que des glandes, des follicules pileux, des vaisseaux sanguins et des nerfs. Toutes ces structures sont interreliées en ce qui concerne le maintien, la perte ou le gain de température corporelle.

Physiologie

Thermorégulation et équilibre de la température

Les êtres humains sont considérés comme *homéothermes*, ou animaux à sang chaud. Une caractéristique clé des homéothermes est qu'ils sont capables de réguler leur propre température corporelle interne indépendamment des variations des températures de l'environnement. Le corps distribue essentiellement la chaleur aux parties *centrales* (incluant le cerveau, et les organes thoraciques et abdominaux), et la peau et les couches externes sous-cutanées. La *température centrale* est régulée à travers un équilibre de production de chaleur et de mécanismes de déperdition de la chaleur. Les températures à la surface de la peau et l'épaisseur de l'enveloppe dépendent de la *température environnementale*; cette enveloppe devient donc plus épaisse sous les températures froides et plus fine sous les températures chaudes, les deux phénomènes étant fondés respectivement sur la vasoconstriction et la vasodilatation. Cette enveloppe, ou tissu d'isolation, telle qu'elle est induite par la vasoconstriction, équivaut, en terme de protection, au port d'une veste légère technique qui isole 6 à 8 fois plus qu'un vêtement lourd.

La variation de production de chaleur métabolique est fondée sur le niveau d'activité. Indépendamment de la variation de la température externe, le corps fonctionne dans une étroite fenêtre de températures – il s'agit du *métabolisme normal* –, de 37 °C ± 0,6 °C. Un mécanisme de régulation dit homéostatique, sous la dépendance de l'*hypothalamus*, localisé dans le cerveau, permet au corps de rester dans ses températures optimales. L'hypothalamus est le *centre thermorégulateur* et fonctionne en qualité de thermostat du corps pour contrôler la régulation hormonale et neurologique de la température corporelle. Comme décrit dans les chapitres précédents, un traumatisme cérébral peut perturber l'hypothalamus, ce qui peut entraîner un déséquilibre dans la régulation de la température corporelle.

Les êtres humains ont deux systèmes de régulation de température corporelle : la *régulation comportementale* et la *thermorégulation physiologique*. La régulation comportementale est gérée par la sensation thermique de l'individu et le confort, et elle se distingue par l'effort conscient pour réduire l'inconfort thermique (par exemple porter des vêtements supplémentaires, rechercher un refuge dans des environnements froids). Dans la thermorégulation comportementale, le processus de retransmission sensorielle d'informations thermiques vers le cerveau n'est pas bien compris, mais la retransmission de la sensation thermique et du confort répond plus rapidement que les réponses physiologiques aux changements de température de l'environnement [13].

Production et déperdition de chaleur

La production de chaleur corporelle est essentiellement un sous-produit du métabolisme, principalement par les grands organes et la contraction musculosquelettique. La chaleur générée est transférée à travers le corps par le sang. Le transfert de chaleur et sa déperdition par le système cardiopulmonaire sont importants lors de l'évaluation et de la prise en charge des maladies liées à la chaleur, ce qui sera vu plus loin. Un homme de taille moyenne au repos produira environ 80 à 90 calories par heure. Chez les individus qui réalisent debout et immobiles un travail modéré ou intense, la production de chaleur sera multipliée par quatre ou cinq. La production maximale de chaleur peut être multipliée approximativement par 10 par rapport au niveau au repos (environ 1 000 calories par heure) lors d'un exercice aérobie intense réalisé sur une brève période. En comparaison, la production de chaleur métabolique générée par les frissons va augmenter la vitesse de métabolisme par six.

Les frissons majorent le métabolisme par l'augmentation de la tension musculaire, qui amène à renouveler les périodes de contraction et de relâchement musculaires. Il existe selon les individus un large éventail de différences sur le point de départ et l'arrêt des frissons, mais les frissons commencent généralement quand la température centrale est de 34,4 à 36 °C, et continuent jusqu'à ce que la température centrale soit comprise entre 29 et 31 °C [14]. Lorsque les frissons sont à leur maximum, la production de chaleur est multipliée par cinq ou six [14,15]. Lorsqu'il y a une légère réduction de la température centrale, les frissons augmentent efficacement le métabolisme, mais la chaleur produite peut être perdue rapidement dans l'environnement. L'augmentation de l'activité musculaire générée par les frissons entraîne une augmentation du débit sanguin périphérique, qui à son tour diminue l'effet calorifuge de « l'enveloppe » entraîné par la vasoconstriction. La perte calorifique est augmentée par la convection, la conduction, la radiation et l'évaporation. Le seuil maximal des frissons peut également interférer avec toute activité musculaire coordonnée.

Équilibre de la température

Les systèmes de thermorégulation physiologiques qui contrôlent la production et la déperdition de chaleur sont bien documentés [13,15,16]. Deux principes dans la thermorégulation permettent de comprendre le mécanisme de régulation de la température centrale : le gradient thermique et l'équilibre thermique. Le *gradient thermique* est la différence de température (élevée versus basse) entre deux objets. L'*équilibre thermique* est le transfert de chaleur d'un objet plus chaud vers un objet plus froid dans le but de créer la même température entre les deux.

Quand la température corporelle s'élève, la réponse physiologique normale est d'augmenter le débit sanguin cutané et de débuter la transpiration. La majeure partie de la chaleur corporelle est transférée de la surface cutanée vers l'environnement par la conduction, la convection, la radiation et l'évaporation, comme défini plus loin. Étant donné que la chaleur est transférée de la température la plus chaude vers la température la plus froide, le corps humain peut acquérir la chaleur par radiation et conduction lorsqu'il fait chaud. Les méthodes permettant de maintenir et de perdre la chaleur corporelle sont des concepts importants pour les intervenants préhospitaliers. Ils doivent comprendre comment la chaleur ainsi que le froid sont transférés vers et par le corps afin de prendre en charge efficacement un patient en hyperthermie ou en hypothermie (figure 16-2).

La *radiation* est une déperdition ou un gain de chaleur sous forme d'énergie électromagnétique ; c'est le transfert de l'énergie d'un objet chaud vers un objet froid. Ce phé-

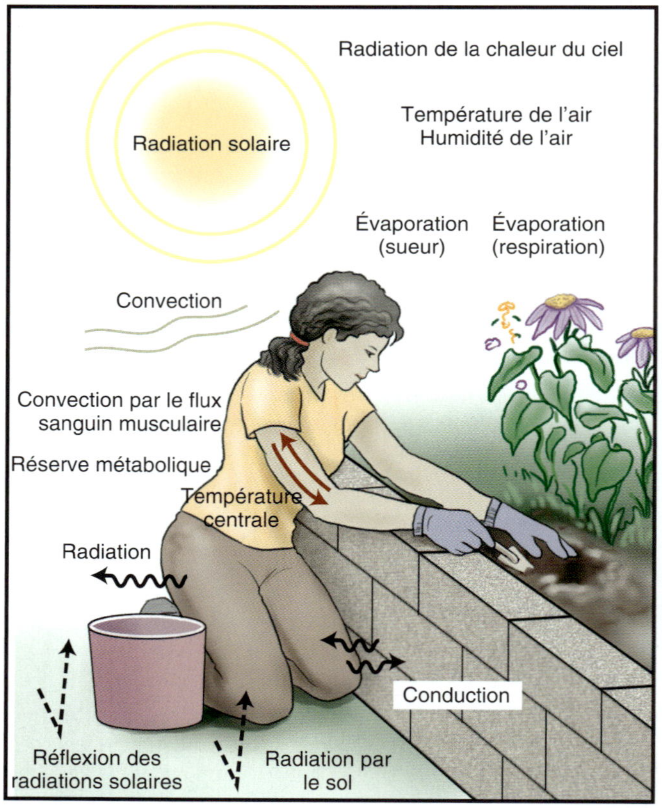

Fig. 16-2. Comment le corps humain échange l'énergie thermique avec l'environnement.

nomène ne nécessite pas la présence de surface intermédiaire comme l'air ou l'eau. Le Soleil réchauffe la Terre à travers l'espace grâce à cette méthode de transfert d'énergie. Un patient présentant une maladie liée à la chaleur peut bénéficier d'une chaleur corporelle supplémentaire par le sol chaud ou directement par le Soleil. Ces sources de chaleur vont augmenter la chaleur corporelle et entraver le rafraîchissement du patient jusqu'à ce que l'intervenant préhospitalier ait éliminé cette source de chaleur à rayonnement lors de sa prise en charge et de son traitement.

La *conduction* est le transfert de chaleur entre deux objets qui sont en contact direct; c'est le cas avec un patient qui est couché sur une surface gelée après une chute. Un patient perd généralement plus vite la chaleur lorsqu'il est allongé sur un sol froid que par l'exposition à l'air froid. C'est pourquoi l'intervenant préhospitalier doit soustraire le patient du sol froid plutôt que de se contenter de le couvrir avec une couverture.

La *convection* est le transfert de chaleur à partir d'un objet solide vers une source qui traverse cet objet. L'air ambiant ou l'eau sont généralement les deux sources considérées dans la perte de chaleur par convection, parce qu'elles sont en contact avec le corps. Le mouvement de l'air froid ou de l'eau traverse la peau plus chaude pour continuer le processus d'élimination de la chaleur. Par ailleurs, un patient perd la chaleur corporelle 25 fois plus rapidement dans l'eau que dans l'air à même température; il est donc important de sécher le patient et de retirer les vêtements humides en cas de températures froides. Une combinaison de plongée aide à diminuer la perte de chaleur corporelle par convection pendant une plongée dans une eau plus froide que le corps. En réalité, lorsque les intervenants préhospitaliers prennent en charge un malade présentant une maladie liée à la chaleur, ils emploient le principe de perte de chaleur par convection grâce à l'hydratation et à la ventilation afin de dissiper la chaleur corporelle rapidement.

L'*évaporation* de la sueur, passant d'une phase liquide à une phase gazeuse, est une méthode extrêmement efficace de perte de chaleur, le tout dépendant de l'humidité de l'air. Ce que l'on appelle les *pertes insignifiantes* est l'association de l'évaporation de l'eau et de la perte de chaleur au niveau de la peau, des muqueuses ou par l'expiration de l'air. Ces pertes représentent normalement environ 10 % de la production de base de chaleur, mais lorsque la température du corps augmente, ce phénomène devient plus actif (sensible), et de la sueur est produite. La perte de chaleur par évaporation augmente dans des conditions froides, sèches et ventées. Quand elles sont combinées, la convection et l'évaporation sont plus importantes que d'autres méthodes de transfert de chaleur, parce qu'elles sont régulées par les capacités du corps de contrôler sa température centrale [4].

L'augmentation (*hyperthermie*) et la diminution (*hypothermie*) de la température corporelle au-delà des limites de l'état stable (37° C ± 0,6 °C) peuvent résulter de différentes causes internes et externes, et le retour à une température en état stable peut se faire sans complications [16]. L'hyperthermie survient principalement de trois façons : (1) en tant que réponse normale à un exercice soutenu, au cours duquel la chaleur produite élève la température centrale et est le facteur déclenchant de réponses d'évacuation de la chaleur (par exemple transpiration, augmentation du débit cardiaque cutané); (2) lorsque la somme de production de chaleur et d'acquisition de la chaleur de l'environnement est supérieure à la capacité d'évacuation de la chaleur par le corps; et (3) par une fièvre. À la différence des deux premiers éléments, la fièvre survient habituellement en réponse à une inflammation à cause d'un changement au niveau de la thermorégulation standard, et l'organisme réagit par une augmentation de la température corporelle (38–41 °C). La production de chaleur augmente uniquement de manière temporaire pour atteindre un nouvel équilibre en essayant de rendre l'environnement plus hospitalier à l'invasion infectieuse [16].

Homéostasie

L'ensemble de ces structures anatomiques et de ces systèmes physiologiques ont une interactivité qui favorise les fonctions propres du corps lorsqu'il est exposé à des changements de température. Le corps restitue constamment une réaction neurologique des régions périphériques et internes vers le centre de thermorégulation et les autres régions du cerveau, le tout pour maintenir un état interne constant et stable, ou *homéostasie*, dans le corps, mais parfois ce phénomène ne se produit pas. Par exemple, lorsqu'un déséquilibre survient dans l'adaptation cardiovasculaire et la thermorégulation pour éliminer un excès de chaleur corporelle, une perte de liquide en excès survient par la transpiration, ce qui provoque une déshydratation et peut aboutir à des signes et des symptômes de maladie liée à la chaleur.

Lésions provoquées par la chaleur

Facteurs de risque dans les maladies liées à la chaleur

Beaucoup d'études sur les êtres humains ont démontré de grandes différences individuelles de tolérance à des environnements chauds [17]. Ces différences peuvent être expliquées partiellement par des caractéristiques physiques et des pathologies médicales qui sont associées à l'augmentation du risque de maladie liée à la chaleur (encadré 16-1). Les pathologies transitoires incluent les affections des voyageurs qui viennent de régions au climat plus froid et qui ne sont pas adaptés à la chaleur à leur arrivée. Les facteurs durant le vol contribuant à une atteinte liée à la chaleur dans les premiers jours sont la fatigue liée au transport, le décalage horaire, le manque de sommeil, la consommation d'alcool, la déshydratation et une alimentation inadéquate. D'autres facteurs transitoires faisant courir le risque d'atteinte liée à la chaleur sont les maladies courantes, dont les rhumes et les autres pathologies qui entraînent la fièvre, les vomissements, les diarrhées, ainsi que la sous-alimentation et la déshydratation [18,19].

Les facteurs dits chroniques exposant les individus à un risque élevé d'atteinte liée à la chaleur sont la forme physique, la morphologie, l'âge, les pathologies médicales et les traitements.

Forme physique et indice de masse corporelle

Une mauvaise forme physique causée par des facteurs génétiques ou un mode de vie sédentaire avec une activité physique quotidienne inadéquate réduit la tolérance à l'exposition à la chaleur. Une bonne forme physique procure une réserve cardiovasculaire pour maintenir un débit cardiaque nécessaire à la thermorégulation. Les individus en surpoids ont une vasodilatation cutanée considérée comme normale et une transpiration en réponse à une exposition à la chaleur, mais l'association d'une forme physique moindre, du manque d'acclimatation à la chaleur et de poids corporel excessif (indice de masse corporelle plus élevé) augmente le coût en énergie du mouvement, ce qui expose ces personnes à un risque plus élevé d'atteinte liée à la chaleur.

Âge

Les capacités de thermorégulation et la tolérance à la chaleur diminuent avec l'âge. Toutefois, cet état peut être amélioré par le maintien d'un poids corporel bas et un bon niveau de forme physique.

Sexe

Une vieille croyance prétend que les femmes seraient moins tolérantes à la chaleur que les hommes. Bien que de grandes variations aient été rapportées, ces différences ont été notées chez des femmes qui étaient en moins bonne forme physique et qui étaient moins exposées à la chaleur comparativement aux hommes dans des conditions induisant une totale *acclimatation à la chaleur*. Des études plus récentes ont démontré des différences dans la forme physique et l'acclimatation à la chaleur entre les

Encadré 16-1 Facteurs de risque de maladies liées à la chaleur

Affections
Affections cardiovasculaires
Déshydratation
Neuropathies autonomiques
Maladie de Parkinson
Dystonies
Troubles cutanés : psoriasis, coups de soleil, brûlures
Troubles endocriniens
Fièvre
Delirium tremens
Psychoses
Nouveau-nés, personnes âgées
Antécédents de coup de chaleur
Obésité
Faible forme physique

Toxines/drogues
Augmentant la production de chaleur
Hormone thyroïdienne
Antidépresseurs tricycliques
Hallucinogènes (par exemple LSD)
Cocaïne
Amphétamines
Diminuant la soif
Halopéridol
Inhibiteurs de l'enzyme de conversion de l'angiotensine
Diminuant la sudation
Antihistaminiques
Anticholinergiques
Phénothiazines
Glutéthimides
Béta-bloquants
Augmentant la perte hydrique
Diurétiques
Éthanol
Nicotine

Comportement
Effort peu judicieux
Vêtements non adaptés
Mauvaise acclimatation
Mauvaise hydratation
Mauvaise surveillance
Motivation élevée
Profil athlétique
Profil de recrue militaire

D'après Tek D, Olshaker JS, Heat illness, *Emerg Med Clin North Am* 10 (2) : 299, 1992.

hommes et les femmes et indiquent que les femmes ont montré une tolérance égale au travail dans la chaleur; dans certaines études, elles sont plus tolérantes à la chaleur que les hommes.

Pathologies médicales

Une forme bénigne de lésions liées à la chaleur observée chez les individus est l'urticaire à la chaleur avec picotements; il a été démontré que c'est une cause de réduction de la tolérance à la chaleur. D'autres pathologies médicales pouvant augmenter le risque d'intolérance à la chaleur et les lésions dues à la chaleur sont le diabète sucré, les désordres thyroïdiens et une pathologie rénale. Une pathologie cardiovasculaire et les problèmes circulatoires qui augmentent le débit sanguin cutané ainsi que la demande circulatoire sont aggravés par l'exposition à la chaleur.

Traitements

Des médicaments prescrits ou non peuvent exposer les individus à un risque plus élevé de lésion liée à la chaleur (voir encadré 16-1). Certains médicaments peuvent augmenter la production de chaleur métabolique, supprimer le refroidissement corporel, réduire la réserve cardiaque, et altérer l'équilibre électrolytique et hydrique rénal. Les sédatifs et les opiacés vont affecter les facultés mentales et peuvent altérer le raisonnement et le jugement logiques, et supprimer les capacités décisionnelles lorsqu'une personne est exposée à la chaleur.

Déshydratation

L'eau est le plus grand composant du corps humain, représentant 45 à 70 % du poids corporel; par exemple, un homme de 75 kg contient 45 litres d'eau, ce qui représente 60 % du poids corporel. Des modifications excessives dans l'équilibre corporel normal (*euhydratation*), résultant soit d'une surconsommation d'eau (*hyperhydratation*; voir paragraphe sur l'hyponatrémie), soit d'une perte liquidienne (causant une déshydratation aiguë), modifient l'homéostasie, produisant des signes et des symptômes spécifiques. La déshydratation aiguë (*hypohydratation*, une forme chronique de déshydratation) peut avoir une issue grave lors d'une exposition à la chaleur ou au froid; elle a également un dangereux effet secondaire, avec des diarrhées, des vomissements et de la fièvre.

La déshydratation est courante, et beaucoup de cas de pathologies liées à la chaleur surviennent après plusieurs jours, comme chez les personnes âgées, ou pendant une activité physique, comme les sueurs profuses chez les athlètes. En général, ces personnes ne s'hydratent pas ou peu durant les activités quotidiennes, et ne remplacent pas les liquides corporels éliminés. Les enfants et les personnes âgées de plus de 60 ans sont particulièrement susceptibles de se déshydrater. Nous perdons tous les jours de l'eau par la transpiration, les larmes, l'urine et les selles. Les boissons et l'eau comprise dans l'alimentation remplacent normalement l'eau du corps. En cas de maladie avec fièvre, diarrhées ou vomissements, ou en cas d'exposition à la chaleur, la déshydratation survient. Les médicaments entraînant une déplétion de liquides corporels et des électrolytes tels que les diurétiques peuvent parfois provoquer une déshydratation.

Pendant l'exposition à la chaleur, l'eau est principalement perdue par la transpiration. L'individu peut perdre par la transpiration 0,8 à 1,4 litre par heure (l/h) et il a été décrit que certains athlètes de haut niveau qui sont acclimatés à la chaleur peuvent perdre jusqu'à 3,7 l/h pendant une compétition par temps chaud [20]. Pour empêcher la survenue d'une pathologie liée à la chaleur, il convient de maintenir un équilibre hydrique corporel et de minimiser la déshydratation pendant les activités quotidiennes, particulièrement durant toute activité physique avec expositions modérées ou intenses à la chaleur. Les individus ne ressentent normalement rien jusqu'à une perte correspondant approximativement à 2 % du poids corporel résultant de la transpiration [21]. Ainsi, la soif est un mauvais indicateur de besoin hydrique corporel durant le repos ou l'activité physique.

Avec un niveau modéré ou élevé de déshydratation aiguë (2 à 6 % du poids corporel), l'individu ressent de la fatigue, une tolérance à la chaleur diminuée, une détérioration cognitive ainsi qu'une réduction de la capacité physique aérobie intrinsèque [22,23]. En l'absence de toute forme de recommandations concernant l'hydratation (voir « Prévention des pathologies liées à la chaleur ») indiquant la quantité de liquides à absorber par heure en cas d'exposition à une chaleur modérée ou sévère, les personnes vont faire une sous-consommation conséquente de liquides et maintenir une déshydratation d'environ 1 à 2 % du poids corporel. La sous-consommation de liquides pour restaurer un équilibre hydrique normal est connue sous le nom de déshydratation « volontaire » [21].

Lorsque les individus sont encouragés à boire fréquemment durant une exposition à la chaleur, la vitesse de remplacement per os est limitée par la vitesse de vidange gastrique et la vitesse d'absorption des liquides par l'intestin grêle [24]. Les liquides sont évacués de l'estomac à une vitesse maximale d'environ 1 à 1,2 l/h vers l'intestin grêle, où se réalise l'absorption dans le sang [24]. De plus, la vitesse de vidange gastrique diminue approximativement de 20 à 25 % lorsqu'une perte de poids induite par la transpiration entraîne une déshydratation de 5 % du poids corporel total (par exemple : 5 % d'un homme de 90 kg = 4,5 kg de perte de poids) [25]. Dès qu'une déshydratation survient, il est donc très important de réhydrater la personne par voie orale de manière adéquate. Pour minimiser le degré de déshydratation pendant une exposition à la chaleur, il convient de commencer à boire avant et de maintenir des apports hydriques fréquents pendant et après l'exposition à la chaleur.

Les signes et les symptômes de déshydratation les plus fréquents chez les nourrissons, les enfants et les adultes – bien que chaque individu présente les symptômes différemment – sont les suivants :

- miction fréquente ;
- soif ;
- peau sèche ;
- fatigue ;
- céphalées légères ;
- vertiges ;
- confusion ;
- sécheresse de la bouche et des muqueuses ;
- augmentation des rythmes respiratoire et cardiaque.

Chez les nourrissons et les enfants, il existe d'autres signes :

- sécheresse de la bouche et de la langue ;
- pas de larmes lors des pleurs ;
- couches sèches depuis plus de 3 heures ;
- abdomen, yeux et joues creux ;
- fièvre élevée ;
- apathie ;
- irritabilité ;
- pli cutané (peau ne reprenant pas sa place après pincement et relâchement).

Troubles liés à la chaleur

Les troubles liés à la chaleur peuvent être mineurs ou sévères [8,26,27]. Il est important de noter que les intervenants préhospitaliers peuvent ou non voir la progression des signes et symptômes, qui débutent par des syndromes mineurs (par exemple crampes à la chaleur), puis évoluent vers des pathologies liées à la chaleur (par exemple coup de chaleur classique). Dans la majorité de ces expositions à la chaleur, le patient est capable d'évacuer la chaleur corporelle de manière adéquate et de maintenir une température centrale dans une fourchette normale. Toutefois, lorsque des affections relatives à la chaleur sont évoquées lors d'un appel d'urgence, les pathologies mineures liées à la chaleur peuvent apparaître évidentes aux sauveteurs pendant l'évaluation, allant jusqu'à des signes et symptômes d'une pathologie grave liée à la chaleur (tableau 16-1).

Pathologies mineures liées à la chaleur

Les pathologies mineures liées à la chaleur incluent l'urticaire à chaleur, l'œdème de chaleur, la tétanie de chaleur, les crampes musculaires (à la chaleur) et la syncope de chaleur.

Urticaire à la chaleur

L'urticaire à la chaleur, aussi connue sous le nom d'urticaire à la chaleur avec picotements et de miliaire rouge, est une urticaire rouge, prurigineuse et papulaire, observée normalement sur la peau au niveau des zones où les vêtements sont serrés, provoquant des sueurs abondantes. Cette affection est provoquée par l'inflammation des glandes sudoripares qui bloquent le canal sudoripare. Les zones affectées ne peuvent pas transpirer, augmentant le risque de pathologie liée à la chaleur en fonction de la surface cutanée concernée.

Prise en charge. Le traitement consiste à rafraîchir et sécher la zone affectée, et à prévenir les affections supplémentaires que provoque la transpiration dans ces zones.

Œdème à la chaleur

L'œdème à la chaleur est un œdème léger des mains, des pieds et des coudes observé durant les premières étapes de l'acclimatation à la chaleur, alors que le volume de plasma est employé pour compenser les besoins accrus liés à la thermorégulation du liquide sanguin. Cette forme d'œdème ne traduit pas un apport hydrique excessif ou une maladie cardiaque, rénale ou hépatique. En l'absence d'autres maladies, cette affection n'a pas de signification clinique et se résorbe toute seule. L'œdème de chaleur est plus souvent observé chez les femmes.

Prise en charge. Le traitement consiste à défaire les vêtements et à surélever les jambes. Les diurétiques ne sont pas indiqués et peuvent augmenter le risque de pathologie liée à la chaleur.

Tétanie à la chaleur

La tétanie à la chaleur est une affection rare, autolimitée, qui peut survenir chez des patients exposés intensément à des conditions de chaleur brèves et intenses. On considère que l'hyperventilation qui en résulte en est la principale cause. Une alcalose respiratoire, des paresthésies, des spasmes des doigts et des orteils, ainsi qu'une tétanie peuvent se développer.

Prise en charge. Le traitement consiste au retrait de la source de chaleur et au contrôle de l'hyperventilation. La déshydratation n'est pas un événement courant avec ces expositions brèves à la chaleur. La tétanie à la chaleur peut être observée en association avec les signes et symptômes de l'épuisement à la chaleur et du coup de chaleur.

Crampes musculaires (à la chaleur)

Les crampes musculaires (à la chaleur) sont des contractions musculaires de courte durée, douloureuses, obser-

Tableau 16-1 Troubles communs liés à la chaleur

Troubles	Causes/problèmes	Signes et symptômes	Traitements
Crampes musculaires (chaleur)	Défaillance du remplacement des pertes de NaCl pendant la transpiration ; problèmes musculaires et électrolytiques	Crampes musculaires douloureuses, habituellement jambes et abdomen	Déplacer au frais ; massages/étirement du muscle ; boire des boissons énergétiques ou à base de NaCl (comme du jus de tomates) ; transporter ceux ayant les signes et symptômes énumérés ci-dessous
Déshydratation	Défaillance du remplacement de la perte de sueurs avec des liquides	Soif, nausées, fatigue excessive, hypovolémie, thermorégulation diminuée ; capacités physiques et mentales diminuées	Remplacer la perte de sueurs avec des boissons légèrement salées ; se reposer dans un endroit frais jusqu'à ce que le poids corporel et la perte d'eau soient restaurés
Épuisement à la chaleur	Perte excessive de chaleur avec ingestion inadéquate de boissons ; problèmes cardiovasculaires avec une diminution du retour veineux, du temps de remplissage cardiaque et du volume d'éjection cardiaque	Diminution de la diurèse, tachycardie, faiblesse, démarche instable, fatigue extrême, peau moite, céphalées, vertiges, nausées, collapsus ; non traité, peut évoluer vers le coup de chaleur	Retirer de la source de chaleur, placer dans un endroit frais ; refroidir le corps et ventiler ; faire boire légèrement salé ; NaCl 0,9 % en IV ou solution de Ringer lactate
Coup de chaleur	Température centrale > 40,6 °C ; perturbation cellulaire ; dysfonction du système multiorganique ; troubles neurologiques avec défaillance du centre thermorégulateur	Changement de l'état mental ; comportement irrationnel ou delirium ; frissons possibles ; tachycardie initiale, puis bradycardie tardive ; hypotension ; ventilation rapide et superficielle ; peau chaude, humide ou sèche ; perte de conscience ; convulsions et coma	*En urgence* : refroidir rapidement et immédiatement par immersion dans l'eau, ou bien humidifier ou emballer dans des draps humides et ventiler vigoureusement. Continuer jusqu'à ce que la température centrale soit < 39 °C. Traiter le choc si nécessaire une fois que la température centrale est descendue. Transporter immédiatement aux urgences
Hyponatrémie à l'effort (diluée)	Concentration de sodium plasmatique basse ; vue généralement chez les individus ayant une activité prolongée dans un environnement chaud ; l'eau consommée (> 1 l/h) excède le volume de sueurs perdu ; défaillance de remplacement du sodium perdu par la transpiration	Nausées, vomissements, malaise, vertiges, ataxie, céphalées, altération de l'état mental, polyurie, signes de pression intracrânienne, convulsions et coma ; température centrale < 39 °C ; signes et mimiques de pathologies liées à la chaleur	Restriction d'ingestion hydrique ; nourriture salée ; évaluer les patients inconscients avec l'ABC et soins standard ; O_2 15 l/min ; NaCl 0,9 % en IV en entretien ; transport immédiat en position assise ou en latérale si inconscient

vées fréquemment au niveau des muscles du mollet (gastrocnémiens), mais aussi au niveau des muscles volontaires de l'abdomen et des extrémités. Elles surviennent chez les personnes pendant un exercice entraînant des sueurs profuses ou durant la période de récupération de l'exercice. Les muscles lisses, cardiaque, le diaphragme et les muscles bulbaires ne sont pas concernés. Les crampes musculaires (à la chaleur) peuvent survenir isolées ou chez des patients victimes d'épuisement à la chaleur. La cause est inconnue, mais il semble que le sodium de l'organisme et une autre déplétion en électrolytes soient impliqués dans cet état. Il est prouvé qu'un supplément de sel dans le régime alimentaire réduit l'incidence de crampes musculaires.

Prise en charge. Le traitement consiste à laisser la victime se reposer dans un environnement rafraîchi, à étirer le muscle affecté, et à la faire boire. Des boissons énergétiques qui contiennent du sodium ou d'autres boissons (par exemple, du jus de tomates contenant du sodium) peuvent être consommées. L'hydratation intraveineuse est rarement nécessaire, mais les crampes musculaires sévères et prolongées peuvent être résolues rapidement par du NaCl isotonique en IV. Éviter d'employer les comprimés de sel parce qu'ils peuvent entraîner une détresse gastro-intestinale.

Syncope à la chaleur

La syncope à la chaleur est observée lors d'expositions prolongées à la chaleur et est provoquée par une pression artérielle basse, laquelle entraîne un évanouissement ou une sensation de défaillance ou d'étourdissements. La chaleur entraîne une vasodilatation et un afflux du sang veineux dans les jambes, ce qui entraîne une chute de la pression sanguine.

Prise en charge. Après le transfert vers un environnement frais, les patients sont mis au repos dans une position étendue et sont réhydratés per os ou par voie IV. Si une chute s'est produite, les patients doivent être évalués complètement pour rechercher une blessure. Les patients qui ont des antécédents neurologiques ou cardiaques nécessitent une évaluation supplémentaire pour rechercher la cause de leur épisode syncopal. Il est essentiel de recueillir les signes vitaux et de réaliser un électrocardiogramme (ECG) durant le transport.

Troubles majeurs liés à la chaleur

Les troubles majeurs liés à la chaleur incluent le collapsus associé à l'effort, l'épuisement à la chaleur et le coup de chaleur (formes classique et liée à l'effort).

Collapsus lié à l'effort

Ce trouble survient lorsqu'une personne s'effondre après un exercice soutenu [28,29]. Pendant l'exercice, les contractions musculaires des extrémités inférieures participent au retour veineux vers le cœur. Quand l'exercice cesse, comme à la fin d'un jogging, la contraction musculaire qui participe au retour veineux ralentit de manière importante. Le retour veineux diminue, entraînant une chute du débit cardiaque vers le cerveau.

Évaluation. Les signes et les symptômes incluent des nausées, des étourdissements, un collapsus ou une syncope. Les patients se sentent mieux en position allongée, mais ont des vertiges lorsqu'ils essaient de se relever ou de s'asseoir (*hypotension orthostatique*). Des sueurs profuses sont courantes. Les fréquences ventilatoire et cardiaque peuvent être rapides. La température corporelle centrale peut être normale ou légèrement élevée. Il est difficile d'exclure une déshydratation, mais ce type de collapsus post-exercice n'est pas dû à une hypovolémie. Il nécessite une évaluation immédiate pour rechercher d'autres causes (par exemple cardiovasculaire).

Prise en charge. Le patient est emmené dans un environnement frais et se repose dans une position allongée. Une réhydratation orale ou par voie IV est réalisée si nécessaire. Comme le collapsus de ces patients est dû à la diminution du retour veineux en fin d'exercice et non à la déshydratation, il est recommandé de différer le traitement IV jusqu'à ce que l'évaluation soit complétée après repos et rafraîchissement. Comme avec toute forme de collapsus, une évaluation supplémentaire est nécessaire pour éliminer d'autres troubles (par exemple causes cardiaques ou neurologiques). Recueillir les signes vitaux et réaliser un ECG pendant le transport est essentiel pour détecter une arythmie cardiaque.

Épuisement à la chaleur

L'épuisement à la chaleur est le trouble lié à la chaleur le plus courant rencontré par les intervenants préhospitaliers. Cet état peut se développer après plusieurs jours d'exposition comme chez les personnes âgées qui vivent dans des espaces peu ventilés, ou sous forme aiguë comme chez les athlètes. Cet état résulte d'un débit cardiaque insuffisant pour supporter l'augmentation de la charge circulatoire causée par la constante demande de dissipation de la chaleur par thermorégulation, avec une augmentation du flux sanguin cutané, une réduction du volume de plasma, une diminution du retour veineux vers le cœur par la vasodilatation, et une déplétion de sel et d'eau induite par la transpiration [19]. Les patients présentant un épuisement à la chaleur ont habituellement une température rectale inférieure à 40 °C, mais c'est une indication et non une conclusion toujours fiable [29].

Établir la différence entre l'épuisement à la chaleur et le coup de chaleur est souvent difficile, mais une évaluation rapide de l'état mental déterminera le niveau d'implication neurologique. Si l'épuisement à la chaleur n'est pas traité correctement, il peut mener à un coup de chaleur, une forme de menace vitale liée à la chaleur. L'épuisement à la chaleur est un *diagnostic d'exclusion* lorsque celui de coup de chaleur n'est pas évident. Ces patients requièrent aux urgences un examen physique supplémentaire et des examens de laboratoire.

Évaluation. Les signes et symptômes incluent un apport hydrique insuffisant, une diminution de la diurèse, des céphalées frontales, une somnolence, une euphorie, des nausées, des étourdissements, une anxiété, une fatigue et une apathie. Les patients se sentent mieux lorsqu'ils sont couchés, mais ressentent des vertiges dès qu'ils essaient de se lever ou de s'asseoir (hypotension orthostatique). Des sueurs profuses sont courantes. Les fréquences ventilatoire et cardiaque peuvent être rapides, et le pouls radial peut être filant. La pression artérielle systolique (PAS) peut être normale soit légèrement diminuée. La température corporelle centrale peut être soit normale ou légèrement élevée, mais généralement en dessous de 40 °C. Il est important d'obtenir un historique correct d'affections antérieures liées à la chaleur et de l'incident actuel de l'exposition à la chaleur, parce que ces patients peuvent présenter des signes et des symptômes provenant d'autres formes de perte hydrique et de sodium (par exemple hyponatrémie; voir plus loin).

Prise en charge. Déplacer immédiatement le patient de l'environnement chaud vers un local frais. Allonger le patient. Retirer tout ce qui pourrait empêcher la dissipation de la chaleur comme un chapeau ou des vêtements. Une réhydratation per os doit être envisagée pour tout patient capable de boire et qui ne présente pas de risque d'inhalation; employer des boissons énergétiques à base d'électrolytes diluées de moitié. Une trop grande hydratation par voie orale peut augmenter les ballonnements, les nausées et les vomissements. Si une réhydratation par voie IV est nécessaire, la solution de Ringer lactate ou du sérum salé physiologique (NaCl) devraient être employés. La réhydratation par voie IV est plus rapide que par voie orale à cause des délais de la vidange gastrique et de l'absorption par l'intestin grêle causés par la déshydratation.

Parce qu'il est difficile de distinguer l'épuisement à la chaleur du coup de chaleur, et parce que les victimes de coup de chaleur doivent être rafraîchies, le meilleur moyen d'action est de débuter les procédures de refroidissement chez toutes les victimes d'épuisement à la chaleur. Le refroidissement actif peut être fait rapidement en mouillant la tête et la partie supérieure du torse avec de l'eau, et en éventant le patient pour augmenter la perte de chaleur par *convection*. Transporter tous les patients inconscients, qui ne récupèrent pas rapidement, ou qui ont des antécédents médicaux importants. Il est essentiel de contrôler la température ambiante, de monitorer les signes vitaux ainsi que l'état neurologique pendant le transport.

Coup de chaleur

On considère que le coup de chaleur est la forme la plus courante de pathologie liée à la chaleur menaçant le pronostic vital. Le coup de chaleur est défini comme une forme anormale d'hyperthermie aboutissant à un déficit total du système de thermorégulation – une incapacité des systèmes corporels d'évacuer la chaleur et de se refroidir. Le coup de chaleur est caractérisé par une élévation de la température centrale à 40 °C ou plus, et par un dysfonctionnement du système nerveux central, aboutissant à un delirium, des convulsions, ou un coma [27,30].

La différence la plus significative entre le coup de chaleur et l'épuisement à la chaleur est l'*incapacité neurologique*, qui se traduit auprès de l'intervenant préhospitalier par une altération de l'état de conscience. Le degré de complications chez les patients avec un coup de chaleur n'est pas entièrement lié à l'importance de l'élévation de la température corporelle, parce que les changements physiopathologiques peuvent aboutir à un syndrome de dysfonctionnement multiorganique [27,31]. Par conséquent, chez beaucoup de patients, le coup de chaleur ne sera distingué cliniquement de l'épuisement à la chaleur qu'après une évaluation secondaire à l'hôpital. La morbidité et la mortalité sont directement associées à la durée d'élévation de la température centrale. Malgré une intervention préhospitalière agressive et une prise en charge à l'hôpital, le coup de chaleur peut être fatal, et beaucoup de patients qui survivent ont un déficit neurologique permanent.

Le coup de chaleur se présente sous deux formes cliniques : le coup de chaleur classique et le coup de chaleur à l'effort (tableau 16-2).

Le *coup de chaleur classique* est un trouble concernant les nourrissons, les enfants fébriles, les personnes pauvres, la population âgée, les personnes alcooliques, et les patients malades pouvant avoir les facteurs de risque énumérés dans l'encadré 16-1 (par exemple les traitements). Une présentation classique est un patient qui est exposé à un taux d'humidité élevé et à des températures élevées dans une pièce sans air conditionné pendant plusieurs jours, menant à une déshydratation et à une température centrale élevée. Souvent, le mécanisme de sudation de ces patients est stoppé; il s'agit de l'*anhidrose*. Elle est particulièrement fréquente dans les grandes villes durant les vagues de chaleur d'été, quand les ventilateurs manquent ou ne sont pas employés [11]. L'évaluation de la scène fournira des informations utiles à l'identification d'un coup de chaleur classique.

Le *coup de chaleur à l'effort* est un trouble évitable couramment rencontré chez les jeunes personnes peu acclimatées, impliquées dans une activité physique soutenue (tels les travailleurs industriels, les athlètes, les recrues militaires), avec une combinaison de température et d'humidité élevées. Ces conditions peuvent rapidement élever la production de chaleur interne et limiter la capacité du corps d'évacuer la chaleur. En comparaison avec le coup de chaleur classique, ces patients se présentent couramment avec des sueurs profuses, et cela peut être confondu avec un épuisement à la chaleur [4].

Évaluation. Les victimes de coup de chaleur se présentent typiquement avec une peau chaude et empourprée. Ils peuvent ou non transpirer selon l'endroit où ils se trouvent et selon qu'ils aient un coup de chaleur classique ou à l'effort. La pression sanguine peut être élevée ou diminuée, et le pouls est généralement rapide et filant; 25 %

Tableau 16-2 Coup de chaleur classique versus coup de chaleur à l'effort

	Classique	À l'effort
Groupe d'âge	Personnes âgées	Hommes de 15 à 45 ans
État de santé	Maladie chronique	En bonne santé
Activité simultanée	Sédentarité	Exercice intensif
Médicaments	Diurétiques, antidépresseurs, antihypertenseurs, anticholinergiques, antipsychotiques	Habituellement aucun
Transpiration	Peut être absente	Habituellement présente
Acidose lactique	Habituellement absente ; pronostic incertain si présente	Courante
Hyperkaliémie	Habituellement absente	Souvent présente
Hypocalcémie	Peu courante	Fréquente
Hypoglycémie	Peu courante	Courante
Créatinine	Légèrement élevée	Très élevée
Rhabdomyolyse	Légère	Fréquemment sévère

D'après Knochel JP, Reed G, Disorders of heat regulation. In Kleeman CR, Maxwell MH, Narin G, eds, *Clinical disorders of fluid and electrolyte metabolism*, New York, McGraw-Hill, 1987.

de ces patients sont hypotendus. Le niveau de conscience des patients peut varier de confus à inconscient, et des convulsions peuvent également être présentes, particulièrement durant le refroidissement [30]. Ainsi que cela a pu être observé dans les hôpitaux, la température rectale peut être comprise entre 40 et 47 °C [27,30].

Pour distinguer le coup de chaleur d'une autre forme de pathologie liée à la chaleur, l'évaluation de la température corporelle et de l'altération de l'état de conscience est essentielle. Tout patient qui est chaud au toucher et avec une conscience altérée (confus, désorienté, combatif, ou inconscient) devrait être suspecté d'avoir un coup de chaleur et être pris en charge immédiatement et agressivement.

Prise en charge. Le coup de chaleur est une urgence vraie. Le refroidissement devrait débuter quand l'intervenant préhospitalier évalue et stabilise les voies aériennes, la ventilation et la circulation. L'intervenant préhospitalier commence immédiatement le refroidissement avec tout ce qui est à sa disposition (par exemple arrosoir, bouteille d'eau), même avant de retirer les vêtements. Idéalement, l'immersion en eau froide est la méthode la plus rapide de refroidissement, mais elle ne peut généralement être pratiquée qu'à l'hôpital [32,34]. Si de la glace n'est pas immédiatement disponible, l'aspersion d'eau froide sur le patient avec une ventilation est la technique la plus efficace ; elle va favoriser l'évaporation et la perte de chaleur par convection [32]. Depuis les années 1950, on pensait que le froid ou l'immersion en eau froide provoquait une vasoconstriction suffisante pour diminuer la chaleur corporelle et déclencher des frissons augmentant la production de chaleur interne. Cependant, de récentes recherches ont démontré que cela n'influence pas la température corporelle [32,34]. *L'intervention la plus importante que peut délivrer l'intervenant préhospitalier dans le coup de chaleur (en même temps que l'ABC) est de refroidir immédiatement et rapidement l'ensemble du corps pour en réduire la température.*

Un refroidissement rapide devrait être effectué avant le transport. Durant le transport, le patient devrait être placé dans une ambulance avec climatisation. Retirer tous les vêtements superflus, couvrir le patient avec un drap, l'humidifier avec des solutions de perfusion et l'éventer. Des packs de glace peuvent être placés au pli de l'aine, aux creux axillaires et derrière la nuque, car les vaisseaux sont près de la surface de la peau à ces endroits. Toutefois, les packs de glace seuls sont insuffisants pour faire descendre la température corporelle rapidement et devraient être considérés uniquement comme refroidissement accessoire [4,32]. La température rectale devra être mesurée toutes les 5 à 10 minutes durant le transport pour s'assurer du rafraîchissement efficace et prévenir l'hypothermie. Le refroidissement actif doit être stoppé lorsque la température rectale atteint 39 °C [4,34]. Administrer de l'oxygène à haute concentration, assister la ventilation avec un ballon autoremplisseur si nécessaire, et monitorer le rythme cardiaque.

Les patients victimes d'un coup de chaleur ne nécessitent généralement pas une réanimation liquidienne importante; l'on administre habituellement entre 1 à 1,5 litre de sérum salé isotonique par voie IV. Délivrer 500 ml de liquide et évaluer les signes vitaux. Le volume hydrique ne devrait pas excéder 1 à 2 litres la première heure – suivre les protocoles médicaux locaux. Contrôler la glycémie car ces patients sont fréquemment en hypoglycémie et peuvent nécessiter un bolus de glucose. Les convulsions peuvent être prises en charge avec 5 à 10 mg de diazépam. Il convient de transporter les patients en décubitus latéral pour maintenir les voies aériennes ouvertes et éviter l'inhalation.

Hyponatrémie à l'effort

L'hyponatrémie à l'effort, appelée autrefois intoxication à l'eau, est une menace vitale, de plus en plus rencontrée chez les randonneurs, les marathoniens, les triathlètes, les aventuriers, et le personnel militaire d'infanterie [35–37]. Une faible concentration plasmatique en sodium entraîne un déséquilibre osmotique à travers la barrière sanguine cérébrale, entraînant un afflux rapide d'eau dans le cerveau, qui provoque un œdème cérébral [38]. Comme avec les signes et symptômes de la pression intracrânienne dans les traumatismes crâniens (voir chapitre 8), la progression des symptômes neurologiques avec l'hyponatrémie va apparaître, allant des céphalées, malaises, confusion et convulsions jusqu'au coma, avec des lésions cérébrales permanentes, un engagement du tronc cérébral, et la mort [38]. Les patients symptomatiques ont généralement une concentration de sodium inférieure à 125 mEq/l (norme : 135–145 mEq/l), avec un développement rapide (< 48 h) d'hyponatrémie; cela est fréquemment observé dans les courses ou événements d'endurance prolongée [35].

Des études ont démontré que 18 à 23 % d'ultramarathoniens et 29 % de triathlètes ayant terminé une course à Hawaï avaient une hyponatrémie à l'effort [39–41]. En 2003, 32 cas d'hyponatrémie à l'effort ont été recensés chez les trekkeurs dans le parc national du Grand Canyon, sollicitant des interventions régulières des gardes du parc et des services de secours [42].

L'hyponatrémie à l'effort peut apparaître dans les situations suivantes :

- sodium excessif et perte d'eau provenant de la transpiration dans les événements d'endurance entraînant une déshydratation et une déplétion de sodium;
- des athlètes hyperhydratés avec uniquement de l'eau; en maintenant le sodium du plasma, il se crée une dilution de la concentration de sodium;
- combinaison d'excès de sodium et de perte hydrique liée à la transpiration et à une hyperhydratation avec seulement de l'eau.

Il est prouvé que l'hyponatrémie provoquée par l'effort est le résultat de la rétention liquidienne dans l'espace extracellulaire (dilution), et non de la non-absorption liquidienne dans l'intestin grêle [35]. Ces patients n'ont en général pas absorbé de boissons énergétiques à base d'électrolytes, ou bien ont consommé des aliments énergétiques ne contenant pas de sel ou en quantité insuffisante pour équilibrer la perte de sodium dans la transpiration ou la dilution par absorption excessive d'eau.

Quelques facteurs de risque du développement de l'hyponatrémie à l'effort ont été identifiés. Les coureurs lents ont un risque plus élevé d'hyponatrémie que les coureurs rapides, probablement parce qu'ils ont plus d'opportunités de consommer de l'eau et un volume consommé augmenté, mais une perte hydrique plus faible. Un autre facteur à haut risque pour les athlètes d'endurance est l'usage d'anti-inflammatoires non stéroïdiens (AINS; par exemple l'ibuprofène) durant ces activités. Les AINS diminuent la production de prostaglandine rénale, menant vers une diminution de la vitesse de filtration glomérulaire des reins [43]. Cependant, en se fondant seulement sur des observations, le facteur de risque le plus commun est le sexe : la population féminine d'athlètes d'endurance [44].

L'hyponatrémie à l'effort a été décrite comme « l'autre pathologie liée à la chaleur », car les symptômes sont non spécifiques et sont similaires à ceux connus dans les troubles mineurs ou majeurs dus à la chaleur [42]. De nombreuses courses d'endurance et d'aventure se tiennent sur plusieurs jours et dans des environnements chauds; il est donc admis que les signes et symptômes d'hyponatrémie à l'effort sont une forme de pathologie liée à la chaleur, et les patients sont pris en charge avec des protocoles standard relatifs à une hypovolémie présumée et à une chaleur corporelle excessive. Des protocoles standard qui visent le refroidissement corporel et la prise en charge liquidienne afin de corriger l'hyperthermie, la déshydratation due à la sueur, et le changement de l'état mental peuvent compliquer l'hyponatrémie diluée et exposer le patient à un risque de convulsions et de coma. Traiter un patient en hyponatrémie avec des liquides et du repos va aggraver son état, contrairement au patient victime d'épuisement à la chaleur.

Les autres désordres relatifs à la chaleur commencent à être reconnus et traités correctement aujourd'hui par le personnel de secours et le personnel médical, grâce à l'augmentation et à l'éducation du personnel médical ainsi que du public dans la prévention, la reconnaissance rapide et la prise en charge. Les intervenants préhospitaliers qui assistent ou qui sont envoyés sur ces événements d'endurance ont besoin d'être informés que l'hyponatrémie à l'effort est courante et potentiellement sérieuse.

Évaluation

Un large éventail de signes et symptômes peut être retrouvé chez les athlètes d'endurance en hyponatrémie (voir tableau 16-1). La température centrale est en général normale mais peut être basse ou légèrement élevée, selon la température ambiante, l'élimination de la chaleur corporelle et l'intensité de l'effort lors de l'évaluation. Le rythme cardiaque et la pression sanguine peuvent être bas, normaux ou élevés, selon la température centrale, l'intensité de l'effort, l'hypovolémie ou le choc. La fréquence respiratoire peut être dans les limites de la normale voire légèrement élevée. L'hyperventilation observée avec l'hyponatrémie à l'effort peut expliquer les troubles de la vision, les vertiges, les fourmillements dans les mains, et les paresthésies des extrémités. Les principaux signes retrouvés à l'évaluation sont les modifications de l'état mental, la fatigue, le malaise, les céphalées et les nausées. D'autres formes de modifications neurologiques incluent une élocution ralentie, une ataxie, et des troubles cognitifs incluant un comportement irrationnel, une combativité et la peur. Ces patients ont souvent relaté une impression de « mort imminente ».

Prise en charge

La première étape du traitement est d'identifier le trouble et de déterminer sa sévérité. La prise en charge est fondée sur la sévérité de l'hyponatrémie à l'effort. La figure 16-3 fournit un algorithme pour l'évaluation des patients afin de déterminer si une hyponatrémie ou une pathologie liée à la chaleur est présente. Les symptômes mineurs devraient être pris en charge par une surveillance du patient et l'attente d'une diurèse normale avec élimination des liquides en excès. Les patients symptomatiques devraient être placés en position verticale pour maintenir les voies aériennes et pour minimiser toute influence positionnelle sur la pression intracrânienne (PIC). Ces patients sont connus pour présenter des vomissements en jet pendant le transport. Placer les patients inconscients en décubitus latéral gauche et anticiper les vomissements. Surveiller les convulsions et administrer un traitement anticonvulsivant (par exemple diazépam, 2–5 mg intraveineux ou intramusculaire [IV/IM]), sur protocole médical. Après la pose de voie veineuse en entretien, vérifier avec le contrôle médical les volumes hydriques de NaCl, s'il y a lieu, selon la sévérité et le délai de transport vers l'hôpital. Parce que ces patients ont rapidement une surcharge liquidienne, une perfusion rapide ou de gros volumes est contre-indiquée. Les patients avec des signes et symptômes étendus d'œdème cérébral nécessitent une élévation de la concentration en sodium plasmatique ; dans ce cas, l'administration d'une solution salée hypertonique (3 %) est généralement réalisée aux urgences ou en unité de soins intensifs. Garder le patient au calme pendant son transport et continuer d'évaluer tout changement de son état mental ou des convulsions.

Prévention des pathologies liées à la chaleur

Les méthodes de prévention des pathologies liées à la chaleur sont vitales pour tout groupe social, particulièrement pour ceux qui doivent travailler sous des températures élevées. Les intervenants préhospitaliers et leurs services médicaux d'urgences représentent un bon relais pour l'éducation du public aux stratégies de prévention du stress à la chaleur, par le biais de brochures éducatives, de sites internet, de présentations au public, et de journaux locaux.

Il n'est pas toujours possible pour les sauveteurs de prévenir toutes les formes de pathologies liées à la chaleur auprès du public ; c'est pourquoi les services médicaux d'urgences et les autres personnels de secours doivent employer des stratégies de prévention et anticiper les expositions aux températures élevées ainsi que les expositions professionnelles. Ces stratégies, qui comprennent des mesures administratives, des procédures, des contrôles des manœuvres, l'utilisation d'équipements et des programmes de surveillance médicale, visent à minimiser l'ensemble des effets des expositions chroniques ou aiguës à la chaleur. De simples procédures préventives peuvent considérablement minimiser l'incidence des pathologies liées à la chaleur, mais les personnes appartenant à une organisation ne prennent souvent pas en compte ces stratégies. L'encadré 16-2 fournit une vue d'ensemble des stratégies de prévention du stress à la chaleur pour les services médicaux d'urgences, les pompiers, et autres personnels de secours public [45].

Une interaction complexe de facteurs, en association, peut faire que les limites de la tolérance des personnes exposées à la chaleur sont dépassées, les signes et symptômes des pathologies liées à la chaleur apparaissant alors. La capacité de l'être humain de travailler sous des températures modérées ou chaudes peut être optimisée par une bonne préparation à l'activité physique, par l'acclimatation à la chaleur, par les conditions de vie et de travail, par l'hygiène personnelle, et par l'ingestion d'aliments et de boissons afin de maintenir et de remplacer les électrolytes dans l'organisme. L'environnement, l'hydratation, la condition physique et l'acclimatation à la chaleur sont les facteurs essentiels à comprendre.

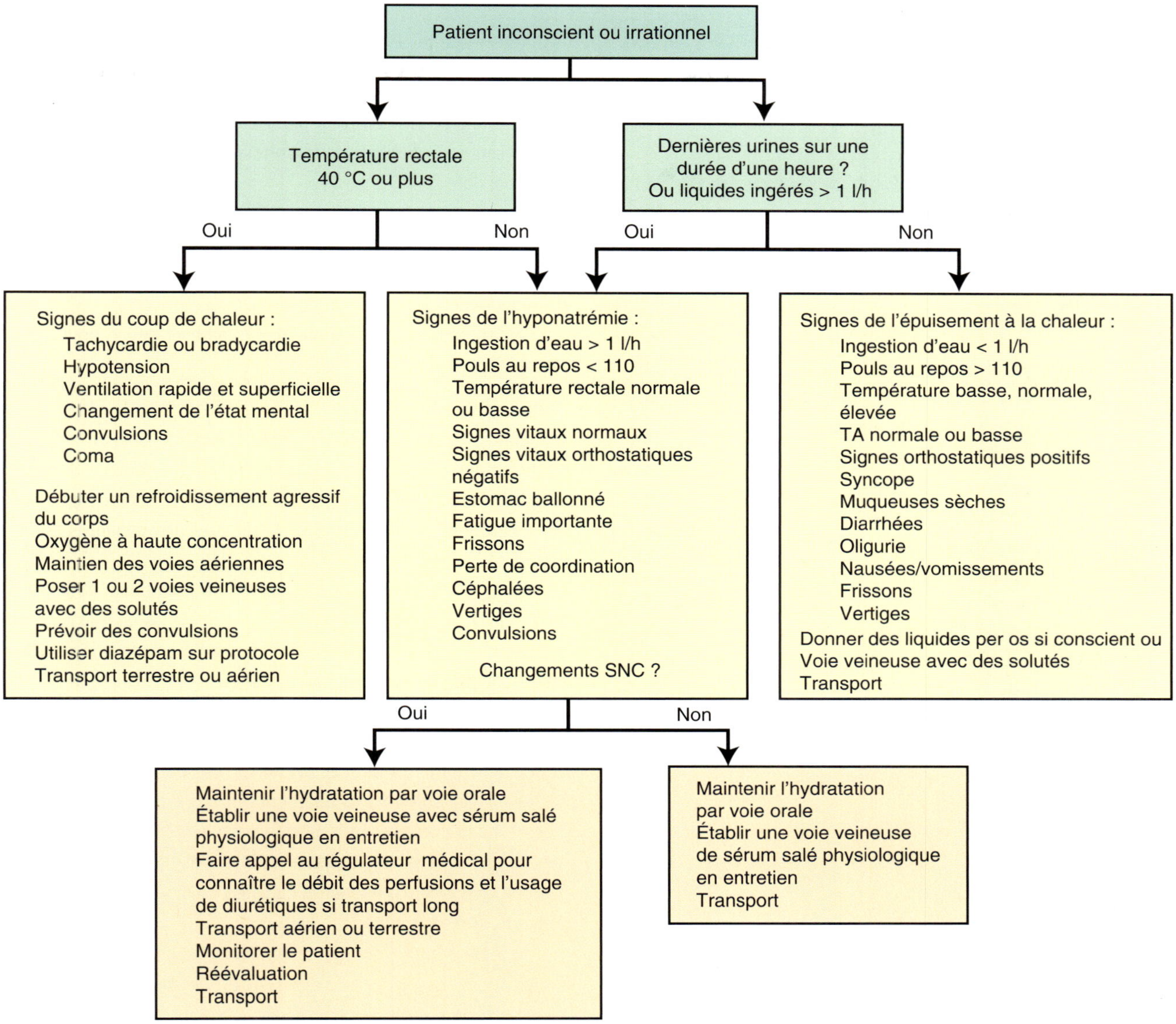

Fig. 16-3. Algorithme des traitements de l'épuisement à la chaleur, du coup de chaleur et de l'hyponatrémie.

Environnement

Les intervenants préhospitaliers et autres personnels de secours sont exposés aux environnements chauds du fait de leur profession. Pendant les exercices ou les interventions, beaucoup de personnels vont être confrontés à des niveaux élevés de stress à la chaleur lorsqu'ils travaillent avec des *équipements de protection individuelle* (EPI) (vêtements imperméables), tels qu'un équipement contre l'incendie, une combinaison pour matière dangereuse ou des vêtements de protection chimique/biologique. Le stress à la chaleur peut aussi surgir lorsqu'il faut intervenir dans des espaces peu ventilés ou confinés, ou sur un accident impliquant plusieurs véhicules par une journée chaude et humide. Les EPI compromettent la capacité du corps d'évacuer la chaleur et empêchent l'évaporation de la sueur pendant un travail éprouvant. Avec un fort niveau de sueurs provenant d'une production interne de chaleur au cours de tâches physiques et d'une exposition à la chaleur externe, les personnels sont exposés à un risque important de déshydratation et de pathologie liée à la chaleur. Ainsi, l'emploi d'EPI diminue l'avantage physiologique acquis par l'acclimatation à la chaleur et par la condition physique.

Ces risques peuvent être minimisés par la mesure des conditions de chaleur environnementales ; il est parfois aussi possible de suivre les recommandations d'alternance travail/repos et les règles d'hydratation lors de travaux dans des environnements thermiques élevés [17,46].

Encadré 16-2 Prévention des troubles liés à la chaleur chez les intervenants préhospitaliers

Vous pouvez prévenir les conséquences sérieuses de troubles liés à la chaleur par l'amélioration de votre forme physique et par l'acclimatation à la chaleur.

Maintenir un niveau élevé d'aptitude physique aérobie est l'un des meilleurs moyens de vous protéger contre le stress à la chaleur. Le « travailleur sportif » a un système circulatoire bien développé et une augmentation du volume sanguin. Tous deux sont importants pour réguler la température corporelle. Les sportifs se mettent plus vite à transpirer; ainsi, ils peuvent travailler avec un rythme cardiaque et une température moins élevés. Ils s'ajustent à la chaleur deux fois plus rapidement qu'un travailleur en mauvaise forme. Ils perdent leur acclimatation plus lentement et la récupèrent rapidement.

L'acclimatation à la chaleur apparaît en 5 à 10 jours d'exposition à la chaleur, tandis que le corps :

- augmente la production de sueurs;
- améliore la distribution sanguine;
- diminue le rythme cardiaque, et abaisse les températures cutanée et corporelle.

Vous pouvez vous acclimater par une augmentation graduelle de la durée du travail sous la chaleur, en veillant à remplacer les liquides, et à vous reposer si nécessaire. Vous maintenez l'acclimatation avec des travaux ou des exercices périodiques sous un environnement chaud.

Au travail

L'indice de stress à la chaleur (figure 16-4) illustre comment la température et l'humidité se combinent pour créer des états de stress modérés ou élevés à la chaleur.

Restez vigilant face au stress à la chaleur lorsque la chaleur rayonnante du soleil ou de flammes est élevée, l'air étant calme, ou si vous travaillez dur, ce qui produit une grande quantité de chaleur métabolique.

Certaines organisations emploient l'indice de stress à la chaleur WBGT (tableau 16-3). Cet indice utilise un réservoir sec, un réservoir humide, et les températures du globe noir. Les températures sont mesurées pour indiquer l'impact de chaque mesure sur le travailleur :

- le réservoir humide (humidité) représente 70 %;
- le globe noir (rayonnement de la chaleur et mouvement de l'air) représente 20 %;
- le réservoir sec (température de l'air) représente 10 %.

Les indices de stress à la chaleur ne prennent pas en compte les effets de longues heures de travail éprouvant, la déshydratation, ou l'impact des vêtements et équipements protecteurs personnels.

Si des états de stress à la chaleur existent, vous devez modifier la manière dont vous travaillez ou vous vous entraînez. Trouvez votre rythme. Il y a des différences d'aptitude physique, d'acclimatation et de tolérance à la chaleur selon les individus. Poussez trop loin et vous serez un candidat aux troubles à la chaleur.

Si possible :

- éviter de travailler à côté de sources de chaleur;
- réaliser les travaux les plus durs au frais le matin et en soirée;
- changer d'outils ou de tâches pour minimiser la fatigue;
- prendre des périodes de repos fréquentes.

Le plus important est de maintenir une hydratation pour remplacer les pertes liquidiennes.

Hydratation

Le maintien de l'hydratation corporelle est essentiel lors de la transpiration et pour la dissipation de la chaleur interne générée pendant le travail. Pour minimiser la déshydratation et le risque de troubles liés à la chaleur, vous devez vous hydrater avant, pendant et après l'effort.

Avant le travail, vous devriez boire davantage pour vous préparer à la chaleur. Buvez 1 ou 2 verres d'eau, de jus de fruit ou une boisson énergétique avant le travail. Évitez l'excès de caféine. Elle accélère la perte liquidienne par les urines.

Pendant le travail, faites des pauses boissons toutes les heures, buvez au moins 1,5 litre de boissons. L'eau est votre plus grand besoin pendant le travail sous la chaleur. Les études montrent que les travailleurs boivent plus quand des boissons légèrement parfumées sont disponibles. Faire une fois un remplacement liquidien avec des boissons énergétiques électrolytiques ou aux hydrates de carbone vous aidera à retenir les liquides et à maintenir les niveaux d'énergie et d'électrolytes.

Après le travail, vous devez continuer de boire pour remplacer les pertes liquidiennes. *La soif sous-estime toujours les besoins hydriques*; vous devez donc toujours boire plus que vous ne supposez en avoir besoin. La réhydratation est améliorée lorsque les liquides contiennent du sodium et du potassium, ou lorsque des aliments avec ces électrolytes sont consommés en même temps.

La perte de sodium par la transpiration est facilement remplacée en mettant beaucoup de sel sur les aliments. Les travailleurs non acclimatés perdent plus de sel avec la chaleur; ils requièrent donc une attention particulière. Ne pas exagérer les apports en sel; trop de sel compromet la régulation de la température. Un excès de sel peut entraîner une détresse gastrique, une fatigue et d'autres problèmes.

Des aliments riches en potassium tels que les bananes et les agrumes doivent faire partie de votre alimentation habituelle, ainsi que les jus de citron, d'orange ou de tomates. Limitez la quantité de boissons à base de caféine telles que le café et les colas parce que

(Suite)

la caféine accélère la perte liquidienne par les urines. Évitez les boissons alcoolisées, car elles entraînent également une déshydratation. Évitez de partager les bouteilles d'eau sauf en cas d'urgence.

Vous pouvez évaluer votre hydratation par l'observation du volume, de la couleur et de la concentration de votre urine ; des petits volumes d'urine sombre et concentrée, et une miction douloureuse indiquent un besoin important de réhydratation. D'autres signes de déshydratation incluent une fréquence cardiaque rapide, une faiblesse, une fatigue excessive et des vertiges. Une perte rapide de poids est un signe certain de déshydratation. Réhydratez-vous avant de reprendre le travail. Continuer à travailler dans un état de déshydratation peut mener à de sérieuses conséquences incluant le coup de chaleur, la défaillance musculaire et l'insuffisance rénale.

Vêtements

Les vêtements de protection personnelle fournissent un équilibre entre la protection et le confort des travailleurs. Des chercheurs australiens ont conclu que la fonction d'un équipement de protection personnelle pour le personnel n'est pas « d'empêcher la chaleur d'entrer, mais de laisser la chaleur dehors ». Environ 70 % de la « charge » de chaleur proviennent de l'intérieur, à partir de la chaleur métabolique générée pendant un travail éprouvant. Seuls 30 % proviennent de l'environnement et du feu. Porter des vêtements « respirants » pour augmenter le mouvement de l'air. Portez des T-shirts et des sous-vêtements en coton pour favoriser l'évaporation de la sueur. Évitez les nombreuses couches de vêtements qui isolent, limitent les mouvements de l'air, et contribuent au stress à la chaleur.

Différences selon les individus

Les individus sont différents devant leur réponse à la chaleur. Certains travailleurs présentent un risque plus élevé de troubles à la chaleur. Les raisons incluent des différences héréditaires de tolérance et de transpiration à la chaleur. Le surpoids augmente la production de chaleur métabolique. Les pathologies, les drogues et les traitements peuvent également influencer votre réponse corporelle au travail dans un environnement chaud. Contrôlez avec votre médecin ou votre pharmacien si vos médicaments sont prescrits ou si vous avez un problème médical.

Vous devriez toujours vous entraîner et travailler avec le même partenaire qui peut vous aider lors de la survenue d'un problème. Rappelez-vous l'un à l'autre de boire beaucoup et de vous surveiller mutuellement. Si votre partenaire développe un trouble lié à la chaleur, débutez le traitement immédiatement.

Résumé

Prévention

- Maintenir ou améliorer la condition physique
- S'acclimater à la chaleur

Au travail

- Soyez attentif aux conditions climatiques (température, humidité, mouvement de l'air)
- Faites des pauses fréquentes
- Évitez de nombreuses couches de vêtements

Hydratation

- Avant le travail, boire plusieurs verres d'eau, de jus, ou une boisson énergétique
- Durant le travail, faites de fréquentes pauses pour boire
- Après le travail, continuez à boire pour vous réhydrater
- Souvenez-vous que vous êtes le seul à pouvoir prévenir votre déshydratation

Les coéquipiers

- Toujours travailler ou vous entraîner avec un partenaire

Boissons

- L'ingestion de boissons énergétiques à base d'hydrates de carbone et d'électrolytes apporte de l'énergie et réduit la perte liquidienne par les urines. Les hydrates de carbone aident également à maintenir les performances mentales et fonctionnelles durant les travaux pénibles. Les boissons contenant de l'alcool et de la caféine interfèrent avec la réhydratation en augmentant la diurèse.

D'après US Department of Agriculture, US Forest Service, Heat stress brochure, http://fs.usda.gov/fire/safety/fitness/heat_stress/hs_pg1.html.

Une méthode traditionnelle de mesure de la charge thermique est l'emploi de l'*indice de stress thermique* (figure 16-4). Cet indice utilise la combinaison de la température ambiante (lue sur un thermomètre) et l'humidité relative. Cette méthode prédictive d'une potentielle pathologie systémique liée à la chaleur est meilleure que la température ambiante seule. Si le travail s'effectue en plein soleil, près de surfaces qui irradient de grandes quantités de chaleur, ou dans des vêtements de protection lourds, il convient d'ajouter 12 °C à la valeur du tableau.

Une méthode plus couramment employée pour mesurer les contraintes du travail sous des températures chaudes dans beaucoup de sites industriels et militaires est l'indice *wet-bulb globe temperature* (WBGT)

Température (°C) versus humidité relative (%)

°C	90 %	80 %	70 %	60 %	50 %	40 %
26	29	29	28	27	27	26
29	38	36	33	32	30	29
32	49	45	41	37	34	32
35			50	45	41	37
37.7				59	48	43
40					56	49
43						57

Température	Troubles possibles liés à la chaleur
27–32 °C	Fatigue possible avec exposition prolongée et activité physique
32–41 °C	Coup de soleil, crampes à la chaleur, épuisement à la chaleur possible
41–54 °C	Coup de soleil, crampes à la chaleur, épuisement à la chaleur et coup de chaleur possible

En raison de la nature du calcul de l'indice de la chaleur, les valeurs dans ce tableau peuvent varier de ± 1 °C

Fig. 16-4. Indice de stress à la chaleur. (Source : National Weather Service, Pueblo, Colorado, www.crh.noaa.gov/pub/heat.htm.)

Tableau 16-3 Règles pour le remplacement liquidien lors d'entraînements par temps chaud

		Travail facile		Travail modéré		Travail difficile	
Catégorie de chaleur	Indice WBGT	Travail/Repos (min)	Boisson l/h	Travail/repos (min)	Boisson l/h	Travail/repos (min)	Boisson l/h
1	25,6–27,5	PL	1/2	PL	3/4	40/20	3/4
2	28–29	PL	1/2	50/10	3/4	30/30	1
3	29–31	PL	3/4	40/20	3/4	30/30	1
4	31–32,2	PL	3/4	30/30	3/4	20/40	1
5	> 32,2	50/10	1	20/40	1	10/50	1

Le temps de travail/repos et les volumes de remplacement liquidien maintiendront la performance et l'hydratation pour au moins 4 heures de travail dans la catégorie de chaleur spécifiée. Les besoins en eau de chaque individu varient ± 1 l/h.

PL : pas de limite au temps de travail par heure.

Repos signifie une activité physique minimale (assis ou debout), accomplie à l'ombre si possible.

Attention : les apports hydriques horaires ne doivent pas excéder 1,5 litre. Les apports hydriques quotidiens ne doivent pas excéder 11 litres.

Le port d'armures majore l'index d'environ 3 °C en climat humide.

Le port d'équipements de protection individuelle (EPI) sur les vêtements majore l'index d'environ 5 °C pour des travaux faciles et d'environ 11 °C pour les travaux modérés et difficiles.

Travail facile	Travail modéré	Travail difficile
Marcher sur une surface dure à 4 km/h, < 15 kg de charge	Marcher sur une surface dure à 5,5 km/h, < 20 kg de charge Marcher sur du sable à 4 km/h sans charge Gymnastique rythmique	Marcher sur une surface dure à 5,5 km/h, > 20 kg de charge Marcher sur du sable à 4 km/h avec une charge

Version actuelle du WBGT ; hydratation et règles travail/repos mises à jour par l'US Army Research Institute for Environmental Medicine (USARIEM), Montain SJ, Latzka WA, Sawka MN : *Mil Med* 164 : 502, 1999.

[4,17,47] (tableau 16-3). Cet indice utilise la combinaison d'un réservoir sec pour une température ambiante, d'un réservoir humide pour la mesure de l'humidité, d'un globe noir pour l'irradiation de la chaleur, et du mouvement de l'air pour expliquer l'impact plus précis des conditions environnementales. Y sont intégrées les règles horaires du rapport travail/repos (minutes) et les recommandations d'hydratation. Un drapeau de couleur (pas de drapeau, vert, jaune, rouge, noir) représente chacun des cinq niveaux de température du WBGT. Le WBGT

peut être évalué toutes les heures et la correspondance colorimétrique du drapeau placé sur le mât peut être vue au courant de la journée par tout le personnel. Si possible, les ajustements appropriés de vêtements, d'activité physique, les cycles travail/repos, et les ingestions hydriques peuvent être réalisés selon la situation WBGT. Ce système et les mesures annexes qui en découlent peuvent facilement être développés sur les divers lieux de services de secours et sur les sites d'entraînement, afin de s'assurer que des programmes de prévention sont employés pour réduire la fatigue, les blessures et les pathologies liées à la chaleur.

Hydratation

Si le système WBGT n'est pas employé pour établir des règles d'hydratation, une autre excellente ressource est publiée par l'American College of Sports Medicine (ACSM), fondée sur des années de recherche [48]. Ces règles sont facilement applicables à tout individu engagé dans une activité physique. Ces règles devraient être établies dans le cadre d'un système afin de minimiser la déshydratation, avec des points d'eau et de boissons énergétiques faciles d'accès, particulièrement durant les activités dans un environnement chaud (encadré 16-3).

Encadré 16-3 Règles d'hydratation pour minimiser la déshydratation

1. Commencez tout exercice bien hydraté.
   Buvez 2 à 3 verres de liquide 2 à 3 heures avant l'activité physique pour permettre l'élimination par l'urine de l'excès de liquide. Environ une demi-heure avant l'activité physique, buvez 15 à 25 cl. Il n'y a pas de bénéfice à surconsommer des liquides (hyperhydratation) ; ne buvez donc pas trop.
2. Surveillez votre poids.
   La meilleure manière de déterminer si vos pertes de sueurs durant un travail ou un exercice pénible ont été remplacées est de contrôler votre perte de poids. Déterminez votre poids avant et après l'activité physique. Une perte minime signifierait que vous avez fait un bon travail en restant hydraté. Rappelez-vous que la perte de poids durant un exercice ou un travail est une perte d'eau, pas une perte de graisse, et celle-ci doit être remplacée.
3. Buvez durant une activité physique.
   Buvez 15 à 25 cl de liquide énergétique toutes les 10 à 20 minutes durant l'effort. Une transpiration abondante doit vous obliger à boire plus souvent (par exemple toutes les 10 minutes). À l'inverse, si vous transpirez moins, vous devez espacer les prises (toutes les 20 minutes).
4. Prenez du sodium durant l'activité physique.
   Le meilleur moment pour commencer à remplacer le sodium perdu lors de la transpiration est durant l'effort. C'est une des raisons pour lesquelles il convient de préférer les boissons énergétiques à l'eau.
5. Suivez votre propre programme.
   Tout le monde transpire différemment ; chacun doit donc adapter son programme d'hydratation à ses propres besoins.
6. Buvez correctement durant les repas.
   Si vous n'avez pas pu boire suffisamment durant un travail ou un exercice difficile pour éviter la perte de poids, assurez-vous de boire suffisamment avant un nouvel exercice. Le repas est le meilleur moment pour le faire, car il est alors facile de boire et l'apport de sodium se fait par les aliments.
7. Ne buvez pas seulement de l'eau.
   Boire uniquement de l'eau vous empêche de remplacer les électrolytes perdus ; il faut aussi absorber des hydrates de carbone pour travailler mieux et plus longtemps. L'ingestion excessive d'eau peut créer des perturbations électrolytiques dangereuses (hyponatrémie).
8. Ne buvez pas excessivement.
   L'eau est réellement bénéfique, mais trop de bonnes choses peut aussi avoir des effets négatifs. Boire trop de liquide n'est pas nécessaire, et peut être dangereux (hyponatrémie). Les signes d'alerte de l'hyponatrémie sont un estomac ballonné, des doigts et des chevilles enflés, des maux de tête et une confusion.
9. Ne prenez pas de poids durant l'exercice.
   Une indication fiable d'une ingestion excessive de liquides est le gain de poids lors d'un exercice ou d'un travail intense. Si vous pesez plus après un travail qu'avant, cela signifie que vous avez bu plus que nécessaire.
10. Ne restreignez pas le sel durant votre programme.
    L'apport de sel durant le repas est essentiel pour remplacer celui perdu par la transpiration. Parce que les athlètes transpirent beaucoup, leur besoin en sel est plus important que chez les sédentaires. (Ce principe reste vrai pour ceux qui travaillent et transpirent beaucoup chaque jour durant leurs occupations dans un environnement chaud.)
11. N'utilisez pas la déshydratation pour perdre du poids.
    Une restriction hydrique durant un travail ou un exercice physique diminue les performances et augmente le risque de problème lié à la chaleur.
12. Ne retardez pas l'ingestion de boissons durant l'exercice.
    S'astreindre à un programme de pauses pour boire afin d'éviter une déshydratation précoce lors d'efforts. Une fois déshydraté, il est presque impossible de couvrir vos besoins corporels, car la déshydratation présente diminue la vitesse à laquelle ces liquides s'évacuent de l'estomac.

D'après Murray B, Eichner ER, Stofan J, Hyponatremia in athletes, *Sports Sci Exchange* 16 (1) : 88, 2003, http://gssiweb.com/.

Des études montrent que les personnes n'ingèrent pas de quantités suffisantes de liquides avant, pendant et après le travail ou l'effort pour compenser la perte hydrique corporelle par la transpiration, même si elles pensent avoir bu suffisamment [48].

Forme physique

Pour augmenter efficacement la tolérance à la chaleur, les individus devraient augmenter leur aptitude physique aérobie (par exemple marche, course à pied, bicyclette, natation, step, machines à exercice elliptique) par le biais de programmes individualisés [17]. Ces programmes vont fournir une réserve cardiaque afin de maintenir le débit cardiaque nécessaire lors de séances de travail physique (musculaire) et les mécanismes d'élimination de la chaleur (thermorégulation) dans un environnement chaud [49]. L'ACSM et les Centers for Disease Control and Prevention (CDC) ont collaboré pour élaborer une recommandation nationale qui préconise 30 minutes d'activité physique par jour pour maintenir la santé et le bien-être [50]. Les encadrés 16-4 et 16-5 résument les comptes-rendus de recommandations de consensus de l'ACSM et des U.S. Surgeon General, qui concernent la population générale adulte.

Acclimatation à la chaleur

L'acclimatation à la chaleur peut être obtenue avec 60 à 90 minutes d'exercice par jour par température élevée pour approximativement 7 à 14 jours [8,51,52]. Les résultats de cette acclimatation sont l'augmentation des performances au travail, de la tolérance à la chaleur, et une réduction des effets physiologiques. Ces ajustements incluent l'augmentation du volume sanguin, l'augmentation du débit d'éjection, la diminution du rythme cardiaque selon le niveau d'activité, la réduction de la concentration de sodium dans la transpiration, la conservation du sodium dans le corps, une apparition précoce de la transpiration et une augmentation

Encadré 16-4 Recommandations de forme physique pour la population adulte générale (American College of Sport Medicine [ACSM])

Fitness cardiorespiratoire

1. *Fréquences de l'entraînement* : 3 à 5 jours par semaine.
2. *Intensité de l'entraînement* : 55, 65 à 90 % du rythme cardiaque maximal. Les intensités inférieures, 55 à 64 % de la fréquence cardiaque maximale, sont applicables pour les individus qui ne sont pas entraînés et qui débutent un programme de fitness.
3. *Temps d'entraînement* : 20 à 60 minutes en continu ou intermittentes (minimum de 10 minutes en continu) d'activité aérobie. La durée dépend de l'intensité de l'activité ; ainsi, une activité à basse intensité devrait être poursuivie sur une longue période (≥ 30 minutes), et, inversement, les individus s'entraînant avec une intensité haute devraient s'entraîner au minimum 20 minutes ou plus. Il ne faut pas s'entraîner à haut niveau si le potentiel physique est absent, et préférer un entraînement modéré et long en vue d'une compétition.
4. *Mode d'activité* : n'importe quelle activité qui utilise de nombreux groupes musculaires, peut être maintenue continuellement et est de nature rythmique et aérobie, incluant tous les sports et activités d'endurance, comme la course à pied, la natation, l'aérobic, etc.

Force musculaire et endurance, composition du corps et souplesse

1. *Entraînement à la résistance* : des exercices de résistance devraient faire partie du programme d'entraînement et être d'une intensité suffisante pour accroître la force, l'endurance musculaire et maintenir un indice de graisse bas. Un entraînement de résistance devrait être progressif, individualisé et apporter un stimulus à la plupart des groupes musculaires. Il est recommandé de faire des séances 2 à 3 jours par semaine, chacune incluant l'ensemble des groupes musculaires. Des exercices multiples sont plus bénéfiques si le temps le permet. La majorité des personnes devraient réussir 8 à 12 séries de chaque exercice ; cependant, pour les personnes plus âgées et plus fragiles (≥ 50–60 ans), 10 à 15 séries peuvent être plus appropriées.
2. *Entraînement à la souplesse* : les exercices de souplesse devraient être intégrés à tout programme de fitness afin de développer et de maintenir une certaine souplesse de mouvement. Ces exercices devraient étirer la majeure partie des groupes musculaires et devraient être répétés au moins 2 à 3 fois par semaine. Ces étirements devraient inclure des techniques statiques et dynamiques.

D'après American College of Sports Medicine, *Med Sci Sports Exerc* 30 (6) : 975, 1998.

Encadré 16-5 Recommandations de fitness pour la population adulte générale

Un rapport des chirurgiens américains a montré qu'il est possible d'améliorer substantiellement sa santé et sa qualité de vie en incluant des activités physiques modérées dans sa vie quotidienne. Les bénéfices de ces activités physiques sont ainsi accessibles à la majeure partie de la population, y compris ceux qui n'aiment pas les exercices vigoureux ou ceux qui en ont été découragés précédemment par la difficulté d'adhérer à un programme d'exercice rigoureux. Pour ceux qui ont déjà une activité modérée régulière, une augmentation de leur capacité s'en verra augmentée.

Ce rapport fait suite à un consensus d'épidémiologistes, d'experts en science des exercices et de professionnels de la santé qui a prouvé qu'une activité physique intense n'était pas nécessaire pour améliorer la santé. Les bénéfices de santé apparaissent proportionnels à l'augmentation de l'activité; ainsi, toute augmentation d'activité apporte des bénéfices. Insister sur la quantité plutôt que sur l'intensité de l'activité physique offre plus d'options aux personnes qui peuvent sélectionner les activités physiques à introduire dans leur vie quotidienne. Ainsi, une quantité modérée d'activité peut être obtenue par une alternance de 30 minutes de marche et 30 minutes de mouvements d'assouplissement, 15 minutes de course à pied ou 45 minutes de jeux collectifs; et ces activités peuvent être variées de jour en jour. L'on espère que cette façon différente d'augmenter son activité et la souplesse dans le choix des activités en fonction de son mode de vie vont encourager plus de monde à avoir une activité physique régulière.

Ce rapport synthétise les données d'épidémiologie sur le terrain, d'exercices physiologiques, de médecine, et de sciences comportementales.

Ce rapport met en lumière les connaissances sur l'activité physique et la santé, et ce qui est retiré de la promotion de l'activité physique auprès des adultes et des jeunes.

Finalement, l'activité physique n'est qu'une manière parmi d'autres d'agir sur la santé. En particulier, les habitudes alimentaires jouent sur la santé au même titre que les activités physiques, et les deux font partie des caractéristiques d'un mode de vie.

Principales conclusions

1. Les personnes de tout âge, hommes et femmes, tirent des bénéfices d'une activité physique régulière.
2. Des bénéfices de santé importants peuvent être obtenus en pratiquant tous les jours une activité physique modérée (30 minutes de marche ou 15 minutes de course à pied). Cette augmentation modeste de l'activité permet d'améliorer la santé et la qualité de vie.
3. Des bénéfices supplémentaires pour la santé peuvent être obtenus en augmentant cette activité physique. Ceux qui peuvent maintenir un régime d'activité régulier, plus long et plus intense en tireront davantage de bénéfices.
4. L'activité physique réduit le risque de mortalité prématurée en général, en particulier les maladies cardiovasculaires, l'hypertension, le cancer du côlon, et le diabète sucré. L'activité physique améliore également la santé mentale et est importante pour la santé des muscles, des os et des articulations.
5. Plus de 60 % de la population américaine adulte n'ont pas d'activité physique régulière. En fait, 25 % des adultes n'ont aucune activité.
6. Environ la moitié des Américains âgés de 12 à 21 ans n'ont pas d'activité intense régulière. De plus, l'activité physique décline beaucoup durant l'adolescence.
7. La fréquentation des cours d'éducation physique par les lycéens est passée de 42 % en 1991 à 25 % en 1995.
8. La recherche concernant la compréhension et la promotion de l'activité physique n'est qu'à un stade précoce, mais certaines interventions assurant la promotion de l'activité physique à travers les écoles, les lieux de travail et les lieux de soins ont été évaluées et retenues comme étant efficaces.

Source : Pate RR, Pratt M, Blair SN, et al, Physical activity and public health. A recommendation from the Centers for Disease Control and Prevention and the American College of Sports Medicine, *JAMA* 273 (5) : 402, 1995.

du volume de sueurs (encadré 16-6). Ces changements améliorent le transfert de la chaleur corporelle centrale vers la peau lors d'efforts afin d'augmenter le transfert de chaleur de la peau vers l'environnement. Malgré l'amélioration de la tolérance à la chaleur, laquelle est recherchée (par les athlètes d'endurance, le personnel militaire d'infanterie, etc.), la production de plus grands volumes de sueurs (1–2 l/h) provoque une perte hydrique importante menant à une déshydratation. En conséquence, la perte de cet important volume de sueurs chez ces individus acclimatés à la chaleur augmente le besoin d'hydratation durant l'exposition à la chaleur, particulièrement quand la personne ne s'hydrate pas oralement de manière rigoureuse et programmée. L'encadré 16-7 donne un aperçu des recommandations d'acclimatation à la chaleur.

Encadré 16-6 Bénéfices de l'acclimatation au chaud

1. Confort thermal : augmenté
2. Température centrale : réduite
3. Flux sanguin cutané : plus précoce
4. Fréquence cardiaque : diminuée
5. Pertes salines (sueurs et urines) : réduites
6. Performance des exercices : augmentée
7. Transpiration : plus précoce et plus abondante
8. Production de chaleur corporelle : plus basse
9. Soif : augmentée
10. Protection organique : augmentée

D'après Heat Acclimatization Guide, Ranger and Airborne School Students, 2003, www.usariem.army.mil/download/heatacclimatizationguide.pdf.

Récupération des sauveteurs sur les lieux d'un incident

La United States Fire Administration (UFSA ; Administration des sapeurs-pompiers américains) a créé une approche standardisée pour l'évaluation et la récupération des pompiers et du personnel d'urgence en cas de conditions extrêmes (encadré 16-8). En 1992, cet organisme a établi ce qui suit :

> Ce qui est requis sur le plan physique et mental chez les sauveteurs, les pompiers et les personnels de services d'urgences qui doivent intervenir dans des conditions de chaleur extrême et humides peut avoir un impact pervers sur la sécurité et la santé de ces intervenants. Les personnels qui ne prennent pas les temps de repos nécessaires et qui ne se réhydratent pas durant les opérations d'urgences et durant les exercices ont un risque

Encadré 16-7 Règles d'acclimatation à la chaleur

Ce qui suit est une version modifiée des règles d'acclimatation à la chaleur créées pour la mise en forme du personnel de l'infanterie en préparation aux activités en environnement chaud.

Êtes-vous concerné par les conditions météorologiques chaudes ?
Si vous avez l'habitude de travailler à des températures fraîches ou tempérées, vous ressentirez davantage de difficultés lors d'une exposition à un climat plus chaud. Un temps chaud vous fatiguera, votre récupération sera plus difficile et augmentera le risque d'accident. Les individus avec les mêmes capacités mais qui sont habitués à travailler au chaud auront une tolérance et une habileté physique plus grandes à ces expositions.

Qu'est-ce qu'une acclimatation au chaud ?
L'acclimatation au chaud se réfère aux adaptations biologiques qui réduisent les paramètres physiologiques (par exemple fréquence cardiaque, température corporelle), augmentent les capacités physiques au travail, augmentent le confort et la protection des organes vitaux (cerveau, foie, reins, muscles) à l'égard des lésions à la chaleur. L'adaptation biologique à la chaleur la plus importante est une apparition précoce et plus abondante de la transpiration ; et pour que cette réponse soit augmentée, elle doit être invoquée.

L'acclimatation à la chaleur est spécifique au climat et au niveau de l'activité physique. Toutefois, l'acclimatation à un climat désertique améliore positivement l'habileté à travailler sous d'autres climats. Les personnes qui ne font qu'un travail léger et bref arriveront à achever le travail demandé à ce niveau de température. S'ils tentent un travail plus pénible et prolongé, une acclimatation supplémentaire sera nécessaire pour effectuer cette mission.

Comment acquérir une acclimatation à la chaleur ?
L'acclimatation à la chaleur apparaît avec des expositions répétées et suffisantes à la chaleur afin d'élever la température corporelle et de provoquer une sudation. Rester au chaud avec une activité physique limitée n'apportera qu'une acclimatation partielle. Des exercices physiques dans la chaleur sont recommandés pour l'optimisation de l'acclimatation à la chaleur.

Généralement, environ 2 semaines d'exposition journalière à la chaleur sont nécessaires pour induire une acclimatation à la chaleur. L'acclimatation à la chaleur nécessite au minimum une exposition quotidienne d'environ 2 heures ou 2 fois une heure, combinée avec des exercices physiques qui requièrent une endurance cardiovasculaire (jogging) plutôt qu'un entraînement forcé. Augmenter graduellement l'intensité ou la durée de l'exercice chaque jour. Travailler avec un programme d'entraînement physique approprié et adapté à l'activité physique requise.

Les bénéfices de cette acclimatation vont tenir une semaine environ puis décroître, avec une perte d'environ 75 % au bout de 3 semaines, une fois que l'exposition à la chaleur est terminée. Un ou deux jours d'intervention par temps froid n'interfèreront pas avec l'acclimatation à la chaleur.

À quelle vitesse obtiendrez-vous une acclimatation à la chaleur ?
Pour la plupart des individus, l'acclimatation à la chaleur nécessite environ 2 semaines d'exposition à la chaleur avec une augmentation

(Suite)

du travail progressive. Au deuxième jour d'acclimatation, des réductions significatives des capacités physiologiques sont observées. À la fin de la première et de la deuxième semaine, une augmentation de 60 à 80 % de l'adaptation physiologique, respectivement, est atteinte. Les individus en condition moindre ou ceux qui sont plus fragiles à l'exposition nécessiteront plusieurs jours voire des semaines pour s'acclimater pleinement.

Les individus en bonne condition physique devraient être capables de parvenir à cette acclimatation en une semaine. Toutefois, plusieurs semaines de vie et de travail au chaud peuvent être nécessaires pour amener la tolérance maximale à des températures corporelles élevées.

Quelle est la meilleure stratégie d'acclimatation à la chaleur ?

1. Avoir une condition physique optimale et s'acclimater à la chaleur avant une exposition au climat chaud. Maintenir cette condition physique avec un programme adapté à l'environnement tel qu'un entraînement physique tôt le matin ou tard le soir.
2. Intégrer l'entraînement et l'acclimatation à la chaleur. S'entraîner aux moments les plus frais de la journée et s'acclimater à la chaleur la journée. Commencer doucement avec une intensité et une durée réduites (comparer avec ce que vous feriez sous des climats tempérés). Augmenter l'entraînement et le volume d'exposition à la chaleur selon sa propre tolérance. S'entraîner par intervalles pour modifier son niveau d'activité.
3. Si le nouveau climat est beaucoup plus chaud supposé, des activités récréatives peuvent être appropriées les deux premiers jours avec des périodes de course/marche. Au troisième jour, vous devriez être capable de faire une course à pied (20 à 40 minutes) à une fréquence cardiaque réduite.
4. Consommer suffisamment d'eau pour compenser les pertes dues à la transpiration. Il est courant de perdre environ un litre de transpiration. L'acclimatation à la chaleur augmente la sudation, et donc les besoins en eau. Par conséquent, les individus acclimatés au chaud se déshydratent plus rapidement s'ils ne consomment pas de liquide. La déshydratation contrecarre bien des avantages de thermorégulation liés à l'acclimatation à la chaleur et à un bon état physique.

Encadré 16-8 Procédures opérationnelles standard de récupération des sauveteurs sur les lieux d'un incident (US Fire Administration [USFA])

Objectifs

S'assurer que les conditions physiques et mentales des personnels intervenant sur les lieux d'une urgence ou à l'entraînement ne se détériorent pas au point que cela affecte la sécurité de tous les membres de l'équipe ou compromette la sécurité et l'intégrité de l'opération.

But

Cette procédure s'appliquera à toutes les opérations d'urgences et d'entraînement où il existe une activité physique soutenue avec exposition au chaud ou au froid.

Responsabilités

Le commandant des opérations doit considérer les circonstances de chaque incident et doit faire des prévisions adéquates précoces pour le repos et la récupération de tous les personnels sur le lieu d'intervention. Ces prévisions vont inclure l'évaluation médicale, le traitement et la surveillance ; la nourriture et les liquides de remplacement ; le repos mental ; et la relève des conditions climatiques extrêmes et des autres paramètres environnementaux de l'incident. La récupération va inclure la prévision d'un service médical d'urgence à un niveau basique de prise en charge ou plus élevé. Le commandant des opérations va établir un groupe ou un secteur de récupération quand la situation indique qu'un temps de repos est nécessaire pour les personnes opérant sur les lieux de l'incident ou à l'entraînement.

Règles

Les conditions climatiques et environnementales de la scène d'urgence ne devraient pas être la seule justification pour établir une zone de récupération. Chaque activité ou incident important, long, ou intense va rapidement diminuer l'énergie et les capacités du personnel ; c'est pourquoi des temps de récupération sont nécessaires. Les conditions climatiques ou environnementales qui indiquent le besoin d'établir une zone de récupération sont un indice de stress à la chaleur au-dessus de 32 °C (voir figure 16-4), ou un indice au froid en dessous de –12 °C (voir figure 16-10).

Hydratation

Durant un stress à la chaleur, l'individu devrait consommer au minimum 1,5 litre d'eau par heure. La réhydratation devrait être faite avec des boissons composées pour moitié d'eau et pour moitié de

(Suite)

Encadré 16-8 ***(Suite)***

boisson énergétique, et administrées à environ 4,4 °C. Les boissons à base de caféine et d'alcool devraient être proscrites avant et pendant le stress à la chaleur, car les deux interfèrent avec les mécanismes de conservation de l'eau corporelle. Les boissons gazeuses devraient également être proscrites.

Alimentation

Le commandant des secours devra également prévoir de l'alimentation sur les lieux quand les unités sont engagées plus de 3 heures. Un bol de soupe, du bouillon ou du ragoût sont très recommandés parce qu'ils se digèrent plus rapidement que des sandwichs et des produits de restauration rapide.

Repos

La « loi des deux bouteilles », ou des 45 minutes de travail, est recommandée comme niveau acceptable avant d'intégrer une zone de récupération. Les personnels vont se réhydrater pendant le changement de bouteilles des appareils respiratoires. Les pompiers ayant travaillé 2 × 30 minutes, ou 45 minutes devraient être immédiatement placés dans une zone de récupération pour se reposer et être évalués. Le repos ne sera pas inférieur à 10 minutes et peut dépasser 1 heure selon le responsable de la récupération.

Récupération

Les personnels se trouvant dans la zone de récupération devraient maintenir un niveau élevé d'hydratation. Une extrême prudence doit être prise si le sauveteur a pris certains médicaments qui peuvent interférer avec l'habileté corporelle à transpirer, comme des antihistaminiques, de l'Actifed® ou Benadryl®, ou a pris des diurétiques ou des stimulants.

Évaluation médicale

Des personnels préhospitaliers qualifiés devraient être présents sur les lieux. Ils évalueront les signes vitaux des personnels, les examineront et feront des propositions (retourner au travail, continuer la récupération, ou prendre un traitement médical, et un transport vers l'hôpital). Continuer la récupération devrait consister en une poursuite de l'évaluation des signes vitaux, en maintenant le repos et en fournissant des liquides pour la réhydratation. Les intervenants préhospitaliers seront attentifs à trouver les problèmes médicaux potentiels précocement. Si la fréquence cardiaque d'une personne dépasse 110 battements par minute, une prise de température orale devrait être effectuée. Si celle-ci dépasse 38 °C, la personne ne devrait pas être autorisée à porter un équipement de protection. Si la température est inférieure à 38 °C avec une fréquence cardiaque supérieure à 110, le temps de récupération devrait être augmenté. Si la fréquence cardiaque est inférieure à 110, le risque de stress à la chaleur est négligeable. Consigner par écrit toutes les évaluations médicales.

D'après SOP for USFA Emergency Incident Rehabilitation, www.smemsc.org/EmergencyIncidentRehabilitation.pdf.

augmenté de malaise et peuvent compromettre la sécurité des autres sur les lieux de l'incident. Lorsque les personnels de secours se fatiguent, leur habileté à travailler en sécurité est diminuée. Par conséquent, leur temps de réaction est réduit, et leur capacité de prendre des décisions importantes est diminuée. La récupération est un élément essentiel sur les lieux de l'incident pour prévenir l'apparition d'affections plus graves, telles que la fatigue à la chaleur ou un coup de chaleur [53].

Médicaments employés par les services d'urgences lors de températures extrêmes

Les intervenants préhospitaliers peuvent travailler sous des températures négatives ou des températures très chaudes et humides. Leurs véhicules, dont les unités mobiles de soins intensifs, les unités paramédicales, les hélicoptères médicalisés, et les médicaments entreposés dans ces véhicules sont également exposés à ces températures extrêmes, sauf si un équipement de stockage avec contrôle de la température est à bord. Les médicaments utilisés par ces sauveteurs sont bien entendu stockés et contrôlés dans des endroits spéciaux en accord avec les recommandations des fabricants. La pharmacopée des États-Unis (United States Pharmacopeia [USP]) a établi un standard assurant la qualité des médicaments, et défini la température de contrôle suivante :

> Une température thermostatique qui doit être maintenue quotidiennement et dans un environnement de travail (20 à 25 °C) ; ces résultats étant calculés pour ne jamais excéder 25 °C ; cela permet des oscillations comprises entre 15 et 30 °C qui sont expérimentées en pharmacie et dans les hôpitaux et les entrepôts [54].

Les fabricants garantissent la stabilité et la qualité des médicaments uniquement lorsque ceux-ci sont stockés à la température recommandée. À plusieurs reprises aux États-Unis, les véhicules de secours ont montré lors de contrôles périodiques des températures ne correspondant pas à celles recommandées par l'USP [55–58]. Ces études ont analysé des expositions thermiques des médicaments sur le terrain et en laboratoire sur des périodes courtes (1 à 4 semaines) et longues (12 à 26 semaines) [55]. L'effet des extrêmes thermiques sur l'action de la plupart de ces médicaments n'a pas été clairement établi. Toutefois, l'évaluation en laboratoire a démontré que la majorité de ces médicaments restent stables, excepté l'adrénaline, qui se dégrade significativement par temps froid et chaud extrêmes [55,59,60].

Pour améliorer la compliance avec les standards de l'USP et les recommandations des fabricants, les New Jersey Office of Emergency Medical Services recommandent ce qui suit :

> Tout véhicule, armoire ou lieu de stockage de médicaments devrait avoir un contrôle climatique suffisant de manière à ce que les médicaments et solutions soient conservés dans les températures recommandées par le fabricant. Chaque véhicule devrait avoir un outil d'enregistrement des températures, au moins d'enregistrement des températures les plus hautes et les plus basses sur une périodique spécifique [61].

Les services médicaux de secours doivent savoir comment ils vont assurer l'efficacité de la réponse au problème de stockage des médicaments. Ces médicaments agiront-ils efficacement lorsqu'ils seront utilisés par le personnel ? En particulier, l'adrénaline agira-t-elle en procurant une bronchodilatation rapide chez l'adolescent asthmatique ? Le coût de l'implantation de meubles de conservation thermique adaptés dans les unités de réanimation selon les recommandations de chaque fabricant et l'USP peut dépasser les ressources financières de nombreuses organisations de secours ; mais négliger l'implantation de ces structures sur la recommandation de ces études est également éthiquement inacceptable. Il est recommandé que chaque service d'urgences développe une politique d'investissement pour ce genre de conditionnement dans ses véhicules et envisage un système de rotation des médicaments durant les périodes de températures extrêmes, ou tout autre système pour minimiser l'exposition de ces médicaments [55].

Lésions provoquées par le froid

Déshydratation

La déshydratation apparaît très facilement dans le froid, particulièrement lors d'activités physiques intenses. Elle apparaît pour trois raisons principales : (1) l'évaporation de la sueur, (2) l'augmentation de la chaleur respiratoire et la perte liquidienne causée par la sécheresse de l'air froid, et (3) la diurèse induite par le froid.

La *diurèse induite par le froid* est la conséquence physiologique normale d'une exposition prolongée au froid qui entraîne une vasoconstriction cutanée. C'est la réponse de l'organisme pour réduire la perte de chaleur en shuntant la circulation périphérique vers les veines plus profondes du corps, ce qui entraîne une expansion du volume sanguin central [62]. Cela provoque une augmentation de la pression artérielle moyenne (PAM), du volume circulant et du débit cardiaque. L'augmentation du volume sanguin peut produire une diurèse induite par le froid qui s'exprime par la miction fréquente. La diurèse induite par le froid peut réduire le volume de plasma de 7 à 15 %, aboutissant à une hémoconcentration et à une déshydratation aiguë due aux pertes liquidiennes.

Les intervenants préhospitaliers peuvent être exposés à la diurèse induite par le froid en période hivernale en travaillant plusieurs heures dans le froid. Considérons par exemple les lieux d'un accident de la voie publique (AVP) sur une autoroute par temps froid et venteux (6 °C et un vent de 40 km/h). Le sauveteur est exposé soudainement à l'air froid après être sorti peu vêtu d'une ambulance chauffée. Cette exposition soudaine au froid peut aboutir à une réaction aiguë, avec une vasoconstriction cutanée provoquant des frissons. Alors que le travail continue sur les lieux, la température de la peau s'adapte à la température froide ambiante, la réponse physiologique à cet air froid se modère, et les frissons cessent. La température cutanée va bientôt s'accommoder à la température plus froide, et la sensation de froid va devenir plus tolérable.

Comme pour les expositions à la chaleur, il est nécessaire de suivre les recommandations concernant la réhydratation (voir encadré 16-3) lors du travail dans un environnement froid pour minimiser la déshydratation ainsi que la fatigue et les changements physiques et cognitifs associés.

Troubles liés au froid

Troubles mineurs liés à l'exposition au froid

Lésions au froid par contact

Lorsque du matériel froid entre en contact avec la peau non protégée, il peut se produire une gelure locale immédiate. Il convient de ne pas toucher de surface métallique, de l'alcool, de l'essence, du dégivrant, de la glace ou de la neige avec les mains (voir plus loin les paragraphes consacrés à l'évaluation et à la prise en charge des gelures).

Engelure (gelure superficielle)

L'engelure (ou gelure superficielle) est précurseur de la gelure et produit des signes réversibles de peau blanche et d'insensibilité localisée des tissus. On l'observe typiquement sur la face, le nez et les oreilles [9]. L'engelure est une modification des tissus qui se limite spontanément tant que l'exposition au froid n'est pas continue. Elle ne nécessite ni intervention ni transport.

Urticaire au froid

L'urticaire au froid est un trouble caractérisé par la survenue rapide (en quelques minutes) de démangeaisons, de rougeurs et d'œdèmes cutanés après une exposition au froid. La sensation de brûlure peut être le signe principal. Cet état, causé par une libération locale d'histamine, est parfois observé lorsque de la glace est appliquée directement sur la peau pendant le traitement thérapeutique de foulures et d'entorses. On recommande aux personnes qui ont des antécédents d'urticaire au froid d'éviter l'immersion en eau froide, qui peut potentiellement causer le décès par anaphylaxie systémique. Le traitement inclut d'éviter le froid et l'absorption éventuelle d'antihistaminiques.

Engelures (érythème pernio)

Les engelures sont de petites lésions cutanées qui sont sensibles et prurigineuses ; il s'agit de bosses rouges ou pourpres qui apparaissent sur la surface externe des doigts ou toute surface (oreilles, face, etc.) lors d'une exposition chronique au froid. Les engelures apparaissent plusieurs heures après l'exposition au froid sous des climats humides. Elles sont parfois aggravées par une exposition au soleil. Le froid entraîne une constriction des artérioles et veinules de la peau ; le réchauffement provoque des fuites de sang dans les tissus et un gonflement de la peau.

Les engelures se développent davantage chez ceux ayant une mauvaise circulation périphérique. Certains facteurs prédisposants sont les tendances familiales, les troubles vasculaires périphériques causés par le diabète, le tabac, l'hyperlipidémie, la malnutrition (comme l'anorexie mentale), les troubles des tissus conjonctifs et les pathologies de la moelle osseuse. Chaque engelure survient au bout de quelques heures avec un œdème rougeâtre et prurigineux, et persiste 7 à 14 jours. Dans les cas sévères, des ampoules, des pustules, des croûtes et des ulcérations peuvent apparaître. Ces lésions peuvent parfois être en forme d'anneau. Elles peuvent s'épaissir et persister plusieurs mois.

Les symptômes disparaîtront avec l'élimination du froid. La prise en charge consiste à protéger du froid avec des gants et des vêtements.

Kératite solaire (ophtalmie des neiges)

En l'absence de protection contre l'air sec et l'exposition à la réverbération neigeuse, le risque de brûlures cutanées et oculaires par les ultraviolets est augmenté. Ce risque est encore augmenté par l'altitude. La kératite solaire s'installe de manière insidieuse pendant la phase d'exposition, avec des brûlures de la cornée qui surviennent en moins d'une heure, mais qui ne deviennent apparentes que 6 à 12 heures après l'exposition.

La prise en charge de l'ophtalmie des neiges est fondée sur les symptômes, qui comprennent un larmoiement excessif, des douleurs, des rougeurs, un gonflement des paupières, une douleur à l'exposition à la lumière, des céphalées, une impression de sable dans les yeux, et une baisse de la vision (floue). Les intervenants préhospitaliers doivent envisager l'emploi d'un pansement occlusif de l'œil affecté s'il n'existe aucun autre moyen de prévenir une exposition supplémentaire aux ultraviolets (par exemple des lunettes de soleil), lors du transport du patient. L'attention médicale est consacrée à la détermination du niveau de gravité et à la nécessité d'antibiotiques et d'antalgiques.

Troubles majeurs liés à l'exposition au froid

Lésions cutanées locales

Les lésions au froid surviennent au niveau des sites périphériques du corps et sont classées soit comme des blessures par le gel (par exemple des gelures), soit comme des blessures hors gel (par exemple immersion des pieds). La prévention des lésions locales par le froid est possible par une préparation correcte à l'exposition au froid, la détection précoce des lésions liées au froid, et des soins médicaux efficaces. Cependant, la gelure, la forme la plus sérieuse des lésions liées au froid à cause du risque de perte de membre, est la principale lésion qui nous intéresse dans cette partie.

Il est impératif de reconnaître, de prendre en charge et de prévenir des gelures tissulaires supplémentaires dans les formes de gelures moyennes à sévères. La nicotine, la consommation d'alcool, le fait d'être sans abris et les troubles psychiatriques majeurs restent des facteurs prédisposants importants [63]. Si l'on compare les lésions liées au froid par ethnie, on décrit un risque plus élevé de lésions liées au froid, dont les gelures, chez les personnes d'origine africaine. Ce rapport est lié à la plus grande propension des cellules pigmentées à geler en comparaison avec les cellules non pigmentées [64,65]. Les vêtements moulants et serrés, le manque de chaussettes, et des équipements pour les pieds serrés sont des facteurs prédisposants à l'apparition de gelures. Avec l'augmentation des activités de sports et d'aventure ainsi que d'autres activités de loisirs pratiquées en hiver, les lésions locales liées au froid se rencontrent plus souvent. Les intervenants préhospitaliers doivent prévenir la déperdition de chaleur et protéger du gel les zones cutanées exposées de manière prolongée au froid. Par exemple, lors d'interventions nécessitant la désincarcération d'un patient impossible à bouger, et dans les cas d'un patient exposé à environnement froid avec un gonflement des tissus mous, une compromission de la circulation peut mener à une augmentation de l'incidence d'une lésion locale liée au froid.

Lésions liées au froid hors gel

Les lésions liées au froid hors gel (LFHG), syndrome également dit « d'immersion de pieds et de pieds à fossé », résultent de lésions des tissus périphériques causées par une exposition au froid et à l'humidité prolongée (plusieurs heures à plusieurs jours) [66–68]. Les LFHG ne donnent pas lieu à des gelures tissulaires mais peuvent coexister avec des lésions liées à la gelure. Ce syndrome implique essentiellement les pieds ; il existe deux types de LFHG. Les *pieds à fossé* surviennent essentiellement chez le personnel militaire pendant les opérations d'infanterie, et est lié aux effets combinés d'une exposition prolongée au froid et à la restriction circulatoire au niveau des pieds [66]. L'*immersion des pieds* est causée par l'exposition prolongée des extrémités à une température froide et humide. Les intervenants préhospitaliers peuvent observer des immersions de pieds chez des personnes sans abris, des personnes alcoolisées ou des personnes âgées ; des randonneurs et des chasseurs ; des athlètes de sports d'aventures sur des courses de plusieurs jours ; et des rescapés de naufrages [66,69,70]. Souvent, ce syndrome ne se détecte pas pendant l'évaluation des personnes qui ont été exposées à des conditions froides ou humides à cause du manque d'entraînement médical face aux LFHG [66], du manque de connaissances.

Manifestations cliniques. Ce syndrome survient à l'issue de plusieurs heures de refroidissement des extrémités inférieures à des températures de 0 à 18 °C. Les lésions des tissus mous surviennent au niveau de la peau des pieds ; il s'agit de la *macération*. L'altération de la peau prédisposera également l'individu à une infection. La lésion la plus importante est observée au niveau des nerfs périphériques et des vaisseaux sanguins, due à une lésion ischémique secondaire. La LFHG légère est spontanément résolutive initialement, mais devient irréversible si l'exposition est prolongée. Lorsque les pieds sont froids et humides, cela augmente le risque et accélère le processus lésionnel, parce que les chaussettes humides isolent peu, et que l'eau refroidit plus rapidement que l'air à température égale. Tous les facteurs qui réduisent la circulation des extrémités contribuent aussi aux lésions, tels que les vêtements et les bottes serrés, l'immobilité prolongée, l'hypothermie et la position accroupie.

Les LFHG sont classées selon quatre degrés de sévérité [66].

- *Minime.* Hyperémie ou engorgement causés par l'augmentation du flux sanguin vers les pieds ; un léger changement sensoriel subsistera 2 à 3 jours après. Cette affection est spontanément résolutive, et aucun signe ne subsiste après 7 jours. Parfois, une sensation de froid persistera.
- *Légère.* Œdème, hyperémie ; une légère modification sensorielle subsiste 2 à 3 jours après. Sept jours après la lésion, on retrouve une anesthésie au niveau de la surface plantaire et de la pointe des pieds, qui disparaît en 4 à 9 semaines. Les ampoules et les pertes cutanées ne sont pas observées. Le déplacement est possible si la marche n'est pas douloureuse.
- *Modérée.* Œdèmes, hyperémie, ampoules et marbrures sont présents 2 à 3 jours après la lésion. Après 7 jours, l'anesthésie au toucher est présente sur les surfaces dorsales et plantaires ainsi que sur la pointe des pieds. L'œdème persiste 2 à 3 semaines, et la douleur et l'hyperémie disparaissent au bout de 14 semaines. Certaines ampoules de « mue » apparaissent, mais sans perte de tissus profonds. Certains patients auront des lésions permanentes.
- *Sévère.* L'œdème sévère, passage forcé de sang dans l'environnement tissulaire (*extravasation*), et la gangrène sont présents 2 à 3 jours après la lésion. Une anesthésie complète de la totalité des pieds persiste à 7 jours, avec une paralysie et une atrophie musculaire aux extrémités affectées. La lésion s'étend au-delà du pied vers le bas de la jambe. Cette lésion sévère produit une perte tissulaire importante, aboutissant à une autoamputation. La gangrène est un risque constant jusqu'à ce que la perte tissulaire soit complète. Le patient doit s'attendre à avoir une convalescence prolongée et une invalidité permanente.

Évaluation. Parce que le patient a subi une exposition légère ou modérée au froid, il est essentiel d'exclure une hypothermie et de rechercher une déshydratation. Bien que ce ne soit pas une lésion liée au gel, une LFHG demeure une lésion insidieuse ; les signes communs avec ces deux lésions locales liées au froid sont des extrémités froides aux sites anesthésiés ou engourdies lorsque la lésion apparaît.

La clé de la prise en charge des LFHG est la détection pendant l'évaluation. Durant l'évaluation initiale, les tissus lésés paraissent macérés, œdémateux, pâles, anesthésiés, sans pouls et immobiles, mais non gelés. Les patients se plaignent de maladresse et de trébuchements lorsqu'ils tentent de marcher. Après le retrait du froid et pendant ou après le réchauffement, le flux vasculaire périphérique augmente au moment où la reperfusion des tissus ischémiés commence. La couleur des extrémités passe du blanc à une pâleur bleutée et marbrée, tandis que les sensations de froid et d'engourdissement subsistent. Le diagnostic de pieds à fossé ou d'immersion de pieds est généralement posé lorsque ces signes n'ont pas changé après un réchauffement passif des pieds. De 24 à 36 heures après le réchauffement, une hyperémie marquée se développe, accompagnée de sévères douleurs à type de brûlures et d'une réapparition de sensations proximales, mais non distales. Cela est dû à la dilatation veineuse. L'œdème et les ampoules se développent dans la zone lésée lorsque la perfusion augmente. La perfusion cutanée reste mauvaise après l'apparition de l'hyperémie, et la peau est susceptible de se détacher lorsque la lésion se développe. Toute absence de pouls d'une extrémité atteinte au bout de 48 heures évoque une lésion sévère et profonde ainsi qu'une possibilité accrue de perte tissulaire substantielle.

Prise en charge. Si une éventuelle LFHG est détectée, les priorités sont d'éliminer tout refroidissement supplémentaire, de prévenir le traumatisme au niveau des extrémités, et le transport du patient. Ne pas autoriser le patient à marcher sur une extrémité blessée. Retirer avec précaution les vêtements et les chaussettes. Couvrir la partie lésée ou l'extrémité avec des pansements amples, secs et stériles, protéger du froid et démarrer le réchauffement passif des tissus lésés durant le transport. La zone affectée peut être aggravée par le poids des linges. Le réchauffement actif n'est pas nécessaire. La zone atteinte ne doit pas être massée parce que le massage causerait davantage de dommages. Au besoin, traiter la déshydratation avec un bolus intraveineux, et réévaluer. Selon la durée de transport pendant le réchauffement passif, une douleur sévère peut se développer lors du début de la reperfusion tissulaire, et il peut être nécessaire, avant le réchauffement, de recourir à une analgésie aux opiacés adéquate (par exemple commencer avec 5 mg de morphine IV si besoin).

Lésions dues au gel

Manifestations cliniques. Les *gelures* se classent en destruction tissulaire légère à modérée, avec une possible perte tissulaire [5,9]. Les parties du corps les plus susceptibles d'être soumises au gel sont celles qui ont un ratio surface/masse important, comme les oreilles et le nez, ou les zones éloignées du centre du corps, comme les mains, les pieds, les orteils et les organes génitaux masculins. Ces structures sont plus susceptibles de présenter une lésion liée au froid parce qu'elles ont beaucoup d'*anastomoses* artérioveineuses capillaires qui shuntent facilement le sang pendant la vasoconstriction. La réponse corporelle normale à des températures basses est de réduire le flux sanguin vers la surface cutanée pour réduire l'échange de chaleur avec l'environnement. Le corps réalise cela par vasoconstriction des vaisseaux sanguins périphériques en essayant de shunter le sang chaud vers le centre du corps pour maintenir une température corporelle normale. La réduction de ce flux sanguin diminue grandement la quantité de chaleur délivrée aux extrémités distales.

Plus la période d'exposition est longue, plus le flux sanguin périphérique est réduit. L'organisme conserve la température centrale au détriment de la température des extrémités et de la peau. La perte de chaleur devient plus importante que l'approvisionnement en chaleur de cette zone.

Lorsqu'une extrémité est refroidie à 15 °C, il se produit une vasoconstriction maximale, et un flux sanguin minime apparaît. Si le refroidissement se poursuit à 10 °C, la vasoconstriction est interrompue par des périodes de *vasodilatation induites par le froid*, ce qui est appelé « réponse de chasse », et il existe une élévation associée de la température tissulaire générée par l'augmentation du flux sanguin. La vasodilatation induite par froid se reproduit par cycles de 5 à 10 minutes pour assurer une certaine protection contre le froid. La prédisposition au froid varie selon les individus, ce qui peut être expliqué par le niveau de vasodilatation induite par le froid [9].

Les tissus ne gèlent pas à 0 °C parce que les cellules contiennent des électrolytes qui préviennent le gel des tissus jusqu'à ce que la température cutanée atteigne approximativement −2 °C. Dans le cas de températures proches du gel et lorsque les extrémités ne sont pas protégées, les liquides intra- et extracellulaires peuvent geler. Cela entraîne la formation de cristaux de glace. Lorsque les cristaux de glace se forment, ils se dilatent et lèsent les tissus locaux. Des caillots de sang peuvent se former, altérant davantage la circulation dans les zones lésées.

Le type et la durée du contact avec le froid sont les deux facteurs les plus importants qui déterminent l'extension de la lésion par le gel. La gelure est classée en fonction de la profondeur de la lésion et de la présentation clinique [9]. Dans beaucoup de cas, le degré de la lésion n'est pas connu avant 24 à 72 heures au moins, excepté en cas d'expositions très minimes ou sévères. Une exposition cutanée au froid courte mais très intense va créer une lésion superficielle, alors qu'une gelure sévère d'une extrémité entière peut apparaître durant une exposition prolongée. Une lésion directe au froid est en général réversible, mais des lésions tissulaires permanentes apparaissent pendant le réchauffement. Dans les cas plus sévères, même avec un réchauffement approprié des tissus, des microthromboses vasculaires peuvent se développer, menant à des signes précoces de gangrène et de nécrose. Lorsque la zone lésée gèle, dégèle, puis regèle, la seconde phase de gel entraîne une plus grande quantité de thromboses sévères, de dommages vasculaires et de perte tissulaire. Pour cette raison, les intervenants préhospitaliers se doivent d'empêcher que tout tissu gelé qui dégèle pendant le traitement initial sur le terrain regèle.

Les méthodes traditionnelles de classification des gelures se déclinent en quatre degrés de lésions sur la base de signes cliniques initiaux après la phase de gelure et de réchauffement [9] (figures 16-5 et 16-6).

- *Gelure du premier degré.* Lésion épidermique; limitée à la peau qui a eu un contact bref avec de l'air ou du métal froid; la peau apparait blanche ou comme une plaque jaunâtre au niveau de la zone de lésion; pas d'ampoule ni de perte tissulaire; la peau dégèle rapidement, paraît engourdie, est rouge, et entourée d'un œdème; la guérison intervient en 7 à 10 jours.
- *Gelure du deuxième degré.* Concerne l'épiderme et la couche superficielle du derme; paraît initialement similaire à la lésion du premier degré, et les tissus gelés sont plus profonds; le dégel est rapide; apparaissent une ampoule cutanée superficielle ou une vésicule qui contient un liquide clair ou laiteux après plusieurs heures; entourée par un érythème et un œdème; pas de perte tissulaire définitive; la guérison intervient en 3 à 4 semaines.

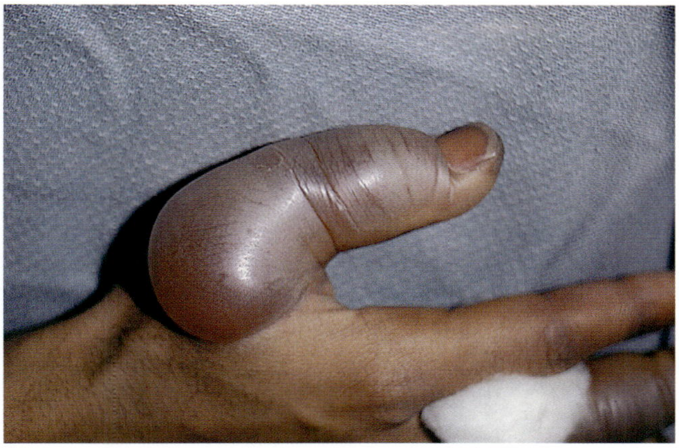

Fig. 16-5. Formation d'œdème et de cloque 24 heures après une gelure. (Source : McCauley RL, Smith DJ, Robson MC, Heggers JP, Frosbite. In Auerbach PS, *Wilderness medicine : management of wilderness and environmental emergencies*, 4th ed, St Louis, Mosby, 2001. Photographie : Dr Cameron Bangs.)

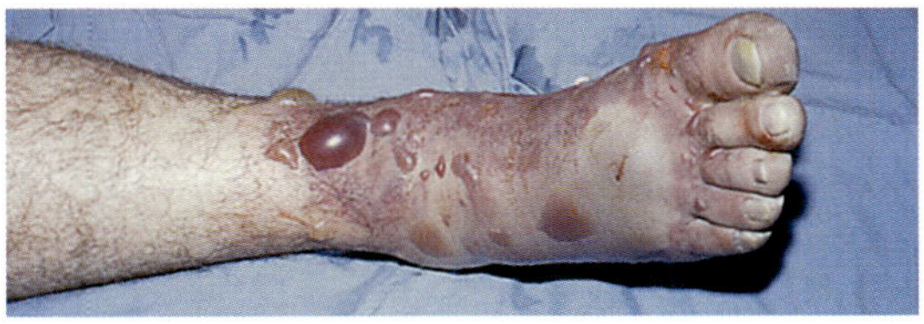

Fig. 16-6. Gelures du deuxième et du troisième degrés avec des bulles hémorragiques, 1 jour après dégel. (Source : McCauley RL, Smith DJ, Robson MC, Heggers JP, Frosbite. In Auerbach PS, *Wilderness medicine : management of wilderness and environmental emergencies*, 4th ed, St Louis, Mosby, 2001. Photographie : Murray P. Hamlet, DVM.)

- *Gelure du troisième degré.* Concerne l'épiderme et les couches du derme; la peau gelée est dure, avec une mobilité réduite; après le dégel tissulaire, la peau enfle sur toute la surface avec des ampoules gorgées de sang (bulles hémorragiques), indiquant un traumatisme vasculaire des tissus profonds; les œdèmes réduisent la mobilité; la perte cutanée se produit lentement, aboutissant à une momification et à un détachement des tissus. La guérison est lente.
- *Gelure du quatrième degré.* La gelure tissulaire touche l'épaisseur complète du derme avec une implication musculaire et osseuse; pas de mobilité au moment de la gelure, et mouvements passifs lors du dégel, avec absence de fonction musculaire intrinsèque; mauvaise perfusion cutanée; pas de développement d'œdèmes ni d'ampoules; signes précoces de nécrose tissulaire; un processus lent de momification apparaîtra sur toute la surface, avec détachement des tissus et autoamputation des tissus non viables.

Bien que la classification traditionnelle des gelures se fasse selon à quatre degrés de lésion, il est plus facile pour les intervenants préhospitaliers de les classer plutôt en gelure superficielle ou profonde [71–73]. La *gelure superficielle* (premier et deuxième degrés) affecte la peau et les tissus sous-cutanés, entraînant des ampoules claires au réchauffement. La *gelure profonde* (troisième et quatrième degrés) affecte la peau, les muscles et les os, et la peau présente des ampoules hémorragiques lors du réchauffement.

Lors de situations particulières, la gelure peut survenir rapidement, et les intervenants préhospitaliers doivent réagir rapidement aux situations suivantes :

- des hydrocarbures ont été répandus sur la peau; par exemple, l'essence va entraîner une évaporation et une conduction rapides, hors températures de gel;
- un métal extrêmement froid a été touché avec une peau chaude;
- la rotation des pales d'un hélicoptère médicalisé a fait subir une intense exposition au froid à la peau.

Évaluation. À l'arrivée, assurer la sécurité des lieux puis débuter l'ABC. Retirer le patient du froid, et l'installer à l'abri de l'humidité, du froid et du vent. Beaucoup de victimes de gelures peuvent présenter d'autres troubles médicaux, tels qu'une déshydratation, une hypovolémie, une hypothermie, une hypoglycémie et une lésion traumatique. Retirer tous les vêtements humides pour diminuer le risque de perte de chaleur supplémentaire. En cas de doute, traiter en premier l'hypothermie. La gelure superficielle est généralement évaluée au travers de l'association de la recherche des conditions environnementales, du recueil de la plainte principale du patient à propos de douleurs ou d'engourdissements et de l'observation de la décoloration cutanée au niveau de la même zone. Les conditions environnementales pendant l'exposition doivent être hors gel.

Les lésions dues au gel sont insidieuses parce que le patient peut ne pas ressentir de douleur au niveau de la zone lésée lorsque la peau est recouverte par un gant ou des chaussures. La détection de la zone affectée requiert une inspection visuelle directe des régions du corps les plus suspectes, citées auparavant. Une palpation douce peut déterminer si le tissu sous-jacent est souple ou dur. S'assurer que le patient ou les intervenants préhospitaliers ne frottent ou ne massent pas la peau affectée, parce que cela provoquera des lésions cellulaires supplémentaires des tissus gelés. Le patient avec des gelures superficielles se plaint habituellement d'inconfort au cours des manipulations des parties gelées. Chez les patients avec des gelures profondes, les tissus gelés sont durs et généralement non douloureux lorsqu'on les touche. Après inspection, une méthode de réchauffement doit être décidée.

Prise en charge. Les patients avec des engelures ou des gelures superficielles devraient être installés avec la partie lésée contre une surface corporelle chaude, par exemple en recouvrant les oreilles avec les mains, ou en plaçant les doigts affectés dans les aisselles ou les plis de l'aine. Les gelures superficielles doivent seulement être réchauffées à des températures corporelles normales. La prise en charge des gelures profondes par les intervenants préhospitaliers est la suivante.

1. Dispenser des soins soutenus, fournir un abri approprié au patient et protéger la zone affectée, pour minimiser la perte de chaleur.
2. Couvrir avec des pansements amples, secs et stériles qui seront non compressifs et non adhérents.
3. Ne pas autoriser le patient à marcher sur les pieds lésés.
4. Les doigts et les orteils doivent être séparés et protégés avec de la gaze stérile.
5. Ne pas percer les phlyctènes.
6. Les mains et les pieds doivent être immobilisés et surélevés afin de réduire l'œdème.
7. Les antalgiques opiacés par voie intraveineuse sont habituellement recommandés pour soulager les douleurs et doivent être débutés avant que les tissus ne soient dégelés.
8. Débuter une perfusion intraveineuse de sérum salé isotonique avec un bolus de 250 ml pour traiter la déshydratation et réduire la viscosité sanguine et capillaire.
9. Protéger les tissus fragiles contre un traumatisme supplémentaire au cours de la mobilisation.
10. Ne pas utiliser de source de chaleur directe supérieure à 39 °C sur les zones affectées.
11. Éviter le regel de la zone dégelée.
12. Assurer un transport précoce vers un hôpital adapté.

Le patient peut consommer une boisson chaude (non alcoolisée) si disponible, en fonction de son état de conscience et des autres blessures. La consommation de tabac (cigarettes, chewing-gum, patchs de nicotine) est déconseillée parce que la nicotine entraîne une vasoconstriction supplémentaire.

Tenter sur le terrain de débuter un réchauffement de patients victimes de gelures profondes peut nuire à leur guérison future et n'est pas recommandé, sauf si le transport est retardé.

Accidents hypothermiques

L'hypothermie est définie comme un état où la température corporelle est en dessous de 35 °C, mesurée avec un thermomètre rectal placé au moins à 15 cm dans le rectum [10]. L'hypothermie peut être considérée comme une diminution de la température centrale qui rend une victime incapable de générer suffisamment de production de chaleur pour restaurer l'homéostasie, ou fonctionnement normal de l'organisme. L'hypothermie peut survenir dans différentes situations, en raison d'une ambiance froide, d'une immersion ou d'une submersion (proche de la noyade), et peut être produite intentionnellement durant les interventions chirurgicales [10,74,75]. L'hypothermie d'immersion survient quand un individu est accidentellement placé dans un environnement froid sans préparation ou planification. Par exemple, une personne qui est tombée dans de l'eau glacée est immédiatement en danger de devenir un cas de submersion, amenant à un « choc au froid » avec réflexe de gasp, perte des fonctions motrices, hypothermie et noyade. Ces aspects spécifiques de l'incident de submersion peuvent conduire à l'hypoxie et à l'hypothermie (voir plus loin et chapitre 17).

La progression de l'hypothermie dans l'air froid ou l'eau froide est retardée tant que la production métabolique de chaleur peut lutter contre la perte de chaleur. La survie à une exposition excessive au froid est possible ; de nombreux cas de personnes ayant survécu en mer et dans d'autres situations extrêmes ont été décrits [62,76]. Plusieurs facteurs favorables à l'augmentation de la survie après une exposition au froid sont connus, incluant l'âge, le sexe, les composantes corporelles (par exemple le ratio surface du corps/masse corporelle), le début et l'intensité des frissons, le niveau de la forme physique, l'état nutritionnel et la consommation d'alcool.

Contrairement à la gelure, l'hypothermie peut survenir avec des températures bien supérieures à 0 °C. L'*hypothermie primaire* apparaît généralement quand les individus sains ne sont pas préparés à des conditions météorologiques extrêmes ou à une exposition chronique au froid. Les décès par hypothermie primaire sont le résultat direct de l'exposition au froid ; le corps médical les classe dans ses comptes-rendus comme accidentels, dus à un homicide, ou au suicide [10].

L'*hypothermie secondaire* est considérée comme une conséquence normale de troubles systémiques des patients, incluant l'hypothyroïdie, l'hypoadrénalie, les traumatismes, les affections néoplasiques et le sepsis. Si elle n'est pas détectée ou si elle est n'est pas correctement traitée, l'hypothermie peut être fatale, dans certains cas en moins de 2 heures. La mortalité est supérieure à 50 % dans les cas d'hypothermie secondaire provoquée par les complications d'autres lésions et dans les cas sévères où la température corporelle centrale est inférieure à 32 °C [10].

Une hypothermie est fréquemment retrouvée chez les blessés graves à leur arrivée dans un centre spécialisé [77,78]. La combinaison d'un traumatisme multisystémique et d'une hypothermie a un impact important sur la survie du patient. Le développement d'une hypothermie est lié à l'effet du traumatisme sur la thermorégulation et à l'inhibition des frissons en tant que mécanisme primaire de production de chaleur [79]. Une cause de plus grande mortalité chez les patients traumatisés en hypothermie est liée à l'association létale d'*hypothermie*, d'*acidose* et de *coagulopathie* (incapacité du sang de coaguler normalement). Elle est connue sous le nom de « triade létale » chez les patients traumatisés [80]. Par conséquent, il est essentiel d'évaluer et de traiter les patients à la fois pour le traumatisme et pour l'hypothermie parce que la coagulopathie est réversible lors du réchauffement du patient [78]. La discussion détaillée de la physiopathologie de l'hypothermie chez les patients traumatisés dépasse le sujet de ce chapitre (voir les discussions détaillées sur les traumatismes et l'hypothermie, respectivement dans les chapitres 5 et 7).

Hypothermie d'immersion

Pendant l'immersion, s'il n'y a pas de gain ou de perte de chaleur par le corps, la température de l'eau est considérée *thermiquement neutre*. La température neutre de l'eau est de 33 à 35 °C, température à laquelle un individu nu se tenant passivement dans l'eau jusqu'au cou maintient une température centrale presque constante pendant au moins une heure [81,82]. Des individus dans une eau neutre ne courent pratiquement pas le risque d'expérimenter le choc au froid et l'hypothermie lors d'une immersion initiale, à la différence d'une exposition soudaine à de l'eau froide [83].

Quand l'immersion se produit dans une eau à la température plus basse que la limite neutre, les changements physiologiques immédiats sont une baisse rapide de la température de la peau, une vasoconstriction périphérique créant des frissons, et augmentant le métabolisme, la ventilation, la fréquence cardiaque, le débit cardiaque et la PAM. Pour ralentir toute perte de chaleur dans l'eau, la production de chaleur doit être faite en augmentant l'activité physique et/ou les frissons. Sinon, la température centrale continue de chuter et les frissons cessent, et ces réponses physiologiques diminuent proportionnellement à la chute de la température centrale [75].

Le plus grand risque d'hypothermie d'immersion commence habituellement dans de l'eau à une température inférieure à 25 °C [84]. Parce que la capacité de dissipation de la chaleur de l'eau est 24 fois supérieure à celle de l'air, les individus ont un risque plus rapide d'hypothermie dans l'eau. Cependant, continuer une activité physique dans l'eau froide va finir par devenir préjudiciable en raison de l'augmentation de la perte de chaleur par convection de l'eau froide entourant le corps, accélérant l'hypothermie. La compréhension de cette réalité a conduit à recommander aux individus de minimiser leur perte de chaleur durant l'immersion en eau froide en utilisant la posture de survie évitant la perte de chaleur ou la position de blotissement quand de multiples victimes d'immersion sont ensemble [85] (figure 16-7).

La température corporelle centrale la plus basse recensée est de 15 °C chez un enfant avec une récupération neurologique intacte après une hypothermie accidentelle [86]. Chez un adulte, la température la plus basse recensée est de 13,7 °C chez un survivant d'hypothermie accidentelle. Elle est survenue chez une femme de 29 ans qui s'est débattue pendant plus de 40 minutes avant l'apparition de symptômes d'une hypothermie sévère affectant les contractions musculaires [76]. Son immersion a duré plus de 80 minutes avant qu'une équipe de secours n'arrive et qu'une réanimation cardiopulmonaire (RCP) ne soit initiée durant le transport vers un hôpital local. Au cours des 5 premières minutes de réchauffement, sa température centrale est descendue en dessous de 13,7 °C. Après 3 heures de réchauffement

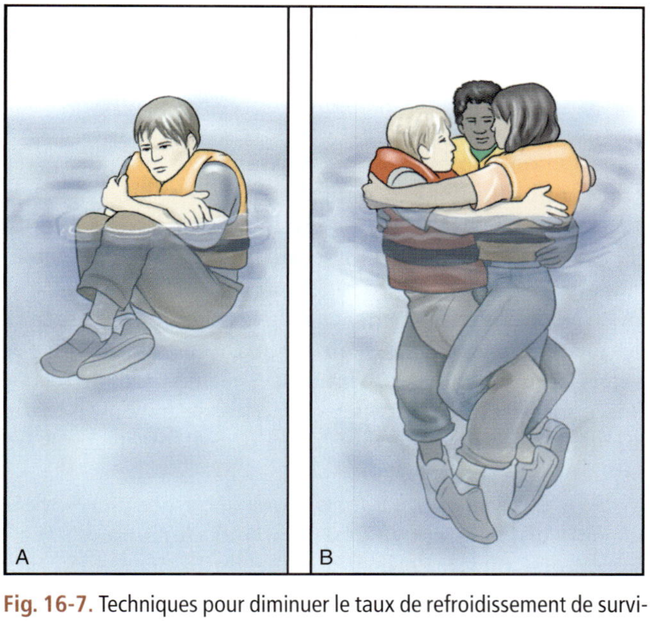

Fig. 16-7. Techniques pour diminuer le taux de refroidissement de survivants dans l'eau froide. *A* : Posture de survie évitant la perte de chaleur. *B* : Technique de blotissement.

continu, sa température centrale s'est normalisée, et elle a survécu avec des fonctions physiologiques normales.

Ce cas d'hypothermie accidentelle illustre la raison pour laquelle les intervenants préhospitaliers qui prennent en charge les patients en hypothermie ne doivent pas arrêter les soins et ne pas déclarer le décès des patients jusqu'à ce qu'ils aient été réchauffés au-dessus de 35 °C, sans preuves d'une fonction cardiorespiratoire et neurologique. Il existe de nombreux cas de survie, les patients ayant retrouvé toutes leurs fonctions neurologiques après une RCP prolongée sur le terrain. Les leçons des différents cas avec une issue similaire sont que l'impression initiale que donnent ces patients ne justifie pas l'arrêt des gestes de base ou médicaux avant que la température centrale soit normalisée; des procédures de médicalisation sont également initiées. Cela explique la formulation de la phrase suivante : *les patients ne sont pas morts tant qu'ils ne sont pas chauds et morts.*

Qu'elle soit ou non intentionnelle, l'immersion en eau froide se produit durant les activités de loisirs, ou professionnelles, ou bien suite à des accidents. Si la personne ne se noie pas lors de la submersion initiale, elle a un risque d'hypothermie qui dépend de la température de l'eau. Les réponses corporelles à l'immersion en eau froide peuvent être définies selon les trois phases suivantes [84].

- *Première phase.* Cette phase commence avec un réflexe cardiovasculaire connu comme une réaction à un « choc au froid » qui survient rapidement (en moins de 2–4 minutes) après l'immersion, et débute avec un refroidissement cutané rapide, une vasoconstriction périphérique, un réflexe de gasp et une incapacité de retenir sa respiration, une hyperventilation et une tachycardie [75,87]. La réaction de gasp peut entraîner une inhalation et une noyade, selon la position de la tête dans ou hors de l'eau. Ces réactions peuvent entraîner la mort subite immédiate, ou la mort dans les minutes qui suivent l'immersion en raison des réactions sévères qui se produisent (syncope ou convulsions aboutissant à la noyade, arrêt vagal et fibrillation ventriculaire [75,87–89].
- *Deuxième phase.* Si une victime survit à la phase de choc au froid, un refroidissement important des extrémités survient au-delà des 30 premières minutes d'immersion. Ce refroidissement a des effets délétères sur la dextérité des extrémités, provoquant des raideurs des doigts, une coordination diminuée, et une perte de force; cela entrave rapidement les capacités de nager, de saisir une ligne de sauvetage ou de réaliser d'autres gestes de survie) [75,84].
- *Troisième phase.* La survie aux deux premières phases sans noyade expose une personne au risque d'hypothermie en raison de la poursuite de la déperdition de chaleur et de la diminution de la température centrale provenant d'une immersion supérieure à 30 minutes. Si une personne est incapable de rester à la surface de l'eau à cause de la fatigue et de l'hypothermie, elle risque d'être victime de submersion, aboutissant à l'inhalation et à la noyade [75,90]. Le temps de survie d'une personne dans l'eau froide dépend de beaucoup de facteurs. On estime qu'une personne victime de submersion ne peut pas survivre plus d'une heure à une température de 0 °C, et à 15 °C, la survie est rare au bout de 6 heures [91].

Les garde-côtes américains et d'autres organismes de recherche et de secours emploient des règles qui les aident à estimer combien de temps les personnes peuvent survivre dans l'eau froide. Ces règles sont des modèles mathématiques qui estiment la vitesse de refroidissement de la température centrale en se fondant sur l'influence des variables qui suivent : (1) température de l'eau et état de la mer, (2) isolation des vêtements, (3) composition du corps (quantité de graisse, de muscles et d'os), (4) temps d'immersion dans l'eau, (5) comportement (par exemple mouvements excessifs) et posture du corps dans l'eau (par exemple posture de limitation de la perte de chaleur, technique de regroupement de personnes), et (6) thermogenèse par les frissons [92–94].

Manifestations cliniques. L'influence qu'exerce l'hypothermie sur le corps affecte tous les systèmes organiques majeurs, particulièrement les systèmes cardiaque, rénal et du système nerveux central. Lorsque la température centrale du corps baisse à 35 °C, une vasoconstriction maximale, des frissons surviennent, avec augmentation de la fréquence cardiaque, de la respiration et de la pression sanguine. La demande en oxygène pour le métabolisme cérébral décroît de 6 à 10 % par degré en moins de la température centrale, et le métabolisme cérébral est préservé. Quand la température centrale chute entre 30 et 35 °C, la fonction cognitive, la fonction cardiaque, le métabolisme, la fréquence respiratoire et les frissons sont tous diminués de manière significative ou complètement inhibés. À ce stade, les mécanismes de défense physiologique limités empêchent la déperdition de chaleur corporelle, et la température centrale chute rapidement. À une température centrale de 29,5 °C, le débit cardiaque et le métabolisme sont réduits d'approximativement 50 %. La ventilation et la perfusion sont inadéquates et n'augmentent pas avec la demande métabolique, entraînant une hypoxie cellulaire, une augmentation d'acide lactique, et finalement une acidose respiratoire et métabolique. L'oxygénation et le débit sanguin sont maintenus au niveau central et du cerveau.

La bradycardie apparaît chez un grand nombre de patients comme un effet direct du froid sur la dépolarisation des cellules pacemaker et leur lente propagation à travers le système de conduction. Il est important de noter que l'utilisation de l'atropine est souvent inefficace pour augmenter la fréquence cardiaque quand le myocarde est froid [5]. Lorsque la température centrale descend en dessous de 30 °C, le myocarde devient irritable. Les intervalles PR, QRS et QTC sont allongés. Le segment ST et l'onde T changent d'aspect, et des ondes J (ou d'Osborne) peuvent être présentes ; elles peuvent ressembler à d'autres anomalies d'ECG, telles qu'un infarctus aigu du myocarde. Les ondes J sont des aspects ECG frappants chez les patients hypothermiques ; elles sont observées chez environ un tiers des patients hypothermiques modérés à sévères (< 32 °C). L'onde J est décrite comme une déflection par surélévation entre le complexe QRS et la première partie du segment ST [95]. L'onde J se voit mieux en aVl, aVf et en latéral gauche (figure 16-8).

La fibrillation auriculaire et les bradycardies extrêmes se développent et peuvent s'observer pour des températures comprises entre 28 et 32 °C. Quand la température centrale atteint 26,7 à 28 °C, toute stimulation physique du cœur peut provoquer une fibrillation ventriculaire (FV). Une RCP ou une manipulation brutale (évaluation du patient et mouvement) du patient peuvent être suffisantes pour entraîner une FV. À cette température centrale extrêmement basse, le pouls et la pression artérielle ne sont pas perceptibles, et les articulations sont rigides. Les pupilles deviennent fixes et dilatées à température centrale extrêmement basse. Encore une fois, un patient ne devrait pas être considéré comme mort tant qu'il n'a pas été réchauffé et tant qu'il n'a pas de signe de vie (ECG, pouls, ventilation et fonction SNC).

Avec une exposition aiguë au froid, la circulation rénale augmente à cause du shunt sanguin durant la vasoconstriction. De 27 à 30 °C, le flux sanguin rénal est diminué d'environ 50 %. À ce niveau d'hypothermie modérée à sévère, la chute du débit cardiaque entraîne l'effondrement du flux sanguin rénal et de la vitesse de filtration glomérulaire, qui résulte en une insuffisante rénale aiguë.

Évaluation. Il est impératif d'évaluer la sécurité de la scène à votre arrivée. Tous les sauveteurs ont besoin de s'assurer de leur sécurité et de leur protection contre le froid lorsqu'ils travaillent dans ce type d'environnement. Il devrait y avoir un niveau de suspicion élevé en ce qui concerne l'hypothermie, même si les conditions environnementales ne sont pas vraiment évocatrices (par exemple vent, humidité, température). Certains patients peuvent se plaindre de fatigue, avoir des nausées, des vomissements et des vertiges. Avec des patients traumatisés et en état critique, il est important de commencer l'évaluation et de prendre en charge l'hypothermie en les protégeant de l'environnement froid ; l'évaluation débute avec l'ABC. La fonction neurologique est évaluée et mesurée fréquemment. Les patients en hypothermie sévère se présentent généralement avec une tachypnée, une stupeur et un coma. Les températures rectales ne sont normalement pas évaluées sur le terrain ou utilisées comme un signe vital dans la plupart des systèmes préhospitaliers. Les

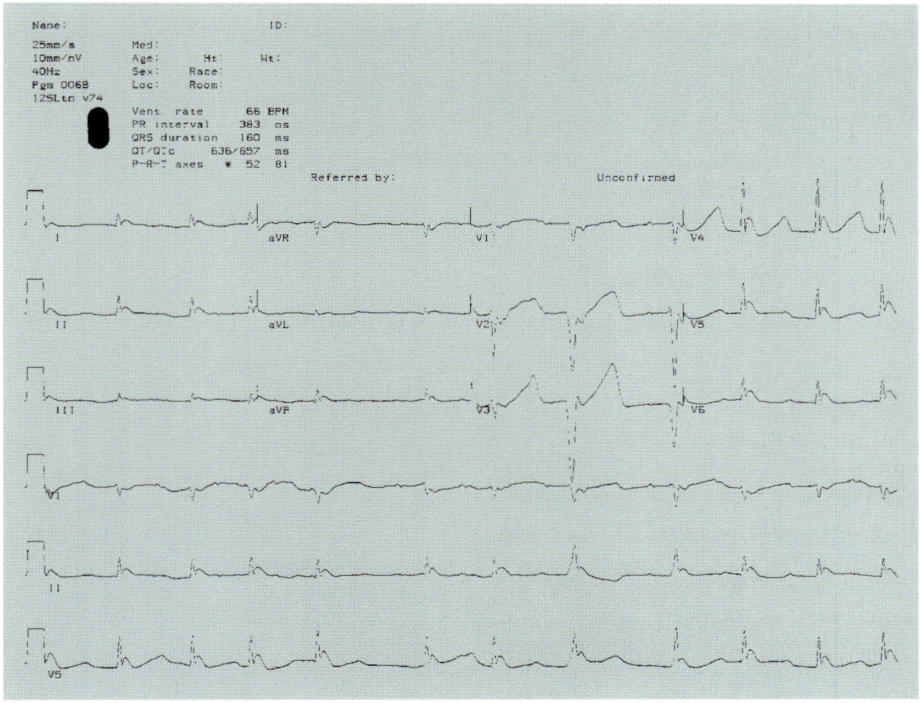

Fig. 16-8. Onde J, ou onde d'Osborne, de l'hypothermie. (Source : Danzl DF, Accidental hypothermia. In Auerbach PS, *Wilderness medicine : management of wilderness and environmental emergencies*, 4th ed, St Louis, Mosby, 2001.)

ambulances possèdent habituellement des thermomètres standard dont la limite inférieure se situe à 35,5 °C. Les thermomètres électroniques ne sont pas utiles dans les situations hypothermiques pour une lecture précise. Pour obtenir une température hypothermique, il est nécessaire d'avoir un thermomètre rectal hypothermique. Le tableau 16-4 précise les réactions physiologiques à anticiper avec une température centrale diminuée.

Les signes de frissonnements et de modifications de la conscience sont importants dans l'évaluation d'une suspicion d'hypothermie. Des patients en hypothermie modérée (température centrale > 32 °C) vont frissonner et habituellement présenter des troubles de la conscience (par exemple confusion, articulation difficile, démarche mal assurée, maladresse). Ils sont ralentis dans leurs gestes et sont généralement retrouvés dans une position non

Tableau 16-4 Caractéristiques physiologiques de l'hypothermie

°C	Caractéristiques
37,6	Température rectale normale
37,0	Température orale normale
36,0	Augmentation du métabolisme et de la pression sanguine et tonus musculaire pré-frissons
35,0	Température de l'urine 34,8 °C ; thermogenèse par les frissons maximale
34,0	Amnésie, dysarthrie et mauvais développement du jugement ; comportement mal adapté ; pression sanguine normale ; stimulation respiratoire maximale ; tachycardie puis bradycardie progressive
33,3	Développement d'ataxie et d'apathie ; dépression linéaire du métabolisme cérébral ; tachypnée puis diminution progressive du volume minute respiratoire ; diurèse froide
32,0	Stupeur ; diminution de la consommation d'oxygène de 25 %
31,0	Arrêt de la thermogenèse par les frissons
30,0	Fibrillation auriculaire et développements d'autres arythmies ; poïkilothermie ; pupilles et débit cardiaque aux deux tiers de la normale ; insuline inefficace
29,0	Diminution progressive du niveau de conscience, du pouls et de la respiration ; pupilles dilatées ; déshabillage paradoxal
28,0	Diminution du seuil de fibrillation ventriculaire ; diminution de 50 % de la consommation d'oxygène et du pouls ; hypoventilation
27,0	Perte des réflexes et des mouvements volontaires
26,0	Perturbations acidobasiques importantes ; pas de réflexe ou réponse à la douleur
25,0	Flux sanguin cérébral à un tiers de la normale ; perte de l'autorégulation cérébrovasculaire ; débit cardiaque à 45 % de la normale ; développement possible d'œdème pulmonaire
24,0	Hypotension et bradycardie importantes
23,0	Pas de réflexe cornéen ou oculocéphalique ; aréflexie
22,0	Risque maximal de fibrillation ventriculaire ; diminution de 75 % de la consommation d'oxygène
20,0	Plus basse reprise de l'activité électromécanique cardiaque ; pouls à 20 % de la normale
19,0	Électro-encéphalogramme plat
18,0	Asystolie
15,0	Plus basse survie sur hypothermie accidentelle de l'enfant
13,7	Plus basse survie sur hypothermie accidentelle de l'adulte
10,0	Diminution de 92 % de la consommation d'oxygène
9,0	Plus basse survie sur hypothermie thérapeutique

D'après Danzl F, Accidental hypothermia. In Auerbach PS, *Wilderness medicine : management of wilderness and environmental emergencies*, 4th ed, St Louis, Mosby, 2001.

ambulatoire, assis ou couchés. Les représentants des forces de l'ordre et les intervenants préhospitaliers peuvent interpréter cet état comme résultant de la consommation de drogue ou d'alcool, ou d'un accident vasculaire cérébral (AVC) chez les personnes âgées. Toutefois, un trouble de la conscience chez un patient n'est pas un indicateur fiable de degré d'hypothermie ; certains patients ont conservé une conscience normale à une température centrale de 27 °C.

Lorsque la température centrale baisse en dessous de 32 °C, une hypothermie modérée est présente, et le patient ne se plaindra probablement pas de la sensation de froid. Les frissons sont absents et les troubles de la conscience vont s'installer progressivement ; ils peuvent mener à l'inconscience et au coma. Les pupilles réagissent lentement ou peuvent être dilatées et aréactives. Le pouls peut être diminué ou absent à la palpation, et la PAS peut être basse ou indéterminée. La ventilation peut être ralentie jusqu'à 2 ventilations/minute. L'ECG peut montrer une fibrillation auriculaire, l'arythmie la plus fréquente. Comme le myocarde refroidit progressivement et est plus irritable à environ 28 °C, la FV est plus souvent observée. À cause de ces changements dans le métabolisme cérébral, un « déshabillage paradoxal » peut être observé avant que le patient ne perde connaissance. Le patient essaie de retirer ses vêtements en environnement froid ; l'on pense qu'il s'agit d'une réponse à un trouble imminent de la thermorégulation.

La prise en charge clinique de l'hypothermie est fondée sur les trois niveaux de température corporelle rectale suivantes [96] :

- hypothermie légère : > 34 °C et < 36 °C ;
- hypothermie modérée : 30 °C à 34 °C ;
- hypothermie sévère : < 30 °C.

Prise en charge. Les soins préhospitaliers aux patients en hypothermie consistent à prévenir la déperdition supplémentaire de chaleur, à faire des manipulations douces, à procéder à un transport rapide et à réchauffer. Cela inclut le retrait du patient de toute source de froid vers une ambulance chauffée ou un abri si le moyen de transport n'est pas immédiatement disponible (voir paragraphe « Transport prolongé »). Les vêtements humides devraient être découpés avec des ciseaux à habits et retirés pour éviter des mouvements inutiles et l'agitation du patient. La crainte de déclencher une arythmie ventriculaire du fait des manipulations du patient ne doit pas retarder les interventions cruciales. Cette préoccupation est plus importante chez des patients en hypothermie sévère (30 °C). La tête et le corps du patient doivent être recouverts de linges chauds ou des sacs de couchage, puis d'une couche qui isole contre le vent pour prévenir la déperdition de chaleur par convection et évaporation.

Si le patient est conscient et alerte, anticiper l'hypoglycémie, et réchauffer, hydrater avec des solutés hypercaloriques ou glucosés. Éviter les boissons alcoolisées et à la caféine. Les patients en hypothermie ont besoin d'une oxygénothérapie à haut débit parce qu'ils ont une oxygénation tissulaire diminuée. La courbe de dissociation de l'oxyhémoglobine évolue avec la diminution de la température centrale. L'oxygène à haut débit devra être délivré avec un masque à haute concentration. Le patient en tirera un meilleur profit si l'oxygène peut être réchauffé et humidifié (42–46 °C). Si possible, l'administration d'oxygène réchauffé avant la mobilisation peut prévenir la FV pendant le transport.

Chez les patients hypothermiques inconscients, le réchauffement passif est insuffisant pour augmenter la température centrale. Il faut prendre en charge leurs voies aériennes pour les protéger ; le début de cette procédure dépend de la rigidité de la mandibule. Si l'intubation endotrachéale ne peut pas être réalisée avec succès sans manipulation brutale, continuer la ventilation avec un ballon autoremplisseur et envisager une autre technique de prise en charge des voies aériennes (Combitube, masque laryngé, intubation nasale, etc.). Au minimum, utiliser une canule oro- ou nasopharyngée avec une ventilation au ballon autoremplisseur.

Le sérum salé isotonique, ou sucré (glucose 5 %), peut être réchauffé à 43 °C et administré en l'absence d'agitation du patient. *Le patient hypothermique ne devrait pas être perfusé avec des solutés froids (température ambiante)* ; cela pourrait refroidir davantage le patient et retarderait le réchauffement. Lorsque les solutions isotoniques salées ou glucosées ne sont pas disponibles, toute solution cristalloïde est satisfaisante. Tenter une hydratation de 500 à 1 000 ml et protéger les solutés du gel ou du refroidissement en plaçant les poches sous le patient afin de perfuser les liquides réchauffés sous pression. Ces deux formes de traitement sont un minimum pour améliorer le réchauffement, et l'intervenant préhospitalier doit user de ses facultés de jugement pour décider si les liquides (par voie orale ou IV) valent la peine de risquer une inhalation, des accès de toux et des stimuli douloureux chez le patient. La pose de matériel de réchauffement cutané ou des massages au niveau des extrémités sont contre-indiqués. Toute méthode de réchauffement des extrémités qui va résulter en une augmentation de la circulation périphérique avant que le réchauffement central ne se produise risque d'accroître l'acidose métabolique et l'hyperkaliémie et risque également d'entraîner une chute plus importante de la température centrale (*after-drop*). Cela peut avoir pour conséquence l'apparition d'une fibrillation ventriculaire.

Recommandations américaines pour le traitement des troubles liés au froid[1]

Soins d'urgences cardiovasculaires : recommandations de base et spécialisées pour la prise en charge de l'hypothermie

Les recommandations en matière de réanimation du patient en hypothermie ont évolué sur plusieurs décennies. La révision la plus récente des règles de soins d'urgences cardiovasculaires (*emergency cardiovascular care* [ECC]) par l'American Heart Association en collaboration avec l'International Liaison Committee on Resuscitation représente les derniers résultats de recherche dans les soins cardiovasculaires. Les recommandations ECC actuelles ont été publiées par l'American Heart Association dans la revue *Circulation* en décembre 2005 [97].

Les victimes d'hypothermie peuvent représenter un défi pour les services médicaux d'urgences, particulièrement le patient inconscient en hypothermie modérée à sévère. L'hypothermie sévère étant une température corporelle centrale inférieure à 30 °C, le patient peut se présenter avec une respiration et un pouls non détectables à cause de la réduction du débit cardiaque et de l'effondrement de la pression artérielle. Historiquement, le défi consistait à déterminer s'il fallait initier des interventions de type basique (*basic life support* [BLS]) ou avancé (*advanced life support* [ALS]) en se fondant sur la viabilité du patient. Par ailleurs, il peut être difficile de savoir auprès des témoins si ces patients ont eu une exposition primaire ou, par exemple, un arrêt cardiaque ou encore une attaque avant l'hypothermie. Les autres préoccupations pour un intervenant préhospitalier sont de protéger de toute manipulation brutale un patient en hypothermie avec un myocarde potentiellement irritable, et de débuter des compressions cardiaques chez tout patient sans pouls, ces deux interventions déclenchant une FV [96].

Toutefois, il est maintenant recommandé qu'indépendamment de tout scénario qui crée l'hypothermie primaire ou secondaire, *il ne faut pas* refuser de pratiquer les procédures de sauvetage sur la base de la présentation clinique, que l'on soit en milieu urbain avec de courtes distances de transport, ou à la campagne avec d'éventuels délais significatifs de transport, des soins importants pouvant être nécessaires (voir plus loin).

Mises à jour des recommandations de sauvetage de base pour le traitement des hypothermies légères à sévères

Les patients en hypothermie devraient toujours être laissés en position horizontale pour éviter l'aggravation de l'hypotension, parce que ces patients ont souvent une déplétion de volume due à la diurèse froide. Il peut être difficile de sentir ou de détecter une respiration ou un pouls chez les patients en hypothermie. C'est pourquoi il est recommandé d'évaluer d'abord la respiration puis le pouls pendant 30 à 45 secondes pour confirmer l'un des constats suivants :

- arrêt respiratoire ;
- arrêt cardiaque (asystolie, tachycardie ventriculaire, FV) ;
- bradycardie (qui requiert une RCP).

Si le patient ne respire pas, assister la respiration immédiatement. Débuter immédiatement les compressions cardiaques chez tout patient hypothermique sans pouls et qui n'a pas de signe détectable de circulation [96]. En cas de doute sur la présence du pouls, commencer les compressions. Ne jamais arrêter les gestes de base jusqu'à ce que le patient soit réchauffé. Si l'on détermine que le patient est en arrêt cardiaque, suivre les règles courantes de RCP, comme indiqué ailleurs [97].

Un défibrillateur externe automatisé (DEA) devrait être utilisé si une tachycardie ventriculaire sans pouls ou une FV sont présentes. Les règles actuelles d'ECC recommandent 5 cycles (2 minutes) de RCP (1 cycle = 30 compressions pour 2 insufflations) avant de contrôler le rythme ECG et de tenter de choquer lorsqu'un DEA arrive [98]. Si un rythme choquable est détecté, délivrer un choc, puis reprendre le pouls. Si le patient hypothermique ne répond pas au choc avec un pouls détectable, les tentatives ultérieures de défibrillation doivent être différées, et les efforts doivent être dirigés vers une RCP efficace en mettant l'accent sur le réchauffement du patient. Lors de la réalisation des compressions thoraciques chez un patient en hypothermie, une force plus importante est nécessaire parce que l'élasticité de la paroi thoracique est diminuée lorsqu'elle est froide [98]. Si la température centrale est inférieure à 30 °C, la conversion vers un rythme sinusal normal ne s'observe normalement pas tant que le réchauffement au-dessus de cette température centrale n'est pas accompli [99].

L'importance de ne pas déclarer les patients morts jusqu'à ce qu'ils aient été réchauffés et restent aréactifs est même plus grande de nos jours, avec de nouvelles preu-

[1] (NdT). En France le site suivant permet de consulter les recommandations édictées en cas de vague de froid : http://www.sante.gouv.fr/htm/dossiers/recommandations froid/sommaire.htm

ves provenant d'études de victimes d'hypothermie indiquant que le froid a un effet protecteur sur les organes vitaux [99,100] (voir plus loin la discussion sur l'arrêt cardiaque et l'effet protecteur des hypothermies légères, dans le paragraphe « Transport prolongé »).

Mises à jour des recommandations ACLS pour le traitement de l'hypothermie

Le traitement sur le terrain de l'hypothermie sévère reste controversé [96]. Toutefois, les recommandations pour appliquer les procédures de l'*advanced cardiac life support* (ACLS) sont différentes de celles pour le patient normothermique. Les patients hypothermiques inconscients nécessitent une protection des voies aériennes et devraient être intubés. Ne pas retarder l'intubation par crainte de provoquer une FV. Comme noté précédemment, si un rythme choquable est détecté, défibriller pour commencer à 360 joules, reprendre la RCP, et délivrer ensuite des agents cardiaques et d'autres tentatives de défibrillation jusqu'à ce que la température centrale soit supérieure à 30 °C. Si possible, commencer des procédures de réchauffement actif avec de l'oxygène chaud et humide et des solutés IV réchauffés, et conditionner le patient pour le transport en prévenant les pertes de chaleur supplémentaires.

Le défi représenté par les procédures ACLS chez un patient en hypothermie est que le cœur peut être non réceptif aux médicaments ACLS, à la stimulation et à la défibrillation [101]. De plus, ces médicaments (par exemple adrénaline, amiodarone, lidocaïne, pocaïnamide) peuvent s'accumuler dans la circulation à des niveaux toxiques en cas d'administrations répétitives pour une hypothermie sévère, particulièrement lorsque le patient se réchauffe [96]. Par conséquent, il est recommandé de ne pas employer des médicaments IV chez des patients ayant une température centrale inférieure à 30 °C. Si un patient présente initialement une température centrale supérieure à 30 °C, ou si un patient en hypothermie sévère a été réchauffé au-delà de cette température, des médicaments IV peuvent être injectés. Cependant, il est recommandé de respecter des intervalles plus longs entre chaque administration de médicaments que pour les intervalles standard en ACLS [96]. Les défibrillations répétées sont indiquées si la température centrale continue à augmenter au-dessus de 30 °C, conformément aux recommandations ACLS actuelles [97].

Finalement, les procédures BLS/ACLS réalisées sur le terrain ne devraient pas être pratiquées que chez des patients qui ont des blessures incompatibles avec la vie, ou que si le corps est rigide au point d'empêcher les compressions thoraciques, ou que si la bouche ou le nez sont bloqués par de la glace [10,96]. La figure 16-9 fournit un algorithme des recommandations de prise en charge des hypothermies légères, modérées et sévères chez des patients avec pouls et sans pouls [96].

Prévention des lésions liées au froid

La prévention des lésions liées au froid chez les patients, vous-même et les autres intervenants préhospitaliers est vitale sur les lieux d'intervention. Les recommandations de prévention sont les suivantes [102].

1. Noter les facteurs de risque reconnus d'une lésion liée au froid :
   - Fatigue
   - Déshydratation
   - Malnutrition
   - Manque d'expérience aux conditions météorologiques froides
   - Sujet à la peau noire
   - Tabagisme
   - Facteur d'abaissement de la température provoqué par le vent
2. Lorsque vous ne pouvez pas rester au sec dans des conditions froides, humides et venteuses, terminez votre intervention dehors et cherchez rapidement un abri.
3. Se souvenir que les personnes qui ont des antécédents de lésion liée au froid ont un plus grand risque d'atteinte ultérieure.
4. Éviter la déshydratation.
5. Éviter la consommation d'alcool dans des environnements froids.
6. Employer la technique de regroupement ou de blotissement des personnes si une immersion accidentelle survient. Les chances de survivre sont meilleures si l'on reste encore dans l'eau froide à moins de 20 °C; ne pas tenter de nager vers le bord, à moins qu'il soit à proximité.
7. Augmenter les chances de survie en environnement froid comme suit :
   - Maintenir la volonté de survivre
   - Adaptabilité et improvisation
   - Optimisme et conviction que l'événement est uniquement une situation temporaire
   - Maintenir une rationalité calme en cas d'expériences bizarres et un sens de l'humour
8. Les extrémités froides ou proches de la gelure peuvent être réchauffées par la chaleur corporelle en plaçant les doigts au niveau des creux axillaires ou de la zone inguinale. Les orteils et les pieds peuvent être placés sur l'abdomen d'une autre personne.
9. Mettre des vêtements de protection contre le froid (bottes, chaussettes, gants, bonnet, pantalons et vestes isolants, et matériaux qui isolent contre le vent) dans la voiture en cas d'accident de voiture inopiné en période d'hiver.

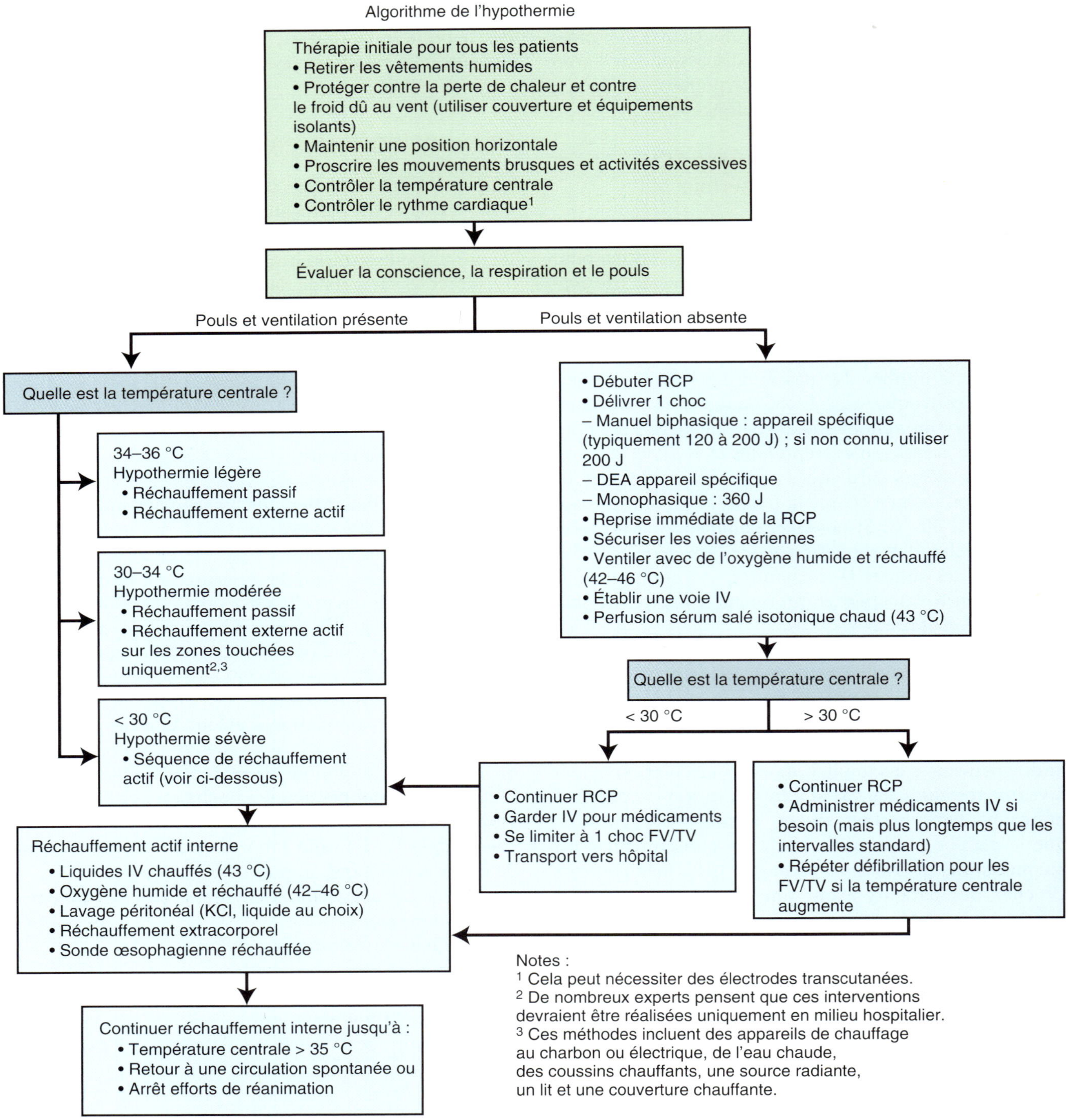

Fig. 16-9. Algorithme de l'hypothermie de l'American Heart Association (AHA), à partir des recommandations de la Cardiopulmonary Resuscitation and Emergency Care. (Source : AHA, *Handbook of emergency care for healthcare providers*, Chicago, AHA, 2006.). DEA : défibrillateur externe automatisé ; FV : fibrillation ventriculaire ; RCP : réanimation cardiopulmonaire ; TV : tachycardie ventriculaire.

10. Les gelures peuvent survenir rapidement lors de contact à main nue avec des métaux froids ; il faut toujours porter des gants.

11. Comprendre que l'indice de refroidissement du vent (figure 16-10) est fondé sur la vitesse du vent et la température de l'air, et être capable de travailler dans un froid extrême avec des vêtements isolants et qui stoppent le vent.

12. Maintenir les pieds au sec avec des chaussettes, qui transfèrent l'humidité des pieds vers les chaussures.

Température (C°)

Vent (km/h)	4	2	–1	–4	–7	–9	–12	–15	–18	–21	–23	–26	–29	–32	–34	–37	–40	–43
8	2	–1	–3,9	–7	–11	–14	–17	–21	–24	–27	–30	–34	–37	–40	–44	–37	–40	–44
16	1	–3	–6,1	–9	–13	–16	–20	–24	–27	–30	–34	–38	–41	–44	–47	–47	–50	–58
24	0	–4	–7,2	–11	–14	–18	–22	–25	–29	–33	–36	–39	–43	–46	–50	–50	–55	–61
32	1	–4	–8,3	–12	–16	–19	–23	–27	–30	–34	–38	–42	–44	–49	–52	–52	–58	–63
40	–2	–5	–8,8	–13	–16	–20	–24	–28	–32	–35	–39	–43	–46	–50	–53	–53	–59	–64
48	–2	–6	–9,4	–13	17	–21	–25	–29	–33	–37	–39	–44	–47	–52	–55	–55	–62	–67
56	–3	–6	–10	–14	–18	–22	–26	–30	–33	–37	–41	–44	–49	–53	–57	–57	–63	–68
64	–3	–7	–11	–14	–18	–23	–27	–30	–34	–38	–42	–46	–50	–53	–58	–58	–64	–69
72	–4	–7	–11	–15	–19	–23	–27	–31	–34	–39	–43	–47	–50	–54	–58	–58	–64	–70
80	3,5	–7	–11	–16	–19	–24	–28	–32	–35	–39	–43	–47	–52	–55	–59	–59	–66	–71
88	–4	–8	–12	–16	–19	–24	–28	–33	–36	–39	–44	–48	–52	–56	–60	–60	–67	–72
96	–4	–8	–12	–16	–20	–24	–29	–33	37	–40	–44	–49	–53	–57	–60	–60	–69	–73

Temps de frissons 30 minutes ☐ 10 minutes ☐ 5 minutes ☐

Fig. 16-10. Indice de refroidissement du vent. (Source : National Weather Service.)

13. Ne pas marcher dans la neige avec des chaussures basses ; en l'absence de chaussures et de vêtements appropriés, tenter de rester dans une zone protégée ; ne pas se coucher ou se reposer directement sur la neige. Se coucher sur des branches d'arbre, un matelas de sol ou un poncho.
14. Employer un sac de couchage d'extérieur sans porter de vêtements ; toute humidité sera retenue dans les vêtements et augmentera la perte de chaleur et les frissons.
15. L'application de lotions aqueuses sur le visage, les mains et les oreilles augmentera le risque d'engelure et de gelure. Employer une lotion à base d'huile (comme la vaseline).
16. Les moufles sont plus efficaces que les gants à cinq doigts.
17. Souvent, quand on se protège les membres inférieurs du froid, on néglige la protection des régions génitales. Les collants, les vêtements en lycra, les pantalons en goretex, et tout autre combinaison de ces éléments sont efficaces.
18. Pour prévenir les gelures :

- Ne pas porter de vêtements trop serrés, de gants ou de bottes qui entravent la circulation
- Bouger périodiquement les doigts, les orteils et le visage pour conserver la chaleur et détecter les endroits ankylosés
- Travailler ou s'entraîner avec un partenaire qui contrôlera les signes de froid et d'hypothermie
- Porter des vêtements bien isolants et les garder au sec ; toujours se munir de vêtements, de chaussettes et de chaussures de rechange
- Être attentif aux engourdissements et fourmillements

Transport prolongé

Le lieu où est retrouvé le patient peut parfois prolonger le transport vers un hôpital approprié, et donc nécessiter des soins préhospitaliers prolongés. En conséquence, l'intervenant préhospitalier devra peut-être reconsidérer les options qui auraient été les siennes en cas de transport rapide. La prise en charge va dépendre du délai avant les soins définitifs, des protocoles médicaux approuvés, des équipements et des aides sur place, des ressources en personnel, de la localisation du patient et de la sévérité des lésions.

Certaines considérations de soins étendus pour des lésions modérées à sévères dues aux conditions environnementales abordées dans ce chapitre sont fournies ici. Comme pour toutes les autres prises en charge, il est convenu que les premières priorités sont la sécurité des lieux, l'ABCDE et l'utilisation des procédures d'évaluation et de prise en charge standard appropriées à ces environnements. Si un contrôle médical est disponible, toujours obtenir une consultation précoce, et communiquer le déroulement des soins. Toutes les procédures énumérées qui sortent du cadre de ces pratiques sont à utiliser par d'autres, en l'occurrence des médecins référents.

De plus, il est important de savoir que tous les services ont établi des recommandations concernant la RCP [97]. Aux États-Unis, la Wilderness Medical Society recommande qu'une fois qu'une RCP a été initiée, elle doit être poursuivie jusqu'au succès de la réanimation, jusqu'à épuisement des sauveteurs, jusqu'à l'apparition d'une situation de danger pour les sauveteurs, jusqu'à ce que le patient puisse recevoir des soins définitifs, ou si, au-delà de 30 minutes, le patient ne réagit pas aux efforts de réanimation [103]. La National Association of EMS Physicians préconise également de terminer la RCP en milieu préhospitalier [104]. Si des contrôles médicaux sont disponibles, les solliciter dès que possible pour envisager la fin de la RCP au bout de 20 minutes, selon les circonstances (voir chapitre 17 pour d'autres situations : en cas de submersion en eau froide, ou de foudroiement, par exemple, la RCP peut dépasser les 20 à 30 minutes) [20,103].

Troubles liés à la chaleur

Coup de chaleur

- Prendre en charge le refroidissement de tout le corps aussi rapidement que possible. Penser à toutes les solutions possibles pour accéder à l'eau. Plonger le corps jusqu'au niveau du cou dans l'eau froide (en contrôlant le corps et en protégeant les voies aériennes), ou asperger tout le corps avec de l'eau (avec des solutés de perfusion, de l'eau en bouteille, etc.), et utiliser une source de ventilation continue (vent naturel, ventilateurs, etc.).
- Si possible, informer le corps médical de l'état du patient afin de recevoir des consignes médicales.
- Arrêter le refroidissement quand la température rectale atteint 39 °C. Protéger alors le patient des frissons et de l'hypothermie.
- En cours de procédure de refroidissement, intuber les patients inconscients et démarrer une ventilation avec un ballon autoremplisseur à haute concentration d'oxygène. Mettre en place une voie veineuse et administrer un bolus de 500 ml de sérum salé isotonique, et évaluer les signes vitaux. Les signes vitaux du patient devraient être évalués après chaque 500 ml. Le volume total ne devrait pas excéder 1 à 2 litres dans la première heure. On peut envisager un litre supplémentaire durant la deuxième heure si les soins préhospitaliers sont prolongés [8].
- Les priorités suivantes sont la prise en charge de toute convulsion et de l'hypoglycémie sur protocole médical, avec respectivement diazépam et glucose.
- Placer le patient en position couchée et poursuivre l'évaluation en incluant l'AVPU, les signes vitaux, la température rectale et la glycémie. Mettre en place les soins et tout autre geste nécessaire durant la période de soins prolongés.

Hyponatrémie

- Corriger la diminution présumée de la concentration en sodium. Si le patient est capable de manger et si disponible, donner des chips ou tout autre aliment salé, une boisson énergétique ou tout autre boisson contenant du sodium, ou donner 2 cuillérées à café de sel diluées dans 25 cl d'eau. Mettre en place une voie veineuse. Démarrer une perfusion de NaCl en entretien. Sous contrôle médical, envisager un débit de 250 à 500 ml/h en fonction de l'estimation du délai de transport à l'hôpital. Ne pas utiliser de soluté hypotonique, qui va exacerber un œdème cérébral.
- Chez des patients présentant des signes et symptômes sévères (convulsions ou coma), envisager l'administration de furosémide (un diurétique), pour réduire le volume liquide extracellulaire, tout en administrant du NaCl en perfusion, 250 à 500 ml/h en IV.
- Évaluer l'œdème cérébral et l'augmentation de la PIC. Établir un score de Glasgow, et réévaluer toutes les 10 minutes pour suivre l'évolution de l'œdème cérébral et l'augmentation de la PIC (recommandations pour la prise en charge de l'œdème cérébral; voir chapitre 8).
- Se préparer à prendre en charge des nausées et des vomissements. Prendre le rebord d'un sac poubelle, y faire un trou pour passer la tête du patient afin qu'il puisse regarder dans le centre du sac. Soyez prêts à prendre en charge la miction quand la diurèse commence. Utiliser un grand sac poubelle ou tout autre réceptacle.
- Donner un supplément d'oxygène à tout patient léthargique. Intuber les patients inconscients et initier une bonne ventilation au ballon autoremplisseur avec de l'oxygène à 10 cycles par minute (pas d'hyperventilation; voir chapitre 8).

- Mesurer la glycémie et mettre en place du glucose en IV selon le protocole de traitement des patients hypoglycémiques.
- Surveiller les convulsions et administrer un anticonvulsivant (par exemple : diazépam, bolus initial 2–5 mg IV/IM, et titrer selon protocole médical).
- Placer les patients inconscients en position latérale de sécurité. Évaluer le patient tout au long du trajet.

Lésions liées au froid

Gelures

- Débuter les solutés en IV en entretien avant de commencer les procédures de réchauffement.
- Dans une situation de transport long, un réchauffement actif devrait être envisagé. Le réchauffement rapide actif peut contrecarrer l'effet direct des cristaux de glace sur les tissus, mais peut ne pas avoir d'effets sur la sévérité de la lésion [9]. Il est crucial de prévenir un regel des tissus dégelés; celui-ci aggrave le pronostic comparativement au dégel passif. Aussi est-il important de savoir quand et où débuter un réchauffement actif, si celui-ci doit être entrepris.
- Une procédure de réchauffement standard est d'immerger l'extrémité affectée dans un circuit d'eau chaude entre 40 et 42 °C [9]. Si possible, utiliser un thermomètre rectal ou oral pour mesurer la température de l'eau. Une température inférieure va dégeler les tissus, mais favorise moins le dégel rapide et la survie des tissus. Toute température supérieure peut causer des brûlures [9]. Proscrire tout réchauffement avec des sources de chaleur intenses (comme le placement devant un feu de camp). Poursuivre l'immersion jusqu'à ce que le tissu soit souple et malléable, ce qui peut prendre jusqu'à 30 minutes. Un mouvement actif de l'extrémité durant l'immersion est bénéfique, mais il ne faut pas frotter ni masser directement la zone.
- Le dégel provoque une douleur extrême. Traiter avec de la morphine, 5 à 10 mg IV, et titrer selon besoin. Administrer de l'ibuprofène, 400 mg per os toutes les 12 heures, seul ou associé à la morphine. L'usage de l'aspirine n'est pas recommandé pour les lésions par gelure.
- Le retour à la couleur normale de la peau, la chaleur et la sensibilité des parties affectées sont tous des signes favorables. Sécher toutes les parties affectées et étaler de préférence de la pommade d'aloé vera sur la peau, placer de la gaze stérile entre les orteils ou les doigts, appliquer des bandages, des attelles, et surélever les extrémités. Couvrir toute extrémité avec du matériel isolant et entourer avec du matériel qui protège du vent et de l'eau (comme un sac poubelle), particulièrement si l'extraction du patient est longue jusqu'au moyen de transport.

Hypothermie

- Débuter les procédures de réchauffement.
- Les frissons sont le meilleur moyen de réchauffer en douceur un patient hypothermique en milieu préhospitalier, comparativement à une méthode de réchauffement externe. Les patients qui sont capables de frissonner peuvent augmenter leur température centrale jusqu'à 3 à 4 °C par heure.
- Des sources de chaleur sont souvent utilisées, mais elles n'apportent que peu de bénéfice [75]. Pour les patients hypothermiques modérés à sévères, elles sont importantes à considérer dans les situations de soins étendus si elles sont employées avec les couvertures isothermiques.
- Les sources de chaleur externe peuvent être les suivantes.

1. L'oxygène chauffé et humidifié peut prévenir de la déperdition de chaleur durant la respiration, et apporte un peu de chaleur au thorax par son transfert au niveau de l'appareil respiratoire.
2. Le contact corps contre corps est reconnu comme transfert de chaleur, mais plusieurs études ont démontré son inefficacité, sauf en cas d'hypothermie légère.
3. Les pansements électriques et portables n'apportent pas plus d'avantages.
4. De l'air chaud pulsé apporte un certain bénéfice dans la diminution de la température centrale post-refroidissement (« *afterdrop* »); il procure un réchauffement efficace, comparable aux frissons chez les patients modérément hypothermiques.

- Isoler tous les patients hypothermiques du sol afin de minimiser la perte de chaleur. Préparer des draps hypothermiques multicouches. Mettre un grand plastique étanche sur le sol. Ajouter une couverture isotherme sur la couverture ou le sac de couchage. Placer le patient sur la couverture isotherme avec n'importe quelle source de chaleur externe. Ajouter une deuxième couverture isotherme sur le patient. Le côté gauche de la couverture est plié en premier sur le patient, puis le droit. La tête du patient est couverte pour prévenir les pertes de chaleur tout en gardant une ouverture à l'endroit du visage pour permettre l'évaluation.
- Évaluer l'hypoglycémie. L'administration du glucose assure un apport adéquat d'énergie pour le métabolisme musculaire durant les frissons et prévient l'hypoglycémie. Les patients alertes peuvent consommer des liquides sucrés chauds par voie orale.

Résumé

Les intervenants préhospitaliers vont inévitablement être confrontés à des situations environnementales imprévisibles, telles que celles décrites dans ce chapitre. Une connaissance de base des urgences environnementales courantes est nécessaire pour réaliser une évaluation et un traitement rapides en milieu préhospitalier. Il n'est pas facile de se rappeler ce type d'informations, car ces problèmes sont rarement rencontrés. C'est pourquoi il importe de retenir les principes généraux.

Pour les troubles liés à la chaleur, traiter les patients victimes d'un coup de chaleur par un refroidissement de tout le corps, rapide et efficace, afin de diminuer rapidement la température centrale.

Pour les lésions liées au froid, prendre en charge délicatement tous les patients avec une hypothermie modérée à sévère, prendre le temps de les retirer de leur environnement froid, et commencer un réchauffement passif en surveillant la température centrale. Il faut se souvenir que les médicaments et la défibrillation sont généralement inefficaces quand la température centrale est inférieure à 30 °C, et que les patients ne sont pas morts tant qu'ils ne sont pas chauds et morts.

Dans tous les cas, il faut toujours maintenir sa propre sécurité. Des sauveteurs ont trop souvent perdu la vie en tentant de porter secours.

Solution du scénario

Cet homme de 60 ans a un coup de chaleur, affection qui représente une menace vitale. Il est possible d'identifier plusieurs facteurs qui ont pu contribuer au développement de cette urgence. Tout d'abord, l'indice de chaleur est de 54 °C. Ces conditions environnementales entraînent une élévation de la température centrale lors d'exercices pratiqués à l'extérieur, ainsi qu'une augmentation de la sueur, conduisant à une déshydratation modérée à sévère. Ensuite, le patient est en surpoids, n'a pas un bon niveau de forme physique, et a dépensé une quantité importante d'énergie lors de la randonnée. Par ailleurs, il prend des antidépresseurs et des antihistaminiques, deux types de médicaments connus pour interférer avec la capacité du corps de réguler efficacement la température centrale.

Comme ce patient est inconscient, les soins initiaux devraient consister en la prise en charge des voies aériennes et le soutien de la ventilation. De l'oxygène devrait être administré pour maintenir une oxymétrie de pouls à 95 % ou plus. La température rectale du patient est à 40,5 °C. La température du patient va continuer à augmenter ; la priorité doit donc être d'entreprendre les procédures nécessaires pour la faire diminuer rapidement. Par exemple, l'intervenant préhospitalier peut humidifier toutes les surfaces corporelles et éventer le patient.

Il convient de transporter le plus rapidement possible le patient, dans un véhicule climatisé, vers un centre spécialisé. Pendant le trajet, il convient de continuer à chercher à le refroidir. Si en raison des circonstances, le transport est retardé, le patient doit être déplacé vers un endroit ombragé, mis à distance de toute surface chaude et déshabillé. Ensuite, il convient d'employer un brumisateur et de l'éventer. Il faut débuter une perfusion en IV de Ringer lactate, avec un bolus de 250 ml. Des bolus liquidiens supplémentaires doivent être titrés jusqu'à l'obtention d'une pression sanguine normale. Il faut vérifier fréquemment la température rectale. En raison de possibles convulsions, il faut disposer de diazépam. Quand la température du patient baissera, ses signes vitaux reviendront lentement à la normale et son état de conscience s'améliorera.

Références

1. National Center for Health Statistics: Compressed mortality file, Hyattsville, Md, 2002, US Department of Health and Human Services, Centers for Disease Control and Prevention.
2. Center for Disease Control and Prevention: Heat-related deaths—Chicago, Illinois, 1996-2001, and United States, 1979-1999, *MMWR* 52(26):610, 2003.
3. Center for Disease Control and Prevention: Hypothermia-related deaths—Utah, 2000, and United States, 1979-1998, *MMWR* 51(4):76, 2002.
4. Lugo-Amador NM, Rothenhaus T, Moyer P: Heat-related illness, *Emerg Med Clin North Am* 22:315, 2004.
5. Ulrich AS, Rathlev NK: Hypothermia and localized injuries, *Emerg Med Clin North Am* 22:281, 2004.
6. Center for Disease Control and Prevention: Hypothermia-related deaths—United States, 2003, *MMWR* 53(8):172, 2004.
7. Speedy DB, Noakes TD: Exercise-associated hyponatremia: a review, *Emerg Med* 13:17, 2001.
8. Moran DS, Gaffen SL: Clinical management of heat-related illnesses. In Auerbach PS: *Wilderness medicine: management of wilderness and environmental emergencies*, ed 3, St Louis, 1995, Mosby.
9. McCauley RL, Smith DJ, Robson MC, Heggers JP: Frostbite. In Auerbach PS: *Wilderness medicine: management of wilderness and environmental emergencies*, ed 4, St Louis, 2001, Mosby.
10. Danzl, DF: Accidental hypothermia. In Auerbach PS: *Wilderness medicine: management of wilderness and environmental emergencies*, ed 4, St Louis, 2001, Mosby.
11. Semenza JC, Rubin CH, Flater KH, et al: Heat-related deaths during the July 1995 heat wave in Chicago, *N Engl J Med* 335(2):84, 1996.
12. Center for Disease Control and Prevention: Heat related mortality—Chicago, July 1995, *MMWR* 44 (21):577, 1995.
13. Hardy JD: Thermal comfort: skin temperature and physiological thermoregulation. In Hardy JD, Gagge AP, Stolwijk JAJ, editors: *Physiological and Behavioral Temperature Regulation*, Springfield, Ill, 1970, Charles C Thomas.
14. Pozos RS, Danzl DF: Human physiological responses to cold stress and hypothermia. In: Pandolf KB, Burr RE, editors: *Medical aspects of harsh environments*, Vol 1, Washington, DC, 2001, Office of The Surgeon General, Borden Institute/TMM Publications.
15. Stocks JM, Taylor NAS, Tipton MJ, Greenleaf JE: Human physiological responses to cold exposure, *Aviat Space Environ Med* 75:444, 2004.
16. Wenger CB: The regulation of body temperature. In Rhoades RA, Tanner GA, editors. *Medical physiology*, Boston, 1995, Little, Brown.
17. Nunnelely SA, Reardon MJ: Prevention of heat illness. In Pandolf KB, Burr RE, editors: *Medical aspects of harsh environments*, Vol 1, Washington, DC, 2001, Office of The Surgeon General, Borden Institute/TMM Publications.
18. Sonna LA: Practical medical aspects of military operations in the heat. In Pandolf KB, Burr RE, editors: *Medical aspects of harsh environments*, Vol 1, Washington, DC, 2001, Office of The Surgeon General, Borden Institute/TMM Publications
19. Tek D, Olshaker JS: Heat illness, *Emerg Med Clin North Am* 10(2):299, 1992.
20. Armstrong LE, Hubbard RW, Jones BH, Daniels JT: Preparing Alberto Salazar for the heat of the 1984 Olympic marathon, *Phys Sportsmed* 14:73, 1986.
21. Hubbard RW, Sandick BL, Matthew WT: Voluntary dehydration and alliesthesia for water, *J Appl Physiol* 57:868, 1984.
22. Johnson RF, Kobrick JL: Psychological aspects of military performance in hot environments. In Pandolf KB, Burr RE, editors: *Medical aspects of harsh environments*, Vol 1, Washington, DC, 2001, Office of The Surgeon General, Borden Institute/TMM Publications.
23. Sawka MN, Pandolf KB: Physical exercise in hot climates: physiology, performance, and biomedical issues. In: Pandolf KB, Burr RE, editors: *Medical aspects of harsh environments*, Vol 1, Washington, DC, 2001, Office of The Surgeon General, Borden Institute/TMM Publications.
24. Dutchman SM, Ryan AJ, Schedl HP, et al: Upper limits of intestinal absorption of dilute glucose solution in men at rest, *Med Sci Sport Exerc* 29:482, 1997.
25. Neufer PD, Young AJ, Sawka MN: Gastric emptying during exercise: effects of heat stress and hypohydration, *Eur J Appl Physiol* 58:433, 1989.
26. Wenger CB: Section I: Hot environments. In Pandolf KB, Burr RE, editors: *Medical aspects of harsh environments*, Vol 1, Washington, DC, 2001, Office of The Surgeon General, Borden Institute/TMM Publications.
27. Bouchama A, Knochel JP: Medical progress: heat stroke, *N Engl J Med* 346(25):1978, 2002.
28. Holtzhausen LM, Noakes TD: Collapsed ultraendurance athlete: proposed mechanisms and an approach to management, *Clin J Sport Med* 7(4):292, 1997.
29. Gardner JW, Kark, JA: Clinical diagnosis, management and surveillance of exertional heat illness. In: Pandolf KB, Burr RE, editors: *Medical aspects of harsh environments*, Vol 1, Washington, DC, 2001, Office of The Surgeon General, Borden Institute/TMM Publications.
30. Knochel JP, Reed G: Disorders of heat regulation. In Narins RE, editor: *Maxwell & Kleenman's clinical disorders of fluid and electrolyte metabolism*, ed 5, New York, 1994, McGraw-Hill.
31. Gaffin SL, Hubbard RW: Pathophysiology of heatstroke. In Pandolf KB, Burr RE, editors: *Medical aspects of harsh environments*, Vol 1, Washington, DC, 2001, Office of The Surgeon General, Borden Institute/TMM Publications.
32. Armstrong LE, Crago AE, Adams R, et al: Whole-body cooling of hyperthermic runners: Comparison of two field therapies, *Am J Emerg Med* 14:335, 1996.
33. Costrini A: Emergency treatment of exertional heatstroke and comparison of whole body cooling techniques, *Med Sci Sports Exerc* 22:15, 1984.
34. Gaffin SL, Gardner J, Flinn S: Current cooling method for exertional heatstroke, *Ann Intern Med* 132:678, 2000.
35. Speedy DB, Noakes TD: Exercise-associated hyponatremia: a review, *Emerg Med* 13:17, 2001.
36. Backer HD, Shopes E, Collins SL, Barkan H: Exertional heat illness and hyponatremia in hikers, *Am J Emerg Med* 17(6):532, 1999.
37. Gardner JW: Death by water intoxication, *Mil Med* 164(3):432, 2002.
38. Adrogue HJ, Madias NE: Hyponatremia, *N Engl J Med* 342(21):1581, 2000.
39. Hiller WDB: Dehydration and hyponatremia during triathlons, *Med Sci Sports Exerc* 21:S219, 1989.
40. Speedy DB, Noakes TD, Rodgers IR: Hyponatremia in ultradistance triathletes, *Med Sci Sports Exerc* 31:809, 1999.
41. Laird RH: Medical care at ultraendurance triathlons, *Med Sci Sports Exerc* 21:S222, 1989.
42. Collins S, Reynolds, B: The other heat-related emergency, *JEMS*, July 2004.
43. Irving RA, Noakes TD, Buck R: Evaluation of renal function and fluid homeostasis during recovery from exercise-induced hyponatremia, *J Appl Physiol* 70:342, 1991.
44. Eichner ER: Exertional hyponatremia: why so many women? *Sports Med Digest* 24:54, 2002.
45. US Department of Agriculture, US Forest Service: Heat stress brochure, http://www.fs.fed.us/fire/safety/fitness/heat_stress/hs_pg1.html.

46. Montain SJ, Latzka WA, Sawka MN: Fluid replacement recommendations for training in hot weather, *Mil Med* 164(7):502, 1999.
47. Parson KC: International standards for the assessment of the risk of thermal strain on clothed workers in hot environments, *Ann Occup Hyg* 43(5):297, 1999.
48. American College of Sports Medicine: Position stand on exercise and fluid replacement, *Med Sci Sports Exerc* 28(1):i, 1996.
49. American College of Sports Medicine: Position stand on the recommended quantity and quality of exercise for developing and maintaining cardiorespiratory and muscular fitness, and flexibility in adults, *Med Sci Sports Exerc* 30(6):975, 1998.
50. Pate RR, Pratt M, Blair SB, et al: Physical activity and public health: a recommendation from the Centers for Disease Control and Prevention and the American College of Sports Medicine, *JAMA* 273(5):402, 1995.
51. Heat acclimatization guide, Ranger and Airborne school students, 2003, www.usariem.army.mil/download/heatacclimatizationguide.pdf.
52. Eichna LW, Park CR, Nelson N, et al: Thermal regulation during acclimatization in a hot, dry (desert type) environment, *J Appl Physiol* 163:585, 1950.
53. Federal Emergency Management System, United States Fire Administration: Emergency incident rehabilitation, Report #FA-114, July 1992, www.smemsc.org/Emergency Incident Rehabilitation.pdf.
54. US Pharmacopeia, National Formulary, USP-25/NF-20, Rockville, Md, US Pharmacopeia Convention, 2000.
55. Brown LH, Krumperman K, Fullagar CJ: Out of hospital medical storage temperature, *Prehosp Emerg Care* 8:200, 2004.
56. Mehta SH, Doran JV, Lavery RF, Allegra JR: Improvements in prehospital medication storage practices in response to research, *Prehosp Emerg Care* 6:319, 2002.
57. Allegra JR, Brennan J, Lanier V: Storage temperatures of out-of-hospital medications, *Acad Emerg Med* 6:1098, 1999.
58. Palmer RG, Zimmerman J, Clawson JJ: Altered states: the influence of temperature on prehospital drugs, *J Emerg Med Serv* 10(12):29, 1985.
59. Johansen RB, Schafer NC, Brown PI: Effects of extreme temperature on drugs for prehospital ACLS, *Am J Emerg Med* 11:450, 1993.
60. Church WH, Hu SS, Henry AJ: Thermal degradation of injectable drugs, *Am J Emerg Med* 12:306, 1994.
61. New Jersey Department of Health and Senior Services, Suppl Section 8:41-3.12, paragraph (f); Aug 17, 1998.
62. Stocks JM, Taylor NAS, Tipton MJ, Greenleaf JE: Human physiological responses to cold exposure, *Aviat Space Environ Med* 75:444, 2004.
63. Ulrich AS, Rathlev NK: Hypothermia and localized injuries, *Emerg Med Clin North Am* 22:281, 2004.
64. Chandler W, Ivey H: Cold weather injuries among US soldiers in Alaska: a five-year review, *Mil Med* 162:788, 1997.
65. DeGroot DW, Castellani JW, Williams JO, Amoroso PJ: Epidemiology of US Army cold weather injuries, 1980-1999, *Mil Med* 74:564, 2003.
66. Thomas JR, Oakley EHN: Nonfreezing cold injury. In Pandolf KB, Burr RE, editors: *Medical aspects of harsh environments*, Vol 1, Washington, DC, 2001, Office of The Surgeon General, Borden Institute/TMM Publications.
67. Montgomery H: Experimental immersion foot: review of the physiopathology, *Physiol Rev* 34:127, 1954.
68. Francis TJR: Non-freezing cold injury: a historical review, *J R Nav Med Serv* 70:134, 1984.
69. Wrenn K: Immersion foot: a problem of the homeless in the 1990s, *Arch Intern Med* 151:785, 1991.
70. Ramstead KD, Hughes RB, Webb AJ: Recent cases of trench foot, *Postgrad Med J* 56:879, 1980.
71. Biem J, Koehncke N, Classen D, Dosman J: Out of cold: management of hypothermia and frostbite. *Can Med Assoc J* 168(3):305, 2003.
72. Vogel JE, Dellon AL: Frostbite injuries of the hand, *Clin Plast Surg* 16:565, 1989.
73. Mills WJ: Clinical aspects of freezing injury. In Pandolf KB, Burr RE, editors: *Medical aspects of harsh environments*, Vol 1, Washington, DC, 2001, Office of The Surgeon General, Borden Institute/TMM Publications.
74. Sessler DI: Mild preoperative hypothermia, *N Engl J Med* 336: 1730, 1997.
75. Giesbrecht GG: Cold stress, near drowning and accidental hypothermia: a review, *Aviat Space Environ Med* 71:733, 2000.
76. Gilbert M, Busund R, Skagseth A, et al: Resuscitation from accidental hypothermia of 13.7° C with circulatory arrest, *Lancet* 355:375, 2000.
77. Danzl DF, Pozos RS, Auerbach PS: Multicenter hypothermia survey, *Ann Emerg Med* 16:1042, 1987.
78. Tsuei BJ, Kearney PA: Hypothermia in the trauma patient, *Injury Int J Care Injured* 35:7, 2004.
79. Stoner HB: Effects of injury on the responses to thermal stimulation of the hypothalamus, *J Appl Physiol* 33:665, 1972.
80. Ferrara A, MacArthur J, Wright H: Hypothermia and acidosis worsen coagulopathy in the patient requiring massive transfusion, *Am J Surg* 160:515, 1990.
81. Epstein M: Renal effects of head-out immersion in man: implications for understanding volume homeostasis, *Physiol Rev* 58:529, 1978.
82. Carlson LD: Immersion in cold water and body tissue insulation, *Aerospace Med* 29:145, 1958.
83. Wittmers LE, Savage M: Cold water immersion. In Pandolf KB, Burr RE, editors: *Medical aspects of harsh environments*, Vol 1, Washington, DC, 2001, Office of The Surgeon General, Borden Institute/TMM Publications.
84. Steinman AM, Giesbrecht GG: Immersion into cold water. In Auerbach PS: *Wilderness medicine: management of wilderness and environmental emergencies*, ed 4, St Louis, 2001, Mosby.
85. Hayward JS, Eckerson JD, Collis ML: Effect of behavioral variables on cooling rate of man in cold water, *J Appl Physiol* 38:1073, 1975.
86. Nozaki R, Ishibashi K, Adachi N, et al: Accidental profound hypothermia, *N Eng J Med* 315:1680, 1986 (letter).
87. Tipton MJ: The initial responses to cold water immersion in man, *Clin Sci* 77:581, 1989.
88. Keatinge WR, McIlroy MB, Goldfien A: Cardiovascular responses to ice-cold showers, *J Appl Physiol* 19:1145, 1964.
89. Mekjavic IB et al: Respiratory drive during sudden cold water immersion, *Respir Physiol* 70:21, 1987.
90. Golden FSC, Tipton MJ, Scott RC: Immersion, near-drowning and drowning, *Br J Anaesth* 79:214, 1997.
91. Newman AB: Submersion incidents. In Auerbach PS: *Wilderness medicine: management of wilderness and environmental emergencies*, ed 4, St Louis, 2001, Mosby.
92. Wissler EH: Probability of surviving during accidental immersion in cold water, *Aviat Space Environ Med* 74:47, 2003.
93. Tikuisis P: Predicting survival time at sea based on observed body cooling rates, *Aviat Space Environ Med* 68:441, 1997.
94. Hayward JS, Errickson JD, Collis ML: Thermal balance and survival time prediction of man in cold water, *Can J Physiol Pharmacol* 53:21, 1975.
95. Van Mieghem C, Sabbe M, Knockaert D: The clinical vales of the ECG in noncardiac conditions, *Chest* 125:1561, 2004.
96. American Heart Association, International Liaison Committee on Resuscitation: Guidelines 2000 for cardiopulmonary resuscitation and emergency cardiovascular care, *Circulation* 102(suppl 8): I-229, 2000.

97. International Liaison Committee on Resuscitation: 2005 International consensus on cardiopulmonary resuscitation and emergency cardiovascular care science with treatment recommendations, *Circulation* 112(suppl 1):IV-1, 2005.
98. Danzl DF, Lloyd EL: Treatment of accidental hypothermia. In Pandolf KB, Burr RE, editors: *Medical aspects of harsh environments*, Vol 1, Washington, DC, 2001, Office of The Surgeon General, Borden Institute/TMM Publications.
99. Southwick FS, Dalglish PH: Recovery after prolonged asystolic cardiac arrest in profound hypothermia: a case report and literature review, *JAMA* 243:1250, 1980.
100. Bernard MB, Gray TW, Buist MD, et al: Treatment of comatose survivors of out-of-hospital cardiac arrest with induced hypothermia, *N Engl J Med* 346(8):557, 2002.
101. Reuler JB: Hypothermia: pathophysiology, clinical setting, and management, *Ann Intern Med* 89:519, 1978.
102. Armstrong LE: Cold, windchill, and water immersion. In *Performing in extremes environments*, Champaign, 2000, Human Kinetics.
103. Wilderness Medical Society: Cardiopulmonary resuscitation. In Forgey WW, editor: *Practice guidelines for wilderness emergency care*, Guilford, 2001, Globe Pequot Press.
104. Bailey DE, Wydro GC, Cone DC: Position paper of the National Association of EMS Physicians: Termination of resuscitation in the prehospital setting for adult patients suffering nontraumatic cardiac arrest, *Prehosp Emerg Care* 4:190, 2000.

Pour en savoir plus

Auerbach PS: *Wilderness medicine: management of wilderness and environmental emergencies,* ed 4, St Louis, 2001, Mosby.

Fregly MJ, Blatteis CM: *Environmental physiology,* Vols I & II, American Physiological Society, New York, 1996, Oxford University Press.

Pandolf KB, Burr RE, editors: *Medical aspects of harsh environments,* Vol 1, Washington, DC, 2001, Office of the Surgeon General, Borden Institute/TMM Publications.

Chapitre 17

Traumatismes liés à l'environnement II : noyade, foudre, plongée sous-marine et altitude

Objectifs

À l'issue de ce chapitre, le lecteur devra être capable :

- d'énumérer cinq facteurs de risque pour un incident de noyade partielle ;
- d'énumérer trois signes ou symptômes pouvant apparaître chez un patient après un incident de noyade partielle ;
- d'énumérer cinq moyens de prévention d'un incident de noyade ;
- d'expliquer la règle des « 30-30 » dans la prévention des blessures liées à la foudre ;
- de faire la différence entre l'utilisation d'un triage « réversible » de victimes multiples de la foudre, et l'utilisation d'autres scénarios de victimes multiples ;
- de faire la différence entre les signes et symptômes d'accidents de décompression de type I et de type II ;
- d'expliquer deux interventions de traitement primaire de l'accident de décompression de type II et de l'embolie gazeuse artérielle ;
- d'énumérer deux facteurs de risque clés dans les pathologies liées à l'altitude ;
- d'indiquer les similitudes et les différences entre les pathologies de moyenne altitude et l'œdème cérébral d'altitude.

Scénario

Alors que vous et votre partenaire retournez au Pike's Peak (4 299 m) après avoir transporté un patient à l'hôpital plus bas en ville, vous recevez un message à 10 h 35 pour des troubles respiratoires chez une femme de 48 ans près du sommet. C'est le jour du marathon annuel de Pike's Peak. Les coureurs ont démarré à 7 heures. Ils doivent atteindre le sommet, avec un dénivelé positif de 2 382 mètres, réaliser une boucle au bout de 26 km et redescendre en direction de la ligne d'arrivée.

Vous arrivez sur les lieux et remarquez une coureuse à terre sur le sentier; elle est secourue par des assistants de course. Alors que votre partenaire s'approche de la patiente, vous demandez aux spectateurs s'ils ont observé quelque chose avant qu'elle n'arrête. Un responsable de la course déclare qu'il a observé que lors des 15 premiers kilomètres de course, elle paraissait instable et vacillante en marchant. Il a continué à l'observer les kilomètres suivants. Votre partenaire apprend qu'elle est arrivée la veille en avion de San Francisco. Elle présente actuellement une toux sèche, une dyspnée, un coup de soleil au niveau de la face et elle est irritable. Elle se plaint d'importantes céphalées et de nausées, et dit avoir vomi précédemment. Elle exprime le désir de se reposer avant de continuer le marathon, sachant qu'il n'y a que de la descente jusqu'à la ligne d'arrivée. Elle refuse le transport à l'hôpital, mais vous lui expliquez qu'elle court de manière instable et qu'elle risque de tomber et de se blesser. Elle accepte à contrecœur d'être transportée à l'hôpital avec l'ambulance.

Ces signes et symptômes indiquent-ils autre chose que la fatigue et les nausées induites par une course à pied en montée permanente depuis une altitude de 1918 mètres ? La coureuse peut-elle se reposer un peu avant de reprendre la course ? Quelle affection médicale peut-elle avoir ? Comment prendriez-vous en charge cette patiente ?

Chaque année aux États-Unis, une morbidité et une mortalité importantes sont provoquées par diverses conditions environnementales, qu'il s'agisse de noyades, de noyades partielles, de la foudre, de la plongée sous-marine de loisirs ou de la haute altitude (voir chapitre 16 pour les lésions liées à la chaleur et au froid). Il est donc important pour les intervenants préhospitaliers de connaître les troubles mineurs et majeurs associés à chaque type d'environnement, de comprendre l'anatomie, la physiologie et la physiopathologie impliquées, et de réaliser une évaluation et une prise en charge, ainsi que de prévenir leurs propres blessures comme celles des autres personnels des secours.

Noyades ou noyades partielles

Les incidents de submersion dans l'eau qui induisent une blessure sont fréquents. Aux États-Unis, la noyade est une des principales causes de décès touchant toutes les tranches d'âge [1], mais elle est épidémique chez les enfants [2]. Les blessures par submersion ont un coût important pour la société; il est évalué à 450 à 650 millions de dollars chaque année [3]. La terminologie qui décrit ces patients continue d'évoluer. Il y a 35 ans, la noyade était définie comme étant le processus par lequel les animaux à respiration pulmonaire succombent suite à une submersion dans un liquide, et la noyade partielle était définie comme étant une submersion avec une survie au moins temporaire [4]. Le terme de noyade secondaire était employé pour décrire les patients ayant au départ récupéré d'une noyade par submersion, mais qui décédaient d'une détresse respiratoire secondaire à la submersion [5,6]. Toutefois, ce dernier terme a été remis en question plus tard, et certains suggèrent qu'il ne soit plus employé [5].

Les définitions les mieux acceptées sont les suivantes :

- noyade complète : décès dans les 24 heures après l'incident de submersion ;
- noyade partielle : survie au moins 24 heures après la submersion.

Parce que le rôle des intervenants préhospitaliers pour tous les accidents relatifs à l'eau est d'initier les soins de réanimation sur le terrain, il est plus pratique d'éviter une certaine confusion entre ces deux termes et d'utiliser le terme d'*incident de submersion*, qui englobe la noyade et la noyade partielle. Par ailleurs, le terme d'incident de submersion n'implique pas une issue particulière du patient sur les lieux, en route pour l'hôpital, ou plus tard à l'hôpital. Cela aidera les intervenants préhospitaliers à ne pas exclure la procédure de réanimation, en se fondant sur le mécanisme lésionnel, la durée de submersion, la température de l'eau, ou l'absence de signes vitaux [7]. Ce dernier point est crucial parce que de nombreux comptes-rendus relatent des périodes de survie prolongées (> 30 minutes) suite à une submersion en eau froide [8–10]. Une réanimation cardiopulmonaire (RCP) immédiate et efficace ainsi que l'alerte des services d'urgences médicales par témoins sont deux facteurs importants qui influencent la survie d'un patient victime de submersion [11].

Les stratégies de prévention pour diminuer les fréquences d'incidents de submersion sont vitales. Beaucoup de programmes de prévention insistent sur la nécessité de diminuer les noyades de nourrissons et d'enfants par l'installation de types variés de barrières autour des piscines (clôtures isolantes, couvertures de piscines, alarmes, etc.). De plus, la RCP débutée par un témoin avant l'arrivée du personnel des secours préhospitaliers est associée à l'amélioration du pronostic du patient [12].

Épidémiologie

Le décès par noyade non intentionnelle est la septième principale cause de décès à tout âge, la deuxième principale cause de décès de 1 à 14 ans, et la cinquième principale cause de décès des nourrissons (< 1 an) [1]. Les nourrissons risquent la noyade dans les baignoires, les seaux et les toilettes [13]. L'incidence des noyades partielles peut être 500 à 600 fois supérieure à celle des noyades complètes [14]. En 2000, il y a eu 3281 cas de noyades non intentionnelles aux États-Unis; pour chaque enfant qui s'est noyé, trois autres ont survécu et ont bénéficié de soins d'urgences pour un incident de noyade partielle. Chaque semaine, approximativement 40 enfants meurent par noyade, 115 sont hospitalisés, et 12 ont des lésions cérébrales irréversibles [2].

Les Centers for Disease Control and Prevention (CDC) ont rapporté un total de 7546 accidents de submersion (fatals et non fatals) en 2001 et en 2002 [1] (tableau 17-1). Parmi ceux-ci, 3372 ont connu une noyade non intentionnelle au cours de loisirs, que ce soit dans une piscine, dans la mer ou dans une rivière. En comparaison, 4174 noyades partielles non intentionnelles non fatales ont été traitées dans les services d'urgences aux États-Unis. Les blessures

Tableau 17-1 Noyades non intentionnelles/noyades partielles – États-Unis, 2001–2002

Caractéristiques	Non fatales*	Fatales*
Âge		
0–4	2168	2168
5–14	1058	333
≥ 15	948	2563
Inconnu	–	34
Sexe		
Homme	2721	2789
Femme	1452	583
Localisation		
Piscine	2571	596
Eau naturelle (mer, lac, rivière)	909	1467
Autres	513	1309
Devenir		
Traité/renvoyé chez lui	1925	–
Hospitalisé	2233	–
Autre	16	–
Total	4174	3372

Données issues des Centers for Disease Control and Prevention, Nonfatal and fatal drownings in recreational water settings – United States, 2001–2002, *MMWR* 53(21) : 447, 2004.

* Chiffre estimé.

fatales et non fatales étaient les plus importantes chez les enfants de 4 ans ou moins, et chez les garçons de tout âge. Les lésions non fatales étaient presque deux fois plus fréquentes chez les garçons que chez les filles, tandis que les lésions fatales chez les garçons étaient presque cinq fois supérieures à celles des filles. Les lésions non fatales par submersion dans les piscines sont responsables dans 75 % des cas, alors que 70 % des submersions fatales surviennent dans les milieux naturels, tels que la mer, les lacs et les rivières.

Facteurs de submersion

Des facteurs spécifiques font que les individus ont un risque plus grand d'incidents de submersion [4,5,11,15]. Reconnaître ces facteurs augmentera la prise de conscience et encouragera la création de stratégies préventives pour minimiser la survenue de tels événements. Pour les nourrissons et les enfants, le principal facteur de risque est une surveillance inadéquate, et pour les adolescents et les adultes, ce sont les comportements à risque ainsi que l'usage de drogues et d'alcool [11].

Capacités en natation

Les capacités en natation ne sont pas en cause dans la noyade. Les hommes blancs ont une incidence plus élevée de noyade que les femmes blanches, bien qu'ils aient statistiquement de meilleures capacités en natation [4]. Même si les femmes noires ont de faibles talents en natation, elles ont une fréquence de noyade très basse [16]. Une étude rapporte que les non-nageurs ou les débutants représentent 73 % des noyades dans les piscines individuelles et 82 % des incidents dans les canaux, lacs et bassins [17].

Perte de connaissance en eau peu profonde

Certains nageurs désirant augmenter leur distance de nage hyperventilent donc intentionnellement avant de nager sous l'eau pour essayer de diminuer la pression artérielle partielle en dioxyde de carbone ($Pa{CO_2}$) [18]. Cela va diminuer la réaction des centres respiratoires dans l'hypothalamus afin d'augmenter la ventilation au cours de la retenue inspiratoire. Ces individus présentent un risque d'incident de submersion parce que la pression partielle en oxygène ($Pa{O_2}$) ne change pas de manière significative avec une hyperventilation. Si ces individus continuent à nager sous l'eau, la $Pa{O_2}$ va diminuer de façon importante et éventuellement entraîner une perte de connaissance ainsi qu'une hypoxie cérébrale.

Immersion accidentelle en eau froide

Une autre situation qui place des individus devant un grand risque de noyade est l'immersion en eau froide. Les changements physiologiques qui surviennent avec l'immersion en eau froide peuvent entraîner soit une issue désastreuse, soit un effet protecteur du froid sur le corps, suivant les circonstances. Les issues défavorables sont plus fréquentes, résultant à la fois du collapsus cardiovasculaire et de la mort subite survenant dans les minutes qui suivent une immersion en eau froide.

Âge

La noyade est reconnue comme un accident touchant de jeunes personnes, le groupe le plus concerné étant les enfants qui commencent à marcher, en raison de leur nature curieuse et du manque de surveillance parentale. Le plus fort taux de noyades se retrouve chez les enfants de moins d'un an [1,19].

Sexe

Les hommes représentent plus de la moitié des victimes par submersion. Le pic d'incidence de noyade survient chez les garçons de 2 ans ; l'incidence diminue jusqu'à 10 ans, et s'élève ensuite rapidement pour atteindre encore un pic à l'âge de 18 ans. Les hommes ont plus de risques de se noyer à cause de la pratique plus courante d'activités aquatiques, d'une consommation plus importante d'alcool lorsqu'ils sont au bord de l'eau et de comportements à risque [4,20].

Race

Les enfants noirs subissent plus d'incidents de submersion que les enfants blancs. Les enfants noirs ont tendance à se noyer dans les bassins, les lacs et autres sources naturelles d'eau [1]. Les fréquences de noyade des garçons noirs sont estimées trois fois plus élevées que pour les garçons blancs [21]. Il est suggéré que l'incidence plus élevée de victimes par submersion pour les enfants noirs est associée à l'emploi d'équipements de natation non adaptés, aux comportements plus risqués, à la consommation de drogue et d'alcool et aux conditions socioéconomiques.

Localisation

Les incidents de submersion surviennent typiquement dans les piscines individuelles et à la mer, mais également dans les seaux ou baquets [5]. Les maisons en milieu rural avec des puits ouverts multiplient le risque de noyade par sept [4]. D'autres éléments dangereux sont les tonneaux, les fontaines et les réservoirs souterrains.

Alcool et drogues

L'alcool est la première drogue associée aux incidents de submersion [22], le plus probablement parce qu'il entraîne une perte de jugement [23]. Plus de 30 % des noyades d'adultes surviennent à cause d'accidents de bateaux; leurs occupants ont leurs facultés de jugement diminuées, ils sont en excès de vitesse, omettent de porter les gilets de sauvetage, ou bien manipulent le bateau imprudemment [4].

Maladies sous-jacentes ou traumatismes

Le début d'une maladie sous-jacente peut être une cause de submersion. Hypoglycémie, infarctus du myocarde, arythmies cardiaques, dépression, pensées suicidaires et syncope prédisposent aux incidents de noyade [11]. Des lésions cervicales et un traumatisme crânien doivent être suspectés lors de tout événement sans témoin chez les surfeurs, et les victimes de plongée en eau peu profonde ou lorsqu'il y a des rochers ou des arbres dans l'eau.

Maltraitance d'enfants

Une incidence élevée de cas de maltraitances d'enfants serait notée dans les incidents de submersion, en particulier les noyades partielles dans les baignoires. Une étude d'enfants ayant subi une noyade partielle dans une baignoire entre 1982 et 1992 a constaté que 67 % d'entre eux avaient des signes cliniques compatibles avec un diagnostic de maltraitance ou de négligence [24]. Par conséquent, il est vivement recommandé que tous les incidents suspects relatifs à une noyade complète ou partielle d'enfants soient signalés aux services sociaux afin de réaliser les investigations appropriées.

Hypothermie

Une noyade peut résulter directement d'une immersion prolongée, ayant entraîné une hypothermie (voir « Lésions liées au froid » dans le chapitre 16 pour de plus amples détails sur les accidents liés à l'hypothermie.)

Mécanisme lésionnel

Un scénario fréquent d'immersion ou d'incident de submersion commence par une situation provoquant la panique, qui pousse à retenir sa respiration, à rechercher de l'air, et à augmenter l'activité physique pour rester ou revenir à la surface. Selon la majorité des témoignages, les victimes de submersion crient rarement et font peu de signes pour demander de l'aide pendant qu'ils luttent pour rester à la surface de l'eau. On les voit plutôt soit flotter à la surface de l'eau, dans une position immobile, soit couler sans réussir à remonter. Si l'incident de submersion se poursuit, un réflexe d'effort inspiratoire amène de l'eau dans le pharynx et le larynx, et provoque ainsi une suffocation et un laryngospasme. Le début du laryngospasme représente la première étape de la suffocation, qui fait perdre connaissance, la victime coulant encore davantage dans l'eau.

Au cours des années, la physiopathologie des noyades complètes et partielles n'a cessé d'être controversée, en particulier à propos des différences entre noyade en eau douce et noyade en eau salée, ou entre inhalation d'eau ou pas dans les poumons [5,7,11]. Environ 15 % des noyés sont appelés « noyés secs » parce que le laryngospasme sévère protège contre l'inhalation de fluides dans les poumons. Les 85 % restants d'incidents de submersion sont considérés comme des « noyés humides » ; dans ce cas, le laryngospasme se relâche, l'épiglotte s'ouvre, et la victime inhale l'eau dans les poumons [25]. En théorie, il y a différents effets sur le système pulmonaire selon que l'eau qui pénètre dans les poumons est douce (hypotonique) ou salée (hypertonique). Au cours des noyades en eau douce, le liquide hypotonique entre dans les poumons, puis traverse les alvéoles vers l'espace intravasculaire, entraînant une surcharge et un effet de dilution des électrolytes sériques et des autres composants du sérum. Inversement, lors d'inhalation d'eau salée, le liquide hypertonique entre dans les poumons, puis pousse le liquide de l'espace intravasculaire dans les poumons à travers les alvéoles, provoquant un œdème pulmonaire et une hypertonie des électrolytes sériques.

Il a depuis été démontré qu'il n'y a pas de réelle différence entre noyé humide et noyé sec, et entre noyade en eau douce et noyade en eau salée [11,26,27]. Pour les intervenants préhospitaliers, le dénominateur commun de ces quatre scénarios de submersion est l'hypoxie causée par le laryngospasme ou l'inhalation d'eau. La prise en charge sur le terrain doit viser à résoudre l'hypoxie chez ces patients, afin d'empêcher l'arrêt cardiaque.

Survie lors d'une submersion en eau froide

Dans de nombreux cas de submersion prolongée, dont un cas d'une durée de 66 minutes, les patients se sont présentés à l'arrivée à l'hôpital avec une hypothermie sévère et ont récupéré une fonction neurologique soit partielle soit complète [28]. Dans ces incidents de submersion, le record de la température centrale la plus basse est de 14,4 °C chez une femme [29]. Dans un autre cas, un enfant a survécu complètement indemne après avoir été en submersion dans l'eau glacée pendant 40 minutes, avec une température centrale de 24 °C. Au bout d'une heure de réanimation, une circulation spontanée a réapparu [30].

Il n'existe aucune explication à de tels cas, mais l'hypothermie est considérée comme protectrice. L'immersion en eau froide pourrait mener rapidement à l'hypothermie à cause de la déperdition de chaleur en surface et du refroidissement central. De plus, la déglutition ou l'inhalation d'eau froide pourrait contribuer à un refroidissement rapide. L'installation rapide d'une hypothermie durant une noyade en eau froide pourrait être due à un refroidissement central provoqué par une inhalation pulmonaire et une absorption rapide d'eau froide, avec ensuite un refroidissement intracérébral.

Un autre facteur qui pourrait expliquer pourquoi certains enfants survivent est le *réflexe de plongée des mammifères*. Celui-ci ralentit la fréquence cardiaque, shunte le sang vers le cerveau, et ferme les voies aériennes. Cependant, des études récentes évoquent que le réflexe de plongée présent chez différents mammifères ne serait actif que chez 15 à 30 % d'êtres humains; cela pourrait malgré tout expliquer en partie pourquoi certains enfants survivent [4].

Tous les patients victimes de submersion doivent bénéficier d'une tentative de réanimation complète, sans se soucier de la présence ou de l'absence de ces facteurs. Les facteurs décrits ci-après semblent influencer le devenir d'un patient victime d'une submersion en eau froide.

Âge. Beaucoup de réanimations réussies de nourrissons et d'enfants ont été rapportées aux États-Unis et en Europe. La petite masse corporelle de l'enfant refroidit plus vite qu'un corps d'adulte, ce qui permet à moins de produits nocifs du métabolisme anaérobie de se développer et de provoquer moins de dommages irréversibles

Temps de submersion. Plus le temps de submersion est court, moins on observera un risque de lésions cellulaires causées par l'hypoxie. L'information précise de l'heure de submersion doit être obtenue. Une immersion supérieure à 66 minutes est probablement fatale. Toutefois, le sauvetage et les efforts de réanimation devraient être débutés sans se soucier de la durée de submersion.

Température de l'eau. Une eau à des températures inférieures ou égales à 21 °C est capable d'induire une hypothermie. Plus l'eau est froide, plus les chances de survie sont augmentées, probablement à cause de la baisse rapide de la température intracérébrale et du métabolisme lorsque le corps est rapidement refroidi.

Lutte. Les victimes de submersion qui luttent peu ont plus de chances d'être réanimées (à moins que leurs efforts de lutte soient suffisants pour éviter la noyade). Peu de résistance signifie peu de libération hormonale (comme l'adrénaline) et peu d'activité musculaire, ce qui se traduit par moins de production de chaleur (énergie) et moins de vasodilatation. Cela entraîne une diminution des déficits de l'oxygénation musculaire (c'est-à-dire moins de CO_2 et de production d'acide lactique), et la vitesse de refroidissement est donc augmentée.

Propreté de l'eau. Les patients répondent en général mieux à une réanimation s'ils ont été en submersion dans une eau propre plutôt que dans une eau vaseuse ou contaminée.

Qualité de la RCP et tentatives de réanimation. Les patients qui bénéficient d'une RCP adéquate et efficace combinée avec un réchauffement convenable et des mesures de réanimation avancée (*advanced life support* [ALS]), vont en général mieux que les patients qui ne bénéficient que d'une ou plusieurs mesures standard. La RCP immédiate est un facteur clé chez les patients victimes d'hypothermie par submersion. Des études anciennes et récentes révèlent qu'une technique de RCP inefficace est directement liée aux faibles résultats de réanimation [31,32]. Consulter les recommandations actuelles de réanimation de base (*basic life support* [BLS]) [33].

Lésions associées ou maladies. Les patients qui ont une blessure ou une maladie préexistante ou qui ont une maladie ou une blessure associées à la submersion ne récupèrent pas aussi bien que les individus bien portants.

Évaluation

Les priorités initiales pour tout patient victime de submersion sont les suivantes.

1. Prévenir les blessures des patients et des secouristes.
2. Instaurer précocement des plans pour l'extraction hors de l'eau et le transport rapide vers les urgences.
3. Mener un sauvetage aquatique en toute sécurité.
4. Évaluer les voies aériennes, la respiration et la circulation.
5. Corriger l'hypoxie et l'acidose.
6. Restaurer ou maintenir la stabilité cardiovasculaire.
7. Prévenir la déperdition supplémentaire de chaleur corporelle.

Initialement, il est plus sûr de supposer que le patient est hypoxique et en hypothermie. Par conséquent, tous les efforts doivent être faits pour rétablir une respiration efficace pendant le sauvetage aquatique, et pour extraire le patient de l'eau et d'autres sources de froid afin de minimiser les pertes de chaleur corporelle. Évaluer rapidement le torse et les membres pour déterminer l'existence de menaces vitales, et rechercher rapidement un traumatisme crânien et des blessures de la colonne cervicale, particulièrement s'il existe une suspicion de traumatisme associé à l'incident de submersion (chutes, accidents de bateau, plongeon dans l'eau avec présence de rochers, etc.). Cependant, il a été démontré qu'il y a peu de chances d'observer une lésion traumatique lors de la noyade classique. Recueillir les signes vitaux et évaluer tous les champs pulmonaires des noyés, car ceux-ci présentent une grande variété de détresses pulmonaires, dont un souffle court, des râles, des ronchis et des wheezings. Ces patients peuvent être d'abord asymptomatiques, puis leur état peut se détériorer rapidement, avec des signes d'œdème pulmonaire.

Évaluer la saturation en oxygène avec l'oxymètre de pouls. Évaluer les troubles du rythme cardiaque; les noyés ont souvent une arythmie secondaire à l'hypoxie et à l'hypothermie. Évaluer l'altération de l'état mental et des fonctions neurologiques de tous les membres, car certaines victimes de noyade développent des lésions neurologiques durables. Évaluer le score de Glasgow et continuer de surveiller l'évolution. Retirer tous les vêtements humides et prendre la température rectale pour évaluer le degré d'hypothermie, et débuter la prise en charge pour minimiser la perte de chaleur (voir chapitre 16 pour la prise en charge de l'hypothermie).

Les données suivantes sont prédictives d'une évolution favorable lors des noyades partielles :

- enfants âgés de 3 ans et plus;
- femmes;
- température de l'eau inférieure à 10 °C;
- durée de la submersion inférieure à 10 minutes;
- pas d'inhalation;
- temps avant la prise en charge inférieur à 10 minutes;
- retour rapide à un rythme cardiaque spontané;
- rythme cardiaque spontané à l'arrivée aux urgences;
- température centrale inférieure à 35 °C;
- pas de coma à l'arrivée et un score de Glasgow supérieur à 6;
- réaction pupillaire présente.

Prise en charge

Un patient qui a subi une submersion quelle qu'elle soit, mais qui ne présente ni signes ni symptômes à l'évaluation aura toujours besoin d'être surveillé à l'hôpital après avoir été évalué sur les lieux. En général, tout patient symptomatique est admis à l'hôpital pour au moins 24 heures pour des soins et pour observation car l'évaluation initiale peut être trompeuse. De nombreux patients asymptomatiques sont relâchés au bout de 6 à 8 heures, selon les signes cliniques trouvés à l'hôpital. Il est crucial d'obtenir l'histoire de l'incident détaillant le temps estimé de la submersion, et tout antécédent médical.

Tout patient ayant subi une submersion devrait recevoir de l'oxygène à haute concentration (12 à 15 l/min) indépendamment de la respiration initiale, en raison de l'éventuelle survenue tardive d'une détresse pulmonaire, particulièrement si le patient développe une respiration superficielle. Surveiller avec un électrocardiogramme (ECG) l'apparition d'une arythmie. Mettre en place un accès intraveineux (IV) et administrer une solution saline (NaCl) ou une solution de Ringer lactate afin de préserver un entretien. Transporter vers les urgences pour évaluation car de nombreux noyés sont asymptomatiques les 4 à 6 premières heures. Les patients asymptomatiques peuvent refuser le transport car ils n'ont pas de plainte immédiate. Si tel est le cas, prenez le temps de fournir les bonnes informations sur les signes et symptômes tardifs lors de noyades incomplètes, et de spécifier que beaucoup de victimes développent des complications pulmonaires secondaires. Il faut faire preuve de fermeté et de persuasion avec ces patients pour qu'ils acceptent le transport ou pour qu'ils aillent par eux-mêmes au service d'urgences le plus proche pour évaluation et observation complémentaires.

Le patient symptomatique avec un historique de submersion et qui présente des signes de détresse (anxiété, respiration rapide, troubles de la ventilation, toux, etc.) est considéré comme ayant une détresse respiratoire par noyade jusqu'à ce que l'évaluation à l'hôpital ait prouvé le contraire. L'accent devrait être mis sur la correction de l'hypoxie, de l'acidose et de l'hypothermie. Immobiliser la colonne vertébrale de tout patient chez qui un traumatisme est suspecté. Chez les patients inconscients, utiliser l'aspiration afin de libérer les voies aériennes et les maintenir ouvertes avec un accessoire. L'hypoxie et l'acidose peuvent être corrigées avec un support de ventilation efficace. Les patients apnéiques devraient être pris en charge avec un ballon autoremplisseur. L'intubation devrait être réalisée rapidement pour protéger les voies aériennes chez les patients apnéiques ou cyanosés, ou dont la fonction neurologique est diminuée, les victimes de submersion ayant avalé une grande quantité d'eau et risquant de vomir et d'inhaler le contenu gastrique. La manœuvre de Sellick (pression cricoïdienne) devrait être appliquée durant l'intubation afin de prévenir les régurgitations et l'inhalation. Monitorer l'ECG pour contrôler les troubles du rythme et rechercher les traces d'un événement cardiaque qui pourrait précéder ou suivre l'incident de submersion. Administrer de l'oxygène à 100 % (12–15 l/min) avec un masque à haute concentration. Obtenir un accès intraveineux et administrer du NaCl ou une solution de Ringer lactate en entretien. Débuter le transport vers les urgences.

Réanimation

Les chances de survie des noyés en arrêt cardiopulmonaire sont associées à une initiation rapide de la RCP et à des protocoles standard de réanimation avancée [5]. Les victimes peuvent être en asystolie, en activité électrique sans pouls, ou en tachycardie ventriculaire sans pouls/fibrillation ventriculaire. Suivre les recommandations de l'American Heart Association (AHA) ou celles de l'ALS pédiatrique et de l'*Advanced cardiac life support* (ACLS), ou encore les protocoles locaux pour prendre en charge ces rythmes [33].

La réalisation d'une RCP dans l'eau n'est pas recommandée, car les compressions thoraciques n'y sont pas efficaces. Outre le fait que cela retarde la RCP efficace hors de l'eau, cela expose les intervenants à la fatigue, à l'eau froide, aux vagues, à la houle et aux dangers courants. L'accent doit être porté sur la libération des voies aériennes et la prise en charge ventilatoire chez les patients apnéiques, en fonction de la position du patient dans l'eau, du nombre de sauveteurs et de l'équipement de secours (par exemple une planche d'immobilisation flottante).

Si un sauvetage sur la plage (ou tout autre localisation) se fait sur un terrain en pente, il n'est plus recommandé de placer le patient dans une position la tête en bas (ou tête en haut) pour drainer les voies aériennes. Les procédures de réanimation montrent de meilleurs résultats lorsque le patient est placé dans une position parallèle à l'eau, avec une ventilation et des compressions thoraciques efficaces. La position proclive empêchera une chute du débit sanguin, et la position déclive une augmentation de la pression intracrânienne. Par ailleurs, aucune étude n'a démontré que le drainage pulmonaire est efficace quelle que soit la méthode.

La méthode de Heimlich a été précédemment suggérée pour les noyades. Cependant, cette manœuvre est indiquée lors de l'obstruction des voies aériennes et ne fait pas remonter l'eau des voies aériennes ou des poumons. Elle provoque plutôt des vomissements chez les noyés et augmente ainsi le risque d'inhalation. L'AHA et l'Institut de médecine américain mettent en garde contre cette manœuvre, excepté lorsque les voies aériennes sont obstruées par un corps étranger [34]. Si le patient recouvre une ventilation spontanée, il devra être mis en position latérale de sécurité afin de réduire le risque d'inhalation s'il vomit.

Voir le chapitre 16 pour les procédures ALS dans la réanimation des patients hypothermiques. Voir la figure 16-9 pour l'algorithme des hypothermies. Ces recommandations sont les mêmes pour tous les patients hypothermiques quelle que soit la source de l'exposition au froid.

Utiliser les protocoles de médecine d'urgence locaux pour établir des recommandations qui déterminent les critères évidents de décès. Des recommandations acceptables pour déterminer qu'un décès est évident sont une température rectale normale chez un patient qui présente une asystolie, une apnée, une lividité et une rigidité cadavérique, ou toute autre lésion incompatible avec la vie. Un patient qui a été extrait de l'eau tempérée sans signes vitaux ou au bout de 30 minutes de procédures de réanimation sans succès peut être considéré comme mort sur les lieux [4]. Consulter rapidement le contrôle médical pour tout individu récupéré d'une noyade en eau froide. Comme écrit précédemment, de nombreuses personnes ont récupéré avec succès après une immersion en eau froide de plus de 30 minutes. Ces patients devraient être pris en charge comme des patients hypothermiques en se fondant sur la température rectale.

Le tableau 17-2 résume l'évaluation et la prise en charge du noyé.

Prévention

Les intervenants préhospitaliers ont de nombreuses occasions de faire de la prévention concernant l'eau dans leurs communes respectives ; ils doivent insister sur les facteurs de risque dans les zones précédemment décrites. Par ailleurs, la prévention devrait être accentuée auprès des secouristes et des autres personnels de la protection civile qui arrivent sur les lieux, afin qu'ils ne deviennent pas eux-mêmes des victimes. Un noyé paniqué et qui lutte peut être un danger pour un secouriste non entraîné, et le résultat potentiel serait une double noyade. Le sauveteur doit évaluer rapidement le problème, contrôler la scène afin d'empêcher les témoins d'entrer dans l'eau, et s'assurer de leur propre sécurité.

De nombreuses organisations de secours recommandent l'emploi de professionnels hautement qualifiés, s'entraînant régulièrement au sauvetage et à la récupération dans l'eau ainsi qu'à la réanimation. Si, toutefois, aucune équipe professionnelle de sauvetage en eau n'est disponible, les premiers secouristes doivent s'occuper de leur propre sécurité et de celle des autres secouristes avant de tenter le sauvetage.

Il faut en premier lieu tenter le dégagement avec une perche, ou bien jeter quelque chose à la victime comme une bouée ou une corde avant toute tentative d'entrer dans l'eau. Si une entrée dans l'eau est nécessaire, il est préférable d'utiliser un bateau ou une barque pour atteindre la victime. Trop de secouristes bien intentionnés sont devenus à leur tour des victimes car leur propre sécurité n'était pas une priorité.

Les recommandations en matière de prévention des noyades devraient comprendre les éléments énumérés ci-après [7].

Plages

- Toujours nager à proximité d'un maître nageur.
- Demander au maître nageur les espaces sécurisés.

Tableau 17-2 Submersion de patient : résumé des évaluations et prises en charge

Historique	Examen	Intervention
Patient asymptomatique		
Temps d'immersion	Apparence	Administration d'O_2 au masque facial à 8–10 l/min
Description de l'incident	Signes vitaux	Débuter IV en entretien
Plaintes	Traumatisme de la tête et du cou	Réexaminer le patient si besoin
	Examen thorax : champs pulmonaires	
Antécédent médical	Monitorage ECG	Transport du patient vers les urgences
Patient symptomatique		
Description de l'incident Temps de submersion, température de l'eau, contamination de l'eau, vomissements, type de secours	Apparence générale Niveau de conscience (AVPU)	Administration d'O_2 au masque (12–15 l/min) Débuter IV en entretien; intubation précoce si nécessaire
Symptômes	Signes vitaux; monitorage ECG	Transport du patient vers les urgences
Réanimation sur le terrain	Évaluer l'ABCDE; signes Vitaux; DEA ou monitorage ECG	Débuter RCP; intuber; O_2 100 % à 12–15 l/min avec masque; envisager une sonde nasogastrique pour distension gastrique; utilisation des procédures ACLS pour la FV et l'asystolie; utiliser l'algorithme hypothermie

D'après Newman AB, Submersion incidents. In Auerbach PS, *Wilderness medicine : management of wilderness and environmental emergencies*, 4th ed, St Louis, Mosby, 2001.

ACLS : *advanced cardiac life support*; AVPU : alerte, réponse aux stimuli verbaux, réponse à la douleur (pain), pas de réponse (unresponsive); DEA : défibrillateur externe automatisé; RCP : réanimation cardiopulmonaire.

- Ne pas surestimer sa capacité de nageur.
- Toujours surveiller ses enfants.
- Nager toujours loin des jetées, des rochers et des poteaux.
- Éviter les boissons alcoolisées et les repas lourds avant d'aller nager.
- Ramener les enfants perdus au poste de secours le plus proche.
- Être conscient que plus de 80 % des noyades en mer surviennent dans des courants violents.
- Ne jamais essayer de sauver quelqu'un sans savoir ce que l'on fait; beaucoup de personnes sont décédées au cours de ce genre de tentative.
- Ceux qui pêchent sur des rochers doivent prendre garde aux vagues qui peuvent les projeter dans la mer.
- Ne pas plonger en eau peu profonde; des lésions cervicales peuvent en découler.
- Rester hors de portée des animaux marins.
- Lire et apprendre les signes mis en place sur la plage.

Piscines privées

- Une supervision d'un adulte est nécessaire, avec observation rapprochée pour tous les enfants.
- Ne jamais laisser un enfant seul au bord d'une piscine ou d'une source d'eau.
- Installer une barrière de sécurité autour de la piscine avec une fermeture de porte automatique.
- Ne pas autoriser les enfants à utiliser des brassières ou autre objet gonflable d'aide à la natation.
- Écarter les jouets qui attireront les enfants autour de la piscine.
- Arrêter les pompes filtrantes lors de l'utilisation de la piscine.
- Utiliser un téléphone sans fil ou portable près de la piscine afin de prévenir toute absence en cas d'appel sur une ligne fixe.
- Garder des équipements de sauvetage (perche, bouée, etc.) et un téléphone près de la piscine.
- Ne pas essayer ou autoriser l'hyperventilation pour augmenter le temps de nage sous l'eau.
- Ne pas plonger en eau peu profonde.
- Faire suivre des leçons de natation à tous les enfants de plus de 2 ans.
- Après que les enfants ont fini de nager, sécuriser la piscine afin qu'ils n'y retournent pas.
- Tous les membres de la famille ainsi que tout autre personne surveillant les enfants devraient apprendre la RCP.

Foudre

La foudre est la plus répandue des menaces pour l'homme et les biens en été. Après les inondations, c'est la deuxième cause de mortalité liée aux orages aux États-Unis depuis 1959 [35]. Le National Weather Service estime que 100 000 orages se produisent chaque année aux États-Unis et que la foudre est présente dans tous les orages. La foudre est à l'origine de 75 000 feux de forêts annuellement et de 40 % de tous les feux [36]. La forme la plus destructrice d'éclairs est l'éclair depuis le nuage vers le sol (figure 17-1). En se fondant sur le système de détection des éclairs en temps réel, on estime que les éclairs depuis les nuages vers le sol surviennent approximativement 20 millions de fois par an, avec plus de 50 000 éclairs par heure durant un après-midi d'été [37,38]. Le centre de la Floride est la région qui en comprend le plus grand nombre chaque année. La foudre frappe le plus fréquemment de juin à août; mais dans des régions comme la Floride et le long de la côte sud-est du golfe du Mexique, elle frappe toute l'année [39].

Depuis les années 1950, le nombre des décès dus à la foudre a baissé, probablement parce que moins de gens travaillent à l'extérieur en milieu rural, ce qui confirme l'efficacité du système de prévention des orages, une meilleure éducation du public, et une amélioration de la prise en charge médicale [40]. Aujourd'hui, la foudre tue 50 à 300 personnes par an et en blesse environ 1 000 [36,41]. Les menaces vitales les plus importantes pour les foudroyés sont les lésions neurologiques et cardiopulmonaires.

Épidémiologie

La base de données américaine Storm Data de la National Oceanic Atmospheric Administration (NOAA), a recensé 3 529 décès (environ 98 par an), 9818 blessures et 19 814 dommages de propriété de 1959 à 1994 [35].

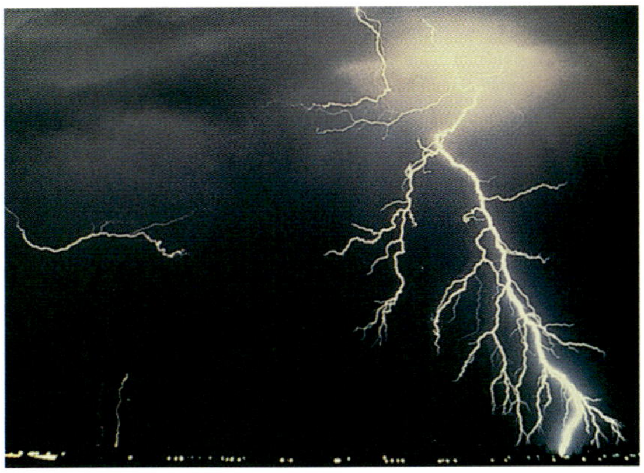

Fig. 17-1. Éclair depuis le nuage vers le sol. (Source : Cooper MA, Andrews CJ, Holle RL, Lopez RE, Lightning injuries. In Auerbach P : *Wilderness Medicine: management of wilderness and environmental emergencies*, 4th ed, St Louis, Mosby, 2001.)

Il y a eu 1318 décès dus à la foudre entre 1980 et 1995 aux États-Unis, si l'on tient compte de la cause du décès indiquée sur les certificats de décès [42]. Sur cette période, 1 125 (85 %) étaient des hommes, et 896 (68 %) étaient âgés de 15 à 44 ans. Les plus touchés sont les personnes âgées de 15 à 19 ans (6 décès pour 10 millions d'habitants). Les analyses montrent qu'environ 30 % meurent, et que 74 % des survivants ont une invalidité permanente. Par ailleurs, les victimes avec des brûlures au niveau des jambes et du crâne ont un risque augmenté de mourir [43]. Chez ceux décédés par la foudre, 52 % étaient dehors (25 % d'entre eux étaient sur leur lieu de travail). Le décès survient dans l'heure dans 63 % des cas [40].

Mécanisme lésionnel

Les lésions dues à la foudre peuvent survenir selon les cinq mécanismes suivants [36,44,45].

- L'*éclair direct* survient quand la personne est dans un environnement ouvert sans possibilité de se protéger.
- Des *flashs indirects* ou *par contact* surviennent lorsque l'éclair touche un objet (sol, immeuble, arbre, etc.) et se propage vers une ou plusieurs victimes. Le courant va passer du premier objet touché à une personne. La propagation peut se faire d'une personne à l'autre, d'arbre à personne, et même d'une ligne téléphonique à une personne téléphonant depuis une cabine.
- Le *contact* se produit quand une personne est en contact direct avec l'objet touché par l'éclair ou par propagation.
- Le *courant alternatif*, ou courant du sol, survient quand la foudre frappe le sol ou un objet tout près. Le courant se propage de manière radiale. Les tissus humains offrent moins de résistance que le sol, et le courant va traverser, par exemple, une jambe et redescendre par l'autre en passant par la voie offrant le moins de résistance.
- *Indirectement*. Un traumatisme contondant peut survenir par une onde de choc due à la foudre, qui peut déplacer une personne jusqu'à 10 mètres. Les lésions peuvent résulter d'éclairs qui causent des feux de forêt, des incendies de bâtiments et des explosions.

Il existe six facteurs connus qui déterminent la sévérité des blessures dues à la foudre : type de circuit, durée d'exposition, voltage, ampérage, résistance des tissus et trajet du courant. Dès le moment du contact avec la foudre ou avec une source électrique à haut voltage, la chaleur générée à l'intérieur du corps est directement proportionnelle à la quantité de courant, à la résistance tissulaire et la durée du contact. Comme la résistance des différents tissus augmente (par exemple du nerf vers les

Tableau 17-3 Comparaison des lésions par la foudre et par flash électrique à haute tension

Facteurs	Foudroiement	Haute tension
Niveau d'énergie	30 millions de volts ; 50 000 A	Habituellement bien en dessous
Temps d'exposition	Bref, instantané	Prolongé
Passage	*Flashover*, orifice	Profond, interne
Brûlures	Superficielles, mineures	Profondes, internes
Cardiaques	Arrêt primaire et secondaire, asystolie	Fibrillation
Rénaux	Rarement, myoglobinurie ou hémoglobinurie	Défaut de myoglobinurie rénale commune
Incisions de décharge	Rares, si ce n'est jamais nécessaires	Courantes, précoces et extensives
Traumatismes contondants	Effet explosif du tonnerre	Chutes, projection

D'après Cooper MA, Andrews CJ, Hole RL, Lopez RE, lightning injuries. In Auerbach PS, *Wilderness medicine : management of wilderness and environmental emergencies*, 4th ed, St Louis, Mosby, 2001.

muscles et les os), la chaleur générée par le passage du courant augmente également.

Il est facile de supposer que les lésions par la foudre sont similaires aux lésions électriques par haut voltage ; toutefois, des différences importantes existent entre les deux mécanismes lésionnels.

Un éclair produit des millions de volts de courant, et la durée d'exposition du corps est instantanée (de 1/10e à 1/1 000e de seconde). La température de la foudre varie avec le diamètre, mais la température moyenne est d'environ 8 000 °C [41]. En comparaison, une exposition électrique à haut voltage a tendance à avoir un voltage bien plus bas que celle liée à la foudre. Le facteur clé qui distingue la foudre d'une lésion par haut voltage électrique et les différents types de lésions est la durée d'exposition au courant [44]. Le tableau 17-3 énumère les différences entre le foudroiement et les lésions dues à un générateur d'électricité à haut voltage.

Parfois, les foudroiements peuvent montrer des types de lésions similaires à ceux que l'on observe avec un courant à haut voltage, à cause de rares types d'éclairs produisant un foudroiement prolongé jusqu'à 0,5 seconde. Ce type de foudroiement, appelé « foudroiement chaud », est susceptible de provoquer des brûlures profondes, des éclatements d'arbres et des déclenchements d'incendie. La foudre peut entraîner des plaies d'entrée et de sortie au niveau du corps, mais un trajet de la foudre plus fréquent, une fois qu'elle a frappé une victime, est de passer au-dessus du corps. Ce type de courant (*flashover*) peut également atteindre les yeux, les oreilles, le nez et la bouche. Le passage du courant *flashover* pourrait expliquer la raison pour laquelle beaucoup survivent au foudroiement. Il est également reconnu qu'un *flashover* peut pulvériser de l'humidité sur la peau, ou souffler une partie des vêtements ou des chaussures d'une victime.

Lésions dues à la foudre

Les lésions liées à la foudre vont des plaies mineures superficielles au traumatisme majeur multisystémique et à la mort. Le tableau 17-4 énumère les signes et les symptômes courants des blessures par foudroiement. Afin de déterminer quels seront la récupération probable ou le pronostic des foudroiements, les victimes peuvent être placées dans l'une de ces trois catégories de lésion : mineure, modérée et sévère [46].

Lésions mineures

Les patients présentant des lésions mineures sont conscients et décrivent une sensation déplaisante et anormale (dysesthésies) au niveau du membre atteint. Dans un foudroiement plus sévère, les victimes décrivent qu'elles ont ressenti un coup sur la tête ou affirment qu'une explosion les a frappées, parce qu'elles ne sont pas sûres de l'origine. Sur les lieux de l'intervention, un patient peut présenter les signes suivants :

- confusion (à court terme ou après plusieurs heures ou jours) ;
- amnésie (à court terme ou après plusieurs heures ou jours) ;
- rupture de membrane tympanique ;

Tableau 17-4 Blessures par foudroiement : signes, symptômes et traitement courants

Blessures	Signes et symptômes	Traitement
Mineures	Étranges sensations aux extrémités ; confusion ; amnésie ; inconscience temporaire, surdité ou cécité ; rupture de la membrane tympanique	Sécuriser la scène ; ABCDE ; historique médical et examen secondaire ; monitorer l'ECG ; administrer oxygène et transporter tous les patients avec une lésion mineure
Modérées	Désorienté, combatif, paralysie, fractures, traumatismes contondants, absence de pouls aux extrémités inférieures, choc spinal, convulsions, arrêt cardiorespiratoire temporaire, coma	Sécuriser la scène ; ABCDE ; historique médical et examen secondaire ; monitorer l'ECG ; RCP précoce si nécessaire ; administrer oxygène et transporter tous les patients
Sévères	Identiques aux lésions ci-dessus, otorragie dans le conduit auditif, fibrillation ou asystolie	RCP et protocole ACLS ; employer le triage « inversé » avec patients multiples

Source : Données de O'Keefe GM, Zane RD, Lightning injuries, *Emerg Med Clin North Am* 22 : 369, 2004 ; et Cooper MA, Andrews CJ, Hole RL, Lopez RE, lightning injuries. In Auerbach PS, *Wilderness medicine : management of wilderness and environmental emergencies*, 4th ed, St Louis, Mosby, 2001.

- surdité temporaire ;
- cécité ;
- inconscience temporaire ;
- paresthésies temporaires ;
- douleur musculaire ;
- brûlures cutanées (rares) ;
- paralysie transitoire.

Les victimes qui se présentent avec des signes vitaux normaux ou avec une hypertension légère, transitoire, ont une récupération habituellement progressive et complète [41].

Lésions modérées

Les victimes avec une blessure modérée ont des lésions progressives, simples et multisystémiques, certaines présentant des menaces vitales. Dans cette catégorie, des patients ont également un handicap permanent. Les patients peuvent présenter sur les lieux les signes suivants :

- désorientation ;
- agitation ;
- état comateux ;
- paralysie des membres inférieurs ;
- marbrures cutanées ;
- absence de pouls ;
- pouls périphérique non palpable ;
- hypotension artérielle ;
- traumatisme contondant (par exemple fractures) ;
- choc spinal (par exemple fractures cervicales) ;
- brûlures du premier et du deuxième degrés, pas toujours observées précocement (découverte tardive) ;
- brûlures du troisième degré (rares) ;
- rupture de la membrane tympanique (courante).

Les séquelles au long terme sont les suivantes :

- troubles du sommeil ;
- irritabilité ;
- petite dysfonction psychomotrice ;
- paresthésies ;
- faiblesse généralisée ;
- dysfonction du système nerveux ;
- syndrome du stress post-traumatique ;
- paralysie spinale (rare).

En fonction de la localisation de l'éclair, un foudroiement qui affecte les centres respiratoires du cerveau peut entraîner un arrêt respiratoire prolongé qui peut conduire à un arrêt cardiaque secondaire, résultat d'une hypoxie [41]. Il se peut que les victimes dans cette catégorie soient immédiatement en arrêt cardiopulmonaire, bien que l'automatisme inhérent du cœur puisse produire un retour spontané vers un rythme sinusal [43]. La plus grande menace étant l'arrêt cardiopulmonaire immédiat, les intervenants préhospitaliers doivent évaluer rapidement l'ABC chez toutes les victimes de foudroiement, et mettre ces patients sous monitorage ECG en continu pour déceler des événements cardiaques secondaires.

Lésions sévères

Les victimes présentant de sévères blessures suite à un foudroiement direct (lésions cardiovasculaires ou neurologiques) ou un retard dans la RCP ont un mauvais pronostic. En arrivant sur les lieux, l'intervenant préhospitalier peut trouver le patient immédiatement en arrêt cardiaque avec une asystolie ou une fibrillation ventriculaire (FV). Si l'arrêt cardiaque est prolongé et une ischémie neurologique s'est produite, il peut être très difficile de réanimer ces patients [41]. D'autres signes courants sont la rupture de la membrane tympanique avec du liquide céphalorachidien (LCR) et du sang dans le conduit auditif, des lésions oculaires et des formes variées de traumatisme contondant provenant de chutes, avec des contusions des tissus mous et des fractures du crâne, de côtes, des extrémités et de la colonne. Beaucoup de patients dans cette catégorie n'ont pas de brûlures évidentes.

Évaluation

En arrivant sur la scène, comme pour tout autre appel, la priorité est la sécurité des intervenants préhospitaliers et des autres personnels de secours. Il faut connaître les conditions météorologiques et savoir si le risque de foudroiement dans le secteur persiste encore. Si un orage approche ou s'il est passé, il persiste une source de danger qui n'est pas toujours apparente, puisque la foudre demeure une réelle menace sur une distance de 15 km [47]. Le mécanisme lésionnel peut être vague s'il n'y a pas de témoin, la foudre pouvant frapper durant une journée ensoleillée. En cas de doute quant au mécanisme lésionnel, évaluer immédiatement l'ABCDE et les menaces vitales, comme pour toute urgence. Ces patients ne transmettent pas de charge électrique, il n'est pas risqué de les toucher pour délivrer les soins. Évaluer le rythme cardiaque avec un ECG. Il est courant de voir des changements non spécifiques des segments ST et T, mais des traces plus spécifiques d'infarctus du myocarde avec une onde Q ou une élévation du segment ST sont plus rarement observées [48].

Dès que le patient est stable, un examen tête aux pieds détaillé est nécessaire pour identifier les nombreuses possibilités de blessures pouvant survenir avec ce type de traumatisme. Évaluer l'état de conscience du patient et la fonction neurologique de tous les membres, ceux-ci pouvant présenter des paralysies transitoires. Les victimes de foudroiement sont connues pour avoir une dysfonction du système nerveux autonome entraînant une dilatation des pupilles, ce qui peut ressembler à un traumatisme crânien [49]. L'évaluation des yeux doit être réalisée parce que 55 % des victimes présentent une forme de lésion oculaire. Rechercher du sang et une otorrhée dans les conduits auditifs ; 50 % de ces victimes ont une ou deux ruptures de membrane tympanique. Toutes les victimes de foudroiement ont une forte probabilité de présenter un traumatisme contondant en ayant été projetées contre un objet solide ou lorsque des objets leur sont tombés dessus. Des précautions de manipulation de la colonne cervicale sont nécessaires au cours de l'évaluation pour diminuer le risque de lésions supplémentaires. Évaluer la peau à la recherche de brûlures, qui peuvent aller du premier degré à la brûlure profonde. Il est courant de voir des formes de plumes au niveau de la peau, appelées « figures de Lichtenberg », mais ces motifs ne sont pas des brûlures et se résorbent en 24 heures. Il est plus courant de voir des brûlures par les vêtements enflammés et du fait de la chaleur dégagée par les bijoux ou d'autres objets.

Prise en charge

Les priorités de prise en charge d'une victime de foudroiement sont la stabilisation des voies aériennes, la respiration et la circulation. Si la respiration spontanée ou la circulation sont absentes, initier une RCP efficace de 5 cycles (2 minutes), et évaluer le rythme cardiaque avec un défibrillateur externe automatisé (DEA) en suivant les protocoles courants [33]. Employer les mesures ALS pour prendre en charge l'arrêt cardiopulmonaire induit par la foudre en se fondant sur les recommandations de l'AHA utilisées en ACLS et PALS [33]. Administrer de l'oxygène à haute concentration pour les patients avec des blessures modérées ou sévères. Les solutés IV doivent être débutés en entretien, bien que les patients foudroyés, à la différence de ceux qui présentent une lésion classique à haut voltage, n'aient pas destruction tissulaire massive ni de brûlures qui, elles, nécessitent une plus grande quantité de liquides. Stabiliser toutes les fractures et immobiliser le rachis des patients victimes de traumatismes contondants. Les victimes de foudroiement, qu'elles aient des lésions mineures ou sévères, doivent être transportées vers un service d'urgences pour une évaluation complémentaire et une surveillance. Le choix du transport du patient par voie terrestre ou aérienne est fondé sur les disponibilités, la distance, le temps jusqu'à l'hôpital, et en général sur l'absence de risque pour l'équipage de vol et sur le bénéfice pour le patient.

Comme mentionné auparavant, les victimes de la foudre ont une plus grande probabilité d'issue favorable après une réanimation précoce et efficace. Toutefois, il existe peu de preuves que ces patients puissent récupérer un pouls après des procédures prolongées de type BLS ou ALS d'une durée supérieure à 20 à 30 minutes [36]. Avant de mettre un terme à la réanimation, tous les efforts devraient être faits pour stabiliser le patient en assurant la prise en charge des voies aériennes avec, dès le début, de l'oxygène à haut débit et un support de ventilation, et avec une correction de toute hypovolémie, hypothermie et acidose.

Si l'incident inclut plusieurs victimes, le principe de triage doit être mis en application immédiatement. Les règles normales de triage sont de se concentrer sur le personnel et les ressources pour les patients à lésions modérées et sévères, et de rapidement se détourner des patients sans respiration et sans circulation. Cependant, en présence de plusieurs patients foudroyés, la règle est d'employer un triage avec « réanimation des morts », parce que ces patients sont soit en arrêt respiratoire soit en arrêt cardiaque, et ont une forte probabilité de récupération [43,50].

Prévention

Au vu des nombreux orages tout au long de l'année, les foudroiements au sol sont courants. Le public et les intervenants préhospitaliers doivent connaître les mesures de prévention et les nombreux mythes et idées fausses concernant la foudre (encadré 17-1). Bon nombre de recommandations de prévention des foudroiements sont prévues par de grandes organisations, telles que le National Weather Service/NOAA, le National Lightning Safety Institute, la Croix-Rouge américaine, et la Federal Emergency Management Agency (FEMA) [51].*

Encadré 17-1 Mythes et idées fausses sur le foudroiement

Mythes généraux

- Les coups de foudre sont invariablement fatals
- La majorité des causes de la mort proviennent des brûlures
- Une victime foudroyée brûle dans les flammes ou est réduite en cendres
- Les victimes restent chargées ou électrifiées après avoir été foudroyées
- Les individus ne présentent un risque d'être foudroyés que lorsque les nuages orageux sont au-dessus de leur tête
- Être dans un bâtiment durant l'orage offre 100 % de protection contre le foudroiement
- L'idée que la foudre ne frappe jamais au même endroit est fausse
- Porter des chaussures avec des semelles en caoutchouc et un imperméable va protéger une personne
- Les pneus d'un véhicule protègent une personne des blessures
- Porter des bijoux en métal augmente le risque d'attirer la foudre
- La foudre frappe toujours les points élevés
- La foudre ne présente pas de danger sauf s'il pleut
- La foudre peut apparaître sans orage

Idées fausses

Certains mythes et idées fausses maintenus par les intervenants préhospitaliers peuvent affecter les soins et le devenir de leur patient.

- Si vous n'êtes pas tué par la foudre, vous irez bien
- Si la victime ne présente pas de signes de lésion extérieure, les lésions ne seront pas très graves
- Les blessures dues à la foudre doivent être traitées de la même manière que les lésions électriques à haute tension
- Après une réanimation de plusieurs heures, les victimes de la foudre peuvent récupérer avec succès

D'après O'Keefe GM, Zane RD, Lightning injuries, *Emerg Med Clin North Am* 22 : 369, 2004 ; Cooper MA, Andrews CJ, Holle RL, Lopez RE, Lightning injuries. In Auerbach P : *Wilderness Medicine: management of wilderness and environmental emergencies*, 4th ed, St Louis, Mosby, 2001.

Les intervenants préhospitaliers et les autres personnels de secours devraient établir des procédures en guise de méthode de prévention de sécurité lorsqu'un bulletin météo émet des mises en garde.

Une devise d'éducation publique employée pour les enfants et les adultes est : « Si tu le vois, fuis-le ; si tu l'entends, évite-le. » Une autre devise courante est la « règle des 30-30 ». Quand la durée entre l'éclair et le coup de tonnerre est de 30 secondes ou moins, les personnes sont en danger et ont besoin de chercher un abri approprié. Par ailleurs, il est recommandé de ne reprendre les activités de plein air que 30 minutes après le dernier éclair ou coup de tonnerre, parce que le passage d'un orage reste une menace et que la foudre peut frapper jusqu'à 15 km au-delà du cœur de l'orage.

Les recommandations de sécurité pour la prévention des foudroiements en cas d'orage sont les suivants.

À l'intérieur

1. Chercher un bâtiment et rester à l'écart des fenêtres, des portes ouvertes, des cheminées, des baignoires et des douches, et des objets métalliques tels qu'éviers et appareils.
2. Éteindre radio et ordinateur ; n'utiliser le téléphone qu'en cas d'urgence.
3. Fermer tous les robinets, éteindre tous les appareils électriques *avant* l'arrivée de l'orage.

À l'extérieur

1. Éviter les objets métalliques tels que bicyclettes, tracteurs et clôtures.
2. Éviter les objets grands et faites-vous petit vous-même.
3. Éviter les endroits proches des pipelines, des poteaux électriques et des remontées de skis.
4. Éviter les champs.
5. Éviter les abris ouverts, tels les abribus (selon leur taille, des flashs indirects on vers le sol peuvent s'y produire).
6. Lâcher les bâtons de ski et les clubs de golf.
7. Lors de grands événements extérieurs, se rapprocher des bus.
8. Éviter les voitures décapotables ; fermer les fenêtres et éviter les structures métalliques dans les véhicules.
9. Les tentes offrent peu protection ; éviter les extrémités métalliques des tentes et les objets humides.
10. Si un abri n'est pas immédiatement disponible, toutes les personnes devraient être écartées entre elles d'au moins 10 à 15 mètres pour éviter un contact par ricochet et le courant du sol.
11. Toucher le moins possible le sol, pour minimiser les contacts.

* NdT : en France, certains sites spécialisés (Météorage.fr) fournissent des produits ou informations (meteofrance.fr) pour la prévention du risque de foudre et la surveillance des orages.

12. La position pour éviter le foudroiement requiert d'être accroupi, les pieds assemblés, les oreilles recouvertes avec les mains; s'accroupir sur un sac à dos ou tout matériel d'isolation. Une position de confort alternative est de s'agenouiller ou de s'asseoir en tailleur.
13. Ne pas se tenir debout, accroupi ou blotti près de grands arbres; rechercher un terrain bas avec des arbres plus bas ou de jeunes arbres.
14. Trouver de grandes cavernes, et rester loin des ouvertures et des murs latéraux.
15. Sur un terrain en hauteur ou à côté d'une montagne, rechercher un terrain plus bas dans le secteur.
16. Rechercher des fossés sauf s'il y a de l'eau.
17. Dans l'eau, regagner immédiatement le rivage; éviter de nager, de naviguer, ou les grands objets flottants.

Lésions liées à la plongée sous-marine de loisirs

La plongée sous-marine est une activité courante appréciée de groupes de tout âge. La popularité de cette activité continue d'augmenter – ainsi, il y a plus de 5 millions de plongeurs licenciés aux États-Unis [52,53]. Par rapport au nombre de nouveaux plongeurs chaque année dans ce pays (400 000), la fréquence des lésions est basse; mais l'inquiétude sur les aptitudes à plonger a augmenté à cause de la diversité des plongeurs, de l'augmentation de l'âge, d'une forme physique basse, et des affections médicales sous-jacentes. La plongée est un univers impitoyable en cas de problème. Il existe actuellement des règles qui indiquent les risques relatifs et temporaires pour la santé ainsi que les contre-indications absolues à la plongée sous-marine [53].

Les lésions qui touchent les plongeurs ont pour origine de nombreux dangers subaquatiques (épaves, récifs de corail, etc.) ou sont provoquées par une faune sous-marine dangereuse. Toutefois, les intervenants préhospitaliers interviennent surtout pour des lésions et des décès causés par des *accidents hyperbares*, ou par des altérations de la pression environnementale, qui constituent la majorité des accidents de plongée. Le mécanisme lésionnel est fondé sur les principes des lois qui concernent les gaz pulmonaires (oxygène, dioxyde de carbone, azote, etc.) lorsqu'ils sont comprimés à des profondeurs et à des pressions variées.

La plupart des accidents de plongée causés par des accidents hyperbares se présentent avec des signes et symptômes immédiats, ou dans l'heure qui suit la remontée à la surface, mais certains symptômes n'apparaissent que 48 heures après le retour de chacun chez soi. Par conséquent, de nombreuses personnes prenant l'avion pour aller plonger loin de chez elles, les interventions pour des lésions causées par la plongée sont en augmentation. Les intervenants préhospitaliers doivent reconnaître ces troubles liés à la plongée, délivrer le traitement initial, et débuter précocement les modalités de transport vers les urgences locales ou vers le caisson hyperbare le pus proche [54].

Épidémiologie

Le Divers Alert Network (DAN; réseau d'alerte des plongeurs) recense dans sa base de données une morbidité et une mortalité considérables, données issues des centres possédant un caisson hyperbare en Amérique du Nord. Les données d'une période de 11 ans (1987 à 1997) ont été publiées en 2000 [55]. La majorité des accidents relatifs à la plongée surviennent entre les mois de mai et septembre, avec un pic en août. Quatre-vingt-sept pour cent des blessures surviennent en mer et 9 % en eau douce. Il y a trois à quatre fois plus d'accidents de plongée chez les hommes que chez les femmes. La première cause d'un accident relatif à la plongée est l'incident de décompression. De 1970 à 1998, le nombre de décès relatifs à la plongée est passé de 66 à 147 par an [55]. Quatre-vingt pour cent des décès surviennent chez les hommes âgés de 38 à 42 ans. Les causes de décès sont la noyade (50–70 %), des facteurs cardiovasculaires (6–14 %), une embolie gazeuse artérielle (5–14 %), et des maladies de décompression (0–2 %). La noyade est la principale cause de mortalité, mais la cause de la noyade n'est pas claire – cela peut être un problème matériel, la panique, la désorientation, une hypothermie, une crise cardiaque, ou une embolie gazeuse artérielle. Beaucoup de décès par noyade au cours d'une plongée sous-marine sont en réalité des embolies gazeuses artérielles provoquant une noyade secondaire [53]. Le tableau 17-5 résume le rapport de l'année 2000 du DAN concernant les accidents de plongée et les décès.

Effets mécaniques de pression

Les lésions provoquées par un changement de pression atmosphérique, ou accident hyperbare, peuvent être divisées en deux catégories : (1) les affections lors de changement de pression de l'eau provoquant un traumatisme tissulaire ou *barotraumatisme* dans un espace aérien clos du corps (par exemple oreilles, sinus, intestins, poumons), et (2) les problèmes qui apparaissent suite à une compression des gaz intrapulmonaires à une pression partielle élevée, tels qu'un accident de décompression.

Les barotraumatismes associés à la plongée sous-marine sont directement liés à l'effet de pression de

Tableau 17-5 Profil des lésions de plongée sous-marine (1987–1997)

Lésions	1987–1997
Âge (moyenne d'âge de chaque année)	33–37
Pourcentage des plongeurs de 50 ans	7 % (1997)
Ratio homme/femme	3–4 : 1
Profil des plongeurs	
Moyenne de jours de plongée	1
Nombre moyen de jours de plongée	2–4
Nombre de plongées	1–7
Moyenne de la profondeur maximale	20–30 mètres en eau salée
Symptômes	
Douleurs et engourdissements	50–65 %
Paralysies	3–10 %
Inconscience	4–7 %
Dysfonctionnement de la vessie	0,5–2 %
Maladie de décompression	
Type II	65–70 %
Type I	20–30 %
Embolie gazeuse artérielle	10–20 %
Morts (66–147)	1970–1998
Moyenne d'âge	38–42
Hommes	80 %
Causes de la mort	
Noyade	50–70 %
Cardiovasculaire	6–14 %
Embolie gazeuse artérielle	5–14 %
Accidents de décompression	0–2 %

Source : Divers Alert Network : Eleven-year trends (1987–1997) in diving activity : the DAN annual review of recreational SCUBA diving injuries and fatalities based on 2000 data. In *Report on decompression illness, diving fatalities and Project Dive exploration*, Durham, NC, Divers Alert Network, 2000.

l'air et de l'eau sur le plongeur. Au niveau de la mer, la pression atmosphérique est de 760 millimètres de mercure (mmHg) ou 1 bar sur le corps. Le terme également employé est une atmosphère (1 atm). Lorsqu'un plongeur descend plus en profondeur dans l'eau, la pression absolue augmente d'une atmosphère tous les 10 mètres en eau de mer. Par conséquent, une profondeur de 10 mètres en eau de mer est équivalente à 2 atmosphères (air [1 atm] et 10 mètres d'eau [1 atm] de pression sur le corps. Le tableau 17-6 énumère les unités de pression courantes dans l'environnement sous-marin.

Tableau 17-6 Unité de pression courante en plongée

Profondeur (mètres)	Bar	ATA	mmHG (absolue)
Niveau de la mer	1	1	760
10	2	2	1 520
20	3	3	2 280
30	4	4	3 040
40	5	5	3 800
50	6	6	4 560
60	7	7	5 320

ATA : atmosphère absolue ; mmHg : millimètre de mercure.

Lorsqu'un plongeur descend en dessous d'une colonne d'air et une pression augmentée d'eau de mer, les forces exercées sur le corps sont différentes selon les compartiments tissulaires. À l'exception des espaces contenant de l'air, la force sur les tissus solides agit comme un milieu liquide, et le plongeur n'est pas conscient de ces forces. Les espaces corporels contenant de l'air sont réduits alors que le plongeur descend, et se dilatent à mesure que le plongeur remonte à la surface. Les lois de Boyle et d'Henry expliquent les effets de la pression sur le corps lorsqu'il est sous l'eau.

Loi de Boyle

La loi de Boyle énonce que le volume d'une masse donnée de gaz est inversement proportionnel à la pression absolue trouvée dans cet environnement. Formulé différemment, lorsqu'un plongeur descend dans l'eau à une profondeur plus importante, la pression augmente et le volume (par exemple le volume pulmonaire) diminue, puis le volume augmente en taille lorsque le plongeur retourne à la surface. C'est le principe qui sous-tend les effets du barotraumatisme et l'embolie gazeuse artérielle dans le corps. La figure 17-2 indique les effets de la pression sur le volume et le diamètre d'une bulle de gaz.

Loi d'Henry

À température constante, la quantité de gaz qui va se dissoudre dans un liquide est directement proportionnelle à la pression partielle de gaz dans ce liquide. La loi d'Henry est fondamentale pour comprendre comment un gaz se trouvant dans un cylindre d'air comprimé se

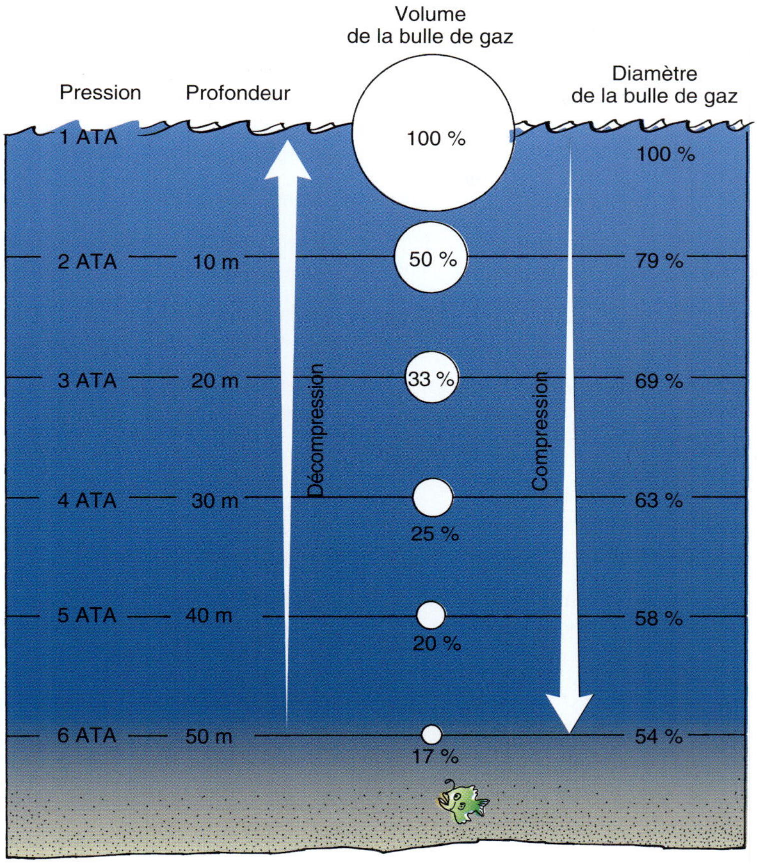

Fig. 17-2. Loi de Boyle. Le volume d'un quantité donnée de gaz à température constante est inversement proportionnel à la pression. (Source : Kiz KW, Diving medicine. In Auerbach P : *Wilderness Medicine: management of wilderness and environmental emergencies*, 4th ed, St Louis, Mosby, 2001.) ATA : atmosphère absolue.

comporte dans le corps lorsque le plongeur descend. Par exemple, la pression partielle d'azote va se dissoudre dans le liquide tissulaire tandis que la pression augmente pendant la descente, et au retour vers la surface, l'azote va buller hors de la solution dans les tissus. Cette loi décrit les principes qui expliquent les raisons de survenue d'accidents de décompression.

Lésions liées à la plongée

Barotraumatisme

Le barotraumatisme est la forme la plus fréquente d'accidents liés à la plongée [56]. Bien que beaucoup de formes de barotraumatisme entraînent une douleur, nombre d'entre elles se résorbent spontanément et ne requièrent pas l'implication d'une équipe de soins d'urgences ou d'un traitement en caisson hyperbare. Toutefois, certaines lésions par surpression pulmonaire sont très graves. Pendant la plongée sous-marine, les barotraumatismes surviennent à l'intérieur de cavités corporelles remplies de gaz non compressibles (comme les sinus). Si la pression dans ces espaces ne peut pas s'équilibrer durant une plongée alors que la pression ambiante augmente, la diminution de volume d'air lors de la phase descendante entraîne un engorgement vasculaire, une hémorragie, et un œdème des muqueuses ; la perturbation tissulaire est la conséquence de l'augmentation du volume d'air en phase ascendante. Le tableau 17-7 résume les signes et symptômes du barotraumatisme et son traitement. Les différentes formes de barotraumatismes sont décrites ci-après.

Tableau 17-7 Barotraumatisme : signes, symptômes et traitements courants

Type	Signes et symptômes	Traitement*
Masque de pression	Cornée injectée, hémorragie conjonctivale	Guérison spontanée ; repos, compresse froide, traitement de la douleur
Surpression des sinus	Douleur, écoulement nasal	Traitement de la douleur, décongestionnants, antihistaminiques
Surpression de l'oreille moyenne	Douleur, vertiges, rupture de la membrane tympanique, perte de l'audition, vomissements	Décongestionnants, antihistaminiques, traitement de la douleur ; les antibiotiques peuvent être utiles ; éviter la plongée et l'avion
Barotraumatisme de l'oreille interne	Acouphènes, vertiges, ataxie, perte de l'audition	Alitement ; tête surélevée ; éviter les bruits ; éviter toute activité intensive ; pas de plongée ni d'avion pendant plusieurs mois
Barotraumatisme de l'oreille externe	Difficulté avec la manœuvre de Valsalva, mal d'oreille, saignement, rupture possible de la membrane tympanique	Maintenir le conduit auditif sec ; les antibiotiques peuvent être nécessaires contre l'infection
Surpression dentaire	Douleur dentaire lors de la plongée	Guérison spontanée ; traitement de la douleur
Vertige alternobarique	Pression, douleur dans l'oreille affectée, vertiges, acouphènes	Habituellement court ; décongestionnants ; interdiction de plongée jusqu'à guérison complète
Barotraumatisme pulmonaire	Douleur substernale, changement de voix, dyspnée, emphysème sous-cutané	Évaluation ABC, fonction neurologique ; oxygène 100 %, 12–15 l/min au masque haute concentration ; transport couché ; évaluation embolie gazeuse artérielle
Emphysème sous-cutané	Douleur substernale et crépitants, voix rauque, œdème du cou, dyspnée, crachats sanguinolents	Repos ; pas de plongée ni d'avion ; oxygénation et caisson uniquement pour les cas graves
Pneumothorax	Douleur thoracique aiguë, dyspnée, diminution des bruits respiratoires	Oxygène 100 % au masque haute concentration ; oxymètre de pouls ; transport en position de confort ; évaluation en vue d'un pneumothorax sous tension
Pneumothorax sous tension	Cyanose, distension des veines jugulaires, déviation de la trachée	Décompression thoracique avec un cathéter 14 gauge ; oxygène 100 %, 12–15 l/min au masque haute concentration ; oxymètre de pouls
Embolie gazeuse artérielle	Inconscience, confusion, mal de tête, trouble de la vision, convulsions	Évaluation ABC, fonction neurologique ; gestes en fonction des compétences ; oxygène 100 % 12–15 l/min au masque haute concentration ; transport couché ; traitement intraveineux non glucosé ; ECG ; centre spécialisé pour recompression (traitement primaire)

Source : Clenney TL, Lassen LF, Recreational scuba diving injuries, *Am Fam Physician* 53 (5) : 1761, 1996 ; et Kizer KW, Diving medicine. In : Auerbach PS, *Wilderness medicine : management of wilderness and environmental emergencies*, 4th ed, St Louis, Mosby, 2001.

* Pour les formes mineures de barotraumatisme, il convient d'assurer l'éducation du patient sur les lieux, car certaines formes guérissent spontanément, tandis que d'autres requièrent une évaluation médicale. Les autres formes de barotraumatisme obligent à consulter ou nécessitent un transport aux urgences.

Barotraumatisme de descente

Masque de pression. Il survient généralement chez les plongeurs inexpérimentés ou inattentifs qui ne parviennent pas à maintenir un équilibre de pression dans leur masque facial lorsque la pression extérieure de l'eau durant la descente augmente.

Évaluation. Examiner les tissus mous autour des yeux et les tissus conjonctifs pour rechercher des ruptures de capillaires. Les signes et symptômes incluent des ecchymoses cutanées et des hémorragies conjonctivales.

Prise en charge. Cette affection se résorbe spontanément ; il ne faut pas plonger jusqu'à ce que les lésions tissulaires disparaissent. Appliquer des compresses froides sur les yeux ; repos et traitement antidouleur si nécessaire.

Surpression dentaire. Très rare, cette forme de barotraumatisme survient chez les plongeurs quand un gaz est piégé à l'intérieur d'une dent plombée, une extraction récente, ou un traitement de canal dentaire défectueux. Durant la descente, la dent peut se remplir de sang ou peut imploser avec l'augmentation de la pression externe. Durant la remontée, de l'air refoulé dans la dent va se dilater, provoquer une douleur, ou un éclatement de la dent. Pour prévenir la surpression dentaire, il est recommandé de ne pas plonger dans les 24 heures après un traitement dentaire.

Évaluation. Examiner la dent affectée pour voir si elle est intacte. Les signes et symptômes incluent la douleur et la fracture dentaire.

Prise en charge. Prévoir une consultation dentaire pour évaluation ; donner des antalgiques si nécessaire.

Surpression de l'oreille moyenne. Cette surpression survient chez 40 % des plongeurs et est considérée comme l'accident de plongée le plus fréquent [57]. Une surpression de l'oreille apparaît près de la surface, lorsque le plus grand changement de pression survient alors que le plongeur descend. Le plongeur doit commencer à maintenir précocement l'équilibre de l'oreille moyenne lorsqu'il commence à descendre pour éviter qu'une pression différentielle à travers la membrane tympanique n'apparaisse, menant vers une rupture. Les plongeurs doivent équilibrer la pression en forçant l'air de l'oreille moyenne à travers la trompe d'Eustache par une manœuvre de Valsalva ou manœuvre de Frenzel [53]. Le plongeur ressentira de la douleur et des vertiges si la membrane tympanique se rompt, autorisant l'eau à pénétrer dans l'oreille moyenne. Le plongeur avec une infection des voies respiratoires supérieures ou des allergies peut éprouver des difficultés à équilibrer leur oreille moyenne au cours d'une plongée ; il doit déterminer s'il peut réaliser la manœuvre de Valsalva à la surface avant de plonger.

Évaluation. Examiner le conduit auditif à la recherche de sang venant de la rupture de la membrane tympanique. Les signes et les symptômes incluent la douleur, les vertiges, une diminution des facultés auditives avec la rupture de la membrane tympanique, et des vomissements.

Prise en charge. Les changements de pression ne sont pas permis (ni plongée ni vol aérien). Les patients peuvent avoir besoin de décongestionnants avec ou sans rupture de la membrane tympanique ; des antibiotiques peuvent être nécessaires lors d'une rupture de la membrane tympanique. Envoyer chez un spécialiste pour une évaluation audiométrique. Transport en position verticale ou en position de confort.

Surpression sinusale. Normalement, la pression à l'intérieur des sinus s'équilibre facilement chez le plongeur qui monte ou qui descend. La surpression se développe selon le même mécanisme que pour la surpression de l'oreille moyenne, mais la surpression des sinus n'est pas aussi fréquente. Lorsqu'un plongeur descend, il existe une impossibilité de maintenir une pression dans les cavités sinusales, ce qui provoque une douleur intense, un traumatisme des muqueuses et un saignement dans la cavité sinusale. Cette pression peut être causée par une congestion, une sinusite, une hypertrophie des muqueuses, une rhinite, ou des polypes nasaux [56]. Une surpression sinusale durant la remontée peut également apparaître (voir plus loin).

Évaluation. Examiner le nez à la recherche d'un écoulement ; les signes et les symptômes incluent une douleur sévère au-dessus des sinus affectés ou un saignement, généralement des sinus frontaux.

Prise en charge. Aucune prise en charge spécifique n'est requise sur place, sauf en cas d'hémorragie importante ; dans ce cas, traiter l'épistaxis en comprimant fermement la narine du patient. Transporter en position de confort.

Barotraumatisme de l'oreille interne. Bien moins fréquente que la surpression de l'oreille moyenne, c'est la forme de barotraumatisme de l'oreille la plus grave, car elle peut entraîner une surdité permanente [58]. Le barotraumatisme de l'oreille interne survient quand le plongeur descend et oublie de faire la manœuvre de Valsalva. Les essais forcés tardifs peuvent entraîner une augmentation de la pression dans l'oreille moyenne et peuvent rompre la structure de la fenêtre du vestibule (ovale).

Évaluation. Examiner le conduit auditif pour tout écoulement. Les signes et symptômes incluent de fortes acouphènes, des vertiges, des pertes d'audition, une impression de perte d'équilibre ou de « blocage » dans l'oreille affectée, des nausées, des vomissements, une pâleur, une diaphorèse, une désorientation, et une ataxie.

Prise en charge. Le patient devrait éviter toute activité intensive ainsi que les bruits forts, sans changement de pression (plongée ou avion). Le transport doit se faire en position debout. Une consultation médicale rapide est recommandée, car il peut être difficile de déterminer s'il s'agit d'un accident de décompression de l'oreille interne, et si une recompression immédiate en caisson est nécessaire.

Barotraumatisme de remontée

Vertige alternobarique. C'est une forme rare de barotraumatisme qui apparaît lorsque les gaz dilatés passent à travers la trompe d'Eustache ; une pression inégale se développe alors dans l'oreille moyenne, entraînant des vertiges. Les symptômes sont brefs, mais les vertiges peuvent paniquer les plongeurs ; une autre forme de lésion provoquée par la remontée rapide à la surface peut alors apparaître (embolie gazeuse, noyade partielle ou complète, etc.).

Évaluation. Examiner le conduit auditif pour tout écoulement ; évaluer toute perte de l'audition. Les signes et symptômes sont brefs ; il s'agit de vertiges transitoires, d'une pression dans l'oreille affectée, d'acouphènes, d'une perte de l'audition.

Prise en charge. Aucune intervention spécifique n'est nécessaire; la plongée n'est pas recommandée jusqu'au retour de l'audition. Recommander du décongestionnant si nécessaire. Le transport n'est pas nécessaire si les symptômes se résorbent rapidement; voir un spécialiste si nécessaire.

Barotraumatisme des sinus. Ce type de surpression des sinus peut apparaître à la remontée quand une certaine forme de blocage dans les orifices sinusaux empêche l'évacuation des gaz dilatés. Les gaz dilatés exercent une pression sur la muqueuse le long des sinus, entraînant des douleurs avec une hémorragie. Les barotraumatismes des sinus apparaissent chez les plongeurs ayant une infection respiratoire haute ou des allergies. Ces plongeurs prennent souvent un décongestionnant avant une plongée comme mesure préventive pour améliorer l'équilibre de l'oreille moyenne lors de la plongée. Cependant, la vasoconstriction peut également entraîner une surdité, provoquer une dilatation des tissus muqueux, et former un blocage au niveau des sinus lors de la dilatation des gaz au retour à la surface.

Évaluation. Examiner le nez à la recherche d'écoulements. Les signes et symptômes incluent une douleur importante au-dessus du sinus affecté et un saignement, provenant habituellement des sinus frontaux.

Prise en charge. Aucune prise en charge spécifique n'est nécessaire sur place, sauf en cas d'hémorragie; dans ce cas, traiter l'épistaxis en comprimant fermement la narine du patient. Transporter en position de confort.

Surpression gastro-intestinale. Elle survient quand les gaz dilatés sont emprisonnés dans les intestins lorsque le plongeur remonte en surface. Les barotraumatismes gastro-intestinaux apparaissent chez les plongeurs débutants qui pratiquent souvent la manœuvre de Valsalva dans la position tête en bas, forçant ainsi l'air vers l'estomac. Cette surpression peut également apparaître chez les plongeurs mâchant un chewing-gum lors de la plongée ou ayant consommé des boissons gazeuses ou tout autre aliment produisant des gaz avant la plongée.

Évaluation. Examiner les quatre quadrants abdominaux. Les signes et symptômes incluent une douleur abdominale, des éructations et des flatulences.

Prise en charge. La surpression gastro-intestinale se résorbe normalement spontanément et demande rarement une médicalisation; voir son médecin traitant si la douleur et la sensation de ballonnement persistent. La recompression en caisson n'est nécessaire que dans les cas sévères.

Barotraumatismes de surpression pulmonaire

La surpression pulmonaire est une forme sérieuse de barotraumatisme due à la dilatation des gaz dans les poumons durant la remontée. Généralement, le plongeur élimine les gaz dilatés par une expiration normale lorsqu'il retourne à la surface. Si le gaz dilaté ne s'échappe pas, il y a rupture des alvéoles, ce qui peut se traduire par plusieurs formes de lésions, selon la quantité d'air qui s'échappe hors du poumon et sa destination finale. Un scénario courant est le plongeur qui a une remontée rapide incontrôlée vers la surface lorsqu'il est à court d'air, lorsqu'il panique ou lorsqu'il a perdu sa ceinture de plomb. Ce type de lésion est appelé *syndrome de surpression pulmonaire* (SSP), ou « éclatement pulmonaire ».

Les cinq formes de SSP sont : (1) la distension avec lésion locale, (2) l'emphysème du médiastin, (3) l'emphysème sous-cutané, (4) le pneumothorax, (5) et l'embolie gazeuse artérielle.

Distension avec lésion locale. C'est la forme de SSP la moins grave, avec seulement un petit barotraumatisme pulmonaire isolé.

Évaluation. Ausculter les champs pulmonaires pour rechercher les sons d'une ventilation diminuée. Une douleur thoracique peut être présente ou non. Du sang est souvent vu dans les crachats (hémoptysie).

Prise en charge. Assurer le repos, et traiter si besoin les symptômes. Monitorer les signes vitaux et la saturation en oxygène avec l'oxymètre de pouls; apport d'oxygène de 2 à 4 l/min avec une canule nasale. Transporter le patient dans une position de confort. Le patient aura besoin d'une évaluation médicale plus poussée pour prévenir des formes plus graves de SSP, et devra éviter toute exposition à la pression (plongée ou vol aérien).

Emphysème du médiastin. C'est la forme la plus courante de SSP, causée par l'évacuation des gaz des alvéoles rompues entrant dans l'espace interstitiel du médiastin.

Évaluation. Cette affection est habituellement bénigne; ausculter les champs pulmonaires à la recherche d'une diminution des bruits respiratoires. Les signes et symptômes incluent un enrouement, une pesanteur de la nuque, et une douleur substernale thoracique mineure; l'engourdissement ou l'oppression s'aggrave souvent à l'inspiration et lors de la toux. Examiner le thorax et la nuque à la recherche d'un emphysème sous-cutané. Dans les cas sévères, le plongeur présente des douleurs thoraciques, une dyspnée et des difficultés à la déglutition.

Prise en charge. Assurer le repos. Monitorer les signes vitaux et la saturation en oxygène avec l'oxymètre de pouls; apport d'oxygène de 2 à 4 l/min avec une canule nasale. Habituellement, l'emphysème du médiastin ne nécessite pas de traitement spécifique ou de thérapie de recompression. Dans les rares cas de forme sévère, une évaluation médicale est nécessaire pour prévenir tout autre douleur thoracique et tout autre forme de SSP. Transporter le patient en décubitus dorsal; éviter l'exposition à la pression (plongée ou vol aérien).

Emphysème sous-cutané. L'air s'échappant des alvéoles pulmonaires rompues se dirige vers la partie supérieure du cou et dans les régions claviculaires.

Évaluation. Ausculter les champs pulmonaires à la recherche d'une diminution des bruits respiratoires. Les signes et symptômes incluent des gonflements, des crépitants, un enrouement, un mal de gorge, et des difficultés de déglutition.

Prise en charge. Aucune prise en charge spécifique n'est nécessaire hormis le repos. Monitorer les signes vitaux et la saturation en oxygène avec l'oxymètre de pouls; apport d'oxygène de 2 à 4 l/min avec canule nasale. Le patient aura besoin d'une évaluation médicale afin de prévenir toute forme plus sévère de SSP. Transport en décubitus dorsal. Éviter toute exposition à la pression (plongée ou vol aérien).

Pneumothorax. Le pneumothorax est observé dans moins de 10 % des cas de SSP, car l'air doit s'échapper à travers la plèvre viscérale, qui présente une plus grande résistance que l'air s'échappant à travers l'espace interstitiel entre le poumon et la plèvre viscérale. Si le plongeur est en profondeur quand la rupture pulmonaire survient, un pneumothorax sous tension peut en découler alors que le volume de gaz s'échappant entoure le poumon et se dilate pendant la remontée vers la surface.

Évaluation. Ausculter les champs pulmonaires à la recherche d'une diminution des bruits respiratoires. Les signes et symptômes varient selon la taille du pneumothorax; ils incluent douleur thoracique aiguë, diminution des bruits respiratoires, diminution de la ventilation et dyspnée. Évaluation continue pour surveiller la transformation d'un pneumothorax simple en pneumothorax sous tension.

Prise en charge. Assurer le repos. Monitorer les signes vitaux et la saturation en oxygène avec l'oxymètre de pouls; apport d'oxygène de 2 à 4 l/min avec canule nasale. Assurer une prise en charge* du pneumothorax sous tension à l'aide d'une aiguille à exsufflation 14 gauge. Transporter le patient dans une position de confort. Le patient aura besoin d'une évaluation médicale afin de prévenir l'apparition d'une forme plus sévère de SSP. Éviter toute exposition à la pression (plongée ou vol aérien). La thérapie de recompression ne devrait pas être nécessaire.

Embolie gazeuse artérielle (EGA). Cette complication des SSP est la plus redoutée; après la noyade, c'est la plus grande cause de décès chez les plongeurs (environ 30 % des décès) [59]. Les EAG peuvent être secondaires à n'importe laquelle des quatre SSP présentées précédemment : l'air s'échappe et forme une embolie gazeuse. Les EAG surviennent typiquement chez les plongeurs qui sont remontés à la surface sans expiration appropriée, causant une surpression pulmonaire. Cependant, l'EGA peut survenir chez les plongeurs qui remontent lentement à la surface sans pathologie pulmonaire sous-jacente. Durant la remontée, une fois que la surpression pulmonaire a éclaté les alvéoles, l'air rentre dans la circulation veineuse capillaire pulmonaire, et des bulles de gaz entrent dans l'oreillette gauche, puis s'échappent du cœur par l'aorte et sont distribuées au cerveau, aux coronaires et autres vascularisations systémiques. Des bulles d'air peuvent entrer dans la circulation coronarienne; cela crée une occlusion provoquant une arythmie cardiaque, un arrêt cardiaque ou un infarctus du myocarde [60]. Si des bulles d'air entrent dans la circulation cérébrale, le plongeur présentera des signes et symptômes similaires à un accident vasculaire cérébral aigu.

À la différence de l'accident de décompression qui peut se présenter avec des symptômes tardifs, plusieurs heures après la plongée, les symptômes de l'EAG apparaissent soit immédiatement à la surface de l'eau, soit au bout de 2 minutes. Toute perte de conscience une fois que le plongeur a fait surface est présumée être une EGA jusqu'à preuve du contraire [53]. Le principal traitement de l'EGA est le caisson hyperbare.

Historiquement, il était recommandé que les patients avec une EGA fussent placés en position de Trendelenburg pour le transport, car l'on pensait que celle-ci maintenait les bulles hors de la vascularisation systémique. Cependant, de récentes données ont montré que la position tête en bas n'empêche pas les bulles d'azote de pénétrer dans la circulation systémique, augmente la difficulté à oxygéner le patient, et peut aggraver l'œdème cérébral [61]. Il est actuellement recommandé que tous les patients présentant une EGA soient placés en décubitus dorsal sur le terrain et pendant le transport. Cette position favorise également l'évacuation de l'azote [62,63].

Accident de décompression

L'accident de décompression (AD) est en relation directe avec la loi d'Henry. Quand un plongeur respire de l'air comprimé contenant de l'oxygène (21 %), du dioxyde de carbone (0,03 %) et de l'azote (79 %), la quantité de gaz qui sera directement dissoute dans le liquide est proportionnelle à la pression partielle de gaz en contact avec le liquide. L'oxygène est utilisé dans le corps pour le métabolisme tissulaire en solution, et ne forme pas de bulles gazeuses durant la remontée des profondeurs.

L'azote, un gaz inerte non utilisé pour le métabolisme, est le principal problème en ce qui concerne les AD. L'azote est cinq fois plus soluble dans la graisse que dans l'eau et se dissout dans les tissus proportionnellement à l'augmentation de la pression ambiante. Par conséquent, plus la plongée est profonde et plus elle est longue, plus la dissolution de l'azote dans les tissus est importante. À la remontée du plongeur, l'azote absorbé

* Standard ALS.

doit être éliminé. Si le temps d'élimination de l'azote durant la remontée n'est pas adéquat, l'azote dissous va dans les tissus sous forme de bulles gazeuses intravasculaires, entraînant des obstructions des vaisseaux, du système lymphatique, une distension des tissus et une activité inflammatoire [64].

La plupart des AD surviennent dans la première heure après avoir fait surface; des plongeurs présentent des symptômes 6 heures après. Seuls 2 % des plongeurs ont des symptômes tardifs 24 à 48 heures après avoir fait surface. Traditionnellement, les symptômes des AD sont classés en *type I*, une forme modérée, avec des manifestations cutanées, lymphatiques, du système musculosquelettique, et en *type II*, une forme sévère impliquant les systèmes neurologique et cardiopulmonaire. Le terme de *maladie de décompression* a été proposé pour englober les AD de types I et II et les EGA [65,66]. Les symptômes modérés d'AD incluent la fatigue et le malaise. Cependant, ces symptômes peuvent être précurseurs de signes plus sévères et de symptômes tels qu'engourdissements, faiblesse et paralysie. Les études actuelles suggèrent qu'il est plus important cliniquement de décrire les AD par la région du corps affectée, et non la classification en type I et type II [53]. Cette suggestion est applicable aux intervenants préhospitaliers; ils peuvent ainsi s'assurer que même les patients avec des symptômes modérés d'AD sont aussi traités agressivement, avec de l'oxygène à 100 % et une consultation rapide pour une recompression. Bien des plongeurs avec une forme légère d'AD n'auront pas d'évaluation médicale. Les plongeurs peuvent attendre jusqu'à 32 heures avant de rechercher une aide médicale pour un AD parce que le diagnostic n'est souvent pas posé [67].

Plusieurs facteurs prédisposent un plongeur aux AD [68,69]. Certains facteurs de risque sont connus pour améliorer l'absorption d'azote dans les tissus durant la descente et pour ralentir la libération de l'azote durant la remontée. Certains lieux et facteurs environnementaux, tout comme des défauts d'équipement et des techniques inadaptées augmentent les risques d'AD (encadré 17-2).

Encadré 17-2 Facteurs liés aux accidents de décompression (AD)

Facteurs humains
Manque de condition physique
Âge avancé
Sexe féminin
Hypothermie
Prise de drogue ou d'alcool
Foramen du vestibule (ovale) ouvert
Obésité
Manque de sommeil
Déshydratation
Mauvaise alimentation
Fatigue ou pratique difficile en eau profonde
Passé d'AD

Facteurs environnementaux
Températures extrêmes
Mer agitée
Vol aérien après une plongée
Pratique difficile en eau profonde
Narcose à l'azote
Taux de dioxyde de carbone artériel élevé
Eau froide

Défaut d'équipement et mauvaise technique
Non-respect des paliers de décompression
Difficulté avec la flottabilité
Remontée rapide
Panne d'air
Problème de détendeur
Méconnaissance ou équipement non adapté

Source : Barratt DM, Harch PG, Van Meter K, Decompression illness in divers : a review of the literature, *Neurologist* 8 : 186, 2002.

Douleurs des membres (AD de type I). Cette forme d'AD est due à la formation de bulles dans le système musculosquelettique, et apparaît typiquement dans une ou plusieurs articulations. Les articulations les plus souvent impliquées sont l'épaule et le coude, suivies du genou, de la hanche, du poignet, de la main et de la cheville [52]. Cette douleur est décrite comme une sévère douleur tendineuse articulaire, avec une sensation de grincement lors des mouvements. La douleur est progressive, se présentant comme une douleur lancinante d'intensité légère évoluant vers une douleur plus intense. Même si cette forme d'AD n'est pas une détresse vitale, elle indique que des bulles sont présentes dans la circulation veineuse. Elle peut évoluer vers une forme plus sévère en l'absence de traitement.

Cutanée et lymphatique (AD de type I). Cette forme d'AD est rare. Il s'agit d'une élimination inadéquate des bulles qui intervient dans la peau ou le système lymphatique. Les « problèmes cutanés » sont rares et généralement bénins, mais les taches et marbrures sont considérés comme des signes précurseurs de problèmes neurologiques tardifs [53]. Les symptômes incluent un rash cutané intense qui progresse vers des taches rouges ou une décoloration bleuâtre de la peau [70]. Une obstruction lymphatique peut entraîner un œdème et une apparence de peau d'orange.

Cardiopulmonaire (AD de type II). Cette forme sévère d'AD, qui entraîne un étouffement, survient lorsque des bulles veineuses submergent le système capillaire pulmonaire. L'hypotension peut être provoquée par une embolie gazeuse veineuse massive dans le poumon. Les symptômes incluent une toux non productive, une douleur thoracique substernale, une cyanose, une dyspnée, un choc et un arrêt cardiopulmonaire. Ce trouble ressemble au syndrome de détresse respiratoire aiguë (SRDA) [71].

Moelle épinière (AD de type II). La matière blanche de la moelle épinière est vulnérable à la formation de bulles, et l'azote est hautement soluble dans les tissus de la moelle épinière (myéline). Le site le plus commun de cette forme d'AD est la région basithoracique, suivie de la région lombosacrée et des régions cervicales [67]. Les signes et symptômes fréquents incluent une douleur dorsale basse et une sensation de lourdeur dans les jambes. Avec cette forme d'AD, le patient donne souvent une description vague de « sensations étranges », ou *paresthésies*, qui peuvent évoluer vers une insensibilité, une faiblesse et une paralysie. Un dysfonctionnement des intestins et de la vessie entraînant une rétention urinaire a également été décrit [72].

Le tableau 17-8 résume les signes et symptômes des accidents de décompression et leur traitement.

Tableau 17-8 Accidents de décompression (AD) : signes, symptômes et traitements courants

Affection	Signes et symptômes	Traitement
AD de type I		
Problèmes cutanés	Intense démangeaison (prurit) ; éruption cutanée sur les épaules et le thorax ; une peau marbrée peut précéder des sensations de brûlures et des démangeaisons ; cyanose localisée et œdème à godet	Guérison spontanée ; attention aux signes tardifs d'un AD des membres
AD – douleur des membres	Grande sensibilité des articulations ; douleur aux articulations ou aux extrémités modérée à sévère ; douleur habituellement stable mais pouvant augmenter soudainement et présente dans 75 % des cas ; sensation de grincement aux articulations, augmentée lors des mouvements. L'AD de type I peut progresser en type II	Les douleurs moyennes se résorbent souvent d'elles-mêmes ; surveiller sur 24 heures ; douleur modérée à sévère Commencer une oxygénation à 100 % au masque à haute concentration à 12–15 l/min ; transport couché ; traitement intraveineux non glucosé (1–2 ml/kg/h) ; transport vers un centre spécialisé avec caisson pour traitement définitif
AD de type II		
« Étouffement » cardiopulmonaire	Douleur substernale, toux légère, dyspnée, toux non productive, cyanose, tachypnée, tachycardie, choc et arrêt cardiaque	ABC ; oxygène 100 %, 12–15 l/min au masque à haute concentration ; traitement intraveineux non glucosé (1–2 ml/kg/h) ; transport vers un centre spécialisé avec caisson pour traitement définitif
Neurologique		
Cerveau	Nombreux changements visuels, céphalée, confusion, désorientation, nausées et vomissements	
Moelle épinière	Douleur au dos, sensation de lourdeur ou de faiblesse, engourdissement, paralysie, rétention d'urine, incontinence fécale	
Oreille interne	Vertiges, ataxie	

Source : Barratt DM, Harch PG, Van Meter K, Decompression illness in divers : a review of the literature, *Neurologist* 8 : 186, 2002 ; et Kizer KW, Diving medicine. In : Auerbach PS, *Wilderness medicine : management of wilderness and environmental emergencies*, 4th ed, St Louis, Mosby, 2001.

Évaluation

Une approche standardisée pour les patients avec une EGA et une AD est réalisée pour s'assurer que des soins consistants soient donnés. Il est recommandé que tous les patients avec des lésions liées à la plongée soient examinés pour des signes et symptômes d'EGA et d'AD, le principal traitement, essentiel à la survie, étant le caisson hyperbare.

Embolie gazeuse artérielle

Environ 5 % de tous les patients victimes d'EGA se présentent avec une apnée immédiate, une inconscience et un arrêt cardiaque. D'autres ont des signes et des symptômes similaires à l'accident vasculaire cérébral, avec perte de conscience, stupeur, confusion, hémiparésie, convulsions, vertiges, changements visuels, changements sensoriels, et céphalées.

Maladie de décompression

L'AD de type I est caractérisé par une douleur articulaire intense, avec des formes mineures de prurit cutané (démangeaisons sévères) et une obstruction des vaisseaux lymphatiques (lymphœdème). L'AD de type II est caractérisé par des symptômes impliquant le système nerveux central, allant de la faiblesse et des engourdissements à la paralysie. Obtenir un profil du plongeur et un historique médical des événements qui ont conduit à l'accident de plongée de la part d'un collègue plongeur en recherchant particulièrement [73] : (1) l'heure de début des signes et symptômes; (2) la source du moyen de respiration (air ou mélange gazeux; héliox, etc.); (3) le profil de la plongée (activité de plongée, profondeur, durée, fréquence de plongée, intervalle entre les plongées); (4) localisation de la plongée et conditions aquatiques; (5) facteur de risque de la plongée; (6) problèmes médicaux et d'équipement sous l'eau en descente et en montée; (7) s'il s'agit d'une plongée à décompression ou non; (8) la vitesse de remontée; (9) les paliers de décompression; (10) le niveau d'activité après la plongée; (11) le voyage aérien après la plongée, avec le type et la durée; (12) l'historique médical passé et présent; (13) le traitement médical; et (14) l'usage actuel d'alcool et de drogues.

Prise en charge

Initier l'ABC, protéger les voies aériennes, et entreprendre les procédures BLS ou ALS requises. Débuter l'oxygénothérapie à 100 % avec 12 à 15 l/min, et donner du NaCl ou du Ringer lactate (pas de glucose) en IV (1–2 ml/kg/h). Monitorer les signes vitaux, l'oxymétrie de pouls, et l'ECG; contrôler les convulsions. Protéger le patient contre l'hypothermie, et consulter précocement un contrôle médical local ou un centre spécialisé pour une recompression en caisson hyperbare. Le traitement de recompression standard est fait avec de l'oxygène hyperbare à 100 % [74]. Transporter le patient en décubitus dorsal. Pour tout accident de plongée, si l'évacuation est faite par hélicoptère ou par un autre appareil non pressurisé, il est recommandé de voler aussi bas que possible (par exemple 500 pieds), sans excéder 1 000 pieds, afin de minimiser une expansion supplémentaire de bulle d'air (loi de Boyle) et tout autre traumatisme lié à la pression [53,63].

Le traitement définitif des barotraumatismes spécifiques, y compris les EGA et AD, consiste à administrer de l'oxygène à 100 % au masque à deux ou trois fois la pression atmosphérique au niveau de la mer dans une chambre de recompression [53,74,75]. Du fait des principes de la loi de Boyle, le patient tire immédiatement des bénéfices de l'augmentation de la pression ambiante et de la diminution de la taille des bulles en formation ainsi que de l'augmentation de la concentration d'oxygène dans les tissus. L'encadré 17-3 décrit la recompression et l'oxygénothérapie hyperbare.

Prévention des accidents liés à la plongée sous-marine

Les millions de plongeurs certifiés doivent suivre des cours de remise à niveau pour prévenir et reconnaître les accidents de plongée. Cela concerne entre autres les maîtres nageurs, les pompiers et les forces de l'ordre, les équipes de recherche et de sauvetage, les garde-côtes. La collaboration entre les équipes de plongeurs et les services d'urgences afin de développer des scénarios médicaux pendant l'entraînement de plongée est vivement encouragée. Cela peut se faire dans le cadre de fréquents entraînements avec des conditions différentes et dans des milieux sous-marins variés, en suivant différents scénarios de sauvetage en eau permettant de passer en revue les soins médicaux initiaux, qui sont primordiaux pour réaliser en toute sécurité et efficacement le sauvetage et la récupération des plongeurs et des nageurs. La coordination des entraînements de plongée entre les membres des équipes médicales de plongée et les intervenants préhospitaliers locaux permettra d'assurer une communication efficace et la continuité des soins sur le terrain.

Encadré 17-3 Thérapie de recompression à l'oxygène hyperbare (OHB) pour les accidents de plongée

Les buts du traitement par OHB pour les accidents de plongée provoqués par un barotraumatisme de surpression pulmonaire et un accident de décompression (AD) sont de recomprimer les bulles et d'augmenter l'apport d'oxygène au niveau des tissus. La thérapie à l'OHB inclut les mécanismes suivants.

- Réduire le volume des bulles, quand elles sont transportées par les capillaires pulmonaires et évacuées
- Favoriser la réabsorption des bulles
- Augmenter la libération de l'oxygène dans les tissus
- Corriger l'hypoxie
- Augmenter le gradient de diffusion de l'azote
- Réduire l'œdème
- Réduire la perméabilité des vaisseaux

Tous les plongeurs avec une embolie artérielle gazeuse et un AD doivent rapidement être traités par OHB car ce traitement réussit mieux s'il est débuté dans les 6 heures après l'apparition des symptômes. Les plongeurs ne sont pas toujours près d'un caisson quand les symptômes apparaissent et il peut y avoir des délais considérables pour le rejoindre par transport terrestre ou aérien. Contacter le centre le plus proche pour avoir une assistance médicale et pour savoir où se trouve le caisson le plus proche.

Dans le même temps, placer le patient en position couchée. L'évacuation de l'azote peut être augmentée en oxygénant à 100 % au masque à haute concentration et en démarrant une perfusion de soluté isotonique ou de Ringer lactate, à 1 à 2 ml/kg/h, pour assurer un volume intravasculaire et une perfusion capillaire. Durant le traitement de recompression, ces patients vont subir une recompression à 2,5 à 3 atm pendant 2 à 4 heures en respirant de l'oxygène à 100 %.

Un traitement plus long et répété peut être nécessaire si les symptômes cliniques du patient persistent. Le traitement en caisson hyperbare inclut les points suivants.

- Les douleurs ou signes neurologiques survenant dans les 24 heures suivant une plongée sont dus à un accident de décompression jusqu'à preuve du contraire.
- Les douleurs ou signes neurologiques survenant dans les 48 heures suivant un voyage aérien après une plongée sont dus à un accident de décompression jusqu'à preuve du contraire.
- Contacter le centre spécialisé le plus proche.
- Tout plongeur avec des symptômes d'AD devrait suivre une thérapie OHB.
- Ne jamais omettre de traiter des cas douteux.
- Des traitements précoces améliorent les chances de récupération, ceux entrepris tardivement les aggraveront.
- De longs délais ne doivent pas modifier la prise en charge car les plongeurs réagissent à l'OHB des jours voire des semaines après l'accident.
- Monitorer les patients rapidement pour surveiller l'évolution des signes et la progression des symptômes.
- Un traitement inadéquat peut provoquer une récurrence. Continuer le traitement jusqu'au plateau technique.

D'après Tibbles PM, Edelsberg JS, Hyperbaric oxygen therapy, *N Engl J Med* 334 (25) : 1642, 1996 ; Barratt DM, Harch PG, Van Meter K, Decompression illness in divers : a review of the literature, *Neurologist* 8 : 186, 2002 ;

Aptitude physique à plonger

Tous les nouveaux plongeurs doivent être en possession d'un certificat médical avant de débuter un entraînement de plongée. Cinq recommandations permettant aux médecins d'identifier les individus qui présentent un risque élevé d'accident de plongée sont énumérées. Ces recommandations s'appuient sur des consensus de médecins spécialisés dans la plongée sous-marine [76]. L'encadré 17-4 énumère les contre-indications absolues, relatives et temporaires à la plongée.

- L'incapacité d'égaliser la pression dans un ou plusieurs espaces d'air corporel augmente le risque de barotraumatisme.
- Des affections médicales ou psychiatriques peuvent se manifester sous l'eau ou sur un site de plongée reculé ; cela peut mettre en danger la vie du plongeur, que ce soit lié à l'affection elle-même, au fait que cela survient dans l'eau, ou à l'indisponibilité d'une aide médicale adéquate.
- La diminution de la perfusion tissulaire ou la diffusion de gaz inertes augmentent le risque d'AD.
- Une mauvaise condition physique augmente le risque d'AD ou de problème médical lié à l'effort. Les facteurs compromettant la condition physique peuvent être physiologiques ou pharmacologiques.
- Chez les femmes enceintes, le risque d'accident de surpression peut être augmenté pour le fœtus.

Encadré 17-4 Condition physique et contre-indications à la plongée

Absolues*

Antécédent d'épilepsie ou autre forme de crise
Diabétiques insulinodépendants
Maladie des artères coronariennes
Drépanocytose
Syncope inexpliquée
Impossibilité d'équilibrer la pression de l'oreille moyenne par une méthode de Valsalva
Bullose
Maladie pulmonaire obstructive
Prise de substance interdite
Maladie des voies respiratoires (asthme)
Pneumothorax spontané
Perforation de la membrane tympanique

Relatives**

Migraine et autres maux de tête d'origine vasculaire
Intervention chirurgicale sur l'oreille moyenne avec placement d'une prothèse dans le conduit auditif
Accident de décompression lors d'une plongée précédente
Hypertension
Acuité visuelle diminuée

Temporaires

Bronchites
Grossesse
Hernie abdominale
Mauvaise condition physique

Source : Davis JC, Hyperbaric medicine : critical care aspects. In Schoemaker WC, ed., Critical care : state of the art, Alosi Viejo, 1984, The Society of Critical Care Medicine ; et Kizer KW, Diving medicine. In : Auerbach PS, *Wilderness medicine : management of wilderness and environmental emergencies*, 4th ed, St Louis, Mosby, 2001.
* Les contre-indications absolues à la plongée sont fondées sur un panel d'experts de la plongée.
** Les contre-indications relatives à la plongée nécessitent d'être approfondies ou représentent des sujets en cours de discussion.

Vol aérien après une plongée

Pour pratiquer la plongée dans un site particulier, certains prennent l'avion. Voyager en avion trop tôt après une plongée peut, selon la loi de Boyle, augmenter le risque d'accident de décompression durant le vol ou après l'arrivée à destination, à cause de la réduction de la pression atmosphérique dans un avion, qu'il soit ou non pressurisé. L'encadré 17-5 énumère les recommandations actuelles du DAN pour prendre l'avion en toute sécurité après une plongée.

Encadré 17-5 Recommandations actuelles du Diver's Alert Network (DAN) pour prendre l'avion en toute sécurité après une plongée

Les recommandations qui suivent sont issues d'un consensus de recommandations. Elles s'appliquent à des altitudes de 610 à 2 438 mètres (2 000–8 000 pieds) pour des plongeurs qui n'ont pas de symptômes d'accidents de décompression (AD). Les intervalles avant de voler recommandés ne préviennent pas l'apparition d'un AD. Plus l'intervalle est long, plus le risque est réduit.

- Pour une plongée sans palier de décompression, un intervalle avant de prendre l'avion de 12 heures est suggéré.
- Pour des plongées pluriquotidiennes ou pour plusieurs jours de plongée, un minimum de 18 heures avant de prendre l'avion est suggéré.

Pour toute plongée nécessitant des paliers, il est difficile de donner une recommandation faute de preuve ; une période relativement supérieure à 18 heures semble prudente.

DAN

Haute altitude

Aux États-Unis, plus de 40 millions de personnes vont à plus de 2 400 mètres d'altitude pour participer à des activités comme le snow board, le ski alpin, la randonnée, le camping, les concerts et les festivals. Un grand nombre de personnes sont ainsi exposées au risque de pathologies liées à l'altitude, qui peuvent se développer dans les heures ou les jours qui suivent leur arrivée. Les intervenants préhospitaliers doivent donc se familiariser avec les facteurs prédisposants, les signes et symptômes, la prise en charge médicale, ainsi que les techniques de prévention pour réduire la morbidité et la mortalité des pathologies liées à l'altitude. Cette section présente trois affections médicales liées à l'altitude provoquées directement par la haute altitude et les pathologies médicales sous-jacentes spécifiques les plus importantes qui s'aggravent en raison de l'hypoxie induite par l'altitude [77].

Épidémiologie

La *maladie de haute altitude* est un terme qui englobe deux syndromes cérébraux et un syndrome pulmonaire :

(1) le mal aigu des montagnes (MAM), (2) l'œdème cérébral d'altitude (OCA), et (3) l'œdème aigu pulmonaire d'altitude (OAPA). Même si l'on considère que le risque de contracter une pathologie liée à l'altitude est bas, une fois que celle-ci se développe, la progression peut être fatale [78].

Le MAM est une forme légère de la maladie de haute altitude qui est rarement ressentie à une altitude inférieure à 2000 mètres; mais l'incidence augmente de 1,4 à 25 % avec les altitudes de 2 060 à 2 440 mètres [79,80]. Le MAM se développe dans 20 à 25 % des cas au-dessus de 2 500 mètres, et dans 40 à 50 % des cas à 4 000 mètres [77]. L'incidence de MAM est supérieure à 90 % si l'ascension jusqu'à environ 4 000 mètres se fait en plusieurs heures au lieu de plusieurs jours [81]. Par ailleurs, un petit nombre de cas de MAM (5–10 %) évoluent à partir de symptômes légers et se transforment en OCA, une forme sévère de MAM [82]. L'OCA est une forme neurologique sévère de maladie de haute altitude et a une incidence de 0,01 % dans la population générale à une altitude supérieure à 2 500 mètres; celle-ci augmente de 1 à 2 % chez les individus ayant plus d'activité physique [77].

L'OAPA est rare mais est impliqué dans la majorité des décès de maladie de haute altitude [82]. L'incidence de l'OAPA est de 0,01 à 0,1 % à 2 500 mètres dans la population générale, et augmente de 2 à 6 % chez les grimpeurs à une altitude à 4000 mètres. La mortalité globale dans l'OAPA est de 11 % et atteint 44 % quand aucun traitement n'est réalisé [83]. Quarante-sept cas d'OAPA ont été signalés à Vail (Colorado), de 1975 à 1982. Il s'agissait de personnes jeunes, d'hommes bien-portants ayant skié à une altitude moyenne de 2 330 mètres [84].

Hypoxie hypobare

Il existe trois niveaux d'altitude. La *haute altitude* est comprise entre 1 500 et 3 500 mètres. Les régions concernées comptent évidemment un grand nombre de décès liés à la maladie de la haute altitude [85]. La *très haute altitude* est comprise entre 3 500 et 5 500 mètres, et c'est à cette altitude que se retrouvent le plus de formes sérieuses de maladies de haute altitude [86]. L'*altitude extrême* concerne les altitudes supérieures à 5 500 mètres [82]. Avec l'augmentation progressive de l'altitude, l'environnement devient très hostile pour les individus non acclimatés à la diminution de la disponibilité d'oxygène, également connue sous le nom d'*hypoxie hypobare*.

L'altitude est un environnement particulier parce que la disponibilité en oxygène est réduite pour respirer, ce qui entraîne une *hypoxie cellulaire*. La loi de Boyle affirme que le volume de gaz est inversement proportionnel à la pression extérieure qui lui est appliquée; ainsi, l'air est moins dense à une altitude plus élevée. En comparaison avec le niveau de la mer, ou 1 atm, la pression atmosphérique à 5 500 mètres est réduite d'environ 50 % (0,5 atm) [82,87]. Ce rapport est lié à la loi d'Henry, qui affirme que la concentration de gaz dans une solution est proportionnelle à la pression partielle de ce gaz.

Même si la concentration en oxygène reste à 21 % à toute altitude, la diminution de la pression atmosphérique à une altitude plus élevée entraîne une diminution de la pression partielle d'oxygène (Po_2). Par exemple, la Po_2 est de 160 mmHg au niveau de la mer (1 atm) et de 80 mmHg à 5 500 mètres (0,5 atm), ce qui entraîne une diminution de la disponibilité d'oxygène pendant la respiration. Le tableau 17-9 montre que lorsque l'altitude augmente du niveau de la mer à une altitude extrême, il y

Tableau 17-9 Relation entre altitude, pression barométrique (PB), gaz du sang artériel et saturation en oxygène*

Altitude (mètres)	PB (mm Hg)	Pao_2 (mmHg)	Sao_2 (mmHg)	$Paco_2$ (mmHg)
Niveau de la mer	760	100	98	40
1 646	630	73	95,1	35,6
2 810	543	60	91	33,9
3 660	489	47,6	84,5	29,5
4 700	429	44,6	78	27,1
5 300	401	43,1	76,2	25,7
6 140	356	35	65,6	22

D'après Hackett PH, Roach RC, High-altitude medicine. In : Auerbach PS, *Wilderness medicine : management of wilderness and environmental emergencies*, 4th ed, St Louis, Mosby, 2001.

* Les données sont des valeurs moyennes pour des sujets âgés de 20 à 40 ans.

Pao_2 : pression partielle en oxygène; $Paco_2$: pression partielle en dioxyde de carbone; Sao_2 : saturation du sang artériel en oxygène.

a une chute proportionnelle de la pression barométrique, des gaz du sang artériels, et de la saturation artérielle en oxygène (Sa_{O_2}). Cela vaut la peine de noter que la Sa_{O_2} reste en moyenne à environ 91 % chez un adulte en bonne santé et acclimaté jusqu'à une altitude de 2 810 mètres. *Les intervenants préhospitaliers sont formés pour délivrer un support ventilatoire agressif avec de l'oxygène à 100 % à tous les patients qui sont symptomatiques avec une oxymétrie pulsée indiquant une* Sa_{O_2} *à 91 %, parce que cela indique une hypoxie modérée (86–91 %).*

Ce rapport entre élévation de l'altitude et hypoxie progressive forme la base des réajustements physiologiques aigus de la fréquence ventilatoire et de l'éjection cardiaque ainsi que des échanges biochimiques [88]. Par conséquent, ce sont l'hypoxie hypobarique et l'hypoxémie qui exposent les individus non acclimatés à la maladie de la haute altitude [78].

Mal des montagnes

Facteurs liés au mal des montagnes

Le développement du mal des montagnes dépend de nombreux facteurs spécifiques à chaque exposition à l'altitude.

Augmentation d'altitude et fréquence d'ascension. L'incidence et la sévérité de la maladie sont initialement reliées à la vitesse d'ascension, à l'altitude atteinte, et à la durée du séjour, ces trois facteurs augmentant le stress hypoxique dans le corps [78,88].

Antécédents de mal des montagnes. Un antécédent de mal des montagnes est un facteur prédictif précieux de prédisposition à une maladie d'altitude ultérieure, lors du retour à la même altitude à la même vitesse d'ascension [89]. L'incidence d'OAPA augmente de 10 à 60 % pour ceux qui ont présenté un épisode d'OAPA et qui montent rapidement à une altitude de 4560 mètres [90].

Acclimatation. Résider en permanence au-dessus de 900 mètres assure une acclimatation et est associé à une diminution de la fréquence du mal de montagne lors d'une ascension à une altitude supérieure. Toutefois, cette protection est limitée si la vitesse d'ascension est rapide ou si l'on atteint une altitude extrême [88,89].

Âge et sexe. L'âge, mais non le sexe, est un facteur important dans le développement du mal aigu des montagnes; l'incidence est plus faible chez les personnes de plus de 50 ans. L'OAPA survient plus fréquemment et plus sévèrement chez les enfants et les adultes jeunes. Il s'observe dans des proportions identiques chez les hommes et les femmes dans ces tranches d'âge [78,91].

Aptitude physique et effort. Le début et la sévérité du mal de montagne sont indépendants de l'aptitude physique; la forme physique n'accélère pas l'acclimatation à l'altitude. Avec un niveau de forme élevé, l'individu peut faire plus d'efforts, mais un effort vigoureux à l'arrivée à une altitude élevée exacerbe l'hypoxémie et accélère la survenue du mal de montagne [85,92].

Médicaments et intoxications. Toute substance qui entraîne une dépression de la ventilation et altère le rythme du sommeil en altitude doit être évitée parce que cela exacerbe l'hypoxémie induite par l'altitude. Ces substances incluent l'alcool, les barbituriques et les opiacés [82,93].

Affections médicales préexistantes. L'encadré 17-6 énumère les affections médicales sous-jacentes qui sont aggravées par l'altitude (risques minimes, précautions, contre-indications). De plus, des pathologies médicales spécifiques sont connues pour augmenter la possibilité de mal des montagnes :

- anomalies cardiopulmonaires congénitales : absence d'artère pulmonaire, hypertension pulmonaire primaire, cardiopathies congénitales;
- chirurgie de l'artère carotidienne : irradiation ou ablation de glomus carotidiens.

Froid. L'exposition aux températures ambiantes froides accroît le risque d'OAPA parce que le froid augmente la pression pulmonaire artérielle [94].

Mal aigu des montagnes

Le mal aigu des montagnes (MAM) est un syndrome qui se résorbe spontanément, non spécifique, qui est facilement confondu avec un grand nombre d'affections à cause d'une symptomatologie commune : influenza, gueule de bois, épuisement et déshydratation, entre autres. Un comité de consensus définit le MAM comme la présence de céphalées chez une personne non acclimatée qui a récemment atteint une altitude supérieure à 2 500 mètres et qui présente un ou plusieurs symptômes de MAM [95]. Toutefois, le MAM peut survenir à des niveaux inférieurs à 2 000 mètres. Le MAM est maintenant considéré comme une forme bénigne d'œdème cérébral, précédant souvent l'OCA et l'OAPA (à l'autre bout du spectre, l'OCA est une forme sévère de MAM) [96,97]. La majorité des cas de MAM n'évoluent pas vers une forme sévère de maladie de haute altitude, sauf si l'exposition à une altitude supérieure se prolonge.

Le principal symptôme du MAM est une céphalée prolongée légère ou sévère qui serait due à la vasodilatation cérébrale induite par l'hypoxie [98]. Les patients décrivent des céphalées lancinantes, localisées dans les régions

Encadré 17-6 Affections médicales courantes qui s'aggravent en haute altitude sans supplément d'oxygène

Probablement pas de risques supplémentaires

Jeunes et personnes âgées
En forme ou pas
Obésité
Diabète
Après un pontage coronarien
Bronchopathie pulmonaire chronique obstructive (BPCO)
Asthme
Grossesse à risque modéré
Hypertension contrôlée
Trouble convulsif contrôlé
Troubles psychiatriques
Maladie néoplasique
Affections inflammatoires

Mise en garde

BPCO modérée
Insuffisance cardiaque congestive compensée
Syndrome de l'apnée du sommeil
Arythmies gênantes
Angine stable/maladie coronarienne
Grossesse à risque élevé
Traitement de drépanocytose
Maladie vasculaire cérébrale
Toute cause de circulation pulmonaire réduite
Toute crise convulsive (sans médication)
Kératotomie radiaire

Contre-indications

Drépanocytose (avec antécédents de crises)
BPCO sévère
Hypertension pulmonaire
Insuffisance cardiaque congestive décompensée

D'après Hackett PH, Roach RC, High-altitude medicine. In : Auerbach PS, *Wilderness medicine : management of wilderness and environmental emergencies*, 4th ed, St Louis, Mosby, 2001.

occipitale ou temporale, aggravées le soir ou au réveil. D'autres symptômes incluent : nausées, vomissements, insomnie, vertiges, lassitude, fatigue et sommeil difficile. Malaise et manque d'appétit peuvent être présents ainsi qu'une diminution de la diurèse. Il est très important de reconnaître précocement les signes de MAM pour que la poursuite de l'ascension n'entraîne pas une forme sévère d'OCA qui aurait pu être évitée.

Les symptômes du MAM peuvent apparaître moins d'une heure après l'arrivée en haute altitude, mais se développent habituellement 6 à 10 heures après l'exposition. Le pic des symptômes s'observe habituellement dans les 24 à 72 heures et subsiste 3 à 7 jours. Si les symptômes surviennent plus de 3 jours après l'arrivée en altitude, et ne comprennent pas de céphalées, et si l'oxygénothérapie n'apporte aucun bénéfice, l'affection n'est probablement pas un MAM [78].

Évaluation. Si les patients sont alertes, il importe d'obtenir un bon historique médical, incluant le début et la sévérité des symptômes, la vitesse d'évolution, la durée de l'exposition, et le niveau de l'effort physique. Obtenir les signes vitaux, oxymétrie pulsée incluse. Rechercher également une pathologie médicale sous-jacente, déterminée par l'historique médical.

La céphalée étant le signe le plus fréquent dans le MAM, il faut évaluer sa localisation et sa qualité. Une toux sèche et une dyspnée à l'effort sont courantes en altitude et ne sont pas toujours spécifiques du MAM. Ausculter les deux champs pulmonaires parce que les crépitants sont courants dans le MAM. Évaluer la fonction neurologique, et particulièrement l'ataxie ainsi qu'une léthargie excessive; ces symptômes sont indicateurs d'OCA.

Prise en charge. Descendre de 500 à 1 000 mètres favorise la résolution la plus rapide des symptômes. Le MAM modéré guérit spontanément, mais les patients doivent éviter la poursuite de l'ascension et tout effort jusqu'à résorption des symptômes. Donner des antalgiques pour les céphalées et des antiémétiques pour les nausées. Pour les symptômes modérés, descendre à une altitude plus basse et délivrer de l'oxygène à 2 à 4 l/min par canule nasale. Évaluer l'oxymétrie de pouls pour une Sao_2 supérieure à 90 %. Si elle est inférieure à 90 %, titrer l'oxygène à 1 à 2 ml/min et réévaluer. Pour les patients avec des symptômes neurologiques, voir la prise en charge de l'OCA. Les patients présentant des problèmes médicaux sous-jacents exacerbés par l'altitude doivent être transportés sous oxygène pour une évaluation médicale de l'affection initiale et le développement secondaire du mal de montagne.

Le tableau 17-10 résume les signes et symptômes, la prise en charge et la prévention du MAM.

Œdème cérébral d'altitude

L'œdème cérébral d'altitude (OCA) est un syndrome neurologique très sérieux qui peut se développer chez les individus porteurs de MAM ou d'OAPA. À des altitudes supérieures à 2 438 mètres, le flux sanguin cérébral augmente en raison de la vasodilatation provoquée

Tableau 17-10 Maladie de haute altitude (MAM, OCA, OAPA) : signes, symptômes, traitement et prévention

Signes et symptômes	Traitement	Prévention
Mal aigu des montagnes (MAM)		
Léger : céphalée, nausée, vertige, fatigue dans les 12 premières heures	Oxygène 1–2 l/min par canule nasale et/ou descendre de 500/1000 mètres ; ne plus monter tant que les symptômes sont présents Prise d'analgésiques et d'antiémétiques si besoin	Monter lentement ; passer une nuit en altitude intermédiaire ; ne pas se suroxygéner, éviter un transport direct à 2 750 mètres Envisager l'acétozalamine (125–250 mg 2 fois/jour) ; commencer 1 jour avant l'ascension et poursuivre 2 jours
Modéré : céphalée modérée à sévère, nausées marquées, vomissements, perte d'appétit, vertige, insomnie, rétention liquidienne ≥ 12 h 00		Traiter précocement le MAM
Œdème cérébral d'altitude (OCA)		
MAM ≥ 24 heures, ataxie, confusion, comportement bizarre, lassitude sévère	Descendre immédiatement ou évacuer ≥ 1000 mètres Oxygène 2–4 l/min ; titrer de manière à maintenir une Sao_2 ≥ 90 % avec oxymètre de pouls	Comme pour le MAM
Œdème aigu pulmonaire d'altitude (OAPA)		
Dyspnée au repos, toux humide, râles, limitation importante des efforts, cyanose, somnolence, tachycardie, tachypnée, désaturation	Commencer une oxygénation 4–6 l/min, puis titrer de manière à maintenir une Sao_2 ≥ 90 % avec l'oxymètre de pouls Minimiser les efforts, rester au chaud, descendre de, ou évacuer à 500–1000 mètres	Monter lentement, ne pas se suroxygéner Envisager la nifédipine (20–30 mg libération prolongée, répéter la dose toute les 12 heures) chez les personnes ayant des épisodes d'OAPA répétés

D'après Gallagher SA, Hackett PH, High altitude illness, *Emerg Med Clin North Am* 22 : 329, 2004 ; et Hackett PH: High altitude illness, Roach RC, *N Engl J Med* 345(2) : 107, 2001.

par l'hypoxie. Le mécanisme lésionnel semble relié à une combinaison de vasodilatation cérébrale soutenue, d'augmentation de la perméabilité capillaire à travers la barrière sang–cerveau, et d'incapacité de compenser suffisamment l'excès d'œdème cérébral [99].

L'OCA peut apparaître dans les 3 à 5 jours suivant l'arrivée à 2750 mètres, mais plus généralement à des altitudes supérieures à 3600 mètres, les symptômes survenant en quelques heures. Certains symptômes légers à modérés du MAM peuvent être présents, mais les principales caractéristiques de l'OCA sont l'altération de l'état de conscience et l'ataxie, ainsi qu'une somnolence, une stupeur et un comportement irrationnel évoluant jusqu'au coma. La mort est due à un engagement cérébral [100].

Évaluation. Si les patients sont alertes, comme avec le MAM, le point principal dans l'évaluation des patients porteurs d'OCA est l'obtention de l'historique médical détaillé, dont la survenue et la sévérité des symptômes, la vitesse d'ascension, la durée de l'exposition, et le degré d'effort physique. Obtenir les signes vitaux, y compris l'oxymétrie de pouls. Évaluer aussi toute affection médicale sous-jacente, en s'appuyant sur l'historique médical. Il est important d'évaluer les bruits pulmonaires car il existe une forte association entre l'OCA et l'OAPA.

Prise en charge. Dès les premiers signes et symptômes d'OCA, le traitement et l'évacuation doivent être entrepris rapidement. La principale priorité pour tout patient porteur d'OCA est une descente immédiate, ainsi que l'administration au masque d'oxygène à haute concentration (15 l/min) et le monitorage de la Sao_2 jusqu'à atteindre 90 % ou plus. Les patients inconscients devraient être pris en charge comme les patients ayant un traumatisme crânien (voir chapitre 8), en incluant l'intubation et les autres procédures avancées de prise en charge [86].

Le tableau 17-10 résume les signes et symptômes ainsi que la prise en charge et la prévention de l'OCA.

Œdème aigu du poumon d'altitude

Le début de l'OAPA suit un type similaire à ce qui a été vu avec le MAM et l'OCA. Il survient chez des individus non acclimatés après une ascension rapide en altitude. Il a cependant un mécanisme lésionnel différent du MAM et de l'OCA, parce qu'il est induit par l'hypoxie hypobare. L'OAPA est une forme d'œdème pulmonaire non cardiogénique associé à une hypertension pulmonaire et à une élévation de la pression capillaire [101]. Plus de 50 % des patients souffrant d'OAPA ont un MAM et 14 % un OCA [102]. Les signes et symptômes apparaissent généralement au cours de la deuxième nuit (de 1 à 3 jours), et surviennent rarement 4 jours après l'arrivée à une altitude donnée [103]. Le développement de l'OAPA et la vitesse de progression sont accélérés par l'exposition au froid, l'effort intense, et la poursuite de l'ascension. En comparaison avec les deux autres maladies de haute montagne, l'OAPA provoque le plus grand nombre de décès.

Évaluation. L'évaluation du patient, incluant les signes vitaux, les bruits pulmonaires et l'historique médical, sont essentiels pour la détermination de l'OAPA, qui est défini au moins par deux symptômes ou plus (dyspnée au repos, toux, faiblesse, ou diminution de la performance dans l'effort; oppression ou congestion thoracique, etc.) et par au moins deux signes (crépitations ou wheezing, cyanose centrale, tachypnée ou tachycardie, etc.) [104]. Des râles sont généralement présents dans les champs pulmonaires avec un début axillaire droit; ils deviennent parfois bilatéraux. Rechercher la fièvre, qui est un signe courant dans l'OAPA. Les derniers signes trouvés si l'OAPA progresse sont une persistance de tachycardie, une tachypnée et des crachats tintés de sang. Si les traitements ne sont pas délivrés, les symptômes évolueront au cours des heures voire des jours qui suivent vers des gargouillis audibles, une détresse respiratoire, et finalement le décès.

Prise en charge. Descendre à une altitude plus basse d'au moins 500 à 1000 mètres permet la récupération la plus rapide, mais les patients montrent au départ une bonne amélioration avec du repos et de l'oxygène. Tenir les patients au chaud, et prévenir tout effort. Ces patients nécessitent une amélioration de l'oxygénation artérielle; débuter l'oxygène à 4 à 6 l/min ou titrer le débit d'oxygène jusqu'à ce que la saturation soit à 90 % ou plus. Réévaluer les signes vitaux après le début de l'oxygénothérapie parce que l'amélioration de l'oxygénation diminue la tachycardie et la tachypnée.

Voir tableau 17-10 pour le résumé des signes et symptômes, de la prise en charge et de la prévention de l'OAPA.

Prévention

Les pathologies liées à la haute altitude chez les individus non acclimatés peuvent être prévenues. Le facteur déclenchant courant du MAM, de l'OCA et de l'OAPA est la vitesse d'ascension. Une pathologie liée à l'altitude peut être vécue par des skieurs qui sont arrivés par avion le matin; en début d'après-midi, ils commencent à skier entre 2 100 et 4 500 mètres. Un autre scénario est un appel pour aider différents personnels de secours au-dessus de 1 000 mètres. Les personnes se rassemblent rapidement et vont à 2 750 mètres ou plus pour assister dans les recherches. Par ailleurs, les intervenants préhospitaliers doivent parfois assurer des transferts de patients vers un autre hôpital ou procéder à une évacuation médicale à partir de sites reculés; ils doivent savoir comment minimiser les risques de pathologies liées à l'altitude pour leur propre sécurité et celle de leurs collègues de travail.

Les recommandations pour la prévention des maladies liées à l'altitude pour ceux qui vont au-delà de 2 500 mètres sont les suivantes :

- faire le moins d'activité possible les 24 premières heures en altitude;
- une étape à 1 500 à 1 800 mètres de 24 à 36 heures est bénéfique;
- mener une ascension progressive sans dépasser 600 mètres par jour;
- prendre un jour de repos tous les 600 à 1 200 mètres;
- éviter de gros efforts les trois premiers jours;
- bien s'hydrater;
- éviter l'alcool, les somnifères et autres sédatifs;
- manger des aliments riches en hydrate de carbone;
- éviter le surcroît d'efforts;
- éviter de fumer;
- l'exercice physique n'est pas un moyen de prévention contre les pathologies liées à l'altitude.

Les « règles d'or » des pathologies liées à l'altitude sont les suivantes [86].

1. Si vous êtes malade en altitude, vos symptômes sont causés par l'altitude jusqu'à preuve du contraire.
2. Si vous avez des symptômes liés à l'altitude, ne continuez pas plus haut.
3. Si vous vous sentez malade ou si votre état s'aggrave, si vous ne pouvez pas marcher sur une ligne droite, descendez immédiatement.
4. Une personne malade présentant une pathologie d'altitude doit toujours être accompagnée par un responsable qui peut accomplir ou organiser la descente si cela s'avère nécessaire.

Médicaments de prophylaxie des pathologies liées à l'altitude

Pour la prévention du MAM et de l'OCA, les personnes voyageant du niveau de la mer vers une altitude supérieure à 3 000 mètres en une journée ou celles qui ont des antécédents de MAM doivent envisager un traitement prophylactique. La substance de choix est l'acétazolamide oral (Diamox®), 125 à 250 mg deux fois par jour, à débuter 1 jour avant l'ascension et à poursuivre 2 jours à l'altitude maximale. Une autre possibilité est la dexaméthasone (Decadron®), 4 mg par voie orale ou intramusculaire (IM) toutes les 6 heures, à poursuivre 2 jours en altitude maximale. La combinaison de ces deux médicaments a démontré son efficacité plutôt que chaque médicament isolé [105,106]. D'autres études ont démontré le bénéfice du Ginkgo biloba pour prévenir le MAM durant une ascension progressive à 5 000 mètres ou pour réduire les symptômes du MAM de 50 % durant une ascension rapide à 4 100 mètres [107,108]. L'aspirine (325 mg) prise toutes les 4 heures en trois doses réduit l'incidence des céphalées de 50 à 7 % [109]. Pour la prévention de l'OAPA chez les individus avec un historique d'épisodes répétitifs, la prophylaxie avec la nifépidine par voie orale, 20 à 30 mg (à libération prolongée) toutes les 12 heures, est recommandée.

Transport prolongé

Noyade partielle

- Les patients asymptomatiques peuvent devenir symptomatiques dans certaines situations de soins prolongés.
- Obtenir une oxymétrie pulsée avant et après l'administration d'oxygène. Délivrer de l'oxygène à haute concentration avec un masque à haute concentration à 12 à 15 l/min.
- Tous les patients avec une saturation inférieure à 90 %, un état mental altéré, une apnée ou un coma doivent être intubés précocement pour la protection contre l'inhalation. Tout patient qui continue à être hypoxique avec une saturation inférieure à 85 % après administration d'oxygène à haute concentration est candidat au protocole d'intubation en séquence rapide (ISR).
- L'utilisation généreuse de l'aspiration à travers la sonde endotrachéale est nécessaire pour évacuer les sécrétions pulmonaires et l'eau avalée au cours de la submersion.
- Prévoir, si possible sous contrôle médical, la sédation et la paralysie du patient pour assurer avec succès une intubation, une oxygénation et une ventilation efficaces.
- Une autre méthode efficace pour assurer une oxygénation et une ventilation efficaces est l'emploi d'une pression positive en fin d'expiration (PEEP) chez les patients noyés en apnée [4,11]. La PEEP augmente le diamètre des petites et grandes voies aériennes, et augmente le rapport ventilation/perfusion ainsi que l'oxygénation artérielle.
- Déterminer le score de Glasgow et évaluer systématiquement sa tendance parce qu'il est prédictif du devenir du patient.
- Rechercher l'hypothermie et l'hypoglycémie. Tout patient comateux doit recevoir du glucose en IV.
- Le placement d'une sonde nasogastrique est nécessaire pour réduire le contenu gastrique et l'eau avalée au cours de la submersion.

Lésions par la foudre

- Initier une RCP très rapidement.
- Dans les situations de soins prolongés avec patients multiples, employer le procédé du triage inversé, et réanimer en premier ceux qui paraissent morts. Toutefois, une réanimation prolongée de ces victimes (plusieurs heures) présente un mauvais pronostic, et le bénéfice de la RCP ou d'autres procédures de durée supérieure à 20 à 30 minutes est maigre. Toutes les mesures pour stabiliser le patient afin de corriger l'hypoxie, l'hypovolémie, l'hypothermie et l'acidose doivent être tentées avant de cesser les efforts de réanimation [36].
- Évaluer l'œdème cérébral et l'augmentation de la pression intracrânienne (PIC). Établir un score de Glasgow, et le réévaluer toutes les 10 minutes, car il peut indiquer la progression d'un œdème cérébral et l'augmentation de la PIC (prise en charge par recommandations pour l'œdème cérébral; voir chapitre 8).

Accidents de plongée sous-marine

- Le protocole de traitement standard des accidents relatifs à la plongée sous-marine provoqués par un syndrome de surpression pulmonaire (EGA, AD, etc.) est de délivrer de l'oxygène à haut débit (12 à 15 l/min avec un masque haute concentration) sur les lieux, et de continuer l'oxygénothérapie durant le transport du patient vers la chambre de recompression pour une oxygénothérapie hyperbare (OHB).
- Conduire une évaluation neurologique étendue, et réévaluer fréquemment pour la progression des signes et symptômes.
- Utiliser des antalgiques pour contrôler la douleur. Envisager également l'administration d'aspirine (325 ou 650 mg) pour son activité antiplaquettaire [53]. Des données anecdotiques évoquent les bénéfices pour les patients victimes d'AD et d'EGA, avec œdème cérébral, choc et autres affections après un traitement par OHB et des doses élevées de corticoïdes par voie parentérale [53,110]. Le régime standard utilisé consiste à administrer de l'hémisuccinate d'hydrocortisone (1 000 mg) ou du méthylprednisolone sodium succinate (125 mg), puis de la dexaméthasone, 4 à 6 mg toutes les 6 heures pendant 72 heures. Toutefois, cette approche thérapeutique n'est pas entièrement acceptée parce qu'il n'existe pas de publications d'essais cliniques démontrant l'efficacité de ces médicaments chez ces patients [53].

- Solliciter le contrôle médical local pour savoir où se trouve la chambre de recompression la plus proche. Avant d'y transporter un patient, contacter le centre directement pour connaître les disponibilités. Si le transport se fait par voie aérienne, utiliser de préférence un avion capable de maintenir la pression atmosphérique durant le vol. Tout avion non pressurisé doit maintenir une altitude inférieure à 1 000 pieds jusqu'au site de recompression.

Affections liées à l'altitude

- Le MAM léger à modéré peut être pris en charge avec un faible débit d'oxygène de 2 à 4 l/min (> 90 % Sao_2), en combinaison avec des analgésiques (par exemple aspirine, 650 mg; paracétamol, 650–1 000 mg; ibuprofène, 400–600 mg) pour les céphalées, et la prochlorpérazine (5–10 mg IM) pour les nausées. D'autres médicaments utilisés pour traiter le MAM léger à modéré incluent l'acétazolamide par voie orale (125–250 mg deux fois par jour) et la dexaméthasone (4 mg PO ou IM toutes les 6 heures) jusqu'à disparition des symptômes. Traiter l'OCA avec de l'oxygène à 2 à 4 l/min avec une canule nasale, pour maintenir une Sao_2 supérieure à 90 %, et avec de la dexaméthasone (8 mg PO, IV ou IM initialement, puis 4 mg toutes les 6 heures); envisager l'emploi d'acétazolamide par voie orale (125–250 mg deux fois par jour) avec des délais de descente prolongés.
- Si une forme sévère d'OCA se développe et si le patient est comateux, suivre les recommandations de prise en charge de l'œdème cérébral (voir chapitre 8).
- La prise en charge prolongée de l'OAPA consiste à administrer en premier lieu de l'oxygène à 4 à 6 l/min par canule nasale (Sao_2 > 90 %) jusqu'à amélioration des symptômes, puis à 2 à 4 l/min pour conserver l'oxygène. Si l'oxygène n'est pas disponible, donner de la nifépidine par voie orale (10 mg initialement, puis 30 mg par libération prolongée toutes les 12 à 24 heures). Si le patient contracte l'OCA, ajouter de la dexaméthasone (8 mg PO ou IM toutes les 6 heures).
- L'emploi des chambres hyperbares portables, telles que le Gamow Bag (Altitude Technologies) ou le système HELP (Live High, Boulder, Colorado) a été efficace pour le traitement des maladies d'altitude [82]. Ces sacs légers produisant de la pression simulent la descente vers une altitude moindre avec ou sans utilisation supplémentaire d'oxygène ou de médicaments (acétazolamide, dexaméthasone, nifédipine, etc.). Ils sont gonflés avec une pompe manuelle à 1,4 bar environ, ce qui équivaut à descendre 1600 mètres, selon l'altitude initiale. L'utilisation de ces chambres pendant 2 à 3 heures peut efficacement améliorer les symptômes. C'est un outil technologique idéal en attendant le transport pour les soins définitifs.

Résumé

Les intervenants préhospitaliers vont inévitablement être confrontés à des situations environnementales imprévisibles, telles que celles décrites dans ce chapitre. La connaissance de base des urgences environnementales fréquentes est nécessaire pour que l'évaluation et la prise en charge rapide puissent être assurées. Il n'est pas facile de retenir ce type de renseignements parce que ces problèmes ne sont pas fréquemment rencontrés. C'est pourquoi il faut retenir les principes généraux suivants.

- *Noyade ou noyade partielle*. Présumer que tous les patients victimes de noyade partielle ont une détresse pulmonaire jusqu'à preuve du contraire; corriger l'hypoxie, l'acidose et l'hypothermie si indiqué.
- *Foudroiement*. Les patients avec des lésions sévères dues à la foudre nécessitent une évaluation cardiopulmonaire rapide. Employer le principe de triage inversé en cas de victimes multiples. La RCP précoce est la clé de la survie.
- *Accidents de plongée*. Les patients avec un accident de décompression sévère et une embolie gazeuse artérielle ont besoin d'oxygène à haut débit et d'un traitement rapide en chambre de recompression pour obtenir un meilleur résultat.
- *Maladie d'altitude*. Les points essentiels de l'intervention pour le mal aigu des montagnes, l'œdème cérébral d'altitude ou l'œdème aigu du poumon sont de redescendre d'au moins 500 à 1000 mètres, et d'assurer repos et oxygénothérapie.

Dans tous les cas, se souvenir que la sécurité du personnel doit être maintenue. Trop souvent des membres des services d'urgences médicales ou autres intervenants préhospitaliers ont payé de leur vie une tentative de secours.

Solution du scénario

Évaluer rapidement l'ABCDE de cette patiente afin d'obtenir une impression de son état cardiopulmonaire. Il importe d'obtenir un bon historique médical de cette coureuse de 48 ans alors que votre collègue recueille les signes vitaux. Rappeler à votre collègue de prêter une attention particulière aux bruits pulmonaires, à la saturation en oxygène et à l'état neurologique. Cette patiente a pratiquement réalisé un semi-marathon, couru approximativement 3,5 heures en montée et a débuté un dénivelé en altitude de 1918 mètres, alors qu'elle approchait du sommet (4300 mètres).

Il s'agit de savoir si ses signes et symptômes sont dus à une fatigue sévère, à l'aggravation d'une affection médicale avec l'altitude, à une maladie d'altitude ou à une combinaison de ces deux facteurs. En se fondant sur les symptômes, les transmissions du responsable de course, et sa course instable en altitude, il y a plus qu'une fatigue liée à la course. Elle devrait arrêter sa course. Même si elle était très entraînée pour ce marathon épuisant, la crainte est qu'elle n'était pas préparée pour courir en altitude puisqu'elle est arrivée la veille en partant du niveau de la mer. Elle présente deux risques majeurs de mal aigu des montagnes (MAM) : l'ascension rapide et l'effort physique. De plus, l'association de son ascension rapide, de l'effort physique et de la poursuite de l'ascension vers le sommet, peut faire qu'elle présente aussi un risque de pathologie d'altitude grave (OCA, OAPA, etc.) si elle continue.

Son état peut être pris en charge correctement par trois interventions importantes pour tout type de pathologie d'altitude : (1) descente immédiate, (2) oxygène, et (3) repos. Après avoir bien informé la patiente, débutez l'oxygène à 4 à 6 l/min (canule nasale), réévaluez la saturation en oxygène avec l'oxymètre de pouls, et transportez-la au bas du Pike's Peak vers l'hôpital en ville en position de confort.

Références

1. Centers for Disease Control and Prevention: Nonfatal and fatal drowning in recreational water settings—United States, 2001-2002, *MMWR* 53(21):447, 2004.
2. Zuckerman GB, Conway EE Jr: Drowning and near drowning, *Pediatr Ann* 29:6, 2000.
3. Zamula WW: In *Social costs of drowning and near drowning from submersion accidents occurring to children under five in residential swimming pools*, Washington, DC, 1987, US Consumer Product Safety Commission.
4. Newman AB: Submersion incidents. In Auerbach PS: *Wilderness medicine: management of wilderness and environmental emergencies*, ed 4, St Louis, 2001, Mosby.
5. DeNicola LK, Falk JL, Swanson ME, Kissoon N: Submersion injuries in children and adults, *Crit Care Clin* 13(3):477, 1997.
6. Olshaker JS: Near drowning, *Emerg Med Clin North Am* 10(2):339, 1992.
7. Orlowski JP, Szppilman D: Drowning, *Pediatr Clin North Am* 48(3):627, 2001.
8. Gilbert M, Busund R, Skagseth A: Resuscitation from accidental hypothermia of 13.7 °C with circulatory arrest, *Lancet* 355:375, 2000.
9. Bolte RG, Black PG, Bowers RS: The use of extracorporeal rewarming in a child submerged for 66 minutes, *JAMA* 260:377, 1988.
10. Lloyd EL: Accidental hypothermia, *Resuscitation* 32:111, 1996.
11. Olshaker JS: Submersion, *Emerg Med Clin North Am* 22:357, 2004.
12. Kyriacou DN, Arcinue EL, Peek C, Kraus JF: Effect of immediate resuscitation on children with submersion injury, *Pediatrics* 94:137, 1994.
13. Brenner RA, Trumble AC, Smith GS, et al: Where children drown, United States, 1995, *Pediatrics* 108:85, 2001.
14. Karkal MB, Rasch DK, Gilbert J: Optimizing salvage in drowning and near drowning victims, *Emerg Med Rep* 10(16), 1989.
15. Lavelle JM: Ten-year review of pediatric bathtub near-drownings: evaluation for child abuse and neglect, *Ann Emerg Med* 25:344, 1995.
16. Schuman SH et al: The iceberg phenomenon of near-drowning, *Crit Care Med* 4:127, 1976.
17. Rowe MI, Arango A, Allington G: Profile of pediatric drowning victims in a water-oriented society, *J Trauma* 17:587, 1977.
18. Craig AB Jr: Underwater swimming and loss of consciousness, *JAMA* 176:255, 1961.
19. Jensen LR et al: Submersion injuries in children younger than 5 years in urban Utah, *West J Med* 157:641, 1992.
20. Howland J, Smith GS, Mangione TW, et al: Why are most drowning victims men? Sex differences, aquatic skills and behaviors, *Am J Public Health* 86:93, 1996.
21. Schuman SH et al: The iceberg phenomenon of near-drowning, *Crit Care Med* 4:127, 1976.
22. Howland J, Smith GS, Mangione T, et al: Missing the boat on drinking and boating, *JAMA* 270:91, 1993.
23. Mackie I: Alcohol and aquatic disasters, *Med J Aust* 1:652, 1978.
24. Lavelle JM et al: Ten-year review of pediatric bathtub near-drownings: evaluation for child abuse and neglect, *Ann Emerg Med* 25:344, 1995.
25. Karch KB: Pathology of the lung in near-drowning, *Am J Emerg Med* 4(1):4, 1986.
26. Orlowski JP, Drowning, near-drowning, and ice water submersion, *Pediatr Clin North Am* 34(1):75, 1987.

27. Modell JH, Moya F: Effects of volume of aspirated fluid during chlorinated fresh-water drowning, *Anesthesiology* 27:663, 1966.
28. Bolte RG, Black PG, Bowers RS: The use of extracorporeal rewarming in a child submerged for 66 minutes, *JAMA* 260:377, 1988.
29. Gilbert M, Busund R, Skagseth A: Resuscitation from accidental hypothermia of 13.7 °C with circulatory arrest, *Lancet* 355:375, 2000.
30. Siebke H, et al: Survival after 40 minutes submersion without cerebral sequelae, *Lancet* 1:1275, 1975.
31. Abella BS, Alvarado JP, Myklebust H, et al: Quality of cardiopulmonary resuscitation during in-hospital cardiac arrest, *JAMA* 293(3):305, 2005.
32. Wik L, Kramer-Johansen J, Myklebust H, et al: Quality of cardiopulmonary resuscitation during out-of-hospital cardiac arrest, *JAMA* 293(3):299, 2005.
33. International Liaison Committee on Resuscitation: 2005 International Consensus on Cardiopulmonary Resuscitation and Emergency Cardiovascular Care Science with Treatment Recommendations, *Circulation* 112(suppl 1):IV-1, 2005.
34. Rosen P, Stoto M, Harley J: The use of the Heimlich maneuver in near drowning: Institute of Medicine report, *J Emerg Med* 13:397, 1995.
35. Curran EB, Holle RL, Lopez RE: Lightning fatalities, injuries and damage reports in the United States, 1959-1994, *NOAA Tech Memo NWS SR-193*, 1997, http://www.nssl.noaa.gov/papers/techmemos/NWS-SR-193/techmemo-sr193.html.
36. Gatewood MO, Zane RD: Lightning Injuries, *Emerg Med Clin North Am* 22:369, 2004.
37. Huffins GR, Orville RE: Lightning ground flash density and thunderstorm duration in the contiguous United States, *J Appl Meteorol* 38:1013, 1999.
38. Cummins KL, Krider EP, Malone MD. A combined TOA/MDF technology upgrade of the US National Lightning Detection Network, *J Geophys Res* 103:9035, 1998.
39. MacGorman, DR, Rust WD: Lightning strike density for the contiguous United States from thunderstorm duration records, Pub No NUREG/CR03759, Washington, DC, 1984, Office of Nuclear Regulatory Research.
40. Dulcos PJ, Sanderson LM, Klontz KC: Lightning-related mortality and morbidity in Florida, *Pub Health Rep* 105:276, 1990.
41. Cooper MA, Andrews CJ, Holle RL, Lopez RE: Lightning injuries. In Auerbach P: *Wilderness medicine: management of wilderness and environmental emergencies*, ed 4, St Louis, 2001, Mosby.
42. Centers for Disease Control and Prevention: Lightning associated deaths—1980-1995, *MMWR* 47(19):391, 1998.
43. Cooper MA: Lightning injuries: prognostic signs of death, *Ann Emerg Med* 9:134, 1980.
44. Andrews CJ, Darveniza M, Mackerras D. Lightning injury: a review of the clinical aspects, pathophysiology and treatment, *Adv Trauma* 4:241, 1989.
45. Andrews CJ, Darveniza M, Mackerras D: *Lightning injuries: electrical, medical, and legal aspects*, Boca Raton, Fla, 1992, CRC Press.
46. Cooper MA: Electrical and lightning injuries, *Emerg Med Clin North Am* 2:489, 1984.
47. Holle RL, Lopez RE, Howard KW, et al: Safety in the presence of lightning, *Semin Neurol* 15:375, 1995.
48. Kleiner JP, Wilkin JH: Cardiac effects of lightning stroke, *JAMA* 240:2757, 1978.
49. Casten JA, Kytilla J: Eye symptoms caused by lightning, *Acta Ophthalmol* 41:139, 1963.
50. Taussig HB: Death from lightning and the possibility of living again, *Ann Intern Med* 68:1345, 1968.
51. Zimmerman C, Cooper MA, Holle RL: Lightning safety guidelines, *Ann Emerg Med* 39:660, 2002.
52. Melamed Y, Shupak A, Bitterman H: Medical problems associated with underwater diving, *N Engl J Med* 326:30, 1992.
53. Kizer, KW: Diving medicine. In Auerbach PS: *Wilderness medicine: management of wilderness and environmental emergencies*, ed 4, St Louis, 2001, Mosby.
54. Strauss MB, Borer RC Jr: Diving medicine: contemporary topics and their controversies, *Am J Emerg Med* 19:232, 2001.
55. Divers Alert Network: Eleven-year trends (1987-1997) in diving activity: the DAN annual review of recreational SCUBA diving injuries and fatalities based on 2000 data. In *Report on decompression illness, diving fatalities and Project Dive exploration*, Durham, NC, 2000, Divers Alert Network.
56. Hardy KR: Diving-related emergencies, *Emerg Med Clin North Am* 15(1):223, 1997.
57. Green SM: Incidence and severity of middle ear barotraumas in recreational scuba diving, *J Wilderness Med* 4:270, 1993.
58. Shupak A, Doweck I, Greenberg, E, et al: Diving-related inner ear injuries, *Laryngoscope* 101:173, 1991.
59. Kizer KW: Dysbaric cerebral air embolism in Hawaii, *Ann Emerg Med* 16:535, 1987.
60. Cales RH, Humphreys N, Pilmanis AA, Heilig RW: Cardiac arrest from gas embolism in scuba diving, *Ann Emerg Med* 10(11):589, 1981.
61. Butler BD, Laine GA, Leiman BC, et al: Effect of Trendelenburg position on the distribution of arterial air emboli in dogs, *Ann Thorac Surg* 45(2):198, 1988.
62. Moon RE: Treatment of diving emergencies, *Crit Care Clin* 15:429, 1999.
63. Van Meter K: Medical field management of the injured diver, *Respir Care Clin North Am* 5(1):137, 1997.
64. Francis TJ, Dutka AJ, Hallenbeck JM: Pathophysiology of decompression sickness. In Bove AA, Davis JC, editors: *Diving medicine*, ed 2, Philadelphia, 1990, Saunders.
65. Neuman TS: DCI/DCS: does it matter whether the emperor wears clothes? *Undersea Hyperb Med* 24:2, 1997.
66. Bove AA: Nomenclature of pressure disorders, *Undersea Hyperb Med* 24:1, 1997.
67. Spira A: Diving and marine medicine review. Part II. Diving diseases, *J Travel Med* 6:180, 1999.
68. Clenney TL, Lassen LF: Recreational scuba diving injuries, *Am Fam Physician* 53(5):1761, 1996.
69. Kizer KW: Women and diving, *Physician Sportsmed* 9(2):84, 1981.
70. Baratt DM, Harch PG, Van Meter K: Decompression illness in divers: a review of the literature, *Neurologist* 8:186, 2002.
71. Francis TJ, Dutka AJ, Hallenbeck JM: Pathophysiology of decompression sickness. In Bove AA, Davis JC, editors: *Diving medicine*, ed 2, Philadelphia, 1990, Saunders.
72. Greer HD, Massey EW: Neurologic injury from undersea diving, *Neurol Clin* 10(4):1031, 1992.
73. Kizer KW: Management of dysbaric diving casualties, *Emerg Med Clin North Am* 1:659, 1983.
74. Department of the Navy: *U.S. Navy diving manual,* Vol 1, Rev 4, Washington, DC, 1999, US Government Printing Office.
75. Tibbles PM, Edelsberg JS: Hyperbaric-oxygen therapy, *N Engl J Med* 334(25):1642, 1996.
76. Davis JC: Hyperbaric medicine: critical care aspects. In Shoemaker WC, editor: *Critical care: state of the art,* Aliso Viejo, Calif, 1984, Society of Critical Care Medicine.
77. Gallagher SA, Hackett PH: High altitude illness, *Emerg Med Clin North Am* 22:329, 2004.
78. Hackett PH, Roach RC: High altitude illness, *N Engl J Med* 345(2):107, 2001.
79. Houston CS: High altitude illness disease with protean manifestations, *JAMA* 236:2193, 1976.
80. Montgomery AB, Mills J, Luce JM: Incidence of acute mountain sickness at intermediate altitude, *JAMA* 261:732, 1989.
81. Gertsch JH, Seto TB, Mor J, Onopa J: Ginkgo biloba for the prevention of severe acute mountain sickness (AMS) starting day one before rapid ascent, *High Alt Med Biol* 3(1):29, 2002.

82. Hackett PH, Roach RC: High-altitude medicine. In Auerbach PS: *Wilderness medicine: management of wilderness and environmental emergencies*, ed 4, St Louis, 2001, Mosby.
83. Tso E: High-altitude illness, *Emerg Clin North Am* 10(2):231, 1992.
84. Sophocles AM: High-altitude pulmonary edema in Vail, Colorado, 1975-1982, *West J Med* 144:569, 1986.
85. Honigman B, Theis MK, Koziol-McLain J, et al: Acute mountain sickness in a general tourist population at moderate altitudes, *Ann Intern Med* 118(8):587, 1993.
86. Zaphren K, Honigman B: High-altitude medicine, *Emerg Clin North Am* 15(1):191, 1997.
87. Sutton JR, Reeves JT, Wagner PD, et al: Operation Everest II: oxygen transport during exercise at extreme stimulated altitude, *J Appl Physiol* 64(4):1309, 1988.
88. Hultgren HN: *High altitude medicine*, Stanford, Calif, 1997, Hultgren Publications.
89. Schneider M, Bernasch D, Weymann J, et al: Acute mountain sickness: influence of susceptibility, preexposure, and ascent rate, *Med Sci Sports Exerc* 34(12):1886, 2002.
90. Bartsch P: High altitude pulmonary edema, *Med Sci Sports Exerc* 31(suppl 1):S23, 1999.
91. Roach RC, Houston CS, Honigman B: How well do older persons tolerate moderate altitude? *West J Med* 162 (1):32, 1995.
92. Roach RC, Maes D, Sandoval D, et al: Exercise exacerbates acute mountain sickness at simulated high altitude, *J Appl Physiol* 88(2):581, 2000.
93. Roeggla G, Roeggla H, Roeggla M, et al: Effect of alcohol on acute ventilation adaptation to mild hypoxia at moderate altitude, *Ann Intern Med* 122:925, 1995.
94. Roach RC, Wagner J, Zafren K, et al. Seasonal variation in barometric pressure and temperature in Summit County: effect on altitude illness: In Sutton JR, Houston CS, Coates G, editors: *Hypoxia and molecular medicine*, Burlington, 1993, Charles S Houston.
95. Roach RC, Bartcsh P, Oelz O, Hackett PH, Lake Louise Scoring Committee: The Lake Louise Acute Mountain Sickness Scoring System: In Sutton JR, Houston CS, Coates G, editors: *Hypoxia and molecular medicine*, Burlington, 1993, Charles S Houston.
96. Muza SR, Lyons TP, Rock PB: Effect of altitude on exposure on brain volume and development of acute mountain sickness (AMS). In Roach RC, Wagner PD, Hackett PH, editors: *Hypoxia: into the next millennium*. Vol 474, Advances in experimental medicine and biology, New York, 1999, Kluwer Academic/Plenum.
97. Hacket PH: High altitude cerebral edema and acute mountain sickness: a pathological update. In Roach RC, Wagner PD, Hackett PH, editors: *Hypoxia: into the next millennium*. Vol 474, Advances in experimental medicine and biology, New York, 1999, Kluwer Academic/Plenum.
98. Sanchez del Rio M, Moskkowitz MA: High altitude headache: lessons from aches at sea level. In Roach RC, Wagner PD, Hackett PH, editors: *Hypoxia: into the next millennium*. Vol 474, Advances in experimental medicine and biology, New York, 1999, Kluwer Academic/Plenum.
99. Hackett PH: The cerebral etiology of high-altitude cerebral edema and acute mountain sickness, *Wilderness Environ Med* 10(2):97, 1999.
100. Yarnell PR, Heit J, Hackett PH: High-altitude cerebral edema (HACE): the Denver/Front Range experience, *Semin Neurol* 20(2):209, 2000.
101. Maggiorini M, Melot C, Pierre S, et al: High altitude pulmonary edema is initially caused by an increase in capillary pressure, *Circulation* 103(16):2078, 2011.
102. Hultgren HN, Honigman B, Theis K, Nicholas D: High-altitude pulmonary edema at ski resort, *West J Med* 164:222, 1996.
103. Stenmark KR, Frid M, Nemenoff R, et al: Hypoxia induces cell-specific changes in gene expression in vascular wall cells: implications for pulmonary hypertension. In Roach RC, Wagner PD, Hackett PH, editors: *Hypoxia: into the next millennium*. Vol 474, Advances in experimental medicine and biology, New York, 1999, Kluwer Academic/Plenum.
104. The Lake Louise Consensus on the Definition and Quantification of Altitude Illness. In Sutton JR, Coates G, Houston C, editors: *Hypoxia and mountain medicine*, Burlington, 1992, Queen City Press.
105. Reid LD, Carter KA, Ellsworth A: Acetazolamide and dexamethasone for the prevention of acute mountain sickness: a meta-analysis, *J Wilderness Med* 5:34, 1994.
106. Bernhard WN, Schalick LM, Delaney PA, et al: Acetazolamide plus low-dose dexamethasone is better than acetazolamide alone to ameliorate symptoms of acute mountain sickness, *Aviat Space Environ Med* 69:883, 1998.
107. Maakestad K, Leadbetter G, Olsen S, Hackett PH: *Ginkgo biloba* reduced the incidence of and severity of acute mountain sickness, *Wilderness Environ Med* 12:51, 2001.
108. Rankin JP, Schwartz F, D'Aubigne P: EGB 761 in control and acute mountain sickness and vascular reactivity to cold exposure, *Avita Space Environ Med* 67:445, 1996.
109. Burtscher M., Likar R, Nachbauer W, Philadelphy M: Aspirin for the prophylaxis against headache at high altitude: randomized, double blind, placebo controlled trial, *BMJ* 316:1057, 1998.
110. Kizer KW: Corticosteroids in the treatment of serious decompression sickness, *Ann Emerg Med* 10:485, 1981.

Pour en savoir plus

Bennett P, Elliott D: *The physiology and medicine of diving*, ed 4, Philadelphia, 1993, Saunders.

Bove AA: *Bove and Davis' diving medicine*, ed 5, Philadelphia, 2003, Saunders.

Sutton JR, Coates G, Remmers JE, editors: *Hypoxia: the adaptations*, Philadelphia, 1990, BC Dekker.

Partie IV

RÉSUMÉ

Chapitre 18

Principes d'or des soins préhospitaliers aux patients traumatisés

À la fin des années 1960, le Dr R. Adams Cowley conceptualise la notion d'une période cruciale durant laquelle il est important de débuter la prise en charge définitive d'un patient traumatisé « critique ». Il déclare lors d'une interview : « Il existe une heure en or (*golden hour*) entre la vie et la mort. Si vous êtes sévèrement blessé, vous avez moins de 60 minutes à survivre. Vous ne mourrez peut-être pas tout de suite, ce sera peut-être dans 3 jours ou dans 2 semaines. Mais quelque chose d'irréparable se sera produit dans votre organisme. »

Existe-t-il une base concrète à ce concept ? La réponse est « oui ». Cependant, il est important de comprendre que le patient n'a pas toujours le luxe de cette *« golden hour »*. Un patient souffrant d'une plaie pénétrante du cœur peut n'avoir que quelques minutes pour que soient débutés les soins définitifs, avant que l'état de choc causé par la lésion ne devienne irréversible. À l'opposé de cette situation, on trouve le patient qui souffre d'une hémorragie interne faiblement active provenant d'une fracture du fémur. Un tel patient dispose de plusieurs heures avant le traitement définitif et la réanimation. Parce que l'heure d'or n'est pas stricto sensu une période de 60 minutes, mais varie d'un patient à l'autre en fonction des lésions, il est plus approprié de parler de « période d'or » (*« golden period »*). Si un patient sévèrement blessé peut bénéficier du traitement définitif (réanimation et contrôle chirurgical de l'hémorragie) durant cette période d'or, ses chances de survie sont considérablement augmentées [1].

Aucune intervention, aucune scène d'intervention et aucun patient ne sont identiques. Chacune et chacun requièrent une certaine flexibilité de la part de l'équipe dans son action et sa réaction aux différentes situations qui se développent. La prise en charge des traumatismes dans le cadre préhospitalier doit refléter ces contingences. Cependant, le but ultime n'a pas changé : accéder au patient, identifier et traiter les lésions menaçant la vie, conditionner et transporter le patient vers la structure appropriée la plus proche, dans les délais les plus courts possibles. La majorité des techniques et des principes abordés dans ce livre ne sont pas nouveaux, et une grande partie de ceux-ci sont enseignés dans les programmes de formation initiale des intervenants préhospitaliers. Cependant, cet ouvrage est différent sur plusieurs points :

- il fournit des façons de procéder pour la prise en charge des patients traumatisés fondées sur des preuves scientifiques (*evidence based medicine*) ;
- il procure une approche systématisée pour l'établissement de priorités dans le traitement d'un patient souffrant d'atteintes de plusieurs systèmes du corps humain ;
- il fournit un schéma organisationnel pour les interventions.

Le programme Prehospital Trauma Life Support (PHTLS) enseigne que l'intervenant préhospitalier peut adéquatement juger une situation, ce qui permet d'améliorer le devenir du patient, à la condition que cet intervenant ait une bonne base de connaissances. Le fondement du programme PHTLS est que les soins au patient devraient être conduits par le jugement et non dictés par des protocoles ; cela explique les données médicales enseignées dans ce cours. Ce chapitre traite des aspects clés des soins préhospitaliers aux traumatisés, et les rassemble ici.

Pourquoi les patients traumatisés meurent

Les études qui analysent les causes de la mort de patients traumatisés ont plusieurs thèmes communs. Une étude russe sur plus de 700 morts traumatiques a trouvé que la plupart des patients qui succombent rapidement à leurs blessures appartiennent à trois de ces catégories : perte sanguine massive (36 %), blessure grave des organes vitaux comme le cerveau (30 %), et obstruction des voies aériennes et défaillance ventilatoire aiguë (25 %) [2]. Dans une analyse portant sur 753 patients traumatisés morts de leurs blessures dans des *trauma centers* de niveau I, Stewart et ses collaborateurs [3] ont trouvé que 51 % des patients traumatisés étaient morts d'un traumatisme sévère du système nerveux central (SNC ; par exemple un traumatisme craniocérébral), 21 % d'un choc irréversible, 25 % d'un traumatisme sévère du SNC conjointement à un choc irréversible, et 3 % d'une syndrome de défaillance multiviscérale.

Comme nous l'avons vu dans le chapitre 7, le processus métabolique du corps humain fonctionne grâce à de l'énergie comme n'importe quelle autre machine. Tout comme les machines, l'organisme génère sa propre énergie, mais a besoin de carburant pour cela. Les carburants du corps sont l'oxygène et le glucose. Le corps peut stocker le glucose (glycogène) et de la graisse pour l'utiliser plus tard. Cependant, l'oxygène ne peut pas être stocké et doit être constamment délivré aux cellules de l'organisme. L'oxygène contenu dans l'air atmosphérique est conduit dans les poumons par l'action du diaphragme et des muscles intercostaux. Il diffuse alors à travers la membrane alvéolo-capillaire, se fixe sur l'hémoglobine contenue dans les globules rouges, et est transporté vers les tissus par le système vasculaire. Les cellules, en présence d'oxygène, « brûlent » le glucose au cours de complexes cycles métaboliques (glycolyse, cycle de Krebs et transport d'électrons) pour produire l'énergie nécessaire à toutes les fonctions du corps. Cette énergie est stockée sous forme d'adénosine triphosphate (ATP). S'il n'y a pas assez d'énergie (ATP), les activités métaboliques essentielles ne fonctionnent plus normalement et les organes commencent à devenir défaillants.

L'état de *choc* est vu comme une défaillance de la production d'énergie dans le corps. La sensibilité des cellules à la privation d'oxygène est variable d'un organe à l'autre. Les cellules au sein d'un organe peuvent être lésées de manière fatale, tout en continuant à fonctionner pour un certain laps de temps. Cette mort cellulaire retardée, menant à des défaillances d'organes, est ce à quoi faisait référence le Dr Cowley dans ses propos cités plus haut. Les complications des états de choc sont traitées de façon plus complète dans le chapitre 7. La situation décrite par le Dr Cowley, « l'état de choc », menait au décès du patient si elle n'était pas traitée rapidement. Sa définition comprenait le transport du patient en salle d'opération pour réaliser l'hémostase chirurgicale. Le Committee on Trauma de l'American College of Surgeons (ACS–COT) a utilisé ce concept de l'heure d'or pour insister sur l'importance du transport de ce type de patient vers un hôpital où une prise en charge chirurgicale est immédiatement disponible.

La période d'or représente un laps de temps au cours duquel le choc s'aggrave, tout en restant presque toujours *réversible* si des soins appropriés sont donnés. L'absence de traitement visant à améliorer l'oxygénation et à contrôler l'hémorragie, ou l'échec de ce traitement, permet au choc de progresser, devenant *irréversible*. Pour que les patients traumatisés aient les meilleures chances de survie, la prise en charge doit débuter sur les lieux de l'intervention, se prolonger au service d'accueil des urgences, au bloc opératoire et, enfin, en service de réanimation. La prise en charge de patients traumatisés est un « sport d'équipe ». Le patient « gagne » lorsque tous les membres du *trauma team* (du terrain jusqu'à l'hôpital) travaillent ensemble dans l'intérêt d'une seule personne : le patient.

> Lorsque le cœur est privé d'oxygène, les cellules du myocarde ne peuvent plus produire assez d'énergie pour pomper le sang vers les autres tissus. Prenons l'exemple d'un patient ayant perdu un volume sanguin important, donc une quantité significative de globules rouges, à la suite d'une plaie par arme à feu au niveau de l'aorte. Le cœur continue à battre pendant quelques minutes avant de s'arrêter. Remplir le système vasculaire après que le cœur a été privé d'oxygène pendant plusieurs minutes ne restaurera pas la fonction des cellules myocardiques lésées. Ce processus est appelé *choc irréversible*. La condition spécifique du cœur est appelée *activité électrique sans pouls (pulseless electrical activity)*. La fonction cellulaire est encore présente ; cependant, elle n'est pas suffisante pour pomper le sang vers les autres cellules du corps. Le patient présente un rythme d'ECG mais n'a pas assez de force contractile pour éjecter le sang du cœur vers le reste du corps.
>
> Un autre exemple de processus de ce type mais avec une issue moins sévère est la défaillance cardiaque congestive. De nombreuses cellules cardiaques ont été endommagées par l'ischémie secondaire à la maladie des artères coronaires, mais d'autres ne le sont pas. La lésion n'est pas complète, donc assez de cellules intactes sont présentes pour poursuivre le processus d'éjection du volume sanguin.
>
> Bien que l'ischémie, constatée lors d'un état de choc sévère, puisse endommager virtuellement tous les tissus, le dommage aux organes n'apparaît pas en même temps. Au niveau des poumons, un syndrome de détresse respiratoire aiguë (SDRA) se développe souvent dans les 48 heures suivant une lésion ischémique, alors que des défaillances rénales ou hépatiques aiguës n'apparaissent typiquement que plusieurs jours plus tard. Bien que tous les tissus du corps soient affectés par le manque d'oxygène, quelques tissus sont plus sensibles à l'ischémie. Par exemple, un patient souffrant d'une lésion traumatique de l'encéphale peut développer un œdème cérébral qui provoque des lésions permanentes au cerveau. Bien que les cellules du cerveau cessent de fonctionner et meurent, le reste du corps peut survivre pendant des années.

Principes d'or des soins préhospitaliers aux traumatisés

Les chapitres précédents traitent de la prise en charge de patients souffrant de lésions d'un système organique précis. Bien que ce livre présente chaque système du corps humain individuellement, il est fréquent qu'un patient soit *polytraumatisé* et souffre d'atteintes simultanées de plusieurs systèmes d'organes. Un intervenant préhospitalier doit reconnaître et prioriser le traitement de patients présentant des lésions multiples. Les principes d'or des soins préhospitaliers aux patients traumatisés sont présentés ci-après.

1. Assurer la sécurité du patient et des intervenants

S'assurer de la sécurisation des lieux de l'intervention doit rester la première priorité de l'intervenant préhospitalier. Cela inclut non seulement la sécurité du patient, mais aussi celle de l'équipe. À partir des informations données par le centre de traitement de l'alerte, les risques potentiels peuvent souvent être évalués et intégrés avant d'arriver sur les lieux. En cas d'accident de la circulation, ces risques peuvent inclure le trafic routier, la présence de matières dangereuses, le risque d'incendie ou l'existence de lignes électriques ayant chuté au sol. En cas de fusillade ou d'agression, il faut rester conscient du fait que le ou les agresseurs peuvent être encore présents sur les lieux. En cas de violence avérée, les forces de l'ordre doivent être les premières sur la scène de l'intervention. En cas d'imprudence, le membre de l'équipe soignante peut devenir à son tour une victime, ce qui ne sera d'aucune utilité pour le patient. Sauf circonstance exceptionnelle, seuls des personnels spécialement entraînés devraient effectuer des sauvetages périlleux.

Un autre aspect fondamental de sécurité implique l'emploi de règles basiques de protection. Le sang et les autres liquides organiques peuvent transmettre des infections comme le VIH ou une hépatite. Les équipements de protection doivent toujours être employés, plus particulièrement lors de la prise en charge de patients traumatisés s'il y a du sang.

La sécurité du patient et l'existence potentielle de situations dangereuses doivent également être identifiées. Même si un patient ne présente pas de lésions menaçant la vie lors de l'examen primaire, une extraction rapide peut être requise si des risques pour le patient sont identifiés, comme un risque important d'incendie ou la position instable du véhicule.

2. Évaluer la situation afin de déterminer le besoin de moyens supplémentaires

Durant le trajet et immédiatement après l'arrivée sur les lieux, un examen rapide de la situation est réalisé afin de déterminer l'éventuel besoin de moyens supplémentaires ou spécialisés. Cela peut inclure le besoin d'ambulances supplémentaires, de véhicules de lutte contre l'incendie, d'équipes d'interventions spécialisées, de services de gestion du gaz, de l'eau ou de l'électricité, d'hélicoptères médicalisés, ou de moyens nécessaires au tri de nombreuses victimes. Le besoin de ces ressources supplémentaires doit être anticipé autant que possible, et les moyens demandés le plus rapidement possible.

3. Reconnaître la cinétique ayant produit les lésions

Le chapitre 3 explique comment l'énergie peut se traduire en lésions pour le patient traumatisé. Dès lors que l'on approche le lieu de l'accident et le ou les patient(s), la cinétique de la situation peut être notée. La compréhension de la cinétique permet une meilleure évaluation du patient. La connaissance des mécanismes lésionnels spécifiques aide à « prédire » les lésions et à savoir où regarder. Cette évaluation du processus de l'accident ne doit pas retarder l'évaluation et la prise en charge du patient, mais peut être incluse dans l'évaluation globale des lieux de l'intervention. La cinétique peut également jouer un rôle important dans la détermination de l'hôpital de destination du blessé. Les aspects clés de la cinétique notés sur les lieux doivent aussi être relayés à l'équipe qui réceptionne le patient à l'hôpital.

4. Utiliser l'approche « examen primaire » afin d'identifier les conditions menaçant la vie

Le concept central dans le programme PHTLS est d'insister sur la notion d'examen primaire, empruntée au cours Advanced Trauma Life Support® (ATLS) développé par l'ACS-COT. Cette surveillance brève permet d'évaluer rapidement les fonctions vitales et d'identifier les conditions menaçant la vie, à travers l'évaluation systématique des voies aériennes, de la fonction respiratoire, de la circulation, de la fonction neurologique puis de l'exposition à l'environnement et de la protection contre ce dernier (encadré 18-1). Au fur et à mesure que l'intervenant préhospitalier s'occupe du blessé, il reçoit différents types d'informations (visuelles, auditives, sensitives, à l'odeur, etc.) qui peuvent être replacées dans un schéma de prise en charge des urgences vitales ou fonctionnelles, afin de commencer à planifier une prise en charge logique et organisée.

L'examen primaire implique l'application de la philosophie *« treat as you go »* (« traite au fur et à mesure que tu progresses »). Dès qu'un problème menaçant la vie est identifié, les soins sont débutés le plus rapidement possible. Beaucoup d'aspects de l'examen primaire peuvent être évalués simultanément, même s'ils sont présentés ici étape par étape. Durant le transport, l'examen primaire doit être répété à intervalles réguliers afin d'apprécier l'impact des thérapeutiques mises en place et d'identifier d'éventuelles nouvelles menaces.

Chez l'enfant, chez la femme enceinte et chez la personne âgée, les blessures doivent être considérées comme étant plus sérieuses qu'il y paraît, comme ayant plus de risques d'avoir un impact systémique, et comme ayant un potentiel de décompensation plus élevé que dans le reste de la population. En cas de grossesse, il y a deux patients potentiels : la mère et le fœtus, tous deux pouvant présenter des blessures. Les systèmes de compensation diffèrent de ceux de l'adulte jeune, et peuvent masquer les signes de gravité jusqu'à ce que la décompensation survienne.

La technique d'examen primaire fournit aussi un cadre pour l'établissement de priorités lorsque l'on est confronté à un accident impliquant plusieurs victimes. Dans ce cas de figure, les patients présentant des problèmes au niveau des voies aériennes, de la ventilation ou de la perfusion

Encadré 18-1 Patient traumatisé « critique ». Temps passé sur les lieux : 10 minutes ou moins

Présence d'au moins une des conditions suivantes, menaçant potentiellement la vie :

- Voies aériennes « inadéquates » ou avec risque d'obstruction
- Ventilation altérée :
  - fréquence ventilatoire anormalement lente ou rapide ;
  - hypoxie (SpO_2 < 95 % même après oxygénothérapie) ;
  - dyspnée ;
  - pneumothorax ouvert ou présence d'un « volet thoracique » ;
  - suspicion de pneumothorax.
- Hémorragie externe significative ou suspicion d'hémorragie interne
- État de choc, même si compensé
- État neurologique anormal :
  - score de Glasgow ≤ 13 ;
  - convulsions ;
  - déficit moteur ou sensitif.
- Traumatisme pénétrant au niveau de la tête, du cou, du thorax ou à proximité des coudes ou des genoux.
- Amputation complète ou partielle à proximité des orteils ou des doigts
- Tout traumatisme associé à :
  - antécédents médicaux importants (coronaropathies, BPCO, troubles de la coagulation) ;
  - âge > 55 ans ;
  - hypothermie ;
  - brûlures ;
  - grossesse.

BPCO : bronchopneumopathie chronique obstructive. *GCS : Glasgow coma scale* (score de Glasgow).

seront pris en charge et transportés avant ceux présentant uniquement une altération de l'état de conscience.

5. Assurer une prise en charge appropriée des voies aériennes, tout en maintenant une stabilisation du rachis cervical

La prise en charge des voies aériennes reste la plus grande priorité dans la prise en charge d'un patient traumatisé critique. Celle-ci devrait être effectuée en maintenant la tête et le cou dans une position neutre et dans l'axe. Les points essentiels de la prise en charge des voies aériennes devraient être réalisés avec facilité : désobstruction manuelle de la cavité orale, manœuvres d'ouverture manuelle des voies aériennes (subluxation de la mandibule, traction du menton), d'aspiration, de pose de canules oro- ou nasopharyngées.

Pour les personnels adéquatement formés et habilités, l'intubation de la trachée reste le *gold standard* pour le contrôle des voies aériennes. L'intubation endotrachéale doit être envisagée pour tout patient incapable de protéger ses voies aériennes, notamment ceux ayant un score de Glasgow inférieur ou égal à 8, ceux nécessitant de l'oxygène à haute concentration pour maintenir une SpO_2 supérieure à 95 %, ou ceux nécessitant une assistance ventilatoire du fait d'une fréquence ventilatoire diminuée ou d'un volume minute inadéquat. L'intubation est également à envisager pour les patients présentant un risque potentiel pour la perméabilité des voies aériennes, comme un œdème du cou ou des signes de brûlure des voies aériennes. Après l'intubation endotrachéale, l'évaluation « clinique » doit être combinée avec une confirmation par le biais d'accessoires adaptés pour confirmer le placement adéquat de la sonde. Après chaque mobilisation d'un patient intubé, le positionnement de la sonde devrait toujours être vérifié.

Lorsque l'intubation est indiquée mais ne peut pas être réalisée, il existe différentes mesures alternatives (voir figure 6-7, p. 125). La ventilation peut être employée seule, ou en association avec une sonde à double lumière, ou bien avec un masque laryngé. Si une ventilation adéquate peut être assurée, de nouvelles tentatives d'intubation par le biais d'une intubation rétrograde ou digitale peuvent être faites. Si une ventilation adéquate ne peut pas être assurée par ces moyens, la ventilation transtrachéale percutanée représente une option acceptable.

La décision d'intubation implique de prendre en compte les risques potentiels et les bénéfices de cette technique, tout comme la distance qui sépare le patient de l'hôpital approprié le plus proche. Bien que l'intubation endotrachéale sur le terrain semble sensée, il n'existe pas de preuves concluantes qui tendent à démontrer que l'emploi de cette technique diminue les taux de morbidité ou de mortalité chez les patients traumatisés. *Dans certaines circonstances, comme la proximité d'un hôpital adapté, la décision la plus prudente peut être de se focaliser sur les méthodes basiques de prise en charge des voies aériennes, et de transporter rapidement le patient vers cet hôpital.*

6. Assurer l'assistance ventilatoire et délivrer de l'oxygène afin de maintenir une SpO_2 supérieure à 95 %

L'évaluation et la prise en charge de la ventilation sont un autre aspect clé de la prise en charge d'un patient traumatisé critique. La fréquence ventilatoire normale chez un adulte est de 12 à 20 ventilations par minute.

Une fréquence inférieure à ces limites interfère souvent avec la capacité du corps d'oxygéner les globules rouges et d'extraire le CO_2 produit par les tissus. Ces patients bradypnéiques nécessitent une assistance ventilatoire partielle ou totale, à l'aide d'un ballon autoremplisseur connecté à une source d'oxygène (FiO_2 supérieure à 85 %). Lorsque les patients sont tachypnéiques (fréquence chez l'adulte > 20 cycles/min), leur volume minute (volume courant × fréquence ventilatoire) doit être estimé. Lorsque l'on est confronté à un patient présentant une diminution significative de son volume minute (ventilation rapide, superficielle), une assistance ventilatoire doit être débutée à l'aide d'un ballon autoremplisseur connecté à de l'oxygène (FiO_2 > 85 %). Si disponible, le monitorage du CO_2 en fin d'expiration ($ETCO_2$) peut se révéler utile pour assurer une ventilation assistée efficace. Une diminution brutale de l'$ETCO_2$ peut indiquer un déplacement de la sonde d'intubation, ou une diminution soudaine de la perfusion (hypotension profonde ou arrêt cardiorespiratoire).

De l'oxygène est administré à tout patient traumatisé présentant potentiellement ou de manière évidente une lésion menaçant la vie. Si disponible, l'oxymétrie de pouls peut être utilisée pour « titrer » l'administration d'oxygène, de manière à garder la SpO_2 au-dessus de 95 %. Si cet équipement n'est pas disponible, ou si sa fiabilité est mise en doute, l'oxygène peut être administré par le biais d'un masque d'inhalation à haute concentration chez le patient ventilant spontanément, ou par le biais d'un ballon autoremplisseur connecté à de l'oxygène (FiO_2 > 85 %) pour les patients nécessitant une assistance ou un support complet de la ventilation.

7. Contrôler toute hémorragie externe significative

Chez le patient traumatisé, l'hémorragie externe significative impose des mesures immédiates. Parce qu'il n'est pas possible de transfuser du sang en préhospitalier, le contrôle des hémorragies représente une préoccupation essentielle des intervenants préhospitaliers, afin de maintenir un nombre suffisant de globules rouges dans la circulation; *chaque globule rouge compte*. Les plaies du cuir chevelu ou des extrémités peuvent être responsables de pertes sanguines majeures, pouvant mettre en jeu le pronostic vital.

La plupart des hémorragies externes sont facilement contrôlables par l'application d'une compression directe sur le site hémorragique ou, si les ressources sont limitées, par l'emploi d'un pansement compressif. Si la compression directe ne permet pas de contrôler l'hémorragie, l'intervenant préhospitalier peut envisager l'emploi d'un garrot. Même si elles ont été enseignées pendant des années en soins d'urgences de base, il a été montré que la surélévation du membre et la réalisation de points de compression vasculaires ont peu de bénéfices supplémentaires par rapport à l'application d'une compression et à l'usage d'un pansement compressif. Les garrots sont utilisés de manière routinière durant les procédures chirurgicales et peuvent permettre de sauver des vies dans le contexte préhospitalier. Avec un patient chez qui l'hémorragie externe est difficile à contrôler et en cas de transport prolongé, l'intervenant peut envisager l'application d'un agent hémostatique local.

Avec un patient en état de choc évident suite à une hémorragie externe, les mesures liées à la réanimation (comme l'administration de solutés intraveineux) devraient être évitées avant le contrôle effectif de l'hémorragie. *Les tentatives de réanimation seront toujours infructueuses si une hémorragie externe active persiste.*

Le contrôle d'une hémorragie externe et la reconnaissance de la suspicion d'une hémorragie interne, associés au transport rapide vers le centre approprié le plus proche, représentent des opportunités de sauver des vies pour les intervenants préhospitaliers.

8. Assurer le traitement « basique » de l'état de choc, incluant la restauration et le maintien de la température corporelle ainsi que l'immobilisation appropriée des lésions musculosquelettiques

À la fin de l'examen primaire, le corps du patient est déshabillé de façon à pouvoir rapidement déceler d'autres lésions potentiellement vitales. Une fois cet examen terminé, le patient doit être rapidement recouvert, car l'hypothermie peut être fatale au patient traumatisé. Le patient en état de choc est déjà handicapé par la diminution marquée de production d'énergie dans son organisme due à une perfusion tissulaire inadéquate généralisée. Si la température corporelle du patient n'est pas maintenue, une hypothermie profonde peut survenir. L'hypothermie altère de manière importante les capacités de coagulation du corps. La coagulation est le résultat d'une série de réactions enzymatiques complexes qui aboutissent à la formation de fibrine, qui sert de matrice pour fixer les globules rouges et les plaquettes. Ces enzymes fonctionnent à des températures particulières. Toute chute de la température corporelle en dessous de 35 °C peut entraîner l'apparition d'une *coagulopathie* (diminution des capacités de coaguler du sang). C'est pourquoi il est important de maintenir et de restaurer la température corporelle par le biais de couvertures et d'un environnement réchauffé à l'intérieur de l'ambulance.

Lors d'une fracture d'un os long, les muscles et tissus adjacents sont souvent lésés. Ces tissus lésés ainsi que le saignement provenant de la moelle osseuse peuvent provoquer des hémorragies internes importantes. Cette perte sanguine peut aller de 500 ml pour une fracture de l'humérus, jusqu'à 1 à 2 litres pour une fracture de la diaphyse fémorale. La mobilisation inadéquate de ces fractures peut aggraver les dommages tissulaires et accentuer le saignement. Pour cette raison, mais aussi pour assurer une meilleure antalgie, les membres fracturés doivent être immobilisés.

Chez le patient traumatisé critique, l'on ne dispose pas du temps nécessaire pour immobiliser individuellement chaque fracture. L'immobilisation du patient en « une pièce » sur un dispositif rigide spécifique (planche d'extraction, matelas à dépression, etc.) permet d'assurer une immobilisation « virtuelle » de toutes les fractures dans une position anatomique, et de diminuer l'hémorragie interne. La seule exception possible est constituée par les fractures de la diaphyse fémorale. Du fait du spasme des muscles très puissants de la cuisse, les fragments osseux se déplacent, ce qui peut léser les tissus en périphérie de la fracture. Ce type de fracture est bien immobilisé par les attelles à traction ; il faut avoir le temps de les poser durant le transport. Dans la grande majorité des interventions où aucune détresse vitale n'est identifiée durant l'examen primaire, chaque membre fracturé peut être immobilisé de manière appropriée.

9. Envisager l'emploi d'un pantalon antichoc (PAC) pour les patients avec suspicion d'hémorragie pelvienne, intra- ou rétropéritonéale associée à un état de choc décompensé (PAS < 90 mmHg), et chez les patients en hypotension profonde (PAS < 60 mmHg)

Quand on suspecte chez un patient traumatisé en état de choc *décompensé* une hémorragie pelvienne, intra- ou rétropéritonéale, l'application et le gonflage d'un pantalon antichoc (PAC) peuvent aider à diminuer voire tamponner une hémorragie interne sérieuse. Certaines études tendent à montrer qu'un patient traumatisé en hypotension profonde (pression artérielle systolique < 60 mmHg) peut aussi bénéficier de l'emploi d'un PAC. Les patients traumatisés ayant été soumis à un mécanisme lésionnel important peuvent être installés dans le PAC. Celui-ci sera alors gonflé si une hypotension apparaît, en particulier si le temps de transport est long. Le PAC est probablement inefficace lorsqu'il est employé comme attelle pour les membres inférieurs. Son emploi est contre-indiqué en cas de traumatisme pénétrant du thorax, d'éviscération d'organes abdominaux, d'objet empalé dans l'abdomen, de grossesse, et lors d'arrêt cardiopulmonaire d'origine traumatique.

10. Maintien d'une stabilisation manuelle du rachis, jusqu'à ce que le patient soit immobilisé sur un dispositif adapté

Quand le contact verbal est établi avec un patient traumatisé, la stabilisation manuelle du rachis cervical devrait être réalisée et maintenue, jusqu'à ce que le patient soit immobilisé sur un dispositif d'immobilisation adapté, ou jusqu'à ce qu'il soit considéré comme ne présentant pas d'indication d'immobilisation du rachis (voir figure 9-12, p. 234). Une immobilisation satisfaisante du rachis implique l'immobilisation de la tête jusqu'au pelvis. L'immobilisation ne doit en aucun cas interférer avec la capacité du patient d'ouvrir la bouche, ou avec la fonction ventilatoire de celui-ci.

Chez les victimes de traumatisme pénétrant, l'immobilisation du rachis est réalisée si le patient présente des signes neurologiques, ou bien si un déficit sensitif ou moteur est noté lors de l'examen secondaire. Dans le contexte de traumatismes contondants, l'immobilisation du rachis est indiquée : si le patient présente une altération du niveau de conscience (score de Glasgow < 15) ; un déficit neurologique ; une sensibilité du rachis ; une anomalie anatomique ; ou bien un déficit moteur ou sensitif noté lors de l'examen secondaire. Si le patient a été soumis à un mécanisme lésionnel important, l'immobilisation du rachis est indiquée si le patient présente une suspicion d'intoxication (alcool ou psychotropes), une ou plusieurs lésions détournant l'attention, ou bien une incapacité de communiquer du fait de l'âge ou de la barrière de la langue.

11. Pour les patients traumatisés « critiques », débuter le transport vers l'hôpital approprié le plus proche dans les 10 minutes suivant l'arrivée sur les lieux

Plusieurs études ont démontré que les délais dans le transport d'un patient traumatisé vers un centre hospitalier approprié mènent à une augmentation du taux de mortalité. Bien que les intervenants préhospitaliers soient devenus efficaces dans la réalisation de gestes comme l'intubation, l'assistance ventilatoire ou l'administration de solutés intraveineux, beaucoup de patients traumatisés « critiques » sont en choc hémorragique, et ont besoin de deux choses qui ne peuvent pas être fournies dans le contexte préhospitalier : du sang et le contrôle de l'hémorragie interne. Parce que le sang humain est un produit périssable, il n'est la plupart du temps pas disponible pour une administration sur les lieux. Les solutés de cristalloïdes permettent de restaurer le volume intravasculaire, mais ne remplacent pas la capacité de transport d'oxygène de l'hémoglobine perdue. Même si certains substituts sanguins ont montré des résultats prometteurs lors d'études cliniques précoces, aucun n'est à ce jour proche de l'autorisation d'emploi sur le terrain. De même, le contrôle de l'hémorragie interne nécessite presque toujours une intervention chirurgicale urgente, mieux réalisée dans un bloc opératoire. La réanimation lors d'une hémorragie interne incontrôlée est vouée à l'échec. C'est pourquoi le but de tout intervenant préhospitalier devrait être de passer le moins de temps possible sur le terrain.

Ce souci de limiter le temps passé sur les lieux ne doit pas être interprété comme une apologie de la mentalité *scoop and run* consistant à débuter le transport le plus rapidement possible, sans aucune prise en charge thérapeutique. Le programme PHTLS préconise plutôt une philosophie de la « limitation des gestes réalisés sur les lieux », en se focalisant sur une évaluation rapide destinée à identifier les détresses vitales, et la réalisation de gestes *reconnus* comme améliorant le pronostic du patient – tels la sécurisation des voies aériennes, l'assistance ventilatoire, le contrôle des hémorragies externes et l'immobilisation du rachis. Il ne faut pas perdre un temps précieux en procédures qui pourraient être réalisées en route pour le centre hospitalier receveur. Les patients sévèrement blessés (voir encadré 18-1) devraient être transportés dans les 10 minutes qui suivent l'arrivée sur les lieux des secours ; ce sont les 10 minutes de platine de la période d'or. Des exceptions raisonnables à cette notion de 10 minutes de platine incluent des situations qui nécessitent une désincarcération prolongée ou un délai nécessaire à la sécurisation des lieux, par exemple l'exploration d'un endroit par la police pour s'assurer qu'un agresseur ne soit pas encore présent.

L'hôpital *le plus proche* peut ne pas être l'établissement *le plus approprié* pour de nombreux patients traumatisés. Ces patients qui répondent à des critères physiologiques, anatomiques ou de mécanismes lésionnels bénéficient du fait d'être transportés vers un hôpital adapté (*trauma center*) disposant de l'expertise et des ressources nécessaires à la prise en charge des traumatismes. Chaque communauté, à travers un consensus de chirurgiens, de médecins urgentistes et d'intervenants préhospitaliers, doit décider vers quelle structure ce type de patients traumatisés devraient être transportés. Ces décisions devraient être incorporées dans des protocoles désignant la meilleure structure de destination, l'hôpital *approprié* le plus proche. Dans certaines situations, il est approprié de ne pas s'arrêter à l'hôpital de secteur le plus proche, mais d'aller directement vers une structure de type *trauma center*. Même si cela conduit à une augmentation modérée du temps de transport, le temps global d'accès aux soins définitifs sera réduit. Idéalement, dans un contexte urbain, un patient sévèrement blessé devrait arriver dans un hôpital adapté entre 25 et 30 minutes après avoir été blessé. L'hôpital aussi doit travailler efficacement en vue de poursuivre la réanimation et, si nécessaire, de transférer rapidement le patient vers le bloc opératoire (le tout dans le cadre de la période d'or) afin de contrôler l'hémorragie.

12. Initier le remplissage vasculaire à l'aide de solutés réchauffés en cours de route vers l'hôpital receveur

Le transport d'un patient traumatisé critique ne devrait jamais être retardé simplement pour insérer des cathéters intraveineux et administrer des solutés. Bien que les solutés cristalloïdes restaurent les volumes sanguins perdus et améliorent la perfusion, ils ne transportent pas l'oxygène. De plus, la restauration d'une pression artérielle normale peut réactiver une hémorragie qui s'était temporairement arrêtée.

En route pour l'hôpital, deux cathéters de gros calibre peuvent être posés, et la perfusion de cristalloïdes réchauffés (solution de Ringer lactate à 39 °C environ) peut être démarrée. Les solutés réchauffés sont donnés pour aider à prévenir l'hypothermie. Le remplissage vasculaire pour chaque individu dépend de la situation clinique (voir l'algorithme de prise en charge du remplissage vasculaire, p. 185). Pour les patients adultes chez qui l'on suspecte une hémorragie incontrôlée dans le thorax, l'abdomen ou le rétropéritoine, la thérapie liquidienne en IV est titrée pour maintenir une pression artérielle moyenne à 60 à 65 mmHg (PAS de 80 à 90 mmHg). Lorsqu'un traumatisme craniocérébral est suspecté, une pression artérielle systolique de 90 mmHg au moins est appropriée. Si l'hémorragie a été contrôlée, les patients en choc hémorragique de classe II, III ou IV reçoivent un bolus de 1 à 2 litres de cristalloïdes réchauffés. La réanimation liquidienne est titrée jusqu'à l'obtention de signes vitaux normaux, à moins que le patient ne développe des signes de récurrence d'un choc de classe II ou IV, auquel cas le liquide est titré jusqu'à une pression artérielle moyenne comprise entre 60 et 65 mmHg. La pose de voies veineuses et le remplissage peuvent être débutés durant une désincarcération, ou en attendant un moyen de transport héliporté. Ces situations ne retardent pas le transport dans le but de débuter un remplissage vasculaire. Les intervenants de niveau basique devraient envisager une convergence avec un service médicalisé (unité terrestre ou aérienne) lorsqu'ils sont confrontés à des temps de transport prolongés.

13. Établir l'historique médical du patient et réaliser l'examen secondaire lorsque les problèmes menaçant la vie ont été exclus ou pris en charge de manière satisfaisante

Si des affections menaçant la vie sont trouvées lors de l'examen primaire, les interventions clés doivent être réalisées, et le patient préparé pour le transport dans le cadre des 10 minutes de platine. En revanche, si aucune détresse vitale n'est identifiée, un examen secondaire est réalisé. L'examen secondaire est un examen physique systématique de la tête aux pieds, qui sert à identifier toutes les lésions. Simultanément, l'historique AMPLE (allergies ; médicaments ; passé médicochirurgical ; le dernier repas ; événements précédant l'accident) est aussi obtenu. Pour les patients traumatisés critiques, l'examen secondaire est réalisé si le temps le permet, et après que les menaces vitales ont été prises en charge de manière appropriée. Dans certaines situations où le patient est proche d'un hôpital approprié, un examen secondaire peut ne jamais être terminé. Cette approche assure que toute l'attention de l'intervenant préhospitalier est focalisée sur les problèmes les plus sérieux (ceux qui peuvent résulter en décès s'ils ne sont pas adéquatement pris en charge), et non sur des lésions de moindre priorité. Le patient doit être réévalué fréquemment parce que des personnes sans détresse vitale au départ peuvent en développer secondairement.

14. Par-dessus tout, ne pas faire plus de mal

Le principe médical disant « par-dessus tout, ne pas faire plus de mal » remonte aux temps du médecin grec Hippocrate. Appliqué aux soins préhospitaliers pour les patients traumatisés, cet adage peut prendre plusieurs significations : développer une tactique alternative de sécurisation des voies aériennes avant de débuter une séquence rapide d'induction ; protéger un patient des débris volants projetés au cours d'une désincarcération ; ou contrôler les hémorragies externes significatives avant de débuter un remplissage vasculaire. L'expérience récente a montré que les intervenants préhospitaliers peuvent réaliser en toute sécurité de nombreuses techniques « hospitalières » salvatrices. Cependant, la question que l'on doit se poser n'est pas : « Qu'est-ce que *peut* faire un intervenant préhospitalier pour un patient traumatisé critique ? » ; mais plutôt : « Qu'est-ce que *doit* faire un intervenant préhospitalier pour un patient traumatisé critique ? »

Lors de la prise en charge d'un patient traumatisé critique, il est indispensable de se demander en permanence si les actes entrepris sur les lieux ou durant le transport vont raisonnablement bénéficier au patient. Si la réponse à cette question est « non » ou « peut-être », ces actions devraient être suspendues et la priorité accordée au transport du patient traumatisé vers l'hôpital approprié le plus proche. Dès l'arrivée sur les lieux, toute la séquence d'actions doit se limiter aux mesures prévenant ou traitant une détérioration physiologique. Les gestes réalisés doivent l'être en respectant un ordre logique de priorité afin d'être efficaces. Intervention et stabilisation appropriées doivent être intégrées et coordonnées par l'ensemble des acteurs, depuis la prise en charge sur les lieux jusqu'au bloc opératoire, en passant par le service d'accueil des urgences. Chaque intervenant, à n'importe quel niveau de soin, et à chaque phase de la prise en charge du patient, doit être en harmonie avec le reste de l'équipe.

Dans le concept de « ne pas faire plus de mal », l'idée de mal « financier » devrait être envisagée parallèlement à la plus classique idée de mal « physique ». En particulier, les fabricants ont introduit de nouveaux médicaments et de nouveaux appareils destinés à remplacer ou à améliorer les modalités de traitement qui prévalaient jusque-là. Avant de mettre en place de nouveaux traitements, il est important de prendre en compte les questions suivantes.

- Quelle est la preuve médicale de l'efficacité du nouveau traitement ?
- La nouvelle intervention est-elle aussi bonne ou meilleure que la précédente ?
- Quel est le coût de cette nouvelle intervention comparativement avec la précédente ?

De manière générale, il devrait être prouvé médicalement que la nouvelle intervention est au moins aussi bonne, si ce n'est meilleure, que les traitements préexistants, avant d'en accepter formellement la mise en place. Étant donné qu'une nouvelle intervention est souvent plus chère, l'absence de preuve de la supériorité de la nouvelle intervention conduit à alourdir les charges du patient, et donc à faire du mal sur le plan financier.

Une étude relatée au chapitre 1 a montré que des patients traumatisés critiques, arrivant dans un *trauma center* en zone urbaine, avaient une issue plus défavorable lorsqu'ils étaient pris en charge et transportés par un service d'urgence préhospitalier que lorsqu'ils étaient transportés dans des voitures privées. Un facteur significatif qui a probablement influencé de manière négative le taux de mortalité des patients est l'ensemble des actions réalisées par des intervenants préhospitaliers bien intentionnés, qui n'ont pas intégré le fait que les traumatismes sont une maladie *chirurgicale*. Beaucoup de patients sévèrement blessés nécessitent une intervention

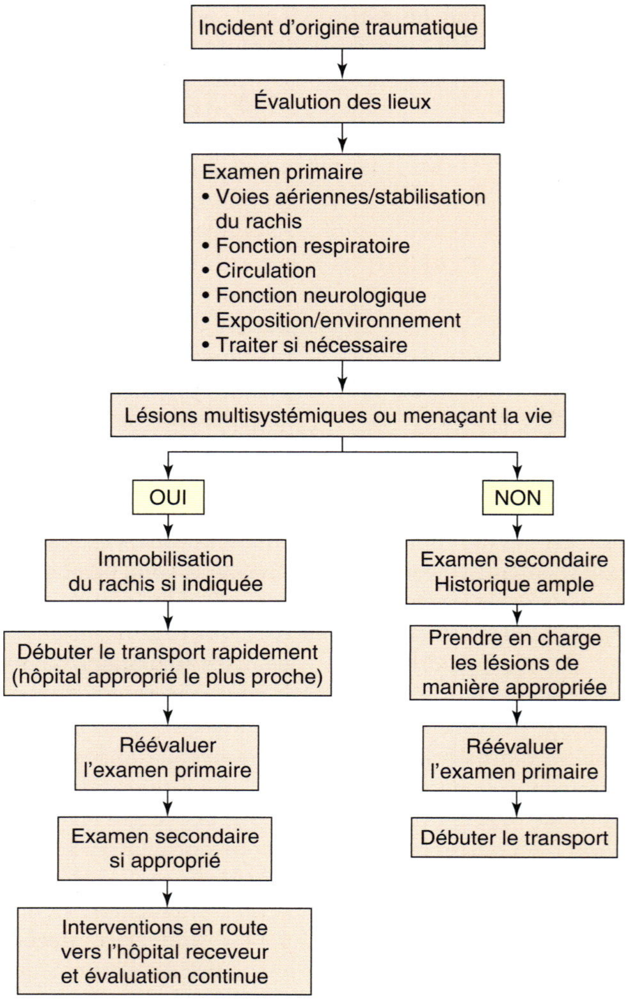

Fig. 18-1. Prise en charge d'un patient traumatisé : synthèse du raisonnement.

chirurgicale immédiate pour que leur vie soit sauvée. Tout ce qui retarde l'arrivée au bloc opératoire de ce type de patients se traduit par une aggravation de l'hémorragie, une aggravation de l'état de choc et, enfin, la mort.

Bien sûr, même avec la réanimation la plus adaptée, tous les patients ne peuvent pas être sauvés. Cependant, si la prise en charge est faite de manière rationnelle, en se focalisant sur « ce qui tue en premier », un pourcentage plus important de patients pourra survivre, avec un taux de morbidité résiduelle moins élevé. *Les principes fondamentaux enseignés dans le PHTLS – évaluation rapide, prise en charge « ciblée » sur le terrain et transport rapide vers l'hôpital approprié le plus proche – ont montré qu'ils permettent d'améliorer l'issue des patients traumatisés critiques.*

La figure 18-1 synthétise le raisonnement à adopter par les intervenants préhospitaliers dans le cadre de la prise en charge d'un patient traumatisé.

Résumé

Les points suivants sont les principes d'or des soins préhospitaliers aux patients traumatisés :

1. Assurer la sécurité du patient et des intervenants.
2. Évaluer la situation afin de déterminer le besoin de moyens supplémentaires.
3. Reconnaître la cinétique ayant produit les lésions.
4. Utiliser l'approche « examen primaire » afin d'identifier les affections menaçant le pronostic vital.
5. Assurer une prise en charge appropriée des voies aériennes, tout en maintenant une stabilisation du rachis cervical.
6. Assurer l'assistance ventilatoire et délivrer de l'oxygène afin de maintenir une SpO_2 supérieure à 95 %.
7. Contrôler toute hémorragie externe significative.
8. Assurer le traitement « basique » de l'état de choc, incluant la restauration et le maintien de la température corporelle ainsi que l'immobilisation appropriée des lésions musculosquelettiques.
9. Envisager l'emploi d'un pantalon antichoc (PAC) pour les patients avec suspicion d'hémorragie pelvienne, intra- ou rétropéritonéale associée à un état de choc décompensé (PAS < 90 mmHg), et chez les patients en hypotension profonde (PAS < 60 mmHg).
10. Maintien d'une stabilisation manuelle du rachis, jusqu'à ce que le patient soit immobilisé sur un dispositif adapté.
11. Pour les patients traumatisés critiques, débuter le transport vers l'hôpital approprié le plus proche dans les 10 minutes suivant l'arrivée sur les lieux.
12. Initier le remplissage vasculaire à l'aide de solutés réchauffés en cours de route vers l'hôpital receveur.
13. Établir l'historique médical du patient et réaliser l'examen secondaire lorsque les affections menaçant le pronostic vital ont été exclues ou prises en charge de manière satisfaisante.
14. Par-dessus tout, ne pas faire plus de mal.

Références

1. Lerner EB, Moscati RM: The Golden Hour: scientific fact of medical "urban legend"? *Acad Emerg Med* 8:758, 2001.
2. Tsybuliak GN, Pavlenko EP: Cause of death in the early post-traumatic period, *Vestn Khir Im I I Grek* 114(5):75, 1975.
3. Stewart RM, Myers JG, Dent DL, et al: 753 Consecutive deaths in a Level 1 trauma center: the argument for injury prevention, *J Trauma* 54:66, 2003.
4. 2005 International Consensus on Cardiopulmonary Resuscitation (CPR) and Emergency Cardiovascular Care (ECC) Science with Treatment Recommendations. Part 10. First aid, *Circulation* 112(suppl I):III-115, 2005.

Partie V

CONSIDÉRATIONS SPÉCIALES

Chapitre 19

Gestion des événements catastrophiques

Objectifs

À la fin de ce chapitre, le lecteur devra être capable :

- de décrire les composantes du cycle d'une catastrophe ;
- d'énumérer les principales erreurs rencontrées dans la gestion des catastrophes ;
- d'énumérer les composantes qui forment la réponse médicale à une catastrophe ;
- de reconnaître comment l'intervention sur une catastrophe peut affecter le bien-être psychique des personnels de secours préhospitaliers.

Scénario

Un groupe d'opposants au gouvernement a acheté un camion-citerne de fioul et l'a converti en bombe avec des explosifs de contrebande. Il contient 1300 à 2300 kg d'explosifs. La nuit de l'attaque, vers 22 heures, trois individus conduisent trois véhicules, deux voitures et le camion-citerne, vers un parking adjacent à un centre de congrès. Un concert y a lieu, 3000 spectateurs y assistant. Un grillage de sécurité sépare le parking du centre de congrès. Les individus garent le camion le long du grillage et quittent les lieux. La bombe explose 3 à 4 minutes plus tard.

La force de l'explosion est énorme. Le centre de congrès est très touché, et il reste un énorme cratère à l'endroit où se trouvait le camion. L'explosion a été ressentie des kilomètres à la ronde. L'évacuation initiale a été réalisée par le service de sécurité local, et les blessés en mesure de marcher sont allés par leurs propres moyens à l'hôpital local.

Quels problèmes de sûreté et de sécurité se posent aux premiers secouristes ? Quel système de triage devrait être utilisé ? Qui devrait être sélectionné pour assumer le commandement ? Quel niveau de protection personnelle devraient utiliser les sauveteurs ? Quels sont les points importants pour le rassemblement des blessés ?

À la différence des lésions spécifiques pour lesquelles la présentation, l'intervention et la convalescence se déroulent sur une période délimitée, la réponse et le temps de convalescence après une catastrophe prennent du temps, et comprennent des mesures médicales mais aussi psychologiques, ainsi que la reconstruction de la santé publique, de la sécurité physique, des ressources sociologiques et des infrastructures.

L'Organisation mondiale de la santé (OMS) a défini la catastrophe comme un phénomène écologique soudain de magnitude suffisante pour nécessiter une aide externe. Cette définition générale est dépourvue de considérations médicales, mais comprend l'ensemble des réponses communautaires et sociopolitiques.

D'un point de vue médical, la catastrophe peut se définir comme suit : le nombre de patients se présentant sur une période donnée est tel que les soignants ne peuvent pas leur prodiguer des soins sans assistance externe [1].

En résumé, la définition de la catastrophe identifie deux concepts clés : (1) une catastrophe est indépendante du nombre de victimes, et (2) l'impact excède les ressources médicales disponibles.

Une catastrophe ne suit pas de règle. Personne ne peut prédire la complexité, le moment ou l'endroit de la prochaine catastrophe. Traditionnellement, les intervenants croient à tort que toutes les catastrophes sont différentes, particulièrement en matière de terrorisme. Toutes les catastrophes, indépendamment de leur étiologie, ont des conséquences similaires sur le plan médical et sur celui de la santé publique. Les catastrophes diffèrent en termes de degré d'importance de ces conséquences, et de degré de rupture des infrastructures médicales et de la santé publique sur les lieux de la catastrophe.

Le principe de base de la médecine de catastrophe est de faire au mieux pour le plus grand nombre de patients, alors qu'en médecine conventionnelle il s'agit d'avoir une prise en charge optimale pour chaque patient.

Les catastrophes naturelles, technologiques ou liées au terrorisme englobent le spectre de tous les risques possibles. Les risques liés aux armes de destruction massive, générant un grand nombre de victimes et un environnement contaminé, sont probablement ceux qui représentent le plus grand défi (voir chapitre 20).

Une approche logique des catastrophes, fondée sur la compréhension de leurs caractéristiques communes et sur l'expertise de la réponse nécessaire, est devenue une pratique généralisée dans le monde. Cette stratégie est appelée « réponse à un événement avec nombreuses victimes ». Son objectif principal est la réduction de la morbidité (blessures, maladies) et de la mortalité (décès) liées à une catastrophe. Tous les soignants doivent intégrer dans leur entraînement les principes de base de la médecine de catastrophe, en raison de la complexité des catastrophes actuelles (figure 19-1).

Le cycle de la catastrophe

Noji [1] et d'autres ont défini un cadre théorique qui permet de séquencer une catastrophe et de l'analyser. Cela permet de connaître le déroulement d'un événement ainsi

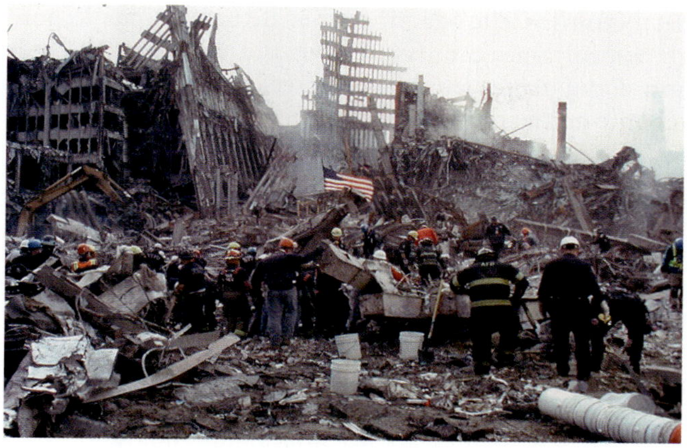

Fig. 19-1. Organisation des secours à Ground zero, World Trade Center, New York, 2001.

que la procédure de réponse [2,3]. Les cinq phases suivantes ont été identifiées.

1. La *période quiescente,* ou période entre les catastrophes, représente la période pendant laquelle l'évaluation du risque doit être réalisée, et pendant laquelle l'organisation des plans de secours doit être développée, testée et mise en place.
2. La phase suivante est la phase de *prodrome*, ou phase d'alerte. Un événement spécifique a alors été identifié et va survenir inévitablement. Cela peut concerner des conditions atmosphériques (par exemple l'arrivée imminente sur la côte d'un ouragan), ou le développement actif d'une situation hostile et potentiellement violente. Durant cette période, il est possible de mettre en place des mesures permettant de diminuer les effets ultérieurs de l'événement. Ces manœuvres défensives peuvent inclure des actions telles que l'initiation de plans d'évacuation, le renforcement de structures physiques, et la mobilisation de ressources en santé publique permettant d'augmenter la réponse en postévénement.
3. La troisième phase est la *phase d'impact*, ou la survenue de l'événement en tant que tel. Durant cette période, il y a souvent peu de choses qui peuvent être faites pour changer l'impact ou l'issue de ce qui se passe.
4. La quatrième phase est la *phase de secours*, période qui suit immédiatement l'impact et pendant laquelle a lieu la réponse, et où une prise en charge et une intervention appropriées peuvent sauver des vies. L'habileté des premiers sauveteurs, des équipes de secours et des services médicaux de soutien sera nécessaire pour permettre d'accroître la survie à l'événement.
5. La cinquième phase est la *phase de rétablissement,* ou phase de reconstruction, qui implique les ressources de la société pour supporter les effets de la catastrophe grâce à la coordination des efforts médicaux, de santé publique et des infrastructures communautaires (physiques et politiques). Cette période est de loin la plus longue : il peut se passer des mois voire des années avant que la société ne se rétablisse complètement.

Comprendre le cycle de la catastrophe permet à l'intervenant préhospitalier d'évaluer l'action à réaliser en postévénement, et de définir l'étendue de sa propre responsabilité ainsi que de sa réponse, aussi bien que celle des autres. Cela permet de déterminer l'efficience et l'efficacité du processus de réponse et d'identifier les domaines pouvant être améliorés dans le futur.

Prise en charge d'un incident avec nombreuses victimes

Les incidents avec nombreuses victimes sont des événements qui entraînent un nombre de victimes suffisamment important pour dépasser les capacités de réponse des services médicaux et de santé publique de la communauté touchée. La gravité et la diversité des blessures, qui s'ajoutent au nombre important de victimes, vont être les principaux facteurs qui vont permettre de déterminer si un incident avec nombreuses victimes va nécessiter des ressources et de l'aide extérieurs à la communauté touchée.

La complexité des catastrophes actuelles, en particulier celles impliquant le terrorisme et les armes de destruction massive (chimiques, biologiques ou nucléaires), peut entraîner un environnement restrictif. Un *environnement restrictif* est un cadre où les ressources, les transports et d'autres aspects de la situation physique, politique, sociale et économique imposent de sévères contraintes concernant l'accès et l'adéquation des soins immédiats devant être prodigués à la population.

Les éléments médicaux reliés à un incident avec de nombreuses victimes sont les suivants :

- recherche et sauvetage ;
- triage et stabilisation initiale ;
- soins médicaux définitifs ;
- évacuation.

Les éléments de santé publique liés à un incident avec de nombreuses victimes sont les suivants :

- eau ;
- nourriture ;
- abri ;
- hygiène ;
- sécurité et sûreté ;
- transports ;
- communications ;
- maladies endémiques et épidémiques.

Les activités de secours médical et de santé publique sont toutes deux coordonnées par une seule structure d'organisation, la chaîne de commandement des secours (*incident command system*).

Incident command system (ICS)

De nombreuses organisations différentes participent à la réponse en cas de catastrophe. La chaîne de commandement des secours (ICS) a été créée pour permettre aux différents types d'organismes et aux multiples acteurs de juridictions différentes (services d'incendie et de secours, police, services d'urgence médicale) de travailler ensemble de façon efficace en utilisant une structure d'organisation et un langage commun pour répondre à une catastrophe (figure 19-2) (voir chapitre 4).

D'un point de vue médical, deux importants principes d'ICS aideront en cas d'incident avec de nombreuses victimes.

1. L'ICS doit être déclenché précocement, avant que la situation soit hors de contrôle.
2. Les personnels de services médicaux et de santé publique, travaillant souvent indépendamment, doivent mettre en œuvre la structure de prise en charge de l'ICS pour mieux répondre à un incident avec de nombreuses victimes.

Les erreurs courantes lors de la réponse à une catastrophe

De nombreuses études réalisées après d'importants incidents avec de nombreuses victimes ont permis d'identifier différents défauts conséquents dans la réponse médicale à ces événements. L'identification de ces déficiences a pu être faite à partir d'incidents récents et de l'évaluation ultérieure de la réponse, ainsi qu'à partir du fonctionnement collectif face au risque, des vulnérabilités et des besoins. Cette identification, demandée par le gouvernement américain, avait pour but de lever des fonds afin d'augmenter les ressources et les infrastructures de réponse en cas de catastrophe.

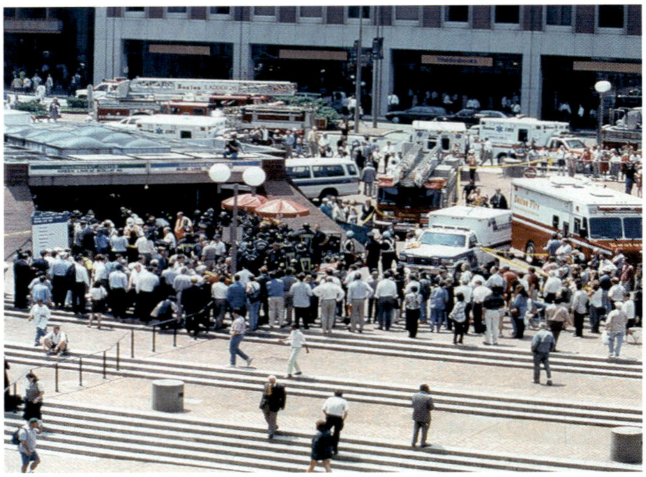

Fig. 19-2. La chaîne de commandement des secours (ICS) permet l'intégration des services d'incendie et de secours, de la police et des services médicaux agissant sur les lieux d'une catastrophe.

Communications

Beaucoup d'événements ont montré que l'absence de réseau de communications unifié gêne considérablement la capacité d'une réponse coordonnée à un incident avec de nombreuses victimes. Les systèmes de communications individuels sont efficaces, mais dépendre d'un seul système conduira à l'échec. L'utilisation des téléphones portables est devenue impossible lorsque le central téléphonique situé dans le World Trade Center a disparu. Par ailleurs, l'impossibilité de la police, des sapeurs-pompiers et des services de secours médicaux de communiquer entre eux en raison des différentes technologies de radiocommunication ou de fréquences est une déficience sérieuse qui réduit de manière importante la capacité de répondre de façon efficace à un incident avec de nombreuses victimes. La redondance dans le système est d'une extrême importance, quel que soit le choix de la source pour les communications primaires. Les lignes terrestres, les systèmes de téléphones fixes, de téléphones portables, de téléphones satellites, les radios VHF et la radiotéléphonie en fréquence 800 MHz ont tous des degrés de vulnérabilité. Les deux principes suivants sont essentiels.

1. Un système de communication unifié auquel tous les acteurs essentiels des secours ont accès.
2. Un système redondant tel que, si un mode de communication est défaillant ou a subi une altération, une autre source puisse être utilisée efficacement en tant que système de secours approprié.

Sécurité des lieux

Dans les incidents avec de nombreuses victimes, la sécurité de la scène est devenue un problème croissant. La sécurité des lieux est importante pour les raisons suivantes :

- pour protéger les équipes de sauveteurs d'une deuxième frappe entraînant plus de victimes ;
- pour faciliter l'arrivée des équipes de secours et le départ des victimes des voies encombrées par les spectateurs de la catastrophe ;
- pour protéger la scène et sécuriser les preuves matérielles.

La sécurité des lieux devient un défi important pendant une catastrophe car, par définition, toutes les ressources sont déployées au maximum de leurs capacités et limites. La coordination avec les responsables des forces de l'ordre locales est essentielle pour les intervenants médicaux préhospitaliers et hospitaliers afin de s'assurer que la sécurité est acquise.

Assistance et secours auto-engagés

Souvent, en cas d'événements avec de nombreuses victimes, des services de sécurité civile et des services d'urgences médicaux, proches et même à distance des lieux de l'incident, s'engagent sans aucune demande formelle d'assistance des autorités de la zone impliquée. Ces sauveteurs auto-engagés, même bien intentionnés, ne font que compliquer davantage une situation déjà chaotique. La communication entre les services est souvent rendue difficile par l'incompatibilité des systèmes de radiotéléphonie, et la coordination des sauveteurs est souvent rendue impossible par le manque de participation dans la chaîne de commandement. Idéalement, les services de sécurité civile et les services d'urgences médicales ne devraient répondre à une catastrophe que s'ils ont été spécifiquement sollicités par les responsables locaux en charge du commandement.

Ravitaillement et ressources en équipements

La plupart des municipalités ont des plans de ravitaillement pour une utilisation routinière et ont des réserves en fonction de cette demande. Les événements d'une grande ampleur vont rapidement épuiser ces ressources. Posséder un plan sans faille de reconstitution des réserves est essentiel pour garantir la poursuite de la mission de soins des victimes. Les matériels et approvisionnements doivent être obtenus à temps, avec des mécanismes de distribution appropriés, qui ne peuvent inclure les soignants sur le terrain, car ils sont déjà pleinement occupés par leur activité. Un plan de renouvellement de la pharmacie doit aussi être mis en place. Dans les villes américaines qui ont été désignées pour recevoir des fonds du Metropolitan Medical Response System (MMRS; Système médical de réponse métropolitain), des réserves locales ont été achetées en prévision de ce type d'événements (voir plus loin).

Médias

Les médias sont souvent perçus comme une gêne dans les processus physiques et opérationnels lors d'une intervention sur une catastrophe. Toutefois, il faut encourager le partenariat avec les médias car, en cas de catastrophe, ils peuvent servir d'appui externe. Les médias peuvent diffuser des informations utiles et justes à la population, lui permettant de se maintenir en sécurité et de savoir à qui elle peut s'adresser pour avoir des informations sur les membres des familles, ainsi que tout autre information utile. De toute manière, il est inévitable que les médias donnent des informations au public, et il est de la responsabilité des intervenants préhospitaliers de travailler avec les médias pour s'assurer que les informations transmises sont vraies et utiles au déroulement des secours.

Préparation

En tant que membres d'une communauté, les intervenants préhospitaliers se préparent aussi pour la dévastation que peut entraîner un événement avec de nombreuses victimes; leurs modes de préparation sont variés. Les exercices sont la méthode la plus employée, même s'ils ne testent pas de façon exacte la capacité de réaliser la mission, ni la capacité d'apporter les ressources ou d'accéder au site à temps et de manière efficace. De même, les établissements de soins doivent évaluer de façon réaliste leur organisation en cas de catastrophe; des victimes parcourent ainsi l'ensemble du processus de soins à l'intérieur de l'hôpital afin de tester la capacité de réponse médicale, chirurgicale et de soins intensifs qui peut être requise. La capacité de réaliser des soins chirurgicaux et de disposer d'un grand nombre de lits et d'autres équipements doit être prise en compte de façon appropriée par la communauté médicale.

Malheureusement, peu d'établissements ont actuellement testé leur capacité en temps réel; au lieu de cela, ils se sont fondés sur des exercices pour mesurer leur capacité de répondre. C'est seulement par des exercices impliquant l'ensemble des services qui amènent des victimes de la scène de l'incident vers les hôpitaux, et en incluant l'ensemble de la chaîne médicale, de l'admission à la sortie de l'hôpital, que l'on peut évaluer la préparation à la réponse à une catastrophe avec de nombreuses victimes (voir « Éducation et entraînement aux catastrophes »).

Réponse médicale à la catastrophe

Plusieurs actions doivent être entreprises lors d'un événement avec de nombreuses victimes.

Réponse initiale

La première étape est l'alerte et l'activation des services de secours médicaux. Cela est généralement le fait des témoins de l'événement qui appellent le centre d'alerte local, lequel demande l'intervention des services concernés de police, d'incendie et de secours, et médicaux.

Les premiers intervenants médicaux qui arrivent doivent remplir d'importantes tâches – celles-ci ne comprennent *pas* la recherche et les soins des blessés les plus critiques. Avant de démarrer la prise en charge des victimes, la première équipe médicale doit prendre le temps de faire une évaluation d'ensemble de la situation. Le but de cette évaluation est d'estimer le nombre de victimes potentielles, de déterminer l'ensemble des ressources médicales nécessaires, et d'estimer les équipements ou les personnels spécialisés qui seront nécessaires.

Une fois cette évaluation achevée, l'étape suivante est de communiquer cette évaluation au centre opérationnel qui recherchera ces ressources. Après cela, le personnel médical devra chercher l'endroit approprié pour établir la zone de tri, et organiser l'arrivée des ambulances, du personnel et des matériels pour qu'ils gênent le moins possible l'arrivée et la sortie rapides en cas de besoin.

En plus, il est important que le service médical d'urgence qui gère la catastrophe prévienne les structures de soins locales pour qu'elles activent leur plan catastrophe et se préparent à recevoir les victimes (NdT : il s'agit en France du Plan blanc).

Recherche et sauvetage

La prise en charge des victimes sur le terrain peut alors débuter. Généralement, on débutera par une opération de recherche et de sauvetage pour identifier et évacuer les victimes (figure 19-3). La population voisine d'un site de catastrophe est souvent la première ressource de recherche et sauvetage, et peut déjà avoir commencé à chercher les victimes. Les retours d'expérience prouvent que la population va répondre sur un site de catastrophe et débuter le processus d'aide aux victimes. De plus, beaucoup de pays ont des équipes spécialisées de recherche et de sauvetage dans leur plan local et national de secours. Les membres de ces équipes reçoivent un entraînement spécialisé en « environnement confiné » et celle-ci peuvent être activées dès que nécessaire. Ces unités de recherche et sauvetage sont généralement composées :

- de spécialistes médicaux de la catastrophe ;
- de techniciens en risques chimiques, bâtiments et opérations lourdes, et de techniciens de recherche et de sauvetage déblaiement (exemples : matériel d'écoute et caméras téléguidées) ;
- d'équipes cynophiles.

Des sociétés locales de travaux publics peuvent offrir des aides pertinentes en sauvetage-déblaiement en fournissant des outils, du matériel d'étaiement et des équipements qui peuvent être utilisés sur le site pour déplacer des débris lourds.

Triage

Dès que les patients ont été trouvés et évacués, ils sont conduits à une aire de triage, où ils peuvent être examinés et catégorisés (figure 19-4). D'un point de vue médical, le triage consiste à classer les victimes en fonction de la gravité de leurs lésions. Cela servira à établir les besoins prioritaires en matière de traitement médical et d'évacuation.

Le triage est une des plus importantes missions de toute réponse médicale à une catastrophe. Comme cela a déjà été noté, l'objectif du triage conventionnel est d'assurer la meilleure prise en charge pour chaque individu. L'objectif du triage dans la catastrophe est de faire le maximum de bien pour le maximum de personnes. Le triage sur le terrain doit être dirigé par un « responsable du triage » entraîné. Le *responsable du triage* doit avoir une vaste expérience de l'évaluation et de la prise en charge sur le terrain ; un intervenant paramédical avec une grande expérience de terrain peut en général remplir cette fonction, tout comme un médecin formé et entraîné à l'action sur le terrain [4,5] (NdT : en France, cette unition est confiée au médecin présent le plus expérimenté).

Il existe différentes méthodes pour évaluer les victimes et leur assigner une catégorie de tri. Une des métho-

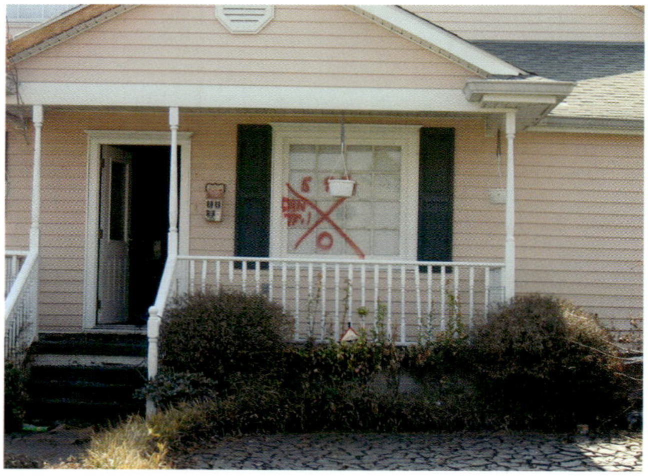

Fig. 19-3. Recherche et sauvetage. Ouragan Katrina, 2005.

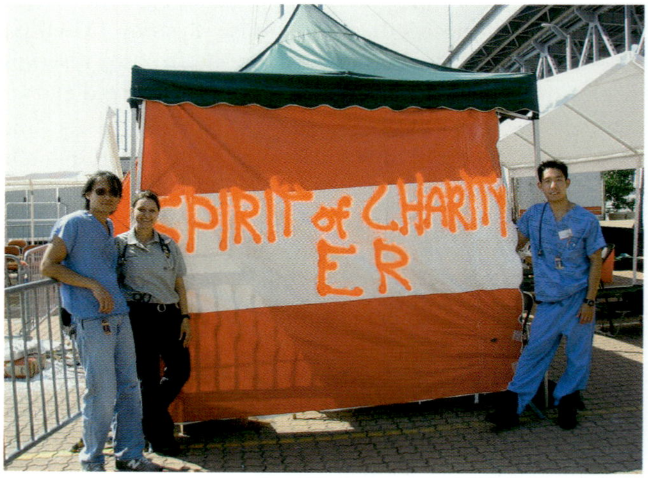

Fig. 19-4. Triage et stabilisation initiale. Ouragan Katrina, 2005.

des est d'évaluer les lésions anatomiques et de catégoriser les victimes en fonction de la gravité de leurs blessures et de la nécessité probable d'un traitement chirurgical. Une autre méthode est de réaliser un bilan rapide fonctionnel et neurologique. Ce triage est connu sous le nom d'algorithme « START » (*simple triage and rapid treatment*). Ce système de tri évalue l'état respiratoire, la perfusion cellulaire et l'état neurologique pour rendre prioritaire le transfert vers un centre de soins pour un traitement définitif [5,6] (voir chapitre 4).

Quelle que soit la méthode utilisée, les victimes finissent par être classifiées dans l'une des quatre catégories généralement utilisées. Les patients à haute priorité sont ceux qui sont critiques, mais qui survivront probablement; ils sont classés en classe de priorité 1, de couleur rouge (urgence absolue). Les victimes avec des blessures de gravité moyenne sont classés 2, avec la couleur jaune. Les victimes blessées légèrement ou encore appelées « blessés déambulants » sont classées 3, avec la couleur verte. Les victimes décédées ou ayant des lésions telles qu'elles vont mourir rapidement et qui sont au-delà de toute ressource thérapeutique (mourants) sont classées 4, avec la couleur noire. Toutes ces couleurs font référence à un étiquetage utilisé sur les scènes de catastrophes et permettent d'identifier les patients une fois triés. Le code couleur permet une référence visuelle immédiate à la catégorie du tri.

Il est important que le personnel affecté au triage résiste à la tentation d'arrêter les opérations de triage pour se consacrer au traitement d'un blessé en état critique. Comme cela a été mentionné précédemment, lorsqu'on s'occupe d'incident avec nombreuses victimes, il est essentiel de faire au mieux pour le plus grand nombre. Lors de cette phase initiale de triage, l'intervention médicale se limite aux actions qui sont réalisées facilement et rapidement, et qui n'entraînent pas de travail intense. Cela signifie que ne seront employées que des procédures telles que l'ouverture manuelle des voies aériennes et le contrôle des hémorragies externes. Des techniques comme la ventilation au masque ou le massage cardiaque externe nécessitent un nombre important d'intervenants et ne sont pas pratiquées à ce stade.

Une fois que les victimes ont été triées, elles sont rassemblées en fonction de leur priorité de triage. On regroupe les patients classés 1 ou rouges, tout comme les patients classés 2 ou jaunes, et ceux classés 3, ou verts. Les points de regroupement des victimes doivent être situés suffisamment près du lieu de la catastrophe pour offrir un traitement rapide, mais assez loin pour être en sécurité. Les points importants de la localisation du point de rassemblement sont les suivants :

- proximité du lieu de la catastrophe;
- sécurité par rapport au risque chimique, et une situation sous le vent par rapport à un environnement contaminé;
- protégé des conditions climatiques;
- facilement identifiable par les victimes;
- avec des facilités d'évacuation par la route et aéroportée.

Lors de l'arrivée de personnels médicaux et de ressources supplémentaires sur les lieux, les traitements et les prises en charge s'effectuent en fonction de l'ordre de priorité des victimes. Lorsque les ressources de transport sont disponibles, les patients sont évacués vers des structures de soins en fonction de leur priorité de triage (figure 19-5). Un intervenant préhospitalier ne retarde jamais l'évacuation d'un patient en état critique pour réaliser des soins complémentaires sur le site si le transport est réalisable (figure 19-6). Les interventions médicales supplémentaires peuvent être réalisées en route vers la structure de soins définitifs.

En raison du caractère visible des blessures des victimes en état critique, les urgentistes ont tendance à shunter le processus de triage, à avancer leur traitement et à

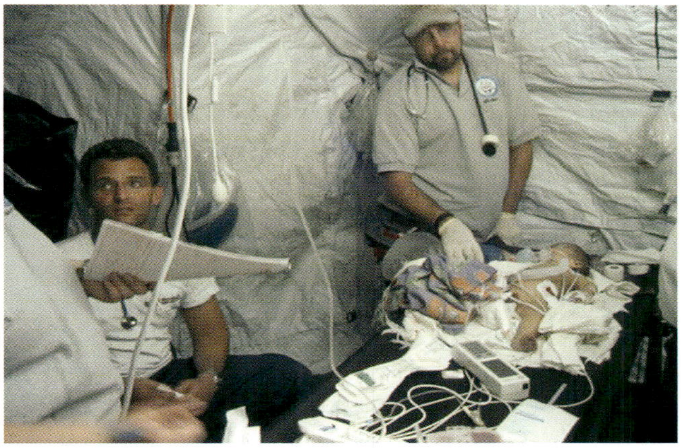

Fig. 19-5. Soins médicaux définitifs. Hôpital de campagne américain à Bam (séisme en Iran), 2005.

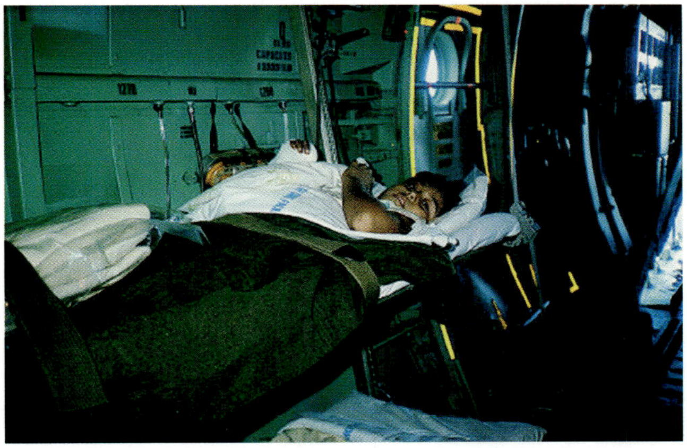

Fig. 19-6. Intérieur d'un avion militaire converti en avion d'évacuation médicale avec patients alités.

précipiter leur évacuation. Cela doit être évité de sorte que les victimes présentant des urgences vitales puissent être traitées en premier, et que les meilleurs soins puissent être donnés à la majorité des victimes. Pourtant, le shunt du triage est indiqué dans certaines situations. Il s'agit de conditions liées (1) aux risques, par exemple du fait des conditions climatiques ; (2) à la possibilité d'obscurité sans capacité d'éclairage ; (3) au risque continu de blessures résultant d'événements naturels ou non ; (4) à l'absence de dispositif de triage ou de responsable du triage ; et (5) à toute situation tactique en cas de soutien des forces de l'ordre lorsque les victimes peuvent être rapidement transportées du lieu de l'impact vers le point de rassemblement pour le transport [6,7].

Transport

Un autre point important dans la réponse efficace à un événement avec de nombreuses victimes est le processus de décision pour l'évacuation des victimes et leur destination une fois que le transport est initié. De récents événements ont montré que des victimes ayant des lésions non vitales quittent les lieux par divers moyens de transport disponibles et se rendent seules à l'hôpital. Il en résulte souvent qu'un grand nombre de « blessés déambulants » se rendent à l'hôpital le plus proche du site de la catastrophe. Dans les faits, 70 à 80 % des victimes vont parvenir à l'hôpital sans avoir recours au système de transport ambulancier d'urgence.

Les services de secours doivent donc intégrer que l'hôpital le plus proche du site peut déjà être débordé de victimes avant même l'arrivée de la première ambulance. Avant tout transport vers l'hôpital le plus proche, il convient de prendre contact avec le service d'urgences et de s'assurer de sa capacité de prendre en charge des victimes transportées par ambulance. Si l'hôpital le plus proche est débordé, il faut autant que possible transporter les victimes vers des centres plus éloignés. Même si le temps de transport est plus long, les soins aux patients ne seront pas perturbés par la présence d'un grand nombre de victimes. Disperser les victimes vers un plus grand nombre d'institutions va au final préserver la capacité de tous les hôpitaux receveurs d'optimiser les soins donnés aux patients.

Équipes médicales d'assistance

Si la catastrophe est telle que des ressources extérieures sont nécessaires, des équipes médicales sont disponibles dans beaucoup de villes (figure 19-7). Suite à la mise en place du système MMRS aux États-Unis, des équipes d'intervention ont été créées dans de nombreuses villes. Ces équipes d'intervention comprennent des experts médicaux en médecine d'urgence, en traumatologie et en spécialités chirurgicales. Ces équipes peuvent être utilisées pour augmenter et renforcer les personnels des hôpitaux, ou pour constituer les personnels de centres médicaux mobiles qui sont constitués en fonction de la demande et du nombre de blessés chirurgicaux.

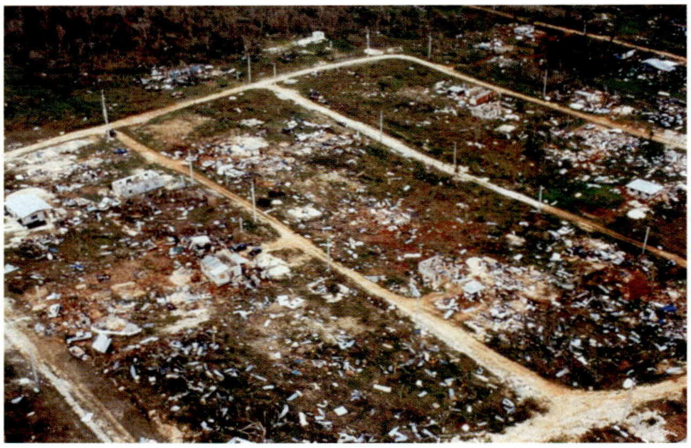

Fig. 19-7. Vue aérienne des dévastations entraînées par le typhon Pongsona, Guam, 2002.

Sur une échelle plus large, le gouvernement américain a la capacité, à travers le National Disaster Medical System (Système national de médecine de catastrophe), de mobiliser des équipes médicales d'assistance. Ces équipes peuvent réaliser des soins de terrain, et créer des hôpitaux de campagne capables d'assurer des prises en charge chirurgicales et de satisfaire aux soins des patients critiques.

Menace terroriste et armes de destruction massive

Le terrorisme représente un des principaux défis pour les équipes intervenant sur des incidents avec de multiples victimes. La menace terroriste couvre une gamme sans limite, allant des kamikazes aux explosifs conventionnels en passant par les armes militaires et les armes de destruction massive (nucléaires, biologiques ou chimiques). Les actes terroristes sont les actes humains qui peuvent générer le plus grand nombre de blessés et de morts.

Les terroristes ont démontré que leur ingéniosité et leurs capacités n'étaient pas limitées par la connaissance de la technologie conventionnelle ou de la science de l'armement. Durant les attaques terroristes du 11 septembre 2001, les terroristes ont utilisé des avions remplis de carburant et de passagers comme des bombes volantes, entraînant de nombreuses victimes et provoquant des dégâts massifs.

Une des particularités de la menace terroriste, en particulier lorsqu'elle implique des armes de destruction massive, est que les troubles psychologiques qu'elle provoque dominent. Les terroristes n'ont pas besoin de tuer un grand nombre de gens pour atteindre leur objectif; il leur suffit de créer un climat de peur et de panique pour submerger les infrastructures médicales. En mars 1995, lors de l'attaque au sarin à Tokyo, 5000 victimes se présentèrent dans les hôpitaux. Seules 1000 d'entre elles avaient effectivement des effets physiques liés au gaz sarin; les autres étaient atteintes de stress psychologique. La crise récente de l'anthrax aux États-Unis a également augmenté de façon très importante le nombre de patients qui se sont présentés aux urgences avec une pathologie respiratoire non spécifique qui n'avait rien à voir avec l'infection au charbon.

Les explosions et les bombardements restent les causes les plus fréquentes d'incidents avec de nombreuses victimes lors d'attentats terroristes. La majorité de ces bombes consistent en des explosifs relativement faibles, produisant peu de décès. Cependant, lorsqu'elles sont placées à des endroits stratégiques dans des immeubles, sur des pipelines ou des véhicules en déplacement, leur impact peut être beaucoup plus important (figure 19-8). Les fortes morbidité et mortalité ne sont pas seulement liées au souffle, mais aussi aux dommages structurels qui conduisent à l'effondrement des immeubles cibles. Un risque plus important est lié à la combinaison d'explosifs conventionnels avec des produits biologiques, chimiques ou radiologiques, comme une « bombe sale » qui combine explosifs et matériel radiologique.

Les armes de destruction massive créent un « environnement contaminé » qui peut être la plus grande difficulté dans une catastrophe. Les intervenants préhospitaliers ne seront pas dans la possibilité d'hospitaliser immédiatement les patients en raison du risque de contamination des structures médicales. Ils doivent être préparés et équipés en vue de réaliser du triage non seulement pour déterminer la gravité des lésions, mais aussi pour évaluer le risque de contamination, la nécessité de décontaminer et de réaliser une stabilisation initiale. En même temps, les intervenants préhospitaliers doivent prendre des mesures appropriées pour se protéger d'une contamination potentielle.

Décontamination

La décontamination est une partie importante de toutes les catastrophes impliquant du matériel dangereux et des armes de destruction massive (figure 19-9). Les actes terroristes, avec leur grand nombre de victimes, de substances inconnues et leur grand nombre d'« impliqués », augmentent de façon importante le risque de victimes potentiellement contaminées (voir chapitre 20).

Aire de traitement

En cas d'intervention sur une catastrophe impliquant des matières dangereuses ou des armes de destruction massive, il est très important que la situation de l'aire de traitement des victimes soit sous le vent et à une distance d'au moins 250 mètres de la zone contaminée.

Réponse psychologique à la catastrophe

Les traumatismes psychiques et d'autres effets psychologiques sont fréquemment les séquelles d'événements tels que des catastrophes naturelles ou d'origine humaine. Le terrorisme a pour objectif d'infliger une douleur psychologique, des déséquilibres et des psychotraumatismes.

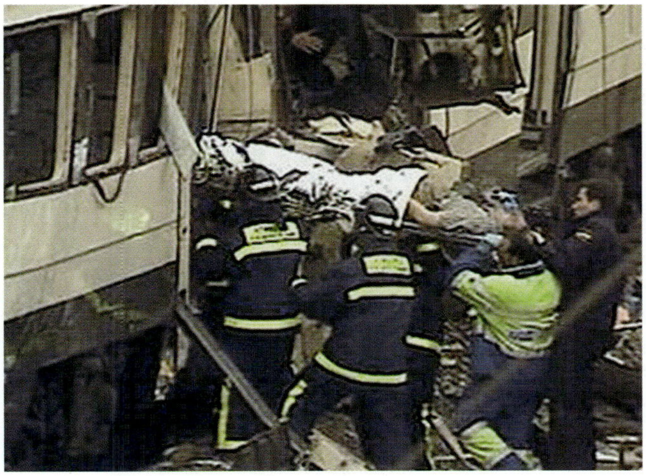

Fig. 19-8. L'attentat terroriste de Madrid, 2004.

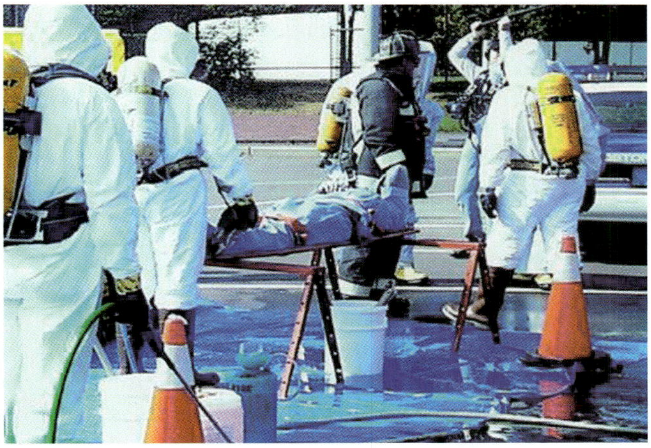

Fig. 19-9. Décontamination de victimes dans la « zone tiède » par une équipe avec des équipements de protection personnelle (EPI) de niveau B.

Caractéristiques des catastrophes affectant la santé mentale

Toutes les catastrophes n'ont pas le même niveau d'impact psychosocial. Les caractéristiques des catastrophes qui ont le plus d'impact sur la santé mentale sont les suivantes :

- peu ou pas d'avertissement ;
- menace sérieuse pour la sécurité personnelle ;
- effets potentiels sur la santé inconnus ;
- durée incertaine de l'événement ;
- erreur humaine ou intention malveillante ;
- symbole représenté par la cible terroriste.

Facteurs affectant la réponse psychologique

Tout un chacun qui a vécu une catastrophe, que ce soit en tant que victime ou en tant que sauveteur, est affecté par elle. Heureusement, cela ne signifie pas que tous vont développer des troubles mentaux. Cela signifie cependant que tous les individus vont avoir des réponses psychologiques ou émotionnelles à ces événements.

De façon similaire, il existe des réactions individuelles et collectives qui interagissent et font que les individus et la collectivité récupèrent de ces événements extraordinaires.

Les facteurs individuels affectant la réponse aux catastrophes sont les suivants :

- proximité physique et psychologique de l'événement ;
- exposition à des situations horripilantes ou grotesques ;
- affaiblissement de l'état de santé avant ou à la suite de la catastrophe ;
- ampleur des pertes ;
- histoire traumatologique.

Les facteurs affectant la réponse collective au traumatisme sont les suivants :

- degré de rupture dans la collectivité ;
- stabilité des familles et des collectivités avant la catastrophe ;
- leadership de la collectivité ;
- sensibilité culturelle aux efforts de recouvrement.

Séquelles psychologiques des catastrophes

Les réponses psychologiques à la catastrophe sont variées, allant d'un faible stress psychique au *syndrome de stress post-traumatique*, dépression majeure, ou stress aigu. Même si beaucoup de gens présentent des signes de stress psychologique, relativement peu (typiquement 15 à 25 %) de ceux qui sont directement touchés vont développer un trouble mental pouvant être diagnostiqué.

Interventions

1. Pour les personnes ne présentant pas de pathologie mentale, il est utile de donner du matériel éducatif qui les aide à comprendre ce qu'elles et leurs familles sont en train de vivre.
2. Des conduites à tenir en cas de crise doivent être données, suivies par un référent si un traitement est indiqué.
3. Lorsqu'une pathologie mentale est diagnostiquée, des interventions thérapeutiques incluant des thérapies cognitives et comportementales ainsi que des médicaments peuvent aider.

Stress des travailleurs

Les intervenants faisant partie des secours peuvent être secondairement victimes du stress ou présenter d'autres séquelles psychologiques. Cela pourra affecter de façon négative leur capacité d'action pendant ou après l'événement. Cela peut aussi affecter leur bien-être personnel et celui de leur famille ainsi que leurs relations de travail.

Signes du stress chez les intervenants

Il existe quelques signes communs du stress chez les intervenants comprenant des éléments physiologiques, émotionnels, cognitifs et comportementaux.

Signes physiologiques

- Fatigue, même après le repos
- Nausées
- Légers tremblements
- Tics
- Paresthésies
- Vertiges
- Troubles gastro-intestinaux
- Palpitations cardiaques
- Sensation d'étouffement

Signes émotionnels

- Anxiété
- Irritabilité
- Sentiment d'être dépassé
- Anticipation non réaliste du danger pour soi ou les autres

Signes cognitifs

- Perte de mémoire
- Difficultés à prendre des décisions

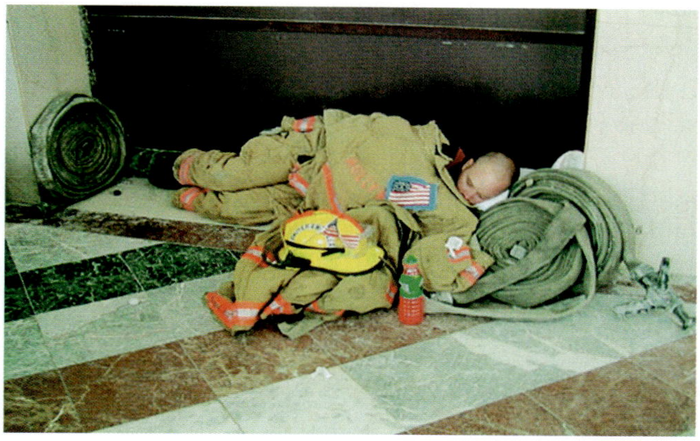

Fig. 19-10. La fatigue contribue fortement au stress des travailleurs.

- *Anomie* (incapacité de nommer des objets communs ou des personnes familières)
- Problèmes de concentration ou distraction
- Réduction des capacités d'attention
- Difficultés de calcul

Signes comportementaux

- Insomnie
- Hypervigilance
- Pleurs faciles
- Humour inapproprié
- Comportement rituel

Prise en charge du stress des intervenants sur le site

Les mesures suivantes prises sur le site peuvent aider à réduire le stress des intervenants.

- Exposition limitée aux stimuli traumatisants
- Heures de travail raisonnables
- Repos et sommeil suffisants (figure 19-10)
- Régime alimentaire correct
- Programme d'exercice physique régulier
- Périodes de temps privé ou personnel
- Entretien avec des personnes qualifiées
- Surveillance des signes de stress
- Fin de l'engagement connu

Éducation et entraînement aux catastrophes

Le développement et la mise en place de centres d'éducation et d'entraînement aux catastrophes augmenteront la capacité des soignants de répondre efficacement aux événements avec multiples victimes. L'enseignement et la préparation peuvent s'accomplir dans des environnements variés structurés pour l'enseignement ou non. Chaque forme a ses avantages et inconvénients comparés aux coûts et aux résultats pédagogiques. Pour avoir des résultats de formation optimaux, il convient de réaliser des exercices interdisciplinaires et d'inclure tous les services participant aux secours.

L'apprentissage fait de manière autonome est le fondement de la préparation aux catastrophes. Un grand nombre d'informations sont disponibles à travers les publications et via Internet. Les Centers for Disease Control and Prevention (CDC), les organismes de santé publique et les forces armées disposent tous de programmes de formation sur le Web, ouverts à chaque individu.

Les cours peuvent y être pris de façon flexible selon un schéma individuel. La limitation de ce type d'enseignement reste l'impossibilité d'avoir un enseignement interactif des expériences.

L'entraînement en groupe est destiné aux équipes de secours spécialisées dans la réponse aux catastrophes. Des programmes d'entraînement sont disponibles; ils comprennent la compréhension des structures de commandement et la préparation aux armes de destruction massive. De nombreuses organisations professionnelles ou paraprofessionnelles ont développé des programmes spécifiques dans les limites de leurs compétences, comprenant la santé publique, la médecine d'urgence, les soins intensifs, les soins chirurgicaux et les soins médicaux spécialisés ainsi que tous les niveaux d'interventions préhospitalières.

Les simulations sont des entraînements qui rassemblent tous les acteurs essentiels nécessaires à la réponse à une catastrophe. Ces exercices peuvent être faits soit en salle, soit sur le terrain avec déploiement complet. Les exercices en salle sont moins onéreux et très utiles pour vérifier la réponse à une catastrophe. Le point de départ et le déroulement sont généralement établis à l'avance. Les exercices en salle permettent de tester en temps réel les communications et l'interaction entre les organismes multidisciplinaires. Ces exercices nécessitent une équipe d'animation guidant les participants et une évaluation critique des résultats à la conclusion de l'exercice.

Les exercices sur le terrain sont les plus réalistes, testant la performance et l'exécution du plan de secours en vigueur de la collectivité. Les exercices sur le terrain permettent de tester en temps réel la capacité physique de réaliser les objectifs écrits dans le plan. Idéalement, l'exercice comprendra le transport des victimes par les services de secours vers les centres de soins. Ces exercices sont laborieux, de longue durée et ont un coût important.

Résumé

Beaucoup de catastrophes sont des événements naturels, géologiques ou climatiques; cependant, elles peuvent aussi être d'origine humaine, et être intentionnelles ou non. Même si les catastrophes peuvent ne pas être prévisibles, une préparation adéquate peut permettre de transformer un événement inimaginable en une situation gérable. La réponse appropriée à une catastrophe dépasse largement le champ médical. L'établissement d'une chaîne de commandement (ICS) permet aux multiples services intervenant de collaborer dans la réponse à une catastrophe. Bien que les catastrophes soient de taille et de causes différentes, des erreurs communes ont été identifiées qui entravent la gestion de ce type d'événements, comprenant les communications, la sécurité des lieux, l'auto-engagement et le manque de ressources. La meilleure conséquence de la gestion des catastrophes impliquant de nombreuses victimes, du fait de dangers conventionnels ou non, est la création d'un plan de secours qui a été répété, testé et critiqué pour identifier les secteurs à problème. La réponse à une catastrophe peut avoir des répercussions psychologiques fortes sur les personnes impliquées.

Solution du scénario

Après l'explosion, des mesures de précaution sont prises pour évaluer la possibilité d'une « bombe sale » impliquant du matériel radiologique, biologique ou chimique ainsi que le risque d'une deuxième explosion. Des équipements de protection individuelle et des traitements appropriés doivent être utilisés si une contamination est détectée.

Le contrôle de la foule et la maîtrise des victimes sont d'importance capitale lors d'événements impliquant des armes de destruction massive, tant pour les besoins du traitement que pour la recherche des preuves. Le système ICS doit être mis en place pour prendre en compte les ressources nécessaires à la gestion de cet événement. Un point de ralliement des unités de secours doit être défini. Les patients devraient être triés par le service de secours médical avec son système de tri. Un point de rassemblement des victimes situé de façon stratégique permettant une prise en charge et une évacuation rapide est mis en place.

En plus de ce qui est nécessaire à la prise en charge des victimes, il convient de se souvenir que les personnels de secours intervenant ont besoin de boissons, de nourriture et de sanitaires tout au long de leur mission.

Références

1. Noji EK: *The public health consequences of disasters,* New York, 1997, Oxford University Press.
2. Noji EK, Siverston KT: Injury prevention in natural disasters: a theoretical framework, *Disasters* 11:290, 1987.
3. Cuny SC: Introduction to disaster management. Lesson 5. Technologies of disaster management, *Prehosp Disaster Med* 6:372, 1993.
4. Burkle FM, editor: *Disaster medicine: application for the immediate management and triage of civilian and military disaster victims,* New Hyde Park, NY, 1984, Medication Examination Publishing.
5. Burkle FM, Hogan DE, Burstein JL: *Disaster medicine,* Philadelphia, Baltimore, 2002, Lippincott, Williams & Wilkins.
6. Super-G START: a triage training module, Newport Beach, Calif, 1984, Hoag Memorial Hospital Presbyterian.
7. Burkle FM, Newland C, Orebaugh S, et al: Emergency medicine in the Persian Gulf. Part II. Triage methodology lessons learned, *Ann Emerg Med* 23:748, 1994.

Pour en savoir plus

Briggs SM, Brinsfield KH: *Advanced disaster medical response: manual for providers,* Boston, 2003, Harvard Medical International.

De Boer J, Dubouloz M: *Handbook of disaster medicine, emergency medicine in mass casualty situations,* National Society of Disaster Medicine, Netherlands, 2000, Van der Wees.

De Boer J, Rutherford WH: Definition and quantification of disaster: introduction of a disaster severity scale, *J Emerg Med* 8:602, 1990.

Eachempati SR, Flomenbaum N, Barie PS: Biological warfare: current concerns for the health care provider, *J Trauma* 52:179, 2002.

Emerg Med Clin North Am 14(2), 1996 (entire issue).

Feliciano DV, et al: Management of casualties from the bombing at the centennial Olympics, *Am J Surg* 176(6):538, 1998.

Hirshberg A, Holcomb JB, Mattox KL: Hospital trauma care in multiple-casualty incidents: a critical view, *Ann Emerg Med* 37(6):647, 2001.

Rutherford WH, De Boer J: The definition and quantification of disaster, *Injury* 15:1, 1983.

Slater MS, Trunkey DD: Terrorism in America: an evolving threat, *Arch Surg* 132(10):1059, 1997.

Stein M, Hirshberg A: Medical consequences of terrorism: the conventional weapon threat, *Surg Clin North Am* 79(6):1537, 1999.

Chapitre 20

Armes de destruction massive

Objectifs

À la fin de ce chapitre, le lecteur devra être capable :

- de comprendre l'essentiel des considérations pour diminuer les effets d'une arme de destruction massive (ADM) :
- évaluation de la situation ;
- chaîne de commandement ;
- triage des patients ;
- principe de décontamination ;
- de comprendre les mécanismes lésionnels, l'évaluation, la prise en charge et le transport en fonction des différents agents de destruction massive ;
- agents explosifs ;
- agents incendiaires ;
- agents chimiques ;
- agents biologiques ;
- agents radiologiques ;
- de connaître et d'utiliser les ressources pour des renseignements et études ultérieures.

Scénario

Vous êtes envoyé sur les lieux d'une explosion. Le régulateur indique que plusieurs explosions ont été entendues par les appelants. Le nombre de victimes est inconnu. D'autres services de secours ont été dépêchés sur les lieux.

À l'arrivée sur les lieux, vous notez que vous êtes la première équipe de secours sur place. Aucune chaîne de commandement n'a encore été établie. Un train de passagers en flammes, cible de l'explosion, est au milieu des rails. Des douzaines de personnes sont en train de courir sur la plateforme. Beaucoup crient pour obtenir votre aide pour des passagers qui sont apparemment prisonniers du train en flammes. D'autres sont immobiles par terre sur la plateforme.

Qu'allez-vous faire en premier? Quelles sont les priorités qui vont déterminer votre action? Comment allez-vous secourir autant de personnes? Comment allez-vous sauver celles prisonnières du train en flammes?

Se préparer à la prise en charge d'un événement impliquant des armes de destruction massive (ADM) est un défi de tous les jours pour les services de secours. L'histoire récente a démontré que ces événements peuvent se produire à chaque instant dans n'importe quel endroit. L'attentat du World Trade Center de 1993 n'a fait que 6 morts mais a entraîné 548 blessés et plus de 1 000 impliqués ont été assistés par les services médicaux d'urgences. Les personnels de secours ont également fait partie des victimes, 105 sapeurs-pompiers ayant déclaré des blessures. L'explosion en 1995 de l'immeuble fédéral Murrah à Oklahoma City a fait 168 morts et 700 blessés répertoriés. Un tiers des victimes amenées à l'hôpital de la ville l'ont été par le biais des services de secours; il s'agissait des plus atteints, 64 % d'entre eux ayant nécessité une admission, contre seulement 6 % de ceux qui se sont présentés par leurs propres moyens dans les services d'urgences hospitaliers. L'attentat du World Trade Center de 2001 a fait plus de 1 100 blessés, environ un tiers de ces victimes étant arrivées à l'hôpital par l'intermédiaire des services d'urgences préhospitaliers; 29 % des victimes blessées étaient des sauveteurs.

Bien que les explosifs de forte intensité de type conventionnel soient les ADM les plus utilisés, les services d'urgences ont également été confrontés à des actes impliquant des produits chimiques et biologiques. L'attaque au gaz sarin à Matsumoto au Japon en 1994 a fait 7 morts, mais aussi plus de 300 blessés. L'attaque plus connue de 1995 au gaz sarin dans le métro de Tokyo a fait 12 morts, mais a nécessité la prise en charge médicale de plus de 5 000 victimes. Le service d'incendie et de secours de Tokyo avait envoyé 1 364 sapeurs-pompiers dans les 16 stations de métro impliquées; 135 ont été atteints soit directement soit indirectement par l'exposition au toxique.

Aux États-Unis, aucune attaque bioterroriste menaçant la vie humaine n'a produit un grand nombre de victimes, mais cela ne signifie pas que se préparer à une telle menace n'est pas un vrai défi pour les services d'urgences. En 1998 et en 1999, près de 6 000 personnes ont été victimes à travers tous les États-Unis de canulars plus ou moins liés à l'anthrax (charbon), dans plus de 200 incidents. Les courriers contenant de l'anthrax, en 2001, n'ont entraîné que 22 cas de maladie clinique, mais ont généré d'innombrables appels aux services de secours pour des paquets ou des poudres suspects. Par ailleurs, bien que cela soit hors du champ du bioterrorisme, un risque biologique naturel, le syndrome de détresse respiratoire aiguë (SDRA) a sérieusement défié le système de secours médical à Toronto. Durant l'épidémie, 526 intervenants ont dû être mis en quarantaine, la plupart en raison d'une exposition potentielle au virus sans protection, ce qui a considérablement réduit les capacités du système de secours d'atténuer la crise.

La menace d'un événement avec ADM radiologique augmente, avec le risque grandissant de l'explosion d'une « bombe sale » qui entraînera des blessés et la panique liée à la contamination radioactive.

Considérations générales

Évaluation de la scène et système de commandement d'intervention (*incident command system* [ICS])

La capacité initiale des intervenants d'évaluer la scène correctement est cruciale pour leur propre sécurité et celle des autres secouristes, et va conditionner la bonne prise en charge des victimes. Les ADM présentent des risques significatifs pour les services d'intervention. En cas d'explosion d'un engin puissant, il peut y avoir des incendies, la diffusion de produits dangereux, des risques électriques et des risques de chutes de débris ainsi que d'effondrement secondaire. Un intervenant des secours a été tué par la chute de débris lors de l'explosion d'Oklahoma City [1], et bien plus sont morts lors de l'attentat du World Trade Center de 2001. Les attaques chimiques n'exposent pas uniquement les secouristes à une contamination primaire potentielle, mais aussi à une contamination secondaire par contact avec la peau, les vêtements et les effets personnels des victimes. Les risques biologiques peuvent léser les intervenants suivant le mode de propagation utilisé (par exemple aérosol avec spores d'anthrax), ou par la transmission d'une maladie infectieuse (par exemple prise en charge de patients atteints de variole). Un risque ultérieur pour les intervenants et les victimes est la présence possible d'un dispositif secondaire, par exemple une deuxième bombe placée sur les lieux de l'incident, réglée pour exploser après l'arrivée des premiers secours, avec pour but d'augmenter les blessures, mais aussi de créer la confusion et la panique.

Les intervenants préhospitaliers doivent prendre ces facteurs en considération lorsqu'ils évaluent la scène et doivent comprendre leur signification avant de passer à l'action. Les intervenants préhospitaliers doivent aussi communiquer leurs observations à travers la chaîne de commandement de façon à ce que les étapes pour fournir une réponse appropriée soient respectées, afin d'accroître la sécurité des intervenants et la délivrance des soins aux patients. Le système de commandement d'intervention (*incident command system* [ICS]) est la chaîne de commandement à travers laquelle passe la transmission des informations. L'ICS est l'outil pour le commandement, le contrôle et la coordination. Il a été développé pour diminuer les effets des échecs récurrents de la réponse aux catastrophes, qui incluent les éléments suivants.

1. Absence de terminologie standardisée commune des différentes organisations intervenantes.
2. Manque de capacité d'augmenter ou de resserrer l'engagement en fonction de la situation.
3. Communications non standardisées et non intégrées.
4. Manque de plans d'actions consolidés.
5. Manque de moyens dédiés.

L'ICS propose une structure de prise en charge qui coordonne les ressources disponibles pour assurer une réponse effective. Tous les incidents, quelle que soit leur taille ou complexité, vont avoir un *commandant des opérations*, qui peut être le premier intervenant des services de secours préhospitaliers, jusqu'à ce qu'il soit relevé par une autorité compétente (voir chapitre 4). Il est essentiel que les intervenants préhospitaliers se familiarisent avec ce système et aient l'opportunité de pratiquer des exercices de sa mise en place.

Équipement de protection individuelle (EPI)

Lors d'intervention pour des événements impliquant des ADM, il y a lieu d'envisager le port d'équipements de protection individuelle (EPI) appropriés. Les EPI peuvent aller de la tenue standard d'intervention jusqu'à la tenue de protection totale avec *appareil respiratoire isolant* (ARI). L'EPI est destiné à protéger l'intervenant préhospitalier de l'exposition à des agents agressifs en offrant des protections variées de l'appareil respiratoire, de la peau et des autres membranes muqueuses. Les EPI civils ont généralement été classés selon les niveaux suivants.

- *Niveau A.* L'appareil respiratoire est protégé par une tenue de protection avec un ARI délivrant de l'air en pression positive au secouriste préhospitalier. Une barrière résistante aux produits chimiques emmaillote totalement le porteur, protégeant la peau et les muqueuses. C'est le niveau le plus élevé de protection de la peau et de la respiration.
- *Niveau B.* L'appareil respiratoire est protégé de façon identique au niveau de protection A, avec de l'air en pression positive. La peau et les muqueuses sont protégées par une tenue non isolante mais comportant des vêtements à protection chimique avec comprenant une tenue, des gants et des bottes. La protection respiratoire la plus élevée est offerte, avec un niveau de protection moindre de la peau et des muqueuses.
- *Niveau C.* L'appareil respiratoire est protégé par un *masque purificateur d'air*. Cela peut être le fait d'un respirateur qui dérive l'air ambiant à travers un filtre dans un masque facial sous pression positive, ou d'un masque à cartouche filtrante. La protection de la peau est la même qu'au niveau B.
- *Niveau D.* Cette protection équivaut aux vêtements de travail standard (par exemple l'uniforme des intervenants préhospitaliers); elle peut aussi inclure une blouse, des gants et un masque chirurgical. Ce niveau assure une protection minimale de la respiration et de la peau.

Les EPI sont sélectionnés en fonction des dangers de l'environnement et de la proximité du danger.

La proximité du danger a souvent été décrite en termes de zones.

- La *zone chaude* est l'aire où il existe un danger immédiat pour la santé et la vie. Il peut s'agir d'un environnement contaminé avec un gaz, des vapeurs, un aérosol, un liquide ou des poussières toxiques. Les EPI adéquats pour protéger les intervenants préhospitaliers sont déterminés en fonction des voies d'incorporation de la substance. En zone chaude, le niveau de protection A est souvent utilisé.
- La *zone tiède* est caractérisée par une aire où la concentration de l'agent agressif est limitée. Lors d'une intervention pour matières dangereuses, la zone tiède est la zone où les victimes sortent de la zone chaude et sont

décontaminées. Il subsiste des risques d'exposition pour l'intervenant préhospitalier lors de la sortie des secouristes et des victimes de la zone chaude. Les EPI sont recommandés en fonction de la voie d'incorporation des substances.

- La *zone froide* est l'aire non contaminée, où il n'y a pas de risque d'exposition à la matière dangereuse et où aucune protection spécifique n'est recommandée.

Il est important de noter qu'il est parfois difficile de définir ces zones de risque et qu'elles sont souvent dynamiques et non statiques. Les facteurs qui contribuent à la variation des zones incluent l'activité des victimes et des sauveteurs ainsi que les conditions ambiantes. Sauf si elles sont complètement immobilisées, les victimes contaminées peuvent marcher à travers la zone froide des secours préhospitaliers ou quitter les lieux complètement du fait de la panique, ou pour chercher de l'aide dans une structure de soins de proximité ou chez leur médecin traitant. Les zones tiède et froide sont mises en place contre le vent par rapport à la zone chaude ; mais si le vent change, les soignants préhospitaliers seront exposés au risque s'ils n'ont pas d'EPI ou s'ils n'ont pas de retraite possible. Ces éventualités doivent être anticipées lorsqu'on réalise les plans ou répond à un événement avec des ADM.

On pourrait en conclure que l'usage du niveau A de protection le plus élevé est la meilleure protection pour les intervenants préhospitaliers quel que soit le risque. Cela n'est cependant pas une réponse raisonnable. Le niveau A de protection est lourd, gênant souvent la réalisation des tâches manuelles. Il met le porteur dans une situation de stress thermique et d'épuisement physique potentiels. Cela peut aussi rendre difficiles les communications entre les sauveteurs et les victimes. Le choix approprié des EPI doit à la fois tenir compte du risque et des responsabilités opérationnelles des intervenants préhospitaliers.

Triage des patients

Les intervenants préhospitaliers, lors d'événements avec ADM, peuvent avoir à affronter un grand nombre de victimes qui peuvent les submerger et qui nécessitent une évaluation et un traitement. Chaque organisation de secours devrait posséder un système de triage rapide des victimes et s'y entraîner. L'objectif d'un système de triage est de faire le mieux pour le plus grand nombre de victimes. Le triage de terrain est fondé sur les critères physiologiques qui catégorisent la sévérité des lésions des patients et déterminent celles qui nécessitent un traitement et un transport urgents [3]. Différents critères de triage ont été publiés [3]. Le système START (*simple triage and rapid treatment*) est habituellement utilisé aux États-Unis. La gravité de l'état des patients est déterminée selon un algorithme qui évalue d'abord leur capacité de se déplacer de façon autonome, puis la liberté des voies aériennes, la respiration, la circulation et le statut neurologique. Les patients se voient assignés une des quatre catégories de gravité. Les patients *non urgents/ambulatoires* (« verts ») sont des patients sans lésion vitale et qui vont probablement aller bien, même si leur prise en charge est différée de plusieurs heures ou jours. Les patients *urgents* (« jaunes ») ont des blessures sérieuses mais qui ne vont pas s'aggraver avec un léger retard de prise en charge. Les patients *extrêmement urgents* (« rouges ») sont des patients en état critique nécessitant une prise en charge immédiate. Les patients *en attente* (« noirs ») sont morts ou ont des lésions qui ne sont pas compatibles avec la vie. Une cinquième catégorie (« bleue ») a parfois été utilisée pour des patients nécessitant une décontamination.

Quel que soit le système de triage utilisé, il doit l'être lors des opérations de routine par les organisations de secours médicales pour familiariser les personnels et s'assurer qu'il soit connu à tous les niveaux de prise en charge, y compris dans les services d'urgences.

Principes de décontamination

Les patients et les intervenants préhospitaliers peuvent requérir une décontamination lors de l'exposition à des solides ou liquides adhérents qui peuvent être à risque pour les patients et les soignants. Une décontamination devrait être réalisée sur le terrain dans une aire de décontamination. L'exposition aux seuls gaz ne requiert pas de décontamination pour prévenir une contamination secondaire.

Les aires de décontamination doivent être situées contre le vent et vers le haut lorsque les conditions le permettent.

La décontamination est un processus en deux étapes qui débute par le retrait de tous les vêtements, des bijoux et des chaussures ; ceux-ci sont mis dans des sacs et étiquetés pour leur identification ultérieure. Le retrait des vêtements assure la suppression de 70 à 90 % de la contamination. Les contaminations solides doivent être précautionneusement brossées et les liquides doivent être asséchés. La deuxième étape consiste à laver la peau avec de l'eau ou avec de l'eau mélangée à un détergent doux pour être sûr d'enlever toutes les substances de la peau du patient. Il faut éviter des détergents forts ou des solutions de javel sur la peau. La détérioration chimique ou physique de la peau peut contribuer à augmenter l'absorption de l'agent agressif. Lors du lavage, les plis de la peau, les aisselles, l'aine, les fesses et les pieds doivent faire l'objet d'une attention spéciale, car les contaminants peuvent s'y collecter et les patients peuvent les négliger dans leur effort de nettoyage.

La décontamination doit être réalisée de façon systématique pour éviter d'oublier une région de la peau contaminée. Pour les yeux, les lentilles de contact doivent être enlevées, et les muqueuses doivent être abondamment irriguées par du sérum physiologique, surtout si le patient est symptomatique. Les patients ambulatoires doivent réaliser leur propre décontamination en suivant les consignes des intervenants préhospitaliers. Les patients non autonomes doivent être aidés par du personnel correctement équipé pour éliminer les contaminants. Une décontamination rapide peut être justifiée s'il est nécessaire de diminuer le temps d'exposition à certaines substances très dangereuses. Tous les personnels préhospitaliers doivent se familiariser avec les procédures de décontamination rapides, dont on peut avoir besoin avant même d'arriver auprès d'une équipe d'intervention chimique pour minimiser l'exposition tant chez les victimes que les sauveteurs.

Il faut veiller à : (1) l'intimité, avec séparation entre hommes et femmes, (2) avoir de l'eau chaude disponible pour le lavage, (3) disposer de vêtements de substitution à la fin de la décontamination, (4) la sécurisation des effets personnels jusqu'à ce qu'ils puissent être rendus aux intéressés ou être traités, et (5) recueillir les effluents contaminés si possible.

Risques spécifiques

Agents explosifs

Les explosions lors d'attentats terroristes font le plus grand nombre de victimes. Sur 93 attaques terroristes ayant entraîné plus de 30 victimes survenues dans le monde entre 1991 et 2000, 88 % étaient des explosions [4].

Catégories d'explosifs

Les explosifs sont divisés en *explosifs de haute puissance* et de *faible puissance*. Parce qu'ils sont destinés à exploser et à libérer leur énergie très rapidement, les explosifs de haute puissance peuvent produire une onde de choc, ou *phénomène de surpression*, qui peut se traduire par une lésion de blast primaire. Parce qu'ils libèrent leur énergie beaucoup plus lentement, les explosifs de faible puissance ne peuvent pas produire de phénomène de surpression. Les exemples d'explosifs de forte puissance sont le TNT, le C4, le Semtex, la nitroglycérine, la dynamite et le nitrate d'ammonium. Les explosifs de faible puissance sont par exemple les bombes en tuyau, les poudres à canon, et tous les explosifs à base de pétrole ou d'essence comme les cocktails Molotov.

Mécanismes lésionnels

Les lésions traumatiques par explosion sont divisées en trois catégories : blast primaire, secondaire et tertiaire [6].

Les *lésions par blast primaire* sont dues à l'onde de choc ou surpression produite après l'explosion d'une bombe de forte puissance. Il ne faut pas la confondre avec le vent généré par un blast. Une *onde de choc* est une augmentation importante de la pression atmosphérique produite par la combustion instantanée d'un explosif de forte puissance. La surpression de ces détonations peut dépasser 275,8 millions d'hectoPascals (hPa), à comparer avec la pression ambiante de 1 013 hPa. L'onde de choc ou la vague de surpression se dissémine à partir du point d'origine et se dissipe graduellement à mesure que la distance du point de combustion augmente. La victime présente des lésions de blast primaire en fonction de sa proximité avec l'explosion, des protections ou de la surpression secondaire par réflexion liée à un espace clos.

Les lésions de blast primaire surviennent dans les organes creux tels que les poumons, l'intestin et l'oreille moyenne. Les organes solides ne sont généralement pas affectés par ce phénomène. Les lésions des tissus surviennent à l'interface des liquides et des gaz, probablement par une rapide compression des gaz dans l'organe, entraînant un violent collapsus de l'organe, suivi d'une aussi violente et rapide expansion résultant en blessure tissulaire. Les lésions pulmonaires se manifestent par des contusions pulmonaires et de possibles hémopneumothorax, entraînant des hypoxémies chez le patient s'il ne succombe pas tout de suite à ses lésions. Les alvéoles peuvent aussi se rompre et aboutir à des embolies gazeuses artérielles, avec leurs complications cérébrales ou cardiaques. Les lésions des intestins comprennent des pétéchies et hématomes de la paroi, avec même des perforations. La membrane tympanique peut être déchirée, et il peut aussi se produire une disjonction des osselets de l'oreille moyenne.

Les preuves de blast primaire pulmonaire sont le plus souvent trouvées chez des patients qui décèdent dans les minutes après l'explosion de lésions associées; quoi qu'il en soit, le blast pulmonaire primaire est le plus fréquent chez les victimes survivant à une explosion en espace clos. Lors d'une explosion à l'air libre à Beyrouth, seulement 0,6 % des survivants avaient une lésion de blast primaire et 11 % des morts en étaient atteints [7]. Dans une explosion en espace clos à Jérusalem, 38 % des survivants présentaient une lésion de blast primaire, et c'était le cas pour environ 9 % des morts [8].

Les *lésions de blast secondaire* sont celles entraînées par des débris volants ou des éclats de bombe. Ces projectiles sont les composants de la bombe elle-même; sur le modèle des bombes à fragmentation, les bombes artisanales contiennent des clous, des vis et des boulons.

Les lésions de blast secondaire peuvent aussi résulter de débris propulsés par le souffle. Le souffle associé à des forces capables de créer une surpression entraînant une rupture tympanique (approximativement 345 hPa) est capable de générer des vents à 173 km/h. Le souffle associé à des lésions de blast primaire importantes peut dépasser 1337 km/h [6]. Bien que de courte durée, il est capable de propulser des débris avec une grande force sur une grande distance, entraînant des plaies pénétrantes et contuses.

Les *lésions de blast tertiaire* sont celles liées au corps lui-même, projeté par le souffle et entrant en collision avec ou chutant sur des objets fixes. Il peut en résulter l'éventail complet des traumatismes fermés ou pénétrants, tels que les empalements.

Les autres lésions traumatiques associées à une explosion, comme l'effondrement des structures, les lésions dues à la chaleur et l'inhalation de fumées, ont été décrites comme *lésions de blast quaternaire* (voir chapitre 3) [5].

Type de blessures

Les intervenants préhospitaliers vont être confrontés à une combinaison de lésions pénétrantes, fermées et thermiques ainsi qu'à de possibles lésions de blast chez les survivants. Le nombre et le type de blessures dépendront de multiples facteurs dont la magnitude de l'explosion, la composition de l'engin, l'environnement, la situation et le nombre potentiel de victimes à risque.

Des niveaux de mortalité différents ont été constatées selon les types de bombes. Une étude qui a examiné 29 attentats terroristes à la bombe montre que 1 victime sur 4 décède immédiatement lorsqu'il y a effondrement des structures, 1 sur 12 décède immédiatement lors d'une explosion en espace clos, et 1 sur 25 lors d'une explosion à l'extérieur [4]. Les lésions des tissus mous, les traumatismes orthopédiques et les traumatismes crâniens sont prédominants chez les survivants.

À titre d'exemple, sur 592 survivants de l'attentat d'Oklahoma City [9], 85 % avaient des lésions des tissus mous (plaies, lésions punctiformes, abrasions, contusions), 25 % avaient des entorses, 14 % avaient des traumatismes crâniens, 10 % avaient des fractures/luxations, 10 % avaient des lésions oculaires (9 personnes avec des ruptures du globe), et 2 % avaient des brûlures. La localisation la plus fréquente des lésions des tissus mous était les extrémités (74 %), la tête et le cou (48 %), la face (45 %) et la poitrine (35 %). Dix-huit survivants avaient des lésions sévères des tissus mous, avec des plaies des artères carotides et des veines jugulaires, des plaies des artères faciale et poplitée, et des lésions sévères des nerfs, tendons et ligaments. Dix-sept des survivants avaient de graves lésions internes, avec une section partielle de l'intestin, des plaies du rein, de la rate et du foie, des pneumothorax et des contusions pulmonaires. Parmi les patients ayant des fractures, 37 % avaient des fractures multiples. Parmi ceux qui avaient un traumatisme crânien, 44 % durent être hospitalisés [9].

Évaluation et prise en charge

L'évaluation générale et la prise en charge des victimes traumatisées décrites dans les autres chapitres restent valables pour les victimes d'ADM. Ce qui est cependant particulier à cette population de patients est la possibilité d'existence d'une lésion de blast primaire. Les lésions de blast primaire augmentent la probabilité que les intervenants préhospitaliers soient confrontés à des hémoptysies et des contusions pulmonaires, des pneumothorax et des pneumothorax sous tension (suffocants), et même à des embolies gazeuses artérielles. La probabilité de polytraumatismes est également augmentée chez les victimes de bombes [10]. La prise en charge est identique à celle des traumatismes d'autres origines.

Règles de transport

Les victimes qui nécessitent le transport doivent être amenées dans une structure de soins adaptée où elles pourront être réévaluées et prises en charge. Ces victimes nécessitent le plus souvent un centre de traumatologie. Les intervenants préhospitaliers doivent connaître l'épidémiologie de ces victimes après ce type d'événements. L'arrivée de ces patients aux urgences est généralement bimodale, les patients légers autonomes arrivant les premiers et les victimes en état critique arrivant ensuite en ambulance. Cela a été mis en évidence lors de l'attentat d'Oklahoma City. Les patients ont commencé à arriver dans les services d'urgences entre 5 et 30 minutes après l'attentat, et ceux ayant nécessité une admission sont arrivés plus tard. De la même manière, les hôpitaux géographiquement les plus proches à Oklahoma City ont reçu la majorité des victimes, comme cela s'est vu ailleurs. Les hôpitaux les plus proches submergés par la première vague de victimes peuvent éprouver des difficultés pour la prise en charge de patients en état critique qui arrivent avec la deuxième vague. À Oklahoma City, le pic d'arrivée dans les services d'urgences était de 220 par heure entre 60 et 90 minutes ; 64 % des patients se rendirent dans des services d'urgences situés dans un rayon de 2,5 km autour de l'événement. Les intervenants préhospitaliers devraient considérer ce dernier facteur lorsqu'ils déterminent la destination des patients provenant d'une explosion [1].

Agents incendiaires

Les agents incendiaires sont généralement d'usage militaire et sont utilisés pour brûler les équipements, les véhi-

Blast pulmonaire : ce que l'intervenant préhospitalier doit connaître

Des modèles courants d'attaques terroristes ont, à travers le monde, augmenté la potentialité de victimes par explosions. Cependant, peu d'acteurs des services d'urgences ont une expérience du traitement de ces victimes aux États-Unis. Les victimes de blast présentent un défi spécifique en ce qui concerne le triage, le diagnostic et la prise en charge qui est directement lié aux conséquences sur le corps de l'onde de blast provoquée par un explosif de forte puissance. Les personnes en espace clos ou à proximité de l'explosion sont à haut risque. Le blast pulmonaire est une entité clinique caractérisée par des difficultés respiratoires et une hypoxie. Le blast pulmonaire peut survenir, quoique rarement, sans lésion de la paroi thoracique.

Présentation clinique

- Les symptômes peuvent comprendre dyspnée, hémoptysie, toux et douleur thoracique.
- Les signes cliniques peuvent comprendre tachypnée, hypoxie, cyanose, apnée, wheezing, diminution des bruits respiratoires et instabilité hémodynamique.
- Les victimes présentant un score de brûlure supérieur à 10 %, des fractures du crâne, des plaies pénétrantes du thorax ou de la tête sont à risque élevé de lésion de blast primaire.
- La survenue d'hémothorax et de pneumothorax est possible.
- En raison de déchirures au niveau de l'appareil pulmonaire ou vasculaire, de l'air peut pénétrer dans le réseau artériel (« embolie gazeuse ») et entraîner des embolies dans le système nerveux central, les artères rétiniennes ou coronaires.
- Les signes de blast pulmonaire sont généralement présents lors de l'évaluation initiale ; des cas ont cependant été décrits de survenue seulement 24 à 48 heures après l'explosion.
- D'autres blessures sont souvent présentes.

Considérations de prise en charge préhospitalière

- Le triage initial, la réanimation et le transport des patients doivent obéir à des protocoles standard de prise en charge de polytraumatisés et de blessés en grand nombre.
- Noter la position initiale de la victime et son environnement immédiat. L'explosion en espace clos est à risque de blast primaire plus important, y compris le blast pulmonaire.
- Toutes les victimes suspectes de ou présentant un blast primaire doivent recevoir de l'oxygène à haut débit pour prévenir une hypoxémie.
  - Les voies aériennes supérieures altérées ou compromises de façon imminente requièrent une intervention immédiate.
  - Si une détresse ventilatoire est imminente ou survient, les patients doivent être intubés ; cependant, l'intervenant préhospitalier doit savoir que la ventilation mécanique et la pression positive augmentent le risque de rupture alvéolaire, de pneumothorax et d'embolie gazeuse chez les victimes de blast primaire.
  - De l'oxygène à haute concentration doit être administré si une embolie gazeuse est suspectée, et le patient doit être placé dans une position couchée latérale gauche à moitié ou totalement.
- Une suspicion ou la constatation clinique d'un hémothorax ou d'un pneumothorax justifie une surveillance attentive. Pour les patients présentant un pneumothorax sous tension, il y a lieu de réaliser une décompression à l'aiguille. La surveillance permanente est nécessaire pour tout patient présentant un blast primaire ou chez qui il est suspecté lors d'un transport aéroporté.
- L'administration des liquides doit être adaptée, un excès de liquide chez un patient avec blast primaire pouvant entraîner une surcharge pulmonaire et l'aggravation de l'état pulmonaire.
- Les victimes de blast primaire doivent être rapidement transportées dans la structure de soins adaptée la plus proche, en tenant compte des plans locaux de secours pour nombreuses victimes.

* Source : Centers for Disease Control and Prevention, Atlanta.

cules et les structures. Les trois agents les plus courants sont le magnésium, la thermite et le phosphore blanc. Tous les trois sont des composants hautement inflammables qui brûlent à des températures extrêmement élevées.

La *thermite* est une poudre d'aluminium et d'oxyde de fer qui brûle intensément à 2 000 °C et disperse des particules de fer en fusion [11]. Le mécanisme lésionnel peut être des brûlures partielles ou complètes. Les évaluations primaire et secondaire sont réalisées, et la prise en charge se fait en fonction des brûlures. Les blessures par thermite peuvent être lavées, et l'apport d'eau en quantité importante permet de déplacer les particules contaminantes.

Le *magnésium* est également un métal, en poudre ou sous forme solide, qui brûle en dégageant de fortes températures. En plus de sa capacité de produire des brûlures du deuxième ou troisième degrés, le magnésium peut réagir avec les liquides tissulaires et provoquer des brûlures alcalines. La même réaction chimique produit de l'hydrogène qui peut provoquer des lésions bulleuses ou entraîner de l'emphysème sous-cutané. L'inhalation de poussières de magnésium peut produire des symptômes respiratoires, avec toux, tachypnée, hypoxie, wheezings, pneumonies et brûlures respiratoires. Des particules résiduelles de magnésium dans une plaie vont réagir avec l'eau ; aussi, le lavage est déconseillé jusqu'au débridement de la plaie et l'enlèvement des particules. Si, pour d'autres raisons, telle la décontamination d'autres produits, le lavage est indispensable, il conviendra de s'assurer de l'enlèvement des particules de magnésium de la plaie [11].

Le *phosphore blanc* est un solide qui brûle spontanément au contact de l'air avec une flamme jaune et dégageant une fumée blanche. Le phosphore blanc qui entre en contact avec la peau peut rapidement induire des brûlures du deuxième ou troisième degrés. Le phosphore blanc peut s'incruster dans la peau lors de l'explosion des munitions à phosphore blanc. La substance peut continuer à brûler dans la peau au contact de l'air. Les intervenants préhospitaliers peuvent diminuer le risque de combustion dans la peau en immergeant la partie affectée dans de l'eau ou en l'emballant dans des pansements trempés dans du sérum salé. Les pansements gras ou huileux sont à éviter, car le phosphore blanc est liposoluble et leur application va augmenter le risque d'incorporation avec toxicité systémique. Le sulfate de cuivre a été historiquement utilisé pour neutraliser le phosphore blanc, car il produit, en réagissant avec lui, un composé noir qui est plus visible et peut être plus facilement enlevé sur la peau. Toutefois, l'usage de sulfate de cuivre est tombé en désuétude en raison des complications liées à son utilisation, notamment les hémolyses intravasculaires [12].

Agents chimiques

Beaucoup de scénarios peuvent exposer les intervenants préhospitaliers à des agents chimiques, tels qu'un accident dans un complexe industriel, le renversement d'un camion citerne, des munitions chimiques déterrées, ou une attaque terroriste. L'accident industriel de l'Union Carbide en 1984 à Bophal en Inde et l'attaque au gaz sarin à Tokyo en 1995 sont des exemples de ce type de risque.

Classification des agents chimiques

- Cyanures : cyanure d'hydrogène, chlorure de cyanogène.
- Agents neurotoxiques : tabun (GA), sarin (GB), soman (GD), GF, VX.
- Toxiques respiratoires (agents choquants) : chlore, phosgène, diphosgène.
- Vésicants (agents créant des vésicules) : gaz moutarde, léwisite.
- Agents incapacitants : BZ.
- Agents lacrymogènes (agents de contrôle des émeutes) : CN, CS.
- Agents induisant des vomissements : adamsite.

Propriétés physiques des produits chimiques

Les propriétés physiques d'une substance sont déterminées par sa structure chimique, la température et la pression ambiante. Ces facteurs vont déterminer si la substance existe à l'état de solide, de liquide ou de gaz. La compréhension des états physiques d'une substance est importante à connaître pour les intervenants préhospitaliers, car elle donne des indices sur les voies d'exposition possible ainsi que la transmission et la contamination possibles.

Un *solide* est un état de la matière de forme et de volume déterminés ; une poudre est un exemple de solide. Lorsqu'ils sont chauffés à une température de fusion, les solides deviennent des *liquides*. Les liquides qui sont chauffés à leur point d'ébullition deviennent des *gaz*. Des particules solides et liquidiennes peuvent devenir des suspensions dans l'air similaires à des poussières ou à de la brume. Ces mélanges sont un *aérosol*. Une *vapeur* est simplement un solide ou un liquide à l'état gazeux, mais qui techniquement peut être trouvée en tant que solide ou liquide aux température et pression standard définie comme 0 °C et à la pression atmosphérique normale de 1 ATA. Certains solides ou liquides peuvent ainsi émettre des vapeurs à température ambiante. Lorsque des solides se transforment en vapeurs sans passer par la phase liquide, il s'agit d'une *sublimation*. La probabilité qu'un solide ou qu'un liquide se vaporise en gaz à température ambiante est la *volatilité* d'une substance. Les substances hautement volatiles se transforment aisément en gaz à température ambiante.

Ces propriétés physiques ont une implication dans la contamination primaire et secondaire et pour les voies d'exposition. La *contamination primaire* est celle liée à l'exposition à la substance à son point d'origine. À titre d'exemple, la contamination primaire est par définition celle de la « zone chaude ». Les gaz (vapeurs), liquides, solides et aérosols peuvent tous jouer un rôle dans la contamination primaire. La *contamination secondaire* est définie par l'exposition à une substance transportée à distance de son point d'émission par la victime, un intervenant ou une pièce d'équipement. La contamination secondaire survient dans la « zone tiède ». Solides et liquides et parfois les aérosols) contribuent à la contamination secondaire. Les gaz (vapeurs), qui entraînent des lésions par inhalation de la substance, ne se déposent pas sur la peau et, de ce fait, ne jouent pas de rôle dans la contamination secondaire, sauf s'ils peuvent être piégés par les vêtements. La volatilité joue un rôle significatif dans le risque de contamination secondaire. Les substances les moins volatiles sont considérées comme les « plus persistantes ». Ces substances ne se vaporisent pas, ou le font à une vitesse très lente, restant de ce fait très longtemps sur les surfaces exposées, et augmentant le risque de contamination secondaire. Par exemple, l'agent paralysant sarin est un agent non persistant, alors que l'agent paralysant VX est persistant [13].

Équipement de protection individuelle (EPI)

L'EPI est choisi sur la base de la menace d'exposition à la substance dangereuse. Le niveau A offre la protection respiratoire et de la peau contre les gaz (vapeurs), les solides, les liquides et les aérosols. Parce qu'il protège la respiration, le niveau A des EPI est aussi adapté à des environnements privés d'oxygène. Le niveau B apporte la même protection respiratoire que le niveau A, mais ne protège la peau que des éclaboussements des substances solides ou liquides. Le niveau C ne protège la respiration que pour des vapeurs précises, et la peau que pour les éclaboussures des solides et liquides. Le niveau D n'assure pas de protection spécifique pour la respiration ou la peau pour le risque chimique.

Évaluation et prise en charge

Après s'être assuré de la sécurité des lieux, et que la victime a été correctement décontaminée, l'intervenant préhospitalier va être souvent face à des patients présentant des signes et des symptômes d'exposition à un produit dangereux qui, à ce moment, n'a pas pu être identifié. Les victimes d'exposition à un produit chimique peuvent présenter des signes et des symptômes qui affectent (1) l'appareil respiratoire tant au niveau de l'oxygénation que de la ventilation; (2) les muqueuses, entraînant des lésions oculaires ou des voies aériennes supérieures; (3) le système nerveux, avec des convulsions ou un coma; (4) l'appareil digestif, entraînant des vomissements ou de la diarrhée; et (5) la peau, avec des brûlures ou des lésions vésicantes.

Les patients doivent bénéficier d'un examen de survie primaire pour déterminer s'ils présentent une lésion vitale qui nécessitera une intervention immédiate. L'examen secondaire peut ensuite permettre d'aider à identifier un ensemble de symptômes pouvant indiquer la nature de la substance et suggérer un antidote spécifique. Une telle constellation de signes ou symptômes a été appelée un *toxidrome*. Le toxidrome est une série de signes et de symptômes qui suggèrent l'exposition à une certaine classe de substances chimiques ou de toxines [14].

Le *toxidrome des gaz irritants* va inclure des brûlures et inflammations des muqueuses, de la toux et des difficultés respiratoires. Les agents responsables peuvent comprendre le chlore, le phosgène ou l'ammoniac.

Le *toxidrome asphyxiant* est entraîné par le manque cellulaire en oxygène. Cela peut résulter d'un manque d'oxygène dans l'air, d'une défaillance dans l'apport d'oxygène aux cellules, comme dans l'intoxication au monoxyde de carbone; ou de l'incapacité des cellules d'utiliser l'oxygène, comme dans l'empoisonnement au cyanure. Les signes et symptômes comprennent difficulté respiratoire, douleur thoracique, arythmies, syncope, convulsions, coma et décès.

Le *toxidrome cholinergique* est caractérisé par de la toux, une hypersécrétion respiratoire, des difficultés respiratoires, des nausées, des vomissements, une diarrhée, des sueurs profuses, des pupilles rétrécies et une possible altération de l'état mental, des convulsions et un coma. Les pesticides et les neurotoxiques sont les agents le plus souvent en cause lors de signes et symptômes cholinergiques.

Le plus souvent, les intervenants préhospitaliers vont initier des thérapeutiques symptomatiques sans connaître l'origine des lésions. Lorsque l'agent en cause est correctement identifié ou lorsqu'il existe un toxidrome, une thérapeutique spécifique peut être initiée. Les cyanures ou les neurotoxiques sont des exemples où une thérapeutique spécifique peut être bénéficiaire.

Considérations pour le transport

Les patients doivent être admis dans des structures médicales adaptées permettant leur évaluation future et leur prise en charge. Des hôpitaux préférentiels doivent être désignés par régions pour la prise en charge des victimes d'accidents chimiques. Ces établissements seront plus aptes à pendre ces patients en raison de leur formation spécifique, de la disponibilité de soins intensifs et d'antidotes spécifiques. Ces considérations concernant le transport et l'épidémiologie sont similaires à celles des patients victimes d'explosion avec blast. Les services d'urgences à proximité peuvent être débordés par les patients se présentant par leurs propres moyens. En effet, parmi les 640 patients s'étant présentés dans un hôpital de Tokyo après l'attentat au sarin, 541 sont arrivés sans l'assistance d'un service de secours [15]. Les hôpitaux à proximité du site vont recevoir la majorité des blessés ambulatoires. Ces facteurs doivent être pris en considération lors de la détermination de la destination de ceux transportés en ambulance.

Quelques agents spécifiques [13,16,17]

Cyanures. Les intervenants préhospitaliers peuvent être amenés à rencontrer des cyanures lors d'incendies impliquant la combustion de certains plastiques. Les cyanures sont présents en grande quantité dans certaines industries, où ils sont utilisés dans des synthèses chimiques, la galvanoplastie, l'extraction minérale, les teintures, les impressions, la photographie et l'agriculture, les manufactures de papiers, textiles et plastiques. Des cyanures ont été inventoriés dans des stocks militaires.

L'*acide cyanhydrique* est un liquide hautement volatile; de ce fait, il va être le plus souvent rencontré sous forme de gaz ou de vapeur. C'est pourquoi il a une plus grande capacité de destruction de masse lorsqu'il est utilisé dans un espace confiné avec une ventilation plus faible qu'à l'extérieur. Une odeur d'amande amère a été associée à cet agent; cela n'est pas un indicateur fiable d'une exposition à l'acide cyanhydrique.

Le mécanisme d'action des cyanures est l'arrêt du métabolisme ou de la respiration au niveau cellulaire, qui entraîne rapidement la mort cellulaire. Les patients qui ventilent vont présenter des signes d'hypoxie sans cyanose.

Les organes les plus atteints sont le système nerveux central et le cœur. Les symptômes d'une intoxication légère aux cyanures comportent céphalées, vertiges, somnolence, nausées, vomissements et irritations des muqueuses. Une intoxication sévère entraîne l'altération de la conscience, des arythmies, une hypotension et la mort. Le décès peut intervenir en quelques minutes après l'inhalation de gaz de cyanures.

Le traitement symptomatique est important et comprend la délivrance d'oxygène à haute concentration, la correction de l'hypotension par des liquides de remplissage ou des vasopresseurs, et le traitement des convulsions. Il existe des kits d'antidotes pour les cyanures chez des patients présentant une intoxication aux cyanures. L'inhalation de nitrite d'amyle ou, mieux, l'administration IV de nitrite de sodium induit la formation de méthémoglobine, qui lie les cyanures dans le flux sanguin, les rendant moins disponibles pour empoisonner la respiration cellulaire de la victime. On poursuivra par l'administration de thiosulfate de sodium IV qui aidera le corps à convertir les cyanures en thiocyanates non dangereux qui seront excrétés par les reins.

NdT : La plupart de ces antidotes sont abandonnés en raison de leurs effets secondaires ou de leur lenteur d'action, les rendant inopérants en cas d'intoxication aiguë. Seule la 5-hydroxocobalamine (vitamine B_{12}), qui forme, avec les cyanures, la cyanocobalamine, est en pratique utilisable, surtout en préhospitalier. La dose moyenne utilisable est de 5 g en perfusion unique pour les intoxications modérées. En cas d'arrêt cardiaque ou d'intoxication sévère, il est recommandé d'augmenter la dose à 10 g ou de la renouveler en cas d'amélioration partielle ou de persistance des signes initiaux. Il n'y a pratiquement pas d'effets secondaires, ce qui fait que de nombreuses équipes internationales élargissent son indication en raison de la gravité potentielle des intoxications aux cyanures pouvant entraîner des arrêts cardiaques. La principale extension d'indication reste l'intoxication aux fumées d'incendie en cas d'arrêt cardiaque ou d'instabilité hémodynamique, qui font suspecter fortement la présence d'acide cyanhydrique dans les fumées. L'efficacité de l'action de la 5-hydroxocobalamine se juge sur l'amélioration des signes cliniques, en particulier l'état hémodynamique et la conscience ainsi que la correction du taux sanguin d'acide lactique.

Agents neurotoxiques. Les agents neurotoxiques peuvent être trouvés dans des stocks militaires. L'utilisation la plus récente lors d'un conflit armé est la guerre entre l'Iran et l'Iraq. Des neurotoxiques ont également été produits par des organisations terroristes, l'utilisation la plus notoire ayant été à Matsumoto (1994) et à Tokyo (1995) au Japon. De façon plus commune, certains pesticides (par exemple malathion, sevin) et certains médicaments (par exemple physostigmine, pyridostigmine) possèdent les mêmes propriétés que les neurotoxiques, induisant des effets cliniques similaires.

Les neurotoxiques sont habituellement à l'état liquide à température ambiante. Le *sarin* est le plus volatile du groupe. Le *VX* est le moins volatile et se trouve sous forme de liquide huileux. Les principales voies d'absorption sont l'inhalation de vapeur et la pénétration par la peau. Les neurotoxiques peuvent être mortels à très faible dose. Une petite goutte de VX, le neurotoxique le plus puissant, si elle est bien diffusée, peut tuer 1 000 personnes. Du fait que les neurotoxiques sont liquides, ils posent le problème d'une contamination secondaire à partir des vêtements, de la peau ou d'autres objets.

Le mécanisme d'action des neurotoxiques se fait par inhibition de l'enzyme acétylcholinestérase. Cette enzyme est nécessaire pour inactiver l'action de l'acétylcholine. L'*acétylcholine* est un neuromédiateur qui stimule les récepteurs cholinergiques. Ces récepteurs se trouvent le plus souvent dans les muscles lisses et les glandes. Certains de ces récepteurs cholinergiques sont appelés des sites *muscariniques* (car, expérimentalement, ils sont stimulés par la muscarine). D'autres récepteurs appelés *nicotiniques* (parce qu'ils sont stimulés par la nicotine) se trouvent le plus souvent dans les muscles squelettiques. L'acronyme DUMBELS (*d*iarrhée, *u*rines, *m*yosis, *b*radycardie, *b*ronchorrhée, *b*ronchospasme, vomissement [*emesis* en anglais], *l*armoiement, *s*alivation, *s*ueur) représente l'ensemble des symptômes associés aux effets muscariniques des neurotoxiques. L'acronyme MTWHF (*m*ydriase, *t*achycardie, *f*aiblesse [*weakness* en anglais], *h*ypertension, *h*yperglycémie, *f*asciculation) représente l'ensemble des signes associés à la stimulation des récepteurs nicotiniques. Les effets sur le système nerveux central sont le résultat à la fois des récepteurs muscariniques et nicotiniques, incluant confusion, convulsions et coma.

Les effets cliniques dépendent de la dose et de la voie d'absorption – respiratoire ou dermique – des neurotoxiques. Une exposition de faibles quantités de vapeurs entraîne surtout une irritation des yeux, du nez et des voies aériennes. Une exposition à d'importantes quantités de vapeur mène rapidement à la perte de conscience, aux convulsions, à l'apnée et au relâchement musculaire. Le myosis est le marqueur le plus sensible à l'exposition à des vapeurs. Les symptômes lors de pénétration dermique varient également en fonction de la dose ainsi que le délai de survenue. Les faibles doses peuvent ne donner des symptômes qu'après plusieurs heures. Des fasciculations de la peau et des sueurs locales peuvent survenir, suivies de symptômes d'intoxication générale, nausées, vomissements et diarrhée. Une pénétration en grande quantité entraînera des effets en quelques minutes avec des effets similaires à l'intoxication par de grandes quantités de vapeur.

Les symptômes cliniques des neurotoxiques comprennent : rhinorrhée, tension dans la poitrine, myosis (pupilles rétrécies, flou visuel ou diminution de la vision), respiration courte, salivation excessive et sueurs, nausées, vomissements, crampes abdominales, émission involontaire d'urines et de fèces, fasciculations musculaires, confusion, convulsions, paralysie flasque, coma, détresse respiratoire et décès.

La prise en charge d'intoxiqués par agents neurotoxiques comprend la décontamination, l'examen primaire, l'administration d'antidotes et la thérapeutique symptomatique. La ventilation et l'oxygénation peuvent être difficiles en raison d'une bronchoconstriction et d'importantes sécrétions. Le patient nécessite des aspirations fréquentes. Ces symptômes diminuent après l'administration d'antidotes. Les trois principaux médicaments pour la prise en charge d'intoxication aux neurotoxiques sont l'atropine, le chlorure de pralidoxime et le diazépam.

L'*atropine* est un anticholinergique qui contrôle les effets muscariniques des neurotoxiques, avec une faible action sur les effets nicotiniques. L'atropine est indiquée chez les victimes à symptomatologie respiratoire. Le myosis seul n'est pas une indication d'administration d'atropine. L'atropine sera donnée en fonction des protocoles. L'atropine est titrée jusqu'à ce que la capacité de respirer ou la ventilation soit restaurée, ou que les sécrétions pulmonaires soient asséchées. Dans les intoxications modérées à sévères, il n'est pas rare que 10 à 20 mg d'atropine soient administrés en quelques heures.

Le *chlorure de pralixodime* (chlorure 2-PAM) est une oxime. Le pralixodime agit en découplant le neurotoxique de l'acétylcholinestérase ; de cette façon, l'enzyme est réactivée et aide à diminuer les effets du neurotoxique, prioritairement des récepteurs nicotiniques. Pour être efficace, la thérapeutique par oxime nécessite une administration rapide quelques minutes à quelques heures après l'exposition ; sinon, la liaison entre le neurotoxique et l'acétylcholinestérase devient permanente (« vieillissante »), retardant la guérison du patient.

Le *diazépam* (Valium®) est une benzodiazépine et un anticonvulsivant. Si les patients développent des convulsions après une exposition significative, une thérapeutique par benzodiazépine est initiée pour leur prise en charge et pour aider à réduire les lésions cérébrales ainsi que les autres risques vitaux liés à des crises épileptiques.

Le kit Mark-1 est composé de deux seringues à auto-injection, l'une remplie d'atropine (2 mg) et l'autre de chlorure de pralidoxime (600 mg). Elles sont destinées à une rapide auto-injection intramusculaire (IM) en cas d'exposition à un neurotoxique. Le dosage est déterminé par un protocole avec une titration efficace. Ces kits d'auto-injection sont disponibles aux États-Unis dans les armées et dans d'autres agences gouvernementales.

Toxiques pulmonaires. Les toxiques pulmonaires, dont le chlore, le phosgène, l'ammoniac, le dioxyde de soufre et le dioxyde d'azote, sont présents dans le secteur industriel. Le *phosgène* a été stocké pour des applications militaires, et a été l'arme chimique la plus utilisée lors de la Première Guerre mondiale.

Les toxiques chimiques pulmonaires peuvent être des gaz (vapeurs), des liquides en aérosols, ou des solides. La propriété de ces agents est sa capacité d'entraîner des lésions. À titre d'exemple, les particules d'une taille de 2 microns (μm) ou moins pénètrent aisément dans les alvéoles des poumons, y entraînant des lésions, alors que les particules plus grandes sont filtrées et expulsées avant leur arrivée dans les alvéoles. La solubilité dans l'eau d'un agent affecte aussi ses capacités lésionnelles. L'ammoniac et le dioxyde de soufre, fortement hydrosolubles, sont responsables d'irritations et de lésions des yeux, des muqueuses et des voies aériennes supérieures. Le phosgène et le dioxyde d'azote, qui sont faiblement hydrosolubles, tendent à entraîner moins de lésions immédiates des yeux, muqueuses et voies aériennes supérieures, ce qui met moins en alerte les victimes et permet une durée d'exposition plus prolongée à ces agents. L'exposition prolongée augmente le risque d'atteinte alvéolaire, entraînant non seulement des lésions des voies aériennes supérieures, mais aussi une atteinte alvéolaire avec œdème aigu pulmonaire lésionnel non cardiogénique. Les produits modérément hydrosolubles, tel le chlore, sont capables des deux, irritations des voies aériennes supérieures et lésions alvéolaires.

Le mécanisme lésionnel varie en fonction du toxique pulmonaire. Par exemple, l'ammoniac se combine avec l'eau des muqueuses et forme une base forte, l'hydroxyde d'ammonium. Le chlore, lorsqu'il est en contact avec l'eau, forme de l'acide chlorhydrique, qui lèse les tissus. Les toxiques pulmonaires ne sont pas absorbés de façon systématique, mais ils agissent en lésant les composantes de l'appareil respiratoire, depuis les voies aériennes supérieures jusqu'aux alvéoles.

Les agents fortement hydrosolubles entraînent des brûlures des yeux, du nez et de la bouche. Larmoiements, rhinorrhée, toux, dyspnée et détresse respiratoire par irritation glottique et laryngospasme sont possibles. Le bronchospasme peut se manifester par une toux, un wheezing et une dyspnée. Les substances faiblement hydrosolubles entraînant des lésions des alvéoles peuvent immédiatement léser l'épithélium alvéolaire lors d'une exposition importante, conduisant au décès par défaillance respiratoire aiguë. Lors d'une exposition moins massive, les effets peuvent être reportés avec la survenue d'une détresse respiratoire secondaire au développement d'un œdème pulmonaire non cardiogénique léger ou d'un SDRA fulminant, en fonction du degré d'exposition.

La prise en charge d'intoxiqués respiratoires comprend l'extraction du milieu agressif, la décontamination (s'il s'agit de contaminants solide, liquide ou aérosol), les gestes d'examen primaire et le traitement symptomatique, qui va nécessiter probablement de rendre plus opérantes la ventilation et l'oxygénation. Les irritations oculaires peuvent être traitées par un lavage abondant au sérum physiologique. Les lentilles de contact doivent être enlevées. Il faut s'attendre à prendre en charge d'importantes sécrétions de l'arbre respiratoire, qui nécessiteront d'être aspirées. Le bronchospasme peut répondre à l'inhalation de β-mimétiques. L'hypoxie est corrigée par de l'oxygène à haute concentration et une éventuelle intubation. Les intervenants préhospitaliers doivent être préparés à une intubation endotrachéale difficile en raison de l'importance des sécrétions, de l'inflammation des structures glottiques et du laryngospasme.

Agents vésicants. Ils comprennent les gaz moutardes au soufre et à l'azote ainsi que la léwisite. Ces agents ont été stockés pour des opérations militaires. Le gaz moutarde au soufre (ypérite) a été introduit sur les champs de bataille de la Première Guerre mondiale. Il a été rapporté que les Iraquiens l'ont utilisé contre la population kurde et lors du conflit avec l'Iran (1980). Ils sont faciles à fabriquer et peu chers.

L'*ypérite* (gaz moutarde) est un liquide huileux de jaune clair à brun qui peu être diffusé en aérosol par une bombe ou un atomiseur. Sa volatilité est faible, permettant sa présence prolongée sur les surfaces pour une semaine voire plus. Cela entraîne facilement des contaminations secondaires. L'agent est absorbé par la peau et les muqueuses, entraînant des lésions cellulaires directes, avec des effets dose-dépendants entre 1 et 12 heures après l'exposition. La survenue différée des symptômes rend parfois difficile la reconnaissance de l'exposition, et entraîne une probabilité augmentée de contamination secondaire. La chaleur et l'humidité de la peau augmentent l'absorption, rendant la région axillaire et l'aine particulièrement sensibles. Les yeux, la peau et les voies aériennes supérieures peuvent développer une gamme de signes allant de l'érythème et de l'œdème aux phlyctènes et à la nécrose. Lorsque les voies aériennes supérieures sont touchées, il peut y avoir de la toux irritative et des bronchospasmes. Des expositions à de fortes doses peuvent se traduire par des nausées et vomissements aussi bien que par une aplasie de la moelle osseuse.

Le traitement implique la décontamination, les gestes d'examen primaire et un traitement symptomatique ; il n'y a pas d'antidote pour les gaz moutardes. Les yeux et la peau doivent être décontaminés dès que l'exposition est reconnue par un lavage abondant à l'eau pour limiter l'incorporation ultérieure de l'agent et la contamination secondaire. Les agents absorbés ne peuvent être décontaminés et se traduiront par des lésions cellulaires. Les liquides des vésicules et des cloques ne constituent pas une source de contamination secondaire. Le bronchospasme pulmonaire peut bénéficier d'inhalation de β-mimétiques. La peau atteinte est à traiter comme une brûlure au regard des traitements locaux.

La *léwisite* a le même ensemble de symptômes, mais le début de leur action est beaucoup plus rapide qu'avec les gaz moutardes, avec des douleurs immédiates et l'irritation des yeux, de la peau et du tractus respiratoire. La spécificité de cet agent est le « choc à la léwisite », lié à une déplétion du volume intravasculaire secondaire à une fuite capillaire. Le *British anti-lewisite* (BAL) est un antidote disponible pour les patients intoxiqués à la léwisite. Il est administré par voie intraveineuse aux patients en état de choc hypovolémique ou avec des symptômes pulmonaires. Il a été rapporté qu'appliqué en forme locale, le BAL a une action préventive des lésions de la peau et des muqueuses.

Agents biologiques

Les agents biologiques vecteurs de maladies contagieuses représentent, pour les intervenants préhospitaliers, une menace quotidienne. Des procédures appropriées de contrôle des infections doivent être mises en place pour prévenir la contamination ou la transmission de la tuberculose, de la grippe, du virus de l'immunodéficience humaine (sida), des streptocoques méthicilline-résistants, du SDRA, et de bien d'autres organismes infectieux.

Se préparer à un événement bioterroriste accroît la complexité de la préparation des services de secours médicaux. Des patients porteurs d'affections pathogènes rarement vues par le personnel des services de secours, telles que la peste, le charbon, ou la variole, peuvent être rencontrés, ce qui nécessite des précautions et équipements de protection appropriés. Les procédures de contrôle des infections habituelles seront efficaces dans la prise en charge sans risque de ces patients potentiellement contagieux. Cependant, une attaque intentionnelle bioterroriste peut comprendre la diffusion d'agents dangereux pouvant entraîner des maladies, tels que les spores de charbon, des organismes vivants ou une toxine biologique en aérosol. Si l'intervenant préhospitalier est engagé dans un tel événement manifeste, des précautions appropriées comme la décontamination et le port d'EPI sont requises, de la même façon que pour tous les produits dangereux.

Classification des agents biologiques

Agents bactériens
- Anthrax (charbon)
- Brucellose
- Morve (fièvre aphteuse)
- Peste
- Fièvre Q
- Tularémie

Agents viraux
- Variole
- Encéphalite équine vénézuélienne
- Fièvres hémorragiques virales

Toxines biologiques
- Botulisme
- Ricine
- Entérotoxine staphylococcique B
- Mycotoxines T-2

Agents biologiques concentrés et patients infectés

Les personnels préhospitaliers peuvent être confrontés au bioterrorisme sous deux formes. Le premier scénario consiste en la rencontre d'un environnement ou d'un patient contaminé par des substances suspectes. Les canulars de 1998 et 1999 et les lettres de 2001 à l'anthrax en sont de bons exemples. Les personnels préhospitaliers sont intervenus à de nombreuses reprises pour des cas d'individus « couverts de poudre blanche » ou avec une suspicion de contamination au charbon. Les services d'urgences peuvent être appelés pour des activités suspectes telles qu'un aérosol diffusant une substance inconnue. La nature de la menace n'est généralement pas connue lors de ces événements, et des mesures de précaution pour la sécurité maximale des personnels doivent toujours être prises. Ces événements doivent être considérés comme à risque jusqu'à la preuve du contraire. Si la substance suspecte est effectivement un aérosol d'agents infectieux ou de toxine concentrés, des EPI adéquats et des mesures de décontamination seront sans doute requis.

Le second scénario est le cas d'un patient victime d'un événement bioterroriste non connu à effet rémanent. Ainsi, un individu peut avoir inhalé des spores de charbon au travail et présenter plusieurs jours après des manifestations d'anthrax pulmonaire. Peut-être qu'un terroriste s'est lui-même inoculé la variole, et vous êtes appelé à prendre en charge une personne inconsciente victime d'une éruption suspecte. Dans ces cas, la sécurité du personnel et du public peut être assurée par la connaissance du contrôle des procédures de contrôle anti-infectieuses correctes ainsi que de l'équipement et de l'enlèvement des EPI pour les biorisques (encadrés 20-1 et 20-2).

Les EPI contre les infections devraient être familiers à tous les intervenants préhospitaliers. Différents niveaux de protection sont recommandés en fonction des potentialités et des voies de transmission. Les EPI sont utilisés en plus des précautions standard employées lors des soins à tous les patients. Il s'agit des mesures de précautions de contact, contre les postillons et les aérosols.

Encadré 20-1 Séquence d'équipement des personnels en équipements de protection individuelle (EPI)

Le type d'EPI utilisé varie selon le niveau de précaution exigé (par exemple : précautions standard et contact, postillons, ou isolation pour des infections à contamination aérienne)

1. Blouse et vêtement
- Couvrant totalement le tronc du cou aux genoux, avec des manches jusqu'aux poignets et enveloppant tout le dos
- Serré au cou et à la taille

2. Masque ou respirateur (filtre)
- Attaches de sécurité ou élastiques au milieu de la tête et autour du cou
- Ajusté sur le nez avec une bande flexible
- Ajusté confortablement à la face et sous le menton
- Respirateur adapté confortablement

3. Lunettes ou masque facial
- Placé sur toute la face et les yeux de façon ajustée

4. Gants
- Assez grands pour couvrir les poignets

Utiliser des pratiques sûres pour vous protéger et éviter la dissémination de la contamination :
- Garder les mains éloignées du visage
- Limiter les surfaces touchées
- Changer les gants s'ils sont déchirés ou fortement contaminés
- Veiller à l'hygiène des mains

Source : Centers for Disease Control and Prevention, Atlanta.

Encadré 20-2 Séquence d'enlèvement des équipements de protection individuelle (EPI)

À l'exception de la protection respiratoire, enlever les effets de protection sur le pas de la porte ou dans une antichambre. La protection respiratoire doit être enlevée après la sortie de la chambre et la fermeture de la porte.

1. **Gants**
- L'extérieur des gants est contaminé !
- Prendre l'extérieur du gant avec le gant de la main opposée et le retirer
- Tenir le gant enlevé avec la main gantée
- Glisser les doigts non gantés dans le gant restant au niveau du poignet
- Retirer le gant par-dessus le premier gant
- Jeter les gants dans un conteneur à déchets

2. **Lunettes**
- L'extérieur des lunettes ou de la visière faciale est contaminé !
- Pour les enlever, utiliser la branche de l'oreille ou la bande de fixation à la tête
- Les placer dans un récipient désigné pour leur recyclage ou dans un conteneur à déchets

3. **Blouse et vêtements**
- La partie antérieure et les manches sont contaminées !
- Défaire les attaches des blouses
- Enlever la blouse du cou et des épaules, en la touchant uniquement par l'intérieur
- Tourner la partie intérieure vers l'extérieur
- Plier ou rouler en ballot et s'en débarrasser

4. **Masque ou respirateur (filtre)**
- Les parties frontales du masque ou du respirateur sont contaminées – ne pas y toucher !
- Attraper par le haut, puis les attaches du haut ou les attaches élastiques et retirer
- Jeter dans un réceptacle à déchets

Source : Centers for Disease Control and Prevention, Atlanta.

Précaution de contact. Ce niveau de précaution est recommandé pour éviter la probabilité de transmission par contact direct ou indirect. Cela inclut l'utilisation de gants et d'une blouse. Les organismes qui nécessitent les précautions de contact sont les conjonctivites virales, les streptocoques méthicilline-résistants, la gale et le virus herpès simplex ou le virus varicelle-zona. Les organismes qui peuvent être rencontrés en cas de bioterrorisme sont ceux de la peste bubonique, des fièvres hémorragiques, comme le Marburg et l'Ebola, tant que le patient ne présente pas de troubles respiratoires, de vomissements profus ni de diarrhées.

Protection contre les gouttelettes (postillons). Cette protection est recommandée contre le risque de transmission de micro-organismes par des gouttelettes de grande taille (> 5 µm) émises par une personne infectée lors de la parole, de l'éternuement, de la toux ou lors de manœuvres de routine telles que l'aspiration. Ces gouttelettes sont infectantes au contact des muqueuses, des yeux et de la bouche. Ces gouttelettes ne restent pas en suspension dans l'air en raison de leur taille, d'où la nécessité d'être en contact proche pour être contaminé, c'est-à-dire en général 1 mètre ou moins. Les précautions contre cette contamination impliquent l'utilisation de gants, d'une blouse, d'un masque chirurgical et d'une protection oculaire. Comme les postillons ne restent pas dans l'air, aucune autre protection respiratoire, ou filtre à air, supplémentaire n'est nécessaire. Les agents infectieux les plus courants rencontrés dans cette catégorie sont ceux de la grippe, de la pneumonie, de l'*Haemophilus influenzae* et des méningocoques, entraînant des septicémies et des méningites. En cas d'événement bioterroriste, on peut trouver la peste bubonique.

Protection contre les aérosols. Ce niveau est recommandé pour toutes les transmissions de micro-organismes par voie aérienne. Certains organismes peuvent être en suspension dans l'air, liés à des gouttelettes (< 5 µm) ou à des poussières. Dans ces conditions, les micro-organismes peuvent être diffusés largement autour de la source, ou loin d'elle en fonction des courants d'air. Ces patients sont isolés dans des locaux où la ventilation est contrôlée avec filtration de l'air sortant. Les précautions à l'encontre des aérosols comprennent le port de gants, d'une blouse, d'une protection oculaire ainsi que d'un masque à filtre de haute efficacité contre les particules bien ajusté de type N-95 (FFP2). Les types de maladies ainsi traités sont la tuberculose, la rougeole, la varicelle et le SDRA. La variole et les fièvres hémorragiques peuvent, elles, se rencontrer dans un contexte bioterroriste.

Il faut noter qu'il n'y a pas lieu de réaliser plus que les précautions standard pour ces maladies même si elles sont reliées à des événements bioterroristes, pourvu toutefois qu'il n'y ait pas un risque d'exposition à de fortes concentrations. Les exemples comprennent l'anthrax respiratoire ou la toxine botulinique.

Exemples d'agents

Charbon (anthrax). La maladie du charbon est entraînée par une bactérie, le bacille de l'anthrax (*Bacillus anthracis*). Il s'agit d'une maladie naturelle contractée le plus souvent par des personnes en contact avec des animaux infectés ou des produits animaux. La bactérie a été transformée en arme de guerre, et plusieurs nations en possèdent dans leur stock d'armement. L'émission accidentelle de spores d'anthrax en aérosols d'une installation militaire soviétique en 1979 à Sverdlovsk a entraîné environ 79 cas d'anthrax pulmonaire avec 68 décès. Des lettres contenant des spores d'anthrax ont été envoyées via la poste américaine à des élus importants et des personnalités des médias. Bien qu'il n'y ait eu que 22 cas cliniques (11 anthrax pulmonaires et 11 anthrax cutanés), des milliers de personnes durent prendre un traitement prophylactique. Une diffusion efficace au-dessus de Washington de 100 kg de spores d'anthrax a été rapportée comme pouvant entraîner entre 130 000 et 3 millions de décès [18].

Bacillus anthracis est une bactérie capable de se transformer en spore et qui peut donc exister sous forme végétative cellulaire ou sous forme de spore. La forme cellulaire se développe bien dans un organisme hôte mais ne survit pas longtemps hors du corps, alors que les spores peuvent survivre des décennies dans l'environnement.

Les voies de transmission comprennent les voies respiratoires, l'appareil digestif et la voie cutanée. L'exposition à l'anthrax par la voie respiratoire expose à la forme pulmonaire de l'anthrax. L'incorporation par voie digestive entraîne le charbon gastro-intestinal, et la pénétration par la peau la forme cutanée de l'anthrax.

La forme gastro-intestinale de l'anthrax est rare et dépend de l'ingestion d'aliments contaminés par des spores. Les patients présenteraient des symptômes non spécifiques de nausées, vomissements, malaises, diarrhées sanglantes et abdomen aigu ; la mortalité est voisine de 50 %. L'anthrax cutané suit le dépôt de spores ou bacilles dans une brèche de la peau. Il en résulte une papule qui s'ulcère ultérieurement et entraîne une escarre sèche et noire avec de l'œdème local. En l'absence de traitement antibiotique, la mortalité approche les 20 %, avec des antibiotiques, elle est inférieure à 1 %.

Pour être plus efficace, l'anthrax sera vraisemblablement diffusé sous la forme de spores. Les spores d'anthrax ont une taille de 1 à 5 µm, ce qui leur permet de rester en suspension dans l'air sous forme d'aérosol. Les spores en aérosol peuvent être inhalées et déposées dans les alvéoles pulmonaires. Elles sont ensuite assimilées par les macrophages et transportées dans les ganglions (ou nœuds) lymphatiques médiastinaux, où elles éclosent, générant des toxines et entraînant une médiastinite hémorragique aiguë et souvent le décès. Le début des symptômes après l'inhalation des spores varie ; le développement intervient le plus souvent entre 1 et 7 jours, mais il peut y avoir un délai de latence jusqu'à 60 jours. Les symptômes ne sont pas spécifiques, comprenant fièvre, frissons, dyspnée, toux, douleur thoracique, céphalées et vomissements. Après quelques jours, la symptomatologie s'aggrave, suivie d'une rapide détérioration du cours de la fièvre, d'une dyspnée, de sueurs, d'un état de choc et du décès [19]. Avant l'attaque à l'anthrax de 2001, la mortalité par inhalation de l'anthrax était de 90 %, mais de récentes expériences suggèrent qu'avec une antibiothérapie précoce et des soins intensifs, la mortalité pourrait être inférieure à 50 % [20].

L'anthrax par inhalation n'est pas contagieux et ne fait pas courir de risque aux intervenants préhospitaliers. Seule l'exposition à des spores en aérosol entraîne un risque d'infection. Les soins aux patients atteints d'anthrax par inhalation ne justifient que des précautions standard. Les intervenants préhospitaliers vont réaliser une thérapeutique symptomatique, et transporter les patients atteints vers des centres disposant d'unités de soins intensifs.

Souvent, les intervenants préhospitaliers ne prendront pas en charge les patients ayant développé la maladie, mais plutôt des victimes contaminées avec des spores sur leur peau et vêtements. Toute personne qui entre en contact avec une substance pouvant être de l'anthrax doit enlever ses vêtements et réaliser un lavage soigneux de sa peau à l'eau et au savon [19]. La remise en aérosol infectant de spores à partir des vêtements et de la peau est peu probable, et le risque pour les intervenants est négligeable [21]. Cependant, en pratique quotidienne, les vêtements qui sont enlevés en les passant par-dessus la face et la tête doivent être découpés pour minimiser tout risque d'inhalation d'un contaminant par inadvertance.

La prophylaxie par antibiotiques n'est requise que pour les individus qui ont été exposés aux spores. Les autorités de santé publique locales déterminent le type d'antibiotique et la durée du traitement prophylactique. Les dernières recommandations suggèrent 60 jours de traitement par la doxicycline ou par une quinolone.

Il existe un vaccin contre l'anthrax, et un programme d'immunisation des militaires américains a été mis en route en 1998. La vaccination nécessite une série de six injections initiales et un rappel annuel. La vaccination n'est recommandée que pour le personnel militaire et les travailleurs des laboratoires ou de l'industrie ayant un risque élevé d'exposition aux spores.

Peste. La peste est une maladie due à la bactérie *Yersinia pestis*. Elle est présente naturellement chez les puces et les rongeurs. Si une puce infectée pique une personne, celle-ci peut développer une *peste bubonique*. Si cette infection locale n'est pas traitée, le patient va développer une maladie systémique, avec septicémie et décès. Un certain nombre de patients vont développer des symptômes pulmonaires (*peste pneumonique*). La peste a été responsable de la « mort noire » de 1346, qui a tué de 20 à 30 millions de personnes en Europe, soit approximativement un habitant sur trois à cette époque. *Y. pestis* a été transformé en arme de guerre pour constituer des stocks militaires, avec des techniques d'aérosolisation directe de l'organisme, shuntant le vecteur animal. L'Organisation mondiale de la santé (OMS) rapporte, dans le pire scénario, qu'un déversement de 50 kg d'aérosols de *Y. pestis* au-dessus d'une ville de 5 millions d'habitants se traduirait par 150 000 cas de peste pneumonique et 36 000 décès [22].

Une peste naturelle survenant après une piqûre de puce infectée entraîne des symptômes en 2 à 8 jours, avec la survenue d'une fièvre, de frissons, de fatigue et de ganglions lymphatiques enflés (bubons) dans le cou, l'aine et les aisselles. Les patients non traités peuvent développer une maladie systémique et mourir. Douze pour cent de pestes pulmonaires ont été décrites avec douleurs thoraciques, dyspnée, toux et hémoptysies; ces patients peuvent aussi décéder de maladie systémique.

La peste utilisée comme arme par des terroristes sera le fait d'organismes en aérosols et, de ce fait, se présentera différemment au plan clinique. L'inhalation de *Y. pestis* en aérosol va entraîner des symptômes en 1 à 6 jours. Les patients se présenteront avec de la fièvre, de la toux, une dyspnée, avec des crachats sanguinolents ou liquides. Ils peuvent aussi développer des nausées, vomissements, diarrhées et douleurs abdominales. Les bubons, typiquement, ne sont pas présents. Sans antibiotiques, la mort survient dans un tableau de détresse respiratoire en 2 à 6 jours [23].

Il n'y a pas de vaccin actuellement disponible pour protéger de la peste pneumonique. Le traitement de la maladie comprend des agents antimicrobiens et un traitement symptomatique nécessitant souvent l'admission en unités de soins intensifs. La mise sous antibiotiques des individus en contact étroit avec les patients atteints de peste pneumonique est recommandée.

Les patients atteints de peste sont contaminants. Si les patients ne présentent que des signes cutanés (peste bubonique), les intervenants préhospitaliers doivent prendre les précautions adéquates. Si les patients présentent des signes de peste pulmonaire (peste pneumonique), ce qui est plus probable dans une attaque terroriste, les intervenants doivent porter des EPI les protégeant des postillons, avec masque chirurgical, protection oculaire, gants et blouse. Les intervenants préhospitaliers qui seraient amenés sur les lieux d'une diffusion d'aérosols de *Y. pestis*, ce qui serait un événement probablement non détecté, devraient se protéger par des EPI de type risque chimique lors de l'entrée en zone chaude ou tiède. Les victimes de la peste sont traitées de façon symptomatique. Les communications avec les structures recevant les patients atteints de peste pneumonique sont vitales pour s'assurer que les patients pourront être isolés correctement dans le service d'urgences les recevant, et pour que le personnel soit prêt avec des EPI adéquats. Faire porter un masque chirurgical au patient, s'il le tolère, est aussi une façon de diminuer le risque de contamination secondaire.

Il y a lieu de faire la décontamination du véhicule et des équipements, comme pour le transport de tout patient infecté. Les surfaces de contact doivent être essuyées avec un décontaminant agréé ou une solution de javel diluée à 1:1000. Il n'y a pas d'élément permettant de suggérer que *Y. pestis* représente une menace environnementale de longue durée après la dissolution de l'aérosol primaire [23]. La bactérie est sensible à la chaleur, aux rayons du soleil et ne reste pas longtemps en vie hors de l'hôte. *Y. pestis* ne forme pas de spore.

Variole. La variole peut être majeure ou mineure. Cette maladie naturelle a été éradiquée en 1977 mais existe toujours dans deux laboratoires au moins : l'Institut russe de préparation des virus et les Centers for Disease Control and Prevention (CDC) aux États-Unis. L'on prétend que le gouvernement soviétique a débuté en 1980 un programme de production en grande quantité de virus de la variole pour être utilisé dans des bombes et des missiles, ainsi que le développement d'autres virus plus virulents pour des besoins militaires. Le virus de la variole pourrait avoir changé de main après la dissolution de l'Union soviétique [24].

Le virus de la variole infecte ses victimes par pénétration au niveau des muqueuses de l'oropharynx et respiratoires. Après une période de 12 à 14 jours d'incubation, le patient développe fièvre, malaise, céphalées et douleurs lombaires. Puis le patient développe rapidement une éruption maculopapulaire qui démarre sur la muqueuse buccale, mais qui se propage rapidement sur la peau avec des vésicules et pustules caractéristiques. L'éruption est ronde avec des pustules tendues qui affectent de façon plus dense la tête et les extrémités que le tronc (extension centrifuge), avec des lésions uniformes (figure 20-1). Cela distingue la variole de la varicelle (encadré 20-3), qui démarre de façon plus dense sur le tronc (centripète) et qui existe à des stades d'âges variés (de nouvelles lésions apparaissent avec les anciennes, présence de croûtes) (figure 20-2). La mortalité naturelle de la variole se situe aux environs de 30 %. On ne connaît que peu de choses sur l'évolution naturelle de cette maladie chez les patients immunodéprimés, comme ceux atteints par le VIH.

La transmission de la variole se fait par contamination directe par les postillons projetés à partir de l'oropharynx des patients infectés. Les habits et linges contaminés peuvent aussi diffuser le virus. Les patients sont contaminants dès le début de l'éruption, ce qui peut parfois être non vu si l'éruption est discrète dans l'oropharynx. Si des intervenants préhospitaliers sont amenés à prendre en

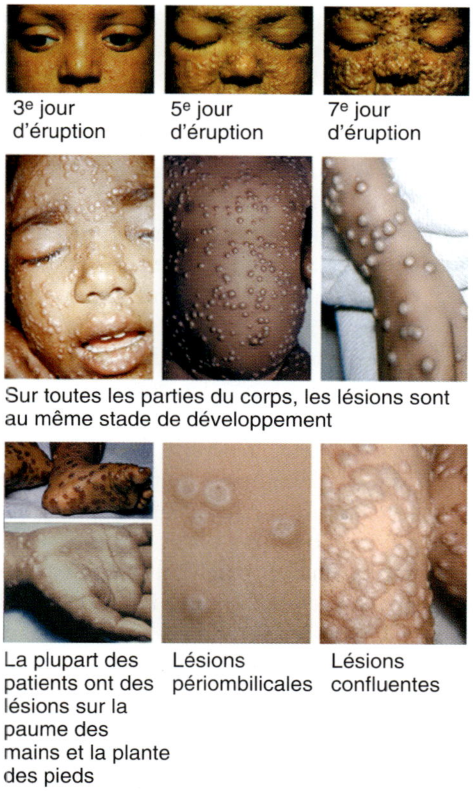

Fig. 20-1. Variole. (Source : Centers for Disease Control and Prevention, Atlanta ; reproduction autorisée.)

charge des patients atteints de variole, ils doivent porter des EPI contre les postillons, les contacts et les aérosols. Cela comprend un masque de protection N-95 (FFP2), une protection oculaire, des gants et une blouse. L'idéal est que les personnes s'occupant de patients atteints de variole soient vaccinées [25].

Le programme de vaccination contre la variole a été arrêté en 1972. L'immunité résiduelle provenant des vaccinations n'est pas connue, et il a été suggéré que les personnes dont l'immunisation dépasse 40 ans ne seraient probablement plus protégées contre la variole [24]. La vaccination contre la variole est disponible pour certains membres des ministères de la Défense et des Affaires étrangères aux États-Unis. Elle y a également été rendue possible pour un programme d'équipes sanitaires par le ministère de la Santé. Dans le grand public, elle n'est disponible que dans le cadre de la participation à des essais cliniques. En cas d'une urgence de santé publique, les États-Unis disposent de réserves de vaccins qui peuvent être libérées pour l'immunisation en masse de la population. La vaccination dans les 4 jours après une exposition a montré qu'elle permettait une certaine protection contre la maladie et une protection substantielle contre son évolution fatale [24].

Encadré 20-3 Différenciation entre variole et varicelle

La varicelle est l'infection qui peut le plus être confondue avec la variole.

Lors d'une varicelle :

- Il n'y a pas de prodrome ou seulement de légers prodromes
- Les vésicules sont superficielles : « comme une goutte de rosée sur une pétale de rose »
- Les lésions surgissent sur toutes les parties du corps, avec des lésions de différents âges (papules, vésicules, croûtes)
- La distribution est centripète ; la plus grande concentration des lésions est sur le tronc ; la moins importante est au niveau des extrémités distales. Les lésions peuvent inclure le visage et le cuir chevelu ; le corps est parfois atteint de manière égale
- Les premières lésions apparaissent sur la face ou le tronc
- Les patients sont rarement en choc toxique ou moribonds
- L'évolution est rapide : les lésions évoluent de macules en papules, puis en vésicules, et s'encroûtent rapidement (< 24 h)
- Les plantes des pieds et les paumes des mains sont rarement atteintes
- Les patients n'ont pas d'antécédent de varicelle ou de vaccination
- De 50 à 80 % de patients évoquent une exposition à la varicelle ou au zona dans les 10 à 21 jours avant l'éruption

Source : Centers for Disease Control and Prevention, Atlanta.

La prise en charge préhospitalière d'un patient atteint de variole est un traitement symptomatique. Les EPI recommandés doivent être portés en permanence, et il est essentiel qu'il n'y ait pas de brèche dans les procédures de contrôle de l'infection. Un hôpital disposant des capacités d'isolation appropriées et avec du personnel correctement entraîné doit être défini par territoire. La structure recevant le cas de variole ou le patient suspect doit être alerté de l'admission en amont, afin que les mesures de précaution puissent être réalisées pour prévenir la transmission du virus. L'identification d'un patient atteint de variole est à considérer comme une urgence de santé publique.

L'enlèvement correct des EPI est essentiel à la sécurité des personnels préhospitaliers. L'ensemble des déchets médicaux contaminés doivent être emballés et étiquetés, et éliminés séparément des autres déchets médicaux. Le matériel médical réutilisable doit être décontaminé selon des protocoles standardisés, soit par autoclave soit par une désinfection de niveau supérieur. Les surfaces doivent être nettoyées et traitées par un détergent désinfectant. La décontamination aérienne ou la fumigation des véhicules d'urgence n'est pas requise [26].

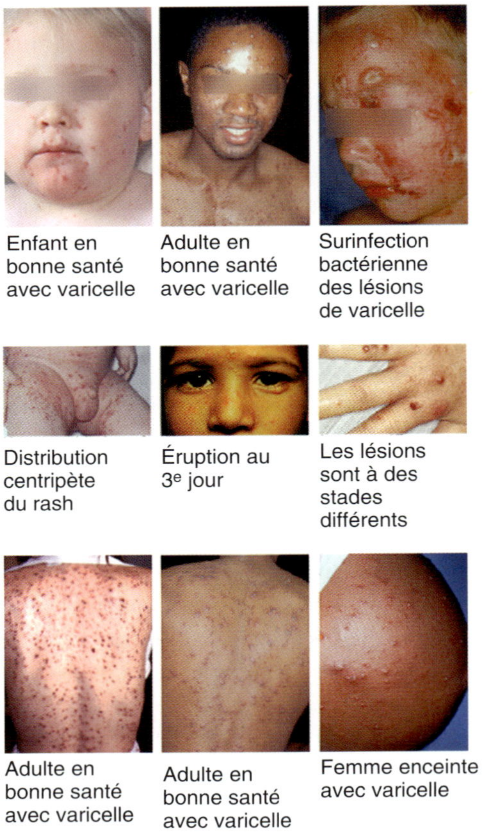

Fig. 20-2. Varicelle. (Source : Centers for Disease Control and Prevention, Atlanta ; reproduction autorisée.)

Toxine botulinique. La toxine botulinique est produite par une bactérie, le *Clostridium botulinum*, et est le plus fort poison connu. Cette toxine est 15 000 fois plus toxique que le VX et 100 000 fois plus que le sarin [27]. La secte Aum Shinrykyo, responsable de l'attaque au sarin du métro de Tokyo, a essayé d'utiliser un aérosol de toxine botulinique sans succès en 1995. La toxine botulinique a été utilisée comme arme à usage militaire. Malgré la difficulté de concentrer et de stabiliser la toxine pour sa dissémination, on a estimé qu'une source (d'origine terroriste) délivrant un aérosol de toxine botulinique peut incapaciter ou tuer 10 % de personnes sous le vent à 0,5 km. La toxine peut aussi être introduite dans l'alimentation pour essayer d'empoisonner un grand nombre de personnes.

Trois formes de botulisme existent naturellement. Une contamination par une plaie sale, surtout lors de tissus dévitalisés, survient si du *Clostridium* est présent dans la plaie. Un botulisme d'origine alimentaire survient par l'absorption de conserves improprement réalisées permettant le développement de la bactérie et la production de toxine, qui sont ingérées par les victimes. Un botulisme intestinal apparaît lorsque la toxine est produite puis absorbée par l'intestin. Le quatrième botulisme est d'origine artificielle, et provient de l'aérosolisation de la toxine botulinique ; cela entraîne un botulisme par inhalation.

Quelle que soit la voie d'absorption, la toxine botulinique atteint la jonction neuromusculaire, où elle se fixe de façon irréversible, empêchant l'action neurotransmettrice de l'acétylcholine et entraînant des paralysies descendantes flasques. Les symptômes apparaissent de plusieurs heures à quelques jours après l'exposition. Tous les patients vont présenter une diplopie et de multiples déficits des nerfs crâniens, entraînant des difficultés de vision, d'élocution et de déglutition. L'extension et la rapidité des paralysies descendantes dépendent de la dose. Les patients se fatiguent, perdent la capacité de maintenir leur tête, peuvent perdre leurs réflexes de déglutition, ou développer une détresse respiratoire nécessitant l'intubation et la ventilation mécanique pendant des mois. Les patients non traités meurent habituellement d'une obstruction mécanique des voies aériennes ou d'une ventilation inadéquate. La triade classique de l'intoxication botulinique comprend (1) les paralysies flasques descendantes avec des déficits des nerfs crâniens, (2) l'absence de température, et (3) une sensibilité normale. Après plusieurs semaines ou mois, le patient développe de nouveaux bourgeons axonaux qui innervent les muscles dénervés.

Les soins des patients atteints de botulisme sont symptomatiques, avec l'administration d'une anatoxine. L'administration précoce de l'anatoxine va minimiser la détérioration ultérieure, mais ne peut pas reverser les paralysies existantes.

Les intervenants préhospitaliers en charge de victimes de botulisme doivent être vigilants pour la libération des voies aériennes et la ventilation inadéquate. Les patients peuvent être dans l'incapacité de gérer leurs sécrétions ou de conserver des voies aériennes libres. En raison de la paralysie diaphragmatique, le volume courant respiratoire peut ne pas être adéquat. Cela peut être aggravé par la position assise ou semi-couchée. Les patients avec des difficultés respiratoires doivent être intubés et ventilés correctement.

Les précautions standard sont suffisantes pour la prise en charge de patients victimes d'intoxication botulinique, car il ne s'agit pas d'une maladie contagieuse. Les aérosols de toxine botulinique se dégradent rapidement dans l'environnement, et il est admis que, lors d'une attaque terroriste, une inactivation substantielle sera réalisée au bout de 2 jours. Les intervenants préhospitaliers dans le cadre d'une dissémination d'aérosol utiliseront des EPI pour produits dangereux en zone chaude et tiède. Parce que l'aérosol, dans certaines conditions atmosphériques, peut persister pendant approximativement 2 jours, la décontamination des victimes exposées est nécessaire avec l'enlèvement de leurs vêtements et le lavage à l'eau et au savon. Les équipements peuvent être décontaminés avec de l'eau de javel à 0,1 % [28]. Les patients n'ont pas besoin d'être isolés après leur arrivée à l'hôpital, mais ils peuvent nécessiter des soins intensifs avec de la ventilation mécanique.

Catastrophes nucléaires

Depuis l'attentat terroriste du 11 septembre 2001, il a paru plus probable que les services de secours médicaux soient confrontés à la gestion d'une urgence nucléaire. Historiquement, on s'était focalisé sur les plans en cas de guerre nucléaire ou d'accident radiologique civil. Actuellement, le risque qu'un groupe terroriste puisse réaliser une explosion nucléaire ou disperser dans l'environnement des produits radioactifs dans une explosion conventionnelle est devenu plus important.

Quoi qu'il en soit, les accidents radiologiques sont rares. Aux États-Unis, il y a eu 243 accidents d'irradiation depuis 1944, avec 1342 victimes remplissant les critères d'une exposition importante. Dans le monde, 403 accidents sont survenus, avec 133 617 victimes, dont 2 965 avec des expositions importantes et 120 décès. La catastrophe de Tchernobyl a été responsable de 116 500 personnes exposées et 28 décès [29].

Les catastrophes nucléaires peuvent générer la peur et la confusion tant chez les victimes que chez les sauveteurs. Se familiariser avec les risques et ses principes de prise en charge va aider à garantir une réponse appropriée et à réduire la panique et le désordre (encadré 20-4).

L'exposition aux radiations ionisantes et la contamination radioactive peuvent résulter de plusieurs scénarios différents : (1) explosion d'une arme nucléaire de forte puissance ou d'une arme improvisée de faible rendement ; (2) explosion d'une bombe « sale » ou dispersion de matériel radioactif, sans explosion nucléaire, mais plutôt avec un engin classique pour disperser les produits radioactifs ; (3) sabotage ou accident d'un réacteur nucléaire ; et (4) mauvaise utilisation de déchets radioactifs.

Encadré 20-4 Principes de prise en charge d'une catastrophe nucléaire

1. Évaluer la sécurité des lieux.
2. Tous les patients doivent être traités et stabilisés pour leurs lésions traumatiques avant de s'occuper des lésions radiologiques. Les patients sont ensuite évalués pour leur exposition ou contamination nucléaire.
3. Une irradiation externe par une source suffisante peut entraîner des lésions des tissus, mais ne rend pas la victime radioactive. Les patients même avec une exposition létale ne sont pas un danger pour les personnels médicaux.
4. Les patients peuvent être contaminés par des particules radioactives disséminées sur la peau et les vêtements. Plus de 90 % de cette contamination peuvent être enlevés en retirant les vêtements. Ce qui reste peut être enlevé par lavage à l'eau et au savon.
5. Protégez-vous d'une contamination radioactive par le port d'un EPI standard avec au minimum une tenue, des gants et un masque.
6. Les victimes qui, 4 heures après une exposition, sont atteintes de nausées, de vomissements ou de rougeurs de la peau ont reçu une dose forte de rayons ionisants.
7. La contamination radioactive de plaies doit être considérée comme sale et irriguée le plus rapidement possible. Éviter de manipuler tout corps étranger métallique.
8. La prise d'iodure de potassium (KI) n'a de sens que si de l'iode radioactif a été relâché dans l'atmosphère. L'iodure de potassium n'est pas un antidote des radiations.
9. Le concept de temps/distance/écran est un concept clé dans la protection contre les effets d'une exposition radiologique. L'exposition aux radiations est minimisée par la *diminution du temps d'exposition* dans la zone affectée, par *l'augmentation* de la distance par rapport à la source d'irradiation, et par l'utilisation d'écrans de protection en métal ou en béton.

D'après Department of Homeland Security Working Group on Radiological Dispersion Device Preparedness/Medical Preparedness and Response Subgroup, 2004, http://www1.va.gov/emshg/docs/Radiologic_Medical_Countermeasures_ 051403.pdf

Conséquences sanitaires des catastrophes nucléaires

Les lésions et risques d'une catastrophe nucléaire sont multifactoriels. En cas d'explosion nucléaire, il y aura des lésions de blast primaire, secondaire et tertiaire liées à l'explosion, des lésions thermiques, et par effondrement de structures. Les victimes peuvent ensuite développer des lésions par l'irradiation externe, la contamination de la peau et des vêtements par des retombées radioactives ; ou par l'irradiation interne par l'absorption de particules radioactives par inhalation, ingestion ou contamination d'une plaie.

Les accidents de centrales nucléaires peuvent générer de fortes doses de radiations ionisantes sans qu'il y ait une explosion nucléaire, en particulier dans certaines circonstances lorsque le réacteur atteint un point « critique ». Les explosions, le feu et le relâchement de gaz peuvent aussi entraîner des particules ou gaz radioactifs qui peuvent exposer les intervenants à des risques de contamination radioactive.

La dissémination de matériel radioactif ne va pas délivrer assez de radioactivité pour créer des lésions immédiates. Cependant, cette dissémination de matériel radioactif va être de nature à compliquer la prise en charge des victimes d'explosion par les intervenants, et à complexifier le traitement des lésions classiques d'explosion. Cette dissémination radioactive est également de nature à entraîner la confusion et la panique chez les intervenants concernés par la radioactivité, empêchant ainsi les efforts de secours aux victimes.

Les radiations ionisantes provoquent des lésions cellulaires par leur interaction avec les atomes et leur apport d'énergie. Il en résulte des *ionisations* qui peuvent endommager soit directement le noyau cellulaire, entraînant la mort cellulaire ou le mauvais fonctionnement de la cellule, soit indirectement par interaction avec l'eau dans le corps, entraînant la formation de molécules toxiques. L'exposition aiguë à de fortes doses de radiations ionisantes pénétrantes (rayons gamma et neutrons) sur un temps court peut aboutir à la maladie aiguë des rayons. Les différents types de rayonnements ionisants comprennent les particules alpha, les rayons bêta, les rayons gamma et les neutrons.

Les *particules alpha* sont relativement grandes et ne peuvent pas pénétrer les couches de la peau même superficielles. Une peau intacte ou une tenue offrent une protection à l'égard du rayonnement externe émis par les particules alpha. Les particules alpha ne posent un problème d'irradiation qu'en cas d'ingestion ou d'inhalation. Lorsqu'elles sont incorporées, les particules alpha peuvent provoquer des lésions cellulaires aux cellules adjacentes.

Les *particules bêta* sont des petites particules chargées qui peuvent pénétrer plus profondément que les particules alpha et peuvent affecter les couches profondes de la peau, avec la possibilité de léser la couche basale de la peau, entraînant des brûlures par rayon bêta. Le rayonnement bêta se trouve plus particulièrement dans les retombées nucléaires. Les particules bêta entraînent des radiolésions locales.

Les *rayonnements gamma* sont similaires aux rayons X et ont la capacité de traverser aisément les tissus. Les rayons gamma sont émis par une explosion nucléaire et ses retombées. Ils peuvent également être émis par des radionucléides présents dans les matériels radioactifs disséminés. Les radiations gamma peuvent aboutir à une *irradiation du corps entier*. L'irradiation totale peut aboutir à la maladie des rayons (encadré 20-5).

Les *neutrons* peuvent facilement traverser les tissus, avec 20 fois l'énergie de destruction des rayons gamma, faisant rompre la structure atomique des cellules. Les neutrons sont issus d'une explosion nucléaire, mais ne sont pas un risque lié aux retombées radioactives. Les neutrons peuvent aussi entraîner une exposition du corps entier et être à l'origine d'une maladie des rayons. Les neutrons ont la capacité de convertir des métaux stables en isotopes radioactifs. Cela peut avoir des répercussions importantes chez des patients porteurs de prothèses métalliques ou en possession d'objets métalliques au moment de l'exposition.

Encadré 20-5 Actes terroristes avec rayonnements ionisants : guide général

Diagnostic

Soyez vigilants sur les points suivants

1. Le syndrome d'exposition aiguë aux rayons est prédictible selon un modèle après une exposition substantielle ou un événement catastrophique (tableau 20-1)
2. Les individus peuvent être malades par irradiation de sources présentes dans la population et peuvent être identifiés au bout de plus longues périodes avec des syndromes spécifiques (tableau 20-2)
3. Les syndromes spécifiques inquiétants, en particulier avec une histoire clinique de nausées et vomissements de 2 à 3 semaines, sont :

- des brûlures de type thermique de la peau sans exposition documentée à la chaleur
- un dysfonctionnement immunologique avec des infections secondaires
- une tendance au saignement (épistaxis, saignement gingival, pétéchies)
- une déplétion médullaire (neutropénie, lymphopénie et thrombocytopénie)
- une alopécie (chute des cheveux)

Détermination de l'exposition

L'exposition peut être connue et reconnue, ou bien clandestine. Il peut s'agir :

1. d'expositions importantes telles que les explosions de bombes atomiques ou les accidents de centrale nucléaire
2. de sources de faible intensité émettant des radiations continues de rayons gamma, entraînant des irradiations chroniques ou intermittentes, individuelles ou de groupes (par exemple sources radioactives à usage médical, pollution de l'eau ou de l'environnement)
3. d'une irradiation interne par du matériel radioactif pénétrant, inhalé ou ingéré. (contamination interne)

D'après le guide de poche du ministère américain des Anciens combattants produit par l'Employee Education System for Office of Public Health and Environmental Hazards. Ces informations ne se veulent pas complètes ; il ne s'agit que d'un guide rapide ; consulter d'autres références ou des avis d'expert.

L'exposition du corps entier est mesurée en terme de *gray* (Gy). Le *rad* (*radiation absorbed dose*) était une unité de dose familière qui a conduit au gray ; 1 Gy est égal à 100 rad. Le *rem* (*radiation equivalent–man*) est défini par la dose en rad multipliée par un « facteur de

Tableau 20-1 Syndrome d'irradiation aiguë

Effets sur l'organisme entier d'une irradiation externe ou interne, par des dose en rad (1 rad = 1 cGy ; 100 rad = 1 Gy)

Type	0–100	100–200	200–600	600–800	800–3 000	> 3 000
Phase prodromique du syndrome						
Nausée, vomissement	Aucun	5–50 %	50–100 %	75–100 %	90–100 %	100 %
Début		3–6 h	2–4 h	1–2 h	< 1 h	Minutes
Durée		< 24 h	< 24 h	< 48 h	48 h	N/A*
Nombre de lymphocytes	Non affecté	Légèrement diminué	< 1000 à 24 h	< 500 à 24 h	Diminue en quelques heures	Diminue en quelques heures
Fonctions du système nerveux central (SNC)	Non affectées	Non affectées	Tâches routinières Troubles cognitifs pour 6–20 h	Tâches routinières simples Troubles cognitifs > 24 h	Incapacitation rapide Intervalle lucide de quelques heures éventuel	
Phase de latence						
Pas de symptômes	> 2 semaines	7–15 jours	0–7 jours	0–2 jours	Aucune	Aucune
Manifestations cliniques de la maladie						
Signes et symptômes	Aucun	Leucopénie modérée	Leucopénie sévère, purpura, hémorragie, chute des cheveux après 300 rad		Diarrhée, fièvre, troubles électrolytiques	Convulsions, ataxie, tremblement, léthargie
Début		> 2 semaines	2 jours–4 semaines	2 jours–4 semaines	1–3 jours	1–3 jours
Période critique	Aucune		4–6 semaines ; possibilité maximale d'intervention médicale efficace		2–14 jours	1–46 h
Système organique	Aucun		Hématopoïétique ; respiratoire (muqueuses)		Tractus gastro-intestinal	SNC
Durée d'hospitalisation	0 %	< 5 % 45–60 jours	90 % 60–90 jours	100 % +100 jours	100 % Des semaines à des mois	100 % Des jours à des semaines
Mortalité	Aucune	Minimale	Faible si thérapie agressive	Élevée	Très élevée ; les signes neurologiques indiquent une dose létale	

D'après Armed Forces Radiology Institute, Medical management of radiological casualties, Bethesda, Md, 2003.

* N/A : non applicable.

Tableau 20-2 Ensemble de symptômes des effets retardés de rayonnements ionisants

1	2	3	4
Céphalées	Anorexie	Maladie partielle et maladie totale	Lymphopénie
Fatigue	Nausées	Lésions de la peau	Neutropénie
Faiblesse	Vomissements	Alopécie (chute de cheveux)	Thrombocytopénie
	Diarrhées	Ulcérations	Purpura
			Infections opportunistes

D'après Armed Forces Radiology Institute, Medical management of radiological casualties, Bethesda, Md, 2003.

qualité », qui tient compte des particularités intrinsèques des différents rayonnements. Le rem a été remplacé par le *sievert* (Sv) ; 1 Sv égal 100 rem.

Les radiations affectent plus volontiers les cellules qui se divisent rapidement, ce qui entraîne des lésions de la moelle osseuse et du tractus digestif, qui possèdent un turnover cellulaire élevé. Des doses plus élevées peuvent affecter le système nerveux central directement. La dose d'exposition du corps entier détermine les conséquences médicales de l'exposition. Les patients recevant jusqu'à 1 y au corps entier ne vont pas présenter de signes cliniques. Entre 1 et 2 Gy, moins de la moitié des patients vont développer des nausées et vomissements ; beaucoup vont développer ultérieurement une leucopénie, et la mortalité va être minime. La plupart des victimes recevant une dose supérieure à 2 Gy vont être malades et requérir une hospitalisation ; au-delà de 6 Gy, la mortalité devient élevée. À une dose supérieure à 30 Gy, les signes neurologiques sont manifestes et le décès est le plus probable [30].

La *maladie aiguë des rayons* se manifeste par une phase prodromique caractérisée par des malaises, nausées et vomissements. Elle est suivie d'une phase latente dans laquelle le patient est le plus souvent asymptomatique. La longueur de la phase de latence dépend de la dose de radiations absorbées. La phase de latence est suivie de la maladie qui se manifeste en fonction de l'organe qui a été atteint. Les lésions de la moelle osseuse se produisent pour des doses totales entre 0,7 et 4 Gy, et se traduisent par une diminution des globules blancs et un déficit immunitaire pour plusieurs semaines. La chute des plaquettes produit des hématomes et des saignements. La chute des hématies se traduit par une anémie. Entre 6 et 8 Gy, le tractus digestif est atteint, avec des diarrhées, une déshydratation et des selles sanguinolentes. Au-delà de 30 Gy, le patient va présenter des symptômes neurovasculaires, avec une phase prodromique de nausées et vomissements, une courte phase de latence de quelques heures, suivie d'une rapide détérioration de l'état de conscience, d'un coma et du décès, avec parfois une phase d'instabilité hémodynamique préalable. Des doses de ce niveau peuvent survenir lors d'une explosion atomique, mais les victimes auront généralement été tuées par les lésions associées au blast. Les irradiations à ces doses peuvent aussi provenir d'une exposition à un réacteur nucléaire sans explosion, lorsque le cœur a atteint le point critique [30].

Les attaques terroristes ou les accidents radiologiques ne provoquent pas tous des expositions à des doses élevées. Des radiations de faibles doses sont plus probables lors d'une explosion avec dissémination de matière radioactive (bombe sale) ; elles ne vont pas entraîner des lésions aiguës liées aux rayonnements. En fonction de la dose, le patient peut avoir un risque supplémentaire de développer un cancer. Les effets aigus d'une explosion avec dissémination radioactive seront d'abord le fait du blast conventionnel, et probablement psychologiques, avec des réactions de stress, de peur, de dépression aiguë et de plaintes psychosomatiques, lesquelles vont significativement éprouver les services d'urgences et les infrastructures de santé.

Les patients peuvent être contaminés par du matériel émettant des rayonnements alpha, bêta et gamma, mais les contaminants vont plus fréquemment émettre des rayons alpha et bêta. Seul le rayonnement gamma peut contribuer à un syndrome d'irradiation aiguë totale décrit précédemment. Les rayons alpha et bêta ont une capacité de pénétration limitée, mais sont capables de produire des lésions tissulaires locales. Les patients peuvent aisément être décontaminés par le retrait des vêtements et le lavage. Il est impossible qu'un patient soit si contaminé qu'il devienne un danger pour la santé des soignants ; aussi, la prise en charge des lésions vitales est une priorité immédiate et ne doit pas être retardée en attendant une décontamination [30].

Comme cela a été décrit, les particules radioactives peuvent être inhalées, ingérées, ou absorbées à travers la peau ou par la contamination des plaies. Ces types d'exposition ne vont pas entraîner des effets aigus des rayonnements ionisants, mais des effets retardés. Toutes les victimes ou personnels d'intervention se trouvant dans une zone de contamination radioactive aérienne, sans protection respiratoire, vont nécessiter une évaluation ultérieure pour identifier une contamination interne, qui pourra requérir une intervention médicale afin de diluer ou de bloquer les effets des radionucléides.

Équipement de protection individuelle

Les intervenants préhospitaliers vont opérer dans un environnement avec des risques d'exposition aux rayonnements ionisants après une catastrophe nucléaire. Le risque de radiation va dépendre grandement du type d'événement nucléaire.

Les EPI disponibles pour le risque chimique et biologique offrent une certaine protection aux intervenants préhospitaliers contre la contamination radioactive. Ils ne protégeront pas contre les sources de rayonnements de haute énergie, comme un accident de réacteur ou une explosion nucléaire.

La radioactivité peut exister sous forme de gaz, d'aérosols, de solides ou de liquides. Si la radioactivité est présente sous forme de gaz, c'est l'ARI qui offre le plus haut niveau de protection. Si des aérosols sont présents, c'est le masque à cartouche qui peut être adéquat pour prévenir une contamination interne causée par l'inhalation de particules contaminées. Un masque N-95 protège contre l'inhalation des particules. Le port d'une tenue standard de protection protège contre les rayons alpha et assure une certaine protection contre l'émission bêta, mais pas contre le rayonnement gamma ou les neutrons. Ce type de barrière peut permettre une décontamination individuelle des particules, mais ne peut pas protéger contre le risque de maladie des rayons en cas d'irradiation externe provenant de sources à haute énergie. Aucun des EPI dont sont habituellement dotés les intervenants préhospitaliers ne protège contre les sources de rayonnement de haute énergie. Ce type de rayonnement peut être rencontré dans les premières minutes d'une explosion nucléaire, près d'un cœur de réacteur nucléaire en phase critique, ou à proximité d'une source comme le Césium 137 qui pourrait être dispersé dans une explosion de bombe sale. La meilleure protection contre ces sources est la diminution du temps d'exposition, l'augmentation des distances avec la source et la mise à l'abri. Des nouveaux matériaux pour les EPI des premiers intervenants sont en voie d'expérimentation afin d'offrir une certaine protection contre des niveaux bas de rayons gamma.

À la différence d'EPI insuffisants contre le risque chimique, l'inhalation, l'ingestion ou la contamination de la peau contre les gaz et particules radioactives ne vont pas immédiatement rendre inapte une victime ou un intervenant préhospitalier. Tous les intervenants préhospitaliers qui ont opéré dans un environnement potentiellement contaminant radiologiquement devront bénéficier d'un contrôle de contamination interne et d'une prise en charge active si elle est confirmée.

Des dosimètres et des alarmes devraient être utilisés s'ils sont disponibles. Il existe des normes d'irradiation en matière de travail habituel et en cas d'urgence [31]. Le niveau de dose peut être mesuré pour permettre aux intervenants de se mettre hors de danger, et pour prévenir un risque de syndrome d'irradiation aiguë ou d'un risque élevé d'incidence de cancer. Le commandant des opérations de secours doit être alerté et informé des limites d'exposition et des doses de rayonnements.

Encadré 20-6 Éléments de traitement et de décontamination pour l'exposition aux rayonnements ionisants

Éléments de traitement

- En cas de lésion traumatique, traiter
- En cas de présence de contaminants radioactifs externes, décontaminer
- En cas de présence d'iode radioactif (par exemple accident de centrale nucléaire), envisager la prise d'iodure de potassium (solution de lugol) à titre prophylactique dans les premières 24 heures (inefficace plus tard)
- Voir http://www.asn.fr

Éléments de décontamination

- L'exposition sans contamination ne requiert pas de décontamination
- Une contamination requiert des précautions standard (universelles), l'enlèvement des vêtements et la décontamination à l'eau
- La contamination interne va être déterminée à l'hôpital
- Traiter des patients contaminés avant la décontamination expose à contaminer les installations de soins ; planifier la décontamination avant l'admission
- Pour les patients présentant des lésions vitales, d'abord traiter puis décontaminer
- Pour les patients sans lésion vitale, d'abord décontaminer puis traiter

D'après Armed Forces Radiology Institute, *Medical management of radiological casualties*, Bethesda, Md, 2003.

Évaluation et traitement

Les patients qui ont été blessés lors d'une catastrophe nucléaire doivent bénéficier d'examens primaire et secondaire en fonction du mécanisme lésionnel. En cas d'explosion nucléaire, ou d'explosion classique avec diffusion de matériel radiologique, les intervenants préhospitaliers peuvent être confrontés à des victimes présentant des lésions de blast et des brûlures (encadré 20-6). La décontamination radiologique des victimes est recommandée, mais ne doit pas retarder les soins aux patients nécessitant une prise en charge immédiate pour leurs blessures. À l'inverse, si le patient ne présente pas de lésion sérieuse nécessitant une intervention immédiate, le patient peut être d'abord décontaminé. En cas de présence d'iode radioactif dans l'environnement, comme cela peut être rencontré dans une centrale nucléaire ou lors d'un accident de combustible nucléaire ou d'une explosion nucléaire, donner de l'iodure de potassium (KI) aux victimes et aux sauveteurs permet de prévenir l'accumulation d'iode radioactif dans la thyroïde, ce qui accroît le risque de cancer de la thyroïde.

Considérations concernant le transport

Les victimes devraient être transportées vers les centres les plus proches pouvant prendre en charge à la fois le traumatisme et les lésions radiologiques. Tous les hôpitaux devraient avoir un plan pour faire face à une urgence radiologique, mais ceux qui ont des capacités de décontamination, un service de traumatologie et un personnel entraîné à traiter des contaminations externes et un syndrome d'irradiation totale doivent être identifiés.

Résumé

Même si la fabrication d'armes de destruction massive par des régimes terroristes pose un problème important aux sociétés civilisées, les intervenants préhospitaliers peuvent aussi être exposés à des explosions et des produits chimiques ou radiologiques lors d'accidents industriels. La sécurité des personnels d'intervention est déterminante, et ils doivent posséder les techniques et le matériel de protection individuelle ainsi que les fondamentaux concernant la décontamination. Des agents explosifs ont été au premier plan lors des récentes attaques terroristes. Les explosifs de forte puissance produisent chez les survivants les plus proches des lésions de blasts, les lésions secondaires étant dues aux débris projetés.

Les agents chimiques peuvent provoquer des lésions de la peau et du système respiratoire, mais ils peuvent aussi entraîner un syndrome toxique spécifique qui indique le type de produit. Des antidotes peuvent être utilisés contre certains agents chimiques. Les agents biologiques peuvent être des bactéries ou des virus virulents, ou bien des toxines produites par des organismes vivants. Le type de protection utilisé par les sauveteurs varie en fonction des différents agents. Plusieurs types de rayonnements radioactifs existent. L'exposition à ces rayons peut entraîner une maladie aiguë des rayons, qui dépend classiquement du temps d'exposition et de la nature des rayonnements.

Solution du scénario

La première priorité est la sécurité. Évaluez la scène. Notez qu'il y a toujours du feu dans la partie détériorée du train. Y a-t-il d'autres risques ? Cherchez des débris suspendus, des lignes électriques à terre ou exposées et des produits dangereux répandus. Examinez rapidement la foule sur la plateforme à la recherche d'un toxidrome. Y a-t-il une forte proportion de patients avec des difficultés respiratoires ? Est-ce que les victimes vomissent ou convulsent ? Y a-t-il une preuve de dispersion d'un produit en plus du blast lié à l'explosion ? Recherchez aussi les preuves manifestes d'un deuxième engin pouvant menacer les sauveteurs. Portez les EPI au scénario.

Rendez compte à votre chaîne de commandement. En tant que premier service de secours médical sur place, le centre de communication va dépendre de vos informations. Décrivez les détails pertinents de l'événement, les risques observés, le nombre de victimes, et les renforts approximatifs qui seront nécessaires pour prendre en charge l'événement et les victimes. Se fondant sur vos observations, le centre de communications et le responsable en charge vont pouvoir prévenir d'autres unités et d'autres systèmes de votre situation et envoyer les renforts nécessaires. Un plan de secours préétabli pourra être déclenché.

Une fois que la sécurité de l'équipe a été assurée, que les informations ont été communiquées à la chaîne de commandement, préparez-vous à prendre la direction médicale des secours jusqu'à ce que l'autorité compétente vous relève. Aussitôt que c'est possible, approchez les victimes afin de débuter un triage pour le traitement et le transport en utilisant l'algorithme START. Sans vous engager dans le traitement médical des victimes, répartissez dans les catégories : immédiat, urgent, retardé, en attente. Lors de l'arrivée des renforts, désignez les personnels pour remplir les postes du plan de secours jusqu'à l'arrivée des cadres et personnels de contrôle.

Références

1. Hogan DE, Waeckerle JF, Dire DJ, et al: Emergency department impact of the Oklahoma City terrorist bombing, *Ann Emerg Med* 34:160, 1999.
2. Kennedy K, Aghababian R, Gans L, et al. Triage: Techniques and applications in decision making, *Ann Emerg Med* 28(2):136, 1996.
3. Garner A, Lee A, Harrison K: Comparative analysis of multiple-casualty incident triage algorithms, *Ann Emerg Med* 38:541, 2001.
4. Arnold J, Halpern P, Tsai M: Mass casualty terrorist bombings: a comparison of outcomes by bombing type, *Ann Emerg Med* 43:263, 2004.
5. Explosions and blast injuries: a primer for clinicians, http://www.bt.cdc.gov/masstrauma/explosions.asp (accessed August 2004).
6. Wightman JM, Gladish JL: Explosions and blast injuries, *Ann Emerg Med* 37:664, 2001.
7. Frykberg ER, Tepas JJ, Alexander RH: The 1983 Beirut Airport terrorist bombing: injury patterns and implications for disaster management, *Am Surg* 55:134, 1989.
8. Katz E, Ofek B, Adler J, et al: Primary blast injury after a bomb explosion in a civilian bus, *Ann Surg* 209:484, 1989.
9. Mallonee S, Shariat S, Stennies G, et al: Physical injuries and fatalities resulting from the Oklahoma City bombing, *JAMA* 276:382, 1996.
10. Peleg K, Limor A, Stein M, et al: Gunshot and explosion injuries: characteristics, outcomes, and implications for care of terror-related injuries in Israel, *Ann Surg* 239(3):311, 2004.
11. Burstein JL: CBRNE. Incendiary agents: magnesium and thermite, http://www.emedicine.com/emerg/topic917.htm less (accessed October 2004).
12. Irizarry L, Diaz-Acala J: CBRNE. Incendiary agents: white phosphorus, http://www.emedicine.com/emerg/topic918.htm (accessed October 2004).
13. Sidell FR, Takafuji ET, Franz DR, editors: *Medical aspects of chemical and biological warfare,* TMM series, Part 1, Warfare, weaponry and the casualty, Washington, DC, 1997, Office of the Surgeon General, TMM Publications.
14. Walter FG, editor: *Advanced HAZMAT life support,* ed 2, Tucson, 2000, Arizona Board of Regents.
15. Okumura T, Takasu N, Ishimatsu S, et al: Report on 640 victims of the Tokyo subway sarin attack, *Ann Emerg Med* 28(2):129, 1996.
16. US Army, Medical Research Institute of Chemical Defense: *Medical management of chemical casualties handbook,* ed 3, 2000, Aberdeen Proving Ground, Md.
17. Greenfield RA, Brown BR, Hutchins JB, et al: Microbiological, biological and chemical weapons of warfare and terrorism, *Am J Med Sci* 323(6):326, 2002.
18. US Congress, Office of Technology Assessment: *Proliferation of weapons of mass destruction,* Pub No OTA-ISC-559, Washington, DC, US Government Printing Office.
19. Ingelsby TV, Henderson DA, Bartlett JG, et al. Anthrax as a biological weapon: medical and public health management, *JAMA* 281(18):1735, 1999.
20. Bell DM, Kozarsky PE, Stephens DS: Conference summary: clinical issues in the prophylaxis, diagnosis and treatment of anthrax, *Emerg Infect Dis* 8(2):222, 2002.
21. Keim M, Kaufmann AF: Principles for emergency response to bioterrorism, *Ann Emerg Med* 34(2):177, 1999.
22. World Health Organization (WHO): *Health aspects of chemical and biological weapons,* Geneva, 1970, WHO.
23. Inglesby TV, Dennis DT, Henderson DA: Plague as a biological weapon: medical and public health management, *JAMA* 283(17):2281, 2000.
24. Henderson DA, Inglesby TV, Bartlett, JG: Smallpox as a biological weapon: medical and public health management, *JAMA* 281(22):2127, 1999.
25. Centers for Disease Control and Prevention (CDC): *Smallpox response plan and guidelines,* Version 3.0, Guide C, Part 1, Atlanta, 2002, CDC, p 13.
26. Centers for Disease Control and Prevention (CDC): *Smallpox response plan and guidelines,* Version 3.0, Guide F, Atlanta, 2003, CDC, p 1.
27. Franz DR, Jahrling PB, Friedlander AM, et al: Clinical recognition and management of patients exposed to biological warfare agents, *JAMA* 278(5):399, 1997.
28. Arnon SS, Schechter R, Inglesby TV, et al: Botulinum toxin as a biological weapon: medical and public health management, *JAMA* 285(8):1059, 2001.
29. Hogan DE, Kellison T: Nuclear terrorism, *Am J Med Sci* 323(6):341, 2002.
30. Armed Forces Radiobiology Institute: *Medical management of radiological casualties,* Bethesda, Md, 2003.
31. Department of Homeland Security Working Group on Radiological Dispersion Device Preparedness/Medical Preparedness and Response Subgroup, http://www1.va.gov/emshg/docs/Radiologic_Medical_Countermeasures_051403.pdf (accessed September 2004).

Pour en savoir plus

http://www.bt.cdc.gov/
http://www.usamriid.army.mil/
https://ccc.apgea.army.mil/
http://hld.sbccom.army.mil/
http://wmdfirstresponders.com/

Chapitre 21

Tactique civile de soutien médical d'urgence

Objectifs

À la fin de ce chapitre, le lecteur devra être capable :

- de décrire les composants de la médecine de protection et comment les soins médicaux organisent chaque mission ;
- d'expliquer le bénéfice d'un programme de tactique civile de soutien médical d'urgence (TEMS) ;
- d'indiquer en quoi les soins médicaux d'urgences diffèrent dans chacune des trois zones de soins ;
- d'indiquer comment la méthodologie d'évaluation peut être utilisée dans une mission tactique ;
- de décrire le rôle du soutien médical lors d'opérations antiterroristes.

PHTLS – Secours et soins préhospitaliers aux traumatisés

Scénario

Votre ambulance est envoyée pour un policier blessé. À l'arrivée sur les lieux, un policier se précipite à la porte de votre ambulance et dit : « Nous avons un policier touché à l'intérieur du bâtiment. Suivez-moi, je vous emmène auprès de lui. » Rapidement, vous vous souvenez des ordres de votre service vous interdisant de pénétrer sur une scène de crime tant que la police n'a pas sécurisé le site, et vous demandez aussitôt : « Les lieux sont-ils sécurisés ? » Le policier vous observe avec incrédulité et dit : « Vous ne m'avez pas entendu ? Un flic est au tapis. »

Comment le sauveteur devrait faire face à cette situation ? Que faudrait-il faire pour mieux se préparer aux incidents où des membres des forces de l'ordre sont blessés ?

Le type de scénario décrit ci-dessus se produit tous les jours aux États-Unis. Pénétrer sur des lieux non sécurisés violerait les doctrines de base de ne pas entrer dans une telle zone et peut engendrer des dommages inutiles. D'un autre côté, l'absence de volonté de répondre à ce type de situation est également intenable. La solution a été le développement d'une tactique de soutien médical d'urgence comme spécialité supplémentaire de médecine d'urgence préhospitalière.

Définitions

La tactique de soutien médical d'urgence moderne (*modern tactical emergency medical support* [TEMS]) est la compréhension et l'intégration des soins médicaux, la consultation, et la gestion de l'information médicale des opérations tactiques des forces de l'ordre qui contribuent à la sécurité et au succès des missions primaires de la police. C'est une sous-spécialité de médecine d'urgence qui implique l'ensemble des professionnels et paraprofessionnels des soins [1]. La TEMS va bien au-delà de la prise en charge du traumatisé, même si les praticiens en médecine tactique sont également supposés être compétents en matière de prise en charge sur le terrain de ce type de patients. Elle se focalise sur le contrôle de la lésion, la médecine préventive, la santé, la nutrition et la forme, ainsi que la minimisation de la perte de performance [2]. C'est précisément parce que cette pratique est une approche interdisciplinaire et compréhensive que le terme de tactique de *soutien* médical d'urgence est utilisé et non pas de *service* médical. En clair, la TEMS est la pratique de médecine hors de l'hôpital qui se focalise sur l'augmentation de la probabilité de succès d'une mission tactique (figure 21-1).

Le champ des TEMS a grandi rapidement depuis la fin des années 1980 et a au fur et à mesure été accepté par le domaine médical et les forces de l'ordre [3–6]. Le concept de TEMS pour les forces de l'ordre civiles est

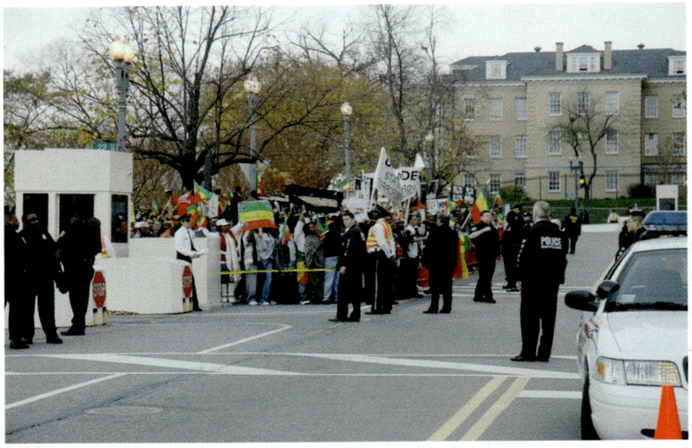

Fig. 21-1. Des compétences particulières en tactique de soutien médical d'urgence (TEMS) sont nécessaires pour assurer un soutien approprié des forces de l'ordre lors d'opérations visant à contrôler des manifestations et des émeutes.

également reconnu internationalement. La TEMS est développée comme une pratique fondée sur les preuves.

Médecine de protection

Récemment, le concept de *médecine de protection* a été introduit et inclus dans la TEMS comme l'un de ses composants essentiels. La médecine de protection élargit le modèle original des TEMS aux côtés des opérations tactiques des forces de l'ordre, et fait partie du soutien médical de toutes leurs opérations. Le principe fondamental de la médecine de protection est de « protéger les protecteurs ». Le spécialiste de la médecine de protection tend à être le directeur médical qui s'assure que les forces de l'ordre bénéficient de la meilleure infrastructure médicale, de l'accès optimal à un système médical, de traitements et de soins de pointe, et aient les meilleurs informations et supports scientifiques possibles. La médecine de protection apporte son soutien aux forces de l'ordre aussi longtemps que leurs personnels prennent des risques durant les opérations.

La médecine de protection est extrapolée de la science de disciplines variées. Les composants de cette discipline incluent les items suivants.

- Les *consultations médicales* impliquent l'apport de conseils et recommandations pour préserver la santé, la sécurité et la performance des membres des forces de l'ordre, et dans certaines circonstances, ceux qu'ils protègent. Par exemple, un sauveteur en médecine de protection peut conseiller un policier dans un cas médical, une équipe entière devant un problème de planification de santé globale, ou un commandant des opérations de secours en ce qui concerne les effets sur le plan médical d'une opération de la police dans un immeuble.
- Une *structure médicale* se concentre sur la médecine, la santé et les mesures de sécurité qui peuvent être prises pour assurer la sécurité des employés et des personnes se trouvant dans un immeuble durant les opérations des forces de l'ordre, quelles qu'elles soient. En commençant avec l'évaluation de la menace par la structure médicale, les spécialistes de la médecine de protection sont entraînés à évaluer les vulnérabilités médicales et les menaces associées aux occupants de la structure.
- *Médecine d'urgence tactique*. Comme cela a été vu précédemment, la TEMS se concentre sur l'apport aux forces de l'ordre d'un support médical tactique. Ce soutien implique un grand nombre de mesures adaptées aux opérations austères et potentiellement hostiles de l'environnement : médecine préventive, contrôle des lésions, voiture en feu, extraction particulière et tactique de sauvetage, réduction des performances d'exécution, recommandations au patient, etc.
- La *santé professionnelle* implique des conditions de travail d'une importance particulière pour les forces de l'ordre, telles qu'une bonne forme pour un travail déterminé, des immunisations, des protections auditives, des protections oculaires, et l'atténuation des lésions dorsales. Les agents de médecine de protection travaillent étroitement avec des spécialistes de la santé professionnelle pour faciliter une approche complète et bien intégrée.
- La *médecine maritime* implique l'ensemble du spectre médical dans l'environnement maritime. Le besoin d'interdire toute activité illégale ou tout autre menace utilisant les cours d'eau implique d'aider les forces de l'ordre sur, dans et sous l'eau. Cette aide inclut la médecine à bord des bateaux, la médecine de plongée, et des opérations tactiques de sauvetage aquatique.
- Les *supports vétérinaires* impliquent une réserve de matériel et des protocoles de base en cas de lésions des forces de l'ordre ainsi qu'une liaison avec des spécialistes. La coordination et la facilitation de l'accès aux soins vétérinaires sont également prévues pour la police montée.
- Une *unité de médecine d'urgence face aux matières dangereuses* est spécialisée dans la détection, l'évaluation et la prise en compte des matières dangereuses ainsi que des armes de destruction massive. Ces équipes contrôlent d'un point de vue médical le sas d'entrée et de sortie lors d'opérations de décontamination, surveillent le degré de contamination de l'environnement, et traitent les patients qui ont été exposés à des agents toxiques (figure 21-2).
- Les *équipes de déminage* font face à certaines menaces particulières, incluant les lésions dues aux blasts, l'exposition aux toxiques chimiques industriels, les armes de guerre, les menaces environnementales impliquant le port d'équipements de protection. Un soutien médical complet pour les opérations de déminage inclut la prise en charge des conditions environnementales et la baisse de performance des techniciens, les étapes de traitement et d'évaluation des secours, la consultation pour les effets physiologiques et médicaux des blasts, le traitement des lésions et expositions propres aux blasts, et le support légal clinique des investigations post-blast.
- *Médecine de protection exécutive*. Des détails concernant la protection sont souvent nécessaires pour les personnalités et dignitaires ayant un profil à haut risque, pouvant être des cibles et nécessitant une haute protection. La mission est un échec si la personne protégée contracte une maladie ou est blessée, quelle qu'en soit la cause. La médecine de protection exécutive implique l'ensemble du spectre médical. Ce soutien inclut la

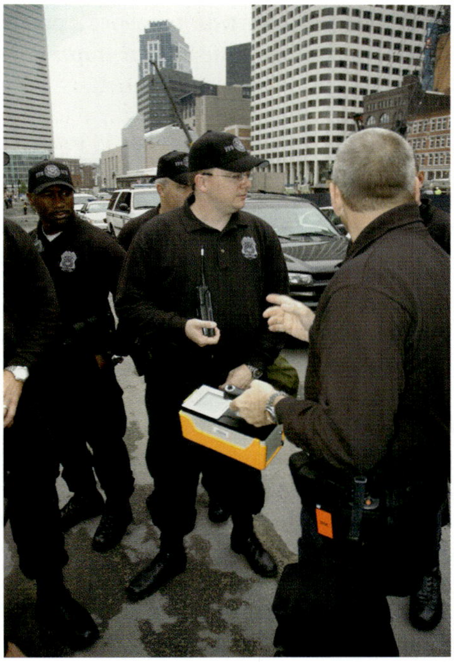

Fig. 21-2. Soutien des forces de l'ordre lors d'une intervention sur matière dangereuse. Les personnels TEMS et les forces de l'ordre emploient un spectromètre à radiation pour déterminer la cause de l'alerte radiologique. L'interrogatoire du sujet permit de déterminer qu'il avait récemment subi une procédure de médecine nucléaire.

planification et la prévision médicale, l'évaluation de la vulnérabilité des personnes à protéger, un entraînement médical spécial pour détailler les mesures de protection si nécessaire, l'intégration de la réponse médicale en cas d'attaque du cortège, et les soins cliniques.

- La *science médicale d'investigation* est l'application sur le patient vivant de principes d'investigation. Cette spécialité inclut (1) l'examen des lésions pour en déterminer l'origine, la nature et le mécanisme; (2) l'évaluation du policier impliqué et des incidents liés à l'emploi des armes ayant entraîné les lésions; (3) l'évaluation scientifique du matériel biologique sur la scène de crime potentielle; et (4) l'interprétation des lésions dues à l'arrestation. La preuve physique est analysée pour reconstruire les faits d'un incident afin de corroborer ou de contredire d'autres sources d'informations pendant l'investigation.

La médecine de protection est une médecine légale. Elle incorpore plusieurs disciplines, ayant l'objectif commun d'optimiser la santé, la sécurité et le confort des forces de l'ordre et de ceux qu'elles protègent. Le spécialiste en médecine de protection s'assure que chaque policier soit au mieux de ses conditions et retourne chez lui en toute sécurité après sa mission. Des éléments de cette médecine se rencontrent dans bien d'autres disciplines, comme la médecine de campagne, l'assistance humanitaire, la médecine de catastrophe, les recherches et secours en milieu urbain. Le but commun est d'optimiser le devenir du patient avec le minimum de ressources, et l'environnement de transport prolongé tout en minimisant les risques pour le sauveteur.

Concept de base et autres considérations

Aux États-Unis, la plupart des organisations de forces de l'ordre fédérales, d'État ou régionales possèdent un programme de tactique médicale, opérant au niveau régional, national et international. Bien d'autres pays ont également formé des TEMS, comme le Royaume-Uni et le Canada.

Chez les forces de l'ordre, les « opérations spéciales » sont des activités qui sont trop dangereuses, complexes ou techniques pour être effectuées par de simples patrouilles. Des équipes spéciales mènent à bien ces missions et mettent particulièrement l'accent sur l'entraînement, la coordination, la vitesse, les moyens technologiques et la violence d'action pour en assurer le succès. Elles utilisent souvent des technologies très avancées, telles que des systèmes d'armes non mortelles, des communications cryptées, des armures, des systèmes d'écoute et autres équipements. Généralement, ce sont les personnels les plus en forme, les plus rapides, les plus intelligents et les plus motivés qui font partie de ces équipes spéciales. Aux États-Unis, il s'agit par exemple des Special Weapons and Tactics (SWAT); en France, du Groupe d'intervention de la gendarmerie nationale (GIGN).

Avantages de la TEMS

La TEMS a d'autres avantages que l'augmentation de la probabilité de réussite d'une mission. Premièrement, un bon programme de formation de ces équipes va diminuer la morbidité et la mortalité chez les policiers, les criminels et les personnes innocentes. Cela se traduit également par une diminution de prise en charge financière par les différents services pour des blessures invalidantes. La réduction du temps de travail perdu parmi les forces de l'ordre grâce aux unités TEMS est également un avantage. En effet, en raison de leur formation et de leur expérience sur le terrain, il est difficile de les remplacer rapidement. Les équipes spécialisées travailleront en dessous de leurs capacités en cas d'interruptions de travail.

Deuxièmement, l'impact que peut avoir un programme TEMS sur le moral de l'équipe est souvent sous-estimé. Les membres de ces équipes sont connus pour prendre d'énormes risques dans des situations dangereuses. Leur volonté de s'engager pleinement lors d'une mission, lorsqu'une décision vitale doit être prise en une fraction de seconde, est augmentée par le fait de savoir qu'ils seront pris en charge rapidement et efficacement par une équipe médicale s'ils devaient être blessés.

Troisièmement, l'absence de mise en place d'une TEMS peut considérablement aggraver la situation d'une équipe qui est déjà limite. L'action des forces spéciales peut parfois contribuer à créer des dangers et certaines situations deviennent temporairement moins stables dans le processus de résolution. Si l'on crée un danger et que l'on reconnaît que des personnes peuvent être blessées, tout en échouant à répondre à ce danger, cela peut accroître la responsabilité des équipes spécialisées. Le déploiement des différents éléments d'une TEMS a montré qu'il s'agit d'une réponse appropriée pour minimiser cette responsabilité.

Quatrièmement, la présence d'un médecin tacticien peut éviter le transfert médical de prisonniers pour une évaluation à l'hôpital. De récentes affaires ont montré que les forces de l'ordre qui emmènent des prisonniers dangereux vers un hôpital ou tout autre structure médicale ont la responsabilité de protéger l'ensemble des personnes s'y trouvant [7,8]. En général, le public n'a pas de droit légitime d'être protégé. Cependant, du fait du risque apporté par les forces de l'ordre lors de ce type de transfert, celles-ci ont obligation de protection des personnes présentes.

Les équipes tactiques sont spécialement entraînées et équipées pour faire face à des situations extraordinaires lors d'opérations de police [9]. Elles prennent en charge les missions trop dangereuses ou trop complexes sur le plan technique pour être gérées par la police normale; cela les pousse parfois à la limite de leurs performances. Un soutien médical spécialisé assuré par du personnel entraîné et connaissant le terrain est un des outils qui permet aux équipes spéciales d'aller vers ces limites avec une sécurité raisonnable.

Obstacles à l'accès des services médicaux d'urgences traditionnels

Les lieux d'une action impliquant des forces spéciales présentent nombre d'obstacles à l'accès aux services médicaux d'urgences traditionnels. Le périmètre est habituellement sécurisé. Dans ce périmètre, il est rarement évident de savoir quels lieux sont sécurisés pour qu'il soit possible d'y pénétrer ou de s'y livrer à des activités médicales. Par ailleurs, il est impératif que les personnels du service médical ne deviennent pas des problèmes supplémentaires à résoudre. Les forces de police ne devraient pas être détournées de leur mission par les services de santé. Le délai d'accès au patient par les services de secours a été identifié comme une source significative de retard pour une prise en charge précoce. Dans une étude, la sécurisation de la scène par la police est la cause d'un retard de prise en charge dans 12 % des cas observés, et a été la source du retard le plus long : 39 minutes [10]. Ce type de délai peut encore être plus long lors de missions avec le SWAT, mais peut également être minimisé par l'implantation d'équipe de TEMS, car les membres des services de secours ont l'habitude de travailler en équipe dans le périmètre de sécurité [11].

Certains responsables des pompiers et directeurs de services de secours médical peuvent s'opposer à l'exercice par leur personnel de la médecine tactique, car ils pensent que cela peut être trop dangereux. Quand on leur demande pourquoi les pompiers qu'ils ont sous leurs ordres pénètrent dans des bâtiments en feu – une vraie situation dangereuse –, ils répondent souvent que combattre un feu est différent d'une opération policière car le personnel est entraîné et équipé pour lutter contre la menace que représente un incendie. Le même argument est valable pour les TEMS. Comme expliqué dans le scénario au début de ce chapitre, c'est une violation du principe du PHTLS d'utiliser du personnel peu formé et inadéquatement équipé pour pénétrer dans un périmètre sécurisé par la police. Toutefois, attendre simplement que le patient soit extrait du périmètre peut avoir des conséquences allant jusqu'à la mort, alors qu'il est connu que des soins précoces réduisent la mortalité [12,13]. La solution évidente est d'assurer le soutien des opérations spéciales des forces de l'ordre par des personnels entraînés et des équipes médicales correctement équipées qui peuvent opérer en toute sécurité dans le périmètre.

Doctrine applicable en routine

La doctrine de la routine quotidienne est le terme qui décrit l'axiome de base d'une réponse à une catastrophe. Celui-ci stipule que les activités que réalise quotidiennement un secouriste seront effectuées correctement durant une crise, mais que les actions entreprises uniquement en situation de crise seront mal exécutées [14]. Il est donc préférable que les médecins et personnels tacticiens s'entraînent régulièrement avec les éléments auxquels ils auront à faire face, et qu'ils soient complètement intégrés dans chaque opération. Cela assure que les composantes médicales restent un atout pour l'équipe, et non un fardeau ou un obstacle pour l'accomplissement d'une mission avec succès.

Zones de soins

Les opérations tactiques des forces de l'ordre sont habituellement décrites en termes de « périmètre interne » et « périmètre externe » [9]. Le périmètre interne est la zone géographique à l'intérieur de laquelle la police maîtrisera l'incident. Il est généralement représenté par un cercle autour du site de la crise et est contrôlé par les membres des forces spéciales. Le périmètre externe est la zone d'où le public est exclu par mesure de sécurité. Il est souvent représenté par un grand cercle autour du périmètre interne, et il est assuré par les forces de l'ordre autres que les forces spéciales, habituellement les policiers de patrouille. Le concept de périmètre interne et externe est utile dans les tactiques des forces spéciales, la prise de décision étant centrée sur la maîtrise et l'isolation d'un incident, la protection du public, et le contrôle des menaces. Les intervenants tacticiens ont besoin de comprendre cette terminologie utilisée pour décrire les options tactiques.

Cependant, le concept de périmètre n'est pas autant applicable dans la manière dont les décisions médicales doivent être prises dans l'environnement tactique. Les interventions médicales particulières employées, la méthode d'extraction et la durée de celles-ci sont très dépendantes du niveau de menace spécifique présent sur le site. Le concept de « périmètre » est trop large pour permettre soit une définition raisonnable de la menace sur un site particulier, soit une prise de décision médicale ayant du sens. La classification en trois niveaux de menace pour définir les zones de soins – zones chaude, tiède et froide – est plutôt utilisée [2]. Les zones de soins doivent être contiguës ou concentriques. Toutefois, ces zones peuvent être des aires de forme irrégulière définies non pas par leur géographie, mais par des variables qui incluent (1) les renseignements disponibles, (2) la possibilité de couverture et de dissimulation (la *couverture* assure une protection contre la menace, par exemple un mur maçonné à travers lequel une balle ne pourra pas passer, tandis que la *dissimulation* permet simplement de cacher sa localisation à un assaillant), (3) les armes employées, (4) les particularités du terrain, (5) la menace d'être pris pour cible à distance, (6) la visibilité, (7) une couverture par des tireurs d'élite, et (8) une puissance de feu dirigée. Les zones chaude, tiède et froide sont analogues aux étapes de soins définies dans les tactiques de soins aux victimes de combat *(tactical combat casualty care* [TCCC]) comme « soins sous le feu », « tactiques de soins sur le terrain », et « soins d'évacuation de victimes au combat ».

Zone chaude

La zone chaude est une aire dans laquelle existe une menace directe et immédiate. Ce qui constitue une menace directe et immédiate est déterminé subjectivement et peut varier en fonction des facteurs cités précédemment. Cependant, en général, le terme de zone chaude se réfère à des environnements où il existe peu de protection pour les patients et les sauveteurs, et où la probabilité de blessures supplémentaires est élevée. Dans le scénario donné en introduction à ce chapitre, si le policier était encore sous la menace du tireur dans l'immeuble, cette aire serait considérée comme zone chaude.

La zone chaude est un environnement extrêmement dangereux et les traitements conventionnels comportent ici des risques énormes. Généralement, le seul soin approprié est l'extraction immédiate vers une zone plus appropriée, bien que des interventions simultanées de traitements vitaux, telles que des manœuvres de libération des voies aériennes, puissent être possibles. Des soins autonomes peuvent aussi être possibles, particulièrement sur conseil médical. Le patient devrait être évalué sous protection adaptée grâce à des techniques telles que la méthode d'évaluation rapide et à distance (*rapid and remote assessment methodology* [RAM]) [15] avant qu'un sauvetage ou des soins ne soient initiés (voir plus loin). En raison d'un très grand risque ou de la faible probabilité de succès, la meilleure alternative serait de retarder l'extraction d'un patient viable jusqu'à ce que des renforts soient sur les lieux. Les patients capables de s'extraire seuls devraient le faire, et les soins devraient être retardés jusqu'à ce que la scène soit sécurisée. La zone chaude est le renfort civil des forces de l'ordre équivalent à l'étape du TCCC « soins sous le feu ».

Zone froide

La zone froide est une aire dans laquelle aucune menace fondée n'existe à cause (1) de la distance du site de crise, (2) de l'emploi d'une couverture, (3) de l'interposition d'une puissance de feu, ou (4) d'une barrière matérielle entre la menace et le patient et les sauveteurs. Les soins dans la zone froide sont presque identiques aux soins préhospitaliers classiques, mais il faudrait veiller à soigneusement identifier et préserver les pièces à conviction. La zone froide est analogue à l'étape des « soins d'évacuation de victimes de combat » du TCCC.

Zone tiède

C'est dans la zone tiède que les décisions difficiles et définitives du TEMS sont prises. La zone tiède est l'aire dans laquelle existe une menace probable, mais qui n'est pas immédiate ou directe. Par exemple, pour le scénario du début de ce chapitre, l'auteur n'a peut-être pas tiré activement sur le policier, mais sa localisation à l'intérieur du bâtiment est encore inconnue et représente une menace potentielle importante pour le patient et le soignant. Dans cette zone géographique incertaine, la menace peut rapidement évoluer. Il convient de soigneusement évaluer les bénéfices d'une évaluation et d'un traitement médical in situ et les risques de l'exposition du sauveteur et du patient aux menaces, et le report de l'extraction vers un échelon de soins plus élevé (figure 21-3).

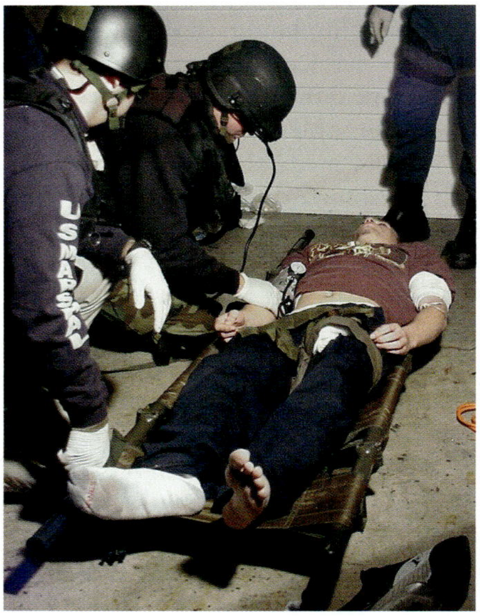

Fig. 21-3. Les décisions de TEMS sont prises dans la zone tiède, où il existe une menace continue pour la sécurité des patients et des intervenants. Ici, les intervenants évaluent un patient pour le transport vers la zone froide.

De multiples facteurs doivent être considérés en seulement une fraction de seconde, dont le degré relatif d'une éventuelle menace. Toutes les menaces ne sont pas identiques. Certaines sont plus importantes que d'autres pour des raisons variables, comme la crédibilité, les renseignements, le type d'arme (s'il y a lieu), la nature des lésions pouvant être infligées, et les conséquences de la mauvaise évaluation d'une menace. Certaines zones tièdes sont simplement plus « tièdes » que d'autres.

Cet environnement a été insuffisamment modélisé, et les variables ne sont pas encore suffisamment comprises pour permettre d'établir un algorithme de décision d'approche en zone chaude. L'intervenant tacticien doit être capable d'avoir une analyse critique de nombreux facteurs et de trouver le juste équilibre entre risque et bénéfice. L'intervention des services médicaux traditionnels peut être inappropriée. Par exemple, l'immobilisation rachidienne est relativement de faible valeur en cas de blessure pénétrante au cou, elle fait perdre du temps, et elle va exposer les sauveteurs et les victimes à des dangers supplémentaires [16,17]. Une réanimation cardiopulmonaire (RCP) pour un arrêt cardiaque secondaire à un traumatisme n'a pas sa place dans un environnement tactique [2,18,22]. (Les exceptions possibles sont les arrêts dus à un infarctus du myocarde, une noyade, une électrocution, une hypothermie et une exposition toxique quand la ventilation artificielle peut être un gage de succès dans la réanimation.) Les interventions comme le contrôle d'une hémorragie peuvent cependant être salvatrices. La zone tiède est analogue aux « soins tactiques sur le terrain » de TCCC.

Risque en zone de transit

Non seulement l'intervenant préhospitalier doit considérer les risques associés à la zone particulière de danger dans laquelle le patient est localisé, mais il doit également inclure le danger associé à l'extraction dans l'ensemble de son évaluation. C'est ce que l'on appelle le *risque en transit*; celui-ci est constitué de trois composantes. La première composante est le temps nécessaire à déplacer le patient vers une zone plus sûre. Certains sites d'opération peuvent avoir de vastes zones chaude et tiède, car l'auteur des faits a la mainmise sur la zone de tir, ce qui entraîne une longue période de transit. Par exemple, en 1966, au Texas, un snipper, un ancien marine, était barricadé au 28e étage d'un immeuble de l'Université du Texas; il avait tué plusieurs personnes quelques immeubles plus loin, créant une zone chaude incluant toute la partie centrale du campus [23]. Cependant, le temps peut également être un facteur sans conséquence s'il ne faut que quelques secondes pour se déplacer vers une zone plus sûre.

La deuxième composante de risque au cours du transit est le parcours. Comme les zones de soins sont formées irrégulièrement et sont discontinues, il peut y avoir des poches de zone tiède voire à l'intérieur d'une zone chaude, et sauter d'une zone tiède à une autre peut réduire le risque de franchir une zone chaude. Il peut être nécessaire de traverser une zone plus chaude pour en atteindre une plus froide, auquel cas l'appréciation d'un traitement sur place et du report de l'extraction doit être considérée.

La capacité de délivrer des soins pendant la période de transit est la troisième composante du risque en transit. Certaines interventions ne peuvent être maintenues adéquatement pendant l'extraction, et les effets de soins discontinus sur un patient sont un facteur à prendre en compte. Par exemple, il sera impossible de maintenir une manœuvre de subluxation de la mandibule si l'extraction impose une course à travers une zone chaude. Il peut être nécessaire d'accorder du temps à l'insertion d'une canule pour libérer les voies aériennes du blessé avant de l'évacuer.

Le concept du risque au cours du transit peut être résumé par la formule suivante :

$$\text{Risque en transit} = t \times R \times S$$

t étant le temps de transit, R le risque associé au parcours, et S le risque associé à la capacité de délivrer les soins essentiels pendant le transit.

Différences entre TEMS et services médicaux d'urgences

Choix selon les bénéfices et les risques

Les pratiques du TEMS sont fondées sur la compréhension d'un seul principe sous-jacent : les décisions médicales doivent être prises sur la base d'une évaluation bénéfice/risque qui oscillera entre le risque (temps, exposition, ressources, etc.) d'une intervention ou d'une démarche particulière et le bénéfice potentiel de la mission dans son ensemble. Avec les technologies modernes, nous avons les capacités de déplacer le service d'urgences sur le terrain. Toutefois, dans cet environnement spécialisé et à haut risque, *davantage* de médecine ne signifie pas toujours *meilleure* médecine. Le coût de la mise en œuvre de « davantage de médecine » inclut (1) l'encombrement du transport d'équipement et de personnel supplémentaire, (2) le risque accru d'une exposition physique au danger pendant la mise en œuvre de procédures médicales supplémentaires, (3) l'augmentation de la durée d'exposition, (4) les ressources supplémentaires requises dans un environnement démuni, et bien d'autres facteurs qui n'ont pas encore été adéquatement modélisés.

La physiologie des blessures est toujours la même quel que soit l'environnement dans lequel est localisé le blessé ; par exemple, une hémorragie est toujours contrôlée par une compression directe. La différence réside dans le *contexte* dans lequel les décisions médicales sont prises. Dans l'exemple d'une hémorragie non contrôlée, le médecin tacticien pourrait accélérer la pose d'un garrot si le patient nécessite une extraction de la zone chaude, où une compression directe continue ne pourrait être maintenue. Certaines procédures et pratiques préhospitalières devraient être modifiées pour être utilisées en environnement tactique, alors que d'autres lui sont propres.

Prise en charge des voies aériennes

Certains ont soutenu que la cricothyrotomie à la place de la laryngoscopie pourrait être la technique avancée de choix pour les médecins au cours d'opérations spéciales [18]. Dans les opérations spéciales militaires, cela est vrai à cause (1) du manque d'expérience médicale et de compétence en technique de laryngoscopie, (2) des difficultés techniques pour intuber en cas de traumatisme maxillofacial, et (3) de la lumière de laryngoscope, qui n'est pas souhaitable sur les lieux. Ces arguments sont en faveur de l'emploi de techniques alternatives de prise en charge des voies aériennes en zone tiède.

Cependant, cette proposition n'est pas acceptée de manière consensuelle, et des différences significatives existent entre l'environnement des opérations spéciales militaires et celui des renforts civils des forces de l'ordre. Les praticiens du TEMS sont en général expérimentés selon leur niveau respectif de compétences, et sont tenus, du fait de leur programme de certification, de démontrer périodiquement leurs compétences pratiques, éliminant ainsi les objections à la technique de laryngoscopie. Face à la lumière que produit une laryngoscopie directe, l'intubation digitale est une méthode alternative, enseignée et pratiquée par les TEMS, qui ne nécessite pas de lumière blanche ; mais il existe très peu de données démontrant l'efficacité de cette technique [15,24,25]. L'intubation digitale offre les avantages d'une technique rapide pouvant être accomplie avec un minimum de sollicitation de la tête et du cou de la part du sauveteur pouvant adopter une attitude discrète et sécurisée à côté de la victime. Elle requiert également un équipement minimal et semble être moins touchée par le sang et les sécrétions que les techniques visuelles.

Dans tous les cas, le dysfonctionnement des voies aériennes est un problème relativement rare dans cette population de patients, et ceux qui bénéficient d'une prise en charge avancée des voies aériennes sont encore moins courants. Dans la base de données CONTOMS (Counter Narcotics and Terrorism Operational Medical Support Program), un accessoire pour les voies aériennes a été employé dans environ 2 % de tous les traitements délivrés, et seuls un tiers de ces blessés ont survécu jusqu'à l'arrivée à l'hôpital [26]. Dans le cadre des traumatismes pénétrants, les patients qui sont atteints au point de ne pas maintenir la liberté de leurs voies aériennes ont souvent de graves lésions du système nerveux central qui diminuent les chances de survie. Le monitorage du patient peut être impossible en zone tiède, et le choix concernant la prise en charge des voies aériennes doit prendre cela en considération. Cependant, l'intubation endotrachéale ou la cricothyrotomie devraient être envisagées si une obstruction mécanique des voies aériennes secondaire à un traumatisme est la cause primaire de la gêne respiratoire.

Bien que les patients puissent être capables de ventiler normalement après la libération des voies aériennes, un prolongement de sonde devrait être employé si l'utilisation du ballon autoremplisseur est nécessaire. Le prolongement de sonde autorise ainsi plus de mouvement entre le ballon autoremplisseur et la sonde d'intubation sans mobiliser cette dernière durant l'extraction. Il est impératif que le ballon autoremplisseur ait une valve d'expiration en aval du prolongement (au plus près de la sonde d'intubation) de manière à éviter qu'une colonne de gaz expiré reflue dans le tube, avec pour conséquence une ventilation inadéquate.

Arrêt cardiaque

Comme noté précédemment, la RCP a un rôle minime dans l'environnement tactique qui comporte un risque inhérent pour le sauveteur. Cependant, plusieurs auteurs remettent en question la pertinence d'effectuer une réanimation en cas de traumatismes pénétrants en toute circonstance. Lorenz et al. [27] ont noté qu'aucun patient n'a survécu à l'absence de décharge sur 215 victimes de traumatisme (97 de traumatisme contondant et 118 de traumatisme pénétrant) avec absence de signe de vie à l'évaluation primaire par les personnels paramédicaux. Des données similaires ont été observées lors d'une étude rétrospective dans laquelle l'ensemble des 138 victimes de traumatisme ayant bénéficié d'une RCP sur les lieux ou durant le transport sont décédées [19]. Stein et Hirshberg [28], en se fondant sur leur expérience en Israël, suggèrent que la RCP n'est jamais indiquée après un acte terroriste ayant provoqué de nombreuses victimes. De plus, une RCP n'est pas recommandée pour les victimes de blast ou de blessure pénétrante sur le champ de bataille si elles se présentent sans pouls, sans respiration ou sans signe de vie [18]. Lors de l'attentat d'Oklahoma City, les trois patients ayant bénéficié d'une RCP n'ont pas survécu [29]. Cependant, Stratton et al. [30] ont entrepris une étude rétrospective du devenir de 879 victimes de traumatisme (497 de traumatisme pénétrant et 382 de traumatisme contondant) trouvées sans pouls et inconscientes par le personnel des urgences. Neuf (0,8 %) ont survécu jusqu'à l'hôpital, 3 dans un état végétatif et 2 dépendant d'autres soins quotidiens. En conséquence, les auteurs recommandent de tenter de réanimer toutes les victimes. Bien que le taux très bas de réanimation rende cette approche controversée dans des circonstances normales, si toute action est garantie dans un environnement à haut risque, elle devrait se limiter à l'évacuation rapide.

Un second groupe de patients à considérer est les victimes d'arrêt cardiaque non traumatique. Ces arrêts cardiaques peuvent être secondaires à une électrocution, une exposition à un toxique, une hypothermie, une noyade, ou une ischémie cardiaque survenant durant les hostilités. Ce dernier type d'arrêt cardiaque devrait être peu fréquent lors d'une situation tactique, en particulier si l'on considère la relative bonne forme de la plupart des personnels tacticiens. Encore une fois, l'entreprise d'une réanimation doit être évaluée en fonction des risques et des bénéfices. Dans les zones chaudes et tièdes, les efforts devraient être centrés sur l'extraction vers un endroit plus sûr. Si l'extraction vers une zone froide ne peut être faite, la situation tactique décidera de l'approche (voir plus loin le point sur la RAM).

En aucun cas une RCP n'est indiquée dans une zone chaude. Lors d'une opération avec l'appui des services d'urgences, les protocoles locaux devraient être mis en œuvre après que la victime a été évacuée vers une zone froide. Cependant, dans une opération éloignée avec des ressources limitées et un temps d'évacuation long, la réanimation devrait être terminée sur le terrain s'il n'y a pas de retour spontané de la circulation après des tentatives de réanimation cardiaque avancée (*advanced cardiac life support* [ACLS]) ou après un intervalle raisonnable sans accès à l'ACLS. Des efforts de réanimation plus poussés, avec acceptation possible de l'augmentation du risque, devraient être envisagés pour les enfants, les patients hypothermiques, ceux avec une fibrillation ventriculaire persistante, et ceux qui ont eu un arrêt cardiaque après l'arrivée de l'équipe médicale. Cette approche est fondée sur les observations de deux grandes études conduites dans des conditions standard de terrain. Dans la première étude, Kellerman et al. [31] ont analysé rétrospectivement 1 068 arrêts cardiaques en dehors de l'hôpital. Sur les 758 patients sans retour spontané de la circulation sur le terrain, seuls trois ont survécu au désamorçage. Tous trois avaient des lésions neurologiques modérées à sévères, et aucun des trois n'avait connu d'arrêt jusqu'à l'arrivée des services de secours. Des résultats similaires se retrouvent dans une étude prospective sur 1 461 arrêts cardiaques primaires en dehors de l'hôpital à Houston [32]. Sur les 1 322 arrêts non monitorés, 1 252 n'ont pas retrouvé de pouls plus élevé que 60 battements/min pendant au moins 5 minutes, après 25 minutes de protocole ACLS sur le terrain. Seulement 6 de ces 1 252 patients ont survécu jusqu'à l'hôpital, et tous les 6 avaient des fibrillations ventriculaires persistantes sur les lieux.

Immobilisation spinale

Les intervenants préhospitaliers sont traditionnellement formés pour immobiliser le rachis cervical lorsqu'il existe la moindre suspicion de lésion de la colonne vertébrale. Cela n'est pas exagéré au vu des effets dévastateurs d'une survenue de fracture instable qui entraîne des lésions de la moelle. Cependant, une immobilisation correcte nécessite au moins deux personnes et environ 5 minutes quand elle est réalisée avec du personnel expérimenté et bien entraîné. Une immobilisation augmentant le temps d'exposition dans la zone chaude est inacceptable si l'on considère la faible probabilité de survenue d'une fracture sur blessure pénétrante [16,17]. C'est pourquoi une immobilisation ne devrait généralement pas être entreprise en cas de traumatisme pénétrant tant que le patient n'a pas été déplacé vers une zone froide. L'immobilisation de la colonne cervicale est plus importante devant certains types de traumatismes contondants tels que les accidents de véhicule à haute vélocité.

Méthodologie d'évaluation rapide et à distance

La méthodologie d'évaluation rapide et à distance (*rapid and remote assessment methodology* [RAM]) a été développée par le Counter Narcotics and Terrorism Operational Medical Support Program (CONTOMS) [15]. Le principal objectif de cet algorithme d'évaluation est d'augmenter l'opportunité d'extraction et de traiter une victime pouvant être sauvée en minimisant le risque que les intervenants tentent un sauvetage inutile. Les sauvetages inutiles sont classés en deux catégories : ceux où le blessé peut s'extraire de lui-même et ceux où le blessé est déjà mort (ou en état de mort apparente). La RAM préconise une approche organisée pour évaluer la totalité des circonstances à partir d'une position protégée avant de recommander au commandant une tentative de sauvetage.

La première étape de la procédure de RAM est de déterminer si le lieu est sécurisé. Si tel est le cas, des soins standard dans la zone froide sont appropriés après s'être assuré que le patient ne peut pas nuire au sauveteur. Si les lieux ne sont pas sécurisés, utiliser les renseignements disponibles pour déterminer si le patient est l'auteur des faits ou s'il représente un quelconque danger pour le sauveteur. Dans de telles circonstances, une intervention médicale supplémentaire n'est pas est indiquée tant que la menace n'est pas contrôlée. Se comporter autrement pourrait mettre en danger la sécurité des forces de l'ordre, des intervenants préhospitaliers et des personnes innocentes. Si le patient n'est pas un agresseur, une évaluation à distance devrait être débutée. Essayer d'évaluer la nature de la blessure et la stabilité de l'état du patient. L'observation à distance est la première technique à être employée car elle permet aux services médicaux de rassembler des informations sans révéler leur position ou attirer l'attention des forces adverses. La technologie disponible dans les équipes des forces spéciales peut améliorer la qualité de cette évaluation. Par exemple, une bonne paire de jumelles ou des lunettes de vision nocturne peuvent souvent aider à la confirmation de l'état ventilatoire du patient, la fréquence et la qualité de la respiration, la présence d'une hémorragie externe, et la présence d'une blessure manifeste incompatible avec la vie. Par temps froid, la condensation de la respiration peut souvent être observée. Un équipement de surveillance acoustique peut être utilisé pour détecter des paroles, des gémissements et même des bruits respiratoires. La technologie d'image thermique s'est tellement améliorée ces dernières années qu'elle est souvent employée lors d'investigations à distance.

Si l'état du patient paraît stable, des instructions d'autosoins et de mise en confiance devraient être communiquées si possible, et l'extraction médicale devrait être reportée jusqu'à ce que la situation tactique s'améliore. (Le commandant peut décider de faire une extraction tactique n'importe quand, mais c'est la situation tactique et non l'état du patient qui va motiver cette décision.) Si le patient est instable, le risque d'extraction doit être considéré en rapport avec le bénéfice d'un accès immédiat aux soins. Même s'il s'agit d'une décision de commandement, le leader de l'équipe va surtout se reposer sur l'évaluation médicale de l'état du patient et sur la nécessité d'extraction immédiate. Si le ratio bénéfice/risque est suffisamment élevé, l'extraction devrait être effectuée, les procédures de réanimation essentielles n'étant effectuées que dans les parties plus « tièdes » de la zone.

Cela peut paraître une approche relativement évidente, mais il est important d'avoir une structure de décision qui encourage une bonne évaluation avant que l'émotion ne prenne le dessus sur la raison et qu'un sauvetage inutile soit risqué. Le contexte militaire fournit de nombreux exemples de blessés qui ont réussi à se mettre à l'abri sans assistance [33,34].

Contrôle des bruits et de la lumière

Le personnel médical comme les intervenants d'opérations tactiques doivent adhérer au principe de contrôler les bruits qu'ils font et la lumière qu'ils émettent. Dans les secours standard, les avertisseurs lumineux et les équipements colorés lumineux sont importants car ils aident à identifier le personnel de secours sur la scène d'un accident. Une identification claire de leur localisation va normalement aider à la protection des secours dans bien des cas, comme la prévention d'un suraccident sur une route la nuit. Dans une situation tactique, cependant, le statut des intervenants préhospitaliers peut changer et ils peuvent devenirs des cibles à atteindre. Les principes de contrôle des bruits et de la lumière exigent un effort de la part des secours et que le traitement sur les lieux soit entrepris sans faire de bruit et sans émettre de lumière, que l'adversaire pourrait utiliser pour viser le sauveteur ou la victime.

Le contrôle des bruits nécessite que les sauveteurs approchent la scène aussi silencieusement que possible. Ils doivent chuchoter ou utiliser des signes de la main pour communiquer avec les autres membres de l'équipe et avec les victimes. Ils doivent éliminer tout bruit inutile généré par leur équipement (clés accrochées à la ceinture, volume de la radio tourné à fond, etc.). Dans un registre similaire, le contrôle de la lumière commence par le choix d'un équipement et de vêtements qui seront moins détectables dans l'environnement dans lequel ils seront utilisés. Lorsqu'ils prodigueront les soins de nuit, l'évaluation du patient devra être faite d'abord au toucher. Un filtre bleu ou rouge sur toute lumière employée sous couvert va préserver la vision de nuit opérateurs.

Opérations médicales d'antiterrorisme

De nombreux besoins pour un soutien médical de *gestion de crise* d'antiterrorisme diffèrent de ceux de la *gestion de conséquence*, et peuvent être mieux exécutés par des intervenants médicaux d'opération spéciale. Les investigations des renforts des forces de l'ordre et la défense des activités terroristes sont exécutées discrètement, de manière à protéger les opérateurs, les responsables et les actions en cours, et à éviter une interruption non nécessaire de l'infrastructure essentielle ou relationnelle. Ces opérations sont conduites selon des règles strictes de sécurité opérationnelle. C'est une méthode nécessaire ; une réponse de sécurité publique disproportionnée par rapport à la menace peut entraîner une interruption de la vie quotidienne et augmenter la couverture médiatique de la cause terroriste, permettant aux terroristes d'atteindre leur objectif de semer la peur dans la population. Même les fausses alertes peuvent être un outil efficace pour les terroristes si elles sont employées dans ce sens [28,35,36]. La signature opérationnelle des efforts de soutien médical, en termes d'ampleur, de niveau d'activité, d'équipement et de logistique, doit donc être minimisée. Cela est mieux accompli par des sauveteurs médicaux qui sont habitués à travailler dans l'environnement des forces de l'ordre, au sein duquel les soins médicaux ne sont pas la mission primaire. Ils agissent régulièrement et efficacement de manière discrète ou sous couverture avec des équipements minimes.

Sécurité opérationnelle et des communications

La sécurité opérationnelle et des communications doit être maintenue. Les auteurs du Federal Response Plan l'ont reconnu lorsqu'ils ont écrit que seuls les représentants de la Federal Emergency Management Agency (FEMA) spécialement désignés devaient passer au crible les rapports sensibles des forces de l'ordre pour identifier les informations impliquant un effort de gestion particulier [37]. Les médias seront très sensibles aux changements dans les opérations quotidiennes des hôpitaux et des services médicaux s'ils servent à anticiper des missions d'antiterrorisme. Les sauveteurs médicaux d'opérations spéciales devraient déjà posséder les compétences en investigations requises, les autorisations de sécurité, et l'entraînement en pratiques sécurisées et en technologies indispensables (comme des radios cryptées) pour exécuter les procédures de sécurité opérationnelle et de communication [15]. L'ensemble du matériel de soutien médical nécessaire à une gestion de crise doit également être léger et très mobile afin d'aller à la même allure que les unités des forces spéciales. La priorité pour le transport motorisé des outils et équipements devra être donné à des éléments non médicaux pour participer à la mission primaire, comme le matériel de surveillance et de communications électroniques, les armes autorisées, et la protection vestimentaire du personnel. Comme ils le font régulièrement dans d'autres types de mission, les intervenants tacticiens seront capables de sélectionner du matériel adapté, léger et non encombrant.

Intégration

Les investigations antiterroristes sont très dynamiques et vont fréquemment au-delà des limites légales d'exercice des équipes médicales d'urgences, ce qui augmente la difficulté de confier à un système de secours d'urgences conventionnel la mission de soutien des opérations de gestion de crise. Par ailleurs, une unité médicale qui opère quotidiennement avec le personnel de la police impliqué dans la gestion de crise sera mieux intégrée en opération. C'est en concordance avec la doctrine de routine journalière, décrite précédemment. Pour ces raisons, un TEMS complètement intégré qui évolue facilement avec une équipe des forces de l'ordre est généralement plus habilité à faire face aux composantes d'une gestion de crise lors d'incidents terroristes.

Soutien en science médicolégale

Des preuves matérielles sont parfois collectées durant l'examen et le traitement de patients lors d'investigations terroristes. La preuve peut être éphémère et peut ne pas résister au traitement médical, comme dans le cas de la suie autour d'une plaie provoquée par un tir à bout portant. Traditionnellement, les personnels de secours n'ont pas été très efficaces dans la préservation et la documentation de ces preuves [38,40]. En revanche, les intervenants tacticiens ont bénéficié d'un entraînement spécialisé dans la science médicolégale et ils transportent souvent un petit kit collecteur de preuves dans leur équipement limité. La formation de ces techniciens médicaux avancés inclut plus de 8 heures d'instruction dans ce domaine [41].

Médecine et renseignements

Le personnel de soutien médical doit maintenir une liaison rapprochée avec les différents composants des services de renseignements. Les officiers de renseignements collectent et reçoivent des informations sur les activités terroristes potentielles mais hésitent fréquemment à les divulguer, même aux forces de l'ordre, pour éviter de compromettre leurs sources. Certains auteurs suggèrent que le personnel médical n'est pas impliqué dans le travail de renseignement et c'est la raison pour laquelle il a un petit rôle avant un événement; son intervention n'est nécessaire que lorsqu'une attaque n'a eu lieu [42]. Cependant, le type d'informations pouvant être disponible au sein du service de renseignements est essentiel pour une planification correcte, et les personnels de secours tacticiens doivent développer des mécanismes qui leur permettent d'être intégrés au service de renseignements. Une fois que cette relation est établie, le sauveteur peut aider l'officier de renseignements à dépister les informations pertinentes.

Downey [43] a noté que, durant « l'incident de Harbor », avec la menace de la libération de gaz sarin dans un centre de loisirs américain, l'équipe locale des sapeurs-pompiers avait été exclue du partage d'information et de la planification des opérations. L'auteur écrit que « le chef des sapeurs-pompiers a été fortement poussé à mettre en place un plan d'action rapide pour combattre la libération de ce gaz paralysant » [43].

L'intégration de l'équipe médicale dans ce processus d'analyse de renseignements peut être d'une grande valeur. Les données médicales doivent être interprétées, et il est difficile pour du personnel médical non formé d'évaluer l'importance de l'information médicale ou même de reconnaître la valeur médicale du renseignement général.

Procédure d'incarcération

Comme noté précédemment, la présence d'un médecin tacticien peut éviter un transfert inutile sur le plan médical de prisonniers et de policiers vers l'hôpital pour l'évaluation. Dans les secours d'urgences, au quotidien, le transport de patients vers une structure d'urgence est parfois décrit comme « la valve de sécurité » ultime, assurant que tout patient bénéficie de soins adéquats grâce à la décision d'un transport à l'hôpital. Il s'agit souvent d'une stratégie efficace et appropriée. Le médecin tacticien a toujours le devoir capital de fournir des soins appropriés selon les circonstances; cependant, éviter l'exposition inutile à des risques dans une structure médicale apporte une contribution importante à l'ensemble de la sécurité opérationnelle et donc au succès de la mission d'antiterrorisme. Les médecins tacticiens ont souvent un entraînement formel et une expérience étendue en matière de procédure d'incarcération de patients.

Surveillance des performances

Bien que les responsabilités du médecin tacticien incluent la mise en œuvre du traitement médical sur le terrain pour les traumatismes et les maladies, il existe d'autres activités de soutien médical moins évidentes, qui apportent un bénéfice égal ou supérieur pour l'équipe. Cela inclut l'entretien approprié de la forme physique, la nutrition, la prévention du stress, et les programme d'aide du personnel de l'équipe. Surveiller les effets médicaux des conditions environnementales sur les performances individuelles ou de l'équipe est également important. Des problèmes comme la privation de sommeil, le stress lié au chaud ou au froid, le cycle repos/travail, le manque d'opportunité pour l'hygiène personnelle peuvent diminuer les performances d'une équipe entière, et devraient être portés à l'attention du responsable.

Défense du patient

La première fonction du système TEMS est de passer du lieu où une victime a été blessée ou bien où elle a contracté une maladie à une structure médicale appropriée. Cependant, le travail des intervenants tacticiens ne s'arrête pas quand le patient entre à l'hôpital receveur. Ceux-ci continuent de servir la cause du patient, s'assurant que les soins seront

Contenu du kit traumatique tactique

Kit traumatique
Gaz de pétrole

Stick anti-piqûre
Sondes nasopharyngées

Sondes oropharyngées

Acétaminophène
Bismuth
Ibuprofène
Moleskine
Lames de scalpel
Bandages adhésifs
Teinture de benjoin
Stylo lumineux
Ciseaux
Pince
Ballon auto-remplisseur
Bandes de gaze
Bandages élastiques
Attelles
Pansements
Stéthoscope
Coussin hémostatique
Masque de poche
Sparadrap
Kit réfrigérant
Écharpes
Éponges
Grands champs
Gants chirurgicaux
1 seringue 60 ml avec tubulure (aspiration)
Pansement large pour brûlure
Oxymètre de pouls digital

Kit gestion des voies aériennes
Sondes endotrachéales (6,5-7-7,5-8)
Guide
1 laryngoscope avec ampoule et piles
1 lame large Miller, 1 lame de Mc Intosh
Gants à usage unique
Bande adhésive
Compresses alcoolisées
Kit de cricothyrotomie percutanée
Cathéter Gauge 14

Kit intraveineux (IV)
Set d'administration IV
Ringer Lactate ou Na cl 250 ml
Cathéters IV différentes tailles
Garrot
Compresses alcoolisées
Seringues 10 ml
Robinets
Sparadrap 1 cm

Kit dentaire
Poudre d'oxyde de zinc
Spatule dentaire
Tampons
Eugénol
Petit plateau pour mélanges

Kit oculaire
Tobramycine (0,3 %), pommade ophtalmique
Anesthésique ophtalmique

Filtre bleu cobalt
Bandes de fluorescéine
Pansements oculaires
Sparadrap

donnés à temps et en fonction de ses besoins. Si elle est faite de manière consciencieuse et diplomatique, cette fonction sera appréciée et acceptée dans un hôpital à forte activité. Le succès dépend de l'établissement d'une bonne relation entre les services de secours et la structure d'accueil.

En tant que membre initié du système médical, le responsable de l'équipe médicale devrait s'assurer que la famille du patient et la chaîne de commandement soient mises en contact. Les diagnostics et plans de traitement qu'un chirurgien peut énoncer en 3 minutes à des personnes initiées doivent être formulés en 15 ou 20 minutes, avec une terminologie compréhensible et plus aisée, à la famille, à l'unité de commandement, au chef et autres personnels.

Résumé

En général, les principes de soins médicaux en environnement tactique sont les mêmes que ceux auxquels les intervenants préhospitaliers sont accoutumés. Une compression directe contrôle toujours une hémorragie, et les patients peuvent mourir rapidement de problèmes des voies aériennes, de la ventilation ou de la circulation. Cependant, l'austérité et le danger de l'environnement opérationnel requièrent que le bénéfice de chaque intervention médicale soit mis en rapport avec le risque inhérent à sa mise en œuvre. Cela demande une seule prise de décision, et le médecin tacticien doit constamment évaluer le bénéfice d'une intervention particulière et le risque inhérent à sa mise en pratique. La modification des techniques, le réordonnancement des priorités et l'évaluation du risque permettent au responsable médical d'adopter la meilleure technique pour le plus grand nombre. De multiples interventions médicales peuvent entraîner la mort des autres et ne doivent pas être tentées inutilement.

Solution du scénario

L'ordre de votre service vous interdisant de pénétrer sur une scène de crime tant qu'elle n'est pas sécurisée par la police vise à protéger les intervenants préhospitaliers, qui ne sont ni équipés ni formés pour ce genre de mission. Cependant, face à ce genre de situations, de nombreux intervenants se sentent obligés d'aider leur prochain. Vous pouvez éviter d'avoir à faire le choix entre d'un côté violer un ordre et mettre en péril votre propre sécurité, et de l'autre sauver la vie d'un policier touché en vous préparant de manière appropriée à opérer dans ce type d'environnement particulier.

Références

1. Llewellyn CH: The antecedents of tactical emergency medical support, *Top Emerg Med* 25(4): 274, 2003.
2. De Lorenzo RA, Porter RS: *Tactical emergency care,* Upper Saddle River, NJ, 1999, Prentice-Hall.
3. Carmona RH: The history and evolution of tactical emergency medical support and its impact on public safety, *Top Emerg Med* 25(4): 277, 2003.
4. Vayer JS, Schwartz RB: Developing a tactical emergency medical support program, *Top Emerg Med* 25(4):282, 2003.
5. Rooker N: The San Francisco shootings, *JEMS,* 18:74, 1993.
6. McArdle DQ, Rasumoff D, et al: Integration of emergency medical services and special weapons and tactics team: the emergence of the tactically trained medic, *Prehosp Disaster Med* 7:285, 1992.
7. *Sams v Oelrich,* 717 So2d 1044 (1998), Court of Appeal of Florida, First District.
8. *Shepherd v Washington County,* AR, 962 SW2d 779 (1998), Supreme Court of Arkansas.
9. Kolman JA: *A guide to the development of special weapons and tactics teams,* Springfield, Ill, 1982, Charles C Thomas.
10. Campbell JP, Gratton MC, Salomone JA III, et al: Ambulance arrival to patient contact: the hidden component of prehospital response time intervals, *Ann Emerg Med* 22:1254, 1993.
11. Kanable R: Peak performance: well-trained tactical medics can help the team perform at its best, *Law Enforcement Technology,* August 1999.
12. Jagoda A, Pietrzak M, Hazen S, et al: Prehospital care and the military, *Mil Med* 157:11, 1992.
13. Bellamy RF: The causes of death in conventional land warfare: implications for combat casualty care research, *Mil Med* 149:55, 1984.
14. Vayer JS, Ten Eyck RP, Cowan ML: New concepts in triage, *Ann Emerg Med* 15:927, 1986.

15. *Emergency medical technician: tactical course manual*, ed 15, Bethesda, Md, 2000, Uniformed Services University of the Health Sciences.
16. Arishita GI, Vayer JS, Bellamy RF: Cervical spine immobilization of penetrating neck wounds in a hostile environment, *J Trauma* 29:332, 1989.
17. Zajtchuk R, Jenkins DP, Bellamy RF, et al, editors: *Combat casualty care guidelines for Operation Desert Storm*, Washington, DC, 1991, Office of the Army Surgeon General.
18. Butler FK, Hagmann JH, Butler EG: Tactical combat casualty care in special operations, *Mil Med* 161(suppl 1):3, 1996.
19. Rosemurgy AS, Norris PA, Olson SM, et al: Prehospital traumatic cardiac arrest: the cost of futility, *J Trauma* 38:468, 1998.
20. Yoon RY, Harling M, Feldman JA, et al: Penetrating thoracic trauma: prehospital resuscitation for all? Minneapolis, 1993, Ninth Annual Conference and Scientific Assembly of National Association of EMS Physicians (abstract of scientific papers).
21. Hogan DE, Waeckerle JF, Dire DJ, Lillibridge SR: Emergency department impact of the Oklahoma City terrorist bombing, *Ann Emerg Med* 34:160, 1999.
22. Boehm TM, James JJ: The medical response to the La Belle Disco bombing in Berlin, 1986, *Mil Med* 153:235, 1988.
23. Lavergne GM: *A sniper in the tower*, New York, 1997, Bantam.
24. Stewart RD: Tactile orotracheal intubation, *Ann Emerg Med* 13:175, 1984.
25. Hardwick WC, Bluhm D: Digital intubation, *J Emerg Med* 1:317, 1984.
26. Counter Narcotics and Terrorism Operational Medical Support (CONTOMS) Database System, Bethesda, Md, 2004, Uniformed Services University of the Health Sciences, www.casualtycareresearchcenter.org.
27. Lorenz PH, Steinmetz B, Lieberman J, et al: Emergency thoracotomy: survival correlates with physiologic status, *J Trauma* 32:780, 1992.
28. Stein M, Hirshberg A: Trauma care in the new millennium: medical consequences of terrorism, *Surg Clin North Am* 79:1538, 1999.
29. Hogan DE, Waeckerle JF, Dire DJ, et al: Emergency department impact of the Oklahoma City terrorist bombing, *Ann Emerg Med* 34:160, 1999.
30. Stratton SJ, Brickett K, Crammer T: Prehospital pulseless, unconscious penetrating trauma victims: field assessments associated with survival, *J Trauma Injury Infect Crit Care* 45:96, 1998.
31. Kellerman AL, Hackman BB, Somes G: Predicting the outcome of unsuccessful prehospital advanced cardiac life support, *JAMA* 270:1433, 1993.
32. Bonnin MJ, Pepe PE, Kimball KT, et al: Distinct criteria for termination of resuscitation in the out-of-hospital setting, *JAMA* 270:1457, 1993.
33. Wound Data and Munitions Effectiveness Team Study, Vols I-III, Final Report, Joint Technical Coordinating Group for Munitions Effectiveness, Alexandria, Va, 1970, Defense Technical Information Center.
34. Cloonan C: In *Proceedings of the Third International Conference on Tactical Emergency Medical Support,* Bethesda, Md, 1999, Uniformed Services University of the Health Sciences, p 97.
35. US Department of Health and Human Services, Centers for Disease Control and Prevention: Bioterrorism alleging use of anthrax and interim guidelines for management—United States, 1998, *MMWR* 48(4):69, 1999.
36. MacIntyre AG, Christopher GW, Eitzen E, et al: Weapons of mass destruction events with contaminated casualties, *JAMA* 283:242, 2000.
37. Federal Response Plan, Terrorism Incident Annex, 2003, Federal Emergency Management Agency, http://www.fema.gov/rrr/frp/frpterr.shtm.
38. Carmona R, Prince K: Trauma and forensic medicine, *J Trauma* 29:1222, 1989.
39. Smialek JE: Forensic medicine in the emergency department, *Emerg Med Clin North Am* 1:693, 1983.
40. Orris KC, Lantz PE: *Interpretation of fatal multiple and exiting gunshot wounds by trauma specialists,* Boston, 1993, American Academy of Forensic Sciences.
41. US Department of Defense: *Emergency medical technician: tactical advanced student manual*, Bethesda, Md, 1998, Uniformed Services University of the Health Sciences.
42. Okumura T, Takasu N, Ishimatsu S, et al: Report on 640 victims of the Tokyo subway sarin attack, *Ann Emerg Med* 28:129, 1996.
43. Downey R: Terrorism and the fire service: preparing for today's threats, *Fire Engineering*, August 1996.

Chapitre 22

Secours en milieu isolé

Objectifs

À la fin de ce chapitre, le lecteur devra être capable :

- de connaître les quatre facteurs qui différencient le secours en milieu urbain du secours en milieu difficile ;
- en fonction d'une situation donnée, de connaître les quatre facteurs qui permettent de savoir si le cas relève du secours de type urbain ou du secours en milieu périlleux ;
- de décrire les méthodes utilisées pour les évacuations en milieu difficile ;
- de décrire les méthodes permettant d'assurer les soins d'hygiène durant une évacuation, ainsi que les risques si ces soins sont négligés ;
- d'expliquer pourquoi l'on dit que « tout patient en milieu périlleux est hypotherme, hypovolémique et en hypoglycémie jusqu'à preuve du contraire » ;
- d'expliquer le concept du « facteur de protection solaire » ;
- de décrire la façon standard de traiter le saignement des plaies en milieu isolé ;
- de décrire le rationnel, les indications et les techniques d'irrigation des plaies ;
- de comprendre quand il est raisonnable d'entreprendre une réanimation cardiopulmonaire en milieu isolé et quand cela ne l'est pas.

PHTLS – Secours et soins préhospitaliers aux traumatisés

Scénario

Une équipe de secours est en train de transporter une civière pour un patient le long d'un sentier de randonnée quand un membre de l'équipe, une jeune femme de 26 ans en bonne santé, glisse et fait une chute. Elle ne tombe que d'un mètre de hauteur mais tombe à plat ventre sur un rocher, et a le souffle coupé pendant 1 à 2 minutes. Après quoi elle se relève et insiste pour continuer à transporter la civière en disant qu'elle se sent bien. L'équipe arrive auprès du patient, qui a une fracture de la cheville mais va bien par ailleurs, et se remet en marche pour rejoindre la route qui est distante de 3 km, dans le but de rejoindre une ambulance qui les y attend et d'emmener le patient vers le service des urgences de l'hôpital régional le plus proche. En chemin, la jeune femme qui est tombée commence à se plaindre de nausées et de douleurs dans l'épaule gauche. Elle dit avoir la tête qui tourne. À l'examen clinique, elle est pâle et tachycarde, sa tension artérielle est normale et elle présente une douleur à la palpation du quadrant supérieur gauche de l'abdomen.

Quelle lésion présente cette secouriste ? Comment l'équipe doit-elle se répartir les tâches pour prendre soin de ces deux patients ? Quelles mesures supplémentaires peut-on prendre pour assurer leur transport ?

La notion de « soins appropriés » dépend du contexte

Bien que les connaissances de la science médicale, notre compréhension et notre technologie évoluent chaque mois, les *principes* du traitement médical ne changent pas vraiment. « Le patient instable doit être transporté le plus rapidement possible, sans perdre de temps à chercher et à traiter des lésions ne présentant pas de risque pour la vie » [1]. Une prise en charge appropriée dépend cependant du contexte, et ce qu'on appelle « lésion menaçant la vie » peut être différent suivant qu'on se trouve dans une grande ville ou au fond d'une caverne (figure 22-1).

Prenons par exemple un patient présentant une fracture-luxation complexe de l'épaule. Quel est le traitement approprié en salle d'opérations ? Le plus souvent, il s'agit d'une réduction ouverte et d'une ostéosynthèse. Cependant, ce qui est approprié en salle d'opérations ne l'est pas nécessairement au service des urgences. Ce ne serait pas une bonne idée de tenter une réduction ouverte en service d'urgences. En service d'urgences, on fera une radiographie de l'épaule pour évaluer la fracture-luxation, on administrera un antalgique, et on procédera à une réduction fermée pour diminuer les douleurs et l'œdème, pour réaligner les fragments osseux et diminuer la pression sur les vaisseaux et les nerfs. La fixation définitive aura lieu plus tard au bloc opératoire.

Par ailleurs, ce qui est adéquat en service d'urgences n'est pas nécessairement adéquat dans la rue. L'équipage d'une ambulance n'a peut-être pas la chance de disposer d'un local vaste, sec et bien chauffé. Il doit souvent travailler pendant qu'il neige ou qu'il pleut, avec un

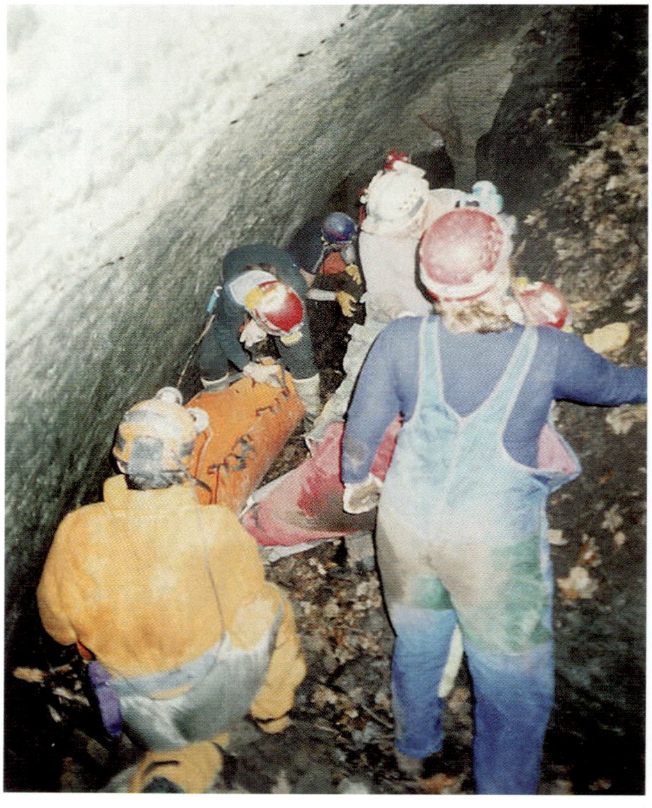

Fig. 22-1. Les soins aux patients traumatisés en milieu isolé sont souvent gênés par les conditions environnementales hostiles, la boue, les broussailles et les espaces confinés.

patient suspendu la tête en bas dans une voiture écrasée, ou pendant que les pompiers sont occupés à découper la carrosserie autour du patient. Dans la rue, il faudra d'abord vérifier la sécurité du site, éventuellement mettre la victime à l'abri d'un danger immédiat, rechercher d'autres lésions, vérifier le status neurovasculaire du bras, immobiliser l'épaule, peut-être administrer un antalgique, et transporter rapidement la victime vers l'hôpital. Ce ne serait pas une bonne idée d'essayer une réduction ouverte sur place.

Enfin, ce qui est correct dans la rue ne l'est pas nécessairement en expédition. Que feriez-vous si, au lieu d'être incarcéré dans les débris de sa voiture, votre patient était suspendu à une corde après être tombé dans une caverne au cours d'une expédition de spéléologie, et qu'une évacuation de plusieurs heures était prévue à travers des passages souterrains, suivie d'un trajet de plusieurs heures vers l'hôpital le plus proche ? Pour la plupart des lésions, ce qui est juste reste juste, qu'on soit au bloc opératoire, au serive d'urgences, dans la rue ou dans la nature sauvage, les seules limitations étant l'équipement et l'entraînement des intervenants présents.

Cependant, pour quelques lésions bien précises, il y a de grandes différences entre soins appropriés en milieu urbain et soins appropriés dans un endroit reculé. Cela nous amène aux points suivants, que nous allons traiter en détail dans ce chapitre.

- Les techniques utilisées dans la rue sont-elles appropriées en expédition ?
- Si les techniques utilisées dans la rue ne sont pas adaptées, quels sont les soins adaptés ? Où trouver l'information nécessaire ?
- Comment vous comporter en expédition si vous n'êtes pas sûr de la nature d'une lésion ? Par exemple, dans le cas que nous avons cité, comment savoir si une fracture-luxation est présente quand vous êtes suspendu la tête en bas, que ce soit dans une voiture accidentée ou dans une caverne ?
- Comment décider, pour un patient donné dans une situation donnée, quelle attitude est adaptée ?
- Qu'est-ce qui fait qu'une situation est une situation de rue et qu'une autre est de type « expédition » ?

Gardons l'exemple du patient avec une fracture-luxation de l'épaule pour la suite de la discussion. Il n'est pas toujours possible de donner une réponse qui soit toujours valable, mais on peut fournir les éléments aidant à la décision dans une situation donnée. La philosophie du Prehospital Trauma Life Support (PHTLS) a toujours été que, en se fondant sur des connaissances solides et en respectant certains principes, les intervenants sont capables de prendre des décisions fondées et judicieuses.

Ce chapitre traite de plusieurs situations de type « expédition », soit parce qu'elles sont décisives pour une prise en charge correcte, soit parce qu'il s'agit de situations fréquentes pour lesquelles le traitement en milieu isolé est différent de la prise en charge dans la rue.

Surtout, ce chapitre donne une vue d'ensemble des différents problèmes posés par le secours en milieu isolé. Les intervenants préhospitaliers appelés à fonctionner en milieu isolé devraient recevoir une instruction spécifique. De plus, une direction médicale par un médecin compétent est indispensable.

Le contexte du milieu isolé

De nombreux termes sont utilisés pour désigner ce qui est éloigné de la zone civilisée : milieu isolé, rase campagne, brousse, etc. Les secouristes ont l'habitude de désigner ce milieu par le terme de « milieu isolé ». Le dictionnaire en donne la définition suivante.

1. Une région qui n'est ni habitée ni cultivée par l'être humain, ou une région qui n'est pas touchée par l'activité humaine, avec sa faune naturelle.
2. Une région restée à l'état sauvage ou non cultivé.

Notre définition sera différente de celle du dictionnaire, parce qu'elle est centrée sur les soins au patient. Notre définition doit répondre à la question : « Quand devons-nous penser en terme de secours en milieu isolé ? » Ou plus exactement : « Quand devons-nous penser et travailler d'une façon différente que la façon dont nous travaillons chaque jour dans la rue ? »

La réponse à cette question dépasse les considérations purement géographiques et comprend les points suivants :

- accès au site ;
- conditions météorologiques ;
- intervention de jour ou de nuit ;
- terrain ;
- mode de transport spécial ;
- délais d'accès et d'évacuation ;
- personnel disponible ;
- communications.

Dans une ville touchée par un tremblement de terre, il peut être très difficile d'accéder aux victimes blessées ou coincées, toutes les routes peuvent être coupées et les services de secours locaux hors service. Dans une telle situation, les victimes risquent de rester longtemps sur place. Les priorités de soins seront les mêmes que pour un randonneur qui a fait une chute en montagne et qui se trouve à des heures voire à plusieurs jours de distance de l'hôpital.

Une personne ayant fait une chute dans une fouille en pleine ville, mais tard le soir et pendant une tempête de neige, présente les mêmes risques qu'un patient accidenté en milieu isolé. Il aura besoin d'une équipe de secours avec des cordes, des piolets et des crampons, et des secouristes qui sachent tenir compte de problèmes tels que l'hypothermie, les soins d'hygiène, la prévention des escarres, la prise en charge des plaies, l'hydratation et l'alimentation.

Nous parlons souvent de secours en région sauvage, mais en fait il existe tout un éventail de possibilité. Un accident à deux pâtés de maisons d'un centre spécialisé (type *trauma center*) représente un extrême, l'autre extrême étant le sommet de l'Everest ou des cavernes isolées.

Alors, quand savoir où s'arrête le secours en milieu urbain et où commence le secours en région sauvage ? Cela dépend, évidemment. Cela dépend de la distance jusqu'à l'ambulance et le service d'urgences, des conditions métérologiques, du terrain.

Plus important encore, cela dépend de la nature des lésions et du niveau d'instruction des secouristes présents sur place. Nous y reviendrons à la fin de ce chapitre.

Profils lésionnels typiques en milieu isolé

Comme nous l'avons mentionné au chapitre 1, le décès du aux lésions traumatiques suit une distribution trimodale. Le *premier pic* a lieu dans les secondes voire les minutes qui suivent l'accident. Les décès survenant pendant cette période sont généralement dus à des lacérations du cerveau ou du tronc cérébral, à des lésions hautes de la moelle épinière, à des lésions du cœur, de l'aorte ou des gros vaisseaux pour lesquelles seules des mesures préventives comme le port du casque ou de la ceinture de sécurité sont efficaces. Chez les patients présentant ce type de lésion, la survie est exceptionnelle, et ne concerne que des victimes accidentées en milieu urbain où un transport rapide en milieu spécialisé est possible. Le *deuxième pic* de mortalité survient dans les minutes et les premières heures qui suivent l'accident. *Le but de l'évaluation et de la réanimation rapide est de réduire ce deuxième pic de mortalité.* Les décès survenant durant cette période sont dus à des hématomes sous-duraux et extraduraux, à des hémo- et pneumothorax, à des ruptures de rate, à des lacérations du foie, à des fractures du bassin ou à des lésions multiples causant d'importantes pertes sanguines. Les principes fondamentaux de prise en charge enseignés dans ce cours s'appliquent surtout à ce type de patients. Le *troisième pic* de mortalité survient plusieurs jours voire plusieurs semaines après l'accident, et le décès est presque toujours le résultat d'une septicémie ou d'une défaillance organique.

Le cours PHTLS vise principalement à sauver les victimes du deuxième pic de mortalité. Cependant, en milieu reculé, les victimes qui peuvent être secourues ont déjà survécu au premier et bien souvent aussi au deuxième pic de mortalité. C'est pourquoi, en milieu reculé, la question sera plus souvent : « Que puis-je faire *maintenant* pour éviter à mon patient de mourir *demain ?* » Nous devons éviter que le patient ne développe des problèmes comme une insuffisance rénale due à la déshydratation, une infection due à une baisse des défenses immunitaires secondaire à la dénutrition, une embolie pulmonaire après une thrombose ou une escarre infectée.

Sécurité

Plus encore que dans la rue, la sécurité des intervenants est un aspect primordial en milieu isolé. On n'a jamais vu un secouriste mort ou blessé rendre service à quelqu'un. Les règles de sécurité en vigueur dans la rue s'appliquent en milieu isolé – même en pleine brousse, un avion accidenté pose les mêmes problèmes qu'un accident de voiture –, mais quelques règles spécifiques s'y ajoutent. En milieu isolé, les risques sont souvent moins visibles; ils peuvent prendre par surprise un secouriste inattentif.

Le secouriste aussi bien que son patient seront exposés aux caprices de la météo, et à un brusque changement de temps, comme un front froid amenant de la pluie givrante, peut compliquer les opérations de secours, voire provoquer la mort d'un secouriste ou d'un patient. Si les opérations de secours durent plusieurs heures, les secouristes peuvent être affaiblis par le manque d'eau ou de nourriture. Le terrain est souvent accidenté, et la présence de plantes ou d'animaux sauvages peut compliquer l'action des secouristes (figure 22-2). Les intervenants doivent garder à l'esprit les dangers spécifiques du milieu où ils évoluent, comme le risque de chute de pierres, d'avalanche, de montée des eaux, d'exposition à l'altitude.

Tout milieu peut être isolé

Dans la suite du chapitre, nous parlerons de secours en milieu isolé. Il faut cependant se rappeler que même à quelques mètres de la route, on peut se retrouver en condition de milieu isolé, pour peu qu'il fasse nuit et mauvais temps, voire sur la route, si une catastrophe a rendu les routes impraticables et que les hôpitaux ne peuvent plus recevoir de patients.

Prise de décision en opération de secours : rapport coût/bénéfice

Les secouristes expérimentés (et même les médecins et les infirmières) savent que des procédures comme l'intubation ou le traitement des plaies sont la partie facile de la médecine. La vraie difficulté est de savoir *quand faire quoi*, c'est-à-dire la prise de décision. En milieu isolé plus encore que dans la rue, il est important de bien mettre en balance les besoins et les bénéfices.

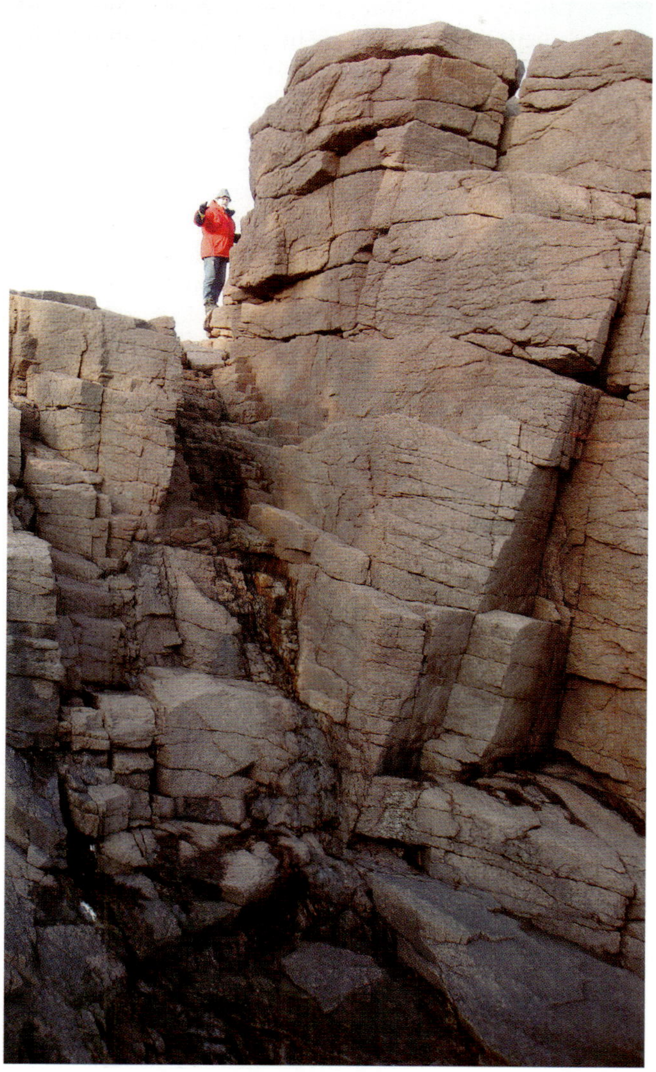

Fig. 22-2. Les pentes raides et la marche sur un terrain accidenté représentent des dangers pour les équipes de secours en milieu isolé.

Pour ce patient précis, dans cette situation précise, avec mes moyens, avec une probabilité de voir arriver un renfort donné dans un temps donné, quels sont les risques potentiels ? Quels sont les bénéfices potentiels ? Le secours en milieu isolé est largement l'art du compromis : mettre en balance les risques et les bénéfices pour chaque patient.

Pour illustrer cette prise de décision, nous allons reprendre la discussion de la prise en charge des lésions potentielles de la colonne cervicale présentée au chapitre 9.

Exclure une lésion cervicale en milieu isolé

Une jeune femme de 24 ans en bonne santé faisait de l'escalade dans un canyon quand elle a fait une chute de 20 mètres. Tous ses points d'ancrage ont cédé les uns après les autres, ce qui fait qu'elle est tombée jusqu'au sol mais a été ralentie au passage par chaque point d'ancrage. Elle portait un casque mais a heurté le sol de la tête et a brièvement perdu connaissance. Quand vous arrivez sur place avec votre coéquipier, après avoir marché une heure dans les gorges depuis votre ambulance, elle est consciente et orientée, sans plaintes et avec un examen physique et neurologique normal. On est à la fin de l'automne, il commence à faire nuit, la place d'atterrissage la plus proche est à une heure de marche, et la météo annonce du blizzard pour la nuit. Est-il nécessaire de l'immobiliser ? Faut-il faire venir une équipe de secours avec un brancard spécial ou peut-elle marcher jusqu'à l'ambulance ?

Histoire d'une lésion cervicale dans la rue

L'immobilisation de la colonne chez tout patient gravement blessé est un standard qui a été établi il y a plusieurs décennies. À l'époque, même si les lésions instables de la colonne cervicale sont rares chez les traumatisés conscients, et qu'il n'y avait pas de preuve scientifique que l'immobilisation de la colonne prévenait de façon efficace la paralysie chez un patient conscient, personne ne pensait que rester des heures fixé à une planche pouvait faire du mal. En conséquence, pendant les 30 années suivantes, les intervenants préhospitaliers ont pris l'habitude d'immobiliser tout patient traumatisé. Depuis, il est devenu clair que les patients immobilisés sur une planche présentent des douleurs modérées après 30 minutes et de très fortes douleurs après 45 minutes [3].

Au fur et à mesure du développement des services de secours en milieu isolé, l'habitude de fixer tous les patients sur une planche est apparue de moins en moins logique, en particulier si le patient est sur le flanc d'une montagne en pleine tempête de neige, et que la première planche disponible se trouve à 3 km et 3 000 mètres plus bas. Cela a conduit les services pratiquant le secours en milieu isolé et les médecins travaillant avec eux à développer des directives fondées sur les données actuellement disponibles dans la littérature, pour savoir quand il ne faut *pas* immobiliser un patient en milieu isolé [4].

Comme nous l'avons mentionné dans le chapitre 9, une importante étude multicentrique appelée « NEXUS » a bien montré que de nombreux patients peuvent être contrôlés sans examen radiologique, à condition que les critères suivants soient remplis :

- absence de douleur à la palpation de la partie médiane postérieure de la colonne cervicale ;
- absence de tout déficit neurologique ;
- état de conscience normal ;
- pas de preuve d'intoxication ;

- absence de toute lésion douloureuse qui pourrait détourner l'attention du patient de la douleur d'une lésion cervicale.

Différentes variantes de ces critères ont été utilisées par divers services de secours. Quelques études ont révélé certains problèmes posés par l'utilisation de ces critères sur le terrain. Il faut savoir que la formulation des protocoles de contrôle clinique de la colonne cervicale utilisés par certains services s'écartait nettement de la formulation citée ci-dessus, et il est permis de se demander s'ils reproduisaient vraiment les critères NEXUS. Quoi qu'il en soit, il est généralement admis que les critères NEXUS, quand ils sont appliqués correctement, sont un guide utile pour savoir quand il est inutile d'immobiliser un patient sur une planche, que ce soit dans la rue ou en milieu isolé.

Cependant, en milieu isolé, le problème n'est pas toujours aussi simple. Que faire quand un patient ne remplit pas les critères NEXUS ? Doit-on en déduire que ce patient *doit* être immobilisé ?

Comme nous l'avons déjà dit, le secours en milieu isolé est souvent l'art du compromis, et cela n'est jamais plus vrai qu'en ce qui concerne l'immobilisation de la colonne.

Que faire si le patient présente une lésion potentielle de la colonne, si aucun équipement d'immobilisation n'est disponible et que la route la plus proche est à 2 heures de marche ? Faut-il envoyer quelqu'un faire le trajet aller-retour jusqu'à une ambulance pendant 4 heures pour aller le chercher ?

Que faire si l'on est dans une caverne, et que l'eau est en train de monter ? N'y a-t-il pas un risque que la route soit coupée et que tout le monde se noie si l'évacuation est retardée ?

Que faire si le patient est en montagne, très loin de l'ambulance et qu'une tempête approche ? Quels sont les risques si patient et secouristes sont forcés de passer la nuit sur place ?

Dans chacune de ces situations, les intervenants sur place ont deux options :

- rester sur place et attendre le matériel d'immobilisation ;
- entreprendre une évacuation improvisée sans matériel d'immobilisation.

Aucune de ces deux options n'est idéale, et les intervenants doivent donc faire un choix. Pour que ce choix soit rationnel, ils doivent se poser les questions suivantes.

- Quels sont les risques d'une évacuation improvisée sans immobilisation de colonne, et quels sont les risques si l'on attend l'équipement d'immobilisation, *dans ce cas précis* ?
- Quels sont les bénéfices si l'on entreprend l'évacuation sans attendre l'équipement d'immobilisation, ou alors si l'on attend l'équipement d'immobilisation, *dans ce cas précis* ?

Les bénéfices d'une immobilisation spinale dépendent de la probabilité que le patient présente effectivement une lésion instable de la colonne.

Dans l'étude NEXUS, même les patients qui ne remplissaient pas les critères NEXUS et chez qui on ne pouvait pas exclure cliniquement une fracture présentaient un risque très faible de fracture vertébrale instable, à savoir :

- parmi les patients qui ne remplissaient pas les critères NEXUS d'exclusion d'une fracture de colonne, seuls 2 % présentaient des fractures significatives de la colonne ;
- parmi ces 2 %, seul un petit nombre nécessitait un traitement spécifique ;
- dans ce petit nombre de patients, seuls quelques-uns présentaient des fractures réellement susceptibles de léser la moelle épinière en l'absence d'immobilisation, et la plupart de ces patients présentaient de multiples fractures et de multiples lésions menaçant la vie.

Par conséquent, il semble bien que, chez les patients accidentés en milieu isolé et ayant survécu assez longtemps pour être secourus, l'incidence des lésions de colonne instables soit inférieure à 1 %.

Les intervenants doivent évaluer ces différents risques et bénéfices pour pouvoir décider en connaissance de cause.

Évacuations improvisées

En discutant la prise en charge des lésions de la colonne en milieu isolé, nous avons mentionné la possibilité d'entreprendre une évacuation improvisée plutôt que d'attendre une civière et un équipement d'immobilisation complet (figure 22-3).

Le transport de patients en terrain accidenté est une activité extrêmement difficile, fatigante et même dangereuse aussi bien pour la victime que pour les secouristes. Les personnes n'ayant pas l'expérience de ce genre d'opération ont une nette tendance à sous-estimer le temps et la difficulté de ce type d'évacuation, en général d'un facteur deux, mais qui peut parfois aller jusqu'à cinq, en particulier pour les secours spéléologiques.

Si un intervenant n'ayant pas d'expérience dans les secours en milieu périlleux dit : « Il nous faudra 2 heures pour le sortir de là », vous pouvez tripler cette prévision et vous attendre à une évacuation de 6 heures ou plus, notamment si le patient est dans une grotte, si les intervenants sont peu nombreux ou que le terrain est particulièrement difficile, ou par mauvais temps. Il est particulièrement important de s'en souvenir si la nuit va tomber ou si les conditions météorologiques se détériorent.

Aider un patient à marcher, même avec l'aide de plusieurs secouristes, est presque toujours *beaucoup* plus rapide. Assurément, si le patient se met tout de suite en

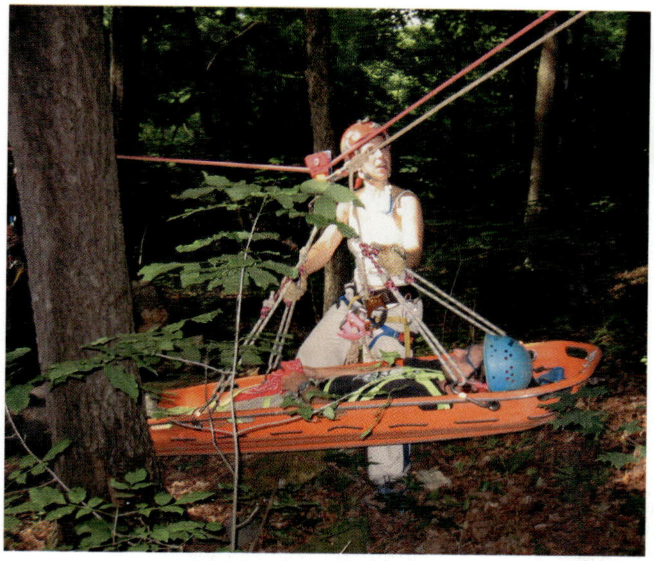

Fig. 22-3. En raison du caractère accidenté du terrain, la créativité et les compétences techniques de sauvetage peuvent être nécessaires pour évacuer des patients d'un endroit reculé en toute sécurité.

route sans attendre une civière, l'évacuation sera encore beaucoup plus rapide. Si le patient est incapable de marcher, par exemple à cause d'une cheville fracturée, il est possible de le porter à dos d'homme ou d'improviser un brancard avec des bâtons et de la corde.

Soins au patient en milieu isolé

Besoins d'élimination

Comme le rappelait un livre pour enfants [5], tout le monde a de temps en temps un besoin naturel à satisfaire, et c'est aussi vrai pour les patients en milieu isolé. En raison des temps de transport relativement courts rencontrés en milieu urbain, ce problème se pose rarement. Mais si vous avez à prendre en charge un patient qui est resté une journée en milieu isolé, et qu'il vous faut plusieurs heures pour parvenir jusqu'à lui, il est plus que probable que ce patient aura besoin d'uriner ou de déféquer.

Transporter avec vous des alèzes à mettre sous le patient, du papier de toilette (figure 22-4), ou même s'arrêter pour laisser le patient se soulager sont des mesures raisonnables.

Il est possible aussi bien pour les hommes que pour les femmes d'uriner même en étant totalement immobilisés dans un matelas à dépression, si l'on prend la peine de soulever la civière à son extrémité. Chez les femmes, on peut utiliser un entonnoir ; celles-ci en emportent souvent avec elles en expédition.

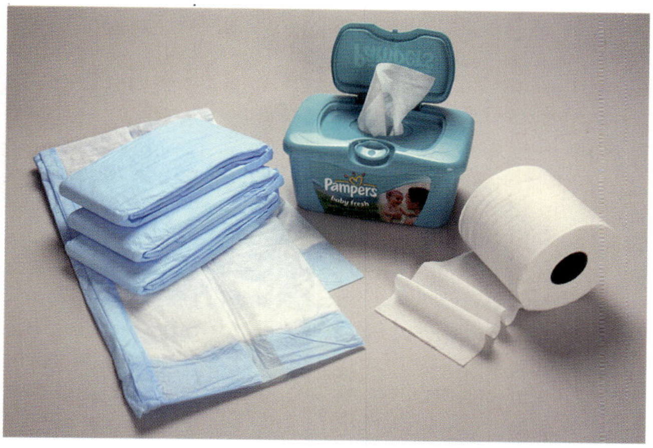

Fig. 22-4. Produits d'hygiène.

Cependant, les victimes obligées de rester longtemps allongées sur le dos ont tendance à développer des escarres. Ce type de lésions peut nécessiter une intervention chirurgicale, qui prolongera le séjour à l'hôpital. Le patient risque même de mourir d'une escarre infectée ou de ses complications.

Le risque d'escarres est élevé si une victime est forcée de rester couchée plusieurs heures dans son urine et ses selles. Cela n'est pas un problème si le transport ne dure que quelques minutes. Mais si les intervenants se sont occupés d'un patient durant plusieurs heures et l'amènent aux urgences couché dans ses selles, les infirmières risquent de se plaindre (à juste titre) de votre façon de traiter les patients.

Besoins en eau et en nourriture

Toute victime en milieu isolé a froid, faim et soif, c'est-à-dire qu'elle est hypotherme, déshydratée et affamée, ou si vous préférez une autre expression (même si elle est un peu moins exacte) : *hypotherme*, *hypoglycémique* et *hypovolémique*.

La dénutrition est bien plus qu'une simple hypoglycémie, et chaque patient dénutri n'est pas nécessairement en hypoglycémie. L'état de déshydratation est plus qu'une simple hypovolémie, qui signifie que le volume intravasculaire est insuffisant. Un patient déshydraté a également perdu une quantité importante d'eau de ses cellules et de l'espace interstitiel situé entre les cellules.

Dans la rue, il n'est pas courant de donner à boire ou à manger au patient. Il y a de bonnes raisons à cela. Un patient ne va pas mourir de faim ou se déshydrater en quelques minutes. Si le patient doit subir une opération à son arrivée à l'hôpital, il n'est pas souhaitable qu'il ait des boissons ou de la nourriture dans l'estomac : cela augmente le risque de vomissement ou surtout de régurgitation passive pendant l'anesthésie.

Cependant, le patient ne doit rester à jeun que pendant les quelques heures qui précèdent l'anesthésie. Quand un patient est secouru en milieu isolé, il faudra de toute façon quelques heures avant qu'il arrive à l'hôpital puis au bloc opératoire.

Comme nous l'avons déjà dit, le principal objectif quand on porte secours à un patient en milieu isolé est de faire en sorte qu'il ne meure pas *demain*. Quelques heures ou quelques jours de dénutrition n'apportent rien à leurs chances de survie. Un patient bien nourri aujourd'hui sera en meilleure condition demain. Par conséquent, il faut nourrir et hydrater convenablement les patients secourus en milieu isolé pour peu que leur état de conscience le permette.

Des vomissements et une inhalation sont toujours possibles, et il est important de surveiller les voies respiratoires (par exemple, mettre le patient sur le côté, même s'il doit être immobilisé). Néanmoins, il faut s'efforcer de nourrir et d'hydrater les patients secourus en milieu isolé, même s'ils ont vomi une ou deux fois, tant que leurs voies aériennes sont protégées.

Être couché sur une planche de sauvetage fait mal

Parmi les autres mesures préventives pour les patients secourus en milieu isolé, en particulier lors d'une évacuation prolongée, la prévention des escarres est importante. On veillera en particulier à :

- permettre au patient de se tourner de temps en temps sur la civière, en l'aidant si nécessaire;
- garder les fesses et le sacrum du patient bien au sec.

Si le patient doit être immobilisé, la prévention des escarres est encore plus importante, bien qu'elle soit aussi plus difficile. Les techniques permettant de prévenir les escarres chez un patient immobilisé comprennent les points suivants.

- Placer le patient sur un matelas à dépression plutôt que sur une planche. Un matelas à dépression fournit une excellente immobilisation de la colonne vertébrale et diminue beaucoup le risque d'escarres [6–9].
- Si l'on ne dispose pas d'un matelas à dépression, ajouter des rembourrages sur la planche sous la colonne lombaire, les genoux et la nuque. Des études ont montré que même des patients indemnes immobilisés sur une planche non rembourrée ressentent de violentes douleurs après environ 45 minutes et présentent des escarres après 90 minutes [3,10–13].
- Transporter la civière alternativement d'un côté puis de l'autre, de façon à ce que la pression s'exerce sur une hanche puis sur l'autre plutôt que toujours sur le sacrum.

Afin de diminuer le risque de thrombose et d'embolie pulmonaire, il faut veiller aux points suivants :

- fixer les patients de façon à ce qu'ils puissent remuer les jambes de temps à autre;
- faire de temps en temps une pause pour permettre au patient de sortir de la civière et de s'étirer.

Si l'on a des raisons de soupçonner une lésion de la colonne cervicale mais pas au niveau de la colonne lombaire, il peut même être judicieux de permettre au patient de se lever de la civière, en gardant sa minerve et avec l'aide de plusieurs sauveteurs pour se dégourdir les jambes et éventuellement soulager sa vessie. Un conseil médical à distance peut être utile si l'on envisage ce genre de mesures.

Protection solaire

D'autres risques rencontrés en milieu isolé comprennent les chutes de pierres, les avalanches ou les montées d'eau dans une grotte. Cependant, il nous faut parler d'un autre problème qui est la protection solaire.

Les rayons ultraviolets (UV) du soleil peuvent léser la peau, parfois gravement. Il arrive de voir des brûlures au deuxième ou au troisième degré dues aux rayons du soleil, et de telles brûlures peuvent provoquer un état de choc et le décès du patient. Les brûlures par les rayons du soleil augmentent aussi le risque de cancer de la peau.

Les rayons ultraviolets se divisent en deux classes, A et B, suivant leur fréquence. On pensait il y a quelques années que les UVA étaient inoffensifs, mais on sait à présent qu'ils agissent en synergie avec les UVB pour causer des brûlures. Une crème solaire doit donc protéger des UVA et des UVB pour être efficace.

La protection est mesurée en *facteur de protection*. Le facteur de protection mesure de combien la dose d'UV doit augmenter pour provoquer une rougeur de la peau protégée par une crème ou par des vêtements. Par exemple, une crème avec un facteur de protection 45 prolonge 45 fois la durée d'exposition au soleil jusqu'à l'apparition d'un coup de soleil.

Pour évaluer le facteur de protection offert par un tissu, tenez le tendu face à une ampoule allumée. Si vous pouvez voir l'image de l'ampoule à travers le tissu, le facteur de protection est un peu en dessous de 15. Si vous voyez la lumière de l'ampoule mais que l'ampoule elle-même n'est pas visible, le facteur de protection est entre 15 et 60.

Pour éviter les coups de soleil, il faut utiliser une crème solaire avec un facteur au moins égal à 15. Si l'on transpire abondamment, il faut penser à la réappliquer fréquemment.

Les brûlures dues au soleil sont traitées comme les autres brûlures, et les soins à donner sont identiques que l'on soit en milieu isolé ou dans la rue. La seule différence pour les intervenants en milieu isolé est qu'ils doivent prendre garde à l'augmentation des pertes insensibles, à la déshydratation ou même à l'état de choc et prendre conscience qu'un patient présentant un coup de soleil sera plus sensible à l'hypothermie.

Aspects spécifiques du secours en milieu isolé

Nous allons traiter ici les principales situations où les soins donnés en milieu isolé sont vraiment différents des soins donnés en milieu urbain.

Traitement des plaies

Le traitement des plaies comprend les points suivants :

- hémostase (arrêt du saignement) ;
- antisepsie (prévention de l'infection) ;
- restauration d'une fonction normale (rendre à la peau sa fonction de protection ou à un membre sa fonction normale) ;
- aspect cosmétique.

En milieu isolé, la prévention des infections et la récupération d'une fonction normale prennent une importance particulière.

Hémostase

Le contrôle du saignement fait partie de l'examen primaire. Dans la rue, un saignement artériel peut être mortel. En milieu isolé, même un saignement veineux peut être mortel, s'il se prolonge assez longtemps ; chaque globule rouge compte. Par conséquent, les gestes d'hémostase, par compression ou par surélévation d'un membre sont encore plus importants en milieu isolé.

Il n'est cependant pas toujours facile de trouver un point de compression efficace. Il faut savoir qu'une compression digitale directe durant 10 à 15 minutes est beaucoup plus efficace qu'un pansement compressif pour arrêter un saignement.

C'est pourquoi certains protocoles de secours en milieu isolé proposent d'utiliser un point de compression ou alors une manchette à pression gonflée pendant 1 à 2 minutes pour l'hémostase initiale. Après quoi, si l'on dégonfle progressivement la manchette, la localisation du saignement devient bien visible et on peut alors placer un doigt avec une compresse (pour éviter de glisser) sur la plaie pendant 10 à 15 minutes. Si le saignement reprend, une nouvelle compression de 10 à 15 minutes est presque toujours suffisante.

Notez bien que nous vous suggérons de n'utiliser la manchette à pression comme garrot que pour quelques minutes. Il est important de penser à *dégonfler la manchette à pression* et de ne pas l'utiliser comme seul moyen d'hémostase, sous peine de causer des dégâts graves au membre concerné.

Prévention des infections

Après un accident en milieu isolé, il peut se passer beaucoup de temps avant que la plaie ne soit traitée de façon définitive en service d'urgences. Les soins de plaie aux urgences comprennent un nettoyage soigneux afin de prévenir les infections. Les plaies contaminées par de la terre ou causées par un objet souillé sont irriguées sous pression. Les plaies non contaminées sont rincées à basse pression.

Une irrigation à haute pression provoque un œdème de la plaie, mais dans le cas des plaies souillées par de la terre et des bactéries, le risque d'œdème est compensé par le bénéfice d'avoir une plaie décontaminée [14,15]. Une infection peut se développer rapidement. Dès qu'une plaie est restée ouverte plus de 8 heures, les bactéries pénètrent de la peau dans les tissus. Passé ce délai, suturer une plaie risque de créer une infection profonde. Les infections profondes des plaies exercent une pression qui empêche l'arrivée des globules blancs, qui sont la défense de l'organisme contre les infections.

Les soins de plaie de routine dans la rue ne comprennent pas le rinçage des plaies, car il est logique d'attendre quelques minutes pour pouvoir le faire dans de bien meilleures conditions au service des urgences. Le personnel des urgences pourra alors déterminer si le patient présente une lacération d'un nerf ou d'un tendon, une fracture associée, une rupture de la rate ou un hématome sous-dural.

En revanche, il n'est pas logique de retarder les soins de plaie quand on se trouve en milieu isolé. Si le trajet jusqu'aux urgences va prendre plusieurs heures, il est impératif de nettoyer les plaies. Dans des endroits isolés, la plaie peut s'infecter bien avant que le patient n'arrive aux urgences quelques jours après l'accident.

Des études ont montré que l'irrigation précoce était essentielle pour enlever les bactéries et réduire le nombre d'infections [16–18]. Il n'est ni pratique ni du reste indispensable de transporter des solutions stériles de rinçage. Il n'est pas nécessaire non plus d'ajouter de l'antiseptique à l'eau de rinçage [19]. Dès qu'une eau est potable, elle convient très bien pour laver une plaie. L'eau d'un ruisseau ou de la neige fondue traitée selon les procédés habituels pour rendre l'eau potable est parfaitement utilisable [14,20–24].

Quand on traite une plaie non contaminée, comme une plaie qu'un randonneur s'est fait en se cognant la tête contre le casque d'un collègue, il suffit de faire passer un peu d'eau sur la plaie. Certains protocoles recommandent d'utiliser une seringue, mais verser de l'eau d'une gourde convient tout aussi bien.

Si la plaie est contaminée, elle doit être rincée avec assez de pression pour faire ressortir les bactéries. Les études originales ont montré qu'une seringue de 35 ml avec une aiguille de 18 gauge fournissait une pression suffisante (350 cm H_2O) [25–27]. Il faut alors injecter l'eau sous pression à travers la plaie. Cependant, il existe un risque de contamination par le sang durant cette manœuvre ; il faut donc se protéger contre les projections de sang : le port de lunettes et de masque est essentiel.

Il est parfois nécessaire de s'aider d'une compresse ou d'un doigt ganté pour extraire de la terre ou un corps étranger. Il peut être nécessaire de traiter la douleur du patient avant de nettoyer la plaie. Une fois que cela est fait, il faut appliquer un pansement propre. Le pansement doit être changé au moins une fois par jour.

Si la plaie est béante, un pansement humide évitera aux tissus de se dessécher ; un tel pansement doit être changé ou au moins humidifié plusieurs fois par jour. Dans la plupart des cas cependant, la plaie sera refermée par le bandage et l'on pourra se contenter d'un pansement sec.

Soins cosmétiques et récupération d'une fonction normale : suture de plaie en milieu isolé

En raison des mauvaises conditions d'éclairage, de l'absence de radiographies, et d'un endroit chaud et sec pour travailler, il semble peu logique de suturer des plaies en milieu isolé. Cependant, il est possible de simplement nettoyer la plaie, d'appliquer un pansement, de surveiller la plaie pendant 4 jours, puis de faire une fermeture retardée de la plaie. Quatre jours après l'accident, du moment que la plaie n'est pas infectée, il est licite de fermer la plaie comme si l'accident venait de se produire. Bien que des bactéries colonisent les tissus ouverts, suffisamment de globules blancs sont présents dans la plaie pour permettre de la fermer en tout sécurité. C'est en général le cas 4 jours après la lésion.

Étant donné qu'une fermeture retardée est possible, il n'y a pas de raison impérative de suturer des plaies en milieu isolé. Si un chirurgien ou une personne expérimentée est disponible, les plaies peuvent être suturées sur place. Cependant, il est toujours possible de se contenter de rincer la plaie et de faire un pansement en réservant la fermeture de la plaie pour plus tard.

Il y a une situation où il devient essentiel de suturer une plaie sur place : quand le saignement ne peut pas être contrôlé autrement. C'est une situation inhabituelle, résultant généralement d'une plaie du scalp. C'est pourquoi certains services de secours en milieu isolé sont instruits dans l'utilisation d'agrafeuses à usage unique pour refermer les plaies du scalp. Cependant, il ne faut pas oublier que la suture des plaies est un travail complexe qui ne devrait pas être tenté si l'on n'a pas l'instruction et l'expérience nécessaires.

Luxations

Un jeune homme de 20 ans en bonne santé descendait une rivière en kayak quand l'extrémité de sa pagaie a heurté une branche. Son épaule droite est à présent enflée, déformée et douloureuse. Il n'arrive plus à croiser les bras sur la poitrine. Les pouls distaux, la recoloration capillaire et la sensibilité sont intacts. Vous et votre coéquipier avez parcouru 1,5 km dans les bois pour arriver jusqu'à lui depuis votre ambulance. Faut-il se contenter de le fixer avec une attelle, ou faut-il essayer de réduire ce qui ressemble à une luxation antérieure de l'épaule ?

La procédure standard pour les fractures et les luxations en milieu urbain est de les fixer telles quelles et de transporter pour un traitement définitif à l'hôpital, la seule exception étant quand il n'y a plus de pouls palpable en aval de la luxation.

Bien que « fixer tel quel » soit une bonne règle en milieu urbain, « faire en sorte que ça ait l'air normal » est une règle plus adaptée en milieu isolé, qui s'applique aussi bien aux fractures qu'aux luxations quand le transport est retardé.

Il existe plusieurs sortes de luxations – des doigts, des orteils, de l'épaule, de la rotule, du genou, du coude, de la hanche et de la mâchoire –, et toutes ont déjà été réduites avec succès en milieu isolé, certaines plus facilement que d'autres. Normalement, il est assez facile de réduire une luxation de la cheville (qui est presque toujours une fracture-luxation), de la rotule, des orteils et des doigts, à l'exception des articulations métacarpo-phalangiennes dans certains cas. Les luxations du coude, de l'épaule et de la hanche sont beaucoup plus difficiles. Dans tous les cas, la réduction est plus facile si l'on a l'instruction et l'expérience nécessaires. Il faut de l'expérience pour pouvoir dire si une articulation est luxée et réduire la luxation sans radiographie.

Les cours pour secouristes et ambulanciers abordent rarement la réduction des luxations et des fractures. Néanmoins, ces pathologies étant fréquentes en milieu isolé, la réduction des luxations et des fractures est abordée dans pratiquement tous les cours pour secouristes en milieu isolé. Si vous êtes appelé à intervenir dans un milieu isolé ou si vous y voyagez souvent, il est vivement conseillé de suivre un tel cours.

Réanimation cardiopulmonaire en milieu isolé

Arrêt cardiopulmonaire d'origine traumatique

Il y a quelques signes qui indiquent sans ambiguïté que la survie est impossible. Ce sont :

- la décapitation;
- la transsection du torse;
- le corps est gelé au point que la poitrine ne peut être massée;
- la température rectale du patient est très froide et égale à celle de l'environnement;
- le corps est en état de décomposition avancée.

Les signes de décès suivants peuvent aussi être utiles aux intervenants, bien qu'aucun ne soit entièrement fiable.

- *Rigidité cadavérique*. Elle est bien connue mais elle n'est pas toujours présente, et une rigidité analogue peut être observée chez des patients semi-conscients en état d'hypothermie.
- *Lividité cadavérique*. Elle est observée sur les cadavres mais peut aussi être présente chez des patients restés longtemps à l'air libre, avec des engelures et des nécroses.
- *Décomposition*. Elle est souvent évidente.
- *Absence de tout signe de vie*. L'état d'hypothermie peut être confondu avec la mort, du fait que les pouls peuvent ne plus être palpables et la respiration imperceptible, avec des pupilles dilatées et aréactives et un état de coma profond. Cependant, certains patients présentant un tel état d'hypothermie grave ont pu être réanimés sans séquelles neurologiques.

Nous savons qu'un arrêt cardiaque d'origine traumatique, même dans la rue à quelques minutes d'un centre spécialisé, a un très mauvais pronostic. Personne ne survit à plus de quelques minutes de réanimation cardiopulmonaire (RCP) après un traumatisme [28–31]. De nombreux protocoles en tiennent compte, par exemple le protocle suivant.

Pour tout arrêt cardiaque d'origine traumatique, commencez une RCP avec stabilisation de la colonne cervicale si :

- l'arrêt a eu lieu en présence des secouristes;
- ou s'il s'agit d'une plaie par balle ou par arme blanche et que la victime présentait des signes de vie dans les 15 minutes précédant l'arrivée des secours.

Il est donc clair qu'en milieu isolé, la RCP d'un traumatisé n'a aucun sens. L'attitude la plus sensée pour les secouristes dans un tel cas est d'examiner la victime, puis d'annoncer avec ménagement mais clairement à ses compagnons qu'elle est décédée et qu'une réanimation n'aurait aucun sens. Les secouristes doivent savoir alors gérer le déni ou les plaintes, en gardant la sécurité à l'esprit, surtout si l'obscurité risque de rendre dangereuse l'évacuation de rescapés épuisés et choqués.

Arrêt cardiaque d'origine médicale en milieu isolé

On parle d'un arrêt d'origine médicale si un patient a eu des douleurs dans la poitrine avant de faire un arrêt cardiaque. Ici aussi, les chances de survie pour la victime sont très minces si l'on doit pratiquer la RCP plus de quelques minutes avant de disposer d'un défibrillateur [32–37]. Il peut bien sûr arriver qu'un patient évacué pour des douleurs dans la poitrine fasse un arrêt cardiaque pendant son évacuation par l'équipe de secours. Mais dans l'ensemble, le rapport poids/utilité des défibrillateurs est si défavorable que les équipes de secours en milieu isolé prennent rarement la peine d'en transporter.

Il existe une grande variété de causes d'arrêt cardiaque en milieu isolé et, dans l'exemple précédent, une fibrillation ventriculaire provoquée par une hypothermie ou par une embolie pulmonaire est probable. Dans tel cas, les chances de survie sont encore plus minces que dans le cas d'un arrêt cardiaque consécutif à un infarctus.

Cependant, l'arrêt cardiaque d'origine non traumatique en milieu isolé est associé à de meilleures chances de survie dans les cas suivants :

- hypothermie [38];
- noyade en eau froide [39–42];
- fulguration [43];
- électrocution;
- intoxication médicamenteuse;
- ensevelissement sous une avalanche [44].

Dans tous ces cas, la victime peut être en arrêt cardiaque et cependant être réanimée par une RCP de base. En particulier pour l'hypothermie, on a coutume de dire que « personne n'est mort avant d'être chaud et mort » (voir chapitre 16). Une proportion significative des victimes trouvées en arrêt cardiaque suite aux mécanismes précités peut parfois être réanimée. Des considérations particulières s'appliquent à chacun des mécanismes précités; par exemple, la sécurité des intervenants dans les cas d'électrocution où la victime est encore en contact avec la ligne, ou alors décider un massage cardiaque au risque de déclencher une fibrillation chez une victime en hypothermie dont le cœur bat encore juste assez pour la maintenir en vie [45–48]. Bien que ces connaissances fassent partie de la formation des équipes de secours en milieu isolé, leur discussion détaillée dépasse le cadre de ce chapitre.

Quoi qu'il en soit, les deux règles standard de la RCP en milieu isolé sont :

- si l'arrêt cardiaque n'est pas d'origine traumatique, tentez une RCP pendant 15 à 30 minutes. Si cela ne suffit pas à réanimer la victime, vous pouvez arrêter la RCP et la considérer comme décédée;
- n'entreprenez pas une RCP si cela comporte un risque pour les intervenants ou compromet leurs chances d'évacuer le site en raison du terrain, de la tombée de la nuit ou de l'éloignement de l'abri.

Piqûres et morsures

Piqûres et morsures sont des problèmes fréquents en milieu isolé. Le type de piqûre ou de morsure le plus fréquemment rencontré dépend évidemment de la localisation.

Piqûres d'abeilles

La piqûre la plus fréquente et la plus répandue, et aussi la plus mortelle, au moins pour ceux qui sont allergiques, est la piqûre d'abeille. La réaction la plus commune à une piqûre d'abeille est une douleur vive mais de courte durée suivie d'une rougeur et d'un œdème à l'endroit de la piqûre, qui peut durer 1 à 2 jours. Cette réaction est due à l'action locale des toxines, et n'est en soi pas un signe d'allergie.

Parfois le patient développe en quelques minutes une réaction allergique généralisée. Celle-ci peut aller de la crise d'urticaire à la réaction anaphylactique. Bien que le spectre exact des réactions allergiques généralisées dépende du contenu des toxines injectées (qui est variable suivant les espèces de guêpes et d'abeilles) et des prédispositions allergiques du patient, on observe généralement un ou plusieurs des signes suivants :

- urticaire (figure 22-5) ;
- œdème des lèvres ;
- stridor et/ou dysphonie ;
- wheezing et/ou dyspnée ;
- douleurs abdominales, diarrhées et vomissements ;
- tachycardie ou bradycardie ;
- baisse de la pression artérielle ;
- syncope ;
- choc hypovolémique.

Les patients ayant des antécédents de réaction allergique généralisée à une piqûre d'insecte sont plus susceptibles de développer une autre réaction généralisée lors de la prochaine piqûre. Cependant, les venins varient suffisamment d'une espèce à l'autre pour qu'un patient ayant fait une réaction allergique généralisée à une piqûre ne présente pas nécessairement une réaction généralisée lors de la prochaine piqûre.

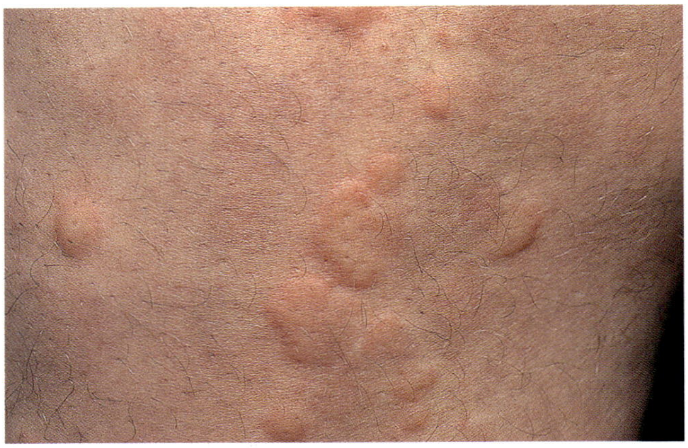

Fig. 22-5. Urticaire allergique. (Source : Forbes CD, Jackson WF, *World atlas and text of clinical medicine*, 3rd ed, Londres, Mosby–Year Book Europe Limited, 1993.)

Un patient qui présente une réaction urticarienne modérée évoluera probablement bien. Quand un patient évolue vers le choc anaphylactique, le signe précoce le plus fiable est un enrouement. La principale cause de mortalité lors d'une réaction allergique à une piqûre d'hyménoptère est l'obstruction des voies respiratoires due à des vésicules dans les voies aériennes, et l'enrouement est généralement le premier signe d'un œdème des voies aériennes. Tout patient présentant une réaction allergique généralisée a besoin d'un traitement d'urgence.

Les manœuvres de réanimation de base consistent à laisser le patient à plat, éventuellement avec les jambes surélevées, à pratiquer un dégagement standard des voies respiratoires et à administrer de l'oxygène.

Un geste simple mais efficace consiste à retirer le dard. Bien que le dard ne soit fiché dans la peau que dans une partie des piqûres d'abeille, il faut souvent de bons yeux, un bon éclairage et éventuellement une loupe pour voir le dard, et une ablation maladroite peut avoir des conséquences désastreuses. Serrer le dard dans une pince peut injecter encore plus de venin dans la plaie. Au lieu de cela, il est souvent possible de gratter avec une carte de crédit ou avec la lame d'un couteau de façon à retirer le dard sans injecter plus de venin dans la plaie.

Il est important de retirer le dard aussitôt que possible, car le dard continue à injecter du venin dans la plaie après que l'abeille s'est envolée.

Les principaux médicaments utilisés pour traiter les piqûres d'abeille comprennent :

- l'adrénaline : bien qu'elle n'agisse que quelques minutes, son action peut être salvatrice ;
- les antihistaminques (par exemple la diphenhydramine [Benadryl®]). Toute personne ayant du recevoir de l'adrénaline pour une réaction allergique à une piqûre d'hyménoptère devrait recevoir un antihistaminique ;
- les corticoïdes (par exemple la prednisone) : la plupart des patients ayant dû recevoir de l'adrénaline doivent aussi recevoir des corticoïdes.

Certaines équipes de secours en milieu isolé transportent des médicaments pour le traitement des allergies aux piqûres d'abeilles et sont entraînées à leur utilisation. De même, certaines personnes ayant des antécédents d'allergie aux piqûres d'abeilles transportent ces médicaments dans leur kit de premier secours.

Le médicament le plus important est l'adrénaline. L'adrénaline est disponible dans des injecteurs de la taille d'un stylo, qui sont souvent prescrits aux patients allergiques aux piqûres d'abeilles. Ces injecteurs font partie de nombreux kits de premier secours.

Morsures de serpent

Il existe de nombreuses espèces de serpents venimeux. Peu se rencontrent dans l'hémisphère nord. La plupart vivent sous les tropiques et sont souvent mortelles. Bien que de nombreuses espèces de serpents vivant en Amérique du Nord aient des glandes à venin, il n'y en a que deux qui aient un venin suffisamment violent pour provoquer autre chose qu'une légère irritation de la peau. NdT : en France, on ne trouve que cinq serpents venimeux. Quatre sont des vipères (aspic, unicorne, péliade et de Seoane), la cinquième une couleuvre (couleuvre de Montpellier). Seules les morsures de vipère sont dangereuses pour l'homme.

Le serpent corail est un serpent de petite taille, qu'on trouve dans le sud des États-Unis, qui a un venin neurotoxique provoquant une paralysie (figure 22-6). Cependant, ce serpent est petit, a de petites mâchoires et ne peut pas ouvrir la gueule aussi largement que les autres serpents, et est obligé de mâcher pour faire pénétrer le venin.

L'autre espèce est représentée par les crotalidés (figure 22-7) qui vivent dans de vastes étendues d'Amérique du Nord ; elle comprend le crotale, la vipère cuivrée (*copperhead*) (figure 22-8) et le mocassin d'eau (figure 22-9). La majorité des morsures dues à ce type de serpents ne se voient pas en rase campagne, mais plutôt en milieu rural, en banlieue ou même en milieu urbain. Un exemple classique est l'homme ivre qui est mordu à la langue en faisant la bise à son serpent favori.

Les morsures de serpent ne sont pas aussi rares qu'on pourrait le croire. Leur prise en charge est encore compliquée par la multitude de traitements tentés par les patients eux-mêmes, par les témoins et parfois les secouristes. Le seul traitement ayant fait la preuve de son efficacité contre les morsures de crotale est l'antivenin, qui

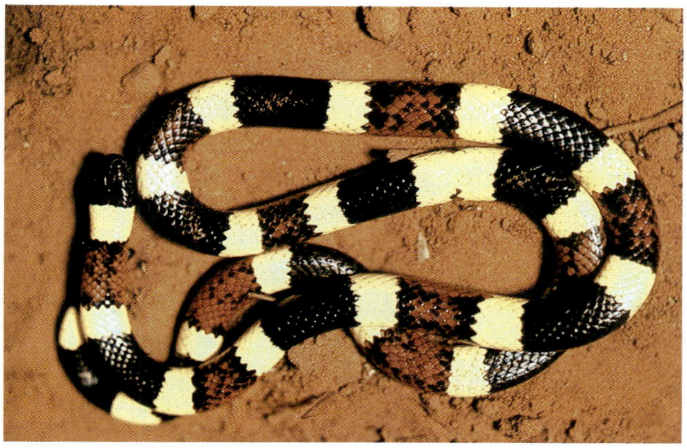

Fig. 22-6. Serpent corail. (Source : Sanders M, *Mosby's paramedic textbook*, 3rd ed, St Louis, Mosby, 2006.)

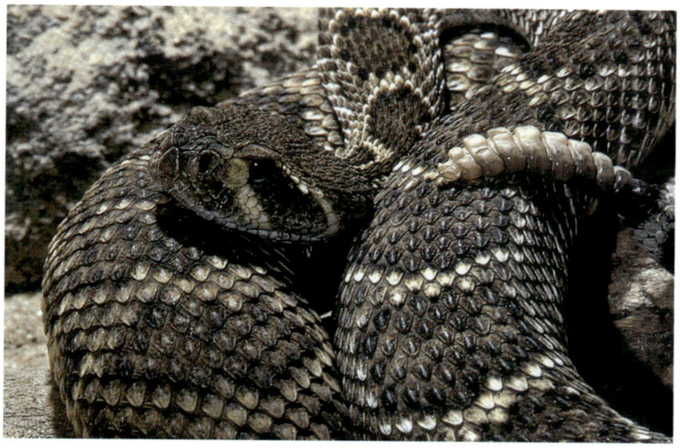

Fig. 22-7. Crotale. (Source : Sanders M, *Mosby's paramedic textbook*, 3rd ed, St Louis, Mosby, 2006.)

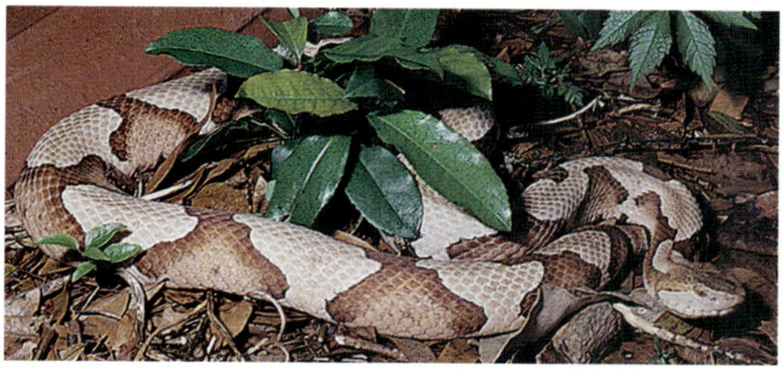

Fig. 22-8. Vipère cuivrée (*copperhead*). (Source : Auerbach PS, *Wilderness medicine : management of wilderness and environmental emergencies*, 4th ed, St Louis, Mosby, 2001.)

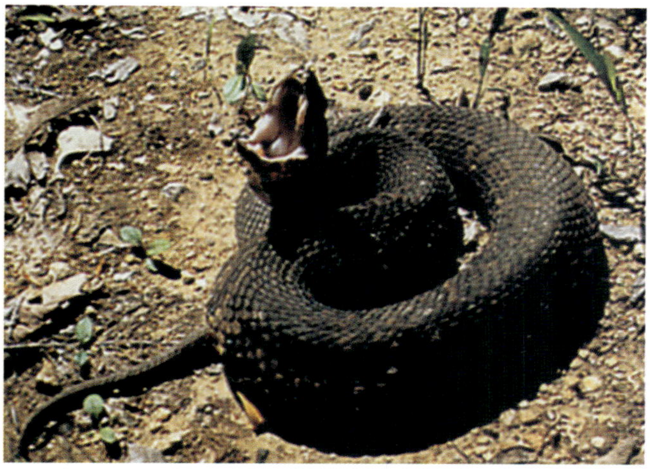

Fig. 22-9. Mocassin d'eau. (Source : Auerbach PS, *Wilderness medicine : management of wilderness and environmental emergencies*, 4th ed, St Louis, Mosby, 2001.)

est un médicament très cher (plusieurs milliers de dollars par traitement) et n'est donc pas transporté dans les kits de premier secours. En fait, le seul traitement efficace dans la rue est un transport rapide à l'hôpital. NdT : en France, il existe des immunoglobulines anti-venin facilement disponibles et peu onéreuses (Viperfav®). Il n'est cependant pas possible de s'en équiper lors de randonnées « à risques » en raison de conditions de conservation contraignantes (au froid).

La première chose à faire quand on traite des morsures de serpent est de chercher les *signes d'envenimation*. Seule une partie des morsures de crotales provoquent une envenimation (c'est-à-dire que du venin a été injecté), et les signes d'envenimation sont caractéristiques. Bien que les signes et les symptômes de l'envenimation apparaissent normalement en quelques minutes, ils peuvent n'apparaître qu'après 6 à 8 heures, ou même plus longtemps. C'est pourquoi il est logique de partir pour l'hôpital si l'on a des raisons de suspecter une morsure de serpent venimeux. Les signes d'une envenimation sont les suivants :

- un œdème marqué et très douloureux ;
- un saignement persistant de la plaie ;
- des paresthésies dans les doigts et dans les orteils (les paresthésies sont des sensations inhabituelles, causées par des lésions nerveuses ou des perturbations biochimiques : une sensation de picotement est une paresthésie typique) ;
- un goût métallique dans la bouche ;
- une sensation de mort imminente ;
- des nausées, des vomissements et des coliques.

Les traitements suivants ont été recommandés mais leur efficacité n'a pas été prouvée dans la littérature.

1. *Repos*. Certaines publications recommandent d'éviter l'activité violente. Les décès par les morsures de serpents sont très rares en Amérique du Nord [49], et il est peu probable que l'effort nécessaire pour rentrer à pied à travers la campagne rende la victime d'une morsure de serpent encore plus malade. Il est évidemment encore mieux de pouvoir porter la victime. Cependant, si le fait d'attendre une civière doit retarder l'évacuation vers l'hôpital, il vaut mieux qu'elle se mette en route avec l'aide disponible.
2. *Attraper le serpent et l'amener à l'hôpital*. Il y a de nombreux cas décrits de témoins ayant été mordus en essayant d'attraper le serpent suspect. On utilise un seul et unique antivenin pour toutes les morsures de serpent sauvage en Amérique du Nord, et le traitement est fondé sur les signes cliniques d'envenimation. C'est pourquoi l'importance d'une identification exacte d'un serpent ne justifie pas les risques que représente sa capture. Une photo numérique peut être utile mais les bénéfices d'une identification ne justifient pas les risques d'une morsure supplémentaire.
3. *Succion*. Avec ou sans incision préalable, la succion est d'une inefficacité démontrée dans les morsures de serpents venimeux. Les kits de secours ne devraient pas contenir ce genre d'appareil, et si c'est le cas, ils ne doivent pas être utilisés [50,51].
4. *Chocs électriques*. Appliqués sur le serpent ou sur la morsure, ils sont d'une inefficacité démontrée et ne doivent pas être utilisés [52,53].
5. *Poches de glace*. Il a été démontré que les poches de glace augmentent les lésions tissulaires lors de morsures de serpents d'Amérique du Nord et ne doivent pas être utilisées [54].
6. *Attelles, garrots artériels et veineux et bandages élastiques*. Bien qu'ils soient largement recommandés, aucun de ces traitements n'a d'efficacité démontrée, et ils risquent d'empirer les lésions tissulaires au niveau de la morsure [55,56].

Le contexte révisé de secours en milieu isolé

Au début de ce chapitre, nous nous demandions quand le secours devient « secours en milieu isolé » : « Quand devons-nous penser en terme de secours en milieu isolé, c'est-à-dire réfléchir et travailler différemment de ce que nous faisons chaque jour dans la rue ? »

Après lecture de ce chapitre, le lecteur nous répondra probablement : « Ça dépend ».

Le temps, la distance, la météorologie et le terrain entrent dans la décision. La décision qu'un patient donné, dans une situation donnée et présentant des lésions données relève du secours en milieu isolé plutôt que du secours urbain standard est une décision médicale qui ne peut être prise que par les intervenants s'occupant du patient. Si l'intervenant présent sur place peut contacter un médecin compétent, idéalement s'il est expérimenté en secours en milieu isolé, il vaut la peine de demander son avis. Mais en fin de compte, c'est aux intervenants présents sur place de prendre la décision.

Le programme PHTLS a toujours soutenu que, moyennant des connaissances adéquates et une bonne connaissance des principes, les intervenants peuvent prendre des décisions sensées et rationnelles.

Résumé

Le secours en milieu isolé est comme le secours dans la rue, tout en étant très différent. Les principes de traitement des traumatisés sont les mêmes, quel que soit le contexte. Le contexte du milieu isolé, qui ne s'applique pas uniquement au milieu isolé, signifie que les standards de soins pour certaines lésions changent.

Les situations dans lesquelles le secours en milieu isolé est très différent comprennent l'examen de la colonne cervicale, le lavage des plaies, la réduction des luxations et l'arrêt de réanimation. Les principes pour les soins en milieu isolé consistent à assurer les besoins d'élimination, à prévenir les escarres et les complications thrombo-emboliques. Un principe de base est que tout patient en milieu isolé souffre d'hypothermie, d'hypoglycémie et de déshydratation, et que ces besoins doivent être assurés énergiquement par les intervenants.

Le secours en milieu isolé comprend la prise de décision. C'est avant tout l'art du compromis, de l'évaluation des risques et des bénéfices dans une situation donnée. Les patients en milieu isolé ont rarement besoin de gestes invasifs, mais ils ont besoin d'intervenants ayant du bon sens. Un bon intervenant en milieu isolé commence par examiner soigneusement la victime, le réexamine régulièrement, réfléchit à ce qui se passe, en tire un diagnostic « de terrain » ou un diagnostic différentiel, et utilise ces informations pour prendre des décisions.

Solution du scénario

Le secouriste du groupe examine sa collègue et soupçonne qu'elle présente vraisemblablement une hémorragie de la rate. Il en discute avec le chef de groupe. Sur son conseil, le chef d'équipe envoie un secouriste et un autre membre de l'équipe pour bivouaquer sur place avec le patient ayant une fracture à la cheville. Après quoi, le chef d'équipe appelle la base et organise une évacuation par hélicoptère à l'arrivée de la piste plutôt que d'utiliser l'ambulance. Le reste de l'équipe utilise alors la civière pour transporter la secouriste blessée jusqu'à l'hélicoptère, qui atterrit au moment où l'équipe arrive sur place. Le reste de l'équipe est envoyé avec une civière pour aider l'évacuation du patient à la cheville fracturée.

Dans cette situation, on n'utilise pas de technique avancée, seulement une bonne connaissance des traumatismes, du secours en milieu isolé, des opérations de secours et de l'examen clinique – le tout appliqué à une situation difficile pour contrebalancer les risques et les bénéfices. Dans ce cas, la décision sauve la vie de la secouriste accidentée. Elle est évacuée vers un service d'accueil et d'urgences (SAU), et reçoit des liquides par perfusion quand tout à coup sa tension artérielle s'effondre. En arrivant aux urgences, elle reçoit des perfusions supplémentaires et du sang, et une échographie de l'abdomen est pratiquée; elle révèle un épanchement dans la cavité péritonéale. Elle est rapidement transférée en salle d'opérations, où une rupture de la rate est réparée.

Le but des secours préhospitaliers est d'amener « l'hôpital auprès du patient ». Les contraintes en personnel, en équipement et les contraintes liées à l'environnement déterminent ce qui est approprié, que ce soit dans la rue ou en milieu isolé. Cependant, grâce à leurs connaissances et à leurs compétences, et même sans utiliser de technique avancée, les intervenants peuvent avoir une influence majeure sur le devenir des patients accidentés en milieu isolé.

Références

1. Demarest JH: *Pre-hospital trauma life support,* Akron, Ohio, 1986, Emergency Training.
2. *Merriam-Webster's collegiate dictionary,* ed 10, Springfield, Mass, 1996, Merriam-Webster, Inc.
3. Chan D, Goldberg R, Tascone A, et al: The effect of spinal immobilization on healthy volunteers, *Ann Emerg Med* 23(1):48, 1994.
4. Conover K: EMTs should be able to clear the cervical spine in the wilderness, *J Wild Med* 3(4):339, 1992 (editorial).
5. Gomi T: *Everyone poops,* Brooklyn, NY, 1993, Kane/Miller Book Publishers.
6. Goldberg R, Chan D, Mason J, Chan L: Backboard versus mattress splint immobilization: a comparison of symptoms generated, *J Emerg Med,* 14(3):293, 1996.
7. Hamilton RS, Pons PT: The efficacy and comfort of full-body vacuum splints for cervical-spine immobilization, *J Emerg Med* 14(5):553, 1996.
8. Johnson DR, Hauswald M, Stockhoff C: Comparison of a vacuum splint device to a rigid backboard for spinal immobilization, *Am J Emerg Med* 14(4):369, 1996.
9. Lovell ME, Evans JH: A comparison of the spinal board and the vacuum stretcher, spinal stability and interface pressure, *Injury* 25(3):179, 1994.
10. Cordell WH, Hollingsworth JC, Olinger ML, et al: Pain and tissue-interface pressures during spine-board immobilization, *Ann Emerg Med* 26(1):31, 1995.
11. Delbridge TR, Auble TE, Garrison HG, Menengazzi JJ: Discomfort in healthy volunteers immobilized on wooden backboards and vacuum mattress splints, *Prehosp Disaster Med* 8(suppl 2), 1993.
12. Linares HA, Mawson AR, Suarez E: Association between pressure sores and immobilization in the immediate post-injury period, *Orthopedics* 10:571, 1987.
13. Mawson AR, Bundo JJ, Neville P: Risk factors for early occurring pressure ulcers following spinal cord injury, *Am J Phys Med Rehab* 67:123, 1988.
14. Edlich RF, Rodeheaver GT, Morgan RF, et al: Principles of emergency wound management, *Ann Emerg Med* 17(12):1284, 1988.
15. Edlich RF, Thacker JG, Buchanan L, Rodeheaver GT: Modern concepts of treatment of traumatic wounds, *Adv Surg* 13:169, 1979.
16. Bhandari M, Thompson K, Adili A, Shaughnessy SG: High and low pressure irrigation in contaminated wounds with exposed bone, *Int J Surg Invest* 2(3):179, 2000.
17. Bhandari M, Adili A, Lachowski RJ: High pressure pulsatile lavage of contaminated human tibiae: an in vitro study, *J Orthop Trauma* 12(7):479, 1998.
18. Bhandari M, Schemitsch EH, Adili A, et al: High and low pressure pulsatile lavage of contaminated tibial fractures: an in vitro study of bacterial adherence and bone damage, *J Orthop Trauma* 13(8):526, 1999.
19. Anglen JO: Wound irrigation in musculoskeletal injury, *J Am Acad Orthop Surg* 9(4):219, 2001.
20. Valente JH, Forti RJ, Freundlich LF, et al: Wound irrigation in children: saline solution or tap water? *Ann Emerg Med* 41(5):609, 2003.
21. Backer HD: Field water disinfection. In Auerbach PS, Geehr EC, editors: *Wilderness medicine: management of wilderness and environmental emergencies,* ed 2, St Louis, 1989, Mosby.
22. Griffiths RD, Fernandez RS, Ussia CA: Is tap water a safe alternative to normal saline for wound irrigation in the community setting? *J Wound Care* 10(10):407, 2001.
23. Moscati R, Mayrose J, Fincher L, Jehle D: Comparison of normal saline with tap water for wound irrigation, *Am J Emerg Med* 16(4):379, 1998.
24. Moscati RM, Reardon RF, Lerner EB, Mayrose J: Wound irrigation with tap water, *Acad Emerg Med* 5(11):1076, 1998.
25. Rodeheaver GT, Pettry D, Thacker JG, et al: Wound cleansing by high pressure irrigation, *Surg Gynecol Obstet* 141(3):357, 1975.
26. Edlich RF, Reddy VR: Revolutionary advances in wound repair in emergency medicine during the last three decades: a view toward the new millennium, 5th Annual David R. Boyd, MD Lecture, *J Emerg Med* 20(2):167, 2001.
27. Singer AJ, Hollander JE, Subramanian S, et al: Pressure dynamics of various irrigation techniques commonly used in the emergency department, *Ann Emerg Med* 24(1):36, 1994.
28. Fulton RL, Voigt WJ, Hilakos AS: Confusion surrounding the treatment of traumatic cardiac arrest, *J Am Coll Surg* 181:209, 1995.
29. Pasquale MD, Rhodes M, Cipolle MD, et al: Defining "dead on arrival": impact on a Level I trauma center, *J Trauma* 41:726, 1996.
30. Mattox KL, Feliciano DV: Role of external cardiac compression in truncal trauma, *J Trauma* 22:934, 1982.
31. Shimazu S, Shatney CH: Outcomes of trauma patients with no vital signs on admission, *J Trauma* 23(3):213, 1983.
32. Forgey WW, Wilderness Medical Society: *Practice guidelines for wilderness emergency care,* ed 2, Guilford, Conn, 2001, Globe Pequot Press.
33. Goth P, Garnett G, Rural Affairs Committee, National Association of EMS Physicians: Clinical guidelines for delayed/prolonged transport. I. Cardiorespiratory arrest, *Prehosp Disaster Med* 6(3):335, 1991.
34. Bowman WD: CPR and wilderness rescue: when and when not to use it, *Response,* 1987.
35. Eisenberg MS, Bergner L, Hallstrom AP: Cardiac resuscitation in the community: importance of rapid provision and implications of program planning, *JAMA* 241:1905, 1979.
36. Kellermann AL, Hackman BB, Somes G: Predicting the outcome of unsuccessful prehospital advanced cardiac life support, *JAMA* 270(12):1433, 1993.
37. Bonnin MJ, Pepe PE, Kimball KT, Clark PS: Distinct criteria for termination of resuscitation in the out-of-hospital setting, *JAMA* 270(12):1457, 1993.
38. Leavitt M, Podgorny G: Prehospital CPR and the pulseless hypothermic patient, *Ann Emerg Med* 13:492, 1984.
39. Keatinge WR: Accidental immersion hypothermia and drowning, *Practitioner* 219:183, 1977.
40. Olshaker JS: Near drowning, *Emerg Med Clin North Am* 10(2):339, 1992.
41. Bolte RG, Black PG, Bowers RS, et al: The use of extracorporeal rewarming in a child submerged for 66 minutes, *JAMA* 260(3):377, 1988.
42. Orlowski JP: Drowning, near-drowning, and ice-water drowning, *JAMA* 260(3):390, 1988 (editorial).
43. Cooper MA: Lightning injuries. In Auerbach PS, Geehr EC, editors: *Wilderness medicine: management of wilderness and environmental emergencies,* ed 2, St Louis, 1989, Mosby.
44. Durrer B, Brugger H: Recent advances in avalanche survival. Presented at the Second World Congress on Wilderness Medicine, Aspen, Colo, 1995.
45. Steinman AM: Cardiopulmonary resuscitation and hypothermia, *Circulation* 74(6, pt 2):29, 1986.
46. Zell SC: Epidemiology of wilderness-acquired diarrhea: implications for prevention and treatment, *J Wild Med* 3(3):241, 1992.
47. Lloyd EL: *Hypothermia and cold stress,* Rockville, Md, 1986, Aspen Systems.
48. Maningas PA, DeGuzman LR, Hollenbach SJ, et al: Regional blood flow during hypothermic arrest, *Ann Emerg Med* 15(4):390, 1986.
49. Curry SC, Kunkel DB: Death from a rattlesnake bite, *Am J Emerg Med* 3(3):227, 1985.
50. Bush SP: Snakebite suction devices don't remove venom: they just suck, *Ann Emerg Med* 43(2):187, 2004.

51. Alberts MB, Shalit M, LoGalbo F: Suction for venomous snakebite: a study of "mock venom" extraction in a human model, *Ann Emerg Med* 43(2):181, 2004.
52. Davis D, Branch K, Egen NB, et al: The effect of an electrical current on snake venom toxicity, *J Wild Med* 3(1):48, 1992.
53. Howe NR, Meisenheimer JL Jr: Electric shock does not save snakebitten rats, *Ann Emerg Med* 17(3):254, 1988.
54. Gill KA Jr: The evaluation of cryotherapy in the treatment of snake envenomation, *South Med J* 63:552, 1968.
55. Norris RL: A call for snakebite research, *Wilderness Environ Med* 11(3):149, 2000.
56. Stewart ME, Greenland S, Hoffman JR: First-aid treatment of poisonous snakebite: are currently recommended procedures justified? *Ann Emerg Med* 10(6):331, 1981.

Pour en savoir plus

Auerbach PS, editor: *Wilderness medicine: management of wilderness and environmental emergencies,* ed 4, St Louis, 2001, Mosby.

Goth P, Garnett G: Clinical guidelines for delayed or prolonged transport: II. Dislocations. Rural Affairs Committee, National Association of Emergency Medical Services Physicians, *Prehosp Disaster Med* 8(1):77, 1993.

Goth P, Garnett G: Clinical guidelines for delayed or prolonged transport: IV. Wounds. Rural Affairs Committee, Nation Association of Emergency Medical Services Physicians, *Prehosp Disaster Med* 8(3):253, 1993.

Glossaire

accélération (mouvement d') Augmentation soudaine d'un mouvement ; par exemple, transfert du mouvement lors d'une collision avec impact arrière. Se produit lorsqu'un objet mobile ou stationnaire plus lent est frappé par derrière.

acétabulum Surface semi-lunaire au niveau de la surface latérale du bassin dont le rôle est le maintien de la tête fémorale.

acidose Accumulation d'acides accompagnée d'une baisse du pH sanguin.

acidose métabolique Acidose résultant de l'augmentation, dans l'organisme, d'acides autres que l'acide carbonique.

adolescent Enfant âgé de 13 à 16 ans avec un développement corporel et physique normal ; groupement arbitraire de ces enfants plus âgés fondé sur les caractéristiques physiques semblables communes proches de celles des adultes.

adulte Personne (généralement âgée de 16 ans ou plus) dont le corps a atteint la maturité et achevé les différentes phases de croissance et de développement.

airbags Sacs qui se gonflent automatiquement face au conducteur ou au passager pour amortir l'impact lors d'un choc. Les sacs absorbent l'énergie lentement en augmentant la distance d'arrêt du corps. Ces sacs sont uniquement conçus pour amortir la projection en avant lors de l'impact initial.

alvéoles pulmonaires Lieux de rencontre entre le système respiratoire et le système circulatoire dans lequel sont réalisés les échanges gazeux.

Alzheimer (maladie d') Maladie cérébrale communément associée à une démence sénile précoce.

amnésie Perte de mémoire.

amnésie antérograde Perte de la mémoire des événements survenus après le traumatisme.

amnésie rétrograde Perte de la mémoire des événements ou des situations qui précèdent juste le moment où le patient a été blessé (période prélésionnelle immédiate). La perte de mémoire peut aussi toucher des événements plus anciens.

amputation Partie du corps qui est pathologiquement ou chirurgicalement complètement séparée du reste du corps.

anévrisme traumatique Dilatation anormale, rupture ou déchirure d'un gros vaisseau (généralement une artère) causées par un traumatisme ou en relation avec lui.

angine de poitrine Douleur médiothoracique constrictive due à une anoxie myocardique. Cette douleur irradie souvent vers les membres supérieurs, plus fréquemment à gauche. Elle peut s'accompagner de suffocation et d'une sensation de mort imminente.

anisocorie Inégalité de la taille des pupilles.

anticoagulant Substance ou médicament qui empêche ou modifie la coagulation, ou bien qui prévient la formation de caillots sanguins.

antihypertenseur Substance qui vise à réduire l'hypertension artérielle. Certaines augmentent la production d'urines (diurétiques) et engendrent une baisse de la pression artérielle par diminution du volume sanguin circulant.

apnée Absence de ventilation spontanée.

apophyse épineuse *Voir* Processus épineux.

arachnoïde Membrane transparente située entre la dure-mère et la pie-mère. C'est la méninge intermédiaire.

arcades zygomatiques Os qui forment la partie supérieure des joues au niveau de la face. Latéralement, ils sont au-dessus des molaires, sont plus antérieurs que l'os maxillaire et donnent à chaque individu une

PHTLS – Secours et soins préhospitaliers aux traumatisés

morphologie faciale unique. Ils sont plus communément appelés pommettes.

arcs neuraux Deux parties incurvées d'une vertèbre.

arythmie cardiaque Rythme cardiaque anormal, désordonné ou perturbé.

asphyxie traumatique Traumatismes fermés ou compressifs du thorax ou de l'abdomen avec une augmentation marquée de la pression intravasculaire, responsable de ruptures de capillaires.

atélectasie Collapsus alvéolaire d'une partie du parenchyme pulmonaire.

athérosclérose Diminution du diamètre vasculaire par accumulation de dépôts lipidiques sur la paroi interne des vaisseaux.

atlas Première vertèbre cervicale (C1). Se situe juste en dessous du crâne.

avulsion Arrachement, extraction.

axis Deuxième vertèbre cervicale. Sa forme permet la mobilité de la tête dans tous les axes. En outre, c'est une ligne imaginaire qui traverse le centre du corps.

ballon Autoremplisseur à valve unidirectionnelle (BAVU) Permet une ventilation en pression positive. Dispositif de suppléance de la ventilation qui peut être utilisé avec ou sans apport d'oxygène.

barorécepteurs Terminaisons nerveuses stimulées par les variations de pression. Ils sont présents dans les oreillettes, la veine cave, la crosse aortique et les sinus carotidiens.

bascule légère de la tête Position avec une bascule légère de la face en haut et en avant.

Battle (signe de) Décoloration postérieure et légèrement inférieure aux oreilles externes due à une hémorragie sous-cutanée en rapport avec une fracture de la base du crâne.

blessure Événement nuisible qui survient du fait d'un transfert de formes spécifiques d'énergies physiques.

bradycardie Fréquence cardiaque inférieure à 60 battements par minute.

bronchioles Parties terminales des bronches.

Broselow (règle de) Système commercial constitué d'une règle qui permet d'adapter les doses de médicaments et les équipements pour les patients pédiatriques.

Brown-Séquard (syndrome de) Causé par un traumatisme pénétrant qui provoque une lésion intéressant un seul côté de la moelle épinière.

brûlure chimique Brûlure qui se produit lorsque la peau est en contact avec divers agents chimiques.

brûlures partielles (du second degré) Brûlures intéressant l'épiderme et le derme. La peau, douloureuse, présente une couleur rougeâtre avec des phlyctènes.

brûlures profondes (du troisième degré) Brûlures intéressant l'épiderme, le derme et le tissu sous-cutané. La peau est cartonnée, prend l'aspect du cuir et peut être hémorragique.

brûlures superficielles (du premier degré) Brûlures ne touchant que l'épiderme ; peau rouge, inflammatoire et légèrement douloureuse.

canal rachidien (sténose du) Diminution du diamètre du canal médullaire.

canule d'aspiration rigide Canule d'aspiration en plastique dur, courbée, permettant l'aspiration de grandes quantités de liquides, de vomissures, de sang, ou de certains débris solides, afin d'éviter l'inhalation de ces substances.

canule nasopharyngée Dispositif de libération des voies aériennes supérieures, inséré dans le nez pour aller se placer dans la partie postérieure du nasopharynx. Cette technique est bien tolérée chez les patients dont le réflexe de déglutition est conservé.

canule oropharyngée Permet de libérer les voies aériennes. La canule est placée de manière à maintenir la langue et à laisser ainsi pénétrer l'air de l'extérieur vers le thorax du patient. La mise en place de ce dispositif nécessite l'abolition du réflexe de déglutition.

capacité pulmonaire totale Volume d'air contenu dans les poumons après une inspiration forcée.

capillaires Les plus petits vaisseaux sanguins. Petits vaisseaux sanguins unicellulaires, intervenant dans la diffusion et l'osmose par les parois capillaires.

capnographie (*end tidal* CO_2 [$ETCO_2$]) Dispositif de monitorage qui mesure la pression partielle en gaz carbonique dans un échantillon de gaz expiré. Ses valeurs sont corrélées à celles de la pression artérielle partielle en CO_2 ($PaCO_2$).

cardiovasculaire Référence au système composé du cœur et des vaisseaux.

cataracte Opacification du cristallin ou de sa membrane qui provoque des troubles visuels.

catécholamines Groupe de substances chimiques libérées par l'organisme qui jouent un important rôle de neurotransmetteurs. Il s'agit de la dopamine, de l'adrénaline et de la noradrénaline. Elles font partie du mécanisme de défense sympathique utilisé par l'organisme pour préparer le corps à agir.

cavitation Mécanisme qui provoque une sollicitation tissulaire anormale. Par exemple, lorsque le corps est percuté par une balle, se produit une cavité temporaire, siège de lésions.

cellules chémoréceptrices Cellules qui stimulent des impulsions nerveuses par réaction aux stimuli chimiques.

centre cardio-inhibiteur Partie de la moelle épinière qui ralentit ou inhibe l'activité cardiaque.

centres cardio-accélérateurs Centres cérébraux qui activent la réponse du système sympathique, avec pour effet l'augmentation du rythme cardiaque.

cérébrale primaire (lésion) Traumatisme direct du parenchyme cérébral et lésions vasculaires associées.

cérébrale secondaire (lésion) Extension de l'importance des lésions cérébrales primaires par certains facteurs, ce qui a pour résultat l'apparition d'un déficit neurologique plus important ou plus permanent.

cerveau Responsable du contrôle des fonctions intellectuelles, sensitives et motrices.

cervelet Partie du cerveau située en arrière du tronc cérébral. Contrôle la coordination des mouvements.

chémorécepteur Terminaison nerveuse qui est stimulée et réagit à certains stimuli chimiques ; localisé en dehors du système nerveux central. Les chémorécepteurs sont présents dans les gros vaisseaux du thorax et du cou, sur la langue et dans les cellules olfactives.

Cheyne-Stokes (respiration de) Ventilation pathologique. Alternance entre des périodes de ventilation lente et superficielle, et des périodes de ventilation rapide et profonde, entrecoupées de courtes apnées. Habituellement associée à un traumatisme crânien avec hypertension intracrânienne.

choc (état de) Déficit diffus de perfusion en globules rouges oxygénés tissulaires qui entraîne une mise en route du métabolisme anaérobie et une chute de la production d'énergie.

choc cardiogénique État de choc lié à une défaillance de la contractilité cardiaque. Il peut être dû à des causes intrinsèques (directement en rapport avec une lésion du cœur) ou extrinsèques (sans rapport avec une lésion cardiaque).

choc compensé Perfusion périphérique inadéquate objectivée par des signes d'hypoperfusion organique, avec une pression artérielle conservée.

choc compensé (état de) Diminution caractéristique de l'offre circulatoire incluant des signes d'hypoperfusion, avec une pression artérielle conservée.

choc de répartition Choc qui se produit lorsque le contenant vasculaire augmente en l'absence de compensation proportionnelle du volume circulant.

choc distributif État de choc survenant lorsqu'il existe une inadéquation entre le contenant (vaisseaux) et le contenu (sang).

choc hypovolémique Choc causé par une hémorragie.

choc neurogénique Choc observé lors d'un traumatisme cervical. Il génère une lésion médullaire avec atteinte des nerfs sympathiques.

choc psychogène Sensation de malaise secondaire à un traumatisme psychologique (stress).

choc septique Choc secondaire à l'action locale de médiateurs chimiques lors d'infections systémiques diffuses, produisant des lésions sur les parois des vaisseaux sanguins et entraînant une vasodilatation périphérique et une fuite de liquide à travers les capillaires, vers l'espace interstitiel.

choc spinal Lésion de la moelle épinière qui entraîne une interruption du système nerveux qui relie, par l'intermédiaire de nerfs qui sortent de la moelle épinière, le cerveau aux vaisseaux. Ces nerfs situés en dessous de la lésion ne conduisent plus ; il en résulte une impossibilité pour les vaisseaux situés en dessous du niveau de la lésion de se vasoconstricter, ce qui produit une chute de la pression artérielle sans qu'il y ait de perte sanguine.

cils Dispositifs de protection qui visent à arrêter les particules étrangères et à mobiliser le mucus au niveau des voies respiratoires.

cinématique Action d'observer le mécanisme d'un accident afin de déterminer quelles lésions sont susceptibles d'être rencontrées compte tenu des forces et des mouvements impliqués. Science du mouvement.

cisaillement Changement brutal de vitesse engendrant des forces responsables de déchirures ou d'étirement de certains organes.

coccyx Partie la plus distale de la colonne vertébrale.

colonne lombaire Partie de la colonne vertébrale située en dessous de la colonne dorsale et comprenant cinq vertèbres lombaires (L1–L5).

commotion Diagnostic posé lorsqu'un blessé présente une altération neurologique, habituellement une perte de connaissance, alors qu'aucune anomalie intracrânienne n'est objectivée à l'examen tomodensitométrique.

complication Difficulté supplémentaire qui intervient secondairement à une lésion, une maladie ou un traitement. En outre, cette difficulté affecte le pronostic de la pathologie originelle sans pour autant y être forcément liée.

compression (lésion par) Lésion provoquée par des forces de serrement ou d'écrasement importantes. Peuvent intéresser les parties exposées de l'organisme ou les organes internes.

compression médullaire Pression exercée sur la moelle épinière causée par un gonflement, qui provoque une ischémie tissulaire. Dans certains cas, nécessite un geste de décompression pour prévenir une perte définitive de certaines fonctions.

conduction Transfert de chaleur entre deux objets en contact direct.

condyles occipitaux Deux articulations curvilignes à l'extrémité de l'os occipital, à l'arrière du crâne.

consommation d'oxygène Volume d'oxygène consommé par un organisme en une minute.

contraction ventriculaire prématurée Contraction supplémentaire, prématurée, irrégulière du ventricule due à un stimulus ectopique, qui entraîne une contraction de plus en dehors du rythme habituel engendré par le nœud sino-auriculaire. C'est la deuxième cause la plus fréquente de trouble du rythme cardiaque.

contrecoup (lésion par) Lésion d'une partie du cerveau située à l'opposé de la lésion primaire.

contre-indication Tout signe, symptôme, impression clinique, état ou circonstance qui indique qu'un traitement est inapproprié, et donc en dehors des pratiques médicales reconnues comme bénéfiques. Les contre-indications relatives peuvent être outrepassées par un médecin et sont considérées comme une pratique médicale acceptable fondée sur une appréciation au cas par cas.

controlatéral Du côté opposé.

contusion Ecchymose, hématome.

contusion médullaire Meurtrissures ou saignement au niveau du tissu médullaire qui conduit à un déficit temporaire des fonctions spinales en dessous du niveau de la lésion.

contusion myocardique Contusion affectant le cœur ou le muscle cardiaque.

contusion pulmonaire Hématome du tissu pulmonaire. Ce peut être secondaire à un traumatisme contondant ou pénétrant.

convection Réchauffement de l'eau ou de l'air en contact avec un organisme.

corps vertébral Zone de la vertèbre qui supporte la plus grande partie du poids de la colonne vertébrale.

coup de chaleur Réaction aiguë et dangereuse à une exposition à la chaleur, notamment caractérisée par une température corporelle particulièrement élevée.

crampes à la chaleur Spasmes musculaires aigus et douloureux survenant après un effort physique important, dans un environnement chaud, préférentiellement en l'absence d'acclimatation préalable à la température ambiante.

crâne Structure formée de différents os qui se soudent au cours de la petite enfance.

crépitation Craquement audible lorsque des extrémités osseuses se frottent entre elles.

cricothyroïdie *Voir* Cricothyrotomie.

cricothyrotomie d'urgence Procédure pour restaurer la perméabilité des voies aériennes supérieures d'un patient à ne considérer qu'en dernier recours. Cela consiste à réaliser avec un cathéter de gros calibre une incision de la membrane cricothyroïdienne ou niveau du cou pour perméabiliser la trachée.

cyanose Coloration bleutée de la peau, des muqueuses ou du lit inguéal indiquant un défaut d'oxygénation de l'hémoglobine et un taux d'oxygène inadéquat dans le sang. Généralement secondaire à une ventilation inadéquate ou à une diminution de la perfusion tissulaire.

cyphose Courbure, en avant et en forme de bosse, du rachis, communément associée au vieillissement. Peut être causée par l'âge, le rachitisme ou la tuberculose osseuse.

débit cardiaque Volume de sang éjecté par le cœur à chaque contraction (exprimé en litres/minute).

décélération brutale (mécanisme de) Série de trois collisions qui surviennent quand un véhicule en mouvement stoppe brutalement son déplacement vers l'avant. 1) collision du véhicule ; 2) collision des occupants dans le véhicule ; et 3) collision des organes internes des occupants.

décérébration Posture pathologique caractéristique avec rigidité de décérébration. Lors d'un stimulus douloureux, les membres présentent une rigidité, en extension, avec une rétraction de la tête. Communément associée à une augmentation de la pression intracrânienne.

décortication Posture pathologique caractéristique d'un patient dont la pression intracrânienne est augmentée. Lors d'un stimulus douloureux, le patient présente une extension des membres inférieurs associée à une flexion lente des membres supérieurs; les poings sont serrés.

densité Nombre de particules dénombrées dans une aire de tissu donnée.

dent de l'odontoïde Protrusion située au niveau de la surface de la deuxième vertèbre cervicale (axis), en forme de dent, autour de laquelle la première vertèbre cervicale (atlas) peut pivoter, permettant une rotation maximale de la tête d'approximativement 180°.

derme Couche de tissu située en dessous de l'épiderme, composée d'une structure de tissus conjonctifs comprenant des vaisseaux sanguins, des terminaisons nerveuses, des glandes sébacées et sudoripares.

diaphyse Partie centrale d'un os long.

diastole Phase de repos ventriculaire dans la révolution cardiaque.

diffusion Mouvements liquidiens (substances dissoutes dans l'eau) d'un côté à l'autre d'une membrane.

diffusion pulmonaire Mouvements de l'oxygène à travers la membrane alvéolocapillaire depuis l'alvéole jusque dans les globules rouges ou le plasma.

disque intervertébral Disque cartilagineux localisé entre chaque corps vertébral et dont le rôle est d'absorber les chocs.

distension des veines jugulaires Retour de pression au niveau du cœur droit entraînant une distension des veines du cou et dû à la baisse de remplissage du cœur gauche.

Don Juan (syndrome de) Scénario fréquemment observé lorsqu'une victime chute ou saute et se réceptionne sur ses pieds. Des fractures bilatérales des calcanéums sont couramment associées à ce syndrome. Après la réception sur les pieds et l'arrêt du mouvement, le corps est forcé à un mouvement de flexion, exagéré par le poids de la tête encore mobile, que le torse et le pelvis viennent soutenir. Cela peut provoquer des fractures des vertèbres dorsales ou lombaires.

douleur fantôme Expérience de sensation douloureuse de la partie amputée d'un membre.

dure-mère Membrane externe couvrant la moelle épinière et le cerveau. C'est la plus externe des trois méninges.

dysarthrie Difficulté d'élocution.

ecchymose Tache ou zone bleuâtre ou pourpre résultant d'une hémorragie sous-cutanée.

édentulisme Absence de dents.

électrolytes Substances qui se séparent en ions lorsqu'elles sont dissoutes dans une solution.

élongation Lésion des tissus mous ou spasme musculaire qui survient autour d'une articulation.

éminence hypothénar Partie charnue de la main le long de la gouttière cubitale.

énergie cinétique Énergie créée par un mouvement. Est dépendante du poids et de la vitesse. L'énergie cinétique est la moitié du produit de la masse multiplié par le carré de la vitesse.

énergie mécanique Forme d'énergie en relation avec les mouvements.

enfant en âge préscolaire Enfant avec une taille et un développement physique habituellement retrouvés pour des enfants âgés de 2 à 6 ans. Groupe constitué de façon arbitraire du fait de la similitude des caractéristiques physiques communes des enfants dans cette tranche d'âge.

enfant en âge scolaire Enfant avec un développement physique et une taille correspondant à celui d'un enfant de 6 à 12 ans. Groupe constitué de façon arbitraire du fait de caractéristiques physiques similaires dans cette tranche d'âge.

enfant (petit) Se dit pour un enfant âgé de 1 à 2 ans.

entorse Lésion au cours de laquelle les ligaments sont étirés, distendus, voire partiellement rompus.

épiderme Couche la plus externe de la peau, essentiellement constituée de cellules épithéliales et ne contenant pas de vaisseaux sanguins.

épidural (espace) Espace potentiel entre la dure-mère entourant le cerveau et le crâne. Contient les artères méningées.

épiphyse Extrémités des os longs.

épuisement à la chaleur Conséquences d'une perte hydroélectrolytique excessive et d'une hydratation insuffisante lorsqu'un patient est exposé à un environnement chaud durant une longue période, parfois plusieurs jours.

eucapnie Niveau normal de dioxyde de carbone dans le sang.

évaluation primaire Évaluation initiale des voies aériennes, de la respiration, de la circulation, de l'état neurologique et de l'exposition à – et protection contre – l'environnement, afin de dépister et de prendre en charge toute atteinte potentiellement mortelle.

évaluation secondaire Examen de la tête aux pieds d'un patient traumatisé. Cette phase n'est faite que si l'évaluation primaire est terminée et que si aucune menace vitale n'a été dépistée ; si le patient est dans un état critique, elle peut être faite pendant le transport.

évaporation Passage d'un état liquide à la vapeur.

événement (phase) Phase qui commence au moment de l'impact entre deux objets. Survenue de l'incident.

événement avec multiples victimes Événement donnant lieu à un nombre conséquent de victimes selon un mécanisme unique, en un seul lieu et en un temps.

éviscération Lorsqu'une portion d'intestin ou d'un autre organe intra-abdominal pénètre en dehors de la cavité abdominale par l'intermédiaire d'une plaie ouverte.

exsanguination Perte totale de la masse sanguine provoquant le décès.

Fio_2 Fraction d'oxygène dans l'air inspiré. Une Fio_2 à 85 % ou 0,85 signifie que l'air inspiré contient 85 % d'oxygène.

flexion Mouvement d'un membre ou d'un segment de membre, à type de courbure, formant un angle plus ou moins aigu avec le segment voisin.

flexion cervicale Mouvement de rotation exagéré du rachis cervical, vers l'avant ou l'arrière.

foramen Ouverture naturelle à la base du crâne.

foramen intervertébral Brèche au travers de laquelle les nerfs cheminent dans la partie inférolatérale des vertèbres.

foramen ovale Orifice qui se trouve dans le corps vertébral.

foulure Entorse légère sans arrachement ligamentaire.

fracture Cassure d'un os du squelette. Une fracture simple est fermée, sans effraction cutanée. Une fracture ouverte est compliquée d'une effraction cutanée au niveau du siège de la fracture ou à sa proximité. Une fracture comminutive est constituée de plusieurs fragments osseux.

fracture de Pouteau Colle Fracture caractéristique des os de l'avant-bras.

fracture fermée Fracture osseuse sans effraction cutanée.

fracture ouverte Fracture osseuse avec effraction cutanée.

gelure Congélation de tissus organiques due à une exposition à des températures proches, ou inférieures à 0 °C.

Glasgow (score de) Échelle pour évaluer et quantifier le niveau de conscience ou d'inconscience en déterminant les meilleures réponses de stimuli standardisés dont le patient est capable (ouverture des yeux, meilleure réponse verbale et meilleure réponse motrice).

gravitation (force de) Force d'accélération, de décélération ou force centrifuge.

hématocrite Mesure du volume des éléments figurés du sang comparés au volume total du sang.

hématome extradural (épidural) Saignement d'origine artérielle entre le crâne et la dure-mère.

hématome périorbitaire Zone ecchymotique très distincte autour de chaque œil, limitée par les rebords des orbites.

hématome sous-dural Collection de sang entre la dure-mère et la membrane arachnoïdienne.

hémiparésie Faiblesse limitée à un hémicorps.

hémiplégie Paralysie d'un hémicorps.

hémoglobine Molécule présente dans les globules rouges qui est chargée du transport de l'oxygène.

hémopéricarde Accumulation de sang dans le péricarde, qui peut évoluer vers un épanchement péricardique (tamponnade).

hémorragie Saignement. Écoulement d'une quantité importante de sang durant une période courte, à l'intérieur ou à l'extérieur de l'organisme.

hémorragie sous-arachnoïdienne Saignement dans l'espace rempli de liquide céphalorachidien.

hémothorax Présence de sang dans l'espace pleural.

homéostasie Environnement interne stable et constant. Équilibre nécessaire à un processus de vie sain ou normal.

homolatéral Du même côté.

hypercapnie Augmentation du taux de dioxyde de carbone dans l'organisme.

hyperchlorémie Augmentation de la quantité de chlore contenue dans le sérum sanguin.

hyperextension Extension extrême ou anormale. L'hyperextension de la nuque se produit lorsque la tête subit un mouvement d'extension postérieure à la position neutre. Ce mouvement peut donner lieu à une fracture, à une luxation de vertèbre ou à une lésion médullaire chez les patients dont le rachis est instable.

hyperflexion Flexion extrême ou anormale. Une flexion exagérée au niveau du cou peut donner lieu à une fracture, à une luxation de vertèbre ou à une lésion médullaire chez les patients dont le rachis est instable.

hyperkaliémie Augmentation du taux de potassium sanguin.

hypertension Pression artérielle supérieure aux valeurs normales. Généralement constituée pour des valeurs de pression systolique supérieures à 150 mmHg.

hypertension intracrânienne Augmentation de la pression intracrânienne.

hypertensive (poussée) Augmentation soudaine et sévère de la pression artérielle, au-delà de 200/120 mmHg.

hyperthermie Température corporelle mesurée supérieure à la normale.

hypertonique Pression osmotique supérieure au sérum ou plasma.

hyperventilation centrale neurogénique Ventilation rapide et superficielle associée à un traumatisme crânien avec élévation de la pression intracrânienne.

hypoglycémie Diminution du taux de glycémie.

hypoperfusion Perfusion cellulaire inadéquate en sang normalement oxygéné.

hypopharynx Partie la plus basse du pharynx qui ouvre, à l'avant, vers le larynx et, à l'arrière, vers l'œsophage.

hypotension Pression artérielle mesurée inférieure aux valeurs acceptables.

hypothermie Température corporelle anormalement basse (entre 26 et 32 °C).

hypotonique Une solution dont la pression osmotique est inférieure à une autre solution. Avoir une pression osmotique inférieure à celle, normale, du plasma ou du sérum.

hypovolémie Volume sanguin circulant inadéquat (en dessous des valeurs normales).

hypoxie (hypoxémie) Déficit en oxygène. Disponibilité en oxygène insuffisante. Oxygénation pulmonaire inadéquate due à une ventilation, en volume minute, insuffisante, ou à une diminution de la concentration d'oxygène dans l'air inspiré. L'hypoxie cellulaire est due à une disponibilité circulatoire insuffisante en oxygène.

impact rotatoire Quand un véhicule heurte l'avant ou l'arrière d'un autre véhicule, ce dernier part depuis le point d'impact en tournant sur lui-même. Survient également quand un coin d'un véhicule heurte un objet fixe, ou se déplaçant à vitesse inférieure, ou bien en sens inverse, ce qui produit ce phénomène de rotation du véhicule.

impression générale Impression sur l'état d'un patient donnée par l'évaluation simultanée, en 15 à 30 secondes, de son état ventilatoire, circulatoire et neurologique.

index de stress thermique Combinaison entre la température ambiante et le taux d'humidité relative.

interstitiel (liquide) Liquide extracellulaire qui se trouve entre les parois cellulaires et les parois capillaires.

intervalle lucide (ou libre) Période de fonctionnement mental normal entre deux épisodes de désorientation, d'inconscience ou de maladie mentale.

intracellulaire (liquide) Liquide présent à l'intérieur des cellules.

intraosseux Dans le tissu osseux.

intubation Passage d'un tube dans une ouverture corporelle naturelle. L'intubation endotrachéale consiste à introduire une prothèse respiratoire par la bouche ou le nez vers la trachée pour réaliser une ventilation artificielle ou une anesthésie par des gaz.

intubation endotrachéale Insertion d'un gros tube dans la trachée pour réaliser une ventilation directe depuis l'extérieur de l'organisme. La manière la plus adaptée de réaliser un contrôle définitif des voies aériennes chez les patients traumatisés.

intubation (séquence rapide d') Méthode et protocole d'intubation du patient qui inclut l'utilisation de substances sédatives et de myorelaxants (curares).

ipsilatéral Homolatéral ou du même côté.

ischémie Déficit temporaire et local de la circulation sanguine dû à une obstruction vasculaire.

ligament Faisceau de tissu conjonctif qui relie les os entre eux.

liquide céphalorachidien (LCR) Présent dans les espaces sous-arachnoïdien et péridural. Joue un rôle protecteur sur les structures cérébrales et la moelle épinière.

loges (syndrome des) Ischémie et complications circulatoires qui peuvent intervenir lors de blessures vasculaires. L'œdème cellulaire constitué entraîne une augmentation de la pression dans un compartiment facial ou osseux clos.

logroll Technique de mobilisation d'un patient avec une possible lésion du rachis d'un côté à un autre ou complètement, tout en maintenant une stabilité manuelle. Utilisé pour placer un patient sur une planche dorsale.

lois des mouvements Lois scientifiques en rapport avec les mouvements. Première loi de Newton : un corps à l'arrêt reste à l'arrêt et un corps en mouvement reste en mouvement sauf s'il est soumis à des forces extérieures.

masque d'inhalation à haute concentration Ensemble constitué d'un masque facial et d'un réservoir, équipé d'une valve unidirectionnelle qui permet l'évacuation de l'air expiré. Il permet de délivrer de l'oxygène à haute concentration (85 à 100 %) pour des débits d'administration élevés.

masse Poids d'un patient.

médiastin Partie médiane de la cavité thoracique contenant le cœur, les gros vaisseaux, la trachée, les bronches souches et l'œsophage.

medulla Partie du tronc cérébral. Centre cardiorégulateur primaire du système cardiovasculaire.

médullaire antérieur (syndrome) Conséquences de la présence de fragments osseux ou de compression des artères spinales.

médullaire central (syndrome) Se produit habituellement à l'occasion d'un mouvement d'hyperextension du rachis cervical.

médullaire complète (section) Interruption de toutes les fonctions médullaires en deçà de la lésion.

médullaire incomplète (section) Section de moelle épinière dans laquelle certaines fonctions sensitives ou motrices sont conservées.

médullaire (plaie) Se produit lorsque la moelle épinière est déchirée ou sectionnée.

membrane semi-perméable Membrane qui autorise le passage entre les deux secteurs qu'elle sépare de liquides (solvants) mais qui ne permet pas aux substances dissoutes de passer.

méninges Trois membranes (pie-mère, dure-mère et arachnoïde) qui entourent et protègent le cerveau et la moelle épinière.

métabolisme Ensemble des variations physiques et chimiques qui se produisent dans un organisme. Toutes les transformations d'énergie qui concernent les cellules contribuant à la vie.

métabolisme aérobie Principal processus de combustion organique fondé sur l'utilisation d'oxygène.

métabolisme anaérobie Métabolisme réalisé en l'absence d'oxygène.

myocarde Muscle cardiaque.

narines Orifices du nez qui permettent le passage de l'air inspiré vers la gorge. Elles sont anatomiquement suivies des cornets.

nasopharynx Partie la plus haute des voies aériennes située au-dessus du palais.

nécrose tubulaire aiguë Atteinte aiguë des tubules rénaux, classiquement imputable à une ischémie associée à un état de choc.

nerf occulomoteur Troisième paire de nerfs crâniens, qui contrôle notamment la contraction pupillaire.

nerf vague Dixième paire de nerfs crâniens. Quand il est stimulé, il ralentit le rythme cardiaque quel que soit le taux de catécholamines. Il possède des fonctions motrices et sensitives, et c'est le nerf crânien qui a la distribution la plus étendue.

nœud sino-auriculaire Nœud à la jonction de la veine cave inférieure et de l'oreillette droite. Est considéré comme le point de départ des battements cardiaques. Chez un patient sain, ce nœud entraîne une contraction des oreillettes, puis est ralenti et entraîne ensuite les contractions des ventricules.

nourrisson Enfant âgé de 7 semaines à un an.

nouveau-né Enfant d'âge inférieur ou égal à 6 semaines.

œdème État local ou généralisé dans lequel certains tissus organiques contiennent un niveau excessif de liquides. Habituellement associé à un gonflement des tissus.

oropharynx Partie centrale du pharynx située entre le palais et l'épiglotte.

osmose Mouvement de l'eau ou d'un solvant, à travers une membrane, qui s'opère du milieu hypotonique vers le milieu hypertonique.

ostéoporose Perte de densité osseuse associée à un amincissement et à une fragilisation du tissu osseux. Cause de douleurs, de fractures, d'amincissement. Processus qui accompagne habituellement le vieillissement.

oxymètre de pouls Appareil qui permet la mesure de la saturation en oxygène du sang artériel. Est réalisée en mesurant le rapport d'absorption en lumière rouge et infrarouge au travers d'un tissu.

palpation Examen, par application des mains ou des doigts, sur les surfaces externes du corps à la recherche d'anomalies, de maladies ou de pathologies sous-jacentes.

pantalon antichoc (PAC) Dispositif pneumatique destiné à appliquer une pression dans la partie inférieure de l'organisme et à prévenir l'accumulation de sang dans l'abdomen et le pelvis.

paraplégie Paralysie des membres inférieurs.

parésie Fragilité ou paralysie partielle en relation avec une blessure ou une inflammation nerveuse.

paresthésie Diminution des sensations au niveau des extrémités.

Parkland (formule de) Formule pour le calcul des volumes de la réanimation hydroélectrolytique des patients victimes de brûlures.

pediatric trauma score (PTS) Système de cotation fondé sur le recueil de signes cliniques afin de prédire la gravité des lésions chez un patient pédiatrique. Il peut être utilisé comme technique de triage.

pédiatrique En rapport avec les enfants, les blessures et maladies qu'ils peuvent présenter, de la naissance à l'âge de 16 ans.

perfusion Liquide passant dans un organe ou une partie du corps. Également le fait d'irriguer des cellules ou des tissus dans du sang ou des liquides.

péricarde Membrane fibreuse non élastique qui entoure le cœur.

péricardique (espace) Espace potentiel existant entre le muscle cardiaque et le péricarde.

péricardique (ponction) Ponction du sang présent dans l'espace péricardique lors d'une tamponnade.

période d'or Période dont le patient dispose pour se faire délivrer les soins définitifs de manière à obtenir le meilleur pronostic possible.

péristaltisme Mouvements musculaires propulsifs du tractus intestinal.

péritoine Revêtement de la cavité abdominale.

péritonéal (espace) Espace situé dans la partie antérieure de la cavité abdominale, qui abrite les intestins, la rate, le foie, l'estomac et la vésicule biliaire. Entouré par le péritoine.

péritonite Inflammation du péritoine.

pharynx Structure tubulaire empruntée par l'air et les aliments. Voir Oropharynx et Nasopharynx.

photomoteur (réflexe) Contraction réflexe de la pupille lors de l'exposition à une source lumineuse puissante. Son absence est en faveur d'une lésion cérébrale ou oculaire.

physiopathologie Étude des mécanismes d'altération des processus physiologiques normaux engendrés par une maladie ou une blessure.

pie-mère Fine membrane vasculaire adhérente au cerveau et à la moelle épinière ainsi qu'à la portion proximale des nerfs. La plus interne des trois méninges.

pleural (liquide) Liquide qui crée une surface de tension entre deux membranes pleurales et qui fait qu'elles adhèrent entre elles.

plèvre Fine membrane qui recouvre la face interne de la cavité thoracique.

plèvre pariétale Fine membrane qui suit la face interne de la cavité thoracique.

plèvre viscérale Fine membrane qui recouvre la surface externe de chaque poumon.

pneumothorax Lésion qui entraîne l'accès d'air dans la cavité pleurale. Est souvent associé à un certain degré de collapsus du poumon. Un pneumothorax peut être ouvert avec une ouverture vers l'extérieur à travers la paroi thoracique, ou fermé, secondaire à un traumatisme fermé ou spontané.

pneumothorax sous tension ou suffocant Situation où la pression de l'air contenu dans l'espace pleural dépasse la pression atmosphérique extérieure et où cet air ne peut pas s'échapper. La cavité pleurale du côté lésé se distend, comprimant ainsi le poumon homolatéral, et refoulant le médiastin qui va partiellement comprimer le poumon controlatéral. Un pneumothorax compressif est souvent évolutif et devient rapidement une urgence vitale extrême.

postcharge Pression contre laquelle le ventricule gauche doit éjecter du sang lors de chaque battement cardiaque.

postévénement (phase) Phase qui débute dès que l'absorption de l'énergie développée au cours de l'accident est finie et que le patient est traumatisé. Cette phase de la prise en charge préhospitalière comprend le temps de réponse, la période d'or et le temps de transport.

pouls paradoxal Situation dans laquelle la pression systolique d'un patient augmente de 10 à 15 mmHg lors de chaque inspiration. Habituellement observé à l'occasion d'une augmentation de la pression intrathoracique.

précharge Volume et pression du sang qui entre dans le cœur depuis le système vasculaire périphérique via les veines caves.

préévénement (phase) Phase qui comprend tous les événements qui précèdent l'événement traumatique (par exemple, ingestion de drogues ou d'alcool) et les conditions antérieures à l'événement (par exemple, antécédents médicaux aigus ou chroniques). Cette phase inclut les notions de prévention et de préparation.

presbyacousie Déclin graduel de l'audition.

presbytie Difficultés à voir de près.

pression artérielle diastolique Pression de repos entre les contractions ventriculaires, mesurée en millimètres de mercure (mmHg).

pression artérielle moyenne Pression artérielle moyenne du système vasculaire. Sa valeur est obtenue en ajoutant un tiers de la pression différentielle à la pression diastolique.

pression artérielle systolique Pic de la tension artérielle produit par la force de contraction (systole) des ventricules cardiaques.

pression de perfusion cérébrale (PPC) Différence entre pression artérielle moyenne et pression intracrânienne (PAM – PIC).

pression différentielle Augmentation de la pression qui est générée par chaque nouveau bolus de sang qui quitte le ventricule gauche. Est aussi la différence entre la tension artérielle systolique et la tension artérielle diastolique.

pression oncotique Pression qui détermine le volume de liquide dans l'espace vasculaire.

priapisme Érection irréductible qui dure généralement longtemps. Peut être secondaire à une lésion de la moelle épinière.

processus épineux Structure à la face postérieure des vertèbres en forme de queue.

pulmonaire (fonction) Processus qui permet au sang d'être oxygéné de façon adéquate pour permettre un métabolisme cellulaire aérobie et maintenir un taux de dioxyde de carbone acceptable, ce qui favorise un équilibre acidobasique. Suppose une perméabilité optimale des voies aériennes supérieures, une ventilation, une perfusion et une diffusion normales.

pupilles égales et réactives à la lumière Ce terme est utilisé lors de l'examen des pupilles afin de déterminer si elles sont circulaires, de diamètre symétrique et si elles réagissent ou non de manière adaptée à la lumière.

rachis cervical Au niveau du cou, contient les 7 vertèbres cervicales (C1–C7).

rachis dorsal Partie de la colonne vertébrale située entre le rachis cervical (en haut) et le rachis lombaire (en bas) qui est formée de 12 vertèbres dorsales (D1–D12). Les 12 paires de côtes sont fixées aux vertèbres dorsales.

rachis sacré Partie de la colonne vertébrale située en dessous du rachis lombaire, formée des cinq vertèbres sacrées (S1–S5) qui sont soudées entre elles pour former le sacrum. Le sacrum est la base portante de la colonne vertébrale et fait partie du cadre pelvien.

radiation Transfert direct d'énergie depuis un objet chaud vers un objet plus froid par radiation infrarouge (le transfert s'effectue du plus chaud vers le plus froid).

réflexe consensuel Constriction réflexe d'une pupille lorsqu'une puissante source de lumière est projetée sur la pupille controlatérale ; associé à une lésion cérébrale et/ou une atteinte oculaire.

règle des neuf (de Wallace) Découpage topographique (en tranches de 9 et de 18 %) de la surface corporelle afin d'estimer l'étendue de la surface corporelle brûlée.

résistance vasculaire systémique Quantité de résistance au débit du sang au travers des vaisseaux. Les résistances augmentent si le vaisseau se contracte. Toute modification de diamètre de la lumière du vaisseau ou de son élasticité peut modifier le niveau des résistances.

respiration Ensemble des phénomènes ventilatoires et circulatoires impliqués dans les échanges d'oxygène et de dioxyde de carbone entre l'atmosphère extérieure et les cellules de l'organisme. Son interprétation en médecine est parfois limitée aux mouvements respiratoires et à la ventilation.

respiration ataxique Ventilation erratique, arythmique habituellement observée lors des traumatismes crâniens sévères avec augmentation de la pression intracrânienne.

respiration externe Transfert des molécules d'oxygène de l'atmosphère vers le sang.

respiration interne Diffusion des molécules d'oxygène des globules rouges vers les tissus cellulaires.

respiration paradoxale Mouvement pathologique provoqué par la combinaison d'une pression intrathoracique inférieure à la pression atmosphérique chez un patient présentant un volet thoracique. Le volet a tendance à migrer en dedans de la cavité thoracique lors de l'inspiration alors que, physiologiquement, il devrait s'en écarter.

respiratoire (tractus) Toute la zone de conduction de l'air depuis l'extérieur jusqu'aux alvéoles ; comprend la cavité nasale, la cavité buccale, le pharynx, le larynx, la trachée, les bronches et les poumons.

rétropéritonéal (espace) Espace dans la partie postérieure de la cavité abdominale qui contient les reins, les uretères, la vessie, les organes de la reproduction, la veine cave inférieure, l'aorte abdominale, le pancréas, une partie du duodénum, le côlon et le rectum.

ricochet Une balle d'arme à feu ricoche quand son extrémité avant rencontre une résistance.

rupture aortique Déchirure complète ou partielle d'une ou de plusieurs couches tissulaires de l'aorte.

rupture diaphragmatique Déchirure du diaphragme qui rompt la séparation entre les cavités abdominale et thoracique. Les organes intra-abdominaux pénètrent ainsi dans la cavité thoracique. Elle est habituellement la conséquence d'une augmentation de la pression intra-abdominale.

scalp Partie la plus superficielle recouvrant le crâne.

scène Tout l'environnement à évaluer, dans lequel s'est déroulé l'événement traumatique. Dans le cadre d'un accident de voiture, cela inclut l'évaluation du nombre de véhicules impliqués, des forces auxquelles ils ont été soumis, et de l'importance des dégâts matériels sur ces véhicules.

sécurisation Évaluer tous les dangers possibles et s'assurer qu'il ne persiste pas de risques ou de menace.

sensibilité (examen de la) Examen sommaire de la sensibilité afin de déterminer la présence ou non d'une perte de sensibilité pour chacun des quatre membres.

sepsis Infection.

situation Événements, relations, personnes qui, avec le patient, sont impliqués dans un appel d'urgence. La situation (dispute familiale, accident de la circulation sans cause apparente, personne âgée vivant seule, fusillade, etc.) est importante dans l'évaluation des lieux.

soins définitifs Soins qui guérissent une maladie ou une lésion après l'établissement d'un diagnostic définitif.

souffle (accidents du) – lésions primaires Lésions causées par l'onde de pression d'une explosion (par exemple : saignements pulmonaires, pneumothorax, perforations d'organes creux digestifs).

souffle (accidents du) – lésions secondaires Lésions qui surviennent quand une victime est touchée par des débris de verre, des morceaux de mur ou tout autre débris dans le cadre d'une explosion.

souffle (accidents du) – lésions tertiaires Lésions qui surviennent au cours d'une explosion, la victime étant transformée en projectile et étant projetée contre différents types de structures. Les lésions sont similaires à celles observées en cas d'éjection d'un véhicule, en cas de chute d'une hauteur importante, ou quand une victime est projetée contre un objet par la force du souffle d'une explosion. Ces lésions sont souvent évidentes à observer.

sous-arachnoïdien (espace) Espace entre la pie-mère et la membrane arachnoïdienne. Contient le liquide céphalorachidien et les veines méningées. C'est le site habituel des hématomes sous-duraux.

sous-triage Problème qui survient quand certains patients sérieusement blessés ne sont pas reconnus comme tels et sont transportés par erreur vers des structures inadéquates qui ne sont pas des *trauma centers*.

stress (réponse sympathique aiguë au) Réponse aux agressions en augmentant les fonctions vitales de l'organisme au cours de laquelle une diminution des sensations douloureuses peut être observée.

subluxation de la mâchoire en traumatologie Manœuvre qui permet de libérer les voies aériennes en minimisant ou en interdisant les mouvements de la tête et de la colonne vertébrale cervicale. La mandibule est tirée en avant en plaçant les pouces sur chacune des arcades zygomatiques, et les index et les majeurs sous la mandibule, dans le même angle, tirant ainsi la mandibule en avant.

surface corporelle Surface externe du corps couverte par la peau. Utilisée pour déterminer l'étendue d'une brûlure.

surtriage Problème qui survient quand des patients peu ou pas blessés sont aiguillés vers des *trauma centers*.

syndrome de détresse respiratoire aiguë de l'adulte (SDRA) Détresse respiratoire due à une atteinte au niveau des capillaires pulmonaires avec fuite de liquides dans les espaces interstitiels et les alvéoles pulmonaires.

synovial (liquide) Liquide se trouvant à l'intérieur des articulations.

système immunitaire Ensemble de réponses fournies par différents organes qui visent à protéger le corps contre des maladies, des corps étrangers et des cancers. Les organes impliqués dans ce système sont la moelle osseuse, le thymus, les tissus lymphoïdes, la rate et le foie.

système nerveux parasympathique Partie du système nerveux qui maintient les fonctions organiques dans les normes.

système nerveux sympathique Division du système nerveux qui permet de faire face aux agressions mais aussi de maintenir des fonctions vitales adéquates dans des conditions normales habituelles.

systole Contraction ventriculaire.

tachycardie Fréquence cardiaque anormalement rapide ; définie comme étant supérieure à 100 pulsations/minute chez l'adulte.

tachypnée Fréquence respiratoire augmentée.

tamponnade Compression cardiaque par une collection de sang constituée dans le péricarde qui altère le fonctionnement normal du cœur.

temps de réponse Temps qui s'écoule entre le moment où survient l'événement traumatique et l'arrivée des secours sur les lieux.

tendon Bande épaisse de tissu fibreux, non élastique qui relie un muscle à un os.

tétraplégie Paralysie des quatre extrémités.

thorax (cavité thoracique) Cylindre creux supporté par 12 paires de côtes qui s'articulent en arrière avec la colonne vertébrale dorsale, et 10 paires costales qui s'articulent en avant avec le sternum. Les deux dernières paires de côtes qui ne sont fixées qu'en arrière aux vertèbres sont appelées côtes flottantes. La limite inférieure de la cavité thoracique est constituée par le diaphragme.

traction du menton en traumatologie Manœuvre idéale pour désobstruer les voies aériennes chez un patient respirant spontanément. Réalisée en attrapant le menton et les incisives inférieures, puis en le soulevant afin d'exercer une traction vers l'avant de la mandibule. Suppose le maintien manuel de la tête « en ligne ».

trauma score révisé (revised pediatric trauma score) Méthode de cotation quantitative et qualitative de la gravité des traumatismes pour les patients pédiatriques.

traumatisme non pénétrant Est dû à la formation d'une cavité provisoire dans le corps, provoqué par un objet en mouvement rapide avec une petite projection frontale concentrant son énergie dans un secteur.

traumatisme pénétrant Traumatisme constitué par la pénétration à travers la peau ; provoque des cavités temporaires ou permanentes.

Trendelenburg (position de) Simultanément, mise en position déclive (basse) de la tête et surélévation des jambes. Se fait généralement en surélevant la partie où se trouvent les pieds du patient au-dessus de la partie où se trouve sa tête quand il est allongé sur une planche ou sur un lit plat. Dans cette position (où l'abdomen est plus haut que le thorax), le poids de l'abdomen appuie sur le diaphragme, ce qui peut provoquer un certain degré de difficultés respiratoires. La position dite modifiée de Trendelenburg, où seules les jambes sont surélevées et où l'abdomen et le thorax ne sont pas bougés, minimise ce risque.

triage Action de trier. Processus au cours duquel un groupe de patients est trié en fonction des priorités thérapeutiques. Quand seulement quelques patients sont impliqués, le triage suppose d'alterner d'un patient à un autre en faisant face aux priorités les plus importantes puis en prenant ensuite en charge les priorités secondaires. Dans le cas d'un grand nombre de victimes, le triage implique la prise en compte du degré d'urgence et de chance de survie des patients.

tronc cérébral Partie du cerveau qui assure la connexion entre les hémisphères cérébraux et la moelle épinière.

up and over (projection de type) Déplacement du corps au-dessus et par-dessus le volant ; le thorax et l'abdomen percutent généralement le volant, et la tête heurte le pare-brise. Dans la position semi-assise qui est la plus courante dans les véhicules, une fois le mouvement de sous-marinage brutalement stoppé par le choc des genoux contre le tableau de bord, le reste du corps continue son déplacement sur le mode *up and over*. Dans certains camions, où le conducteur est en position quasi verticale, les pieds stoppés par les pédales, ce phénomène de *up and over* peut se produire d'emblée.

vagal En rapport avec une stimulation du nerf vague (dixième paire de nerfs crâniens). La réponse parasympathique ralentit le rythme cardiaque et diminue la force de contraction, ce qui permet au corps de rester dans des constantes acceptables. Cette réponse peut dépasser la libération de médiateurs chimiques du système sympathique, permettant ainsi au cœur de rester dans une gamme de fréquence acceptable. Cependant, une stimulation vagale accidentelle peut produire une bradycardie non voulue qui déprimera le débit cardiaque et l'état circulatoire du patient.

veine cave inférieure (syndrome de la) Diminution de la tension artérielle par compression de la veine cave inférieure par l'unité fœtoplacentaire quand la patiente est en position décubitus dorsal strict.

vélocité Rapidité de mouvement, vitesse en tant que vitesse d'une masse qui se déplace.

ventilation Mouvements des flux d'air qui entrent et qui sortent des poumons au cours du processus normal de la respiration. Ce sont les échanges d'air entre l'atmosphère et les alvéoles, air qui passe au travers de la bouche, du nez, du pharynx, de la trachée, des bronches et des bronchioles pour atteindre les alvéoles. Ventiler un patient consiste à produire une inspiration (faire entrer de l'air dans les poumons) en pression positive à l'aide d'un matériel de ventilation comme un masque facial sur ballon autoremplisseur, de façon intermittente pour permettre une expiration passive. Cette technique est utilisée pour des patients apnéiques ou pour des patients qui ne sont pas capables de ventiler spontanément de façon efficace.

ventilation ataxique Ventilation anarchique, non rythmée. Habituellement associée à un traumatisme crânien avec augmentation de la pression intracrânienne.

ventilation gastrique Passage indésirable et forcé de l'air par l'œsophage, vers l'estomac au lieu de la trachée.

ventilation transtrachéale *Voir* Cricothyrotomie.

vertèbre Nom de chacun des 33 os qui forment la colonne vertébrale.

volet costal (thoracique) Présence d'un segment instable du thorax dû à la présence d'au moins deux fractures sur au moins deux côtes ou incluant une fracture du sternum.

volume courant Volume d'air échangé au cours de chaque ventilation dans des conditions normales. À peu près 500 ml d'air sont échangés entre les poumons et l'atmosphère chez un adulte sain au repos (8 à 10 ml/kg de poids corporel) lors de chaque cycle ventilatoire.

volume d'éjection systolique Volume de sang pompé hors du cœur au cours de chaque contraction (systole) du ventricule gauche.

volume minute Le volume d'air échangé chaque minute. On obtient sa valeur en multipliant le volume courant par la fréquence ventilatoire.

volume résiduel Air qui reste dans les alvéoles et dans les bronches et qui ne peut pas être exhalé malgré une expiration forcée.

voûte crânienne Crâne.

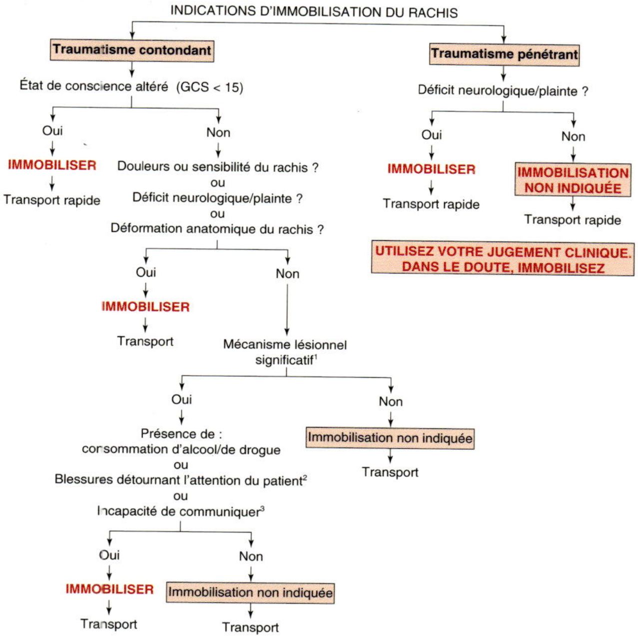

PHTLS

SCORE DE GLASGOW

Ouverture des yeux	Points
Ouverture des yeux spontanée	4
Ouverture des yeux à la commande	3
Ouverture des yeux au stimulus douloureux	2
Aucune ouverture des yeux	1
Meilleure réponse verbale	
Réponses appropriées (orientées)	5
Donne des réponses confuses	4
Réponses inappropriées	3
Bruits incompréhensibles	2
Aucune réponse verbale	1
Meilleure réponse motrice	
Obéit aux ordres	6
Localise les stimuli douloureux	5
Retrait à la douleur	4
Flexion anormale à la douleur (décortication)	3
Extension anormale à la douleur (décérébration)	2
Aucune réponse motrice	1
Total	

SCORE VERBAL PÉDIATRIQUE

Réponse verbale	Score verbal
Utilise les mots appropriés, sourit, fixe et suit du regard	5
Pleure mais est consolable	4
Pleure, est irritable en permanence	3
Agité	2
Absence de réponse	1

PHTLS

RÈGLE DES 9 POUR ADULTES

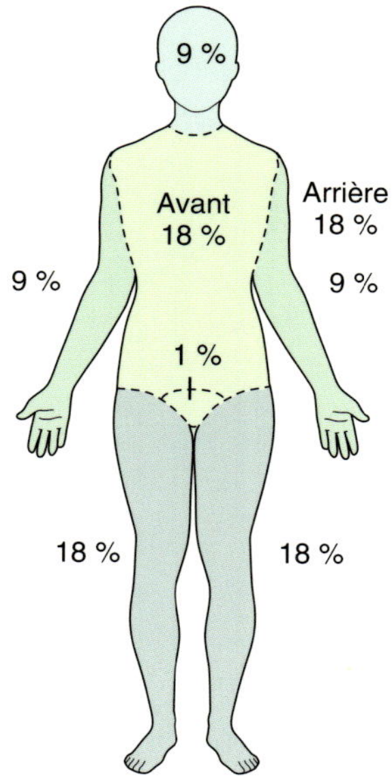

PHTLS

REVISED TRAUMA SCORE

		Score	Début du transport	Fin du transport
A. Fréquence ventilatoire	10–29/min	4		
	> 29/min	3		
	6–9/min	2		
	1–5/min	1		
	0	0		
B. Pression artérielle systolique	> 89 mmHg	4		
	76–89 mmHg	3		
	50–75 mmHg	2		
	1–49 mmHg	1		
	Pas de pouls	0		
C. Score de Glasgow	13–15 =	4		
	9–12 =	3		
	6–8 =	2		
	4–5 =	1		
	< 4 =	0		
Total du RTS = A + B + C				

PHTLS

PRISE EN CHARGE D'UNE LÉSION CÉRÉBRALE D'ORIGINE TRAUMATIQUE SUSPECTÉE

Lésion cérébrale suspectée
↓
Score de Glasgow ≤ 8
- Oui → Réaliser intubation endotrachéale[1] → Oxygène
- Non ↓

Oxygène
Maintenir une SpO_2 ≥ 95 %
↓
Assister la ventilation[2]
↓
Contrôler une hémorragie externe
↓
Débuter le transport[3]
↓
Remplissage vasculaire[4]
↓
Traiter les convulsions[5]
↓
Vérifier la glycémie au doigt
↓
Signes d'élévation de la PIC ?[6]
- Oui → Options :
  - Enlever le collier cervical
  - Sédation[7]
  - Curarisation[8]
  - Osmothérapie[9]
  - Hyperventilation modérée et contrôlée[10]

  → Continuer le transport
- Non → Continuer le transport

Notes :
[1]Voir l'algorithme de prise en charge des voies aériennes.

[2]Ventiler à ces fréquences : 10/min pour un adulte ; 20/min pour un enfant ; 25/min pour un nourrisson. L'$ETCO_2$ ne donne qu'une estimation de l'état d'hyper- ou d'hypoventilation. Si elle est disponible, se fixer une valeur cible de 30 à 35 mmHg.

[3]La structure receveuse doit avoir idéalement un scanner et une équipe neurochirurgicale.

[4]Maintenir une TAS ≥ 90 mmHg si possible.

[5]Utiliser des benzodiazépines IV en titration.

[6]Signes de possible élévation de la PIC : chute du score de Glasgow de 2 points ou plus ; mydriase ou absence de réactivité pupillaire ; apparition d'une hémiparésie ou d'une hémiplégie, ou d'un phénomène de Cushing.

[7]Benzodiazépines ou autre.

[8]Utiliser des curares non dépolarisants et d'action longue de type vécuronium.

[9]Envisager le mannitol (0,25 à 1 g/kg).

[10]Ventiler à ces fréquences : 20/min pour un adulte ; 30/min pour un enfant, 35/min pour un nourrisson. Essayer de maintenir une $ETCO_2$ entre 25 et 30 mmHg.

Notes :

[1]Mécanisme lésionnel significatif :
- Tout mécanisme produisant un impact violent à la tête, à la nuque, au thorax ou au pelvis.
- Accidents produisant une accélération ou une décélération soudaine, des forces latérales à la nuque ou au thorax (par exemple :
  AVP à vitesse moyenne ou haute, piéton renversé, victime d'une explosion, etc.).
- Toute chute, spécialement chez la personne âgée.
- Éjection ou chute de tout véhicule à moteur ou mu par l'homme (scooters, skateboards, vélos, voitures, etc.).
- Accident de plongée en eaux peu profondes.

[2]Blessures détournant l'attention du patient :
- Toute blessure pouvant potentiellement altérer la capacité du patient d'« apprécier » une autre blessure. Les exemples de blessures de ce type incluent : a) fractures d'os long ; b) blessure viscérale nécessitant une consultation chirurgicale ; c) une lacération large, un « dégantage » ou une blessure par compression ; d) brûlures étendues ; ou e) toute autre blessure produisant une altération fonctionnelle aiguë. (Adapté de Hoffman JR, Wolfson AB, Todd K. Mower WR : Selective cervical spine radiography in blunt trauma : methodology of the National Emergency X-Radiography Utilization Study [NEXUS], Ann Emerg Med 461, 1998.)

[3]Incapacité de communiquer :
- Tout patient qui, pour une raison non spécifiée par avant, ne peut communiquer de façon claire et participer à son évaluation (patient sourd et/ou muet, langue étrangère, enfant en bas âge).

PEDIATRIC TRAUMA SCORE

Valeur attribuée	+2	+1	−1
Taille	Enfant/adolescent > 20 kg	Jeune enfant (11–20 kg)	Nourrisson < 10 kg
Voies aériennes	Normales	Assistées : O_2 au masque, canule	Intubation : endotrachéale ou ventilation
Conscience	Réveillé	Obnubilé, perte de connaissance	Coma, pas de réponse
Pression artérielle systolique	90 mmHg, bons pouls périphériques, bonne perfusion	51–90 mmHg, fémoraux palpables	< 50 mmHg pouls filants ou absents
Fracture	Aucune	Une seule fracture fermée	Fractures multiples ou ouvertes
Lésions cutanées	Aucune	Contusion, abrasion, plaie superficielle < 7 cm	Par arme blanche qui traverse les fascias

RÈGLE DES 9 PÉDIATRIQUE

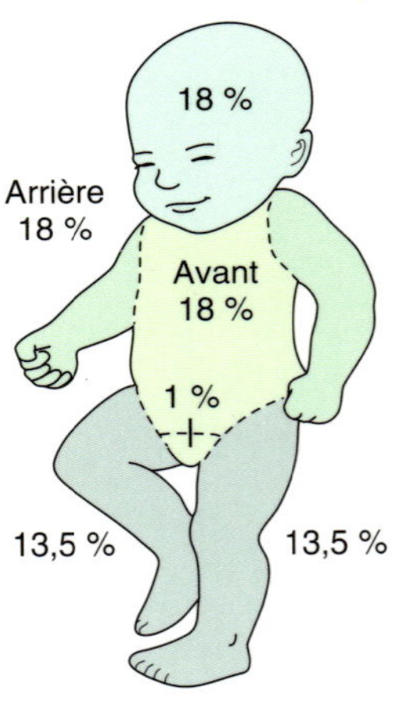

FORMULE DE PARKLAND

Hydratation des premières 24 heures :
4 ml × pourcentage de surface brûlée × poids (kg)

PRISE EN CHARGE DES VOIX AÉRIENNES

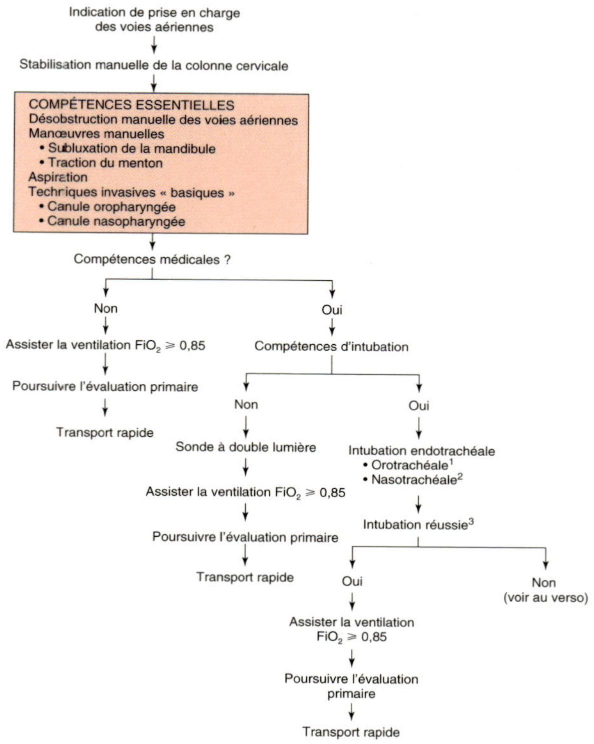

PHTLS

ARBRE DÉCISIONNEL DE TRIAGE SUR LE TERRAIN

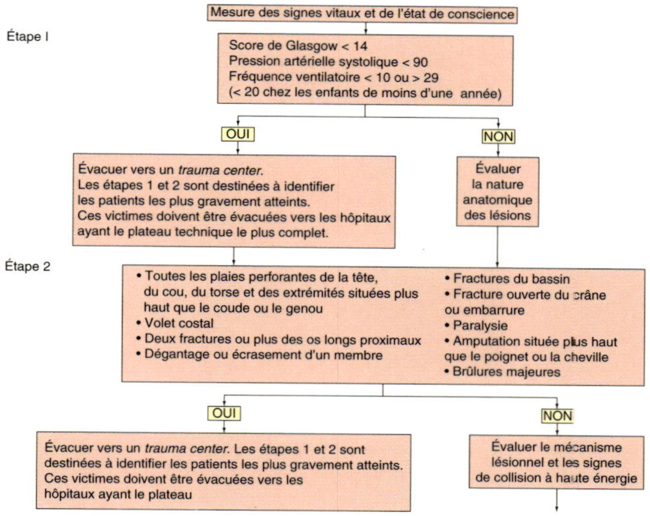

PHTLS

ALGORITHME DE LA PRISE EN CHARGE DE L'ÉTAT DE CHOC

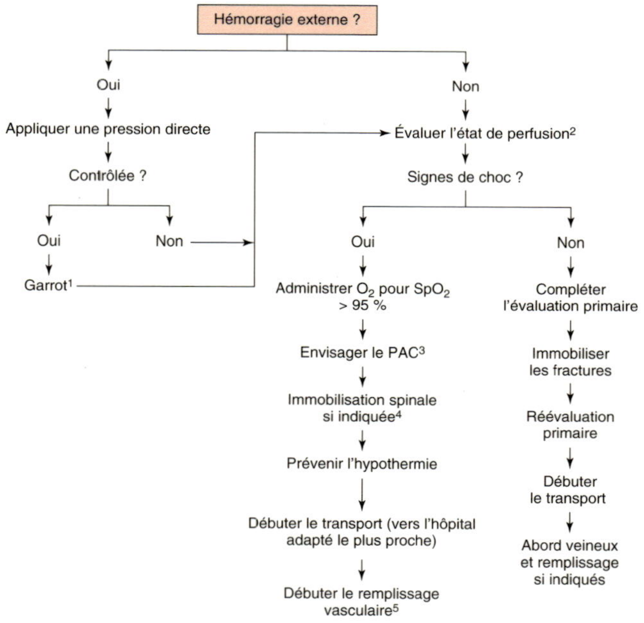

PHTLS

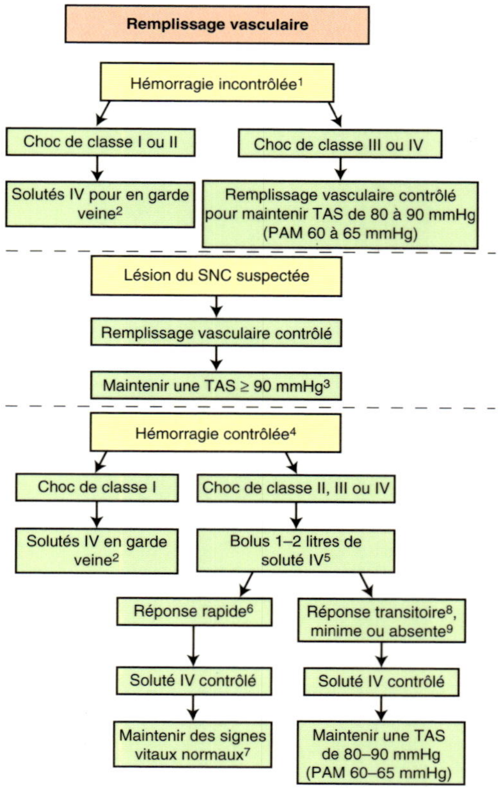

PHTLS

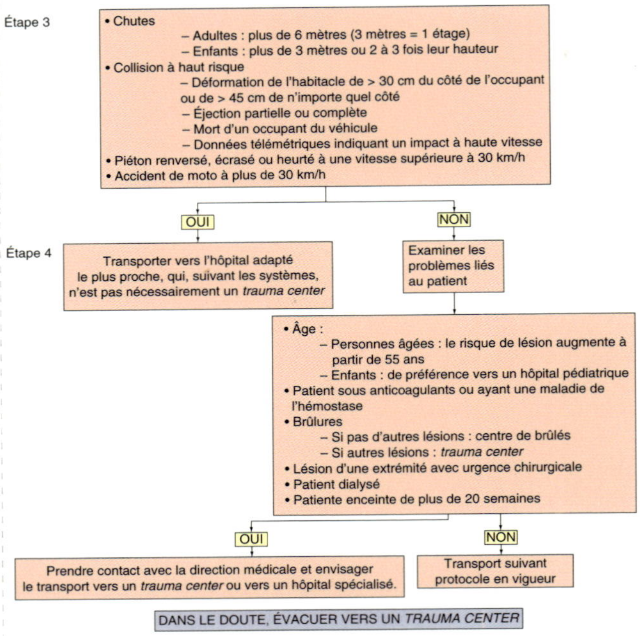

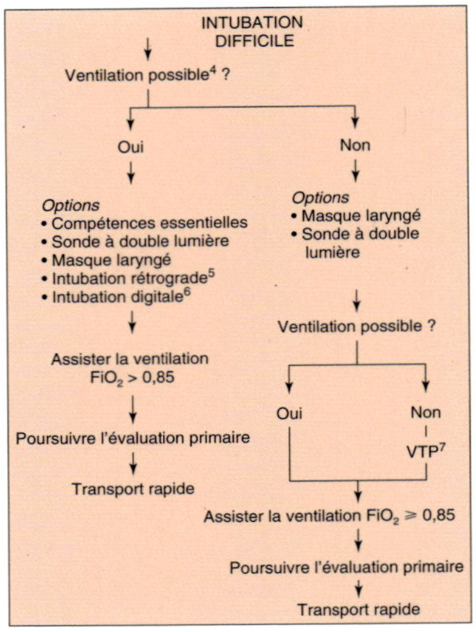

Notes :

1. L'intubation de face (dite au « piolet ») devrait être utilisée dans le cas où la position du patient représente un obstacle à l'intubation « traditionnelle » ; la séquence rapide d'intubation (SRI) peut être utilisée par des personnels entraînés et habilités, pour faciliter l'intubation orotrachéale.
2. L'intubation nasotrachéale à « l'aveugle » ne devrait être utilisée que chez des patients ventilant spontanément.
3. L'intubation doit être limitée à trois essais, le positionnement de la sonde doit être confirmé.
4. Ventilation possible par le biais des « compétences essentielles » et d'un ballon autoremplisseur.
5. L'intubation rétrograde doit être réalisée par du personnel habilité et entraîné à cette technique.
6. L'intubation digitale ne doit être réalisée que chez des patients inconscients et apnéiques.
7. Ventilation transtrachéale percutanée par cathéter (VTP) ; une cricothyrotomie chirurgicale peut être réalisée par du personnel habilité et entraîné à cette technique.

[1] Suspicion d'hémorragie intra-abdominale, intrathoracique ou rétropéritonéale
[2] Garde veine = environ 30 ml/h
[3] En cas de lésion de la moelle épinière, se fixer une PAM de 85–90 mmHg
[4] Contrôle de l'hémorragie extériorisée avec une pression directe, un agent hémostatique ou un garrot
[5] Cristalloïde chauffé à 39 °C
[6] Réponse rapide = les signes vitaux redeviennent normaux
[7] Fc < 120/min ; TAS > 90 mmHg (pour un adulte)
[8] Réponse transitoire = les signes vitaux s'améliorent initialement puis se détériorent à nouveau
[9] Réponse minime ou absente = peu ou pas de modification des signes vitaux

Notes :

[1] Le garrot doit être placé le plus près possible du site de saignement, serré jusqu'à ce que le saignement cesse ; l'heure à laquelle le garrot a été posé est indiquée.

[2] L'évaluation de l'état de perfusion comprend la présence, la qualité et la localisation du pouls ; la coloration, la température et l'état d'humidité cutanée ; le temps de recoloration capillaire.

[3] Le PAC doit être envisagé en cas d'état de choc décompensé (TAS < 90 mmHg), avec une suspicion d'hémorragie pelvienne, intrapéritonéale ou rétropéritonéale ; en cas d'hypotension profonde (TAS < 60 mmHg). Le PAC est contre-indiqué en cas de traumatisme pénétrant du thorax, d'éviscération abdominale, de grossesse, d'objet empalé dans l'abdomen, d'arrêt cardiorespiratoire d'origine traumatique, ou en tant qu'attelle de fractures des membres inférieurs.

[4] Voir l'algorithme des indications de l'immobilisation spinale.

[5] Poser deux voies de gros calibre (14 ou 16 gauge) en route. Voir l'algorithme du remplissage vasculaire.